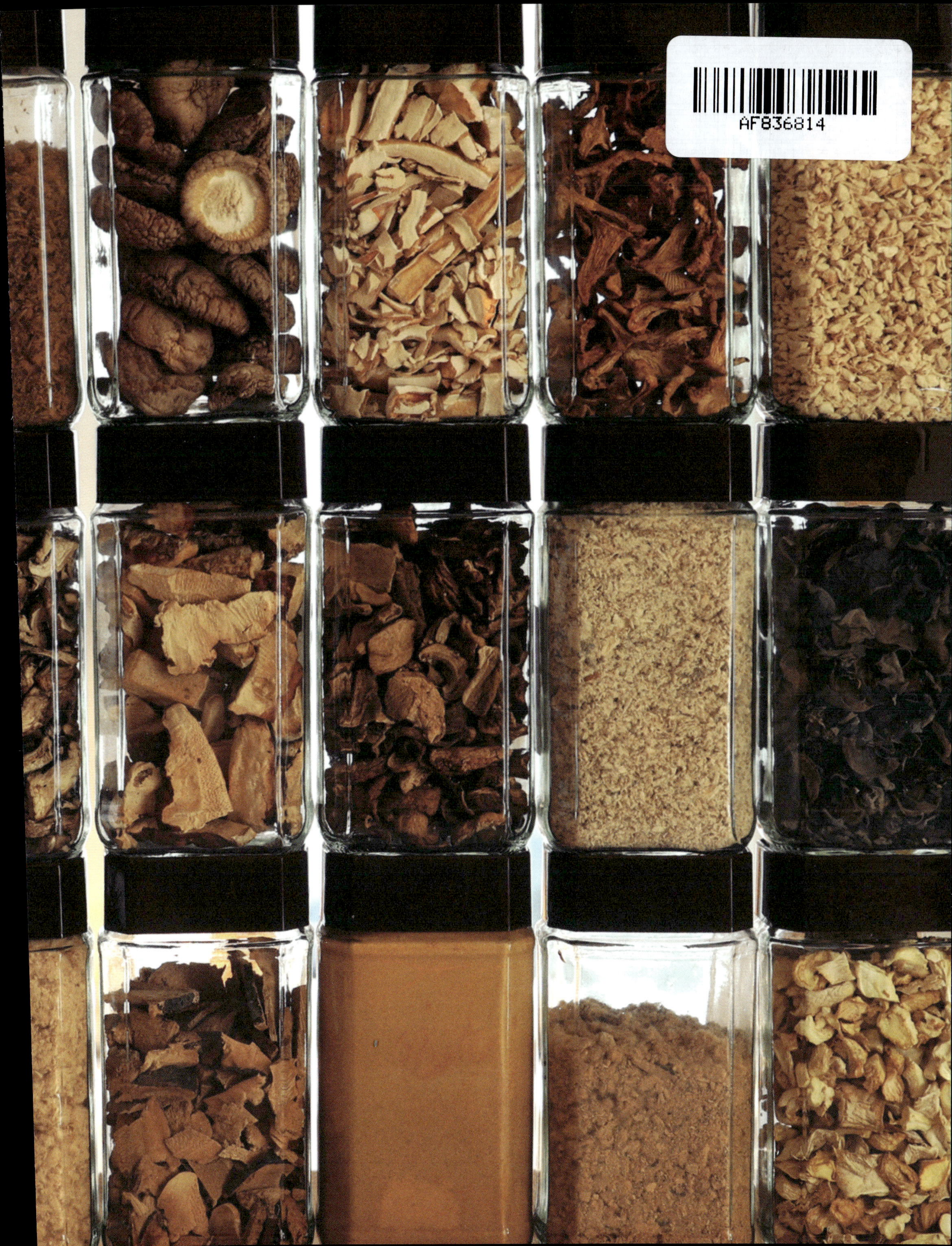

Sissi Kaiser & Tom Beyer

HEIMISCHE BAUMPILZE

Rezepte & Anleitungen für die Hausapotheke
Altes Wissen küsst moderne Forschung

FREYA APPT!

INTERAKTIVES LESEVERGNÜGEN MIT DER FREYA-BÜCHER-APP!
Ab sofort können Sie unsere Bücher mit der kostenlosen App interaktiv entdecken. Videos, Zusatzinhalte und mehr Informationen aus den Freya-Büchern steigern Ihr Lesevergnügen und bieten Ihnen faszinierende Einblicke.

So einfach geht's:

1. Laden Sie die kostenlose Freya-Bücher-App im Google Play Store oder im Apple App Store auf Ihr Smartphone oder Ihr Tablet.
2. Wählen Sie Ihr Buch aus der Liste in der Freya-Bücher-App aus und drücken Sie auf „Bild scannen". Automatisch wird Ihre Kamera aktiviert.
3. Halten Sie Ihr Smartphone oder Ihr Tablet jeweils über die Bilder in Ihrem Buch, die mit einem kleinen Handysymbol versehen sind.
4. Dann öffnen sich die zusätzlichen interaktiven Elemente von selbst. Schon haben Sie Zugang zu weiteren Informationen und Videos aus dem Buch.

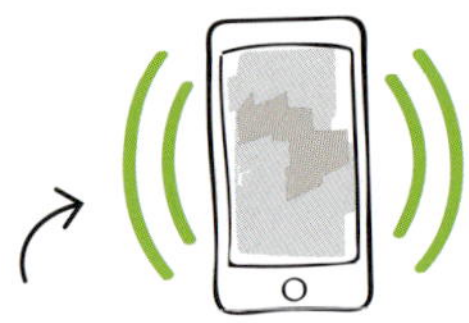

Bilder mit diesem Symbol scannen

Hinweise:

Sollten die Bilder von der App nicht erkannt werden, stellen Sie bitte sicher, dass das Buch ausreichend beleuchtet ist, und verringern Sie gegebenenfalls den Abstand zur Kamera.

Ihr elektronisches Gerät muss mit dem Internet verbunden sein.

Freya Verlag – unabhängig, familiengeführt, subventionsfrei, werteorientiert, grundsatztreu

Seit über 30 Jahren veröffentlichen wir Bücher, die unseren Überzeugungen entsprechen und ausschließlich einen positiven Beitrag für Mensch, Tier und Umwelt leisten.

Werden Sie Teil unserer Verlagsfamilie – wir wünschen Ihnen viel Freude mit diesem Buch.
www.freya.at

READ GLOBAL BUY LOCAL

MIX
Papier | Fördert gute Waldnutzung
FSC® C118234
FSC www.fsc.org

ISBN 978-3-99025-521-6

Design & Layout: Mag.a Sissi Kaiser
Lektorat: Mag.a Dorothea Forster

Fotos: Tom Beyer & Sissi Kaiser, weitere S. 450

Fotos Titelseite: links: Kupferroter Lackporling, Mitte: Pilz-Tinkturen, rechts: Judasohr; Rückseite oben: Schwefelporling, Mitte: Pilz-Auszüge, unten: Sissi und Tom im Sommer 2025

printed by GPS-Group

Sissi Kaiser & Tom Beyer

Heimische Baumpilze

Rezepte & Anleitungen für die Hausapotheke

Altes Wissen küsst moderne Forschung

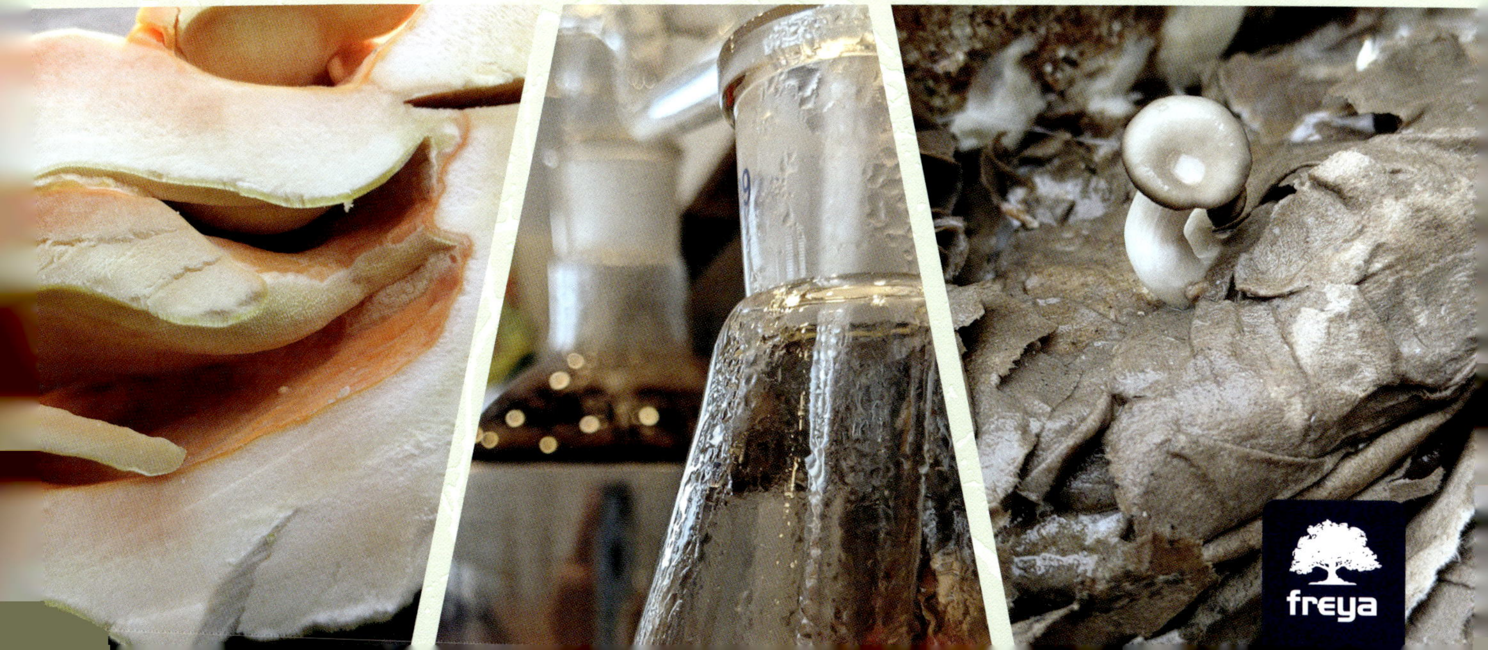

freya

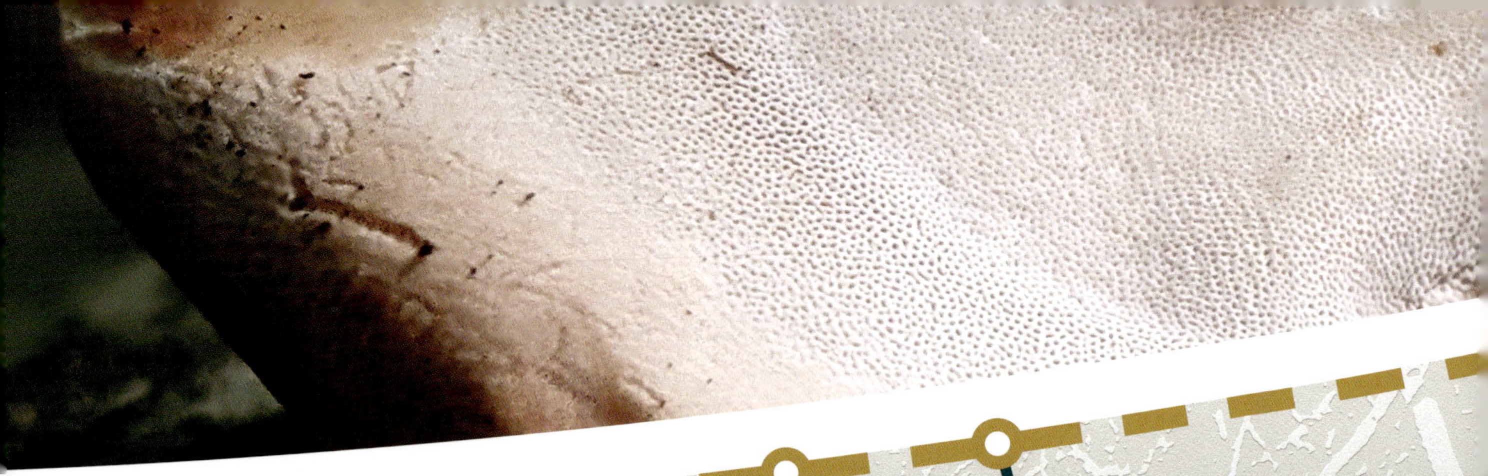

VORBEMERKUNGEN

PILZE IN DER HAUSAPOTHEKE

BAUMPILZE IM PORTRÄT

BAUMPILZE IM PORTRÄT

PILZWISSEN

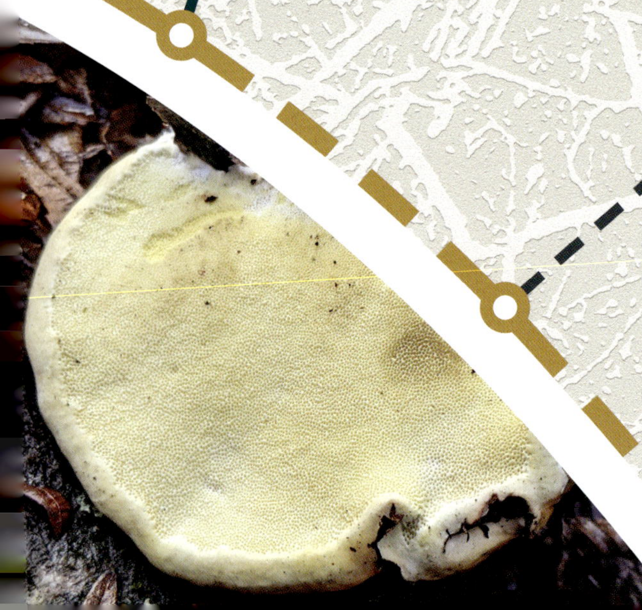

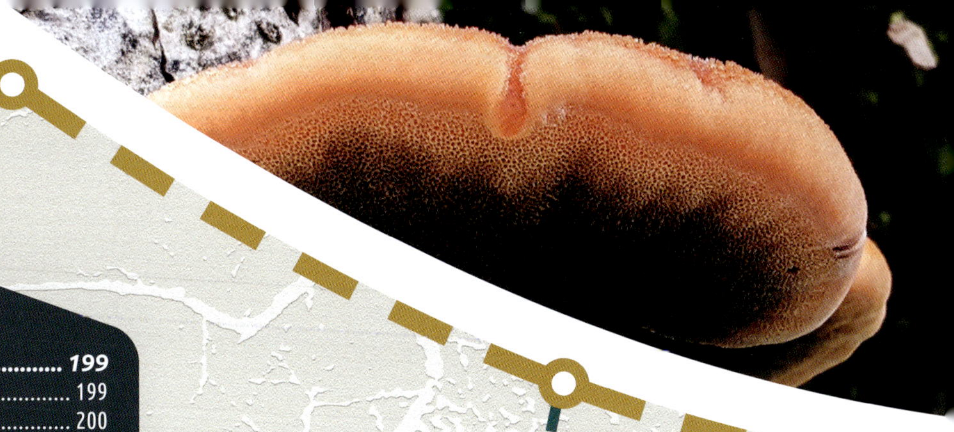

FUNGIZEUTIKA VON A–Z

REZEPTE UND ANLEITUNGEN FÜR DIE HAUSAPOTHEKE 238

WAS UND WOFÜR IN DER HAUSAPOTHEKE

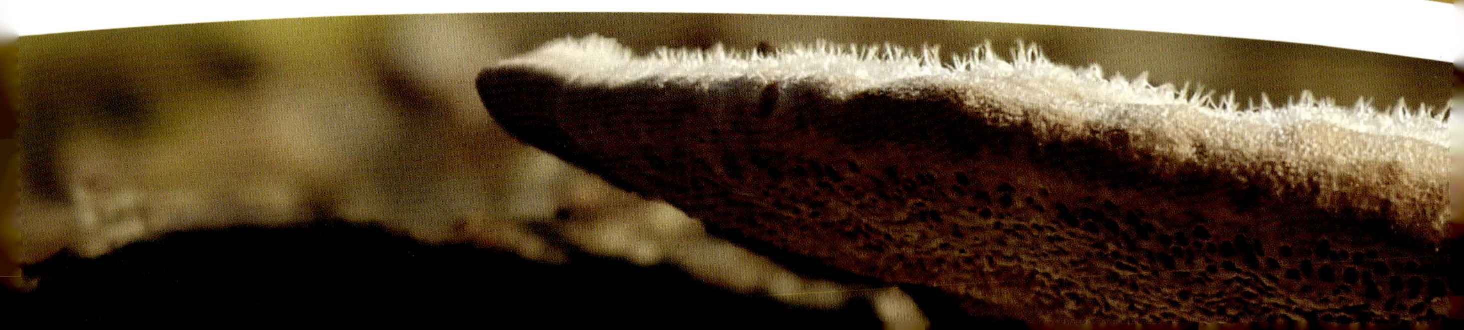

PILZE ESSEN IST GENUSSVOLLE VORSORGE

TABELLEN: WAS UND WOFÜR IN DER HAUSAPOTHEKE

PILZE ERZEUGEN VERBINDUNGEN

VORBEMERKUNG ZU DEN INHALTEN DES BUCHES

Eigenverantwortung halten wir für ebenso wichtig wie die Werte, die wir mit einem selbstbestimmten Leben verbinden. Dieses Buch ist bei richtiger Anwendung ein Basiswerk für einen selbstbestimmten Umgang mit der Herstellung und Verwendung von naturheilkundlichen Präparaten aus Pilzen.

Was es aus gutem Grund nicht enthält, sind Therapieempfehlungen, denn die gehören in die Hände einer vertrauten, therapeutischen Fachperson. Bei allen Tipps, Hinweisen, Herstellungsverfahren und sonstigen Inhalten, die dieses Buch enthält, setzen wir voraus, dass Anwendungen oder Therapien nicht ohne Rücksprache mit einer therapeutischen Fachkraft durchgeführt werden. Nicht bei sich selbst und erst recht nicht bei oder mit anderen Menschen. Die sich daraus ergebende Eigenverantwortung bitten wir immer zu berücksichtigen. Das gilt ebenso für die Bestimmung von Pilzen.

Ein Buch kann das nicht leisten, es kann nur Hinweise zum Erkennen der angesprochenen Pilze geben. Wer sich nicht sicher ist, findet in der eigenen Region eine Anlaufstelle mit Pilzsachverständigen. Eine Liste der uns bekannten Anlaufstellen beziehungsweise der zentralen Einrichtungen zum Erfragen des regionalen Ansprechpartners ist im Anhang zu finden.

Pilze im Buch: Leicht zu bestimmen in der Natur

Um es für die meisten Menschen möglichst leicht zu machen, haben wir die Auswahl der im Buch besprochenen Pilze auf relativ leicht erkennbare Arten beschränkt.

Um ganz sicher zu sein, haben wir den Zimtfarbenen Weichporling, der Ähnlichkeiten mit Baumschwämmen haben kann, und den Ohrförmigen Seitling, der Ähnlichkeiten mit dem Austernseitling haben kann, mit einem Kurzporträt aufgenommen. Beide Pilze haben allerdings so klar erkennbare Merkmale, dass es nicht schwerfällt, diese von den anderen Pilzen abzugrenzen.

Für alle Pilze gilt es beim Sammeln zu beherzigen: Finger weg von weißen Pilzen, außer man kennt sich aus.

Auch ein Vorsorgebuch

Die Beschreibung des Buches als Hausapotheke und die nachfolgenden Quickfinder-Tabellen können den Eindruck erwecken, als ginge es nur um Krankheiten, die mit Pilzen geheilt oder behandelt werden können.
Betrachte das Buch doch auch von der anderen Seite. Das, was Pilze für deine Gesundheit leisten können, steht in jeder Tabelle. Eichhase, Lärchenschwamm und Reishi schützen beispielsweise vor Gallenerkrankungen. Das funktioniert nicht nur, wenn die Galle krank ist. Vorsorglich ist das genauso möglich – und ganz sicher besser.

Was du in der Hand hältst, ist von uns auch als Vorsorgebuch gedacht. Jede der 214 aufgeführten Krankheiten kennt mindestens einen Pilz, gegen den sie nicht oder nur schwer ankommt. Vorsorglich genommen. Nicht als Medizin, sondern weil es schmeckt und einfach guttut. Und weil es Spaß macht, gesund zu bleiben oder wieder gesund zu werden. Integriere Pilze regelmäßig in deine Ernährung. Das ist kulinarischer Genuss mit medizinischer Wirkung.

DIE HAUSAPOTHEKE MIT PILZEN

Vor vielen Jahren kannten wir Champignons aus der Dose und auf der Pizza. Verwandte nahmen uns zum „Schwammerlsuchen" mit, und die Freude, den Wald mit einem gefüllten Körbchen verlassen zu dürfen, sowie der Duft der zum Trocknen aufgelegten Pilzscheiben prägten sich für immer ein.
Auch erinnern wir uns an die frisch gesammelten Pilze unserer Nachbarn, deren Einladungen zum Pilzgulasch wir nur schwer ablehnen konnten. Obwohl das Pilzgulasch immer köstlich war, hatten wir dennoch das Gefühl, etwas Gefährliches zu essen.

Einige Jahre später arbeiteten wir mittlerweile in ganz „normalen" Berufen und auch therapeutisch, kamen aber nicht auf die Idee, Pilze als gesunde Ernährung oder sogar als naturheilkundliche Therapeutika in Erwägung zu ziehen. Schwammerl waren für uns das, was sie heute noch für viele Menschen sind: Die im Wald sind im Zweifel giftig, gesichert essbar sind nur genau die Pilze, die es im Supermarkt frisch oder in Dosen zu kaufen gibt. Alles andere ist Schimmel auf Käse, Brot, Obst oder Gemüse.

WIE WIR FUNGITARIER WURDEN

Als wir uns das erste Mal – abseits der Kulinarik – mit Pilzen und deren Heilkraft beschäftigt haben, war es ein Geschenk. Nicht symbolisch, sondern ein echtes Buch zum Geburtstag: „An Exploration of Tradition, Healing & Culture" von Christopher Hobbs. Wir hatten nicht die Erwartung, von da an auf dem Weg zu sein, einen riesigen Schatz zu heben. Das Buch hatte uns jedoch so sehr angeregt, dass wir nach „mehr" suchten. Das war vor über 20 Jahren alles andere als leicht.

Ab 2006 wurde es mit dem Online-Angebot „Scholar" von Google schon deutlich leichter, denn von da an konnten wir Studien über Pilze abrufen und lesen. Es gab noch nicht so viele, es drehte sich fast alles um Reishi, Shiitake und die anderen Klassiker von heute.

Aus der Theorie wussten wir damals, dass Zunderschwamm in der Lage ist, Blutungen zu stillen. Was mit „Blutung stillen" wirklich gemeint ist, haben wir in einem eigenen Notfall erlebt. Unseren Kindern haben wir immer erzählt, dass der klemmende Deckel auf Plastikdosen auf keinen Fall mit einem Messer geöffnet werden darf. Nun gut, wir haben gelernt, dass das auch für Erwachsene gilt. Spätestens in dem Moment, wo das Messer im Handballen steckte und auf der anderen Seite heraustrat – ebenso wie das Blut.

Notfall mit Erkenntnisgewinn

Knapp eine Woche vor diesem Notfall hatten wir in unserer Küche den – „man weiß ja nie, wofür es gut ist"-Zunderschwamm als selbstgemachtes grobes Pulver in einem Glas deponiert. Direkt unter der Messerschublade holten wir das Glas heraus und drückten so viel Pulver, wie wir mit den Fingerspitzen greifen konnten, auf und in die stark blutende Stichwunde.

Und dann passierte das, was uns ab da nicht mehr losgelassen hat. Wir haben am eigenen Körper erlebt, was Pilze können. In diesem Fall der Zunderschwamm. Das Pulver stoppte sehr schnell die Blutung.

Das war so faszinierend, dass wir – ohne auch nur eine Sekunde darüber nachzudenken – die Wunde frei legten, um sie wieder bluten zu lassen, damit wir Fotos machen konnten, um zeigen zu können, wie schnell das wirkt.

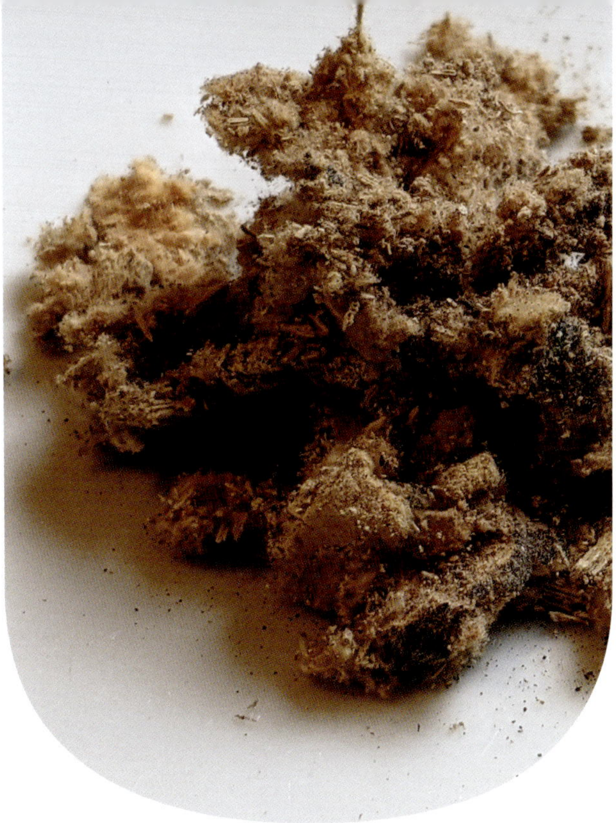

Was außerdem faszinierte, war die Schmerzlinderung. Die sehr schnell einsetzende Wundheilung überraschte noch mehr. Heute sieht die Narbe sehr schön aus, hauchdünn, kein hartes Gewebe – und Zunderschwamm-Pulver ist unser Begleiter im Rucksack, Geldtascherl, Auto – überall.

Stichwunde mit Folgen

Damals hatten wir eine vage Ahnung von der Heilkraft der Pilze, aber auch schon den Wunsch, unsere bestehende Hausapotheke mit Pilzen zu bereichern, eine eigene Pilz-Hausapotheke aufzubauen und unser Wissen dazu weiterzugeben. Zum Glück hatten wir keinen Schimmer, wie viel Arbeit das ist, dafür aber umso mehr Euphorie. Wäre es andersrum gewesen, würdest du dieses Buch hier jetzt nicht lesen können.

Wie Wissenschaftsdatenbanken zu nutzen sind, lernten wir auch in dieser Zeit, wir lasen außerdem die damals noch wenigen, mitunter schwer verfügbaren Bücher über Pilze und alle Fundstücke im Internet (was noch nicht so einfach war wie heute). Ein wichtiger Teil unserer Suche führte uns zur Traditionellen Chinesischen Medizin (TCM) mit Heilpilzen und zu Beschreibungen ihrer Zubereitungen und Einsatzbereiche. In China – lernten wir beim Lesen – waren Pilze schon „immer" Teil der Medizin und sehr anerkannte, hochwirksame Therapeutika.

Die Initialzündung

Heilpilze ließen uns von da an nicht mehr los. Wir unterhielten uns mit Schwammerlfans und Pilzkundigen, mit Menschen, die Pilze in der Therapie einsetzten, lasen weiter in Studien, durchforsteten wissenschaftliche Abhandlungen und suchten in Bibliotheken. Dort fanden wir das Buch „Die Heilkraft der Pilze: Wer Pilze isst, lebt länger" von Jan Lelley. Das Buch war für uns eine Inspiration. Von Neugierde gepackt, stellten wir uns eine Frage, die unser Leben verändern sollte:
Gibt es bei uns viele Pilze, die Heilkräfte haben?

Ja, es gibt sie. Sehr viele heimische Pilze haben unglaubliche Kräfte. Und jedes Jahr werden weitere Pilze erforscht und wieder ganz neue Kräfte gefunden. Deshalb gibt es dieses Buch:

FÜR ALLE,

... DIE WISSEN WOLLEN, WIE EIGENE FUNGIZEUTIKA HERGESTELLT WERDEN KÖNNEN.
... DIE FUNGITARIER WERDEN WOLLEN.
... DIE AUCH FUNGITARIER SIND WIE WIR.

WISSEN GOES PRINT

„Und wo kann man das alles nachschauen?" Das war eine der häufigsten Fragen in unseren Workshops und Lehrgängen der letzten Jahre. Auf unsere Antwort, dass wir das auch gern wissen würden, folgte dann prompt ein anspornendes *„Dann schreibt's doch einfach selber!"*.

Danke für eure Beharrlichkeit! Und eure Geduld!
Jetzt wollen wir – zugegeben viele Jahre später – diese Idee einlösen, mit der alles begann: die Hausapotheke mit heimischen Heilpilzen, mit Rezepten und Anleitungen. Viel altes Wissen aus der gesamten Welt küsst moderne Forschung:

» Damit du nicht alles auswendig lernen oder immer neu recherchieren musst, um zu wissen, welcher Pilz bei Halsschmerzen, Grippe, Rückenschmerzen und Co. hilft, gibt es die Schnellübersicht in 17 Tabellen, welche Krankheit mit welchem Pilz behandelt werden kann.

» Um es noch leichter zu machen, enthält der hintere Teil die wirksamsten Anwendungen zu jedem größeren oder kleineren Zipperlein mit Rezepten und bebilderten detaillierten Anleitungen.

» Ein besonderer Clou ist: Dieses Buch enthält zu allen wichtigen Rezepten „How-to"-Videos. So kannst du auch das Making-of etwas komplizierterer Rezepte anschauen, sooft du möchtest.

FUNGIKON

Fungikon ['fʊŋgiːˌkoːn], das; das erste Lexikon von Fungitariern für Fungitarier und die, die es noch werden wollen. Am Ende des Buches gibt es das aktuelle Fungikon in Lexikon-Manier.

Fungitarier [ˌfʊŋgiː'taːriːɐ], der; ***Fungitarierin*** [ˌfʊŋgiː'tariːəˌrɪn] die; ein Mensch, der Pilze liebt, regelmäßig zu sich nimmt und als festen Bestandteil gesunder Ernährung versteht. Viele Fungitarier nehmen mitunter täglich Pilze zu sich: als Aufstrich, Beilage, Hauptspeise, Schokolade, Tee uvm.; Erfahrene Fungitarier haben oft ein eigenes Sortiment an meist selbst hergestellten Präparaten aus Pilzen, die Fungizeutika.

Fungizeutikum, Fungizeutika ['fʊŋgiːˌtsɔɪ̯tiːˌkʊm], das; ['fʊŋgiːˌtsɔɪ̯tiːˌkaː], die; ein Fungizeutikum, Plural: Fungizeutika, ist ein aus Pilzen hergestelltes naturheilkundliches oder medizinisches Präparat.

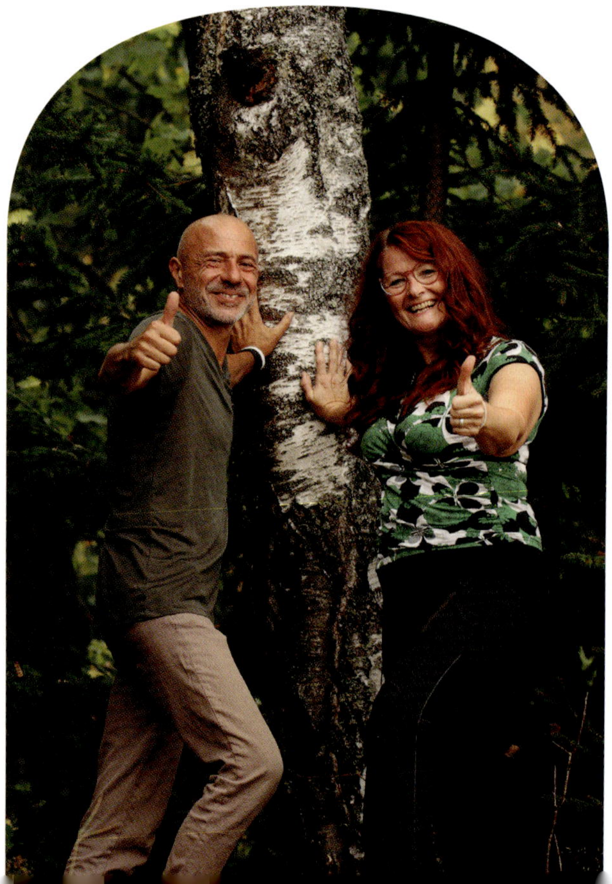

TABELLARISCHE ÜBERSICHT

Auf den folgenden Seiten werden Krankheiten von A bis Z in 17 Tabellen mit 214 Krankheiten – von Allergien über Diabetes bis hin zur Verstopfung – aufgeführt. Zu jeder aufgeführten Krankheit wird gekennzeichnet, welcher im Buch besprochene Pilz zur Behandlung geeignet ist.

Dabei wird ein Farbcode verwendet, um traditionelle und medizinische Erkenntnisse nach Studienlage kenntlich zu machen.

Es gelten diese Farben mit den Eigenschaften:

- Traditionelle Erkenntnis
- Wissenschaftliche Erkenntnis
- Traditionelle als auch wissenschaftliche Erkenntnis
- Es liegen keine Erkenntnisse vor

Traditionelle Erkenntnis

ist in unserer Betrachtung nicht auf die Naturheilkunde in Europa beschränkt; es werden Anwendungen in allen Kulturen und Regionen der Erde berücksichtigt, sofern sie recherchierbar sind. In Äthiopien wird der Schwefelporling zum Beispiel zur Nachgeburtsversorgung verwendet, da er den Schmerz stillt, die Wundheilung fördert und Entzündungen vorbeugt bzw. hemmt.

Solche Anwendungen sind in den Tabellen ebenso aufgeführt wie die des Reishi, der in der traditionellen asiatischen Medizin zur Behandlung von PMS (Prämenstruelles Syndrom) genutzt wurde.

Wissenschaftliche Studien konnten wir zu PMS und dem Reishi jedoch nicht finden, daher ist die Zuordnung „Traditionelle Erkenntnis", die mit „grün" gekennzeichnet wird.

Wissenschaftliche Erkenntnis

Die Zuordnung zu „Wissenschaftliche Erkenntnis" umfasst alle Krankheiten, für die Studien zur Pilzwirkung „mit Menschen", „in vitro" und „in vivo" vorliegen.

„In vitro" („im Glas") bezeichnet Experimente in kontrollierter Laborumgebung außerhalb lebender Organismen, etwa in Zellkulturen.

„In vivo" („im Lebendigen") meint Tests in lebenden Systemen wie Tiermodellen. Es gibt zudem Studien zur direkten Anwendung bei Menschen. Die Niereninsuffizienz kann laut Studienlage sehr gut mit dem Pilz Eichhase begleitet werden. Entscheidend für die Einordnung war stets, dass die Autoren eine (potenzielle) Wirkung gegen eine Krankheit feststellten.

Sowohl traditionelle als auch wissenschaftliche Erkenntnis

Daraus ergibt sich dann die Zuordnung zu „Sowohl traditionelle als auch wissenschaftliche Erkenntnis": Es gibt aus beiden obigen Kategorien Erkenntnisse zu dieser Krankheit.

Ein Beispiel für diese Zuordnung ist der Lärchenschwamm – ein Pilz, der sowohl in der Tradition der indigenen Völker Nordamerikas als auch in Europa zur Bekämpfung von Pocken genutzt wurde.

Es liegen keine Erkenntnisse vor

Auch die Bedeutung von „Es liegen keine Erkenntnisse vor" erschließt sich daraus sofort. Es bedeutet also nicht, dass es keine Wirkung gibt, sondern dass es dazu keine Studien oder keine traditionellen Anwendungen gibt.

Nicht nur für die *Ganoderma*-Pilze kann angenommen werden, dass noch vieles unerforscht ist.

3 von 214 Krankheiten brauchten andere Pilze

Für die drei Fälle, in denen es von den 22 im Buch vorgestellten Pilzen keinen gibt, der für die jeweilige Krankheit eingesetzt werden könnte, haben wir die jeweilige Tabelle mit einem Textteil um mindestens einen weiteren Pilz ergänzt, der diese Lücke füllt.

UND JETZT BITTEN WIR UM DEINE AUFMERKSAMKEIT.

Wenn du zur nächsten Seite blätterst, ist nicht zu erkennen, dass die 17 Tabellen das Ergebnis von mehr als 10 Jahren Arbeit sind. Das schreiben wir, damit wir nicht die einzigen sind, die wissen, was das für ein fettes Unterfangen war. :-))

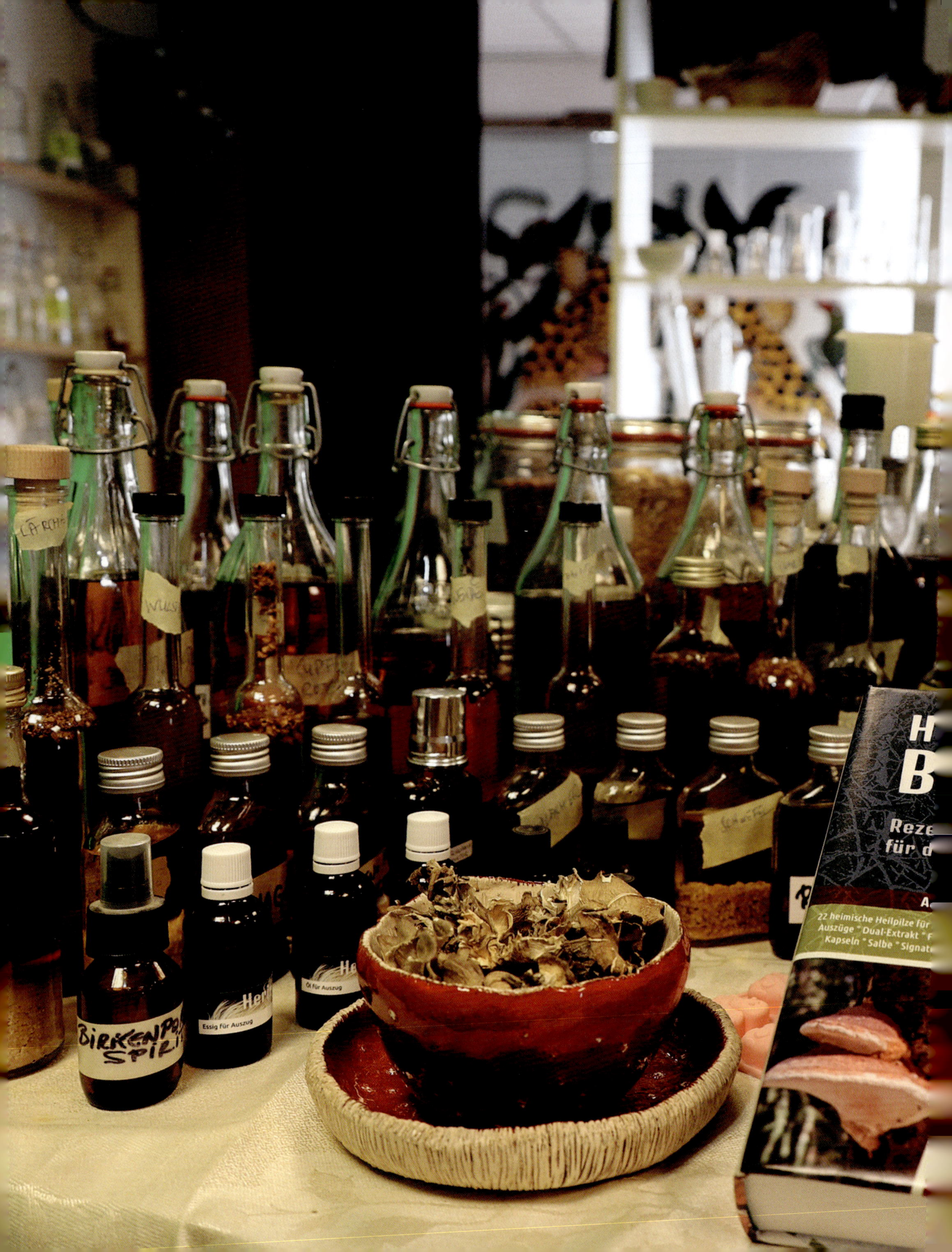
Öl für Auszug
Essig für Auszug
22 heimische Heilpilze für

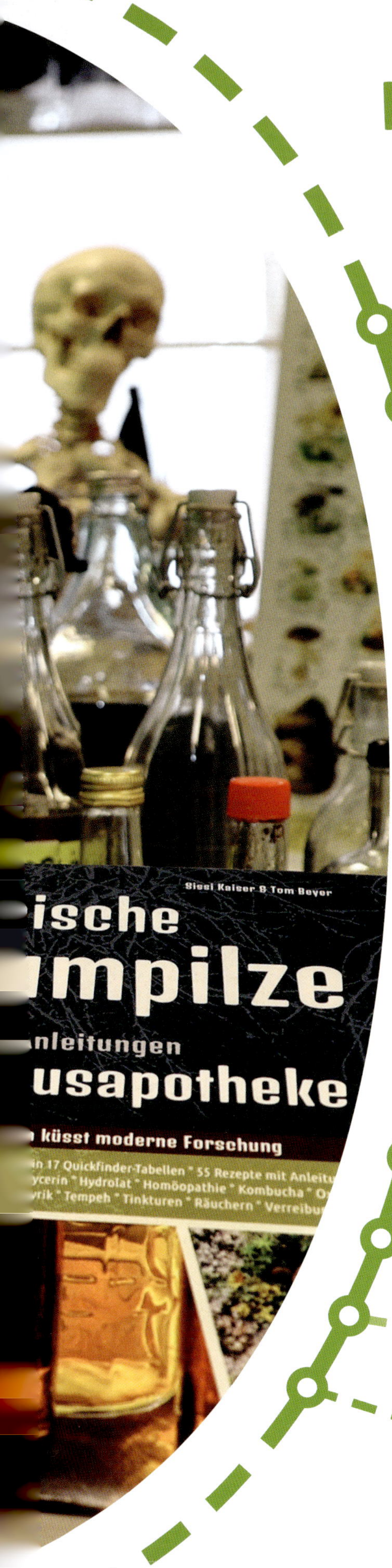

PILZE IN DER HAUSAPOTHEKE

- ALLGEMEINE BESCHWERDEN
- ATEMWEGE
- AUGE
- BEWEGUNGSAPPARAT
- HAUT
- HERZ-KREISLAUF
- HORMONSYSTEM
- IMMUNSYSTEM ERKRANKUNGEN
- IMMUNSYSTEM ERREGER
- NERVEN
- SEXUALITÄT UND LIBIDO
- STOFFWECHSEL
- UROGENITALSYSTEM
- VERDAUUNGSSYSTEM

ALLGEMEINE BESCHWERDEN

	Allergien	Blutende Wunde	Entzündliche Erkrankungen	Fibromyalgie	Kopfschmerzen	Krebs allgemein	Migräne	Ödem	Rückenschmerzen	Schmerzen	Sehnenbeschwerden	Übelkeit	Wunde
Austernseitling	W	–	W	–	–	T/W	–	–	T	–	T	–	W
Birkenporling	–	T	T/W	–	T	W	–	W	–	T	–	T	T/W
Chaga / Schiefer Schillerporling	W	–	T/W	–	–	T/W	–	–	–	T	–	T	T/W
Dunkler Lackporling	–	T	T/W	–	–	W	–	–	–	–	–	–	–
Eichenfeuerschwamm	–	T	T/W	–	–	W	–	–	–	T	–	–	–
Eichhase	–	–	T/W	–	–	W	–	T/W	–	–	–	–	W
Fenchelporling	–	–	–	–	–	W	–	–	–	–	–	–	–
Flacher Lackporling	–	–	T/W	–	–	W	–	W	T	W	–	–	–
Gemeiner Feuerschwamm	–	T	T/W	–	–	W	–	T	–	W	–	–	W
Harziger Lackporling	–	–	T/W	–	–	W	–	–	–	–	–	–	–
Judasohr	–	–	T/W	–	–	W	–	–	–	T/W	–	–	T/W
Klapperschwamm	W	–	T/W	–	–	W	–	–	–	T/W	–	–	–
Kupferroter Lackporling	–	–	W	–	–	W	–	–	–	–	–	–	–
Lärchenschwamm	T	–	T/W	–	–	T/W	–	T	T	T	–	–	–
Reishi / Glänzender Lackporling	T/W	–	T/W	W	–	T/W	W	W	–	W	–	–	W
Rotrandiger Baumschwamm	–	T	T/W	–	T	T/W	–	–	–	T	–	T	T
Schmetterlingstramete	–	–	T/W	–	–	T/W	–	–	–	W	–	–	W
Schwefelporling	–	–	T/W	–	–	T/W	–	–	–	T	–	–	T
Striegelige Tramete	–	–	T/W	–	–	W	–	–	–	W	–	–	–
Wulstiger Lackporling	–	–	W	–	–	W	–	–	–	–	–	–	–
Zottiger Schillerporling	–	–	W	–	–	T/W	–	–	–	T	–	–	W
Zunderschwamm	–	T	T/W	–	–	T/W	T	–	–	T/W	–	–	T/W

- T (grün): Traditionelle Erkenntnis
- W (blau): Wissenschaftliche Erkenntnis
- T/W (violett): Sowohl traditionelle als auch wissenschaftliche Erkenntnis
- – (leer): Es liegen keine Erkenntnisse vor

ATEMWEGE

ATEMWEGE	Alveolitis	Asthma	Bronchitis	COPD	Halsschmerzen	Husten	Kehlkopfentzündung	Kurzatmigkeit	Krupp	Lungenentzündung	Mukusretention (zäher Schleim)	Rhinitis (allergische)	Sinusitis	Trockenheit der Atemwege	Tuberkulose
Austernseitling	○	● blau	○	● blau	○	● blau	○	● blau	○	○	○	● blau	○	○	○
Birkenporling	○	○	● blau	○	● grün	● blau	○	○	○	● blau	○	○	○	○	○
Chaga / Schiefer Schillerporling	○	● blau	● grün	○	● grün	● grün	○	○	○	● magenta	● grün	● blau	○	○	● grün
Dunkler Lackporling	○	○	○	○	○	○	○	○	○	○	○	○	○	○	○
Eichenfeuerschwamm	○	○	○	○	● grün	● blau	○	○	○	○	○	○	○	○	○
Eichhase	○	○	● grün	● grün	○	● grün	○	● grün	● grün	○	● grün	○	○	○	○
Fenchelporling	○	○	○	○	○	○	○	○	○	○	○	○	○	○	○
Flacher Lackporling	● magenta	● magenta	● grün	● magenta	○	● grün	● grün	● grün	● grün	● magenta	● grün	● grün	○	○	● grün
Gemeiner Feuerschwamm	● grün	● grün	● grün	● grün	○	● magenta	● grün	○	● grün	● magenta	● grün	● grün	○	○	● grün
Harziger Lackporling	○	○	○	○	○	○	○	○	○	○	○	○	○	○	○
Judasohr	● blau	○	● grün	○	● grün	● magenta	● grün	● blau	● blau	● blau	○	○	○	○	○
Klapperschwamm	○	● blau	○	○	○	○	○	○	○	● blau	● grün	● blau	○	● grün	○
Kupferroter Lackporling	○	○	○	○	○	○	○	○	○	○	○	○	○	○	○
Lärchenschwamm	● grün	● grün	● magenta	● grün	○	● grün	○	○	● grün	● grün	● grün	○	○	○	● magenta
Reishi / Glänzender Lackporling	● grün	● magenta	● grün	● grün	○	● grün	○	● grün	● grün	● magenta	○	○	○	○	● blau
Rotrandiger Baumschwamm	○	○	● grün	● grün	○	● grün	○	○	● grün	● grün	○	○	○	○	○
Schmetterlingstramete	○	○	● magenta	● grün	○	● magenta	○	○	● grün	● grün	● magenta	○	○	○	● grün
Schwefelporling	○	○	● grün	○	○	● magenta	○	○	○	○	● grün	○	○	○	● grün
Striegelige Tramete	○	○	○	○	○	○	○	○	○	○	○	○	○	○	○
Wulstiger Lackporling	○	● magenta	● grün	○	○	● magenta	○	● grün	○	○	○	○	○	○	○
Zottiger Schillerporling	○	○	○	○	○	○	○	○	○	○	○	○	○	○	○
Zunderschwamm	○	○	● magenta	○	○	● magenta	○	○	○	○	● grün	○	○	○	● grün

- ● grün: Traditionelle Erkenntnis
- ● blau: Wissenschaftliche Erkenntnis
- ● magenta: Sowohl traditionelle als auch wissenschaftliche Erkenntnis
- ○ Es liegen keine Erkenntnisse vor

AUGE	Auge allgemein	Bindehautentzündung	Glaukom (postchirurgisch) *	Katarakt	Makuladegeneration	Nachtblindheit *	Sehschwäche	Trockene Augen
Austernseitling	○	○	○	○	○	○	○	○
Birkenporling	○	○	○	○	○	○	○	○
Chaga / Schiefer Schillerporling	○	○	○	○	○	○	○	○
Dunkler Lackporling	○	○	○	○	○	○	○	○
Eichenfeuerschwamm	○	○	○	○	○	○	○	○
Eichhase	○	○	○	○	○	○	○	○
Fenchelporling	○	○	○	○	○	○	○	○
Flacher Lackporling	○	○	○	○	○	○	○	○
Gemeiner Feuerschwamm	○	○	○	○	○	○	○	○
Harziger Lackporling	○	○	○	○	○	○	○	○
Judasohr	●	●	○	○	○	○	○	○
Klapperschwamm	○	○	○	○	○	○	○	○
Kupferroter Lackporling	○	○	○	○	○	○	○	○
Lärchenschwamm	○	○	○	○	○	○	○	○
Reishi / Glänzender Lackporling	●	○	○	●	●	○	●	●
Rotrandiger Baumschwamm	○	○	○	○	○	○	○	○
Schmetterlingstramete	○	○	○	○	○	○	○	○
Schwefelporling	○	○	○	○	○	○	○	○
Striegelige Tramete	○	○	○	○	○	○	○	○
Wulstiger Lackporling	○	○	○	○	○	○	○	○
Zottiger Schillerporling	○	○	○	○	○	○	○	○
Zunderschwamm	○	○	○	○	○	○	○	○

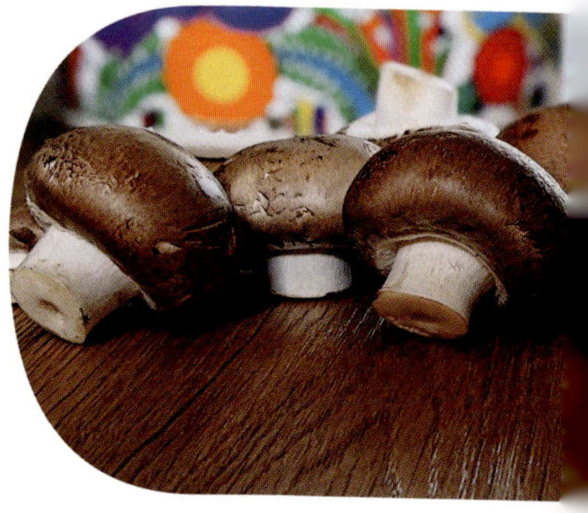

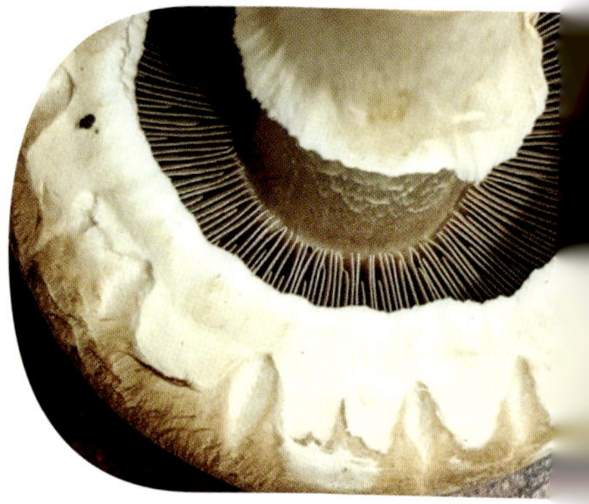

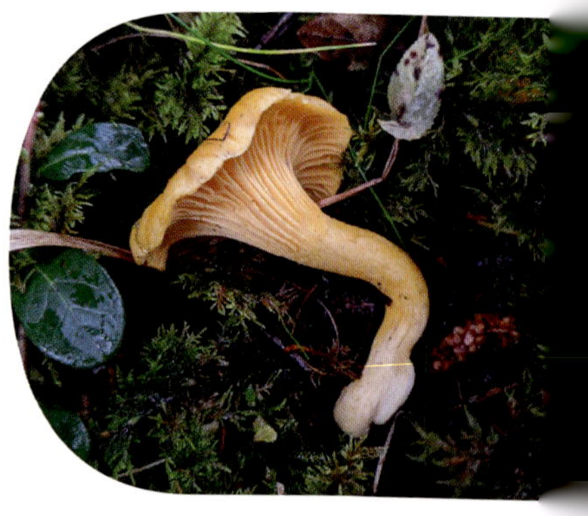

*

Aus unseren Recherchen zum nächsten Projekt (Hausapotheke mit Speisepilzen) wissen wir, dass der **Champignon** (*Agaricus bisporus*) nach Studienlage bei Glaukom hilft und der **Pfifferling** / das **Eierschwammerl** (*Cantharellus cibarius*) traditionell bei Nachtblindheit eingesetzt wurde und wird.

BEWEGUNGS-APPARAT

	Arthritis	Arthrose	Bursitis	Gelenkentzündungen	Gelenkschmerz	Gicht	Knochenbruch	Muskelkater	Muskelschwund	Osteoporose	Prellung, Verstauchung	Rheuma
Austernseitling	T+W	T	T	T+W	T	○	○	T	○	W	W	W
Birkenporling	○	T	T+W	○	T+W	W	○	○	○	T	W	W
Chaga / Schiefer Schillerporling	W	W	W	W	T+W	W	○	T+W	W	○	W	T+W
Dunkler Lackporling	W	W	W	W	W	W	○	W	○	○	W	W
Eichenfeuerschwamm	○	○	○	○	○	W	○	○	○	○	W	○
Eichhase	W	○	W	W	W	○	○	○	W	○	○	W
Fenchelporling	○	○	○	○	○	○	○	○	○	○	○	○
Flacher Lackporling	T+W	○	W	T+W	T+W	T+W	○	○	○	○	○	T+W
Gemeiner Feuerschwamm	T+W	○	○	T+W	T+W	W	○	○	○	○	○	T+W
Harziger Lackporling	○	○	○	W	W	○	○	○	○	○	W	W
Judasohr	W	○	T	W	○	○	○	○	○	W	W	W
Klapperschwamm	○	○	○	○	○	W	○	○	W	W	○	○
Kupferroter Lackporling	○	○	W	W	○	○	○	○	○	○	W	○
Lärchenschwamm	T	○	○	○	○	○	○	T	○	○	○	T
Reishi / Glänzender Lackporling	T+W	○	○	T+W	T+W	T+W	W	W	W	W	○	T+W
Rotrandiger Baumschwamm	T+W	○	○	T+W	T+W	W	○	○	○	○	T+W	T+W
Schmetterlingstramete	T+W	○	○	T+W	T+W	○	○	○	○	○	T	W
Schwefelporling	T+W	○	T	T+W	T+W	○	○	○	○	○	○	T+W
Striegelige Tramete	T+W	○	○	T+W	T+W	○	○	○	○	○	○	T+W
Wulstiger Lackporling	W	○	○	W	○	W	○	○	○	○	T+W	○
Zottiger Schillerporling	T+W	○	T	T+W	T+W	○	○	○	○	○	T+W	T+W
Zunderschwamm	T+W	○	○	T+W	T+W	○	○	○	○	○	T+W	T+W

- (T) Traditionelle Erkenntnis
- (W) Wissenschaftliche Erkenntnis
- (T+W) Sowohl traditionelle als auch wissenschaftliche Erkenntnis
- (○) Es liegen keine Erkenntnisse vor

HAUT

HAUT	Abszesse	Akne	Abschürfungen	Furunkel	Genitalbereich	Hautbild gestört	Kollagen-Störung	Nagelpilz	Neurodermitis	Psoriasis	Sonnenbrand	Verbrennungen	Warzen
Austernseitling	🔵	🔵	🔵	🔵	⚪	⚪	⚪	🔵	⚪	⚪	⚪	🔵	⚪
Birkenporling	🟣	⚪	🟢	🔵	⚪	🟢	⚪	🔵	🔵	⚪	⚪	⚪	⚪
Chaga / Schiefer Schillerporling	🟣	🟣	🟣	🟣	⚪	🟢	🔵	⚪	⚪	🔵	⚪	⚪	⚪
Dunkler Lackporling	⚪	⚪	⚪	⚪	⚪	🟢	⚪	🔵	⚪	⚪	⚪	⚪	⚪
Eichenfeuerschwamm	⚪	⚪	⚪	⚪	⚪	⚪	⚪	⚪	⚪	⚪	⚪	⚪	⚪
Eichhase	⚪	⚪	⚪	⚪	🟣	⚪	⚪	⚪	⚪	⚪	⚪	⚪	⚪
Fenchelporling	⚪	⚪	⚪	⚪	⚪	⚪	⚪	⚪	⚪	⚪	⚪	⚪	⚪
Flacher Lackporling	⚪	⚪	🟢	⚪	⚪	🟣	⚪	⚪	⚪	🟢	🟣	🟣	⚪
Gemeiner Feuerschwamm	⚪	⚪	🟣	🟢	⚪	⚪	⚪	⚪	⚪	⚪	🔵	🔵	⚪
Harziger Lackporling	⚪	⚪	⚪	⚪	⚪	⚪	⚪	⚪	⚪	⚪	⚪	⚪	⚪
Judasohr	⚪	⚪	🟣	⚪	⚪	🟣	🔵	🔵	⚪	⚪	⚪	🔵	⚪
Klapperschwamm	⚪	⚪	⚪	⚪	⚪	⚪	🔵	⚪	⚪	⚪	⚪	⚪	⚪
Kupferroter Lackporling	⚪	⚪	⚪	⚪	⚪	🟢	⚪	⚪	⚪	⚪	⚪	⚪	⚪
Lärchenschwamm	🟢	🟣	🟢	🟢	🟢	🟢	⚪	⚪	🟢	⚪	⚪	🟢	⚪
Reishi / Glänzender Lackporling	⚪	🟣	🟢	⚪	⚪	🟣	🔵	⚪	🟢	⚪	⚪	🟣	🔵
Rotrandiger Baumschwamm	🟢	🟢	🟢	🟢	🟢	⚪	⚪	⚪	⚪	⚪	🟢	🟢	⚪
Schmetterlingstramete	⚪	⚪	⚪	⚪	⚪	🔵	⚪	🔵	⚪	⚪	⚪	⚪	⚪
Schwefelporling	⚪	⚪	⚪	⚪	⚪	🔵	⚪	⚪	⚪	⚪	🟢	🟢	⚪
Striegelige Tramete	⚪	⚪	⚪	⚪	⚪	🔵	⚪	⚪	⚪	⚪	⚪	⚪	⚪
Wulstiger Lackporling	🟢	⚪	⚪	🟢	🟢	🟢	⚪	⚪	⚪	⚪	⚪	⚪	⚪
Zottiger Schillerporling	⚪	⚪	⚪	⚪	⚪	⚪	⚪	⚪	⚪	⚪	⚪	⚪	⚪
Zunderschwamm	🟢	⚪	🟢	🟢	🟢	🟢	⚪	⚪	⚪	⚪	⚪	🟣	⚪

🟢 Traditionelle Erkenntnis
🔵 Wissenschaftliche Erkenntnis
🟣 Sowohl traditionelle als auch wissenschaftliche Erkenntnis
⚪ Es liegen keine Erkenntnisse vor

HERZ-KREISLAUF

(● T = Traditionelle Erkenntnis (grün); ● W = Wissenschaftliche Erkenntnis (blau); ● T+W = Sowohl traditionelle als auch wissenschaftliche Erkenntnis (magenta); ○ = Es liegen keine Erkenntnisse vor)

	Angina Pectoris	Arteriosklerose	Bluthochdruck	Durchblutungsstörungen	Embolie	Herzmuskelentzündung	Herzrhythmusstörung	Herzschwäche	Kardiovaskuläre Erkrankungen	Koronare Herzkrankheit	Thrombose	Vaskulitis	Venenerkrankungen
Austernseitling	○	● W	● W	○	● W	○	○	○	● W	● W	● W	○	○
Birkenporling	○	○	○	○	○	○	○	○	○	○	○	○	○
Chaga / Schiefer Schillerporling	● T	● T	● T+W	● T+W	● W	● T+W	● T	● T+W	● T+W	● T+W	● W	● W	○
Dunkler Lackporling	○	○	○	○	○	○	○	○	○	○	○	○	○
Eichenfeuerschwamm	○	○	○	○	○	○	○	○	○	● T	○	○	○
Eichhase	○	○	● W	● W	○	○	○	○	○	○	○	○	● T+W
Fenchelporling	○	○	○	○	● W	○	○	○	○	○	● W	○	○
Flacher Lackporling	○	● W	○	○	○	○	○	○	● T+W	● T+W	○	○	○
Gemeiner Feuerschwamm	○	○	○	○	○	○	○	○	○	○	○	○	○
Harziger Lackporling	○	○	○	● T	○	○	○	○	○	○	○	○	○
Judasohr	○	● W	● W	● W	● T+W	○	○	○	● W	○	● T+W	○	○
Klapperschwamm	○	● T+W	● T+W	○	○	● T	● T	● T	● T	● T+W	○	● T	● T
Kupferroter Lackporling	○	● W	○	○	○	○	○	○	● W	● W	○	○	○
Lärchenschwamm	○	○	○	○	○	○	○	○	○	○	○	○	○
Reishi / Glänzender Lackporling	● T+W	● T+W	● T+W	● T	● W	○	○	● T+W	● T+W	● T+W	● W	○	○
Rotrandiger Baumschwamm	○	○	○	○	○	○	○	○	○	○	○	○	○
Schmetterlingstramete	○	● W	○	○	○	○	○	○	● W	● W	● W	○	○
Schwefelporling	○	○	○	○	○	○	○	● T	● T+W	● T	● W	○	○
Striegelige Tramete	○	○	○	○	○	○	○	○	○	○	○	○	○
Wulstiger Lackporling	○	○	○	○	○	○	○	○	○	○	○	○	○
Zottiger Schillerporling	○	○	○	○	○	○	○	○	○	○	○	○	○
Zunderschwamm	○	○	○	○	○	○	○	○	○	○	○	○	○

● Traditionelle Erkenntnis
● Wissenschaftliche Erkenntnis
● Sowohl traditionelle als auch wissenschaftliche Erkenntnis
○ Es liegen keine Erkenntnisse vor

HORMONSYSTEM

	Endokrine Störung	Hashimoto	Hormonelle Störungen	Hyperthyreose	Hypophysenerkrankungen	Hypothyreose	Klimakterium-Beschwerden	Nebenniereninsuffizienz	Östrogen-Störungen	Prämenstruelles Syndrom	Schilddrüsen-Dysfunktion
Austernseitling	○	○	● blau	● blau	○	○	○	○	○	○	○
Birkenporling	○	○	○	○	○	○	○	○	○	○	○
Chaga / Schiefer Schillerporling	● magenta	○	● magenta	○	○	○	○	○	○	○	● grün
Dunkler Lackporling	○	○	○	○	○	○	○	○	○	○	○
Eichenfeuerschwamm	○	○	○	○	○	○	○	○	○	○	○
Eichhase	● blau	○	○	○	○	○	○	● blau	○	○	○
Fenchelporling	○	○	○	○	○	○	○	○	○	○	○
Flacher Lackporling	● magenta	○	○	○	○	○	○	○	○	○	○
Gemeiner Feuerschwamm	● blau	○	○	○	○	○	○	○	○	○	○
Harziger Lackporling	○	○	○	○	○	○	○	○	○	○	○
Judasohr	○	○	○	○	○	○	○	○	○	○	○
Klapperschwamm	○	○	○	○	○	○	○	○	○	○	○
Kupferroter Lackporling	○	○	○	○	○	○	○	○	○	○	○
Lärchenschwamm	○	○	○	○	○	○	○	○	○	○	○
Reishi / Glänzender Lackporling	● magenta	● magenta	● blau	○	● blau	● magenta	● magenta	○	● magenta	● grün	● blau
Rotrandiger Baumschwamm	● magenta	○	● magenta	○	○	○	○	○	○	○	○
Schmetterlingstramete	○	○	○	○	○	○	○	○	○	○	○
Schwefelporling	○	○	○	○	○	○	○	○	○	○	○
Striegelige Tramete	● blau	○	● blau	○	○	○	○	○	● blau	○	○
Wulstiger Lackporling	○	○	○	○	○	○	○	○	○	○	○
Zottiger Schillerporling	● grün	○	● grün	○	○	○	○	○	● magenta	○	○
Zunderschwamm	● grün	○	○	○	○	○	○	○	○	○	○

● grün: Traditionelle Erkenntnis
● blau: Wissenschaftliche Erkenntnis
● magenta: Sowohl traditionelle als auch wissenschaftliche Erkenntnis
○: Es liegen keine Erkenntnisse vor

IMMUNSYSTEM ERKRANKUNGEN

	Antibiotisch (Bakterieninfekt)	Antimykotisch (Pilzinfekt)	Antiviral (Virusinfekt)	Chronisches Müdigkeitssyndrom	Erkältung	Fieber	Halsentzündung	Immunsystem schwach	Infektionen	Influenza	Krankenhauskeim-Infektionen	Mandelentzündung	Parasitenbefall	Schnupfen	Vogelgrippe
Austernseitling	S	S	S	○	○	○	○	W	S	○	S	○	W	○	○
Birkenporling	S	S	S	○	T	○	S	S	S	S	W	○	W	T	○
Chaga / Schiefer Schillerporling	S	○	S	S	T	○	○	S	S	W	W	○	S	W	○
Dunkler Lackporling	○	W	○	○	○	○	○	○	W	○	○	○	○	○	○
Eichenfeuerschwamm	W	○	W	○	○	○	○	○	W	○	○	○	○	○	○
Eichhase	W	○	W	○	○	○	○	W	S	○	○	○	W	○	○
Fenchelporling	○	○	W	○	○	○	○	W	W	W	○	○	○	○	○
Flacher Lackporling	S	S	S	○	S	○	○	S	S	○	W	T	W	○	○
Gemeiner Feuerschwamm	S	W	S	○	S	○	○	S	S	S	W	○	○	○	W
Harziger Lackporling	W	W	W	○	○	○	○	○	W	○	W	○	○	W	○
Judasohr	S	W	S	○	T	○	T	W	W	○	W	T	○	○	○
Klapperschwamm	W	W	W	○	W	○	○	S	S	W	W	○	○	W	○
Kupferroter Lackporling	W	W	W	○	○	○	○	W	W	W	W	○	○	○	W
Lärchenschwamm	S	W	S	○	T	T	T	S	S	S	W	T	W	T	W
Reishi / Glänzender Lackporling	S	S	S	S	S	S	S	S	S	S	W	○	W	T	W
Rotrandiger Baumschwamm	W	W	W	○	○	○	○	S	S	○	W	○	○	○	○
Schmetterlingstramete	W	W	W	○	○	W	○	S	S	W	W	○	W	○	W
Schwefelporling	W	W	W	○	T	T	T	S	S	○	S	S	○	T	S
Striegelige Tramete	W	W	○	T	T	○	○	T	S	○	W	○	○	○	○
Wulstiger Lackporling	W	W	W	○	S	○	T	S	S	○	W	T	○	S	○
Zottiger Schillerporling	W	W	W	○	○	○	○	S	S	W	W	○	○	○	W
Zunderschwamm	W	○	W	○	S	○	T	S	S	W	W	○	○	S	W

- T (grün): Traditionelle Erkenntnis
- W (blau): Wissenschaftliche Erkenntnis
- S (magenta): Sowohl traditionelle als auch wissenschaftliche Erkenntnis
- ○: Es liegen keine Erkenntnisse vor

IMMUNSYSTEM ERREGER

	Aspergillus	Candida albicans	Chikungunya-Virus	Chlamydien-Infektion	Clostridium difficile	Cytomegalievirus	Dengue-Virus	Enterococcus faecalis	Epstein-Barr-Virus (HHV-4)	Escherichia coli	Genitalherpes (HHV-2)	Helicobacter pylori	Hepatitis B	Hepatitis C	Herpes Zoster (HHV-3)	HHV-8
Austernseitling	W	W	W	○	○	W	○	W	○	W	○	○	○	W	○	○
Birkenporling	○	W	W	○	○	○	○	W	○	W	W	○	○	○	○	○
Chaga / Schiefer Schillerporling	○	○	○	○	○	○	○	○	○	○	○	○	○	W	○	T+W
Dunkler Lackporling	W	○	○	○	○	○	○	○	○	○	○	○	○	○	○	○
Eichenfeuerschwamm	○	○	○	○	○	○	○	○	○	○	○	○	○	○	○	○
Eichhase	○	○	○	T+W	○	○	○	○	○	W	○	○	T+W	○	○	○
Fenchelporling	○	○	○	○	○	○	○	○	○	○	○	○	○	○	○	○
Flacher Lackporling	W	W	○	○	○	○	○	○	○	W	○	○	W	○	○	○
Gemeiner Feuerschwamm	○	W	○	○	○	○	○	W	○	○	○	W	○	○	○	T
Harziger Lackporling	W	W	○	○	○	○	○	W	○	○	○	○	○	○	○	○
Judasohr	○	W	○	○	○	○	○	○	○	○	○	○	○	○	○	○
Klapperschwamm	○	W	○	○	○	○	○	W	W	○	○	W	T+W	○	○	○
Kupferroter Lackporling	W	W	○	○	○	○	○	W	○	○	○	○	○	○	○	○
Lärchenschwamm	W	W	○	○	○	○	○	○	○	W	W	○	○	W	○	○
Reishi / Glänzender Lackporling	W	W	○	○	○	○	W	W	W	W	W	W	W	○	W	○
Rotrandiger Baumschwamm	○	○	○	○	○	○	○	○	○	W	○	○	○	○	○	○
Schmetterlingstramete	W	W	○	○	W	○	○	W	W	W	W	W	W	W	○	W
Schwefelporling	W	W	W	○	○	○	○	W	○	W	○	W	○	○	○	○
Striegelige Tramete	W	W	○	○	○	○	○	○	○	W	○	○	○	○	○	○
Wulstiger Lackporling	W	W	○	○	○	○	○	○	○	W	○	○	○	○	○	○
Zottiger Schillerporling	W	W	○	○	○	○	○	W	○	W	○	○	○	○	○	○
Zunderschwamm	○	W	○	○	○	○	○	W	○	W	○	W	○	○	○	○

- T (grün): Traditionelle Erkenntnis
- W (blau): Wissenschaftliche Erkenntnis
- T+W (magenta): Sowohl traditionelle als auch wissenschaftliche Erkenntnis
- ○: Es liegen keine Erkenntnisse vor

IMMUNSYSTEM ERREGER

	HIV/Aids	Klebsiella pneumoniae	Lippenherpes (HHV-1)	Malaria	Mycobacterium tuberculosis	Norovirus	Papilloma	Pneumocystis jirovecii	Pocken	Rotavirus	Salmonella	Staphylococcus aureus	Streptococcus mutans (Karies)	Streptococcus pyogenes	Toxoplasma gondii	West Nil Virus
Austernseitling	🔵	🔵	🔵	🔵	⚪	🔵	⚪	⚪	⚪	⚪	🔵	🔵	🔵	⚪	⚪	🔵
Birkenporling	🔵	🔵	⚪	🔵	⚪	⚪	⚪	⚪	⚪	⚪	⚪	🟣	🔵	⚪	⚪	🔵
Chaga / Schiefer Schillerporling	⚪	🔵	🔵	🔵	⚪	⚪	⚪	⚪	⚪	⚪	🔵	🔵	⚪	⚪	🔵	🔵
Dunkler Lackporling	⚪	⚪	⚪	⚪	⚪	⚪	⚪	⚪	⚪	⚪	⚪	⚪	⚪	⚪	⚪	⚪
Eichenfeuerschwamm	⚪	⚪	⚪	⚪	⚪	⚪	⚪	⚪	⚪	⚪	⚪	⚪	⚪	⚪	⚪	⚪
Eichhase	⚪	⚪	⚪	🔵	⚪	⚪	⚪	⚪	⚪	⚪	⚪	🔵	⚪	⚪	⚪	⚪
Fenchelporling	⚪	⚪	⚪	⚪	⚪	⚪	⚪	⚪	⚪	⚪	⚪	⚪	⚪	⚪	⚪	⚪
Flacher Lackporling	⚪	🔵	⚪	⚪	⚪	⚪	⚪	⚪	⚪	⚪	🔵	🔵	⚪	⚪	⚪	🔵
Gemeiner Feuerschwamm	⚪	⚪	⚪	⚪	⚪	⚪	⚪	⚪	⚪	⚪	⚪	🔵	⚪	⚪	⚪	🔵
Harziger Lackporling	⚪	⚪	⚪	⚪	⚪	⚪	⚪	⚪	⚪	⚪	🔵	🔵	⚪	⚪	⚪	⚪
Judasohr	🔵	🔵	⚪	⚪	⚪	⚪	⚪	⚪	⚪	⚪	⚪	🔵	⚪	⚪	⚪	⚪
Klapperschwamm	🔵	⚪	🔵	⚪	⚪	⚪	⚪	⚪	⚪	⚪	⚪	🔵	⚪	⚪	⚪	⚪
Kupferroter Lackporling	⚪	🔵	🔵	⚪	⚪	⚪	⚪	⚪	⚪	⚪	⚪	🔵	⚪	⚪	⚪	⚪
Lärchenschwamm	⚪	🔵	🔵	⚪	🔵	⚪	⚪	⚪	🟣	⚪	⚪	🔵	⚪	⚪	⚪	🔵
Reishi / Glänzender Lackporling	🔵	🔵	🔵	🔵	🔵	⚪	🔵	⚪	⚪	🔵	🔵	🔵	🔵	🔵	🔵	⚪
Rotrandiger Baumschwamm	⚪	🔵	🔵	⚪	🟢	⚪	🔵	⚪	⚪	⚪	🔵	🔵	⚪	⚪	⚪	🔵
Schmetterlingstramete	🔵	⚪	🔵	⚪	⚪	⚪	🔵	⚪	⚪	⚪	🔵	🔵	⚪	⚪	🔵	🔵
Schwefelporling	🔵	🔵	🔵	⚪	🟣	🟢	🔵	🟢	⚪	🟢	🔵	🔵	🔵	🔵	⚪	🔵
Striegelige Tramete	⚪	⚪	⚪	⚪	⚪	⚪	⚪	⚪	⚪	⚪	🔵	🔵	🔵	⚪	⚪	⚪
Wulstiger Lackporling	⚪	🔵	🔵	⚪	⚪	⚪	⚪	⚪	⚪	⚪	⚪	🔵	⚪	⚪	⚪	⚪
Zottiger Schillerporling	⚪	⚪	⚪	⚪	⚪	⚪	⚪	⚪	⚪	⚪	🔵	🔵	⚪	⚪	⚪	⚪
Zunderschwamm	🔵	🔵	🔵	⚪	⚪	⚪	⚪	⚪	⚪	⚪	🔵	🔵	⚪	⚪	⚪	⚪

🟢 Traditionelle Erkenntnis
🔵 Wissenschaftliche Erkenntnis
🟣 Sowohl traditionelle als auch wissenschaftliche Erkenntnis
⚪ Es liegen keine Erkenntnisse vor

NERVEN

NERVEN	Alzheimer	Angstzustände *	Antriebslosigkeit	Demenz	Depression	Epilepsie	Gedächtnisschwäche	Lernschwäche	Multiple Sklerose	Nerven unruhig	Nervenentzündung	Neurodegenerative Erkrank.	Parkinson	Schlafstörung	Stressbedingte Störungen	Tinnitus
Austernseitling	● blau	○	○	● blau	○	○	● blau	● blau	○	○	○	● blau	● blau	○	○	○
Birkenporling	○	○	○	○	○	○	○	○	○	● grün	● blau	● blau	● blau	● grün	● grün	○
Chaga / Schiefer Schillerporling	● blau	○	○	○	○	● grün	● blau	● blau	○	○	○	● blau	○	○	○	○
Dunkler Lackporling	○	○	○	○	○	○	○	○	○	○	○	○	○	○	○	○
Eichenfeuerschwamm	○	○	○	○	○	○	○	○	○	○	○	○	○	○	○	○
Eichhase	○	○	○	○	○	○	○	○	○	○	○	○	○	○	○	○
Fenchelporling	● blau	○	○	● blau	○	○	● blau	● blau	○	○	○	● blau	○	○	○	○
Flacher Lackporling	● blau	○	○	● blau	○	○	○	○	○	● blau	○	● blau	○	○	● blau	○
Gemeiner Feuerschwamm	○	○	○	○	○	○	○	○	● blau	○	● blau	● blau	○	○	● grün	○
Harziger Lackporling	○	○	○	○	○	○	○	○	○	● blau	○	● blau	○	● grün	○	○
Judasohr	● blau	○	○	● blau	○	○	● blau	○	○	○	○	○	○	○	○	○
Klapperschwamm	● blau	○	○	● blau	○	● blau	● pink	● blau	○	○	● blau	● blau	● blau	○	○	○
Kupferroter Lackporling	○	○	○	○	○	○	○	○	○	○	○	○	○	○	○	○
Lärchenschwamm	○	○	○	○	○	○	○	○	○	○	● grün	○	○	○	○	○
Reishi / Glänzender Lackporling	● pink	○	● pink	● pink	● pink	● blau	● pink	● pink	● blau	● pink	● blau	● blau	● blau	● pink	● pink	○
Rotrandiger Baumschwamm	○	○	○	○	○	○	○	○	○	○	○	○	○	○	○	○
Schmetterlingstramete	● blau	○	○	● blau	● blau	○	○	○	○	○	○	● blau	○	○	○	● blau
Schwefelporling	● blau	○	○	● blau	○	○	● blau	● blau	○	○	● blau	● blau	● blau	○	○	○
Striegelige Tramete	● blau	○	○	● blau	○	○	● blau	● blau	○	○	○	● blau	○	○	○	○
Wulstiger Lackporling	○	○	○	○	○	○	○	○	○	○	○	● blau	○	○	○	○
Zottiger Schillerporling	○	○	○	○	○	○	○	○	○	○	● blau	● blau	○	○	● blau	○
Zunderschwamm	○	○	○	○	○	○	○	○	○	● grün	● blau	○	○	○	● grün	○

*

Aus unseren Recherchen zum nächsten Projekt (Hausapotheke mit Speisepilzen) wissen wir, dass der **Igelstachelbart** (*Hericium erinaceus*) nach Studienlage und auch in der Naturheilkunde und TCM bei Angst und Angstzuständen eingesetzt wurde und wird.

SEXUALITÄT UND LIBIDO

	Erektile Dysfunktion	Libidostörung	Sexuelle Erschöpfung
Austernseitling	○	○	○
Birkenporling	○	○	○
Chaga / Schiefer Schillerporling	●	●	○
Dunkler Lackporling	○	○	○
Eichenfeuerschwamm	○	○	○
Eichhase	○	○	○
Fenchelporling	○	○	○
Flacher Lackporling	○	○	○
Gemeiner Feuerschwamm	○	○	○
Harziger Lackporling	○	○	○
Judasohr	○	○	○
Klapperschwamm	○	○	○
Kupferroter Lackporling	○	○	○
Lärchenschwamm	○	○	○
Reishi / Glänzender Lackporling	●	●	●
Rotrandiger Baumschwamm	○	○	○
Schmetterlingstramete	○	○	○
Schwefelporling	○	○	○
Striegelige Tramete	○	○	○
Wulstiger Lackporling	○	○	○
Zottiger Schillerporling	○	○	○
Zunderschwamm	○	○	○

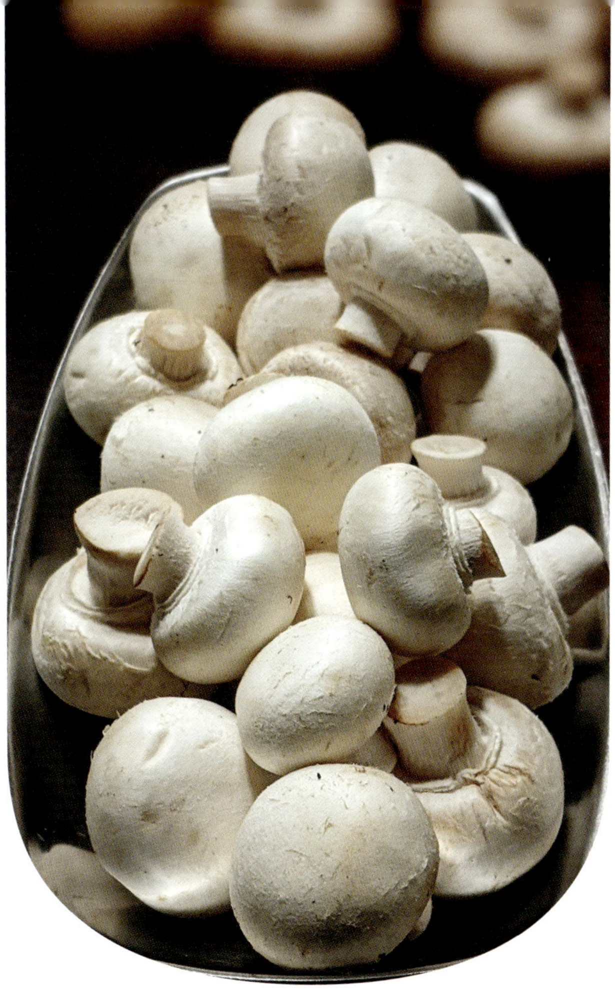

Hättest du vom **Champignon** (*Agaricus bisporus*) erwartet, dass er für Sexualität und Libido laut aktuellen Studien sehr hilfreich ist? Das Gleiche gilt für den **Schopftintling** (*Coprinus comatus*) und noch einige andere Speisepilze.

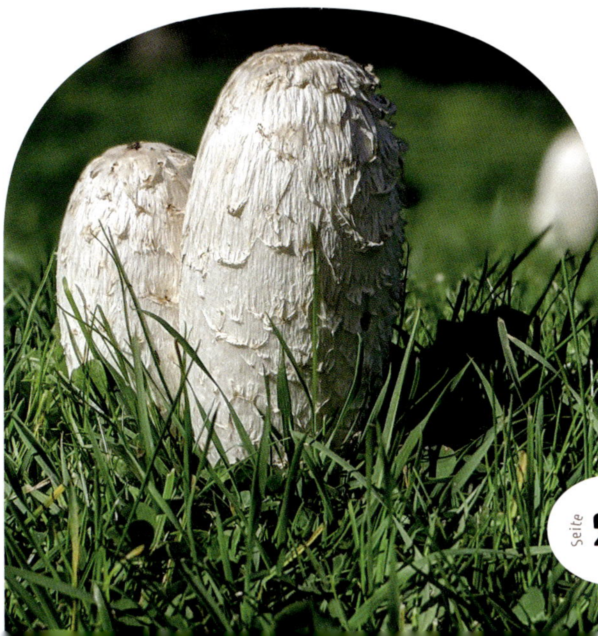

STOFFWECHSEL

STOFFWECHSEL	Adipositas	Cholesterin /Fettstoffwechsel	Fettleber (nicht-alkoholisch, NAFLD)	Gallensteine/Gallenblasenerkr.	Hyperurikämie	Insulinresistenz	Lebererkrankungen	Metabolisches Syndrom	Pankreatitis	Stoffwechselerkrankungen	Typ-2-Diabetes
Austernseitling	W	T+W	○	○	○	W	W	W	○	W	T+W
Birkenporling	○	○	○	○	○	○	○	○	○	○	W
Chaga / Schiefer Schillerporling	○	W	T+W	○	○	T+W	T+W	○	○	T+W	T+W
Dunkler Lackporling	○	○	○	○	○	○	○	○	○	○	○
Eichenfeuerschwamm	○	○	○	○	W	○	○	○	○	○	○
Eichhase	○	W	W	W	○	○	T+W	○	○	W	W
Fenchelporling	○	○	○	○	○	○	○	○	○	○	○
Flacher Lackporling	W	W	W	○	○	W	T+W	W	○	W	T+W
Gemeiner Feuerschwamm	W	W	W	○	W	W	W	W	○	W	W
Harziger Lackporling	○	W	○	○	○	○	W	○	○	W	W
Judasohr	W	W	○	○	○	T+W	T+W	T+W	○	W	W
Klapperschwamm	W	T+W	W	○	○	W	T+W	W	○	T+W	W
Kupferroter Lackporling	○	W	○	○	○	○	W	W	○	W	○
Lärchenschwamm	W	○	T	T	○	W	T	○	○	W	○
Reishi / Glänzender Lackporling	T+W	T+W	T+W	W	W	W	T+W	W	W	T+W	T+W
Rotrandiger Baumschwamm	W	W	W	○	○	W	T+W	W	○	W	W
Schmetterlingstramete	○	W	○	○	○	W	T+W	W	○	T+W	W
Schwefelporling	○	W	○	○	○	W	W	○	○	○	W
Striegelige Tramete	○	○	○	○	○	○	○	○	○	○	○
Wulstiger Lackporling	○	○	○	○	○	○	○	○	○	○	○
Zottiger Schillerporling	W	W	W	○	W	W	W	W	○	W	W
Zunderschwamm	○	T+W	T+W	○	○	W	T+W	○	○	T+W	W

- T (grüner Punkt): Traditionelle Erkenntnis
- W (blauer Punkt): Wissenschaftliche Erkenntnis
- T+W (roter Punkt): Sowohl traditionelle als auch wissenschaftliche Erkenntnis
- ○: Es liegen keine Erkenntnisse vor

UROGENITAL-SYSTEM

	Blasenentzündung	Chronische Niereninsuffizienz	Gebärmutterhals-Erkrankungen	Gynäkologische Probleme	Harninkontinenz	Harnwegsentzündung	Nierenerkrankungen	Nierenschwäche / diuretisch	Nierensteine	Prostatitis	Prostatavergrößerung	Uterusmyome	Vaginale Infektionen
Austernseitling	○	○	○	○	○	○	○	○	blau	○	○	○	○
Birkenporling	blau	○	○	grün	○	blau	○	○	○	○	○	○	○
Chaga / Schiefer Schillerporling	○	blau	○	○	○	○	○	○	○	○	○	○	○
Dunkler Lackporling	○	○	○	○	○	○	○	○	○	○	○	○	○
Eichenfeuerschwamm	○	○	○	○	○	○	○	○	○	○	○	○	○
Eichhase	magenta	magenta	grün	grün	grün	magenta	magenta	magenta	magenta	○	○	○	magenta
Fenchelporling	○	○	○	○	○	○	○	○	○	○	○	○	○
Flacher Lackporling	blau	○	○	○	○	○	○	○	○	○	○	○	blau
Gemeiner Feuerschwamm	○	blau	○	○	○	○	○	○	blau	○	○	○	blau
Harziger Lackporling	○	○	○	○	○	○	grün	grün	○	○	○	○	○
Judasohr	grün	○	grün	○	○	○	○	○	○	○	○	○	○
Klapperschwamm	○	○	blau	○	○	○	○	○	○	grün	grün	○	blau
Kupferroter Lackporling	○	○	○	○	○	○	○	○	○	○	○	○	○
Lärchenschwamm	○	○	○	grün	○	blau	grün	grün	grün	○	○	grün	grün
Reishi / Glänzender Lackporling	○	magenta	grün	blau	blau	magenta	magenta	○	○	blau	blau	○	○
Rotrandiger Baumschwamm	blau	○	blau	○	○	blau	○	○	○	○	○	○	○
Schmetterlingstramete	grün	○	blau	magenta	○	grün	○	○	○	○	○	○	magenta
Schwefelporling	○	○	○	○	○	blau	○	○	○	○	○	○	blau
Striegelige Tramete	○	○	○	○	○	○	○	○	○	○	○	○	○
Wulstiger Lackporling	○	○	○	○	○	○	○	○	○	○	○	○	○
Zottiger Schillerporling	○	blau	○	○	○	○	blau	○	○	○	○	○	○
Zunderschwamm	grün	blau	grün	grün	○	○	○	○	○	○	○	grün	○

- grün: Traditionelle Erkenntnis
- blau: Wissenschaftliche Erkenntnis
- magenta: Sowohl traditionelle als auch wissenschaftliche Erkenntnis
- ○: Es liegen keine Erkenntnisse vor

VERDAUUNGS-SYSTEM

	Colitis ulcerosa	Darmentzündung	Darmflora gestört	Darmpolypen	Divertikulitis	Durchfall	Gastritis	Hämorrhoiden	Leaky-Gut-Syndrom	Magen-Darm-Erkrankungen	Magengeschwür	Morbus Crohn	Präbiotika-Mangel	Refluxkrankheit	Verstopfung
Austernseitling	blau	○	blau	○	○	○	○	○	○	○	○	○	○	○	○
Birkenporling	grün	grün	○	○	○	○	grün	○	○	grün	grün	○	blau	grün	grün
Chaga / Schiefer Schillerporling	magenta	magenta	blau	○	grün	○	grün	○	○	magenta	grün	blau	blau	○	○
Dunkler Lackporling	○	○	○	○	○	○	○	○	○	○	○	○	○	○	○
Eichenfeuerschwamm	○	○	○	○	○	○	○	○	○	○	○	○	○	○	○
Eichhase	magenta	magenta	blau	blau	○	grün	○	○	○	grün	○	magenta	blau	○	○
Fenchelporling	○	○	○	○	○	○	○	○	○	blau	○	○	○	○	○
Flacher Lackporling	blau	blau	blau	○	○	blau	○	○	blau	blau	○	blau	blau	○	○
Gemeiner Feuerschwamm	magenta	magenta	blau	○	○	magenta	grün	○	blau	magenta	grün	○	blau	○	○
Harziger Lackporling	○	○	○	○	○	○	○	○	○	○	○	○	○	○	○
Judasohr	blau	○	blau	○	○	○	○	○	○	○	○	blau	blau	○	○
Klapperschwamm	blau	blau	blau	○	○	grün	magenta	○	blau	magenta	magenta	blau	blau	○	○
Kupferroter Lackporling	○	○	○	○	○	○	○	○	○	○	○	○	○	○	○
Lärchenschwamm	○	○	○	○	○	○	grün	grün	○	grün	grün	○	○	grün	grün
Reishi / Glänzender Lackporling	magenta	magenta	magenta	grün	grün	○	grün	magenta	magenta	magenta	blau	magenta	magenta	○	○
Rotrandiger Baumschwamm	blau	○	○	○	○	○	○	○	○	○	○	○	○	○	○
Schmetterlingstramete	blau	blau	blau	○	○	○	○	○	blau	blau	○	blau	blau	○	○
Schwefelporling	grün	grün	magenta	○	○	○	grün	grün	blau	magenta	magenta	grün	magenta	grün	○
Striegelige Tramete	○	○	○	○	○	○	○	○	○	○	○	○	○	○	○
Wulstiger Lackporling	○	○	○	○	○	○	○	○	○	○	○	○	blau	○	○
Zottiger Schillerporling	○	○	blau	○	○	○	○	○	○	grün	○	○	blau	○	○
Zunderschwamm	grün	grün	grün	○	○	○	○	magenta	○	grün	○	magenta	○	○	grün

- grün: Traditionelle Erkenntnis
- blau: Wissenschaftliche Erkenntnis
- magenta: Sowohl traditionelle als auch wissenschaftliche Erkenntnis
- ○: Es liegen keine Erkenntnisse vor

ZUSATZTABELLEN KREBSVORSORGE

Krebs ist ein Sammelbegriff für eine Gruppe von Erkrankungen, bei denen Zellen im Körper unkontrolliert zu einem Tumor wachsen. Krebs kann jedes Organ oder Gewebe betreffen. Es gibt Krebs in über 200 verschiedenen Formen. Die Ursachen sind vielfältig: Neben genetischen Faktoren spielen Umwelteinflüsse, Infektionen und Lebensstil eine Rolle.

Ursachen für Krebs

Aktuelle Schätzungen von Organisationen wie der Deutschen Krebsgesellschaft, dem DKFZ und internationalen Studien gehen davon aus, dass rein genetisch bedingte Krebsfälle nur 5–10 % aller Erkrankungen ausmachen. Für uns Menschen bedeutet das: Krebs ist weitaus seltener eine Krankheit, die unausweichlich kommen muss. Die um vieles häufigeren Auslöser der Erkrankung sind Umwelteinflüsse, Infektionen und unser Lebensstil.

Lebensstil und Ernährung

Der Anteil der Krebserkrankungen, die ausschließlich oder primär durch Infektionen verursacht werden, wird in wissenschaftlichen Schätzungen für Industrieländer bei etwa 4–9 % beziffert, da andere Risikofaktoren wie Genussdrogen, Stress oder Ernährung dominieren. In Summe können – da sich die Ursachen auch überlappen – mehr als 50 % der Krebserkrankungen durch unseren Lebensstil und unsere Ernährung vermieden werden (Daten der WHO und der International Agency for Research on Cancer).

Wer Pilze isst, lebt gesünder

Jan I. Lelley hat diese Aussage mit seinem Buch „Die Heilkraft der Pilze: Wer Pilze isst lebt länger" (erschienen 1997) sogar noch gesteigert.

Egal, ob länger oder gesünder, es bedeutet für uns: Wir können mit Pilzen aktiv vorsorgen.

Die folgenden zwei Tabellen dienen vor allem als Hinweise zu 22 Pilzen, die in der Krebsvorsorge eingesetzt werden können – sei es als Tee, Pilz-Essig oder fester Bestandteil der Ernährung.
Nicht nur die im Porträt vorgestellten Pilze haben eine Affinität zur Krebsvorsorge, das gilt zusätzlich auch für die bisher mehr als 30 von uns recherchierten Speisepilze. Von Ackerschirmpilz, Champignon, Kräuterseitling über Steinpilz bis Zitronenporling, für jeden dieser Pilze gibt es Studien mit positiven Aussagen zur potentiellen Wirksamkeit bei mindestens einer Krebserkrankung.

Pilze bei einer Krebserkrankung

Die Tabellen sind natürlich auch geeignet, konkrete Hinweise zu finden, welcher Pilz bei einer Krebserkrankung helfen könnte. Dieser Hinweis ist aber ausschließlich so zu verstehen, dass wir nicht der Auffassung sind, dass man nur etwas von dem Pilz nehmen müsse und der Krebs dann weggehen würde.

Vor dieser Ansicht möchten wir dringend warnen. Krebs ist eine komplexe Erkrankung. Und ebenso komplex wird der individuelle Behandlungsansatz sein, der von medizinischen Fachpersonen und in der Therapie gemeinsam mit dem erkrankten Menschen erarbeitet wird. Die Entscheidung, was sinnvoll ist, liegt aber bei allen Betroffenen und darf und kann nicht aus der Ferne getroffen werden – schon gar nicht über Tabellen in einem Buch.

Die grundsätzliche Vorgehensweise in der Therapie ist in der Regel begleitend (adjuvant) zu konventionellen Therapien und nur selten als alleinige Behandlung einzusetzen. Pilze werden in der Medizin meist als Ergänzung verwendet, um Nebenwirkungen wie Übelkeit, Anämie oder Immunsuppression zu mildern, die Wirksamkeit der Standardtherapien zu verbessern und die Lebensqualität der Erkrankten zu steigern.

Und so bitten wir Dich, liebe Leserin, lieber Leser, diese Tabellen so zu sehen, wie sie gemeint sind: als Wissen um die Kraft der Pilze für Deine Gesundheitsvorsorge.

ZUSATZTABELLE KREBSVORSORGE

	Blasenkrebs	Brustkrebs	Dickdarmkrebs	Eierstockkrebs	Gebärmutterhalskrebs	Gliom	Hautkrebs	Hirnkrebs	Karposi Sarkom	Kehlkopfkrebs	Leberkrebs	Leukämie
Austernseitling	○	In vitro	In vitro und in vivo	○	○	○	○	○	○	○	In vitro und in vivo	○
Birkenporling	○	○	In vitro	○	○	In vitro	○	○	○	○	○	○
Chaga / Schiefer Schillerporling	In vitro und in vivo	In vitro und in vivo	In vitro und in vivo	○	In vitro	○	○	○	In vitro	○	In vitro und in vivo	○
Dunkler Lackporling	○	○	○	○	○	○	○	○	○	○	○	○
Eichenfeuerschwamm	○	○	In vitro und in vivo	○	○	○	○	○	○	○	○	○
Eichhase	In vitro	In vitro und in vivo	○	○	○	○	○	○	○	○	○	In vitro
Fenchelporling	○	○	In vitro	○	○	○	○	○	○	○	○	○
Flacher Lackporling	○	In vitro	In vitro	○	○	○	In vitro	○	○	○	In vitro und in vivo	○
Gemeiner Feuerschwamm	○	○	In vitro	○	○	○	○	○	○	○	In vitro und in vivo	○
Harziger Lackporling	○	In vitro	○	In vitro	In vitro	○	○	○	○	○	In vitro und in vivo	○
Judasohr	○	○	○	○	○	○	○	○	○	○	In vitro	In vitro
Klapperschwamm	In vitro und in vivo	In vitro und in vivo	In vitro und in vivo	In vitro	○	○	○	In vitro und in vivo	○	○	In vitro und in vivo	In vitro und in vivo
Kupferroter Lackporling	○	In vitro	○	○	In vitro	○	○	○	○	○	○	○
Lärchenschwamm	○	○	○	○	○	○	In vitro	○	○	○	In vitro	○
Reishi / Glänzender Lackporling	○	In vitro und in vivo	In vitro, in vivo und klinisch	In vitro	In vitro und in vivo	○	○	○	○	○	In vitro und in vivo	In vitro und in vivo
Rotrandiger Baumschwamm	○	In vitro und in vivo	In vitro	○	○	○	In vitro und in vivo	○	○	○	In vitro	○
Schmetterlingstramete	○	In vitro, in vivo und klinisch	In vitro und in vivo	In vitro	In vitro	In vitro	○	○	○	○	In vitro, in vivo und klinisch	In vitro und in vivo
Schwefelporling	In vitro	○	In vitro und in vivo	○	In vitro	○	In vitro	○	○	○	○	○
Striegelige Tramete	○	In vitro	In vitro	○	In vitro	○	○	In vitro	○	In vitro	In vitro	In vitro
Wulstiger Lackporling	○	○	○	○	In vitro	○	○	○	○	In vitro	○	○
Zottiger Schillerporling	○	In vitro	○	○	In vitro	In vitro	○	○	○	○	In vitro und in vivo	○
Zunderschwamm	In vitro	In vitro	○	○	○	○	○	○	○	○	○	○

In vitro
In vivo
In vitro und in vivo
Klinisch
In vitro, in vivo und klinisch
○ Es liegen keine Erkenntnisse vor

ZUSATZTABELLE KREBSVORSORGE

	Lungenkrebs	Lymphom	Magenkrebs	Melanom	Multiples Myelom	Mundkrebs	Neurogliozytom	Nierenkrebs	Osteosarkom	Prostatakrebs	Sarkom	Speiseröhrenkrebs
Austernseitling	○	○	In vitro und in vivo	○	○	○	○	○	○	In vitro	○	○
Birkenporling	In vitro und in vivo	○	○	○	○	○	○	○	○	○	○	○
Chaga / Schiefer Schillerporling	In vitro und in vivo	○	○	In vitro und in vivo	○	○	○	○	○	In vitro	○	○
Dunkler Lackporling	○	○	○	In vitro	○	○	○	○	○	○	○	○
Eichenfeuerschwamm	○	○	○	○	○	○	○	○	○	○	○	○
Eichhase	○	○	○	○	○	○	○	○	○	○	○	○
Fenchelporling	○	○	○	○	○	○	○	○	○	○	○	○
Flacher Lackporling	In vitro	○	○	○	○	○	○	○	○	○	○	○
Gemeiner Feuerschwamm	In vitro und in vivo	○	In vitro und in vivo	○	○	○	○	○	○	○	○	○
Harziger Lackporling	○	○	○	○	○	○	○	○	○	○	○	○
Judasohr	In vitro und in vivo	○	In vitro und in vivo	○	○	○	○	○	○	○	In vitro und in vivo	○
Klapperschwamm	In vitro und in vivo	○	In vitro	○	○	○	○	In vitro und in vivo	○	In vitro	In vitro und in vivo	○
Kupferroter Lackporling	○	○	○	○	○	○	○	○	○	○	○	○
Lärchenschwamm	In vitro	○	○	○	○	○	○	○	○	In vitro	○	○
Reishi / Glänzender Lackporling	In vitro, in vivo und klinisch	In vitro	In vitro	○	In vitro	In vitro	○	○	○	In vitro	In vitro und in vivo	○
Rotrandiger Baumschwamm	In vitro und in vivo	○	○	○	○	○	○	○	○	In vitro	In vitro und in vivo	○
Schmetterlingstramete	In vitro, in vivo und klinisch	○	Klinisch	In vitro	○	○	○	○	○	In vitro und in vivo	○	○
Schwefelporling	○	○	○	○	○	○	○	○	○	○	○	○
Striegelige Tramete	In vitro	○	○	○	○	○	○	○	○	○	○	○
Wulstiger Lackporling	In vitro	○	○	○	○	○	○	In vitro	○	In vitro	○	○
Zottiger Schillerporling	○	In vitro	○	In vitro	○	○	In vitro	○	In vitro	In vitro	○	○
Zunderschwamm	In vitro	○	○	○	○	○	○	○	○	In vitro	In vitro und in vivo	In vitro

- In vitro
- In vivo
- In vitro und in vivo
- Klinisch
- In vitro, in vivo und klinisch
- ○ Es liegen keine Erkenntnisse vor

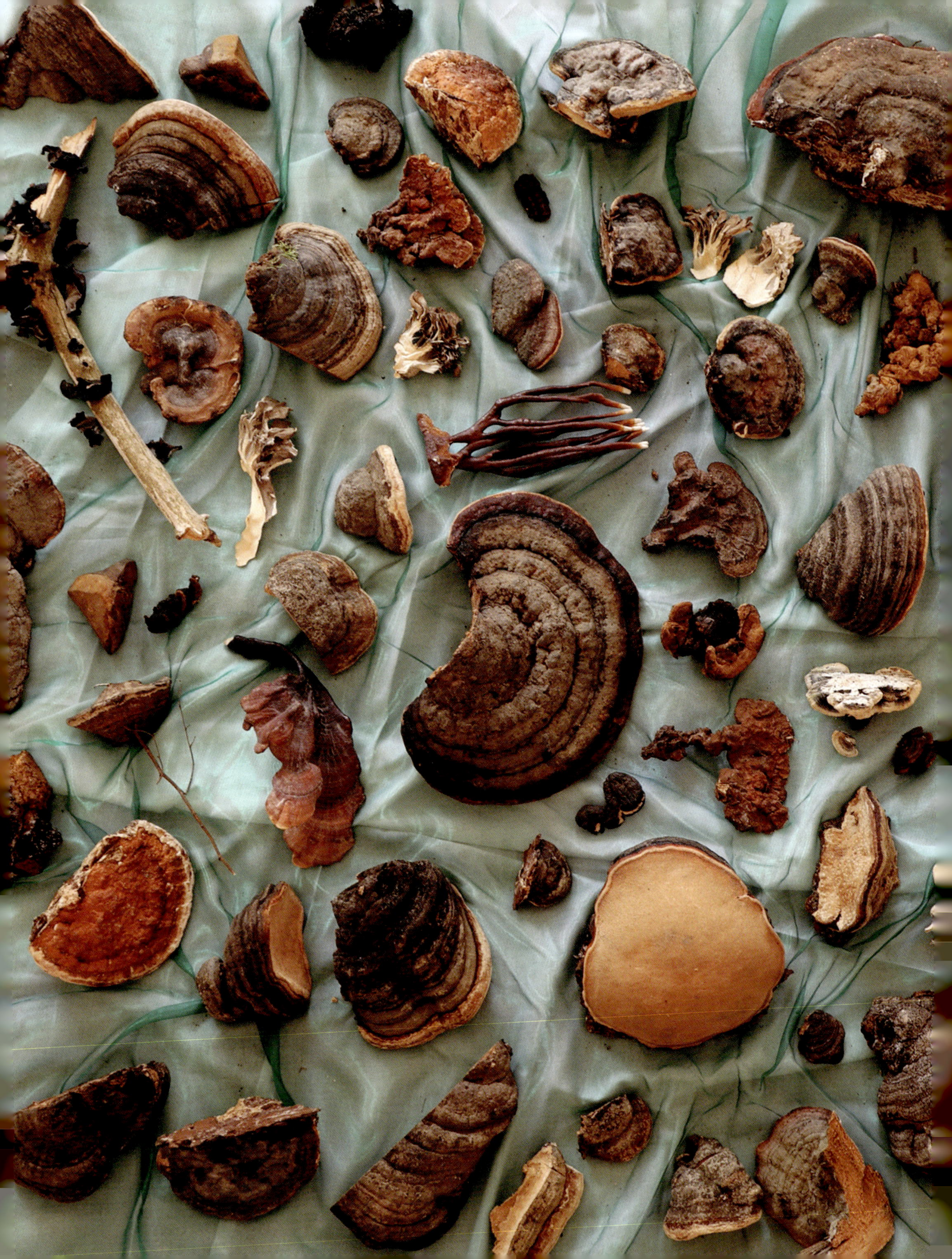

BAUMPILZE IM PORTRÄT

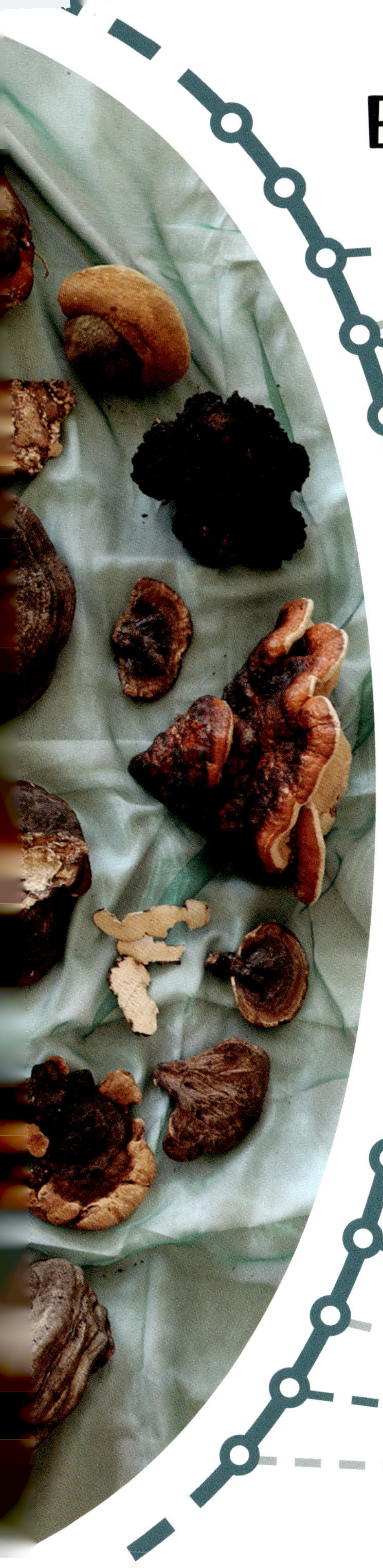

BAUMPILZE SIND ETWAS GANZ BESONDERES

Baumpilze sind unverzichtbare Bewohner des Waldes. Ohne diese spezialisierte große Pilzgruppe würden die absterbenden Bäume nur schwer verrotten, denn hauptsächlich Pilze sind in der Lage, das Holz zu zersetzen. Holz ist durch das darin enthaltene Lignin sehr widerstandsfähig.

Damit dieser Zersetzungsprozess leichter möglich ist, haben sich die Pilze vor ca. 300 Millionen Jahren etwas einfallen lassen: Sie entwickelten das ligninzersetzende Enzym (auf Fungitarisch: Fungizym). Erst durch diesen Trick waren einige Pilze in der Lage, Holz so weit zu zersetzen, dass Folgezersetzerpilze oder andere Organismen den Zersetzungsprozess weiterführen können, um alles Abgestorbene in Humus zu verwandeln.

FUNGIKON

Fungizyme [ˈfʊŋgiːˌtsyːmə], die; ist der Oberbegriff aller von Pilzen entwickelten Enzyme. Fungizyme sind ein wesentlicher Bestandteil der „Verdauung" der Pilze. Durch sie werden organische Materialien wie das Lignin der Bäume zersetzt, um die daraus entstehenden Stoffe als Nahrung aufzunehmen. Fungizyme können aber nicht nur zersetzen, sie haben für uns Menschen teilweise ganz besondere Eigenschaften. Das Enzym PsiM hat zum Beispiel in „Zauberpilzen" der Gattung *Psilocybe* eine Schlüsselrolle bei der Biosynthese von Psilocybin.
Die Seitlinge der Gattung *Pleurotus* wiederum enthalten Peptide, die wie natürliche ACE-Hemmer wirken. ACE ist ein körpereigenes Enzym des Menschen mit einer stark blutdrucksteigernden Wirkung. Die ACE-hemmenden Peptide der Seitlinge können also hilfreich für Menschen mit erhöhtem Blutdruck sein.

Waren zu Beginn dieser paläozoischen Ära nur wenige Pilze in der Lage, das Lignin zu zersetzen, entwickelten sich nach und nach immer mehr Pilze zu spezialisierten Holzzersetzern. Heute schätzt man ihre Anzahl auf über 10.000 Arten, die genaue Anzahl ist unbekannt.

Kein Zufall, das hat System

Auf einer abgestorbenen Buche (*Fagus sylvatica*) lassen sich zum Beispiel mehr als 300 holzzersetzende Pilze (Baumpilze) nachweisen. Die Reihenfolge der ersten Generation der Pilze und die dann folgenden Pilze sind jedoch nicht zufällig und wahllos.

Die ersten Pilze verrichten die komplizierteste Arbeit, indem sie das noch frische Holz erstmalig zersetzen. Diese Pilze werden auch Weißfäule- und Braunfäule-Pilze genannt. Die nachfolgenden Pilze benötigen genau die Stoffe, die von der ersten Art durch die Verrottung erzeugt wurden.

Die zweiten Pilze produzieren nun die Stoffe, die optimale Bedingungen für die dritte Welle an Pilzen schaffen. Und so geht es weiter, bis der Baum nicht mehr als Baum zu erkennen ist, sondern nur noch ein unscheinbarer, leicht erhabener Hügel aus Humus erahnen lässt, dass hier vielleicht einmal eine mächtige, kräftige und weit ausladende Buche (*Fagus sylvatica*) als Behüterin des Waldes gestanden haben könnte.

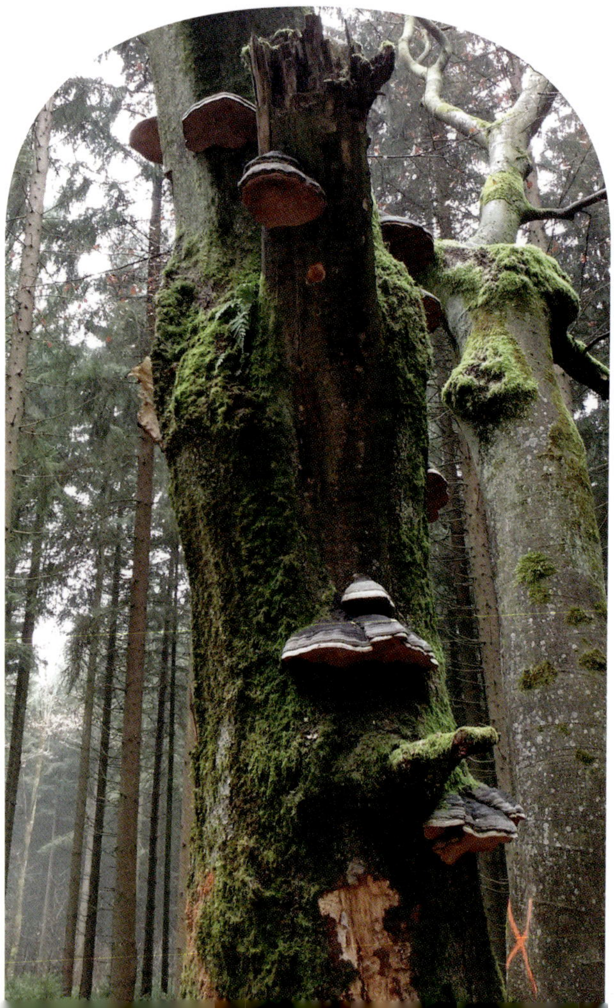

EXKURS

PILZE UND DAS ENDE DER KARBONZEIT: EINE WIDERLEGTE HYPOTHESE

Die Karbonzeit begann vor etwa 360 Millionen Jahren und endete vor etwa 300 Millionen Jahren, erdgeschichtlich betrachtet, durch tektonische und klimatische Veränderungen. Aus der Karbonzeit stammen die Steinkohlevorkommen auf der Erde. Ganze Wälder sanken in Sümpfen ein, starben ab und wurden danach von Erd- und Gesteinsschichten überdeckt. Eine vollständige Zersetzung der riesigen Holzmengen konnte nicht stattfinden, da die mikrobielle Abbaufähigkeit für Lignin zu dieser Zeit begrenzt war. Nur dadurch konnte ein Großteil der heute noch geförderten Steinkohle entstehen.

Unklar war lange, warum die massive Kohlebildung am Ende der Karbonzeit aufhörte. Eine Hypothese, basierend auf Forschungen aus den Jahren 1990 und 2012, schlug vor, dass weiße Moderfäule-Pilze (aus der Gruppe der *Agaricomycetes*) bereits im späten Karbon die Fähigkeit entwickelten, Lignin enzymatisch abzubauen.

Diese Hypothese wurde jedoch in Studien ab 2016 widerlegt; stattdessen werden tektonische, klimatische und biogeochemische Faktoren als Hauptursachen für das Ende der massiven Kohlebildung angesehen.

Trotz der Widerlegung dieser Hypothese spielen Pilze eine entscheidende Rolle beim Zersetzen von Holz durch den enzymatischen Abbau von Lignin und anderen Komponenten. Ohne Pilze würde die Zersetzung von Holz hauptsächlich durch Bakterien und physikalische Prozesse erfolgen, was wesentlich länger dauern würde.

FRÜHER WALDAPOTHEKE, HEUTE MODERNE FORSCHUNG

Baumpilze haben eine lange Geschichte als Heilmittel, die bis in prähistorische Zeiten reicht. Archäologische Funde, wie die von *Ganoderma lucidum* in neolithischen Stätten in China, bestätigen die Bedeutung von Pilzen schon vor über 6.000 Jahren. Solche historischen Funde sind der Beleg für frühe medizinische Anwendungen von Pilzen als Heilmittel. Denn zu den Speisepilzen gehört der Reishi sicher nicht.

Neben dem Birkenporling (*Piptoporus betulinus*), der bei Ötzi als Antibiotikum und Entzündungshemmer diente, gibt es weitere Funde aus längst vergangenen Zeiten, die den Erfindungsreichtum und einen unerwarteten Wissensstand der Menschen vor einigen tausend Jahren zeigen.

Über DNA-Spuren in Neandertaler-Zahnstein aus der El Sidrón-Höhle in Spanien lässt sich ablesen, dass schimmelige Pflanzen verspeist wurden, die antibiotisch wirkten – gefunden wurde *Penicillium rubens*, ein Vorläufer moderner Penicilline.

Ebenfalls in Zahnstein aus einer anderen Höhle (Spy-Höhle, Belgien, ca. 40.000 Jahre alt) wurde *Coprinopsis cinerea* gefunden, mit antibiotischen Eigenschaften gegen Bakterien.

Die Sphagnum-Moose sind zwar keine Pilze, aber pilzähnlich in der Nutzung. Ötzi verwendete sie als Wundauflage und nutzte dabei ihre absorbierenden und antiseptischen Eigenschaften.

Nährstoffmangel machte Pilze zu Holzzersetzern

Evolutionär gesehen haben Baumpilze ihre Wirkstoffe als Überlebensstrategie entwickelt. Ihre Fähigkeit, Holz zu zersetzen, war eine Anpassung an die geringe Menge an organischem Material – vor allem an Kohlenstoffknappheit in den Böden. Die neue Art der Verrottung führte zu Sekundärmetaboliten, die den Pilz vor Pathogenen schützen und uns Menschen wertvolle Wirkstoffe liefern.

Baumpilze bauen Brücken von der alten Waldapotheke zur modernen, traditionellen und medizinischen Anwendung. Auch für naturheilkundliche Therapieansätze ist die Kombination aus altem Wissen und moderner Forschung eine Bereicherung.

SPOT AUF DIE STARS DER HAUSAPOTHEKE

Es gibt viele Gründe, warum wir uns bei der Herstellung von naturheilkundlichen Mitteln aus Pilzen (laut Fungikon: Fungizeutika) auf eine Auswahl an Baumpilzen konzentrieren:

- » Diese Baumpilze sind im Verhältnis zu anderen Pilzen leichter zu bestimmen,
- » unsere ausgewählten Baumpilze sind auch großartige Heilpilze,
- » es gibt nur wenige giftige Pilze, mit denen diese Baumpilze verwechselt werden könnten.

Einige wenige dieser von uns ausgewählten Spezies der ersten Gruppe gehören zu den bekannten Stars der Heilpilze. Der Reishi, der mit bürgerlichem Namen Glänzender Lackporling (*Ganoderma lucidum*) heißt. Oder der Chaga, der auch auf den Namen Schiefer Schillerporling (*Inonotus obliquus*) hört, sowie das Judasohr (*Auricularia auricula-judae*), der Klapperschwamm (bekannt als Maitake, *Grifola frondosa*), die Schmetterlingstramete (Coriolus, *Trametes versicolor*) und der Eichhase (*Polyporus* oder Zhu Ling, *Polyporus umbellatus*).

Die zweite Gruppe der holzzersetzenden Pilze dieses Buches sind Pilze, für die sich derzeit immer mehr Menschen interessieren. Über diese Pilze wurde bisher nur wenig

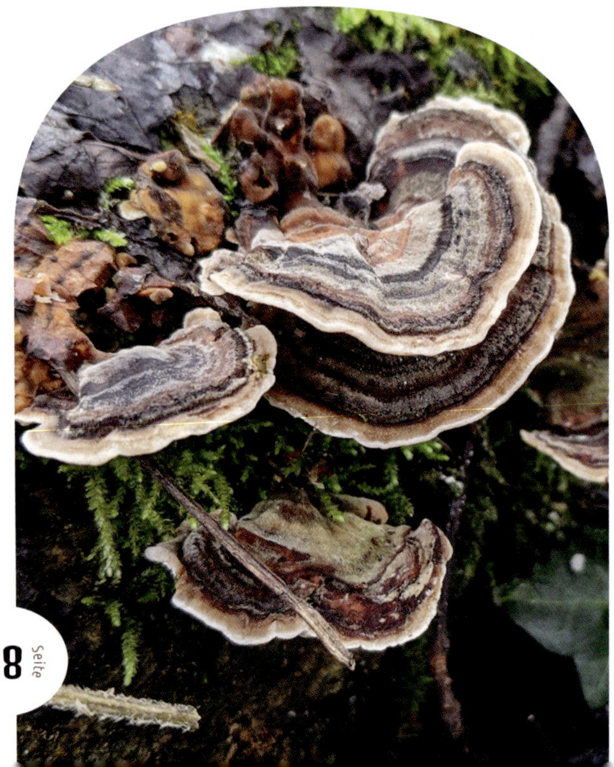

in den Medien berichtet, meist sind sie bekannt geworden durch Direktmarketing der Pilzpräparate, oder aber durch YouTube-Videos der Outdoor- und Survival-Szene. Pilze dieser Kategorie sind Zunderschwamm (*Fomes fomentarius*), Birkenporling (*Piptoporus betulinus*) und der Rotrandige Baumschwamm (*Fomitopsis pinicola*).

In der dritten Gruppe stellen wir Baumpilze vor, die bisher nur wenigen als medizinische Pilze bekannt sind, aber ganz sicher eine höhere Aufmerksamkeit verdienen. Der Reishi ist ein Lackporling mit vielen noch recht unbekannten Verwandten mit ebenfalls sehr kraftvollen Eigenschaften. Dazu gehören Flacher Lackporling (*Ganoderma applanatum*), der Wulstige Lackporling (*Ganoderma adspersum*), der Harzige Lackporling (*Ganoderma resinaceum*), der Kupferrote Lackporling (*Ganoderma pfeifferi*) und der dem Reishi auch optisch am nächsten stehende Dunkle Lackporling (*Ganoderma carnosum*).

Außerdem werden auch der Schwefelporling (*Laetiporus sulphureus*), der Austernseitling (*Pleurotus ostreatus*), der Fenchelporling (*Gloeophyllum odoratum*), der Lärchenschwamm (*Laricifomes officinalis*), der Zottige Schillerporling (*Inonotus hispidus*), der Eichenfeuerschwamm (*Phellinus robustus*) und der Gemeine Feuerschwamm (*Phellinus igniarius*) im Detail vorgestellt.

Ergänzend gibt es noch zwei weitere Pilze, die aus anderen Gründen in einem Kurzporträt erläutert werden:

Der Zimtfarbene Weichporling (*Hapalopilus rutilans*) ist unter den Baumpilzen der einzige „entfernt ähnliche" Baumpilz, der giftig ist. Wir finden, er lässt sich mit etwas Übung sehr gut abgrenzen. Aus Gründen der Sorgfalt und als Unterstützung beim Sammeln und Bestimmen sehen wir es als unerlässlich an, diesen Pilz im Detail vorzustellen.

Der Eichenzungenporling (*Buglossoporus quercinus*) bekommt aus Schutzgründen eine Bühne, da dieser optisch nahezu identisch ist mit dem Birkenporling, aber über das Wachstum an der Eiche sicher abzugrenzen ist. Der Eichenzungenporling ist gefährdet, und da soll niemand den Pilz im Glauben ernten, einen Birkenporling ergattert zu haben.

Zwar existiert noch ein weiterer giftiger Pilz, der dem Austernseitling ähnlich erscheint. Aber es gibt so viele Merkmale, um beide gut voneinander abzugrenzen, dass wir auf ein extra Pilz-Porträt für den Ohrförmigen Seitling verzichtet haben.

EICHENZUNGENPORLING

GESCHÜTZTER DOPPELGÄNGER DES BIRKENPORLINGS

Der Eichenzungenporling (auch Eichenzunge, Eichenschwamm), wissenschaftlich *Buglossoporus quercinus*, ist ein seltener Baumpilz, der ausschließlich auf alten Eichen (*Quercus* spp.) wächst. Er verursacht eine Braunfäule im Kernholz und bildet weiche, kissenförmige Fruchtkörper, die zungenförmig und oft blass-lederfarbig, gelbbraun bis ockerbraun gefärbt sind. Die Unterseite ist jung weißlich, später dunkelnd mit rötlich-braunen Farbtönen. Die Oberfläche ist samtig und glatt, ähnlich wie beim Birkenporling.

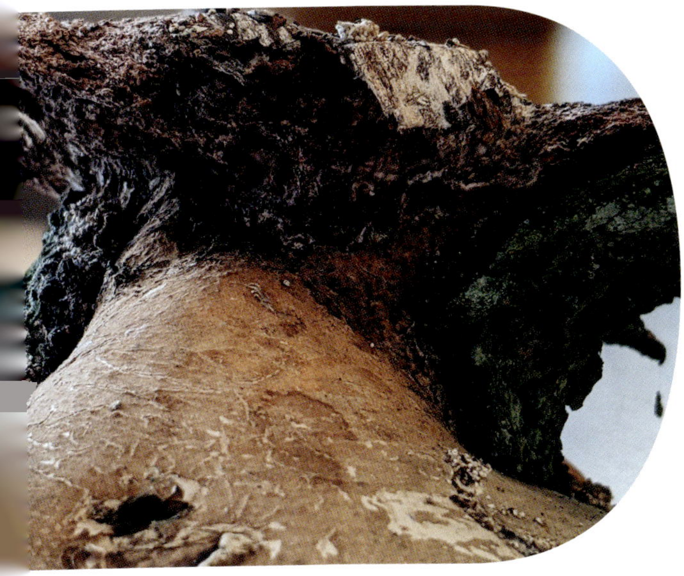

Sehr viele Ähnlichkeiten

Der Fruchtkörper ist – wie der Fruchtkörper des Birkenporlings – einjährig. Sein Vorkommen ist auf Eichen in Europa beschränkt. Aufgrund seiner Seltenheit steht er auf Roten Listen und ist in vielen Regionen streng geschützt – in Deutschland etwa als „stark gefährdet" eingestuft. Es ist daher essenziell, diesen Pilz nicht zu ernten, um seine Populationen zu erhalten.

Besonders für Sammler medizinischer Pilze ist die Unterscheidung vom Birkenporling (*Piptoporus betulinus*) entscheidend. Beide gehören zur Familie *Polyporaceae* und teilen eine porige Unterseite, beide haben weißes Fleisch, wobei das Fleisch des Eichenzungenporlings im Alter leicht rötend-bräunlich nachdunkelt.

Diese vielen Ähnlichkeiten führen zu Verwechslungen, insbesondere wenn unser Buch den Birkenporling als Heilpilz hervorhebt.

Birkenporlinge auf Eichen sind Eichenzungenporlinge

Das könnte unabsichtlich zu Fehlern führen, da beide optisch sehr ähnlich sind. Der Birkenporling wächst jedoch nur auf Birken (*Betula* spp.), er hat aber ebenfalls einen weichen, kissenförmigen Fruchtkörper. Dieser besitzt jedoch eine rundere Vorderkante als der Eichenzungenporling, der zudem auch etwas flacher ist.

Mikroskopisch unterscheiden sich die Sporen: ellipsoid und glatt beim Eichenzungenporling, zylindrisch beim Birkenporling. Der einfachste Unterschied: der Wirtbaum – Eiche versus Birke.

Spagyrik aus Versehen

Wir sind eher überraschend mit dem sehr seltenen Pilz in Kontakt gekommen. Er war ein wirklich gut gemeintes Geschenk, allerdings als vermeintlicher Birkenporling. Um aus dieser Lage dennoch etwas Sinnvolles und Erhaltendes zu machen, haben wir den Pilz zu einem spagyrischen Mittel verarbeitet. Das steht bereit – für alle Fälle.

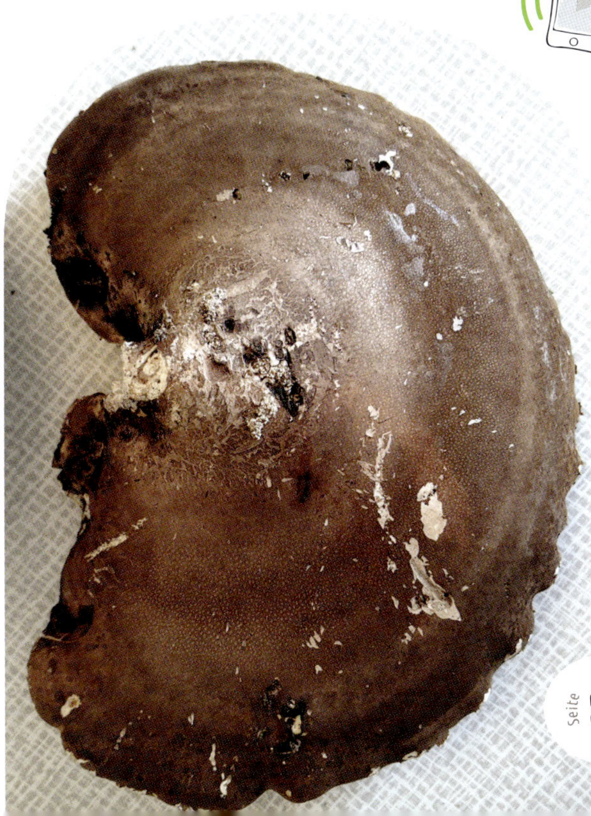

ZIMTFARBENER WEICHPORLING

EIN GIFTIGER DOPPELGÄNGER UNTER DEN BAUMPILZEN

In der faszinierenden Welt der medizinischen Pilze, wo Arten wie Reishi oder Birkenporling für ihre heilsamen Eigenschaften geschätzt werden, lauern auch Risiken. Der Zimtfarbene Weichporling (*Hapalopilus nidulans*, Syn. *Hapalopilus rutilans*) ist kein Heilpilz, sondern ein hochgiftiger Vertreter, der durch Verwechslung mit essbaren oder therapeutischen Porlingen zu schweren Vergiftungen führen kann.

Der Zimtfarbene Weichporling bildet konsolen- oder muschelartige Fruchtkörper, die horizontal abstehend am Baum wachsen und eine Breite von 3 bis 15 cm (oder mehr) erreichen. Ein Stiel fehlt vollständig. Der Hut ist jung gelb-ockerfarben, später lehm- bis zimtbraun oder rosabraun, bei Trockenheit ledergelb. Die Oberfläche fühlt sich fein filzig bis rau an, ist ungezont und oft wellig oder buckelig.

Das Fleisch ist weich, dick und faserig, farblich dem Hut ähnlich – zimt- bis rosabraun. Die Poren sind zimtbraun, rosabraun oder gelbbraun. Die Sporenpulverfarbe ist weißlich bis hellbraun.

Zur sicheren Identifikation kannst du auch auf den neutralen Geruch achten. Was etwas befremdlich ist: Der Geschmack soll mild sein – keine Ahnung, wer das einmal gekostet hat, wir hoffen, er lebt noch. Nie machen! Nie ausprobieren!

Der Pilz wächst saprobiontisch auf totem Laubholz, bevorzugt an Stämmen und Ästen von Eichen, Birken, Buchen, Erlen, Haseln, Hainbuchen, Apfelbäumen oder Berg-Ahorn. Sehr selten findet man ihn an Nadelholz. Er ist ganzjährig in Wäldern, Gärten oder Parks in Europa zu finden.

Besonders entscheidend ist der Chemietest für die Unterscheidung: Tupft man die Porenunterseite mit Lauge (z. B. Natriumhydroxid, NaOH), verursacht das eine starke Lilafärbung der Röhren. Mit Kaliumhydroxid (KOH) verfärbt sich der Fruchtkörper violett. Diese Reaktionen sind charakteristisch und helfen, ihn von ähnlichen Pilzen abzugrenzen.

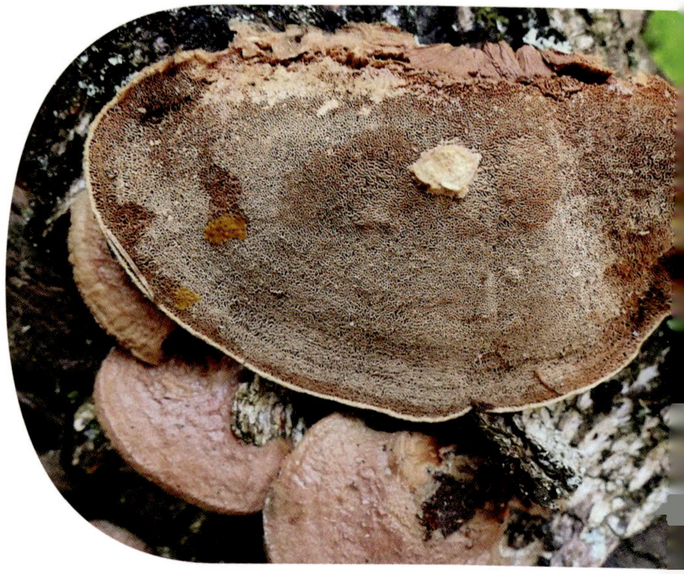

Trotz seiner unscheinbaren Schönheit ist der Zimtfarbene Weichporling hochgiftig. Er enthält Polyporsäure, die nach einer Latenzzeit von etwa 12 Stunden zu schweren Symptomen führt: Übelkeit, Erbrechen, Schwindel, Sehstörungen (z. B. violette Färbung der Umwelt), Leber- und Nierenschäden. Ein markantes Zeichen ist violetter Urin. Vergiftungen können tödlich enden, daher sofort medizinische Hilfe suchen!

Unterscheidet ihn von Heilpilzen: Im Gegensatz zum Fenchelporling (*Gloeophyllum odoratum*), der ähnliche Farben hat und nur auf Nadelholz wächst, hat der Zimtfarbene keinen Geruch nach Fenchel oder Gewürzen.

Wer ganz sicher gehen will, nimmt die Chemie zur Hilfe: Der Zimtfarbene Weichporling verfärbt sich mit KOH violett (Fenchelporling nicht).

Bei Unsicherheit: Lass im Zweifel deine Pilze von Sachverständigen prüfen. Pilze helfen, gesund zu bleiben und zu werden, das Gegenteil sollte nicht der Plan sein.

FUNGIKON

Fungitastisch [ˌfʊŋgiːˈtastɪʃ], das Eintauchen in etwas Fantastisches mit Pilzen

DIE PILZ-PORTRÄTS – JEDER STAR IM RAMPENLICHT

Auf den folgenden Seiten erwarten dich 22 detaillierte Porträts heimischer Baumpilze, die hervorragende gesundheitliche Vorteile bieten. Unsere Auswahl umfasst bekannte Stars und weniger bekannte Arten, die alle enormes Potenzial bergen. Basierend auf wissenschaftlichen Erkenntnissen und traditionellem Wissen präsentieren wir jedes Porträt so, dass es nicht nur informiert, sondern auch inspiriert.

Jedes Pilz-Porträt folgt einer klaren, systematischen Struktur. Es beginnt mit einem grafischen ***Überblick***, der die wesentlichen Merkmale übersichtlich zusammenfasst.
Anschließend widmen wir uns dem ***Finden des Pilzes***. Wir beschreiben Strategien zur Suche, bevorzugte Habitate und Tipps zur Identifikation. Wichtige Hinweise zu Verwechslungsmöglichkeiten helfen, Fehler zu vermeiden.
Der Abschnitt ***Verbreitung*** beleuchtet das regionale und globale Vorkommen. Viele unserer Pilze sind in gemäßigten Zonen Europas, Asiens und Nordamerikas heimisch, oft an spezifische Wirtsbäume gebunden.
Die Beschreibung geht ins Detail: ***Form, Farbe, Konsistenz, Geruch und Geschmack***. Diese sensorischen Merkmale folgen – in der Reihenfolge der Beschreibung – der Reihenfolge der Wahrnehmung der Pilze in der Natur; sie erleichtern die Bestimmung. Erst aus der Ferne sehend, immer näher kommend.
Im Teil ***Namen*** erkunden wir etymologische und taxonomische Aspekte. Der wissenschaftliche Name reflektiert auch historische Nutzungen, ergänzt durch volkstümliche Bezeichnungen und Synonyme.

Ein Highlight ist das ***Kapitel Fungitastisch***: Wir tauchen in dem Kapitel in das Außergewöhnliche ein, die fantastische Welt des Pilzes im Porträt: Kuriosa aus Heilkunde (z. B. blutstillende Wirkungen), Mystik und Legenden (wie sibirische Sterberituale), Technik (Verarbeitung zu lederartigen Materialien), Kosmetik (natürliche Pflegeprodukte), Industrie (biobasierte Materialien) und Bauwesen (isolierende Eigenschaften). Dieses Kapitel verbindet Wissenschaft, Anekdoten, Technik, Kurioses und traditionelle Rituale, um noch mehr Neugierde auf die Pilze zu wecken.

Weiterführend listen wir ***Inhaltsstoffe*** auf: Polysaccharide, Triterpene und mehr, mit Fokus auf bioaktive Verbindungen. Der Abschnitt ***Anwendungen in der Hausapotheke*** beschreibt praktische Einsätze und fasst die Darstellungen aus den Tabellen im vorderen Teil alphabetisch aufgelistet zusammen. Zusätzlich teilen wir ***eigene Erfahrungen***, wie beim Räuchern gegen Migräne oder in Ritualen. Jeder Pilz schließt mit Hinweisen und Beschreibungen zu ***potenziellen Verwechslungen*** ab.

Als Letztes fassen wir die ***Heilwirkung des Pilzes*** in einer komprimierten Aussage zum ***Kern seiner Signatur*** zusammen. Es ist eine Aussage, die nach den Lehren der ***Signaturenlehre***, in moderner Form die ***Heileigenschaften eines jeden Pilzes*** interpretiert.

Gefährdungskategorie unserer Baumpilze

Natürlich möchten wir mit unserem Buch auch animieren, eigene Pilze für die Hausapotheke zu sammeln. Zum Sammeln und anderen Rahmenbedingungen gibt es in weiteren Kapiteln im Buch noch einige wichtige Anmerkungen. Nun geht es jedoch um die Schnellübersicht, wir möchten dich ja mit Informationen versorgen, die dir das Suchen im Buch ersparen. Deshalb haben wir in der Schnellübersicht, mit der jedes Pilz-Porträt beginnt, auch den Punkt der Gefährdung aufgelistet. Die Gefährdungseinschätzung basiert auf den Roten Listen der jeweiligen Länder. Unsere ganz große Bitte: Beachte den Gefährdungsstatus eines jeden Pilzes.

Für Deutschland bezieht sich die Bewertung auf die bundesweite Rote Liste der Großpilze aus 2016 (Band 8 der NaBiV-Reihe), mit Kategorien wie 0 (ausgestorben), 1 (vom Aussterben bedroht), 2 (stark gefährdet), 3 (gefährdet), G (Gefährdung unbekannten Ausmaßes), V (Vorwarnliste), R (extrem rar), * (ungefährdet) oder (-) (nicht gefährdet).

Für Österreich basiert sie auf der Roten Liste der Großpilze aus 2016, mit Kategorien wie 1 (vom Aussterben bedroht), 2 (stark gefährdet), 3 (gefährdet), NT (potentiell gefährdet) oder (-) (nicht gefährdet).

Für die Schweiz bezieht sich die Bewertung auf die Rote Liste der Großpilze aus 2007, mit IUCN-Kategorien wie CR (critically endangered), EN (endangered), VU (vulnerable), NT (near threatened), LC (least concern) oder DD (data deficient). Einige Arten sind nicht in den Listen aufgeführt, was auf keine aktuelle Gefährdung hinweist (-), da die Listen sich auf bedrohte Arten konzentrieren. Aktualisierungen mögen seitdem erfolgt sein, aber die genannten Publikationen sind die offiziellen Referenzen.

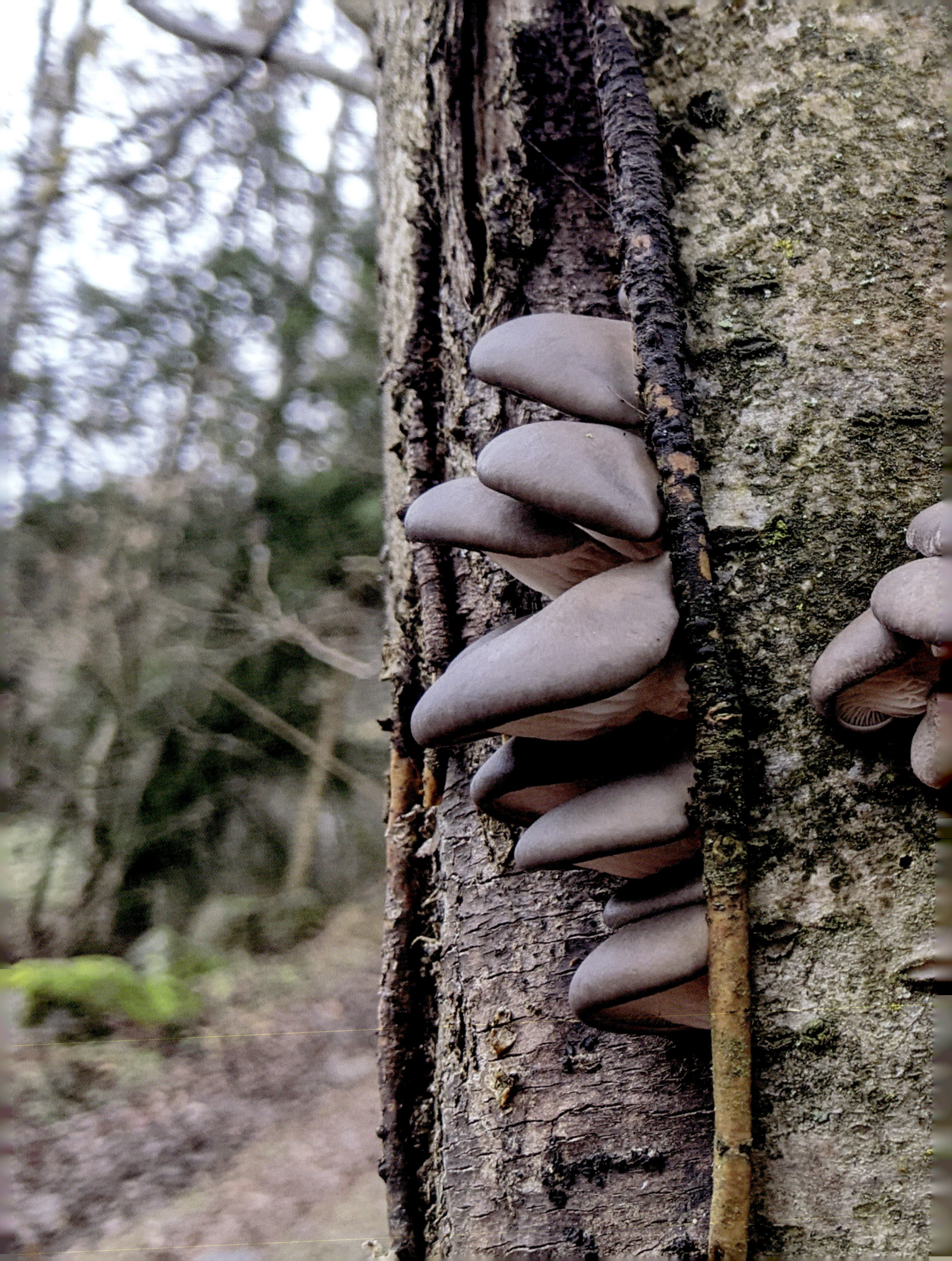

AUSTERNSEITLING

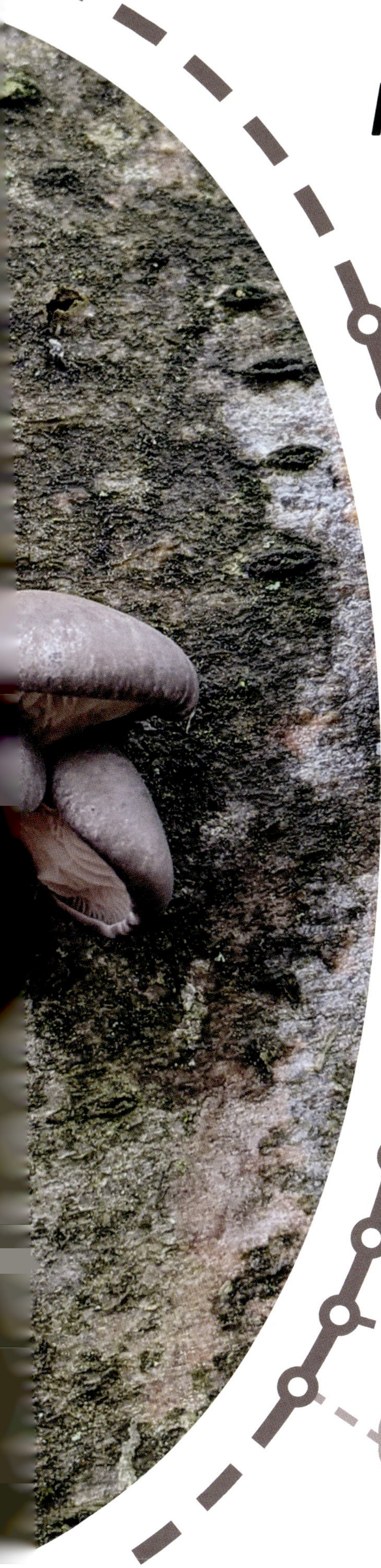

NAME
Austernseitling, Kalbfleischpilz, Austernpilz, Eichhännchen, Muschelpilz

WISSENSCHAFTLICHER NAME
Pleurotus ostreatus

FAMILIE
Pleurotaceae, Seitlingsverwandte

BEVORZUGTER BAUM
Buche, Eiche

LEBENSDAUER FRUCHTKÖRPER
einjährig

SCHWEREGRAD ERNTE / ZERKLEINERN
leicht / leicht

GEFÄHRDUNGSKATEGORIE
D: (-) / A: (-) / CH: LC

ANZAHL WISSENSCH. MEDIZINISCHE STUDIEN
> 25.000

TRADITIONELLE MEDIZINISCHE VERWENDUNG
ja, selten

WICHTIGE THERAPEUTISCHE EINSATZBEREICHE
Stoffwechsel, Bewegungsapparat, chronische Entzündungen, Nervendegeneration

SIGNATURENLEHRE PLANETENKRÄFTE
Saturn >> Mond >> Jupiter >> Merkur

SIGNATURENLEHRE METALL-PRINZIPIEN
Blei >> Silber >> Zinn >> Quecksilber

VERWECHSLUNGSGEFAHR
andere *Pleurotus*, auch ein giftiger dabei

EINEN AUSTERNSEITLING FINDEN

Die Natur ist großartig, auch im Winter gibt es essbare Pilze, es ist sogar die aktive Jahreszeit für den Austernseitling (*Pleurotus ostreatus*). Selbst bei Frost und Schnee kann man diesen köstlichen Pilz ernten, da ihm die Kälte nicht schadet – er gedeiht sogar erst bei Temperaturen unter 11 °C.
Bekannt aus dem Supermarkt in gezüchteter Form, wächst er in freier Natur an Lebend- oder Totholz, vor allem an Buchen und Eichen, aber auch an Weiden, Pappeln und selten Nadelholz, wie geschwächtem Fichtenholz.
Typischerweise erscheint er in dichten Büscheln an Stämmen, Ästen oder Stümpfen, auch weit oben, weshalb ein Blick zum oberen Stamm sich lohnt.

Ein Kosmopolit

Der Austernseitling ist in gemäßigten und subtropischen Wäldern weltweit verbreitet, fehlt jedoch im pazifischen Nordwesten Nordamerikas, wo stattdessen *Pleurotus populinus* und der bei uns ebenfalls heimische Lungenseitling vorkommen. In Mitteleuropa hat er seine Hauptsaison von November bis Mitte März, wobei frische Fruchtkörper bis in den Frühling gefunden werden können. Austernseitlinge bevorzugen kalte Temperaturen und viel Feuchtigkeit. Optimal für das Wachstum sind maximal leichte Nachtfröste, Temperaturen zwischen null und zehn Grad, viele Niederschläge oder zumindest ausreichend Feuchtigkeit. Bei Dauerfrost und trockener Luft stoppt das Wachstum und es werden keine frischen Fruchtkörper gebildet.
Für die Suche schaut man am besten nach extensiv bewirtschafteten Standorten mit altem Laubgehölz. Dezember bis März ist die Hauptsammelzeit und selbst bei Schnee sind Funde möglich – ideal für ein Weihnachts- oder Silvestermenü aus selbst gesammelten Pilzen. Wenn das Wetter nach Frostperioden wieder milder wird, sprießen die Austernseitlinge besonders gern.

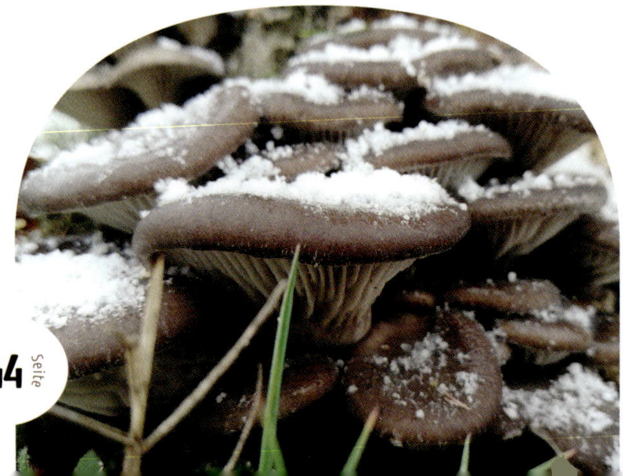

EIGENSCHAFTEN UND MERKMALE DES AUSTERNSEITLINGS

VERBREITUNG

Der Austernseitling ist ein kosmopolitischer Pilz, der in vielen Klimazonen wächst, solange die Bedingungen feucht und die Temperaturen gemäßigt sind. Er wird häufig in Europa, Asien, Afrika, Südamerika und Teilen Nordamerikas gefunden. Die einzige Region, in der der Austernseitling nicht vorkommt, ist der pazifische Nordwesten Nordamerikas.
Gefunden wird der Pilz bei uns auf Meereshöhe bis in die Höhenlagen, auch in den Alpen. Die einzigen Voraussetzungen für das Vorkommen des köstlichen Speisepilzes sind die klimatischen Bedingungen und der passende Baum. Dass er nicht wählerisch ist, ermöglicht ihm eine sehr große Verbreitung in Europa.

FORM

» Kurzer dicker Stiel, seitlich angewachsen am Hut
» Glatter, kahler Hut mit Durchmesser 2–20 cm
» Rand jung eingerollt
» Lamellen laufen nicht bis zur Stielbasis, sind wellig und leicht gekerbt
» Wächst meist in großen fächerartigen Büscheln

FARBE

» ***Hut:*** cremig-ocker bis hellbraun, jung auch gräulich (teilweise silberig)
» ***Stiel:*** blass cremig-beige bis weißlich
» ***Lamellen:*** blass cremig-weißlich, später gelblich
» ***Fleisch:*** weiß bis creme-weiß
» ***Sporen:*** weiß

KONSISTENZ

Der junge Austernseitling hat eine feste, aber weiche Konsistenz, die an elastisches Gewebe erinnert. Sein Stiel ist zäh und an der Basis korkig. Mit zunehmendem Alter werden die Fruchtkörper, insbesondere die Huthaut, zäher und brechen auch leichter. Nach dem Kochen wird die Pilz-Textur oft als fleischig beschrieben.

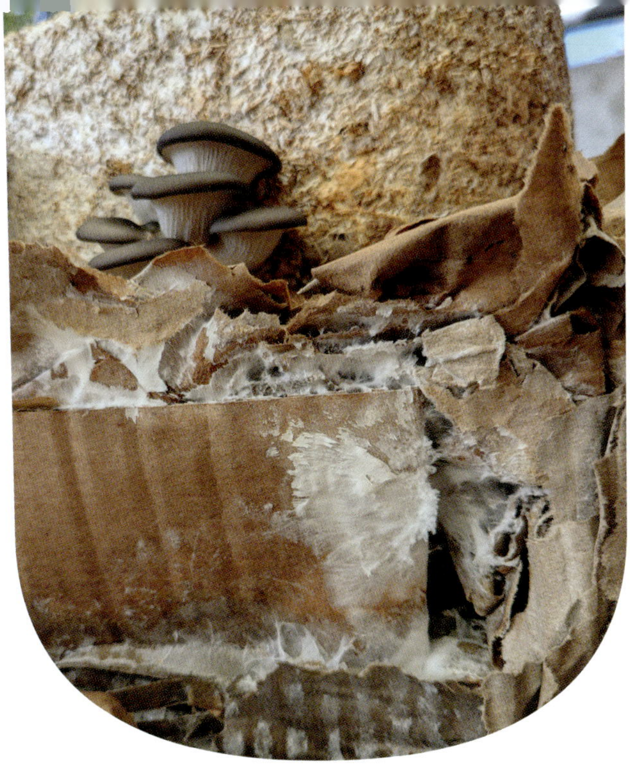

GERUCH

» Würzig und auch pilzig

GESCHMACK

» Mild-würzig

NAME

Der deutsche Name Austernseitling ist am bekanntesten und auch der Handelsname, er wird aber auch Kalbfleischpilz, Austernpilz oder Austernschwamm genannt.

Vor 1871 war der Pilz als *Agaricus ostreatus* bekannt. Der wissenschaftliche Name *Pleurotus ostreatus* wurde 1871 von Paul Kummer etabliert, wobei *Pleurotus* (griechisch) „Seitenohr" bedeutet, was sich auf die seitliche Anheftung des Stiels an den Hut bezieht, ähnlich wie ein Ohr, das seitlich an einem Baum wächst. *Ostreatus* (lateinisch) bedeutet „austerartig", was auf die Form des Hutes hinweist, die an eine Austernschale erinnert.

Die Zuchtform des Austernseitlings ist eine Varietät und hat den Namen *Pleurotus ostreatus var. columbinus.* Die Zusatzbezeichnung *columbinus* (taubenartig) wurde wegen der blaugrauen Färbung des Hutes gewählt, da er an die Farbe von Taubenfedern erinnert.

FUNGITASTISCH

Der *Pleurotus* hat zwei Lebensinhalte: Fortpflanzung und „Fressen" durch Zersetzen von Holz. Am liebsten Laubholz, er nimmt aber auch schon mal Nadelholz, denn er ist genügsam, solange seine Lebensinhalte sichergestellt sind. Sein Wachstum ist unabhängig vom Sonnenlauf, Licht kann jedoch die Fruchtkörperbildung fördern.

Er mag es kalt

Wilde Austernseitlinge bilden ihre Fruchtkörper bei Temperaturen unter 11 °C. Optimal ist ein Bereich um oder unter 10 °C. Sie können bei Temperaturen von bis –3 °C wachsen und Fruchtkörper bilden, wobei das Wachstum unterhalb dieser Werte pausiert, aber bei Erwärmung wieder aufgenommen wird. Die Fruchtkörper überstehen Frost, bilden sich jedoch bei Frost nicht neu.
Zur Kälte hat der Pilz eine ganz besondere tiefe Beziehung, er hat eine eingebaute Kühlung. Im Frühjahr 2023 wurde eine bemerkenswerte Eigenschaft entdeckt: Der Austernseitling ist bis zu 6 °C kühler als seine Umgebung. Diese Kühlung entsteht durch Verdunstungskühlung und betrifft nicht nur die sichtbaren Fruchtkörper, sondern erstreckt sich auch auf das Myzel. Vermutlich fördert die Kühlung ein Mikroklima, das Luftwirbel erzeugt und die Sporenverteilung unterstützt.

Er isst Pappe und Plastik

Nicht nur die Temperatur ist etwas ganz Spezielles im Leben des Pilzes, auch seine Ernährungsgewohnheiten zeigen interessante Vorlieben: Stell dir vor, du wirfst alte Pappkartons oder Zeitungen nicht weg, sondern nutzt sie, um proteinreiche Pilze zu züchten, die dann auf deinem Teller landen. Und die Überreste verwendest du dann als Grundlage für Kompost – oder (so die Studienergebnisse) du verwendest die Überreste, um Brennstoff für den Ofen zu produzieren.

Auf Pappe wachsen die Pilze laut aktueller Studienlage besser als auf traditionellen Substraten wie Weizenstroh, mit Erträgen, die teilweise beeindruckend hoch sind. Die Qualität ist in allen Punkten vergleichbar mit Pilzen aus der normalen Zucht. Ist er noch immer nicht satt, steht sogar Plastik (PET) auf seiner Speisekarte. Das klingt erst einmal gut, aber es gibt einen Haken: Ob die Pilze, die auf Kunststoff wachsen, sicher zum Verzehren sind, ist noch unklar. Trotzdem ist die Idee faszinierend: Pilze könnten helfen, Plastikmüll zu reduzieren, während sie gleichzeitig – vielleicht essbare – Fruchtkörper wachsen lassen.

Leicht zu züchten

Ob nun gleich mit Pappe oder sogar Kunststoff, für den Start einer kleinen Pilzzucht ist der Austernpilz bestens geeignet. Er mag sogar verbrauchtes Kaffeepulver. Im Internet und in Büchern finden sich dazu sehr gute Anleitungen. Die wahrscheinlich erste deutschsprachige Zuchtanleitung für zu Hause wurde 1974 in der ***Zeitschrift für Pilzkunde***, Ausgabe 40, von G. Gramß unter dem Titel ***„Die Abhängigkeit einiger holzbewohnender Speisepilze von Umweltfaktoren in der generativen Phase"*** veröffentlicht und ist aktuell noch unter ZOBODAT (Zoologisch-Botanische Datenbank) als PDF abrufbar.

Nematodenfalle

Ein sehr geduldiger Jäger ist er auch. Während er bewegungslos auf dem Baum wächst, betäubt er winzige Würmer (Nematoden), die auf dem Baum leben und sich auf den Pilz verirrt haben, mit einem Nervengas. Das lähmt die Beute und nun kann der Pilz die Wurm-Mahlzeit in Ruhe zersetzen. Dieses Nervengas wird in spezialisierten Zysten gespeichert, die als kleine Fallen auf den Pilzhyphen sitzen. Sobald eine Nematode diese Zysten berührt, platzen sie und setzen das Gas frei. Diese Fähigkeit, gezielt Nematoden auszuschalten, macht sie vielleicht einmal zu effektiven Helfern im biologischen Pflanzenschutz.

Auch dazu gibt es schon die wichtige Forschung: In ersten landwirtschaftlichen Tests führte der Einsatz vom Austernseitling zu einer nahezu vollständigen Eliminierung der Schädlinge. Dabei greifen die Pilze gezielt pflanzenschädigende Nematoden an, während sie nützliche Bodenorganismen verschonen.

Wein-Experimente

Einsetzen lässt sich der Pilz sogar in der Herstellung von Alkohol, zumindest im Laborstatus. Die Voraussetzungen sind jedoch auch – mit ein wenig Know-how und Lust am Experimentieren – zu Hause umsetzbar. Nicht um in die Weinproduktion einzusteigen, sondern um die Neugierde zu befriedigen. Wenn es funktioniert, enthält der damit erzeugte Wein ca. 12 Vol.-% Alkohol.

Benötigt wird Myzel vom Pilz, am besten züchtet man es selbst, Zutaten dafür kann man leicht über das Web bestellen. Als Flüssigkeit wird ein sterilisierter Fruchtsaft mit hohem Zuckergehalt benötigt. Der Saft wird mit dem Myzel in ein steriles Gärgefäß gegeben und für 7 Tage bei 25 °C zur Gärung gebracht. Und schon ist der Wein fertig. Ob er schmeckt, ist eine andere Frage, denn das wurde in der Studie nicht untersucht.

Bei diesem Prozess findet eine Fermentation statt, von der bekannt ist, dass neue oder optimierte Wirkungen entstehen können. Für den Austernpilz wurde dies leider nicht untersucht, für den Samtfußrübling konnte eine Auflösung von Blutgerinnseln nachgewiesen werden. Ob das jetzt hilfreich ist? Wir wissen es nicht, denn vermutlich stammt die Wirkung vom Flammutoxin, das eine blutauflösende Wirkung hat, außer man erhitzt es.

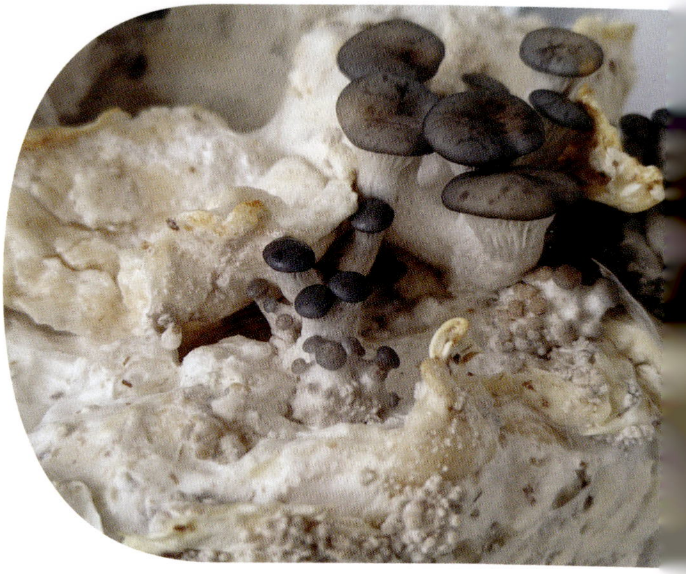

INHALTSSTOFFE

Pleurotus ostreatus enthält eine Vielzahl bioaktiver Verbindungen, von denen bisher mehrere hundert (wahrscheinlich sogar mehr als 1.000) identifiziert wurden. Einige von ihnen sind typisch für diesen Pilz, viele haben gesundheitliche Vorteile für uns.

Besonders charakteristische Inhaltsstoffe sind Lovastatin (cholesterinsenkend, kardiovaskulärer Schutz), Pleuran (immunmodulierend, krebshemmende Eigenschaft) sowie Ostreatin (zytotoxisch, potenziell krebshemmend). Außergewöhnlich hohe Konzentrationen finden sich für Ergothionein (antioxidativ, entzündungshemmend), das Ergosterol (Vitamin-D2-Vorstufe, antioxidativ), die Gallsäure (antioxidativ, entzündungshemmend) und die p-Hydroxybenzoesäure (antioxidativ, antimikrobiell).

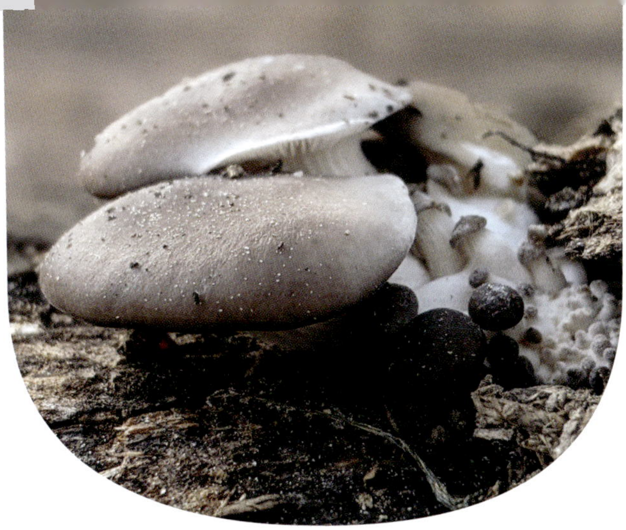

Neben diesen hilfreichen Bestandteilen dieses beliebten Speisepilzes mit gesundheitlichen Wirkungen gibt es aber auch Schädliches im Pilz, was sich glücklicherweise sehr leicht unschädlich machen lässt. Der Pilz enthält die beiden Hämolysine Ostreolysin A und Pleurotolysin B. Um diese Blut zersetzenden Toxine zu neutralisieren, müssen die Pilze erhitzt werden, was die hämolytischen Eigenschaften zuverlässig inaktiviert. Ganz normal zubereiten und kochen oder anbraten reicht also vollkommen aus. Gut so!

VERWECHSLUNGSGEFAHR

Eine Verwechslung ist mit anderen essbaren Seitlingen möglich, wie dem Berindeten Seitling, dem Erdmuschelseitling, auch mit dem Lungenseitling und dem Rillstieligen Seitling.

Es gibt aber auch unangenehme ähnliche Pilze, wie den sehr giftigen Ohrförmigen Seitling und den ungenießbaren Gelbstieligen Muschelseitling, der sogar mit dem Austernseitling auf einem Stamm gefunden werden kann.

Wichtig! Sammle den Pilz nur dann, wenn du dir sicher bist. Wer sich nicht sicher ist, züchtet selbst oder kauft besser den Zuchtpilz, was darüber hinaus eine großartige Alternative ist, insbesondere wenn man sich ganzjährig mit gesunden frischen Pilzen versorgen möchte.

Kernthema der Signatur des Austernseitlings

ELASTIZITÄT, ENERGIE UND BEWEGLICHKEIT FÜR KÖRPER UND GEIST

EINSATZBEREICHE IN DER HAUSAPOTHEKE

Abschürfungen, Abszesse, Adipositas, Akne, Allergien, Alzheimer, antibiotisch (Bakterieninfekt), antimykotisch (Pilzinfekt), antiviral (Virusinfekt), Arteriosklerose, Arthritis, Arthrose, Aspergillus, Asthma, Bluthochdruck, blutende Wunde, Bursitis, Candida albicans, Cholesterin/Fettstoffwechsel, Colitis ulcerosa, COPD, Darmflora gestört, Demenz, Enterococcus faecalis, entzündliche Erkrankungen, Escherichia coli, Furunkel, Gebärmutterhalskrebs, Gedächtnisschwäche, Gelenkentzündungen, Gelenkschmerz, Embolie, Hepatitis C, HIV/Aids, hormonelle Störungen, Husten, Hyperthyreose, Immunsystem schwach, Infektionen, Insulinresistenz, kardiovaskuläre Erkrankungen, koronare Herzkrankheit, Krankenhauskeim-Infektionen, Krebs allgemein, Kurzatmigkeit, Lebererkrankungen, Lernschwäche, Leukämie, Lippenherpes (HHV-1), Magenkrebs, Malaria, Metabolisches Syndrom, Muskelkater, Nagelpilz, neurodegenerative Erkrankungen, Nierensteine, Norovirus, Osteoporose, Parasitenbefall, Parkinson, Prellungen, Verstauchungen, Rheuma, Rhinitis (allergische), Rückenschmerzen, Salmonella, Sehnenbeschwerden, Staphylococcus aureus, Stoffwechselerkrankungen, Streptococcus mutans, Thrombose, Typ-2-Diabetes, Verbrennungen, Wunde

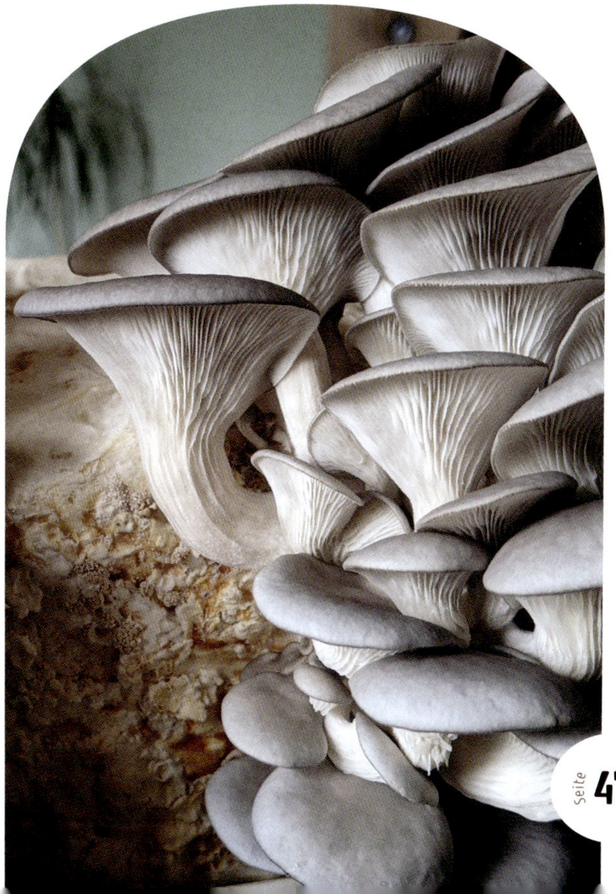

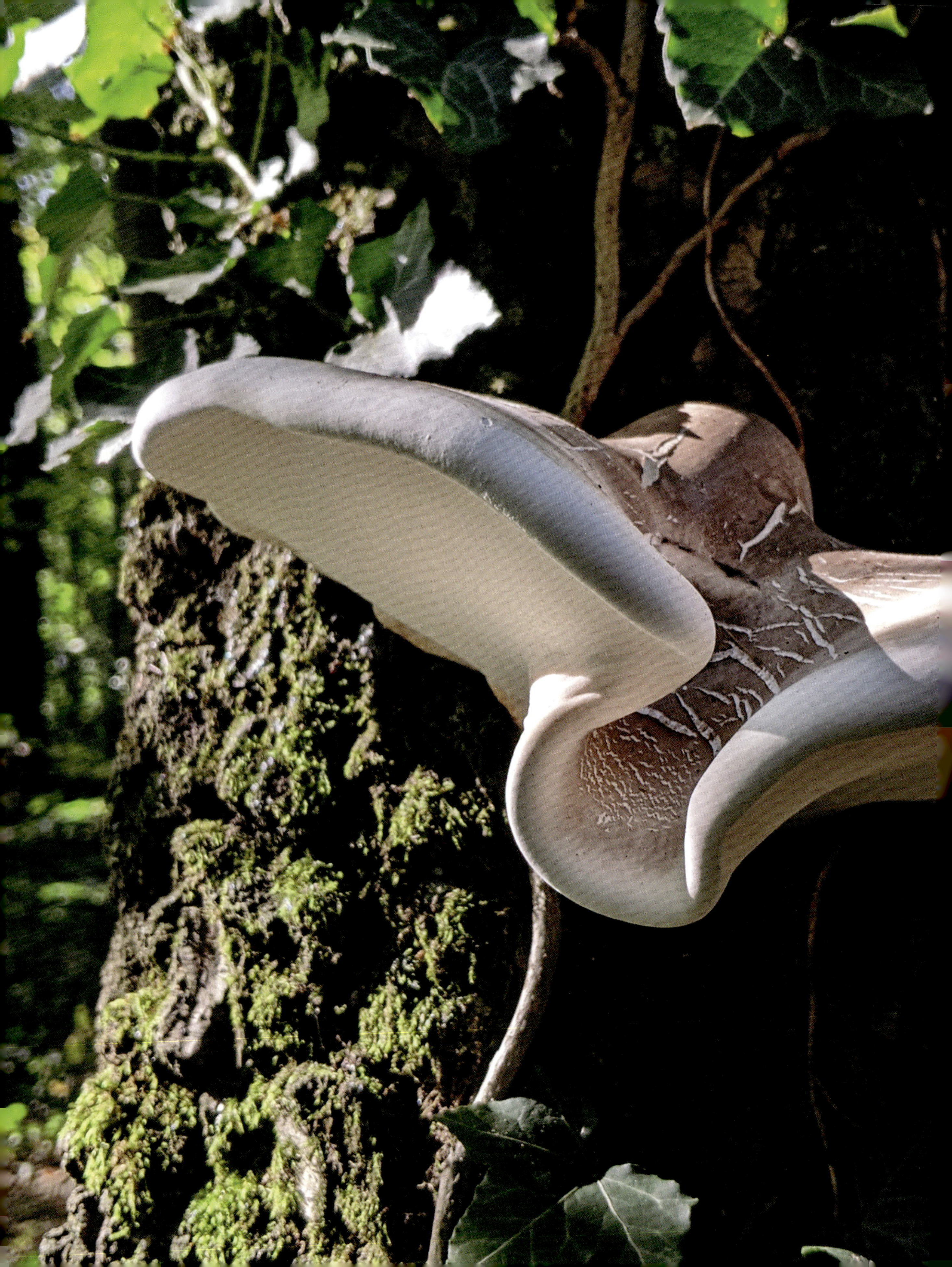

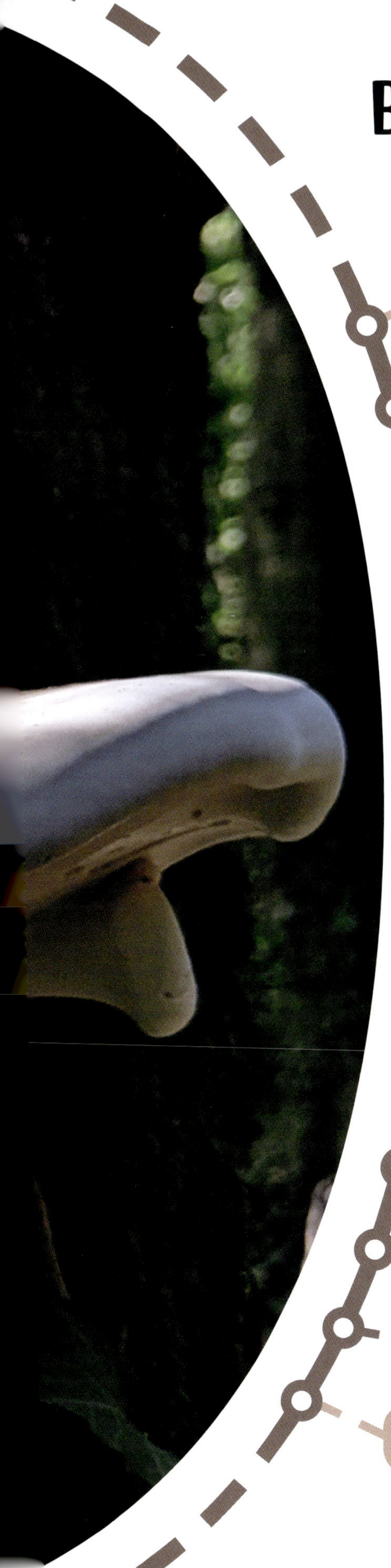

BIRKENPORLING

NAME
Birkenporling, Birkenzungenporling, Birkenschwamm, Birken-Hautporling, Ötzipilz

WISSENSCHAFTLICHER NAME
Fomitopsis betulina (Syn. *Piptoporus betulinus*)

FAMILIE
Fomitopsidaceae, Baumschwammverwandte

BEVORZUGTER BAUM
Birke

LEBENSDAUER FRUCHTKÖRPER
einjährig

SCHWEREGRAD ERNTE / ZERKLEINERN
leicht / leicht

GEFÄHRDUNGSKATEGORIE
D: (-) / A: (-) / CH: LC

ANZAHL WISSENSCH. MEDIZINISCHE STUDIEN
> 1.600

TRADITIONELLE MEDIZINISCHE VERWENDUNG
ja

WICHTIGE THERAPEUTISCHE EINSATZBEREICHE
Darmgesundheit, Blasengesundheit, Stress, Nerven, Immunsystem, Haut, Bewegungsapparat

SIGNATURENLEHRE PLANETENKRÄFTE
Saturn >> Mond >> Venus

SIGNATURENLEHRE METALL-PRINZIPIEN
Blei >> Silber >> Kupfer

VERWECHSLUNGSGEFAHR
Eichenzungenporling (ungiftig)

EINEN BIRKENPORLING FINDEN

Der Birkenporling ist auf der Nordhalbkugel weit verbreitet, besonders in gemäßigten Regionen Europas, Asiens und Nordamerikas. Er wächst ausschließlich auf lebenden, geschwächten oder toten Birken und verursacht Braunfäule, die das Holz zersetzt. Optimale Wachstumsbedingungen herrschen bei Temperaturen um 25 °C, wobei das Wachstum bei 7–9 °C beginnt und über 30 °C stoppt. Der Pilz benötigt hohe Feuchtigkeit (35–100 % Holzfeuchte) und ist auf die Birkenrinde angewiesen, die Tannine und Feuchtigkeit liefert. Fruchtkörper bilden sich vor allem von Juli bis November, sind aber ganzjährig sichtbar, besonders auffällig im Herbst und Winter, wenn die Belaubung fehlt.

Ein Pilz, der leicht zu finden ist

Der Birkenporling gehört zu den Pilzen, die sich relativ leicht finden lassen. Sobald man ihn einmal in der Natur am Baum gesehen hat, weiß das Auge, wonach es Ausschau halten muss. Da dieser Pilz nur auf Birken wächst, gilt es, gezielt nach diesen Bäumen zu suchen. Ideal sind ältere Birken, deren Rinde durch Alter oder Verletzungen geschädigt ist, da sich die Sporen dort leichter ansiedeln können. Die meisten Birkenporlinge wachsen in einer Höhe von über 1,5 Metern am Stamm, oft bis in den oberen Kronenbereich.

Hat man einen Birkenporling entdeckt, lohnt es sich, der Hauptwindrichtung zu folgen. Selbst wenn die nächsten Birken mehrere Kilometer entfernt sind, haben wir in der Vergangenheit sowohl in der Nähe als auch in einiger Entfernung weitere Birkenporlinge an älteren Bäumen gefunden, insbesondere in Richtung des vorherrschenden Windes. Überall, wo Birken wachsen, ist in unseren Breiten auch der Birkenporling zu finden, unabhängig von der Meereshöhe.

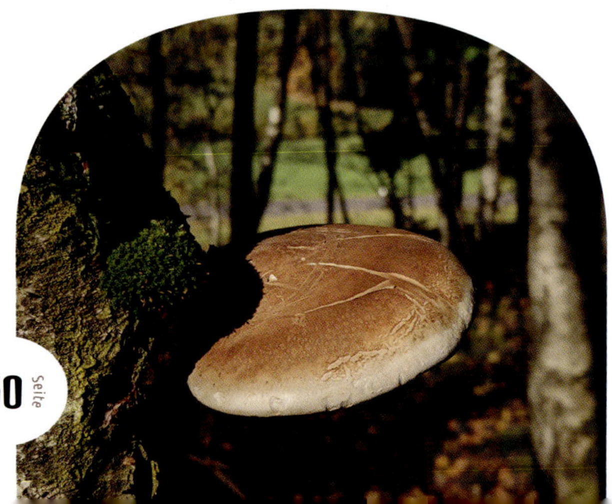

EIGENSCHAFTEN UND MERKMALE DES BIRKENPORLINGS

VERBREITUNG

Der Pilz wächst überall dort, wo auch Birken wachsen: auf der gesamten Nordhalbkugel, von Nordamerika über Europa und Nordafrika bis Asien und Japan, am Meer, in den Tieflagen, in Höhenlagen bis zu einer Berghöhe von 2.000 Metern, ab 1.500 Höhenmetern ist er aber selten anzutreffen.

Er ist fest mit dem Wirt verbunden, sein Standort ist abhängig vom Standort der Birke.
Birkenporlinge bevorzugen feuchte Standorte, die Birken selbst gehören zu den eher feuchten Bäumen. Im Frühjahr kann der Saft der Birke sogar in großen Mengen gezapft und getrunken werden.

FORM

- junger Fruchtkörper kugelig bis elliptisch
- später horizontal vom Stamm abstehend
- Anwachsstelle deutlich schmaler als der Fruchtkörper
- rundlich weich geformt
- keine Wachstumszonen
- vordere Kante ausgeprägt rundlich
- zwischen 5 und 30 cm Durchmesser, selten auch größer

FARBE

- ***Hut:*** jung weißlich, später creme-hellbraun
- ***Sporengeber:*** weiß bis hell gelblich, nach dem Aussporen hellbraun
- ***Fleisch:*** weiß
- ***Sporen:*** weiß

KONSISTENZ

Bis zum Aussporen haben alle Fruchtkörper eine sehr weiche, nachgiebige Konsistenz – ähnlich wie fester Schaumstoff. Nach dem Eindrücken nimmt der Fruchtkörper wieder seine ursprüngliche Form ein. Er hat nach dem Aussporen seine Funktion erfüllt und wird nicht

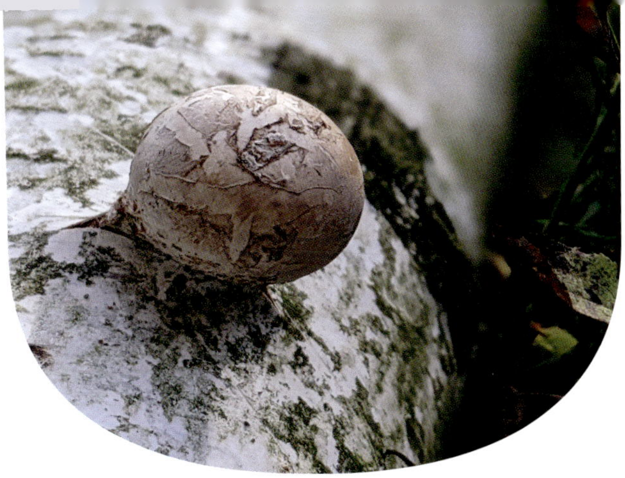

mehr vom Myzel versorgt, dann trocknet er aus und wird hart, kann aber noch gut geerntet werden (außer er wird von Kleintieren besiedelt oder hat bereits erste Zerfallserscheinungen).

GERUCH

» frisch säuerlich
» leicht bitter
» junge Exemplare können auch eine fruchtige Unternote haben

GESCHMACK

» bitter – je älter, desto bitterer
» leicht säuerlich

NAMEN

Der Birkenporling wird auch Birkenzungenporling, Birkenschwamm, Birken-Hautporling oder Ötzipilz genannt. Die Herkunft des Namens Ötzipilz nimmt Bezug auf die mehr als 5.000 Jahre alte Gletschermumie, die diesen Pilz vermutlich wegen der blutstillenden, antibiotischen und antibakteriellen Heilkraft bei sich führte.

Der wissenschaftliche Name ist heute *Fomitopsis betulina*. Bis 2016 wurde er *Piptoporus betulinus* genannt. Wer selbst zum Pilz Recherchen in Wissenschaftsdatenbanken machen möchte, findet oft mehr, wenn beide Namen verwendet werden. *Fomitopsis* (lateinisch/griechisch) ist aus *fomes* (Zunder) und *opsis* (Aussehen) abgeleitet und bedeutet „zunderähnlich", was auf die Verwendung des Pilzes als Feuermacher hinweist. *Betulina* (lateinisch) leitet sich von „Betulus" (Birke) ab und bezieht sich auf die ausschließliche Wirtspflanze, die Birke.

FUNGITASTISCH

Oftmals wird der Birkenporling mit einer Wirkung gegen einen ganz bestimmten Keim, den Erreger *Helicobacter pylori*, in Verbindung gebracht. Wir konnten für den Birkenporling in Studien und auch in der traditionellen Naturheilkunde keine Bestätigung der Wirkung finden.

Ötzis erste Magenspiegelung

Die vermutete Ursache für diesen angeblichen Zusammenhang finden wir im Jahr 2016. In diesem Jahr hatte Ötzi einen Termin bei einem Mediziner, sicher nicht sein Hausarzt, der sich aber sehr für seinen Mageninhalt interessierte. Festgestellt wurde bei dieser Untersuchung eine aggressive Art des Magenkeimes *Helicobacter pylori*. Ötzi hatte auch Magengeschwüre. Das ist belegt, das ist Fakt. Alles was dann daraus entstanden ist, ist eher anekdotisch.

Natürlich ist es richtig, dass Extrakte und Tees aus dem Pilz bei Magen- und Darmerkrankungen hilfreich sind, sehr sogar. Der Pilz ist entzündungshemmend und schmerzstillend und hat für uns Menschen viele andere wohltuende Eigenschaften, insbesondere für den Magen und auch für den Darm. Das macht der Pilz auch dann, wenn *Helicobacter pylori* weiterlebt.

Geschichte des Helicobacter pylori

Barry J. Marshall und J. Robin Warren, die Entdecker von *Helicobacter pylori* als eine der Ursachen für Magengeschwüre und Gastritis, stießen in den 1980er und frühen 1990er Jahren auf erhebliche Skepsis und Ablehnung in der medizinischen Community.

Widerspruch zur Lehrmeinung

Bis zu ihrer Entdeckung im Jahr 1982 galt in der Medizin die etablierte Lehrmeinung, dass Magengeschwüre hauptsächlich durch Stress, Lebensstilfaktoren, übermäßige Magensäure oder Ernährung verursacht werden.

Als Warren und Marshall 1982/1983 ihre Ergebnisse publizierten, stießen sie auf Ablehnung. Marshall infizierte sich 1984 absichtlich selbst mit *H. pylori*, um die Kausalität zu beweisen, doch selbst das änderte nicht die Meinung im Kollegium.

Die Debatte zog sich bis 1994, erst dann begann die Akzeptanz: *H. pylori* wurde als Hauptursache für Geschwüre anerkannt und die Behandlung mit Antibiotika wurde Standard. 2005 erhielten Marshall und Warren den Nobelpreis für „Physiologie oder Medizin".

Seitdem ist keine Studie erstellt worden, die den Birkenporling auf seine Wirkung gegen den Erreger *Helicobacter pylori* untersuchte. Was der tolle Pilz aber sicher kann: Er ist super für Magen und Darm.

Woher wusste Ötzi, dass der Pilz für ihn gut ist?

Parasiten bleiben aber das Spezialgebiet vom Birkenschwamm, denn sein Potenzial gegen den Peitschenwurm, einen lästigen Darmparasiten namens *Trichuris trichiura*, ist vielfach untersucht. Stoffe wie Agaricinsäure und bestimmte Öle im Pilz, die für den Wurm giftig wirken und gleichzeitig abführend sind, helfen den Parasiten die Eier aus dem Körper zu spülen.

Schon vor Tausenden von Jahren, wie beim berühmten Ötzi aus den Alpen, scheint der Pilz als natürliches Mittel gegen solche Infektionen genutzt worden zu sein. Ötzi hatte den Parasiten und trug den Pilz bei sich, wahrscheinlich als Hausapotheke. Heutige Labortests bestätigen, dass Extrakte aus dem Birkenporling das Wachstum von Parasiten hemmen können, dank Triterpenoiden und Polysacchariden, die antiparasitär wirken.

Spannend ist aus heutiger Sicht, woher Ötzi und frühere Kulturen von der Heilkraft des Birkenporlings wussten. Ihn auf Wirkung zu testen, ist ganz sicher zu gefährlich. Wir gehen davon aus, dass diese Menschen noch die Zeichen der Natur lesen konnten, was dann von Paracelsus perfektioniert und heute als „Signaturenlehre" bekannt ist.

Der Birkenporling ist DER Pilz für „Beginner"

Er ist relativ leicht zu finden, auch leicht zu erkennen und kommt zudem recht häufig vor. Überdies lässt sich der Fruchtkörper leicht ernten und auch leicht verarbeiten. Also ideal, um eigene erste Pilz-Therapeutika herzustellen.

Der Birkenporling hat etwas Weiches und Anmutiges mit zurückhaltenden, cremigen und weißen Farbtönen. Seine Haptik und Optik wird insgesamt eher mit „weiblich" assoziiert. Alles an dem Pilz ist betont rundlich und harmonisch geformt, wobei sein Geschmack und Geruch dazu in einem Widerspruch stehen.

In jungen Stadien bilden sich häufig Tropfen auf der Unterseite (sogenannte Guttationstropfen).

Birken, die vom Pilz befallen sind, liefern über viele Jahre meist reichlich frische Exemplare. Oft ist an einem Baum viel mehr zu ernten, als benötigt wird.

Der ideale Erntezeitpunkt ist abhängig vom jeweiligen Standort und beginnt im späten Sommer bis in den Winter hinein. Wir freuen uns immer über eine Gelegenheit, vom liegenden Stamm ernten zu können und scannen gezielt den Waldboden danach ab.

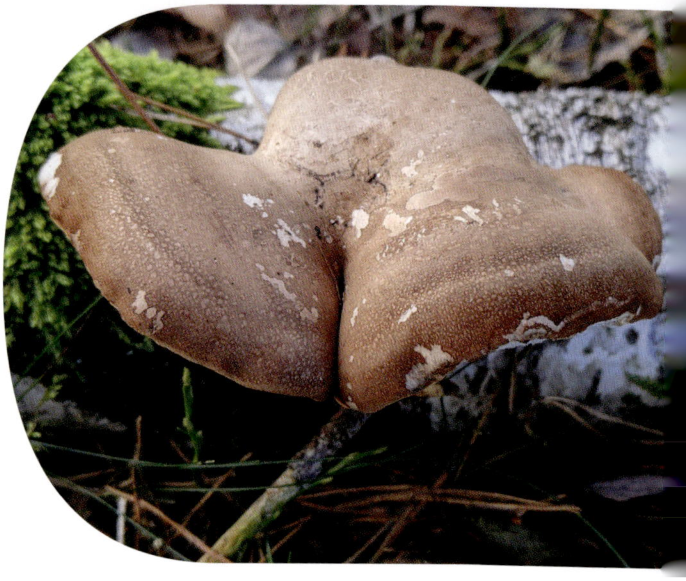

INHALTSSTOFFE

Die im Birkenporling enthaltenen Inhaltsstoffe schützen den Pilz vor Schädlingen und Umwelteinflüssen und schenken uns Menschen viele medizinische Anwendungen.

Studien identifizieren über 100 wirksame Inhaltsstoffe, darunter Triterpene, Polysaccharide, Sterole, Phenole und Fettsäuren – in einer nur für diesen Pilz typischen Kombination und Konzentration.

Besonders charakteristisch sind Triterpene wie Polyporensäure A und C sowie Betulinsäure. Sie machen bis zu 20 % der Trockenmasse aus. Diese hemmen Bakterien wie *Staphylococcus aureus* und fördern auch die Wirkung in Krebszellen. Betulinsäure, aus der Birkenrinde übernommen, sorgt für eine lederartige, nachgiebige Konsistenz und ist in hoher Dosis vorhanden.

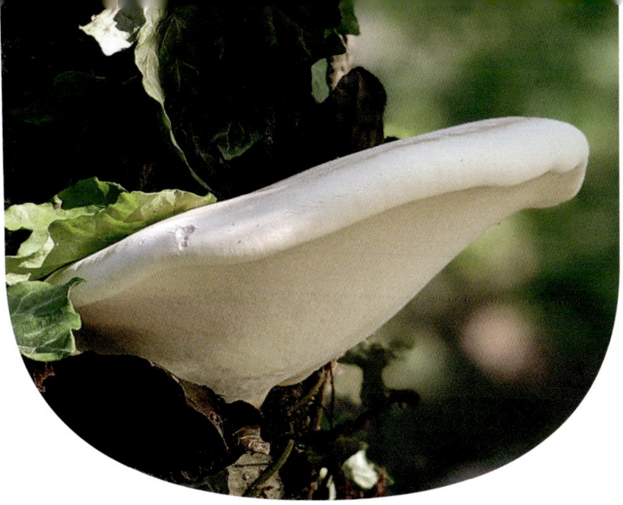

Wichtig! Sammle den Pilz nur dann, wenn du dir sicher bist. Wer sich nicht sicher ist, züchtet selbst oder kauft besser den Zuchtpilz, was darüber hinaus eine großartige Alternative ist, insbesondere wenn man sich ganzjährig mit gesunden frischen Pilzen versorgen möchte.

Wasser-Extrakte

Polysaccharide, vor allem β-Glucane in der Zellwand, sind wichtig für die Immunstärkung. Sie aktivieren das Abwehrsystem, lindern Entzündungen und zeigen in Laborstudien antitumorale Effekte. In Wasser werden sie besonders gut aus dem Pilz herausgelöst.

Vitamin D

Sterole wie Ergosterol, ein Vorläufer von Vitamin D, tragen zu antioxidativen Effekten bei und schützen Zellen vor Schäden. Phenolische Verbindungen, inklusive aromatischer Säuren, verstärken diese antioxidative Kraft und bekämpfen oxidativen Stress.
Fettsäuren und volatile Terpene ergänzen das Profil: Sie verleihen Geruch und antimikrobielle Barriere, sind aber weniger dominant. Die Einzigartigkeit entsteht durch die Symbiose mit der Birke – Stoffe wie Betulinsäure werden vom Pilz angereichert.

VERWECHSLUNGSGEFAHR

Der Eichenzungenporling (*Buglossoporus quercinus*) ist ein seltener Pilz und er kann optisch mit dem Birkenporling verwechselt werden. Allerdings gibt es über die Wirtsbäume sehr leichte Erkennungsmerkmale: Der Birkenporling wächst auf der Birke, während der Eichenzungenporling auf der Eiche wächst. Mehr zum Eichenzungenporling im Kurzporträt auf Seite 39.

Im „geduldigen" Internet und dem ebenfalls sehr „geduldigen" Social Media finden wir immer wieder Seiten, auf denen der Birkenporling mit dem Zunderschwamm verwechselt wurde, vermutlich weil dieser ebenfalls gern an der Birke zu finden ist. Andere optische Gemeinsamkeiten haben diese beiden Baumpilze jedoch nicht.

EINSATZBEREICHE IN DER HAUSAPOTHEKE

Abschürfungen, Abszesse, antibiotisch (Bakterieninfekt), antimykotisch (Pilzinfekt), antiviral (Virusinfekt), Arthrose, Blasenentzündung, blutende Wunde, Bronchitis, Bursitis, Candida albicans, Colitis ulcerosa, Darmentzündung, Dickdarmkrebs, Enterococcus faecalis, entzündliche Erkrankungen, Erkältung, Escherichia coli, Furunkel, Gastritis, Gelenkschmerz, Genitalherpes (HHV-2), Gicht, Gliom, gynäkologische Probleme, Halsentzündung, Halsschmerzen, Harnwegsentzündung, Hautbild gestört, HIV/Aids, Husten, Immunsystem schwach, Infektionen, Influenza, Klebsiella pneumoniae, Kopfschmerzen, Krankenhauskeim-Infektionen, Krebs allgemein, Lungenentzündung, Lungenkrebs, Magen-Darm-Erkrankungen, Magengeschwür, Malaria, Nagelpilz, Nerven unruhig, Nervenentzündung, neurodegenerative Erkrankungen, Neurodermitis, Ödem, Osteoporose, Parasitenbefall, Parkinson, Präbiotika-Mangel, Prellung, Verstauchung, Refluxkrankheit, Rheuma, Schlafstörung, Schmerzen, Schnupfen, Staphylococcus aureus, Streptococcus mutans, stressbedingte Störungen, Typ-2-Diabetes, Übelkeit, Verstopfung, Wunde

Kernthema der Signatur des Birkenporlings

UNIVERSELLER HELFER FÜR MAGEN & DARM. HEMMT DAS FEUER BEI ENTZÜNDUNGEN. WIRKT BERUHIGEND UND REGENERIEREND AUF DIE NERVEN.

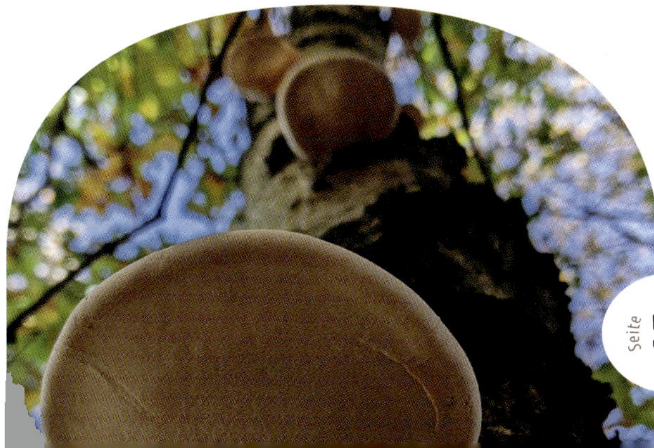

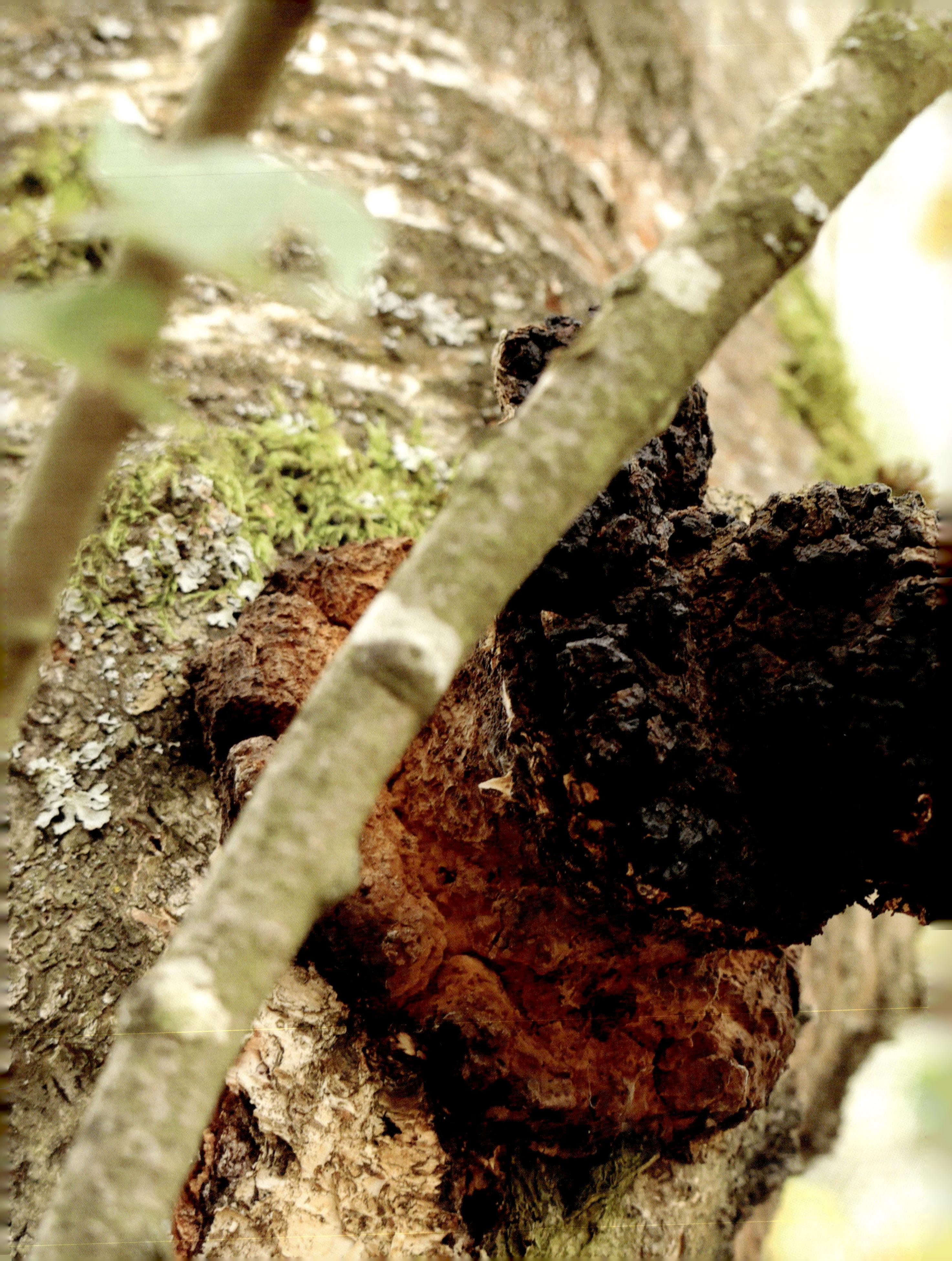

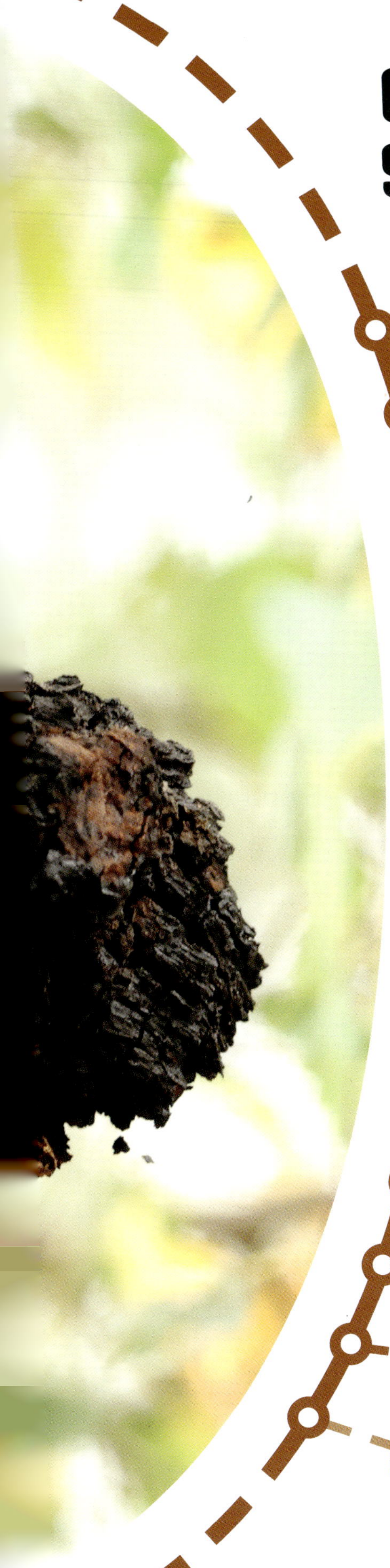

CHAGA SCHIEFER SCHILLERPORLING

NAME
Chaga, Schiefer Schillerporling, Sibirischer Chagapilz, Tschaga

WISSENSCHAFTLICHER NAME
Inonotus obliquus

FAMILIE
Hymenochaetaceae, Borstenscheiblingsverwandte

BEVORZUGTER BAUM
Birke

LEBENSDAUER FRUCHTKÖRPER
mehrjährig

SCHWEREGRAD ERNTE / ZERKLEINERN
schwer / mittel bis schwer

GEFÄHRDUNGSKATEGORIE
D: R / A: 3 / CH: VU

ANZAHL WISSENSCH. MEDIZINISCHE STUDIEN
> 6.500

TRADITIONELLE MEDIZINISCHE VERWENDUNG
ja

WICHTIGE THERAPEUTISCHE EINSATZBEREICHE
Chronische Erkrankungen, Herz-Kreislauf-System, Bewegungsapparat, Immunsystem, Stoffwechselsystem, Magen & Darm

SIGNATURENLEHRE PLANETENKRÄFTE
Saturn >> Jupiter >> Sonne >> Mond

SIGNATURENLEHRE METALL-PRINZIPIEN
Blei >> Zinn >> Gold >> Silber

VERWECHSLUNGSGEFAHR
Baumkrebs (ungiftig)

EINEN CHAGA FINDEN

Der Schiefe Schillerporling (*Inonotus obliquus*), auch bekannt als Chaga, ist ein bemerkenswerter Heilpilz, der vor allem in kalten, nördlichen Regionen vorkommt.
Er wächst als parasitischer Pilz auf Birken und entwickelt sich über viele Jahre zu einer unregelmäßigen, dunklen, fast kohleartigen Kruste am Stamm. Sein Hauptverbreitungsgebiet umfasst die borealen Wälder der Nordhalbkugel.

Fundorte in Deutschland, Österreich & Schweiz

Ein Blick auf die mykologische Datenbank Österreichs mit den 121 gemeldeten Fundorten zeigt, dass der Chaga auch in Österreich anzutreffen ist. Gleiches gilt für Deutschland (allein in Mecklenburg-Vorpommern mehr als 900 Funde) und in der Schweiz mit etwa 50 Fundorten.
Unsere persönlichen Fundorte für den Pilz sind in der Nähe von Pregarten in Österreich. Mit 425 Metern Höhe über dem Meeresspiegel liegt der Ort nicht besonders hoch, weitere Fundorte in Richtung Norden haben wir in Höhen zwischen 550 und 750 Metern.

Wer auf die Suche geht, beachtet am besten diese Kriterien:

- alte Birken suchen, denn der Pilz braucht Verletzungen (Frost-, Sturm- oder Trocknungsschäden) in der Baumrinde, um den Baum zu besiedeln
- eher in Höhenlagen suchen, und dort dann die nördliche Seite des Baumes besonders genau untersuchen, denn der Pilz mag es kalt
- nicht nur auf Augenhöhe suchen, sondern bis weit nach oben in die Baumkrone
- ein Fernglas nutzen, um bei weiter oben liegenden Exemplaren sicher den Pilz bestimmen zu können, er wird immer wieder mit Baumkrebs verwechselt

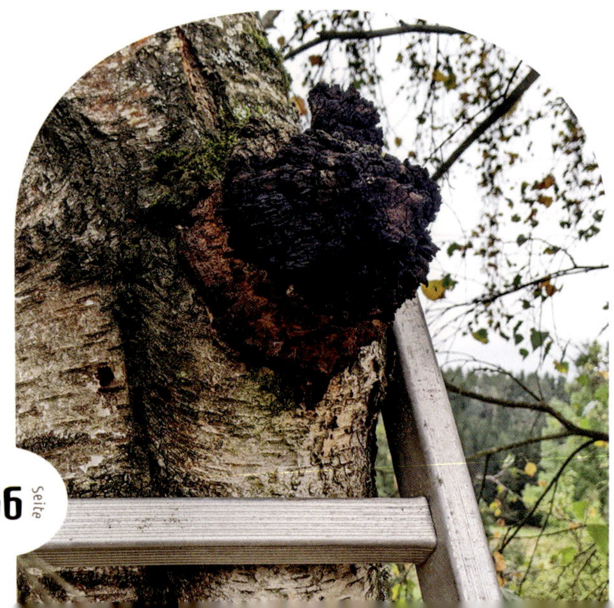

EIGENSCHAFTEN UND MERKMALE DES CHAGAS

VERBREITUNG

Die natürlichen Vorkommen des Chaga-Pilzes beschränken sich ausschließlich auf die kühleren Regionen der Nordhalbkugel.

In Europa: Skandinavien (Finnland, Schweden, Norwegen), Russland (besonders in Sibirien und der Taiga), Baltische Staaten (Estland, Lettland, Litauen), Polen und Teile von Deutschland (v. a. in kälteren Regionen), Österreich, Tschechien, Slowakei, Schweiz

In Asien: Russland (v. a. Ostsibirien), Mongolei, Nordchina (Provinzen Heilongjiang, Jilin), Korea

In Nordamerika: Kanada (v. a. in den Provinzen Ontario, Quebec, British Columbia), USA (nördliche Bundesstaaten wie Alaska, Minnesota, Maine)

Der Schiefe Schillerporling bevorzugt vor allem Birkenbäume (*Betula*-Arten) als Wirt, findet sich aber auch auf anderen Laubbäumen wie Erlen oder Ahorn. Auf anderen Bäumen fehlen ihm aber die besonderen Inhaltsstoffe.

FORM

- sichtbarer Teil ist nicht der Fruchtkörper, sondern das sogenannte Sklerotium (Schutzschild)
- Sklerotium ist unregelmäßig geformt
- erinnert an verkohlte Masse
- stark deformiert
- wie eine Wucherung am Stamm
- bis zu 50 cm im Durchmesser

FARBE

- Sklerotium von außen dunkelbraun bis tiefschwarz, fast wie verbrannte Kohle
- die innere Farbe des Sklerotiums variiert zwischen goldbraun und orange bis rostbraun
- im Inneren des Sklerotiums findet sich oft eine goldgelbe oder orangefarbene Zone

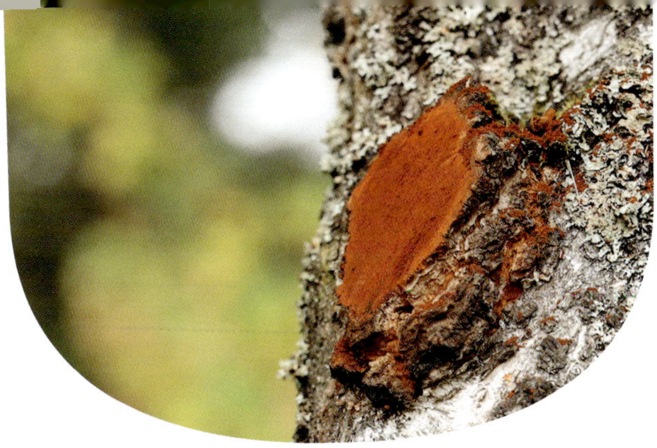

» Sporen sind durchsichtig bis blassgelb
» der eigentliche Pilz, der erst mit dem Tod des Baumes erscheint, ist im Anfangsstadium weiß, später graubeige, zimtbraun bis graubraun mit weißen Flecken

KONSISTENZ

Der äußere Teil des Sklerotiums ist hart und krustig, fast holzartig, während es im Inneren weicher und bröckeliger wird. Nach dem Trocknen variieren die gefundenen Exemplare in der Weiterverarbeitung: Einige lassen sich leicht zerkleinern, andere sind jedoch so hart wie Steine.

GERUCH

» dezent, leicht holzig und erdig
» oft als angenehm und mild beschrieben

GESCHMACK

» mild mit leichten Röstaromen
» nach der Abkochung auch nussig-erdig

NAMEN

Der Name Schiefer Schillerporling stammt aus der Beschreibung der äußeren Merkmale des Pilzes. Der Begriff „Schiefer" bezieht sich auf das schiefe, am Baumstamm wachsende Sklerotium, während „Schillerporling" auf die schimmernde Oberfläche der jungen Poren hinweist, was für die Schillerporlinge typisch ist.
Der wissenschaftliche Name *Inonotus obliquus* setzt sich aus lateinischen und altgriechischen Wurzeln zusammen. Der Gattungsname *Inonotus* leitet sich von „ino-" (griechisch: ἰνός) ab, was „Faser" oder „Sehne" bedeutet, und „-otus" (von ous/otos, griechisch für „Ohr"), was auf die faserige, ohrartige Struktur des Pilzgewebes hinweist. Der Artname *obliquus* ist lateinisch und bedeutet „schräg", „geneigt" oder „schief", was das schräge Wachstum des Pilzes am Baum oder seine schrägen Poren beschreibt. Zusammen übersetzt sich der Name etwa als „schräg wachsender faseriger Ohrpilz", was die typische Wuchsform des Chaga-Pilzes an Birken widerspiegelt.

FUNGITASTISCH

Der Teil des Chaga-Pilzes, der geerntet und medizinisch genutzt wird, heißt Sklerotium, eine harte, schwarze, unregelmäßige Masse, die wie eine verkohlte Wucherung aussieht. Das Sklerotium ist nicht der Fruchtkörper, es enthält daher keine Sporenbildner. Diese unförmige Knolle dient dem Pilz als Überdauerungs- und Speicherorgan, das dem Pilz hilft, über Jahre oder Jahrzehnte zu überleben. Das Sklerotium wächst langsam (bis zu 20 Jahre für größere Exemplare) und erreicht eine Größe von bis zu 10–50 cm.

Die äußere Schicht ist melaninreich (bis zu 30 %), was es schwarz färbt und vor UV-Strahlung, extremen Temperaturen bis –50 °C, Trockenheit und mechanischen Schäden schützt. Melanin und andere Verbindungen (z. B. Triterpenoide) bieten Schutz auch vor Keimen und Pilzen. Der Chaga ist ein sehr geduldiger Pilz, er ist gemacht für lange Zeiträume und Prozesse, die langsam fortschreiten. Diese Eigenschaft zeigt auch, für welche Krankheiten er besonders geeignet ist: für die chronischen Krankheiten, insbesondere des Alterns.

Sklerotium versus Fruchtkörper

Der eigentliche Fruchtkörper des Schiefer Schillerporlings bildet sich erst nach dem Absterben des Baumes unter der Rinde. Er ist flächig auf dem Holz ausgebreitet, im Alter zimtbraun bis rostfarben mit feinen Poren, enthält Sporenbildner, ist kurzlebig und in der Natur schwer zu finden. Deshalb wird er fast nie geerntet oder genutzt – er ist selten sichtbar und nicht einmal der medizinisch interessante Teil.

Vorsicht bei der Ernte

Damit der Pilz überleben kann, unbedingt eine ausreichend dicke Schutzschicht stehen lassen. Eine Daumenbreite als Schutzschicht zu belassen garantiert, dass der Pilz die Ernte gut übersteht. Dann lohnt es sich, in vier Jahren den Standort noch einmal zu besuchen. Meist bildet sich in der Zeit ein neues Sklerotium, wieder bereit, behutsam geerntet zu werden.

Er wird auch gezüchtet

Der Chaga wird weltweit auch kommerziell gezüchtet. Die dabei hergestellten Pulver und Extrakte haben sehr unterschiedliche Qualitäten. Die klassische Methode, das Impfen von Bäumen, benötigt ähnliche Wachstumszeiten wie in der Natur und bringt hervorragende Pilzprodukte. Die mittlerweile häufigste industrielle Produktion geschieht in einer Flüssigkultur als Fermentation. Dabei entsteht kein echtes Sklerotium, es hat niedrigere Wirkstoffkonzentrationen und auch weniger Inhaltsstoffe als ein Wildchaga und muss über Zusätze optimiert werden.

Goldgräberstimmung

Pilze gelten auch am Finanzmarkt immer mehr als Renditeprodukt. Finanzdienstleister empfehlen immer öfter, auch in große kommerzielle Pilzproduktionen zu investieren. Zum Chaga gibt es mehrere weltweite Absatzzahlen und Umsatzprognosen. Im Jahr 2024 lag der weltweite Umsatz für kommerzielle Chaga-Produkte bei etwa 1 Mrd. USD, mit einer Prognose bis 2032 auf über 1,5 Mrd. USD.

Oxalsäure im Chaga

Der einzige Vorteil, der in der kommerziellen Flüssigfermentations-Variante des Chaga zu finden ist, ist aus unserer Sicht der Oxalgehalt. Der wilde Chaga-Pilz weist einen bemerkenswert hohen Gehalt an Oxalsäure auf, mit einem Gehalt zwischen 2.800 und 11.200 mg pro 100 g des Sklerotiums, was ihn zu einem der oxalatreichsten bekannten Organismen macht. Im Vergleich hat Rhabarber mit bis zu 1.000 mg auf 100 g eher vernachlässigbare Konzentrationen.

Nebenwirkungen

Menschen, die unter Nierensteinen leiden oder eine Neigung dazu haben, sowie solche mit bestehenden Nierenerkrankungen sollten bei hohem Oxalsäuregehalt vorsichtig sein. Ebenso betrifft dies Menschen mit Kalzium- oder Eisenmangel, da Oxalsäure die Aufnahme dieser Mineralstoffe behindern kann, indem sie schwer lösliche Verbindungen bildet und so die Verfügbarkeit im Körper einschränkt. Auch für Betroffene mit Magen-Darm-Problemen ist Vorsicht geboten, denn größere Mengen Oxalsäure können die Magenschleimhaut reizen und zu unangenehmen Verdauungsbeschwerden führen. Ein Schuss Milch in den Chaga-Tee hilft aber, die Oxalsäure zu mildern, indem das Kalzium in der Milch die Oxalsäure bindet und so ihre Absorption im Körper reduziert. Diese werden dann größtenteils unverdaut ausgeschieden.

INHALTSSTOFFE

Chaga hat eine einzigartige Komposition bioaktiver Verbindungen, die stark von seinem Wirtsbaum Birke beeinflusst wird. Während für Pilze typische Polysaccharide, Triterpenoide und Polyphenole vorhanden sind, machen hohe Konzentrationen von schwarzem Melanin und spezifische Metaboliten Chaga typisch. Diese führen zu synergistischen Effekten in Antioxidantien, Immunmodulation und Antikrebs-Wirkungen, die den Pilz von anderen Heilpilzen abheben. Das wasserlösliche Melanin (0,2–2 %), das die schwarze Hülle verleiht, ist ein Markenzeichen von Chaga und bietet Schutz in kalten Umgebungen mit insulin-sensibilisierenden und neuroprotektiven Effekten.
Chaga unterscheidet sich durch den hohen Anteil an Betulin, seltenen Wirkstoffen und deren hohe Konzentrationen, die breite Anwendungen ermöglichen.

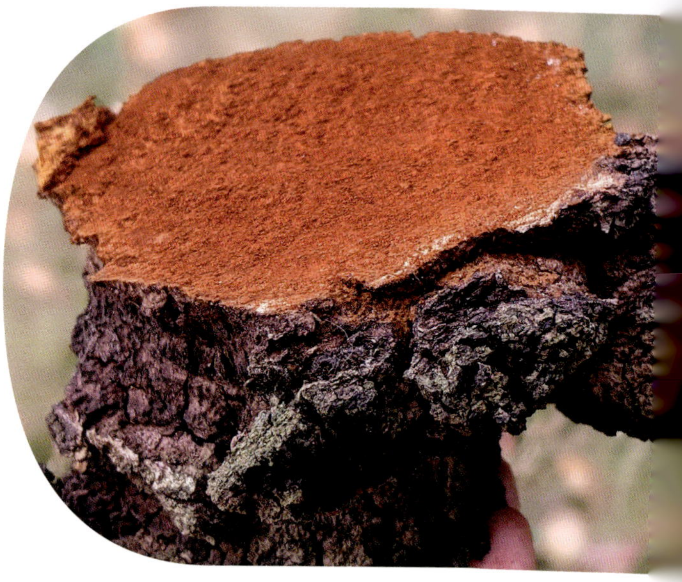

Polysaccharide in Chaga

Das Sklerotium enthält 10–30 % wasserlösliche Polysaccharide mit komplexen Glykosidbindungen. Aus der Birke stammende, aber modifizierte Monosaccharide wie Glucose, Galactose, Mannose, Xylose, Arabinose und Rhamnose fördern Darmgesundheit und Immunbalance. Im Vergleich zu vielen anderen Pilzen übertreffen sie diese in antiviralen und antidiabetischen Effekten.

Triterpenoide in Chaga

Auch der hohe Gehalt an Lanostan (0,5–8 %) wie Betulinsäure (bis 90 µg/mL), Inotodiol, Ergosterol-Peroxid und

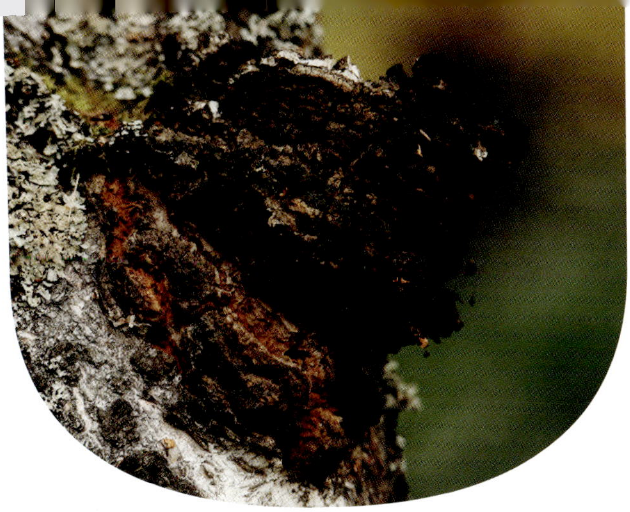

Trametenolsäure macht Chaga charakteristisch. Alle Lanostane haben ihren Ursprung bei den Inhaltsstoffen der Birke. Über 100 Verbindungen entstehen durch die Zersetzung der Birke. Diese verleihen spezifische anti-invasive Eigenschaften und Abwehr gegen Bakterien.

Der Einfluss der Sonne: typische Phenole

Auch die Polyphenole, die in Chaga etwa 0,04 bis 6 Prozent der Inhaltsstoffe ausmachen, spielen eine große Rolle. Dazu zählen Verbindungen wie Gallussäure, Protocatechusäure, p-Hydroxybenzoesäure, Ferulasäure, Kaempferol und Quercetin. Besonders typisch für Chaga ist, dass die Sonne mit der UV-Strahlung ihre Produktion ankurbelt. Das sorgt für einen starken Schutz vor schädlichem UV-Licht (vergleichbar mit einem Sonnenschutzfaktor über 30) und eine effektive Bekämpfung freier Radikale (bis zu 60 Prozent Hemmung). Diese Eigenschaft ist einzigartig und entsteht durch die Anpassung an kalte Lebensräume.

VERWECHSLUNGSGEFAHR

Es gibt immer wieder Unsicherheiten und auch Verwechslungen des Schiefen Schillerporlings mit dem Baumkrebs. Der Baumkrebs hat durchaus eine ähnliche Form, aber eine andere Oberfläche und Struktur und Farbe.

Die Verwechslung kommt aber nur so lange vor, bis man einen echten Chaga live gesehen hat. Das muss noch nicht einmal am Baum sein, es kann auch ein geerntetes ganzes Sklerotium sein. Spätestens ab dem Zeitpunkt ist klar: Das ist der Chaga und kein Baumkrebs. Ein weiteres oft zutreffendes, aber dennoch nicht immer gültiges Kriterium zur Unterscheidung ist die Himmelsrichtung, wo der Pilz am Baum wächst. In unseren Breiten ist es oft Richtung Norden, vielleicht um zu viel Wärme durch die Sonne zu vermeiden.

EINSATZBEREICHE IN DER HAUSAPOTHEKE

Abschürfungen, Abszesse, Akne, Allergien, Alzheimer, Angina Pectoris, antibiotisch (Bakterieninfekt), antiviral (Virusinfekt), Arteriosklerose, Arthritis, Arthrose, Asthma, Blasenkrebs, Bluthochdruck, Bronchitis, Brustkrebs, Bursitis, Cholesterin/Fettstoffwechsel, chronische Niereninsuffizienz, chronisches Müdigkeitssyndrom, Colitis ulcerosa, Darmflora gestört, Darmentzündung, Dickdarmkrebs, Divertikulitis, Durchblutungsstörungen, endokrine Störung, Epilepsie, Erkältung, erektile Dysfunktion, entzündliche Erkrankungen, Fettleber (nicht-alkoholisch, NAFLD), Furunkel, Gastritis, Gebärmutterhalskrebs, Gedächtnisschwäche, Gelenkentzündungen, Gelenkschmerz, Gicht, Halsschmerzen, Hautbild gestört, Embolie, Hepatitis C, Herzmuskelentzündung, Herzrhythmusstörung, Herzschwäche, HHV-8, hormonelle Störungen, Husten, Immunsystem schwach, Infektionen, Influenza, Insulinresistenz, kardiovaskuläre Erkrankungen, Klebsiella pneumoniae, Kollagen-Störung, koronare Herzkrankheit, Krankenhauskeim-Infektionen, Krebs allgemein, Lernschwäche, Lebererkrankungen, Leberkrebs, Libidostörung, Lippenherpes (HHV-1), Lungenentzündung, Lungenkrebs, Magen-Darm-Erkrankungen, Magengeschwür, Malaria, Melanom, Morbus Crohn, Mukusretention (zäher Schleim), Muskelkater, Muskelschwund, neurodegenerative Erkrankungen, Parasitenbefall, Präbiotika-Mangel, Prellung, Verstauchung, Prostatakrebs, Psoriasis, Rhinitis (allergische), Rheuma, Salmonella, Schilddrüsen-Dysfunktion, Schmerzen, Schnupfen, Staphylococcus aureus, Stoffwechselerkrankungen, Thrombose, Toxoplasma gondii, Tuberkulose, Typ-2-Diabetes, Vaskulitis, Wunde, Übelkeit

Kernthema der Signatur des Chagas

DER WÄCHTER ZWISCHEN LEBEN UND TOD, DER DIE SONNE IN SICH TRÄGT. EIN UNIVERSELLER JUNGBRUNNEN GEGEN DEN CHRONISCHEN ZERFALL

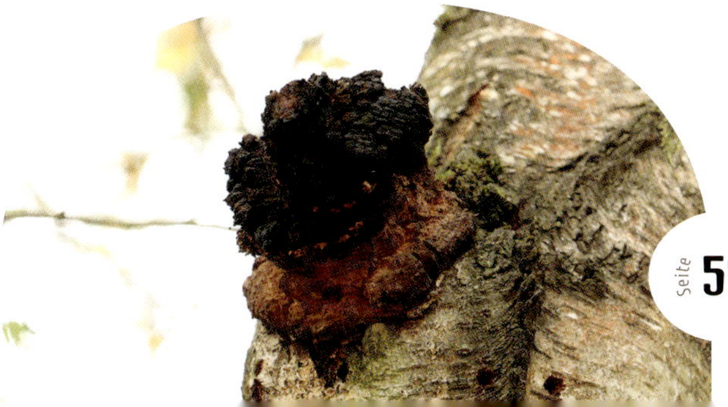

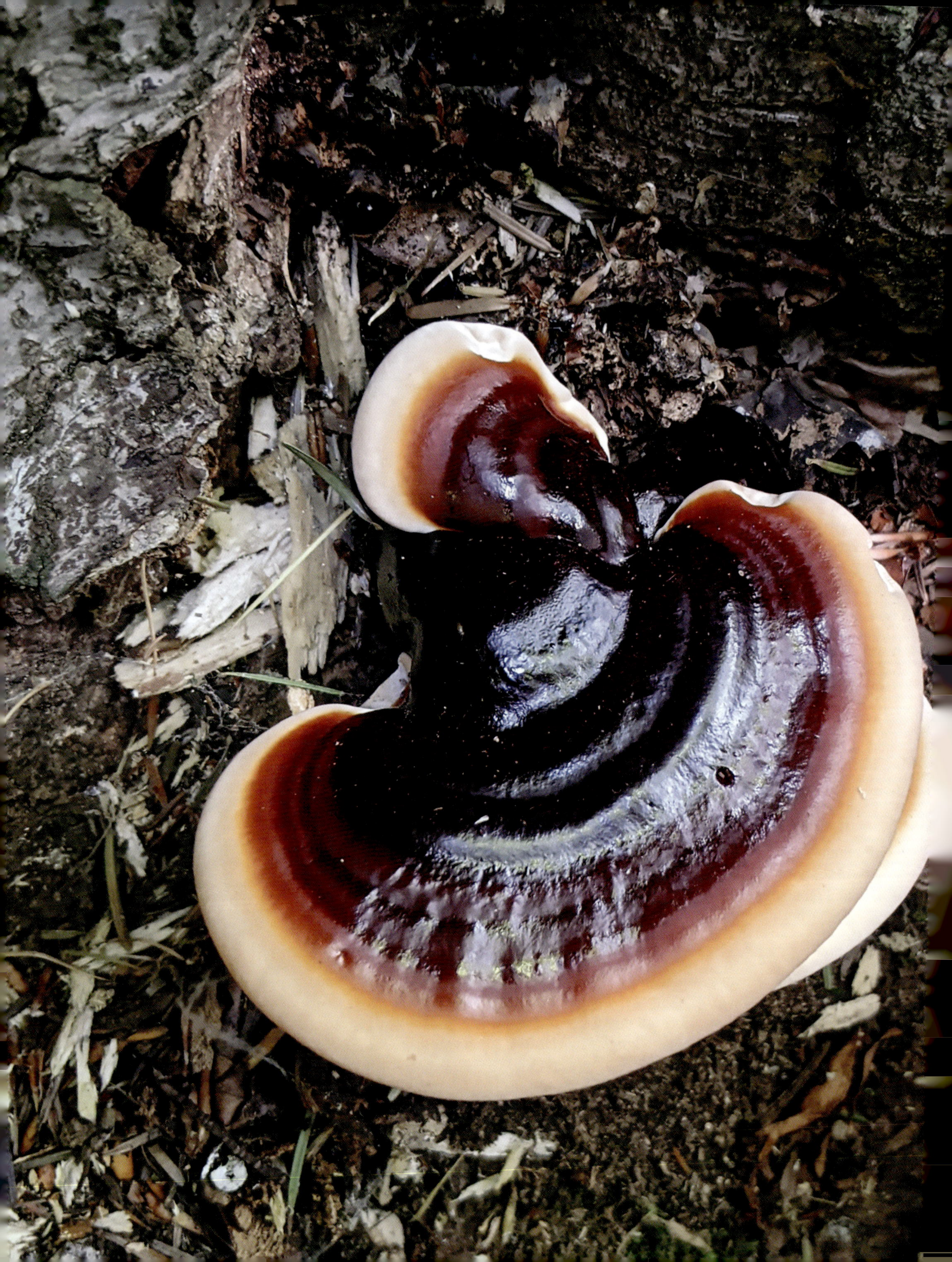

DUNKLER LACKPORLING

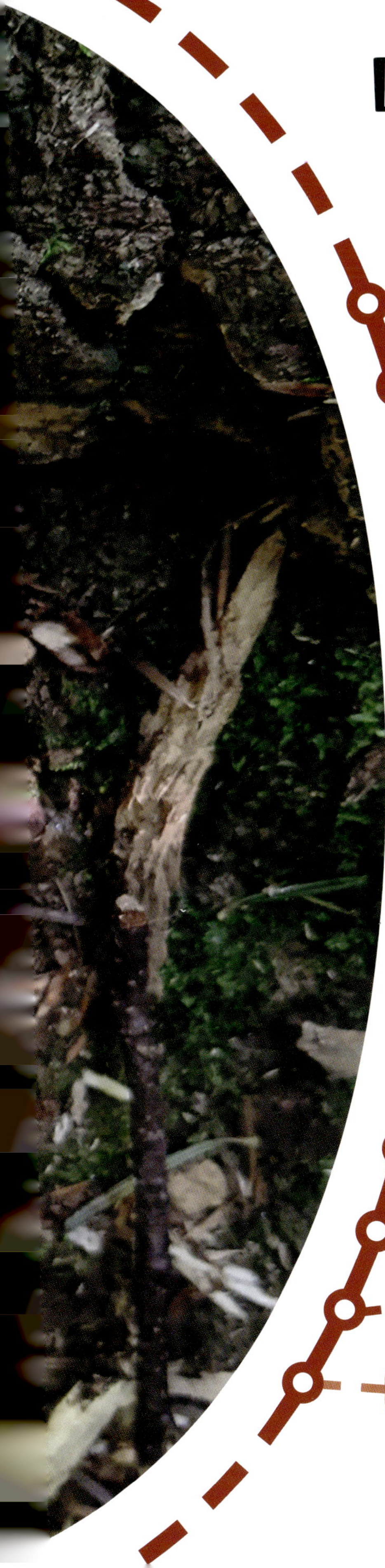

NAME
Dunkler Lackporling, Dunkler Tannenlackporling, Ungestielter Dunkler Lackporling, Malerpilz

WISSENSCHAFTLICHER NAME
Ganoderma carnosum

FAMILIE
Ganodermataceae, Lackporlingsverwandte

BEVORZUGTER BAUM
Weißtanne

LEBENSDAUER FRUCHTKÖRPER
einjährig

SCHWEREGRAD ERNTE / ZERKLEINERN
leicht / mittel

GEFÄHRDUNGSKATEGORIE
D: R / A: 3 / CH: NT

ANZAHL WISSENSCH. MEDIZINISCHE STUDIEN
> 150

TRADITIONELLE MEDIZINISCHE VERWENDUNG
ja, selten

WICHTIGE THERAPEUTISCHE EINSATZBEREICHE
Bewegungsapparat, Gelenke und Muskulatur

SIGNATURENLEHRE PLANETENKRÄFTE
Saturn >> Jupiter >> Merkur

SIGNATURENLEHRE METALL-PRINZIPIEN
Blei >> Zinn >> Quecksilber

VERWECHSLUNGSGEFAHR
andere *Ganoderma*-Arten (ungiftig)

DUNKLEN LACKPORLING FINDEN

Ganoderma carnosum ist ein seltener Bewohner in unseren Breiten. Als saprotropher oder schwach parasitischer Holzzersetzer verursacht er Weißfäule und wächst primär auf der Weißtanne, sowohl auf abgestorbenen Wurzeln, Stümpfen oder geschwächten Weißtannen, manchmal auch auf anderen Nadelbäumen. Er bevorzugt Höhenlagen mit hoher Feuchtigkeit.
Wer ihn finden will, sucht am besten in alten Nadelwäldern in alpinen oder subalpinen Regionen nach den dunkel leuchtenden Fruchtkörpern (bis 30 cm) mit glänzender, dunkelroter Lackschicht.

Als wir auf der Suche nach unserem ersten Dunklen Lackporling waren, gingen wir sehr systematisch vor. Es war Spätsommer und die passende Zeit war gekommen. Zuerst schauten wir uns auf der Webseite der Mykologischen Datenbank in Österreich die Standorte an, wo der Pilz bisher gemeldet wurde.
Der Wienerwald und der Salzburger Raum zeigten dabei einige vielversprechende Standorte, da im Wienerwald viele eher extensiv bewirtschaftete, große Waldabschnitte zu finden sind, fiel die Wahl darauf. Dort angekommen haben wir uns das Ziel gesetzt, so lange zu gehen, bis wir in einen Bereich kommen, wo Altbestände an Weißtannen zu finden sind. Es dauerte dann mehr als 2 Stunden und wir sahen sie, die alten Bäume. Einige waren schon leicht geneigt, einer war umgefallen. Daneben standen weitere alte Weißtannen.
Wir wussten, wenn nicht hier, wo dann. Als wir den ersten Baum erreichten, war er unübersehbar, der erste Dunkle Lackporling. Er war ganz frisch und glänzend. Und es war ein wirklich schönes Gefühl, ihn live zu sehen.

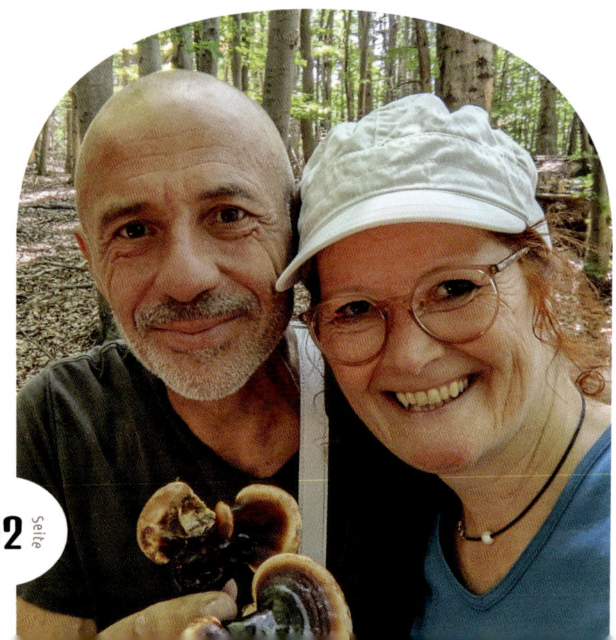

EIGENSCHAFTEN UND MERKMALE DES DUNKLEN LACKPORLINGS

VERBREITUNG

Seine Verbreitung konzentriert sich auf Europa, insbesondere auf Süd- und Mitteleuropa, wo er in gemäßigten Wäldern vorkommt. Funde sind in Ländern wie Deutschland (über 300 dokumentierte Standorte), Österreich (ca. 110 Eintragungen in der Datenbank), der Schweiz und Italien häufiger, während er in Großbritannien extrem rar ist und Funde an Institutionen wie *Kew Gardens* gemeldet werden sollten.

Der Pilz bevorzugt besonders die alpinen oder subalpinen Regionen. In britischen Populationen dominiert die Eibe (*Taxus baccata*) als Substrat. Außerhalb Europas sind Berichte aus Asien bekannt, wo er in ähnlichen Klimazonen wächst.

FORM

- Anwachsstelle direkt am Baum oder mit Stiel, der dann seitlich am Hut anwächst
- Hut, der horizontal absteht
- Hut ist höckerig, tellerartig
- glänzend, ähnlich dem Reishi

FARBE

- ***Hut:*** jung rotbraun bis goldbraun, später schwarzrot, Rand heller und weißlich
- ***Stiel:*** goldbraun bis schwarzrot
- ***Poren:*** weißlich, bei Verletzung bräunend
- ***Fleisch:*** hellbraun
- ***Sporen:*** braun

KONSISTENZ

Oft werden die Festigkeit und die Konsistenz als fleischartig beschrieben. Der Stiel und der Hut sind fest, zäh und an der Basis härter. Mit zunehmendem Alter werden die Fruchtkörper zäher, bleiben aber noch immer leicht biegsam, was an Kork erinnert.

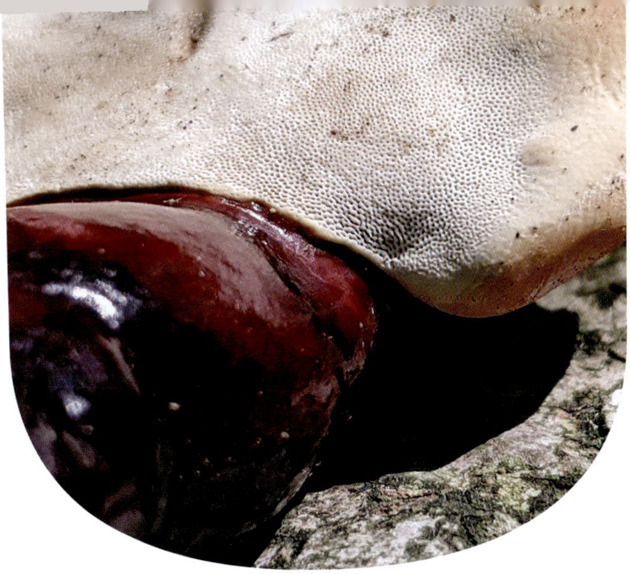

GERUCH

- nur leichter Geruch, mehr erdig als pilzig
- selten nach nassen Windeln

GESCHMACK

- leicht bitter, aber nur unterschwellig

NAMEN

Ganoderma carnosum, der Fleischige Lackporling, wurde erstmals 1889 von Narcisse Théophile Patouillard als *Ganoderma carnosum* beschrieben, basierend auf Funden in Europa. Viele Mykologen hielten einen „fleischigen" *Ganoderma* für absurd und ignorierten die Art lange Zeit. Dies führte zu vielen Variationen des Namens, der aber heute vereinheitlicht worden ist.

Der wissenschaftliche Name *Ganoderma carnosum* leitet sich aus griechischen und lateinischen Wurzeln ab. Der Gattungsname *Ganoderma* stammt aus dem Griechischen: „ganos" (γάνος) bedeutet „Glanz" oder „Schein", und „derma" (δέρμα) bedeutet „Haut". Zusammen bezieht er sich auf die glänzende, lackartige Oberfläche der Fruchtkörper, die wie eine polierte Haut wirkt.

Der Artname *carnosum* kommt von dem lateinischen „carnosus", was „fleischig" oder „fleischhaltig" bedeutet, und beschreibt die dicke, fleischige Textur des Pilzes im Vergleich zu anderen Arten. Der Name wurde 1894 von Narcisse Théophile Patouillard vergeben, um die charakteristische Konsistenz zu betonen.

FUNGITASTISCH

Die glänzende, glatte Oberfläche von *Ganoderma carnosum* (und auch *Ganoderma lucidum*), die wie lackiert wirkt, dient primär schützenden Funktionen in der Ökologie dieser Pilze. Als holzzerstörende Baumpilze wachsen sie auf totem oder absterbendem Holz, wo sie langfristig der Umwelt ausgesetzt sind. Die lackartige Kruste besteht aus einer harten, dünnen Schicht, die durch dicke, harte Pilzzellen in einer melaninreichen Schicht außerhalb der Zellen entsteht und eine wasserabweisende, glänzende Textur erzeugt. Diese Struktur bietet mehrere Vorteile:

Schutz vor Austrocknung und Umwelteinflüssen

Die glatte Oberfläche ist wasserabweisend, was Feuchtigkeitsverlust verhindert und den Pilz vor Trockenheit und Anhaftungen schützt. Dem Pilz hilft dies, die innere Feuchtigkeit zu bewahren, während er Holz abbaut. Die Kruste wirkt zudem als Barriere gegen UV-Strahlung und mechanische Beschädigungen, mit positiven Auswirkungen auf die Langlebigkeit des Fruchtkörpers.

Schutz vor Fraß und Schädlingen

Die harte, glatte Textur macht den Pilz ungenießbar, was ihn vor Insekten, Tieren oder anderen Angreifern schützt. Sehr junge Fruchtkörper sind zwar prinzipiell essbar, werden aber schnell bitter und zäh. Damit werden sie für Fraßfeinde uninteressant.

Schutz vor mikrobiellen Angriffen

Die dichte, melaninreiche Kruste ist auch eine Barriere gegen Schimmelpilze sowie gegen Bakterien und Parasiten, da sie das Eindringen erschwert.
Im Vergleich zu anderen Pilzen mit z. B. haariger oder schuppiger Oberfläche ermöglicht die glänzende Kruste eine bessere Anpassung auch an schwierige Standorte wie Stümpfe oder Baumstämme.

Der Dunkle Lackporling als Abfallverwerter

Der Pilz wurde in einem sehr groß angelegten Versuch auf verschiedenen Mischungen aus landwirtschaftlichen Abfällen gezüchtet. Ziel war es, die besten Mischungen für das Wachstum dieses weitgehend unbekannten Pilzes zu ermitteln. Verwendet wurden Abfälle wie Eichen-Sägemehl, Erdnussschalen und Maiskolben, ergänzt durch Weizenkleie.

Sechs Mischungen (kurz M) wurden getestet:
C: Reines Eichen-Sägemehl
M1: 2 Teile Eichen-Sägemehl + 1 Teil Weizenkleie
M2: 2 Teile Erdnussschalen + 1 Teil Weizenkleie
M3: 1 Teil Eichen-Sägemehl + 1 Teil Erdnussschale + 1 Teil Weizenkleie
M4: 2 Teile Maiskolben + 1 Teil Weizenkleie
M5: 1 Teil Eichen-Sägemehl + 1 Teil Maiskolben + 1 Teil Weizenkleie

Die Mischungen nahmen deutlich Einfluss auf die Myzelentwicklungszeiten, diese variierten zwischen 26 und 41 Tagen. Die schnellste Entwicklung zeigte sich in Mischungen mit Erdnussschalen oder Maiskolben, während reine Eichen-Sägemehl-Mischungen länger brauchten.

Der höchste Ertrag wurde in M2 erreicht (53,90 g/kg Substrat), gefolgt von M4 und M3. Der niedrigste Ertrag ergab sich in C (14,63 g/kg). Dies zeigt, dass Erdnussschalen als Abfallsubstrat besonders effizient sind. Der Pilz kann also einen bemerkenswerten Teil zur Abfallverwertung beitragen: Durch die Kultivierung auf Abfällen wie Schalen und Kolben wird Abfall reduziert, während wertvolle Pilze (mit potenziellen medizinischen Eigenschaften) produziert werden.

Weitere industrielle Versuche

Es gibt weitere Versuche mit anderen Abfällen und auch Anwendungen, bei denen der Pilz Schadstoffe abbaut oder adsorbiert.

Eine weitere Studie aus der Türkei (aus 2024) testet Substrate wie Weizenstroh und Sonnenblumenmehl für *Ganoderma carnosum*, mit ähnlich guten Ergebnissen wie in der oben genannten Studie.

In Asien wird *G. carnosum* auf Sägemehl-Säcken kultiviert, um Abfälle aus der Holzwirtschaft zu verarbeiten. Das Spannende: Dieser Prozess führt dann zu maronenfarbenen Fruchtkörpern.

Eine griechische Studie (2012) verwendet den Pilz zur Aufbereitung von Olivenmühlenabwasser. Vermutlich haben alle Liebhaber von Olivenöl noch nie daran gedacht, wie schwierig es ist, dieses Abwasser aufzubereiten und wie groß die Mengen sind, die anfallen. Es ist viel, so viel sei gesagt. Der Pilz reduziert die Trübung und die Farbe, die Phenole und die Toxizität, während er auf dem Abfallsubstrat wächst.

Eine türkische Untersuchung (2009) zeigt, dass der Pilz Blei(II)-Ionen in wässrigen Lösungen bindet und umwandelt.

Eine italienische Studie (2023) verwendet das Myzel vom Dunklen Lackporling zur Herstellung von Paneelen zur Isolierung aus Pflanzenfaser-Abfällen der Landwirtschaft und der Industrie.

Sporen in Massen: Milliarden bis Billionen

Ganoderma carnosum gehört zu den Pilzen, die eine sehr hohe Anzahl an Sporen produzieren. Dies ist charakteristisch für alle *Ganoderma*. In mykologischen Studien werden diese Pilze mit „enormous spore production" beschrieben.

Ein einzelner Fruchtkörper kann bis zu 30–37 Milliarden Sporen pro Tag produzieren, über einen Zeitraum von bis zu 6 Monaten (je nach Saison und Umweltbedingungen wie Temperatur und Feuchtigkeit).
Die Sporendichte beträgt bis zu $2{,}5 \times 10^8$ Sporen pro cm^2 der Porenoberfläche, mit einer Freisetzungsrate von bis zu 800.000 Sporen pro cm^2 der Porenoberfläche pro Stunde.
In einem Jahr kann ein Fruchtkörper bis zu $5{,}4 \times 10^{12}$ Sporen (5,4 Billionen) freisetzen.

Die Sporen von *Ganoderma carnosum* sind zudem größer als bei vielen anderen *Ganoderma*-Arten (Breite >7 Mikrometer, Länge 8–12 Mikrometer), was auf eine Anpassung an bestimmte Wirtsbäume (z. B. Nadelbäume wie Tannen oder Eiben) hinweist, aber die Menge bleibt vergleichbar hoch.

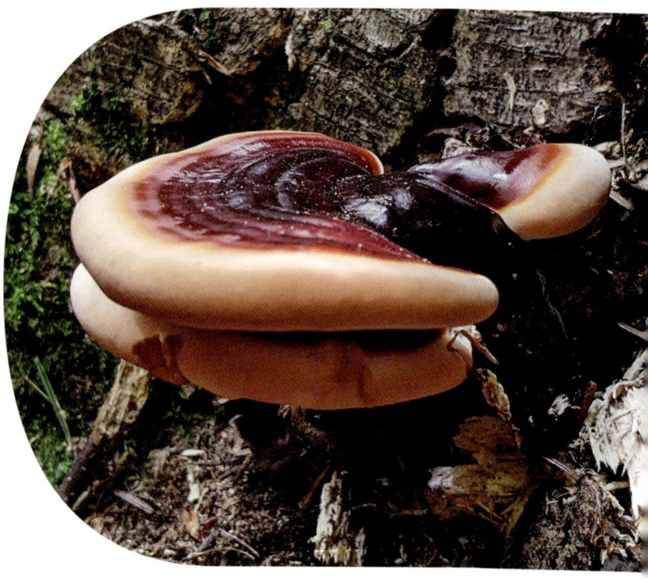

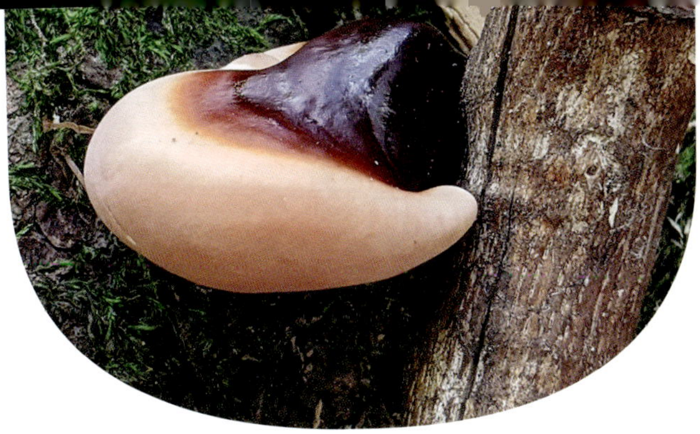

INHALTSSTOFFE

Der Dunkle Lackporling ist vor allem durch seine bioaktiven Inhaltsstoffe wie Triterpenoide, phenolische Verbindungen und Flavonoide bekannt. Zu den geläufigen Inhaltsstoffen gehören einfache phenolische Säuren wie Vanillinsäure sowie Flavonoide, die zu antioxidativen und enzymhemmenden Aktivitäten beitragen. Die enthaltenen Triterpenoide umfassen lanostanähnliche Verbindungen.
Der Pilz hat einen hohen Gehalt an Phenolsäuren und Flavonoiden, die eine starke zytotoxische Wirkung gegen Melanomzellen und antioxidative Eigenschaften haben. Das Triterpenoid 26,27-Dihydroxylanosta-7,9(11),24-trien-3, 16-dione ist einzigartig innerhalb der Gattung und trägt zu potenziellen antimykotischen und antibakteriellen Effekten bei, obwohl es weniger intensiv untersucht wurde als bei Reishi oder beim Flachen Lackporling.
Im Vergleich zu anderen Arten der Gattung *Ganoderma* hat der Dunkle Lackporling ähnliche Eigenschaften, unterscheidet sich jedoch durch seine meist geringere Größe. Wahrscheinlich ist es so, dass zukünftige Studien noch viel Neues ans Licht bringen werden, denn *Ganoderma carnosum* ist erst vor kurzer Zeit für die Wissenschaft interessant geworden.

VERWECHSLUNGSGEFAHR

Unter den Lackporlingen gibt es vier Vertreter, die dem Dunklen Lackporling ähnlich sehen können, je nach Entwicklungsstadium.

Der Walliser Lackporling ist zwar sehr selten (28 gemeldete Funde in Österreich), bietet aber gerade in jungen Jahren sehr viele Ähnlichkeiten.

Der Reishi ist sicher der Pilz, der dem *Ganoderma carnosum* in allen Wachstumsphasen am ähnlichsten ist. Der Baum, an dem er wächst, ist dann der schnellste Weg, um ihn abzugrenzen.

Einige Autoren sehen in dem Dunklen Lackporling eine Varietät des Reishi. Diese Sichtweise konnte durch genetische Untersuchungen mittlerweile geklärt werden, der Dunkle Lackporling ist eine eigenständige Art und keine Varietät des Glänzenden Lackporlings.

Auch eher selten sind der Kupferrote Lackporling und der Harzige Lackporling, die beide gerne an Buche und Eiche wachsen und mehrjährige Fruchtkörper bilden.

EINSATZBEREICHE IN DER HAUSAPOTHEKE

Antibiotisch (Bakterieninfekt), antimykotisch (Pilzinfekt), antiviral (Virusinfekt), Arteriosklerose, Aspergillus, Brustkrebs, Bursitis, Candida albicans, Cholesterin/Fettstoffwechsel, Enterococcus faecalis, entzündliche Erkrankungen, Gebärmutterhalskrebs, Gelenkentzündungen, Hautbild gestört, Immunsystem schwach, Infektionen, Influenza, kardiovaskuläre Erkrankungen, Klebsiella pneumoniae, koronare Herzkrankheit, Krankenhauskeim-Infektionen, Krebs allgemein, Lebererkrankungen, Lippenherpes (HHV-1), Metabolisches Syndrom, Prellung, Verstauchung, Staphylococcus aureus, Stoffwechselerkrankungen, Vogelgrippe

Kernthema der Signatur des Dunklen Lackporlings

REGULIERT ALLES, WAS AN DIE NIEREN GEHT: KÖRPERLICH ALS AUCH MENTAL. UNTERSTÜTZT EINE POSITIVE LEBENSEINSTELLUNG

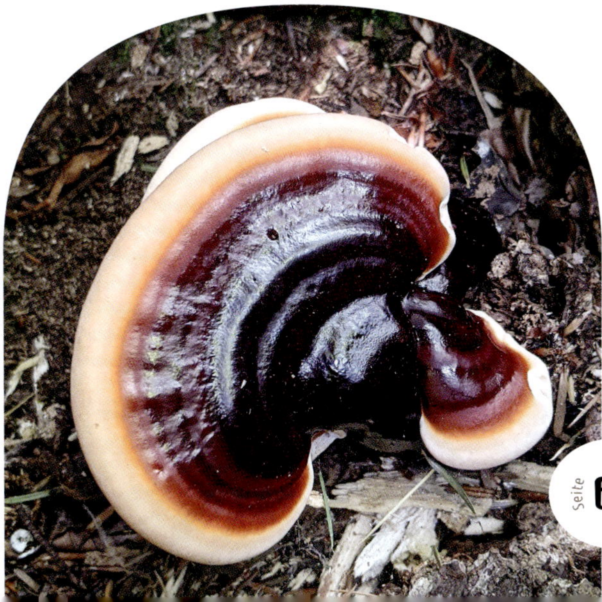

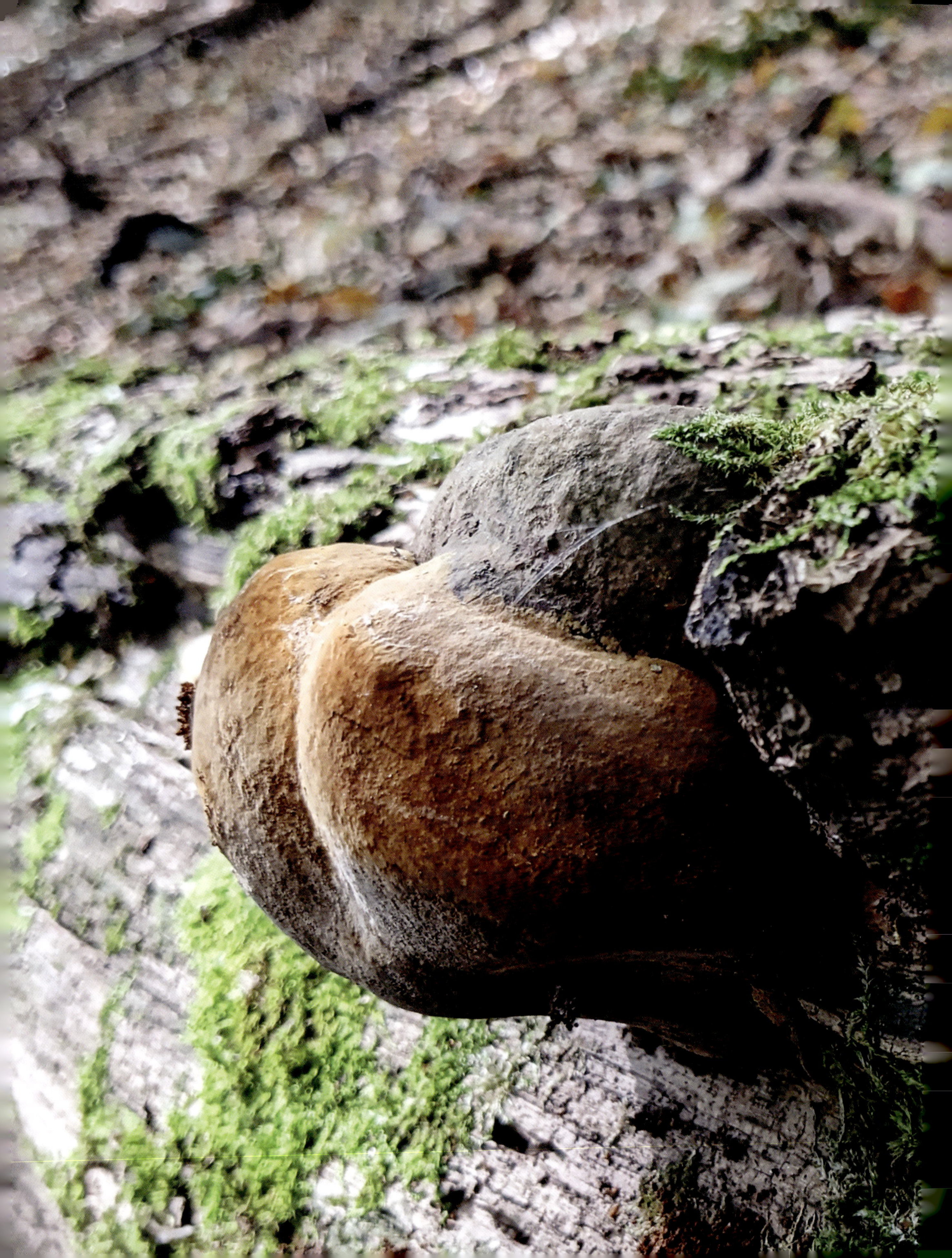

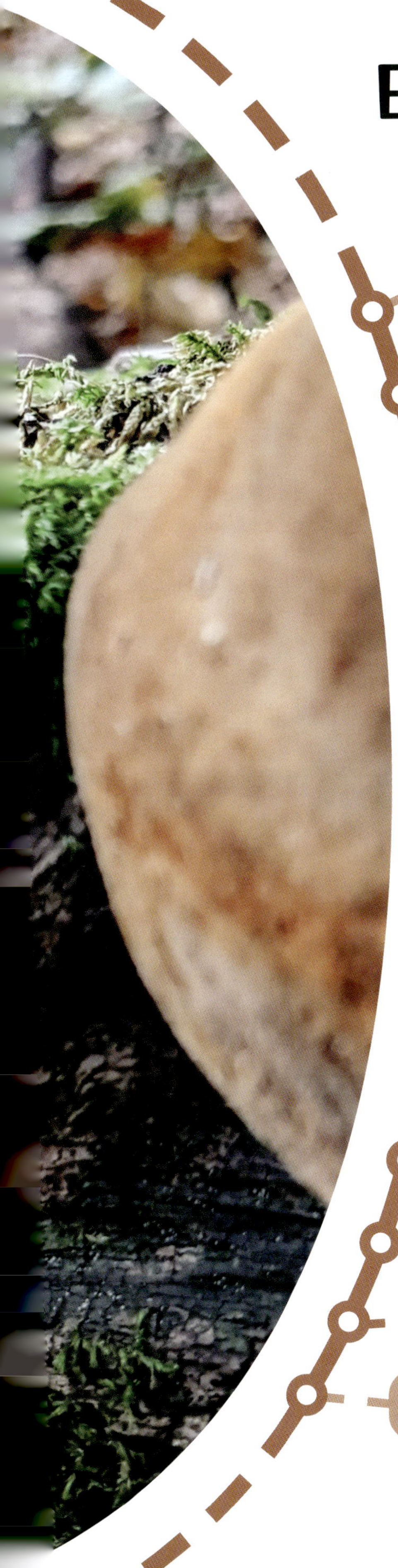

EICHENFEUERSCHWAMM

NAME
Eichenfeuerschwamm

WISSENSCHAFTLICHER NAME
Fomitiporia robusta

FAMILIE
Hymenochaetaceae, Borstenscheiblingsverwandte

BEVORZUGTER BAUM
Eiche

LEBENSDAUER FRUCHTKÖRPER
mehrjährig

SCHWEREGRAD ERNTE / ZERKLEINERN
schwer / schwer

GEFÄHRDUNGSKATEGORIE
D: R / A: NT / CH: NT

ANZAHL WISSENSCH. MEDIZINISCHE STUDIEN
> 100

TRADITIONELLE MEDIZINISCHE VERWENDUNG
ja, selten

WICHTIGE THERAPEUTISCHE EINSATZBEREICHE
Stoffwechsel, Bewegungsapparat, chronische Erkrankungen

SIGNATURENLEHRE PLANETENKRÄFTE
Saturn >> Jupiter

SIGNATURENLEHRE METALL-PRINZIPIEN
Blei >> Zinn

VERWECHSLUNGSGEFAHR
andere Feuerschwämme (ungiftig)

EICHENFEUERSCHWAMM FINDEN

Der Eichenfeuerschwamm ist ein sehr gutes Beispiel für das Suchprinzip bei Baumpilzen, aber auch bei allen anderen Pilzen. Suche die Wirtspartner und bei Bodenpilzen die Symbionten oder Mykorrhiza-Partner und du findest den Pilz. Zumindest findest du ihn schneller.

Fomitiporia robusta kommt hauptsächlich in Regionen vor, in denen idealerweise Altbestände von Eichen mehr oder weniger häufig wachsen.

Deutschland

In Deutschland finden sich die meisten Eichen in Bayern, Baden-Württemberg, Brandenburg, Hessen und Sachsen. Die Betonung liegt hier auf „die meisten", denn auch heute noch kommen zum Glück überall Eichen vor, auch in den Städten wie Hamburg oder Berlin. Und auch dort gibt es eingetragene Fundorte vom Eichenfeuerschwamm. Regionen mit einem ausgesprochen hohen Eichenanteil und den damit häufiger vorkommenden Feuerschwämmen sind in Deutschland diese Regionen:

Bayern: nördlich von Bamberg und Würzburg, aber auch im Gebiet Starnberg und Andechs, sowie Regensburg bis Deggendorf

Baden-Württemberg: der gesamte Nordosten des Bundeslandes, im Westen auch Bestände in der Nähe vom Rhein

Brandenburg: im Umkreis von etwa 70 Kilometern um Berlin herum sowie im Norden des Bundeslandes zwischen Wittstock und Templin

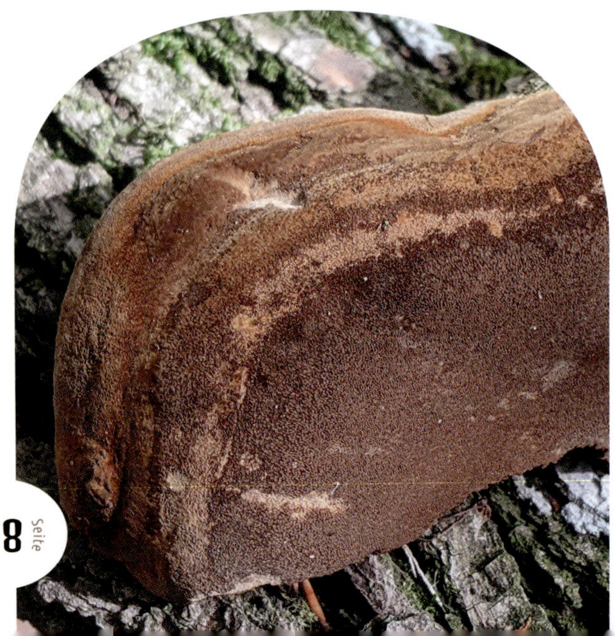

Hessen: südlich des Mains bis auf Höhe von Darmstadt, nördlich des Mains im Westen von Frankfurt bis hoch nach Bad Homburg

Sachsen: oberhalb von Dresden, im gesamten nördlichen Sachsen

Österreich

Die meisten Eichen in Österreich finden sich in den östlichen Randgebieten des Landes, insbesondere im Burgenland, im nordöstlichen Niederösterreich und im Wienerwald. In diesen Regionen sind Eichen in größeren Beständen verbreitet und spielen eine wichtige Rolle in der Landschaft und Forstwirtschaft. Besonders die Stieleiche (*Quercus robur*) und die Traubeneiche (*Quercus petraea*) sind in diesen Gebieten häufig zu finden. Und auch für Österreich gilt: je mehr Eichen, desto mehr Eichenfeuerschwämme.

Burgenland: Eichenanteil liegt mit 14,8 % über dem Bundesdurchschnitt

Nordöstliches Niederösterreich: Eichen sind ebenfalls in größeren Beständen verbreitet

Wienerwald: Eichenanteil im Raum Wien 18 %, besonders in den Auwäldern und warmen Eichen-Hainbuchen-Wäldern, der höchste Wert in Österreich

Kärnten: im westlichen und östlichen Umland von Klagenfurt

Vorarlberg: nördlich von Liechtenstein, unmittelbar an der Grenze zur Schweiz

Schweiz

In der Schweiz kommen im Mittelland, im Jura, im Wallis und im Tessin die meisten Eichen vor, da dort warme, trockene Lagen dominieren. Besonders das westliche Mittelland und der Jura weisen aufgrund der dichten Eichenbestände die meisten Vorkommen auf, während in zentralen und östlichen Teilen des Mittellands sowie in Nidwalden (Zentralschweiz) vereinzelte Funde dokumentiert sind. In höheren Lagen oder nördlichen Alpenregionen ist der Pilz seltener, da die klimatischen Bedingungen und Wirtsbäume dort weniger günstig sind.

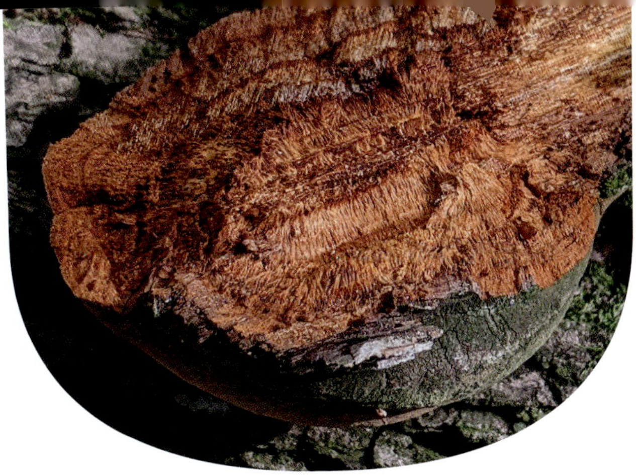

EIGENSCHAFTEN UND MERKMALE DES EICHENFEUERSCHWAMMS

VERBREITUNG

Fomitiporia robusta ist ein weit verbreiteter Pilz in gemäßigten Klimazonen der Nordhalbkugel, der bei moderaten Temperaturen wächst. Er wird häufig in Europa und Nordamerika gefunden, aber auch in Teilen Afrikas, Asiens, Ozeaniens und Südamerikas.
Die Regionen, in denen der Eichenfeuerschwamm seltener oder nicht dokumentiert ist, sind tropische Gebiete der Südhalbkugel, wo andere Arten der Feuerschwämme zu finden sind. Gefunden wird der Pilz bei uns auf Meereshöhe bis in höhere Lagen, auch in bergigen Regionen wie den Alpen oder in Nordamerika in den Rocky Mountains. Die einzigen Voraussetzungen für das Vorkommen dieses holzzerstörenden Pilzes sind die klimatischen Bedingungen und der passende Wirtsbaum, die Eiche.

FORM

» jung halbkugelig, später konsolenförmig
» Rand abgerundet
» Größe bis 15 cm Durchmesser, selten bis 35 cm
» oft mehrere an einem Ast oder Stamm

FARBE

» ***Fruchtkörper:*** bräunlich bis schwarzbraun, manchmal grün durch Algen
» ***Poren:*** gelblich bis rostbraun
» ***Fleisch:*** gelbbraun, hellbraun
» ***Sporen:*** hellbraun

KONSISTENZ

Der Eichenfeuerschwamm ist in allen Wachstumsstadien sehr zäh, sehr hart und sehr fest. Wenn er geerntet wird, fällt auch das hohe Gewicht auf. Das stammt nicht von einem außergewöhnlich hohen Wassergehalt, sondern von den Feststoffen. Der Pilz ist sehr dicht und fest.

GERUCH

» kaum wahrnehmbar

GESCHMACK

» wenig Geschmack, unbedeutend

NAMEN

Der deutsche Name Eichenfeuerschwamm leitet sich von den charakteristischen Merkmalen des Pilzes ab. „Eichen" bezieht sich darauf, dass *Fomitiporia robusta* hauptsächlich parasitär an Eichen wächst. Feuerschwamm ist eine gängige Bezeichnung für Pilze aus der Familie der Borstenscheiblingsverwandten, zu der auch die Gattung *Fomitiporia* gehört.

Vor 1984 war der Pilz als *Phellinus robustus* bekannt. Der wissenschaftliche Name *Fomitiporia robusta* wurde 1984 von Jean-Louis Fiasson und Tuomo Niemelä etabliert, wobei *Fomitiporia* eine Kombination aus den Gattungsnamen *Fomes* (lateinisch für „Zunder") und „poria", das die vielen vorhandenen Poren als Sporengeber auf der Unterseite des Pilzes hervorhebt, ist *robusta* (lateinisch) bedeutet „robust" oder „stark", was auf die harte, langlebige und widerstandsfähige Beschaffenheit der mehrjährigen Fruchtkörper hinweist.

FUNGITASTISCH

In der traditionellen Heilkunde wird er weltweit hauptsächlich in der osteuropäischen und der asiatischen Naturheilkunde und Volksmedizin genutzt, oft aufgrund seiner antibakteriellen, antioxidativen und antitumoralen Wirkungen.

Wein und Brandy

Eine der prominentesten Anwendungen stammt aus Bulgarien, wo getrocknete Fruchtkörper des Pilzes traditionell zur Reifung und Färbung von alkoholischen Getränken wie Wein und Brandy (Rakiya) verwendet werden. Dabei werden die Fruchtkörper in der Flüssigkeit eingeweicht, um Tannine freizusetzen, was nicht nur den Geschmack verbessert, sondern auch als Mittel zur Behandlung verschiedener Krankheiten gilt – eine Praxis, die auf volkstümlichen Überlieferungen basiert und in der bulgarischen Ethnomykologie dokumentiert ist.

Natürliche Apotheke in der TCM

In der Traditionellen Chinesischen Medizin (TCM) wird *Fomitiporia robusta* ebenfalls geschätzt, insbesondere für seine antitumorale Wirkung sowie antibakterielle und antioxidative Eigenschaften. Er wird zur Behandlung von koronarer Herzkrankheit und Krebs eingesetzt, oft in Form von Extrakten oder als Bestandteil von Präparaten. Ähnliche Anwendungen finden sich bei verwandten Arten wie *Fomitiporia punctata*, die seit dem letzten Jahrhundert in chinesischen Folklore-Rezepten gegen bösartige Tumore verwendet werden. Geschichten aus der chinesischen Ethnomykologie beschreiben solche Pilze als „natürliche Apotheke", die in ländlichen Gemeinschaften über Generationen weitergegeben wurden, um Herzleiden und Tumore zu lindern – basierend auf Beobachtungen ihrer Wirkung auf das Immunsystem und oxidativen Stress.

Als Weißfäule-Auslöser ist der Pilz im Wald gefährlich, im Abbau von Holzresten und Schadstoffen ist er fast unschlagbar. Und genau das hat Potenzial für industrielle Anwendungen. *Fomitiporia robusta* kann Lignin (den „Kleber" im Holz) oxidieren und zerlegen. Das führt zu einer weißen, schwammigen Masse – typisch für Weißfäule. Im Gegensatz zu Braunfäule-Pilzen, die nur Kohlenhydrate angreifen, verrottet der Pilz alles: Lignin, Cellulose und Hemicellulose. Er entgiftet dabei sogar giftige Holzextrakte durch Umwandlung oder Abbau.

Anwendungen in Forstwirtschaft und Industrie

Der Eichenfeuerschwamm kann Schadstoffe wie chlorierte Phenole, Pestizide oder Ölrückstände in kontaminierten Böden abbauen. In Labortests sank der Gehalt an Pentachlorphenol um bis zu 98 % in 6 Wochen. Seine Enzyme könnten Holzabfälle in der Forstwirtschaft zersetzen oder in Bioreaktoren Schadstoffe behandeln.

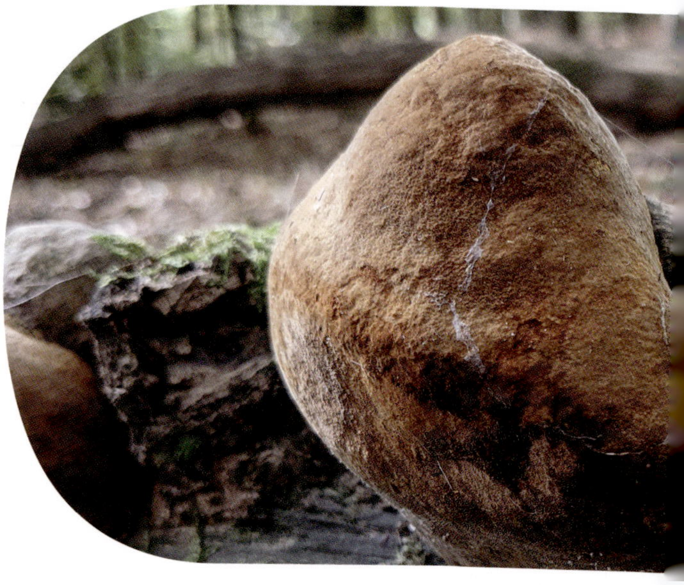

Potenzieller Einsatz im Weinbau

F. robusta interagiert in der Natur mit anderen Pilzen über Konkurrenz oder Hemmung. Nachgewiesen wurde schon, dass er das Wachstum anderer Holzpilze durch Enzyme hemmen kann. Das ist zum Beispiel relevant für den Weinbau, wo *Esca* (eine komplexe Rebholzkrankheit) oft mit Co-Infektionen einhergeht – der Pilz könnte also indirekt andere gefährliche Pilze „verdrängen".
In Modellen wie Holzblöcken oder Weinreben wurde das getestet, um zu verstehen, wie Pilzgemeinschaften im Holz so ausbalanciert werden können, dass der Mechanismus der Verdrängung kontrolliert angewendet werden kann.

Extrakte als natürliche Fungizide

Der Pilz produziert bioaktive Verbindungen wie Coumarine, Lanostan-Triterpene und Polysaccharide, die in Labortests das Wachstum von anderen Pilzen hemmen. Gegen Bakterien und Grauschimmel zeigen alkoholische oder wässrige Extrakte eine moderate Hemmung durch Störung der Zellwand oder durch Hemmung der Enzyme. Extrakte des Eichenfeuerschwamms könnten zukünftig – das ist das Ziel der Forschung – im Weinbau als Präventivmittel gegen *Esca* eingesetzt werden.

Pigmente mit hoher Wirkung

Pigmente in Pilzen sind für ihre antioxidativen, genoprotektiven und potenziell antitumoralen Effekte bekannt. Pigmente lassen sich nicht mit allen Auszugsmitteln gleich gut extrahieren.

Wasser-Abkochung

Wasser löst die wasserlöslichen Pigmente gut, besonders bei Hitze. Es ist eine einfache, traditionelle Methode (ähnlich Teezubereitung) und extrahiert Beta-Glucane sowie phenolische Verbindungen. Allerdings fehlt Säure, was die Ausbeute verringern kann.

Alkohol (40–50 Vol.-%)

Bei 40–50 Vol.-% Alkohol lösen sich Melanine und Hispidin-Derivate gut, besonders bei Raumtemperatur oder leichter Erwärmung. In Bezug auf die Phenole ist die Qualität des Auszugs um ca. 20–30 % höher als bei reinem Wasser.

Apfelessig

Als säurehaltiges, wässriges Mittel (ca. 5 % Essigsäure) ist er die beste der genannten Optionen für Pigmente. Säure stabilisiert und verbessert die Löslichkeit phenolischer Verbindungen, indem sie Protonierung fördert und Oxidation verhindert. Für Melanine und Styrylpyrone ist Säure entscheidend, da sie die Extraktion von den medizinisch aktiven Komponenten in den Pigmenten steigert. Der medizinische Nutzen wird größer, da mehr bioaktive Pigmente (z. B. für Anti-Aging oder Krebsprävention) freigesetzt werden.
Apfelessig ist also mit Blick auf die Pigmente das optimale Auszugsmittel, da es die Pigmente am breitesten und effektivsten extrahiert.

INHALTSSTOFFE

Fomitiporia robusta zeichnet sich durch einen hohen Gehalt an phenolischen Säuren und Polyphenolen aus, die den Pilz besonders widerstandsfähig gegen Umwelteinflüsse machen.
Seine Metaboliten kombinieren hohe Phenol- und Steroid-Gehalte mit einzigartigen Verbindungen wie Phelligridin D und Melanin-Komplexen, die starke Schutzfunktionen bieten.

Tannine und Phenole werden in der Volksmedizin als Gerbstoffe genutzt, auch wegen der damit verbundenen antioxidativen sowie entzündungshemmenden Wirkungen. Das sind Eigenschaften, die in anderen *Phellinus*-Arten ähnlich sind, aber im Eichenfeuerschwamm quantitativ höher vorkommen.

Auch sind Indolverbindungen des Feuerschwamms einzigartig für diese Art. Sie haben eine normalisierende und regenerierende Wirkung auf die Nervenfunktionen.

VERWECHSLUNGSGEFAHR

Feuerschwämme sind sich sehr ähnlich. Die beste Möglichkeit im ersten Schritt, sie untereinander abzugrenzen, ist die Bestimmung des Wirtsbaumes.
Der Tannenfeuerschwamm wächst an der Tanne, der Steineichenfeuerschwamm an der Steineiche, die wiederum hauptsächlich im mediterranen Raum zu finden ist. Der Graue Feuerschwamm wächst gern an Erlen und Pappeln, der Pflaumenfeuerschwamm, wer hätte das gedacht, am Pflaumenbaum.
Auch optisch gibt es durchaus Unterschiede festzustellen, wobei der Eichenfeuerschwamm sicher der rundlichste unter den Feuerschwämmen ist.

EINSATZBEREICHE IN DER HAUSAPOTHEKE

Antibiotisch (Bakterieninfekt), antiviral (Virusinfekt), blutende Wunde, Dickdarmkrebs, entzündliche Erkrankungen, Gicht, Halsschmerzen, Husten, Hyperurikämie, Infektionen, Krebs allgemein, Prellung, Schmerzen, Verstauchung

Kernthema der Signatur des Eichenfeuerschwamms

AUFLÖSEN VON CHRONISCHEN PROZESSEN, INSBESONDERE DES STOFFWECHSELS UND DER GELENKE

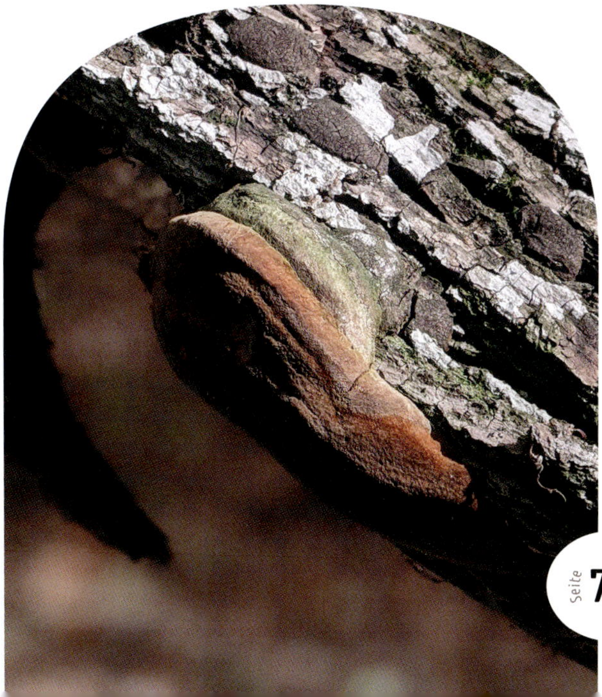

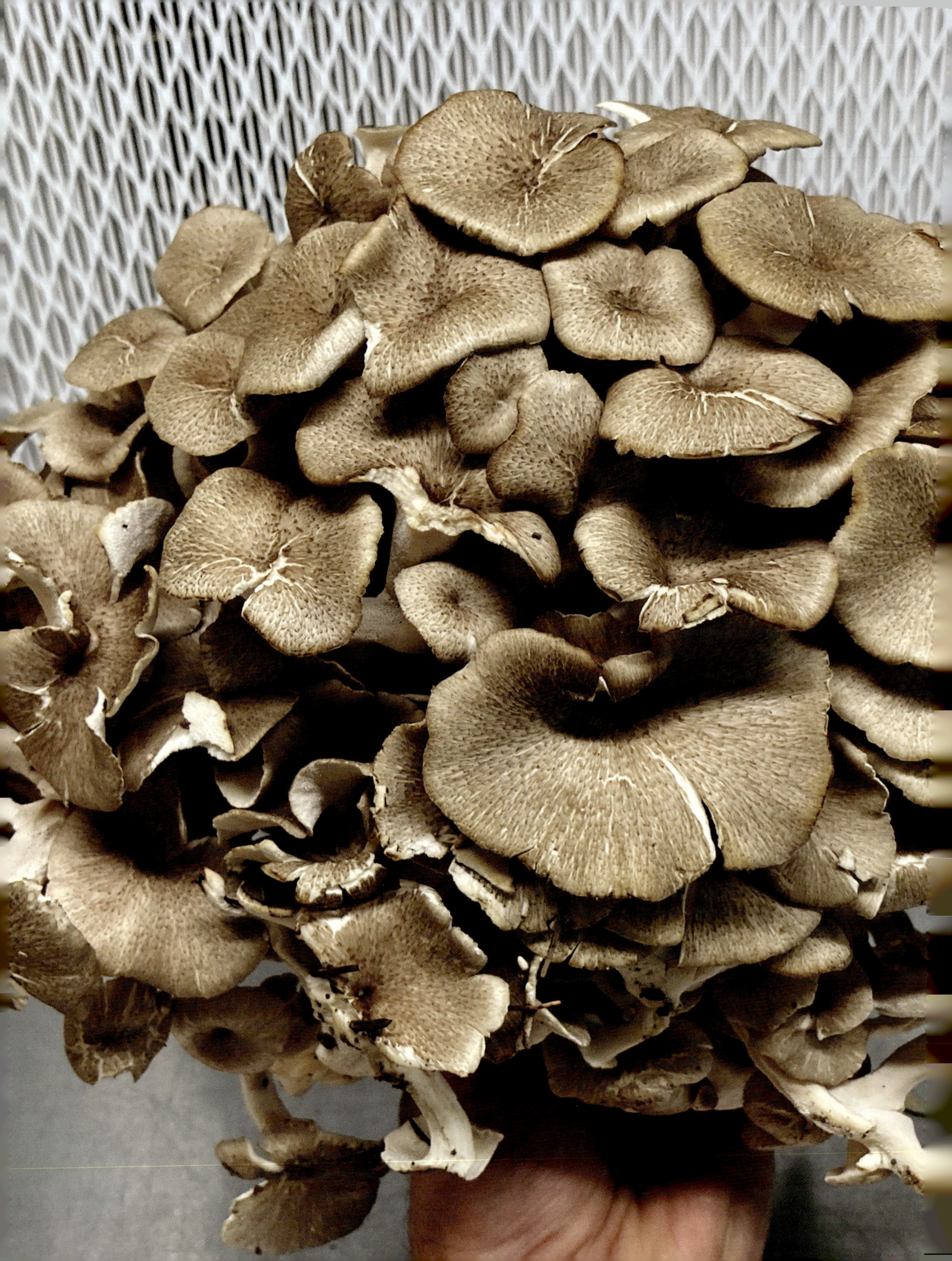

EICHHASE

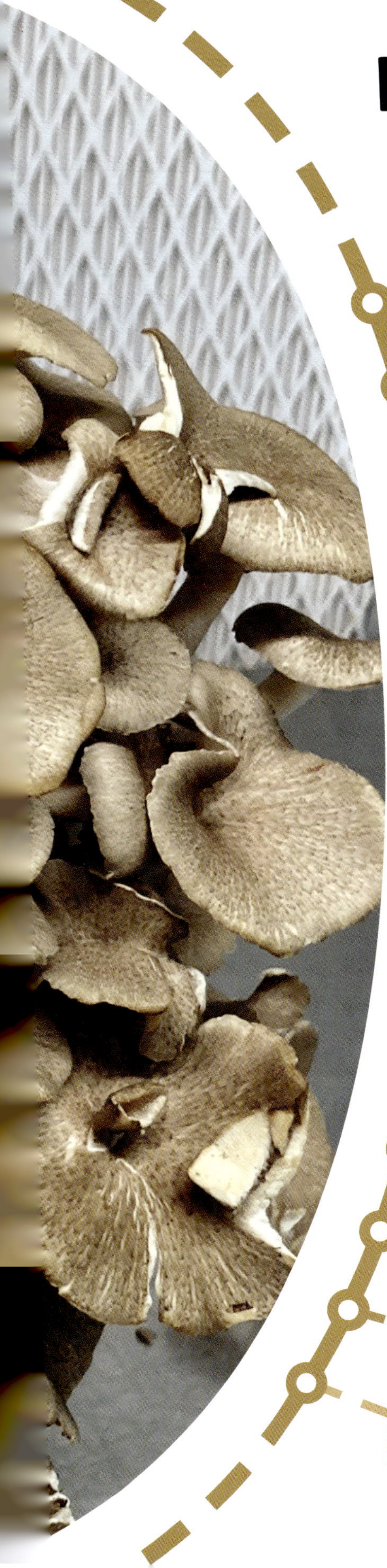

NAME
Eichhase, Ästiger Porling, Ästiger Büschelporling

WISSENSCHAFTLICHER NAME
Polyporus umbellatus

FAMILIE
Polyporaceae, Stielporlingsverwandte

BEVORZUGTER BAUM
Eiche

LEBENSDAUER FRUCHTKÖRPER
einjährig

SCHWEREGRAD ERNTE / ZERKLEINERN
leicht / leicht

GEFÄHRDUNGSKATEGORIE
D: 2 / A: 2 / CH: EN

ANZAHL WISSENSCH. MEDIZINISCHE STUDIEN
> 2.100

TRADITIONELLE MEDIZINISCHE VERWENDUNG
ja

WICHTIGE THERAPEUTISCHE EINSATZBEREICHE
Urogenitalsystem, Atemwege, Stoffwechsel, Magen-Darm-Erkrankungen

SIGNATURENLEHRE PLANETENKRÄFTE
Saturn >> Merkur >> Venus >>Jupiter

SIGNATURENLEHRE METALL-PRINZIPIEN
Blei >> Quecksilber >> Kupfer >> Zinn

VERWECHSLUNGSGEFAHR
Klapperschwamm, Bergporling, Breitblättrige Glucke, Riesenporling (alle essbar)

EINEN EICHHASEN FINDEN

Von den Pilzen dieses Buches ist der Eichhase sicher der Pilz, der am schwersten zu finden ist. Uns selbst ist es bisher noch nicht gelungen, diesen gesunden Leckerbissen live zu erleben. Wir kennen ihn „nur" aus der Zucht oder von den getrockneten, gekauften *Polyporus*-Produkten.

Im Pilz-Porträt des Eichenfeuerschwamms haben wir schon sehr detailliert die Standorte größerer Eichenbestände in Deutschland, Österreich und der Schweiz beschrieben, diese gelten natürlich ganz eindeutig auch für den Eichhasen.

Neben den Eichen ist auch die Verbreitung des Hallimasch von Bedeutung. Wenn zusätzlich zum Eichenbestand auch die Verbreitung des Hallimasch mit einbezogen wird, steigt die Chance auf Fundorte mit echten wilden Eichhasen.

Für die Standorte in Österreich haben wir auf Karten die Bestände der Eichen mit den Beständen der Hallimasch abgeglichen. Darüber legten wir dann die Karte mit den derzeit öffentlich dokumentierten Standorten der Eichhasen. Zumindest für Österreich gilt, dass diese Methode sehr vielversprechend ist, zumindest den potenziellen Suchbereich zu definieren.

Mit Glück – und da braucht es mittlerweile mehr als nur „etwas Glück" – wirst du dann hoffentlich fündig und siehst seine großen Büschel am Fuß einer alten Eiche wachsen.

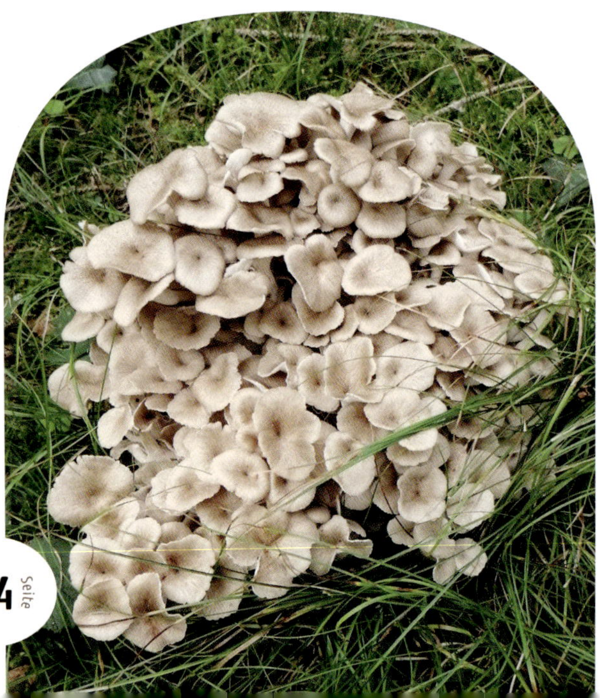

EIGENSCHAFTEN UND MERKMALE DES EICHHASENS

VERBREITUNG

Polyporus umbellatus wächst hauptsächlich in den gemäßigten Klimazonen der Nordhalbkugel. Er bevorzugt mittlere Temperaturen und feuchte Böden. In Europa ist er in Wäldern von West- bis Osteuropa zu finden, während er in Nordamerika vor allem im östlichen Teil des Kontinents wächst, von den Appalachen bis zu den Great Lakes. In Asien, insbesondere in China, Japan und Korea, ist der Pilz weit verbreitet und wird traditionell in der Medizin genutzt.

Der Pilz wächst von Meereshöhe bis in höhere Berglagen, etwa in den Alpen Europas, den Rocky Mountains Nordamerikas oder den Gebirgen Chinas. Er wächst an den Wurzeln von Laubbäumen, vor allem Eichen, Buchen, Ahorn oder Kastanien, und fruchtet an oder in der Nähe von Baumwurzeln in Wäldern, Parks oder entlang von Flüssen. Die wesentlichen Voraussetzungen für sein Vorkommen sind geeignete klimatische Bedingungen, nährstoffreiche, feuchte Böden und die Präsenz von Eichen, denn die sind seine Lieblingsspeise.

FORM

- » wächst in Büscheln mit bis zu 1 Meter Durchmesser
- » aus jedem Strunk wachsen viele Fruchtkörper
- » Fruchtkörper 5 bis zu 7 cm Hutdurchmesser
- » geformt wie eine Halbkugel am Boden

FARBE

- » ***Fruchtkörper:*** cremefarben bis haselnussbraun
- » ***Poren:*** cremefarben bis hellbraun
- » ***Fleisch:*** weiß bis cremefarben
- » ***Sporen:*** weiß

KONSISTENZ

Der gesamte Pilz, auch die Strünke, sind eher brüchig. Besonders der Hut erscheint zart und dünn.

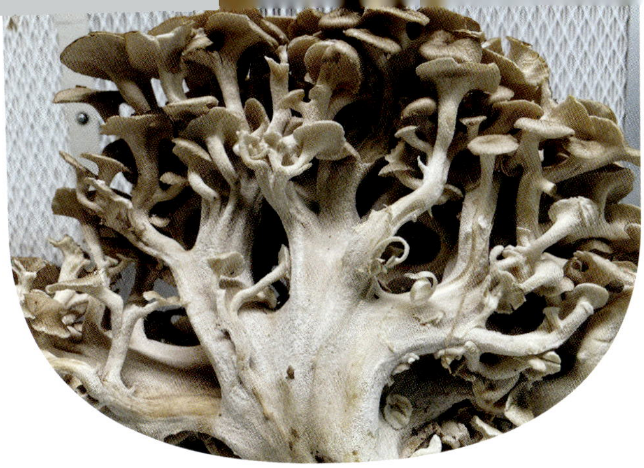

GERUCH

» pilzig, sehr angenehm

GESCHMACK

» pilzig-nussig, wenn er alt wird, auch bitter

NAMEN

Der deutsche Name Eichhase leitet sich von der „Eiche" ab, da der Pilz häufig an den Wurzeln von Eichen wächst. Zumindest dieser Namensteil gilt als gesichert. Der zweite Teil „Hase" könnte sich auf die wie Hasen losspringenden Fruchtkörper beziehen. Vielleicht handelt es sich aber um einen traditionellen volkstümlichen Namen, denn der genaue Ursprung von „Hase" ist ungeklärt.
Alternative deutsche Bezeichnungen wie „Ästiger Porling" oder „Ästiger Büschel-Porling" betonen stattdessen die an allen Standorten klar erkennbare ästige, verzweigte und auch büschelförmige Wuchsform.

Der wissenschaftliche Name *Polyporus umbellatus* hat seine Wurzeln in der lateinischen und griechischen Etymologie. *Polyporus* stammt aus dem Griechischen: „poly" bedeutet „viele" und „poros" bedeutet „Pore", was auf die zahlreichen Poren an der Unterseite der Hüte verweist, eine charakteristische Eigenschaft der Porlinge. Der Artname *umbellatus* leitet sich vom lateinischen „umbella" ab, was „Schirm" oder „Dolde" bedeutet, und beschreibt die schirm- oder doldenförmige Anordnung der Fruchtkörper.
Der Name wurde 1821 von dem schwedischen Mykologen Elias Magnus Fries vergeben, basierend auf einer früheren Beschreibung von Christiaan Hendrik Persoon aus dem Jahr 1801, der ihn zunächst als *Boletus umbellatus* klassifizierte.

FUNGITASTISCH

Der Pilz ist in der TCM bekannt als *Zhu Ling* und wird seit über 2000 Jahren als Heilpilz genutzt. Die frühesten dokumentierten Erwähnungen finden sich in Shen Nong Ben Cao Jing (Shen Nongs Kräuterbuch) und entstanden in der Han-Dynastie (ca. 206 v. Chr. bis 220 n. Chr.). Dort wird er als Mittel gegen Ödeme, zur Förderung der Diurese und zur Behandlung von allgemeinen Nierenerkrankungen empfohlen, sowie bei spärlichem Urin, vaginalem Ausfluss und sogar Durchfall.

Spätere Texte wie das Ben Cao Gang Mu (Lexikon der Materia Medica) aus der Ming-Dynastie und das Shang Han Lun (Abhandlung über fieberhafte, durch Kälte verursachte Erkrankungen) aus der Han-Zeit erweitern die Anwendungen auf Erkrankungen wie chronische Hepatitis, Krebs und Immunstärkung.

Die Nutzung erstreckt sich auch auf Japan und Indien, wo ähnliche diuretische Eigenschaften beschrieben werden.

Nicht unsterblich, aber für ein langes Leben

In China wurde und wird der Eichhase mit Langlebigkeit und Transformation assoziiert. Eine Legende verbindet ihn mit dem mythischen Weisen Peng Zu, der über 700 Jahre gelebt haben soll und sich hauptsächlich von Heilpilzen ernährte, um Unsterblichkeit zu erlangen. Peng Zu soll in den Luyang-Bergen „aufgestiegen sein" (bedeutet, er ist unsterblich geworden). Noch heute gibt es in den Luyang-Bergen eine „Unsterblichen-Höhle".
In daoistischen Texten und der damit verbundenen alchemistischen Tradition wird *Polyporus umbellatus* mit Langlebigkeit, Vitalitätssteigerung und schützenden Eigenschaften verbunden. Zhu Ling wird hier als „superior" eingestuft, was bedeutet, dass er für langfristigen Gebrauch sicher ist und den Körper „erleichtert", was daoistisch als Vorbereitung auf eine spirituelle Erhebung oder Unsterblichkeit verstanden wird.

Mystisches in Europa

In der europäischen Folklore werden alle Pilze als mystische Wesenheiten dargestellt, die eng mit dem Wald verbunden sind. Sie verkörpern „Waldgeister", die den Zyklus von Verfall und Erneuerung symbolisieren. In vielen Traditionen gelten Pilze als Brücken zwischen der Welt der Lebenden und der Geister, die aus dem Nichts über Nacht erscheinen und somit Magie und Unvorhersehbarkeit verkörpern.

Kein Hallimasch bedeutet weniger Eichhase

Der Eichhase steht für ein kleines Phänomen in der Mykologie: Der Pilz, insbesondere seine Sklerotien (das sind Speicher, die härter sind als der Fruchtkörper, fast holzig), wächst erheblich besser, wenn er auf einem Hallimasch wächst. Armillaria dringt dabei mit seinen fadenförmigen Strukturen in die Sklerotien von *Polyporus umbellatus* ein, versorgt sie mit Nährstoffen und Wasser, während der Eichhase im Gegenzug mit dem Hallimasch Nährstoffe austauscht. In der Natur ist diese Symbiose nahezu essenziell für die Sklerotienbildung und das Wachstum; ohne sie stagniert der Pilz typischerweise.

Unter kontrollierten Bedingungen in der Kultivierung kann *Polyporus umbellatus* jedoch auch ohne Armillaria die Sklerotien bilden und wachsen.

Diese Symbiose beeinflusst nicht nur das Wachstum, sie führt auch zu einer deutlichen Erhöhung des Gehalts an gesundheitlich relevanten Wirkstoffen.
Studien zeigen, dass verschiedene Hallimasch-Stämme unterschiedliche Erträge und Konzentrationen an Inhaltsstoffen erzeugen.

Wildsammlung gefährdet Bestand

Wenn das Sklerotium in wild wachsenden Exemplaren entfernt oder geerntet wird, hat das erhebliche Konsequenzen für den Pilz, denn es dient als Speicherorgan für Nährstoffe und ermöglicht die Regeneration des Myzels sowie die Bildung neuer Fruchtkörper. Bei Entfernung kann der Pilz in der Wildnis typischerweise keine neuen Sklerotien bilden, was zu einem Stagnieren oder Absterben des Myzels führt. Der Pilz verliert damit seine Fähigkeit, Trockenperioden, Kälte oder andere Stressfaktoren zu überstehen.

Rückgang wilder Bestände

Aufgrund der Rarität des Pilzes ist das Sammeln in vielen europäischen Ländern Jahren stark eingeschränkt oder verboten, um den Bestand zu schützen. In Deutschland befindet er sich auf der Vorwarnliste, in Österreich gilt er als gefährdet, in der Schweiz als selten.

Trotz des Schutzstatus sind die wilden Populationen weiter rückläufig. Dabei kann der Bedarf für Nahrungsergänzungsprodukte problemlos durch gezüchtete Sklerotien gedeckt werden.

Fruchtkörper ja, Sklerotium nein

In der Wildnis sollte daher das Sklerotium nicht entfernt werden, um den Pilz zu erhalten. Stattdessen empfehlen wir dringend, auf kultivierte Exemplare zurückzugreifen, bei denen Sklerotien unter kontrollierten Bedingungen nachwachsen können.

Die Fruchtkörper, also der Teil, der umgangssprachlich als Pilz bezeichnet wird, der kann auch weiterhin geerntet werden, um ihn zu essen – wenn man ihn noch findet.

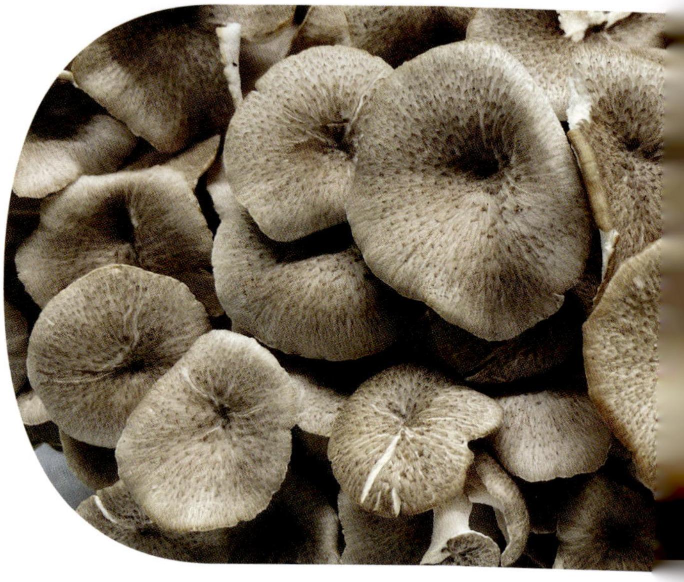

INHALTSSTOFFE

Das Besondere beim *Polyporus umbellatus* sind die hohen Konzentration harntreibender und hochwirksamer Sterole wie Ergosterol und Ergone. Genau durch diese Inhaltsstoffe schützt der Eichhase in wohl unübertroffener Effektivität die Nieren.

Gleichzeitig wirken diese Sterole hocheffizient gegen Ödeme – eine Eigenschaft, die in der TCM seit Jahrhunderten genutzt wird.

Die strukturelle Vielfalt der Polysaccharide führt zu einer breiten bioaktiven Wirkung auf den gesamten Organismus, die von Antioxidantien bis zu Antiviralmitteln reicht.

Die Symbiose mit Armillaria-Arten erhöht den Gehalt der Wirkstoffe erheblich.

Sklerotium versus Fruchtkörper

Für medizinische Zwecke werden sowohl die Sklerotien als auch die Fruchtkörper verwendet, die aber nicht dieselben Mengen an Wirkstoffen enthalten.

» Die Sklerotien sind reich an Polysacchariden und Steroiden, oft mit höheren Konzentrationen wasserlöslicher Verbindungen. Sie dienen als Speicherorgane und enthalten typischerweise höhere Anteile an antitumoralen und immunstärkenden Substanzen.
» Die Fruchtkörper enthalten in Relation zu den Polysacchariden mehr Proteine und eine breitere Palette an zytotoxischen Steroiden.

Die Sklerotien werden traditionell stärker für diuretische und antitumorale Zwecke genutzt aufgrund höherer Polysaccharid- und Steroid-Mengen, während Fruchtkörper essbar sind und für antibakterielle oder kosmetische Anwendungen (z. B. bei Haarausfall) besser geeignet sind. Künstlich hergestellte Sklerotien haben z. B. nur 78 % des Polysaccharid-Gehalts wilder Exemplare.

VERWECHSLUNGSGEFAHR

Das Gute vorweg: Ja, man kann den Eichhasen verwechseln, aber nur mit ebenfalls sehr schmackhaften Pilzen. Es gibt vier Pilze, die Ähnlichkeiten aufweisen.

Der Klapperschwamm hat einen ähnlichen Speiseplan wie der Eichhase und liebt auch die Eichen.

Der Bergporling macht es uns da schon viel leichter, denn er bevorzugt Nadelholz. Laubholz mag er gar nicht. Der Bergporling ist nur im jungen Wachstumsstadium essbar.

Die Breitblättrige Glucke ist von den hier genannten der Pilz, der am wenigsten dem Eichhasen ähnlich ist. Was aber durchaus an den Eichhasen erinnert, ist die halbkugelige Form und die vielen hutähnlichen Fächer.

Auch mit dem Riesenporling kann der Pilz verwechselt werden. Dieser wächst sowohl auf Nadel- als auch auf Laubholz. Ein gutes Merkmal, um die beiden Pilze sicher voneinander abzugrenzen, ist der Druck auf die Poren. Beim Riesenporling schwärzen sie. Essbar ist diese Pilzart auch nur im jungen Stadium, danach wird er unangenehm bitter.

EINSATZBEREICHE IN DER HAUSAPOTHEKE

Antibiotisch (Bakterieninfekt), antiviral (Virusinfekt), Arthritis, Blasenentzündung, Blasenkrebs, Bluthochdruck, Bronchitis, Brustkrebs, Bursitis, Chlamydien-Infektion, Cholesterin/Fettstoffwechsel, chronische Niereninsuffizienz, Colitis ulcerosa, COPD, Darmentzündung, Darmflora gestört, Darmpolypen, Durchblutungsstörungen, Durchfall, endokrine Störung, entzündliche Erkrankungen, Escherichia coli, Fettleber (nicht-alkoholisch, NAFLD), Gallensteine/Gallenblasenerkrankung, Gebärmutterhals-Erkrankungen, Gelenkentzündungen, Gelenkschmerz, Genitalbereich, gynäkologische Probleme, Harninkontinenz, Harnwegsentzündung, Hepatitis B, Husten, Immunsystem schwach, Infektionen, Krebs allgemein, Krupp, Kurzatmigkeit, Lebererkrankungen, Leukämie, Magen-Darm-Erkrankungen, Malaria, Morbus Crohn, Mukusretention (zäher Schleim), Muskelschwund, Nebenniereninsuffizienz, Nierenerkrankungen, Nierenschwäche / diuretisch, Nierensteine, Ödem, Parasitenbefall, Präbiotika-Mangel, Rheuma, Staphylococcus aureus, Stoffwechselerkrankungen, Typ-2-Diabetes, vaginale Infektionen, Venenerkrankungen, Wunde

Kernthema der Signatur des Eichhasen

MEISTER IM REINIGEN DER FLÜSSIGKEITEN, TRENNT DAS WICHTIGE VOM UNNÜTZEN UND GIFTIGEN. STÄRKT UND REGENERIERT NIERE, MILZ, LEBER, MAGEN UND DARM

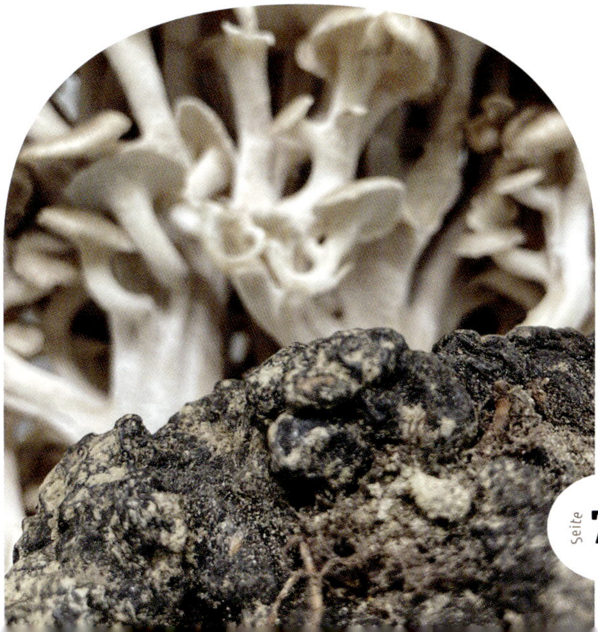

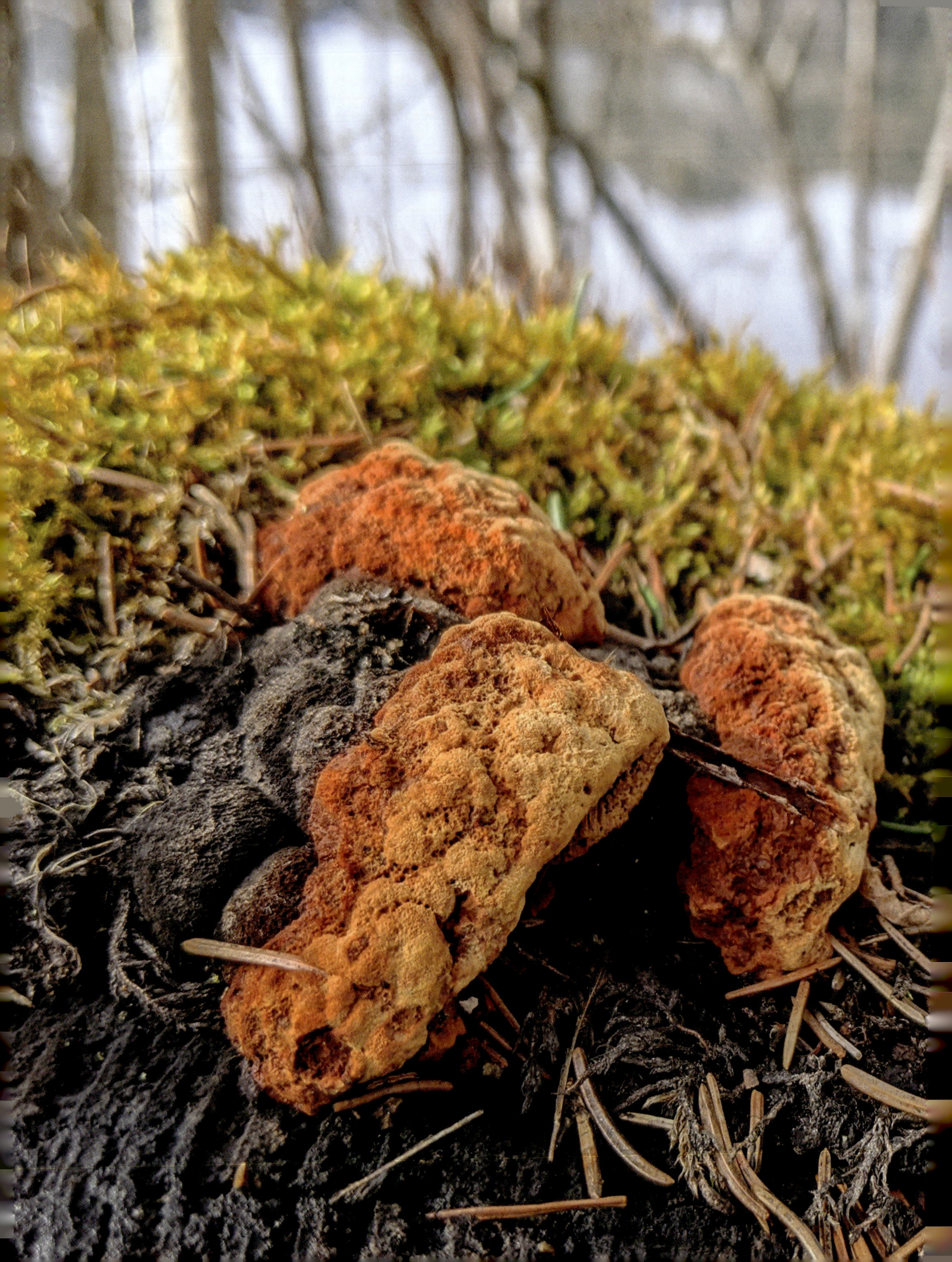

FENCHELPORLING

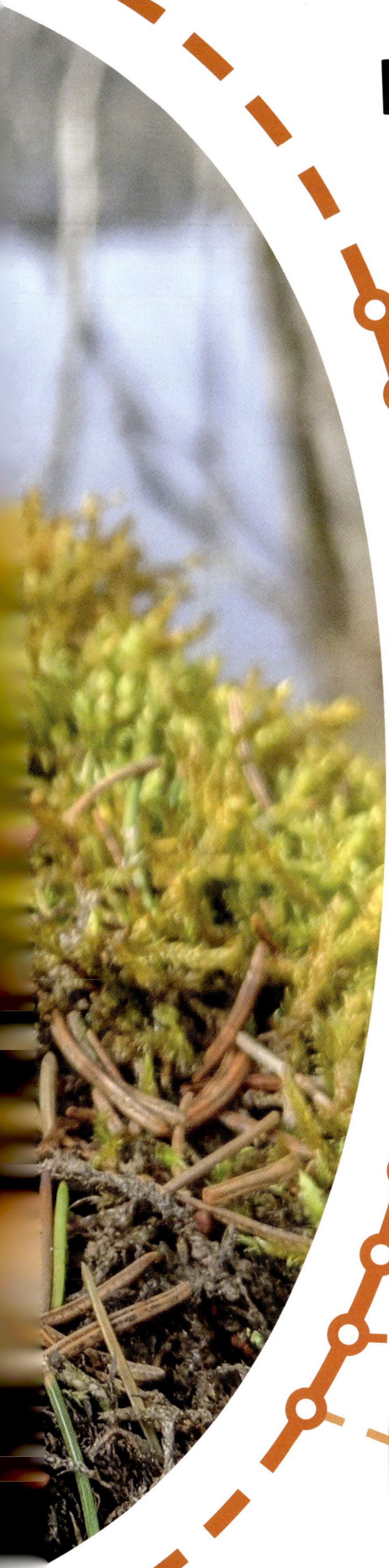

NAME
Fenchelporling, Fencheltramete, Dufttramete

WISSENSCHAFTLICHER NAME
Gloeophyllum odoratum

FAMILIE
Gloeophyllaceae, Blättlingsverwandte

BEVORZUGTER BAUM
Fichte

LEBENSDAUER FRUCHTKÖRPER
mehrjährig

SCHWEREGRAD ERNTE / ZERKLEINERN
leicht / leicht

GEFÄHRDUNGSKATEGORIE
D: (-) / A: (-) / CH: LC

ANZAHL WISSENSCH. MEDIZINISCHE STUDIEN
> 110

TRADITIONELLE MEDIZINISCHE VERWENDUNG
nein

WICHTIGE THERAPEUTISCHE EINSATZBEREICHE
Magen-Darm-Erkrankungen, neurodegenerative Erkrankungen, Thrombose

SIGNATURENLEHRE PLANETENKRÄFTE
Saturn >>Jupiter >> Mond

SIGNATURENLEHRE METALL-PRINZIPIEN
Blei >> Zinn >> Silber

VERWECHSLUNGSGEFAHR
Leuchtender Weichporling, Duftender Goldporling, Zimtfarbener Weichporling (ungenießbar oder giftig)

EINEN FENCHELPORLING FINDEN

Der Fenchelporling ist einer der wenigen Pilze, die sich sogar in stark bewirtschafteten Wäldern gut finden lassen. Denn der Pilz liebt Fichten und am meisten mag er die Baumstümpfe der gefällten Fichten und auch Kiefern. Auf den Oberflächen der Stümpfe kann sich gut das Regenwasser sammeln, Baumstümpfe sind also der Garant für mehr Feuchtigkeit, die der Pilz mag. Als Zersetzer löst er eine Braunfäule aus. Er kann also unmittelbar nach dem Absterben (oder Fällen) des Baums den Stumpf kolonisieren und die Zersetzung einleiten, ohne dass vorherige Zersetzer notwendig gewesen sind. Er ist kein Folgezersetzer, der auf bereits vorgeschädigtes Holz angewiesen wäre, sondern fungiert als erster Akteur in der Zerlegung des Holzes.

Gloeophyllum odoratum ist kein seltener Pilz, er ist sehr häufig und kommt nahezu in jedem Wald mit Nadelholzbestand vor. Um diesen Pilz zu finden, musst du also nur in Gegenden suchen, die einen guten Bestand mit Nadelhölzern haben. Für die Suche nach dem Fenchelporling kann man sogar sagen, dass bewirtschaftete Wälder eher mehr Fenchelporlinge haben als weniger bewirtschaftete.

Unbedingt sofort fixieren

Was beim aromatischen Fenchelporling sehr wichtig ist, sind die im Pilz enthaltenen Aromen. Damit der Pilz als Teil der Hausapotheke richtig zur Geltung kommt, ist es von großer Bedeutung, ihn sehr schnell zu verarbeiten.

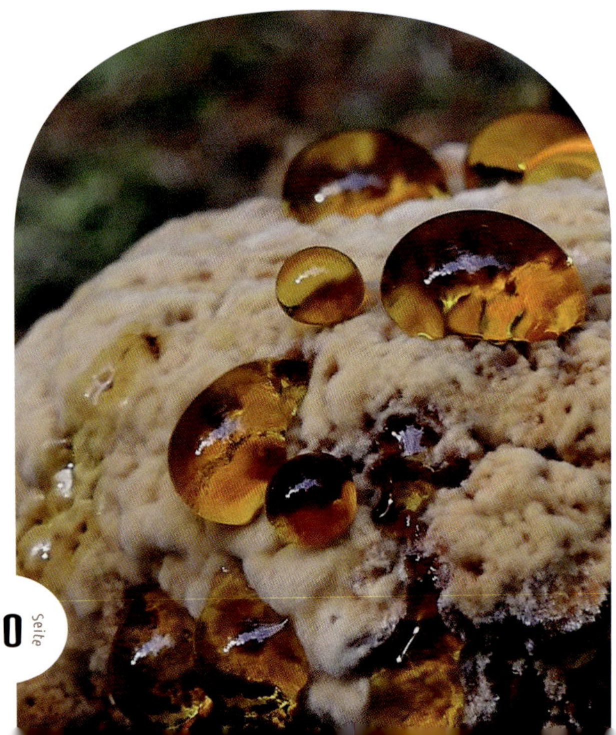

Unsere ersten Versuche, den Pilz zu trocknen und halbwegs aromatische Pilzstücke zu erhalten, waren ehrlich gesagt schlechter als erwartet. Die getrockneten Pilze hatten nichts mehr von ihrem Duft.
Im zweiten Anlauf verarbeiteten wir die Pilze noch im frischen Zustand. Alkohol-Tinkturen und Essig-Tinkturen und alle anderen Auszüge wurden sofort gemacht, wenn wir aus dem Wald zurückkamen. Die Ergebnisse waren schon viel besser, es fehlten aber Aromen, die von der Ernte auf dem Weg nach Hause verloren gingen. Was der Pilz nicht mag, sind Verletzungen und Wärme. Sobald er abgeschnitten wurde, entweichen nach und nach die leicht flüchtigen Verbindungen.

So wird es perfekt

Im dritten Anlauf wurde es dann perfekt. Aus diesen Erfahrungen sind wir heute dazu übergegangen, den Fenchelporling gleich im Wald zu verarbeiten. Für einen Auszug nehmen wir alles mit, was notwendig ist. Die halb gefüllte Flasche Alkohol (oder Essig, Öl, Glycerin, Honig, Oxymel etc.), Messer, Schneidbrett, Bürsten und Tücher zum Putzen. Dann wird der Pilz im Wald geerntet, sofort gereinigt und so weit wie nötig zerkleinert. So wird dann das Ergebnis perfekt.

EIGENSCHAFTEN UND MERKMALE DES FENCHELPORLINGS

VERBREITUNG

Gloeophyllum odoratum wächst hauptsächlich in den gemäßigten bis borealen Klimazonen der Nordhalbkugel. Er bevorzugt kühle bis mäßig warme Temperaturen und feuchte Bedingungen.
In Europa ist er weit verbreitet, von Skandinavien über Mitteleuropa bis in den Osten, einschließlich Russland, er tritt in Nadelwäldern auf. In Nordamerika kommt er vor allem im nordwestlichen Pazifikraum vor, von Alaska bis British Columbia und den Rocky Mountains, sowie in Teilen des Nordostens. In Asien ist der Pilz in Sibirien, Japan und Teilen Chinas zu finden, wo er taigaähnliche Wälder bevorzugt.
Der Pilz wächst von Tieflagen bis in mittlere Berglagen, etwa in den Alpen Europas bis 1.500–2.000 m, den Rocky Mountains Nordamerikas oder den Gebirgen Sibiriens. Er wächst saprophytisch auf totem Nadelholz, vor allem

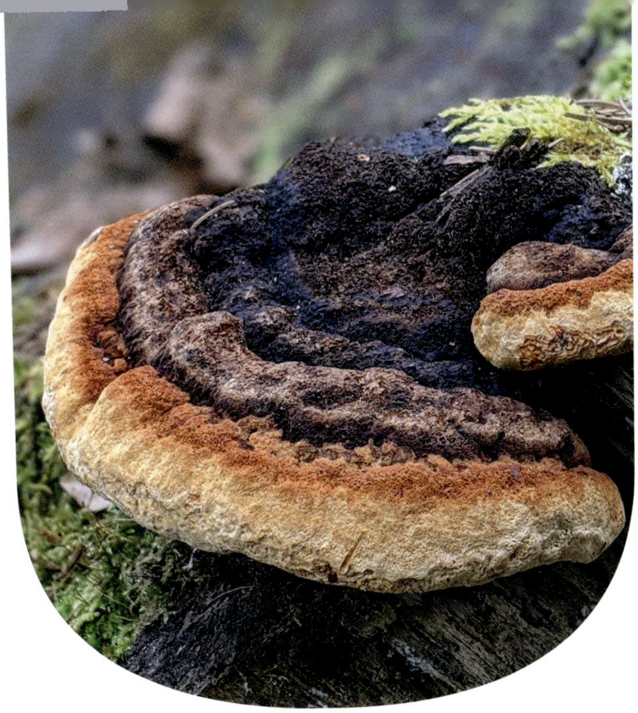

Fichten, Kiefern oder Lärchen, und verursacht Braunfäule an Stämmen und Ästen. Er kann aber auch Bauholz auf Holzlagerplätzen besiedeln, wenn der Feuchtigkeitsgehalt ausreichend ist.

Die wesentlichen Voraussetzungen für sein Vorkommen sind geeignete klimatische Bedingungen, feuchte, saure Substrate und die Präsenz von totem Nadelholz, denn das ist seine Leib- und Magenspeise. Er bevorzugt zwar Fichte, gibt sich aber auch problemlos mit anderen Nadelhölzern zufrieden.

FORM

- jung halbkugelig, knollig-polsterförmig
- wenn er älter wird, kissenförmig bis tellerförmig
- auf den Baumstümpfen liegend oder seitlich auch knollig herauswachsend
- Oberfläche samtig, höckerig-uneben, grob filzig
- die Poren sind unregelmäßig, auch eckig
- junge Fruchtkörper oft mit Guttationstropfen

FARBE

- ***Fruchtkörper:*** jung orange- bis gelbbraun, später dunkelbraun mit gelber Randzone
- ***Poren:*** gelblich bis rotbraun
- ***Fleisch:*** jung zitronig gelb, später rotbraun
- ***Sporen:*** helles Gelb

KONSISTENZ

Der gesamte Pilz ist zäh und korkartig. Im Alter wird er immer fester.

GERUCH

- nach typischen Gewürzen für Magen und Darm (Fenchel, Anis, Koriander)

GESCHMACK

- sauer und bitter, Aromen kaum zu schmecken

NAMEN

Der deutsche Name Fenchelporling leitet sich vom charakteristischen, intensiven Geruch der Fruchtkörper ab, der stark an Fenchel, Anis und teilweise Koriander erinnert und den ersten Namensbestandteil erklärt.
Der zweite Teil „Porling" bezieht sich auf die poröse, röhrenförmige Struktur an der Unterseite der Fruchtkörper und auch seitlich. Alternative deutsche Bezeichnungen wie „Fencheltramete" oder „Dufttramete" heben stattdessen den duftenden Aspekt und die trametenartige Wuchsform hervor, die an Konsolen oder Wülste erinnert.

Der wissenschaftliche Name *Gloeophyllum odoratum* hat seine Wurzeln in der griechischen und lateinischen Etymologie. *Gloeophyllum* stammt aus dem Griechischen: „gloios" bedeutet „klebrig" oder „schleimig" und „phyllon" meint „Blatt" oder „Lamelle", was auf die lamellenartigen Porenstrukturen hinweist. Der Artname o*doratum* leitet sich vom lateinischen „odoratus" ab, was „duftend" oder „wohlriechend" bedeutet, und beschreibt den markanten aromatischen Duft der Fruchtkörper. Ein gängiges Synonym ist *Osmoporus odoratus*, wobei „Osmoporus" von griechisch „osme" (Geruch) und „poros" (Pore) abgeleitet ist und ebenfalls den duftenden, porigen Charakter betont.

Der Name wurde 1943 vom japanischen Mykologen Rokuya Imazeki als *Gloeophyllum odoratum* vergeben, basierend auf einer früheren Beschreibung von Franz Xaver von Wulfen aus dem Jahr 1788, der ihn zunächst als Boletus odoratus klassifizierte. Eine weitere Umbenennung zu *Osmoporus odoratus* erfolgte 1944 durch Rolf Singer.

Extraktion der aromatischen Inhaltsstoffe aus dem Fenchelporling

Die Extraktion der leicht flüchtigen Substanzen im *Gloeophyllum odoratum* mit verschiedenen Lösungsmitteln beeinflusst ihre Stabilität und den Ertrag.

Extraktion mit Wasser

Insgesamt ist der Ertrag niedrig (oft < 20–30 % der flüchtigen Inhaltsstoffe) und der Extrakt verliert schnell an Aroma durch Verdunstung.

Extraktion mit Alkohol (40–50 Vol.-% Ethanol)

Sesquiterpene und Terpenoide lösen sich ebenso wie aromatische Verbindungen ausgezeichnet. Aliphatische Alkohole lösen sich vollständig. Alkohol fixiert das Aroma sehr gut.

Extraktion mit Essig

Sesquiterpene und Terpenoide lösen sich ähnlich wie in Wasser. Aromatische Aldehyde werden im Duft abgemildert. Insgesamt ist Essig wenig geeignet.

Extraktion mit Öl

Sesquiterpene und Terpenoide sowie aromatische Verbindungen lösen sich hervorragend, der Ertrag ist hoch und die Substanzen bleiben stabil. Aliphatische Alkohole sind weniger löslich, aber insgesamt eignet sich Öl hervorragend.

Extraktion mit Glycerin

Die aromatischen Inhaltsstoffe werden weitgehend extrahiert. Die Qualität der Extraktion ist vergleichbar mit der des Alkohols.

Extraktion mit Oxymel

Mit Oxymel werden die flüchtigen Inhaltsstoffe effektiv extrahiert, da der Essig wasserlösliche und säurestabile Verbindungen löst, während Honig lipophile Komponenten bindet und den Geschmack mildert.

Zusammenfassend eignen sich Alkohol, Glycerin, Öl und Oxymel am besten für die Erhaltung der aromatischen Inhaltsstoffe.

Anwendungen in Bioremediation und Abfallbehandlung

Der Pilz ist fähig, synthetische Farbstoffe abzubauen und zu entfärben. Experimente zeigen, dass der Fenchelporling, in einer Mischung mit anderen Pilzen, mit über 90 % eine hohe Effizienz bei der Entfernung von Farbstoffen wie Brilliant Green erreicht.
In der Abwasserbehandlung wird der Pilz auch für die Behandlung von Antibiotika erforscht, um Schadstoffe im Klärschlamm zu reduzieren.

Der Fenchelporling in Kosmetik und Parfüm

Eine Patentanmeldung diskutiert olfaktorische Liganden aus *Gloeophyllum odoratum*, für Anwendungen in Parfüms und Kosmetika, da diese Verbindungen duftend sind. In der Kosmetik werden antioxidative Phenole aus dem Pilz erforscht, die freie Radikale binden und potenziell in Hautpflegeprodukten (z. B. gegen Alterung) verwendet werden könnten.

Anwendungen in Technik und anderen Bereichen

In der Technik wird der Pilz für das Erkennen von Holzzerfall in Gebäuden und in der Forstwirtschaft erforscht. Die Aromen können sehr schnell erkannt werden, um frühzeitigen Befall in Holzstrukturen zu identifizieren.
In der Biotechnologie dient der Pilz als Modellorganismus für die Produktion von Enzymen, die in der industriellen Holzverarbeitung oder Bioethanol-Produktion genutzt werden könnten.

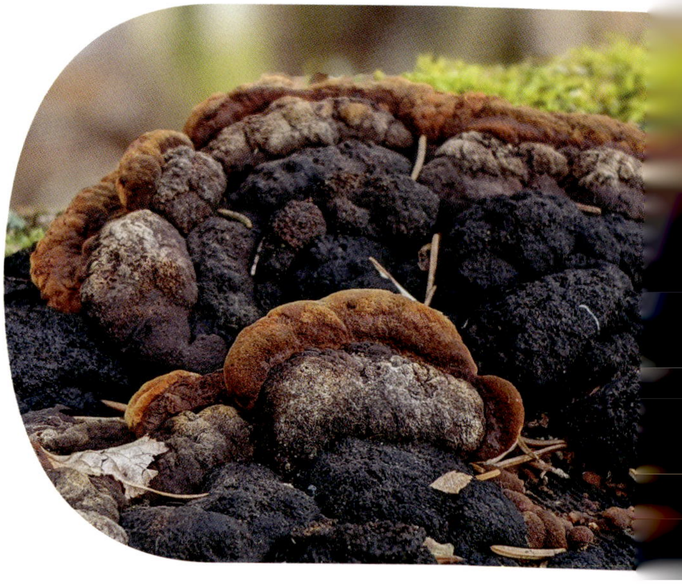

Weitere Forschungsgebiete umfassen anticholinesterase-Aktivitäten, die für Alzheimer-Therapien relevant sind, sowie antibakterielle Effekte in der Nanotechnologie.
In der Landwirtschaft wird der Pilz für die Kompostierung und Bodensanierung betrachtet, da er als Basidiomycet Holz abbaut und Nährstoffe freisetzt.

INHALTSSTOFFE

Der Pilz enthält sehr viele leicht flüchtige Verbindungen, die den charakteristischen Duft erzeugen, aber auch Triterpene, Sterole und lipidähnliche Verbindungen.

Leicht flüchtige Verbindungen

Diese Inhaltsstoffe machen den Pilz so interessant, der anis- oder fenchelartige Geruch ist einmalig und typisch:

- » Monoterpene und Sesquiterpene: Linalool, Citronellol, Geraniol, Drimenol. Drimenol ist am meisten enthalten
- » Aromatische Ester und Aldehyde, die den anisartigen Duft verleihen
- » Aliphatische Verbindungen

In der Summe erzeugen diese leicht flüchtigen Inhaltsstoffe den einzigartigen Geruch, der den Pilz von anderen Pilzen unterscheidet. Wer den frischen balsamischen Geruch einmal erlebt hat, wird den Pilz ab da auch mit geschlossenen Augen erkennen. Bei der Trocknung des Pilzes gehen diese Aromen zum großen Teil verloren. Deshalb muss man die Aromen des Pilzes in Alkohol, Essig und anderen Auszugsmitteln immer frisch fixieren.

Triterpene und Sterole

Diese Bestandteile des Fenchelporling haben auch bioaktive Eigenschaften, die den Pilz als Quelle für naturheilkundliche Anwendungen wertvoll machen:

- » Lanostane Triterpene
- » Sterole
- » Freie Fettsäuren, Lecithine (Phospholipide) und aromatische Derivate aus Lignin-Abbau

Für die Triterpene und Sterole konnten antiinflammatorische, antivirale und thrombinhemmende Aktivitäten nachgewiesen werden. Neue Verbindungen wie Gloeophyllin K und L sind einzigartig und kommen nur im Fenchelporling vor.

VERWECHSLUNGSGEFAHR

Es gibt einen Pilz, der tödlich giftig ist, der dem Fenchelporling ähnlich sieht: der Zimtfarbene Weichporling. Zum Glück gibt es viele Merkmale, die eine sichere Abgrenzung der Pilze voneinander auch ohne Mikroskop erlauben. Dem Zimtfarbenen Weichporling ist auf Seite 40 ein Kurzporträt gewidmet. So viel sei hier schon vorweggenommen: Ein wesentliches Unterscheidungskriterium ist der Geruch. Während der Fenchelporling intensive und aromatische Fenchel- und Anisnoten hat, kontert der Zimtfarbene Weichporling – zum Glück – nur mit pilzigen Gerüchen. Die Nase hilft also enorm. Um ganz sicherzugehen: Kommt die Porenunterseite des Pilzes mit NaOH (Natriumhydroxid) in Kontakt, führt das beim Zimtfarbenen Weichporling zu einer starken Lilafärbung. Beim Betupfen des Fruchtkörpers mit KOH (Kaliumhydroxid) wird der Zimtfarbene violett. Ohne Farbumschlag ist es der Fenchelporling.

Dann gibt es noch den ungenießbaren Leuchtenden Weichporling, der sich ebenfalls durch den fehlenden Geruch gut abgrenzen lässt. Zusätzlich fehlen die satten Brauntöne.

Einzig der ungenießbare Duftende Goldporling hat das Potenzial, den Fenchelporling zumindest vom Geruch her zu erinnern. Ihm fehlen aber die typischen Fenchelnoten, sein Geruch ist intensiv geprägt durch eine Mischung aus Anis bis Aprikose, manchmal auch ähnlich wie Vanille. Aber auch ihm fehlen die typischen Brauntöne des Fenchelporlings.

EINSATZBEREICHE IN DER HAUSAPOTHEKE

Alzheimer, antiviral (Virusinfekt), Demenz, Dickdarmkrebs, Gedächtnisschwäche, Embolie, Immunsystem schwach, Infektionen, Influenza, Krebs allgemein, Lernschwäche, Magen-Darm-Erkrankungen, neurodegenerative Erkrankungen, Thrombose

Kernthema der Signatur des Fenchelporlings

BALSAMISCHE AROMEN SCHMEICHELN MAGEN & DARM, LASSEN DAS BLUT BESSER FLIESSEN UND AKTIVIEREN STARKE KRÄFTE GEGEN NEURODEGENERATIVE PROZESSE

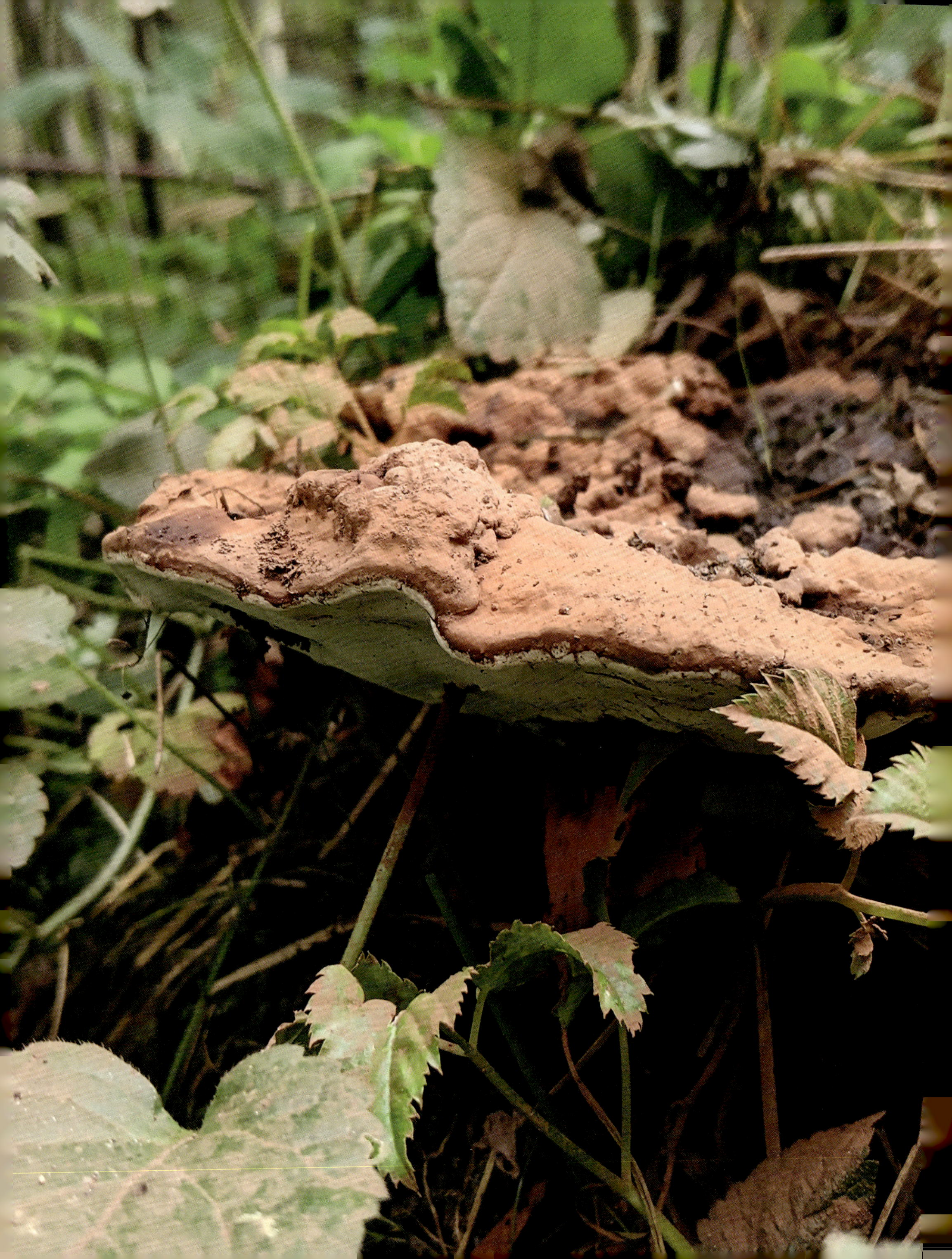

FLACHER LACKPORLING

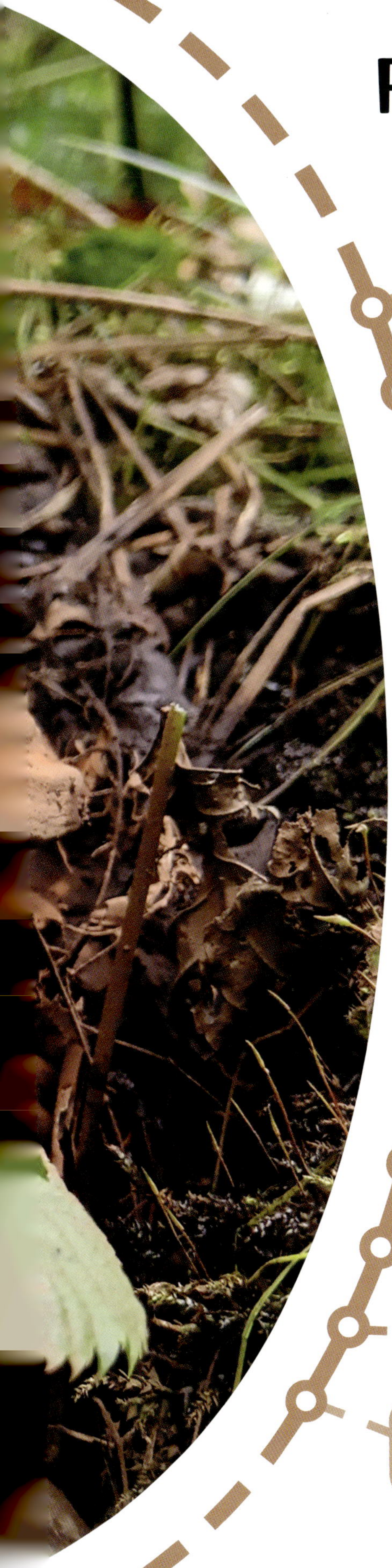

NAME
Flacher Lackporling, Malerpilz

WISSENSCHAFTLICHER NAME
Ganoderma applanatum

FAMILIE
Ganodermataceae, Lackporlingsverwandte

BEVORZUGTER BAUM
Laubholz

LEBENSDAUER FRUCHTKÖRPER
mehrjährig

SCHWEREGRAD ERNTE / ZERKLEINERN
mittel / mittel

GEFÄHRDUNGSKATEGORIE
D: (-) / A: (-) / CH: LC

ANZAHL WISSENSCH. MEDIZINISCHE STUDIEN
> 23.000

TRADITIONELLE MEDIZINISCHE VERWENDUNG
ja

WICHTIGE THERAPEUTISCHE EINSATZBEREICHE
Atemwege, Psoriasis, Stoffwechselerkrankungen, Leber und Bauchspeicheldrüse, Magen und Darm, Entzündungen

SIGNATURENLEHRE PLANETENKRÄFTE
Saturn >> Jupiter >> Merkur

SIGNATURENLEHRE METALL-PRINZIPIEN
Blei >> Zinn >> Quecksilber

VERWECHSLUNGSGEFAHR
andere Lackporlinge, Schwarzgebänderter Harzporling, Wurzelschwämme (alle ungiftig)

FLACHEN LACKPORLING FINDEN

Ganoderma applanatum ist weltweit verbreitet und kommt in allen Regionen vor, wo Bäume wachsen. Das beschreibt schon sehr gut seinen genügsamen Charakter, was seine Ernährung betrifft. Hauptsache Baum ist seine Devise.
Er bevorzugt gemäßigte bis subtropische Klimazonen mit milden Temperaturen, wo die Sporenbildung ab einer Durchschnittstemperatur von über 6 °C einsetzt und dann so lange anhält, bis die Kälte kommt. In trockenen Gebieten tritt er seltener auf, da er feuchte Bedingungen präferiert.

In Europa ist der Pilz weit verbreitet, von Skandinavien über Mitteleuropa bis in den Osten, einschließlich Russland. In Nordamerika kommt er häufig im Osten und Westen vor, insbesondere in den Appalachen, den Rocky Mountains und im Pazifikraum, wo er auf Harthölzern wie Ahorn und Buche anzutreffen ist. In Asien ist er in Sibirien, Japan, China und Teilen Südostasiens zu finden, oft in gemischten Wäldern. Auch in Australien, Afrika und Südamerika ist er vertreten. Dort nutzt er tropische und subtropische Habitate.

Der Pilz wächst weltweit bis in 2.000 m Höhe. In Deutschland variiert die Wirtswahl mit der Höhe: In tieferen Lagen bevorzugt er Pappeln und Weiden, in mittleren Lagen Rotbuchen und Eichen, während in hohen Lagen Bergahorn hinzukommt.

Die wesentlichen Voraussetzungen für sein Vorkommen sind geeignete klimatische Bedingungen mit Feuchtigkeit, saure bis neutrale Substrate und die Präsenz von totem oder geschwächtem Holz, denn das ist seine Hauptquelle. Er bevorzugt Laubholz, gelegentlich labt er sich aber auch an Nadelholz. Er ist der genügsamste unter den Lackporlingen.

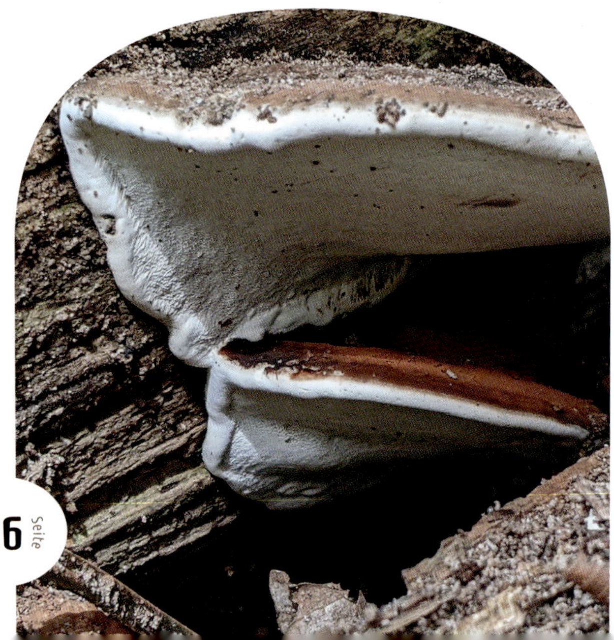

Der Pilz ist ein sehr häufiger Bewohner im Wald. Auf den Karten der mykologischen Datenbanken werden schon nicht mehr alle Fundorte angezeigt, es sind zu viele. Um einen Flachen Lackporling zu finden, gibt es daher einen ganz einfachen Weg: Geh in den Wald und halte die Augen offen. Wenn du Pech hast, findest du keinen.

EIGENSCHAFTEN UND MERKMALE DES FLACHEN LACKPORLINGS

VERBREITUNG

Der Flache Lackporling ist sicher einer der wenigen großen Baumpilze mit weltweiter Verbreitung. Vereinfacht gesagt gibt es nur zwei Gründe, was seine Verbreitung einschränkt: Regionen ohne Bäume. Dann kommt er – an Ermangelung von Nahrung – nicht vor, und bei dauerhaften Temperaturen unterhalb von 6 °C. Das ist seine Mindesttemperatur zur Fortpflanzung.

Er ist nicht besonders wählerisch, denn er braucht entweder einen lebenden oder toten Baum, stehend oder liegend, als Stumpf oder als Stamm.

Er bevorzugt Laubholz, besiedelt aber auch Nadelholz. Er geht so weit, dass er auch Bauholz als Nahrung ansieht. Holz zu zersetzen, das ist sein Lebensinhalt.

FORM

- horizontal abstehende Fruchtkörper
- flach und nierenförmig
- Fruchtkörper bis 20 cm Durchmesser, selten auch größer
- Oberfläche mit konzentrischen Furchen
- Unterseite häufig mit Auswüchsen, durch Befall der Zitzengallenfliege
- im Alter ist die Vorderkante sehr flach, teilweise schon spitz

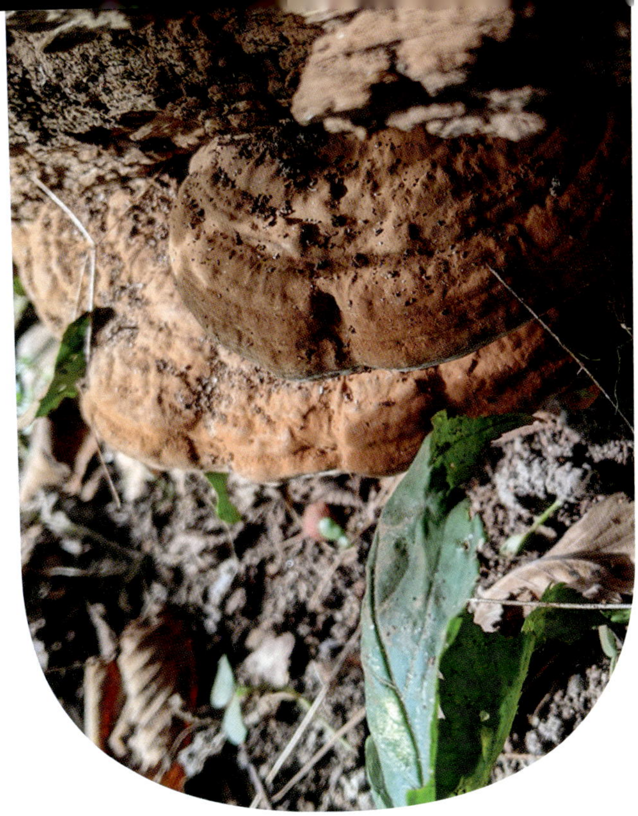

NAMEN

Die charakteristische flache Wuchsform der Fruchtkörper, die wie eine abgeflachte Konsole aussieht, erklärt den ersten Namensbestandteil. Der zweite Teil „Lackporling" bezieht sich auf die Familie, zu der er gehört. Denn die lackartige Oberfläche ist eine treffende Beschreibung des Reishi und anderer Pilze der Familie. Der Fruchtkörper des Flachen Lackporlings ist matt und weist wenig oder keinen Glanz auf.
Alternative deutsche Bezeichnungen wie „Malerpilz" heben die weiße Porenschicht hervor, die als Zeichenfläche genutzt werden kann.

Der wissenschaftliche Name *Ganoderma applanatum* hat seine Wurzeln in der griechischen und lateinischen Etymologie. *Ganoderma* stammt aus dem Griechischen: „ganos" bedeutet „Glanz" oder „Schein" und „derma" „Haut", was sich auf die Oberfläche der Fruchtkörper bezieht.
Der Artname *applanatum* leitet sich vom lateinischen „applanatus" ab, was „abgeflacht" oder „ebenerdig" meint, und beschreibt die flache, plattenartige Form der Fruchtkörper.

Der Name wurde 1887 vom französischen Mykologen Narcisse Théophile Patouillard als *Ganoderma applanatum* vergeben, basierend auf einer früheren Beschreibung von Christiaan Hendrik Persoon aus dem Jahr 1800, der ihn zunächst als *Boletus applanatus* klassifizierte.

FARBE

- **Fruchtkörper:** braun bis graubraun
- **Poren:** weiß
- **Fleisch:** rotbraun bis zu einem dunkleren Braun, oft mit weißlichen Streifen durchzogen, das sogenannte Rebhuhntrama
- **Sporen:** rostbraun

KONSISTENZ

Der gesamte Pilz ist zäh, im Verhältnis zu anderen Baumschwämmen aber weniger fest. Die Kruste ist dünn und knackt leicht beim Eindrücken trockener Exemplare.

GERUCH

- erdig neutral

GESCHMACK

- unbedeutend bis leicht erdig

FUNGITASTISCH

In Japan wird er als „kofuki-saru-no-koshikake" (pulverbedeckte Affenbank) bezeichnet. Verwendet wird er dort bei Husten, Bronchitis oder Tuberkulose.

In Kamerun nutzen Heilkundige ihn als Extrakt zur allgemeinen Unterstützung der Gesundheit.

In Nigeria wird *Ganoderma applanatum* traditionell für hypoglykämische (diabeteshemmende), antioxidative und antihypertensive Effekte verwendet.

In Europa lobte der Herbalist John Gerard im 16. Jahrhundert seine Fähigkeit, das Alter zu verlängern und zu erneuern.

Dian Fossey in „Gorillas in the Mist" beschreibt Gorillas in Afrika, die den Pilz eifersüchtig hüten und als Selbstmedikation nutzen. Junge Gorillas knabbern daran, während ältere ihn besitzergreifend tragen und vor anderen schützen.

Landwirtschaft

Ganoderma applanatum wird in der Landwirtschaft als medizinische Kultur gepflegt und dient als Geschmacksverstärker in der asiatischen Küche, wobei er in roher Form unverdaulich ist, aber durch Fermentation in Tee oder Wein verarbeitet werden kann.

Er wird auf landwirtschaftlichen Abfällen wie Sägemehl, Baumstämmen oder Grasrückständen angebaut.

Kosmetik

In der Kosmetikindustrie werden allgemein *Ganoderma*-Arten aufgrund ihrer antioxidativen, antibakteriellen und entzündungshemmenden Eigenschaften genutzt, insbesondere Myzelium-Extrakte, die in Produkten für Hautpflege integriert werden.

Ganoderma-Pilze reduzieren Hautalterung durch Minderung von mitochondrialem Stress und Kontrolle der Mitochondrienzahl, was zu einer verbesserten Hautelastizität führt.

Abfallbehandlung und Bioremediation

In Experimenten wurde er zur Entfärbung und Dephenolisierung von Olivenmühlenabwasser eingesetzt.

Baustoffe und Biomaterialien

Als Baustoff dient *G. applanatum* in pilzbasierten Biopolymerkompositen, die aus Myzelium auf Lignocellulose und Polypropylen wachsen und vergleichbare Druckfestigkeit wie Polystyrol bieten, aber bessere Wärmedämmung.

Technik, Engineering und Nanotechnologie

In der Technik wird *Ganoderma applanatum* für die Synthese von Silber- und Gold-Nanopartikeln verwendet, die antibakterielle und antifungale Eigenschaften haben.

INHALTSSTOFFE

Ganoderma applanatum enthält viele bioaktive Verbindungen, die durch zahlreiche wissenschaftliche Studien untersucht wurden. Die Hauptkomponenten umfassen Triterpenoide, Polysaccharide, Phenolverbindungen, Steroide und weitere Sekundärmetaboliten. Diese Inhaltsstoffe sind für ihre potenziellen therapeutischen Effekte wie antioxidative, immunmodulatorische, antitumorale und antimikrobielle Wirkungen verantwortlich.

Triterpenoide

Triterpenoide stellen die dominanteste Gruppe der bioaktiven Verbindungen in *Ganoderma applanatum* dar und machen bis zu 300 identifizierte Verbindungen in der Gattung *Ganoderma* aus, von denen viele spezifisch für diese Art sind.

Polysaccharide und Exobiopolymere

Polysaccharide sind in hohen Mengen vorhanden und machen bis zu 60 % der Exobiopolymere aus. Sie weisen starke antioxidative Eigenschaften auf, sind immunmodulatorisch und senken den Blutzucker.

Phenolverbindungen

Phenole sind reichlich vertreten. Sie haben starke antioxidative Effekte und antimikrobielle Wirkungen. Typisch für den Flachen Lackporling ist die Präsenz von fünf Phenolsäuren, was ihn von anderen *Ganoderma*-Arten unterscheidet und mit einzigartigen, leberschützenden und antibakteriellen Eigenschaften auszeichnet.

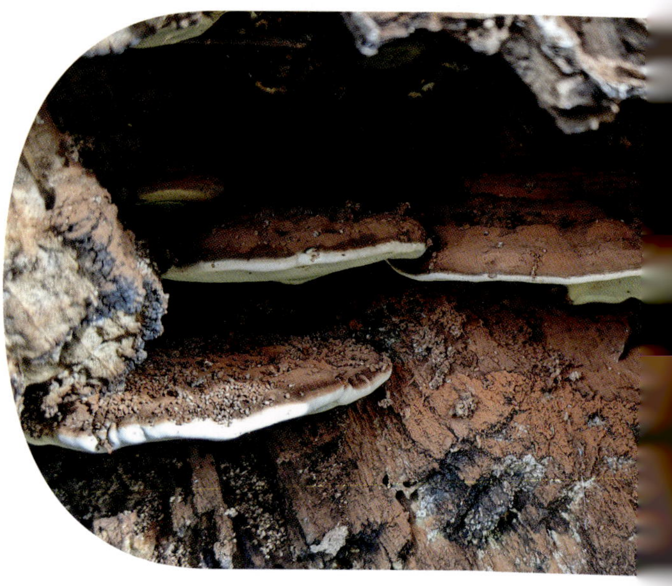

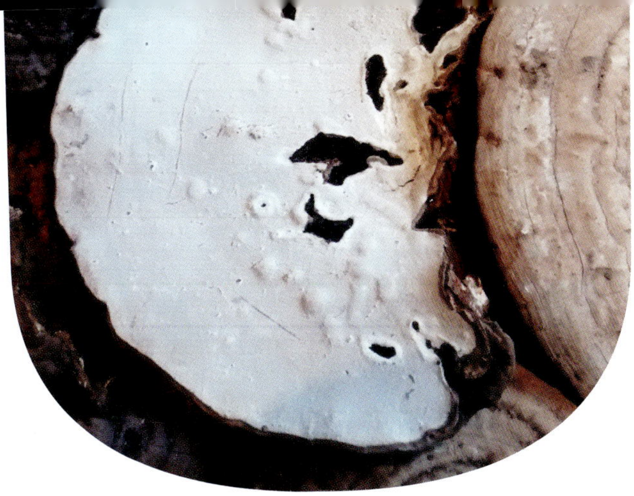

Steroide und weitere Verbindungen

Steroide hemmen die Aldose-Reduktase, was für die Prävention diabetischer Komplikationen bedeutsam ist. Typisch sind auch die hohen Mineralgehalte und die Kojisäure, die für depigmentierende (hautaufhellende) Effekte auf die Haut in der Kosmetik eingesetzt werden könnte.

VERWECHSLUNGSGEFAHR

Der Flache Lackporling hat innerhalb der Familie der *Ganoderma* einen ähnlichen Vertreter, von dem er sich manchmal schwerer abgrenzen lässt, zumindest auf den ersten Blick. Es ist der Wulstige Lackporling. Ein Abgrenzungsmerkmal ist das Fleisch, denn der Wulstige hat einen Braunton, der an Zartbitterschokolade erinnert. Der Flache Lackporling hingegen hat eine Fleischfarbe, die eher wie dunkle Vollmilchschokolade aussieht.

Was aber für die Unterscheidung vom Wulstigen gilt, gilt auch für alle anderen ähnlichen Baumpilze. Das weiße Rebhuhntrama, das oft das Fleisch des *Ganoderma applanatum* durchzieht, ist ein sehr typisches Merkmal. Es kommt nur bei diesem Pilz vor.

Auch die von der Zitzengallenfliege verursachten Auswüchse auf der Unterseite sind ein Merkmal, das nur der Flache Lackporling hat. Denn er selbst ist der Wirt dieses Insekts.

Falls also Unsicherheiten bestehen beim Vergleich mit anderen Lackporlingen, oder mit dem Schwarzgebänderten Harzporling oder einem der Wurzelschwämme, es gibt reichlich Merkmale, die den Flachen Lackporling sofort erkennbar machen.

EINSATZBEREICHE IN DER HAUSAPOTHEKE

Abschürfungen, Adipositas, Alveolitis, Alzheimer, antibiotisch (Bakterieninfekt), antimykotisch (Pilzinfekt), antiviral (Virusinfekt), Arteriosklerose, Arthritis, Aspergillus, Asthma, Blasenentzündung, Bronchitis, Brustkrebs, Bursitis, Candida albicans, Cholesterin/Fettstoffwechsel, Colitis ulcerosa, COPD, Darmentzündung, Darmflora gestört, Demenz, Dickdarmkrebs, Durchfall, endokrine Störung, entzündliche Erkrankungen, Erkältung, Escherichia coli, Fettleber (nicht-alkoholisch, NAFLD), Gelenkentzündungen, Gelenkschmerz, Gicht, Hautbild gestört, Hautkrebs, Hepatitis B, Husten, Immunsystem schwach, Infektionen, Insulinresistenz, kardiovaskuläre Erkrankungen, Kehlkopfentzündung, Klebsiella pneumoniae, koronare Herzkrankheit, Krankenhauskeim-Infektionen, Krebs allgemein, Krupp, Kurzatmigkeit, Leaky-Gut-Syndrom, Lebererkrankungen, Leberkrebs, Lungenentzündung, Lungenkrebs, Magen-Darm-Erkrankungen, Mandelentzündung, Metabolisches Syndrom, Morbus Crohn, Mukusretention (zäher Schleim), Nerven unruhig, neurodegenerative Erkrankungen, Ödem, Parasitenbefall, Präbiotika-Mangel, Psoriasis, Rheuma, Rhinitis (allergische), Rückenschmerzen, Salmonella, Schmerzen, Sonnenbrand, Staphylococcus aureus, Stoffwechselerkrankungen, stressbedingte Störungen, Tuberkulose, Typ-2-Diabetes, vaginale Infektionen, Verbrennungen

Kernthema der Signatur des Flachen Lackporlings

DER ALLROUNDER BEI ATEMWEGS- UND STOFFWECHSELERKRANKUNGEN SOWIE MAGEN- UND DARMERKRANKUNGEN. SPEZIALGEBIETE: LEBERSCHUTZ, PSORIASIS UND CHRONISCHE ENTZÜNDUNGEN

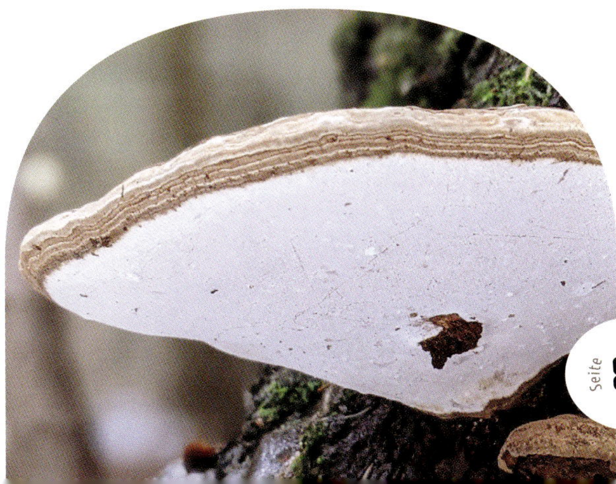

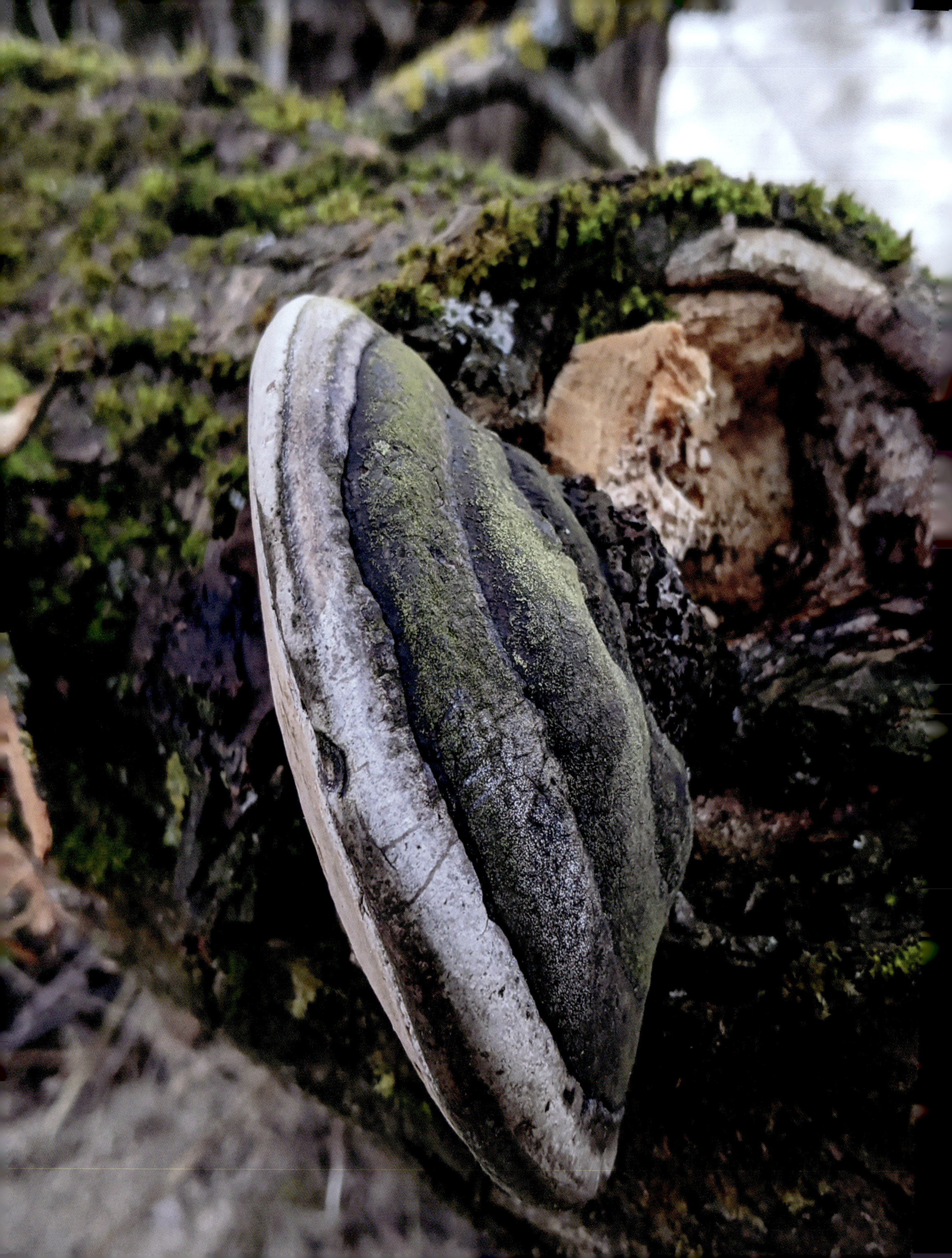

GEMEINER FEUERSCHWAMM

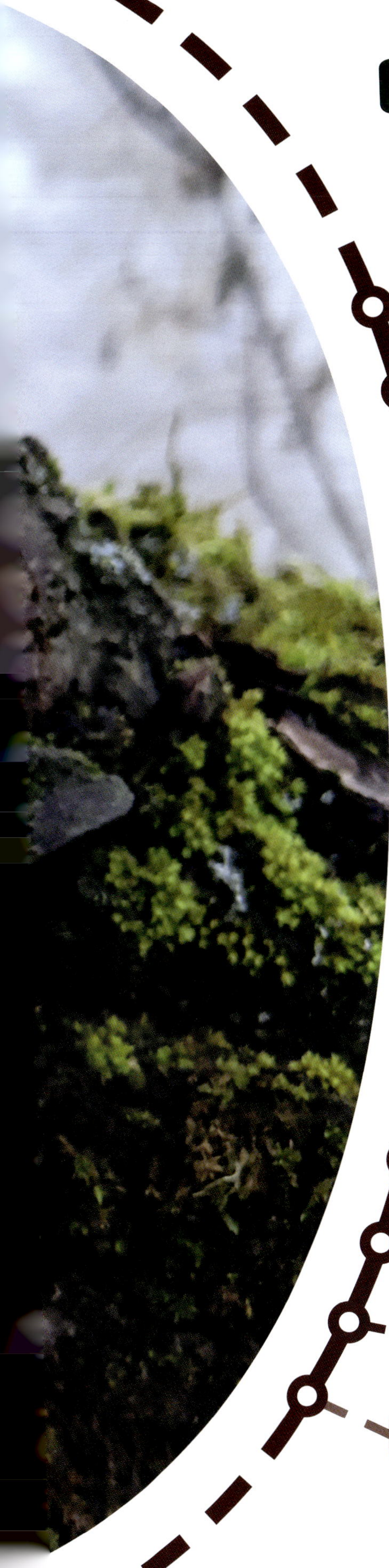

NAME
Gemeiner Feuerschwamm

WISSENSCHAFTLICHER NAME
Phellinus igniarius

FAMILIE
Hymenochaetaceae, Borstenscheiblingsverwandte

BEVORZUGTER BAUM
Weide, Erle, Pappel, Stieleiche

LEBENSDAUER FRUCHTKÖRPER
mehrjährig

SCHWEREGRAD ERNTE / ZERKLEINERN
schwer / schwer

GEFÄHRDUNGSKATEGORIE
D: (-) / A: NT / CH: LC

ANZAHL WISSENSCH. MEDIZINISCHE STUDIEN
> 2.000

TRADITIONELLE MEDIZINISCHE VERWENDUNG
ja

WICHTIGE THERAPEUTISCHE EINSATZBEREICHE
Atemwegserkrankungen, Kehlkopfentzündung, Multiple Sklerose, Stoffwechsel, Magen- Darmsystem

SIGNATURENLEHRE PLANETENKRÄFTE
Saturn >> Merkur >>Jupiter

SIGNATURENLEHRE METALL-PRINZIPIEN
Blei >> Quecksilber >> Zinn

VERWECHSLUNGSGEFAHR
andere Feuerschwämme, Zunderschwamm (alle ungiftig)

EINEN GEMEINEN FEUERSCHWAMM FINDEN

Bis zum Jahr 2010 war die Welt für Sammler des Gemeinen Feuerschwamms noch einfach strukturiert. Denn bis dahin galten einige andere Feuerschwämme als Varietäten des Gemeinen Feuerschwamms, die alternativ gesammelt werden konnten. Das war gültig für den Apfelfeuerschwamm, den Pflaumenfeuerschwamm, den Weidenfeuerschwamm, den Espenfeuerschwamm und auch den Schwarzen Birkenfeuerschwamm.

Nicht mehr Stand der Wissenschaft

Die Einordnung der genannten Feuerschwämme als Varietäten oder Formen von *Phellinus igniarius* entspricht nicht mehr dem aktuellen Stand der Wissenschaft. Der *Phellinus igniarius*-Komplex (auch als *Phellinus sensu stricto* bezeichnet) gilt seit den 2010er Jahren als taxonomisch hochkomplex und wurde durch morphologische, ökologische (z. B. Wirtsspezifität) und vor allem molekulare Analysen in mehrere eigenständige Arten aufgespalten.

Heute werden bis zu 15 Arten im Komplex anerkannt, mit regionalen Verteilungen in Eurasien und Nordamerika, und *P. igniarius s. str.* (sensu stricto) ist primär auf Weiden beschränkt.

Zuordnung der Wirkungen in der Hausapotheke

Aktuell befinden wir uns – zumindest was die Nutzung der Feuerschwämme als Teil der Hausapotheke betrifft – in einer Übergangsphase beim Sammeln und beim Zuordnen der Wirkungen. Früher gab es diese strikten Unterscheidungen nicht, es waren alles Graue Feuerschwämme, manchmal auch Gemeine Feuerschwämme oder sogar Weidenfeuerschwämme.

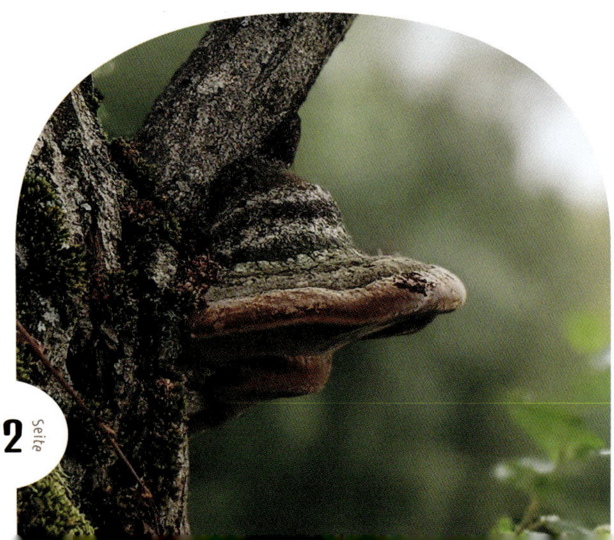

In der traditionellen Medizin gab es Beschreibungen der Anwendungen, die sich auf die Gesamtheit der Gemeinen Feuerschwämme beziehen. Da gab es keine Unterscheidungen. Die Wissenschaft hat es bis 2010 und wahrscheinlich noch einige Jahre danach ebenfalls in den Studien so gehandhabt. Alles, was bis 2010 an Studien zum Gemeinen Feuerschwamm erstellt wurde, kann und wird daher die Pilze der damaligen Zuordnung beschreiben.

Für dieses Buch bedeutet das daher: Derzeit sind aus Gründen der Nachvollziehbarkeit der Anwendungen und der Wirksamkeit alle Feuerschwämme nach der alten Zuordnung gemeint. Zukünftig wird – sobald sich die Studienlage ändert – eine Zuordnung der Wirkungen nach neuer Zuordnung erfolgen. Vermutlich wird sich nur in Nuancen eine Änderung ergeben.

Sammeln wie früher

Damit bleibt vorerst alles beim Alten. Wenn du einen Gemeinen Feuerschwamm suchst, dann suche zuerst in den Auwäldern und den Wäldern bei den Mooren nach Weiden, Erlen, Pappeln und Stiel-Eichen.
Alternativ suche in den Uferbereichen von Flüssen und Bächen, denn es sollte feucht sein, das liebt der Pilz. Bevorzuge alte Standorte, die weitestgehend unbewirtschaftet sind. Je älter der Baumbestand, desto größer ist die Chance, einen Gemeinen Feuerschwamm zu finden.

EIGENSCHAFTEN UND MERKMALE DES GEMEINEN FEUERSCHWAMMS

VERBREITUNG

In Europa ist der Pilz weit verbreitet, von Skandinavien und Finnland über Mitteleuropa bis nach Osteuropa und Russland. Er kommt in Laubwäldern vor, oft an Wirten wie Weiden, Birken und Erlen.

In Nordamerika erstreckt sich das Areal von Alaska und den borealen Wäldern Kanadas über die Großen Ebenen, die Rocky Mountains bis in den Pazifischen Nordwesten und in die östliche USA. Dort ist er häufig an Birke, Espe und Weide anzutreffen.

In Asien ist *Phellinus igniarius* in Sibirien, China, Japan und Teilen Südostasiens verbreitet, insbesondere in gemischten Wäldern.

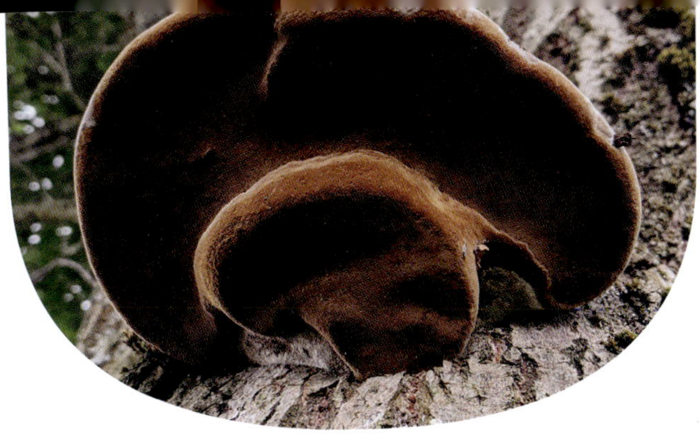

Sporadische Vorkommen gibt es in Afrika, Australien und Südamerika, wo er subtropische Habitate nutzt, aber nicht dominant ist.

Global reicht die Verbreitung bis in arktische Randbereiche und Höhenlagen von bis zu 2.000 Metern, abhängig von der Verfügbarkeit geeigneter Wirte.

FORM

- jung halbkugelig
- später hufförmig
- Fruchtkörper bis 30 cm Durchmesser, selten größer
- Oberfläche mit konzentrischen Furchen
- im Alter dem Zunderschwamm ähnlich

FARBE

- ***Fruchtkörper:*** graubraun bis schwarzgrau
- ***Poren:*** graubraun
- ***Fleisch:*** hell- bis dunkelbraun, auch rostbraun bis graubraun
- ***Sporen:*** rotbraun

KONSISTENZ

Der gesamte Pilz ist sehr hart und zäh. Er hat eine samtige Oberfläche und ist sehr fest mit dem Baum verbunden.

GERUCH

- neutral, schwach holzig

GESCHMACK

- schwach holzig, kaum vorhanden

NAMEN

Die große Verbreitung des Gemeinen Feuerschwamms erklärt den ersten Namensbestandteil „Gemein". Der zweite Teil „Feuerschwamm" bezieht sich auf die historische Nutzung als Zunder oder Feuerstarter, da der getrocknete Pilz leicht entzündbar ist und lange glüht.
Alternative deutsche Bezeichnungen wie „Falscher Zunderschwamm" sind auf die mögliche Verwechslung des gealterten Gemeinen Feuerschwamms mit dem Zunderschwamm zurückzuführen.

Der wissenschaftliche Name *Phellinus igniarius* hat seine Wurzeln in der griechischen und lateinischen Etymologie. *Phellinus* stammt aus dem Griechischen: „phellos" bedeutet „Kork", und das Suffix „-inus" bedeutet „ähnlich", was sich auf die korkartige, harte Textur der Fruchtkörper bezieht. Der Artname *igniarius* leitet sich vom lateinischen „ignis" ab, was „Feuer" bedeutet, und beschreibt die traditionelle Verwendung des Pilzes als Feuerstarter.

Der Name wurde 1886 vom französischen Mykologen Lucien Quélet als *Phellinus igniarius* vergeben, basierend auf einer früheren Beschreibung von Carl Linnaeus aus dem Jahr 1753, der ihn zunächst als *Boletus igniarius* klassifizierte.

FUNGITASTISCH

In indigenen Kulturen Nordamerikas, insbesondere bei den Yup'ik, Inuit und anderen Gruppen in Alaska, wurde die Asche von *Phellinus igniarius* (Gemeiner Feuerschwamm) traditionell mit Tabak oder einheimischen Pflanzen wie Balsampappelrinde gemischt, um eine stimulierende Kausubstanz namens Iqmik zu erzeugen. Diese Praxis verstärkt die Nikotinwirkung und diente vor der Kolonisierung als Ersatz für Tabak in Zeremonien und Alltag. Die Asche wurde in ornamentierten Boxen aus Knochen, Elfenbein oder Holz aufbewahrt, die als Statussymbole galten und oft gehandelt wurden. Iqmik wird auch heute noch weiter genutzt.

Kurz bevor es in Druck geht: Durchbruch nach Chemotherapie

Der Alkoholextrakt aus *Phellinus igniarius* hat in einer neuen Studie gezeigt, dass er die Immunhomöostase bei Mäusen, deren Abwehrkräfte durch ein Chemotherapeutikum geschwächt wurden, effektiv wiederherstellt.

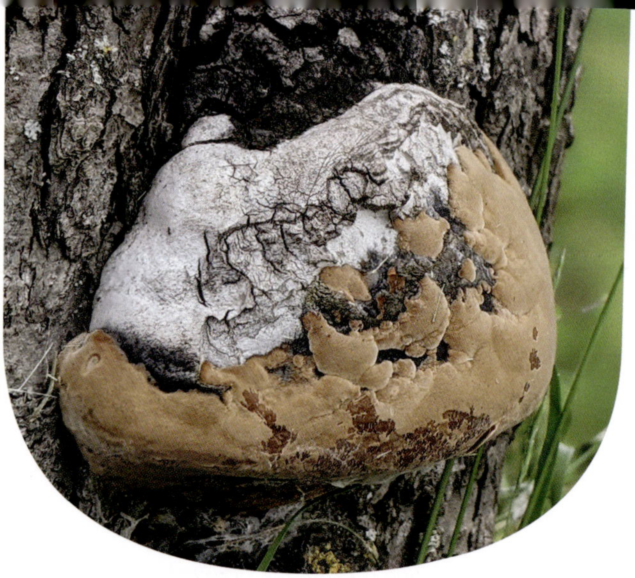

In der höchsten Dosis reparierte der Extrakt die Thymusstruktur, steigerte Lymphozytenzahlen und normalisierte die T-Zellen. Zudem förderte er die Immunaktivierung erfolgreich.

Das Besondere an diesem Ergebnis liegt in der natürlichen Herkunft des Extrakts, der ohne synthetische Zusätze wirkt und potenziell weniger Nebenwirkungen als konventionelle Immunmodulatoren verursacht. Ein Durchbruch für Krebskranke nach Chemotherapie, die anfälliger für Infektionen und Rezidive sind.

Anti-Aging, helle Haut und Feuchtigkeitsspender

Forschungen zu *Phellinus igniarius* in der Kosmetik konzentrieren sich hauptsächlich auf seine antioxidativen und tyrosinase-hemmenden Eigenschaften, die in Anti-Aging- und Haut-Aufhellungsprodukten eingesetzt werden könnten. Studien haben gezeigt, dass Extrakte aus den Fruchtkörpern und fermentierten Myzelien eine starke antioxidative Aktivität aufweisen, die durch Polysaccharide und Polyphenole wie Hispidin-Derivate vermittelt wird. Diese Verbindungen können in Kosmetika für Whitening-Effekte genutzt werden.
In anderen Projekten werden die Polysaccharide des Pilzes als Feuchtigkeitsspender getestet, da sie die Wasserspeicherung in der Haut verbessern und Trockenheit vorbeugen.

Neuartige Polysaccharide statt Abfall

Nachdem *Phellinus igniarius* gezüchtet wurde, bleibt ein verbrauchtes Substrat zurück, in dem der Pilz gewachsen ist. Es enthält noch reichlich Reste des Pilzmyzels sowie Nährstoffe. Kombiniert man dieses verbrauchte Substrat mit Abfallmaterialien wie Maiskolben und fermentiert alles zusammen, dann wächst ein frisches Pilzmyzel und produziert neuartige Polysaccharide. Es entstehen dabei neuartige biologische Materialien, die potenziell Abfälle in nützliche Stoffe umwandeln.

Wundheilung und Hauterneuerung

Die aus dem Pilz extrahierten Polysaccharide werden mit Selen angereichert, um die Wundheilung zu verbessern. In Tiermodellen, wie bei Mäusen mit künstlichen Wunden, zeigen diese selenreichen Polysaccharide, dass sie die Heilung beschleunigen, indem sie Entzündungen reduzieren, Zellwachstum fördern und die Bildung neuer Haut unterstützen.

Nanofasern mit Feuerschwamm

Auszüge aus *Phellinus igniarius* werden in Nanofasern integriert, um Medikamente oder Wirkstoffe kontrolliert abgeben zu können, was sie ideal für Anwendungen wie Wundverbände oder Medikamententräger macht. Ein zentrales Verfahren in diesen Experimenten ist das Elektrospinnen. Dabei wird eine Flüssigkeit – in diesem Fall ein medizinischer Extrakt aus dem Pilz – zu Fasern „gesponnen".
Die Ergebnisse zeigen, dass diese Nanofasern eine glatte, lineare Form haben und sich schnell in Wasser auflösen, wodurch die Wirkstoffe effizient freigesetzt werden. Tests bestätigen, dass die Pilzinhaltsstoffe gut in die Fasern eingebettet sind und ihre Wirksamkeit behalten und beim Freisetzen entfalten.
Potenzielle Einsatzbereiche umfassen die Gesundheitstechnik, z. B. als Träger für Medikamente, die langsam in die Haut eindringen sollen, oder in Textilien mit heilenden Eigenschaften.

Feuerschwamm-Kugeln zur Reinigung

Das verbrauchte Substrat aus der Zucht des *Phellinus igniarius* wird mit einem harmlosen Pilz namens *Trichoderma viride* kombiniert, um kleine, kugelförmige Kompositmaterialien zu erzeugen, die wie Schwämme wirken und Schadstoffe aus dem Wasser adsorbieren.
Die Ergebnisse sind beeindruckend: Jedes Gramm des Materials kann bis zu 126,65 Milligramm Phosphor aufnehmen – das ist 4 bis 9 Mal effektiver als vergleichbare Stoffe. Es funktioniert über einen breiten pH-Bereich und entfernt in realen Abwässern mehr als 80 % der Schadstoffe, sogar unter fließenden Bedingungen. Besonders nachhaltig ist, dass die Kugeln bis zu 10 Mal wiederverwendet werden können und dabei noch 70 % ihrer Wirksamkeit behalten.

INHALTSSTOFFE

Die Inhaltsstoffe umfassen Polysaccharide, Phenolverbindungen (einschließlich Flavonoide), Terpenoide, Steroide, cyclische Dipeptide und weitere Sekundärmetaboliten. Quantifizierungen zeigen, dass Polysaccharide bis zu 33 % des Trockengewichts ausmachen können, gefolgt von Flavonoiden (ca. 9 %) und Triterpenoiden (ca. 3,5 %).

Polysaccharide: Sie sind die dominanten bioaktiven Komponenten und werden aus Fruchtkörpern, Myzel und Kulturen extrahiert.

Polyphenole, Flavonoide und Styrylpyrone: Phelligridin A/B wurde erstmals in der *Phellinus*-Familie gefunden.

Terpenoide: Z. B. Triterpenoide wie Lanostan-Derivate wurden in *Phellinus igniarius* entdeckt.

Steroide: Ergosterol-Peroxid wurde aus diesem Pilz isoliert.

Phellinus igniarius enthält damit reichlich Substanzen, die charakteristisch für diesen Pilz sind.

VERWECHSLUNGSGEFAHR

Die Beschreibung berücksichtigt die neue Taxonomie der Feuerschwämme. Der Gemeine Feuerschwamm, der auf der Weide seinen Lieblingsplatz hat, kann mit einigen anderen Feuerschwämmen verwechselt werden. In Europa umfasst der *Phellinus igniarius*-Komplex basierend auf aktuellen phylogenetischen Analysen acht bis zehn Arten, abhängig von der Revision. Die Arten, mit denen der Gemeine auch verwechselt werden kann, sind:

Apfelfeuerschwamm (*Phellinus pomaceus*): auf Steinobstbäumen wie Apfel- und Pflaumenbaum
Erlenfeuerschwamm (*Phellinus alni*): auf Erlen
Espenfeuerschwamm (*Phellinus tremulae*): auf Espen und Zitterpappeln
Grauer Feuerschwamm (*Phellinus cinereus*): auf Birken
Konsoliger Birkenfeuerschwamm (*Phellinus lundellii*): auf Erlen und Birken
Pappelfeuerschwamm (*Phellinus populicola*): auf Pappeln
Pflaumenfeuerschwamm (*Phellinus tuberculosus*): auf Steinobstbäumen wie Apfel- und Pflaumenbaum
Schwarzer Birkenfeuerschwamm (*Phellinus nigricans*): auf Birke

EINSATZBEREICHE IN DER HAUSAPOTHEKE

Abschürfungen, Adipositas, Alveolitis, antibiotisch (Bakterieninfekt), antimykotisch (Pilzinfekt), antiviral (Virusinfekt), Arthritis, Asthma, blutende Wunde, Bronchitis, Candida albicans, Cholesterin/Fettstoffwechsel, chronische Niereninsuffizienz, Colitis ulcerosa, COPD, Darmentzündung, Darmflora gestört, Dickdarmkrebs, Durchfall, endokrine Störung, Enterococcus faecalis, entzündliche Erkrankungen, Erkältung, Fettleber (nicht-alkoholisch, NAFLD), Furunkel, Gastritis, Gelenkentzündungen, Gelenkschmerz, Gicht, Helicobacter pylori, HHV-8, Husten, Hyperurikämie, Immunsystem schwach, Infektionen, Influenza, Insulinresistenz, Krankenhauskeim-Infektionen, Krebs allgemein, Krupp, Leaky-Gut-Syndrom, Lebererkrankungen, Leberkrebs, Lungenentzündung, Lungenkrebs, Magen-Darm-Erkrankungen, Magengeschwür, Magenkrebs, Metabolisches Syndrom, Mukusretention (zäher Schleim), Multiple Sklerose, Nervenentzündung, neurodegenerative Erkrankungen, Nierensteine, Ödem, Präbiotika-Mangel, Rheuma, Rhinitis (allergische), Schmerzen, Sonnenbrand, Staphylococcus aureus, Stoffwechselerkrankungen, Tuberkulose, Typ-2-Diabetes, vaginale Infektionen, Verbrennungen, Vogelgrippe, Wunde

Kernthema der Signatur des Gemeinen Feuerschwamms

DER ENTZÜNDUNGSHEMMER MIT STARKER IMMUNABWEHR FÜR DEN GANZEN KÖRPER, SCHMEICHELT DEM KEHLKOPF, SPEZIALIST BEI MULTIPLER SKLEROSE

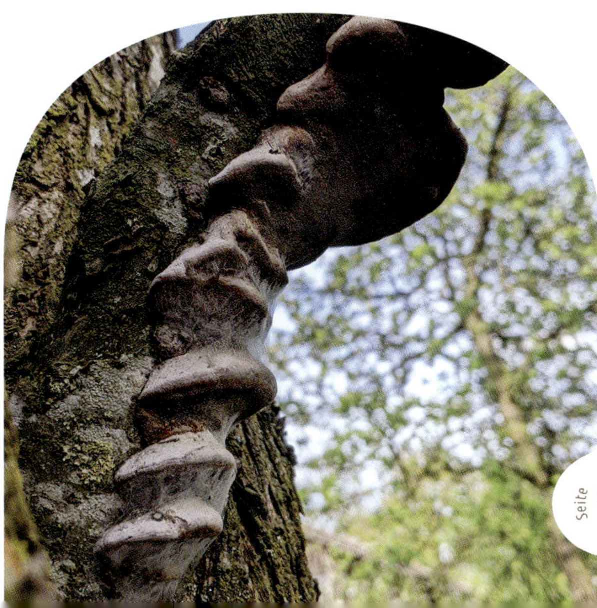

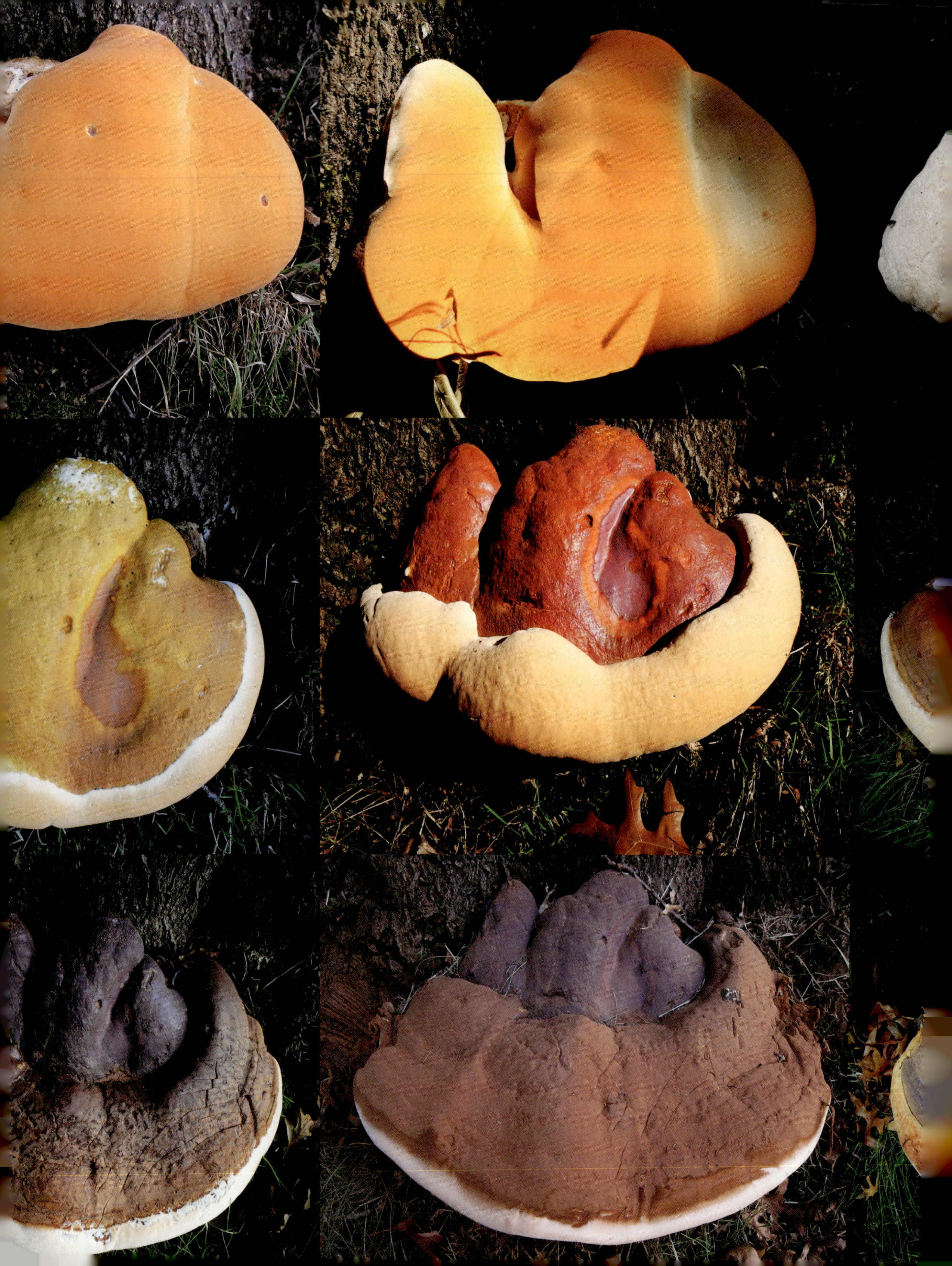

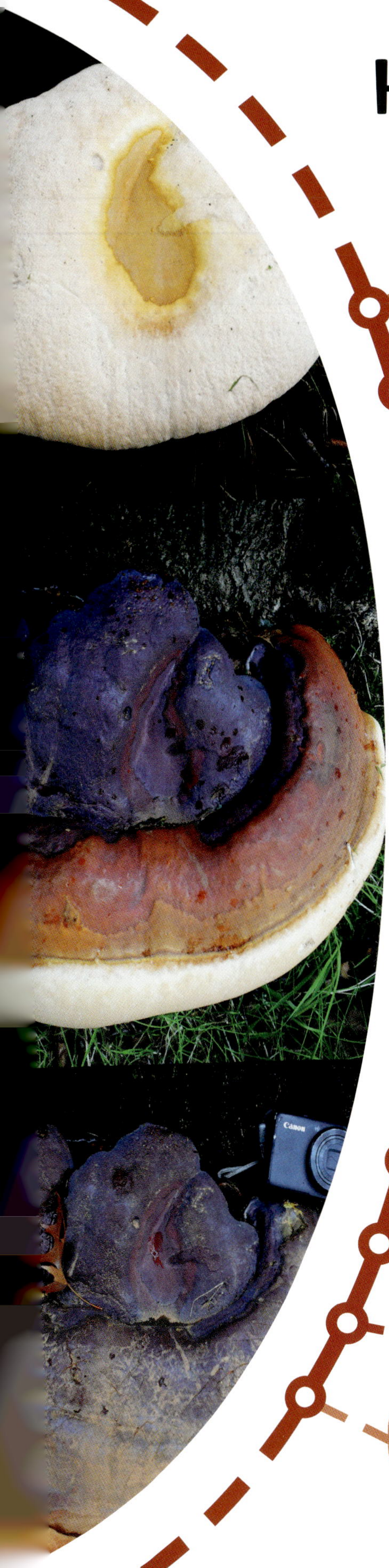

HARZIGER LACKPORLING

NAME
Harziger Lackporling, Harziger Lackschwamm

WISSENSCHAFTLICHER NAME
Ganoderma resinaceum

FAMILIE
Ganodermataceae, Lackporlingsverwandte

BEVORZUGTER BAUM
Buche, Eiche

LEBENSDAUER FRUCHTKÖRPER
mehrjährig

SCHWEREGRAD ERNTE / ZERKLEINERN
mittel / mittel

GEFÄHRDUNGSKATEGORIE
D: R / A: 3 / CH: NT

ANZAHL WISSENSCH. MEDIZINISCHE STUDIEN
> 1.000

TRADITIONELLE MEDIZINISCHE VERWENDUNG
ja

WICHTIGE THERAPEUTISCHE EINSATZBEREICHE
Stoffwechselerkrankungen, Immunsystem, Nerventonikum, Entzündungshemmer

SIGNATURENLEHRE PLANETENKRÄFTE
Saturn >> Merkur >>Jupiter >> Sonne >> Mond

SIGNATURENLEHRE METALL-PRINZIPIEN
Blei >> Quecksilber >> Zinn >> Gold >> Silber

VERWECHSLUNGSGEFAHR
andere Lackporlinge (alle ungiftig)

HARZIGEN LACKPORLING FINDEN

Der Harzige Lackporling ist ein eher wärmeliebender Pilz, was ihn zu einem seltenen Bewohner an den hiesigen Buchen, Eichen und anderen Laubbäumen macht.

In Österreich wurde er bisher etwas mehr als einhundert Mal in die mykologische Datenbank eingetragen. Die Fundorte liegen bis auf wenige Ausnahmen alle im Südosten an den Grenzen zu Ungarn, der Slowakei und Slowenien, wo es durchschnittlich wärmer ist als im Rest Österreichs.

In Deutschland ist er nördlich der Mainlinie nur sporadisch anzutreffen, mit einer Häufung der Funde um Frankfurt am Main herum. Im Süden wird er hauptsächlich im warmen Rheingraben gesichtet.

Auch für die Schweiz gilt: Je wärmer die Region ist, desto eher wird der harzige Lackporling gefunden, so um den Genfersee herum und nordwestlich von Bern.

Für die Suche und insbesondere das Finden bedeutet es, geduldig zu sein und lokale Regionen zu erkunden, von denen bekannt ist, dass es dort ein passendes Mikroklima gibt und Altbestände mit Laubbäumen ausreichend vorhanden sind. So ist es uns mehrmals gelungen, in Oberösterreich den Harzigen Lackporling zu finden.
Alle Fundorte waren in der unmittelbaren Nähe der Traun und der Donau, in den Wäldern am Rande der Überflutungszonen.
Für andere Fundorte sind wir immer gezielt in den Wienerwald gefahren oder in den Raum Graz und Klagenfurt. Auch dort gibt es – nicht in großen Mengen – den Harzigen Lackporling. In Deutschland würden wir für gezielte Suche den Rheingraben nördlich von Freiburg besuchen und in der Schweiz in die Region des Genfersees (Nordwestufer) fahren.

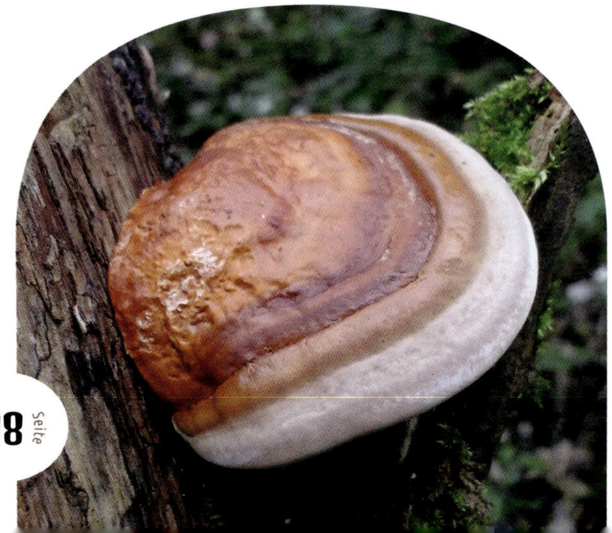

EIGENSCHAFTEN UND MERKMALE DES HARZIGEN LACKPORLINGS

VERBREITUNG

Ganoderma resinaceum ist weltweit verbreitet, auf der südlichen Halbkugel mit einem Schwerpunkt in tropischen und warmen Regionen. Er besiedelt mehrere Kontinente und ist in der nördlichen Hemisphäre häufiger zu finden.

In Europa ist der Pilz vor allem im mediterranen Raum weit verbreitet, während er in West-, Mittel- und Osteuropa seltener vorkommt. Es gibt auch seltene Fundorte in Skandinavien. In Nordafrika, Asien (einschließlich China, Japan, Korea und Südostasien) sowie Australien wurde der Pilz ebenfalls nachgewiesen.

In Afrika sind zusätzlich auch Vorkommen in Kenia, Tansania und Ghana dokumentiert.

In Nordamerika ist er in den USA, insbesondere im Südosten wie Florida, sowie in Mexiko zu finden.

In Mittel- und Südamerika umfasst das Areal Länder wie Brasilien, Kolumbien, Costa Rica, Kuba, Französisch-Guayana, Nicaragua und Uruguay, oft in neotropischen Regenwäldern oder atlantischen Wäldern.

FORM

» jung wulstig
» später konsolenförmig
» Fruchtkörper bis 25 cm Durchmesser, selten größer
» Oberfläche gerunzelt, uneben

FARBE

» ***Fruchtkörper:*** jung hellgelb, rotbraun, kupfer braun bis dunkelbraun
» ***Zuwachskante Fruchtkörper:*** weißlich bis gräulich, feucht und glänzend
» ***Poren:*** weißlich bis grau, nach dem Aussporen dunkler
» ***Fleisch:*** hellbraun
» ***Sporen:*** rostbraun

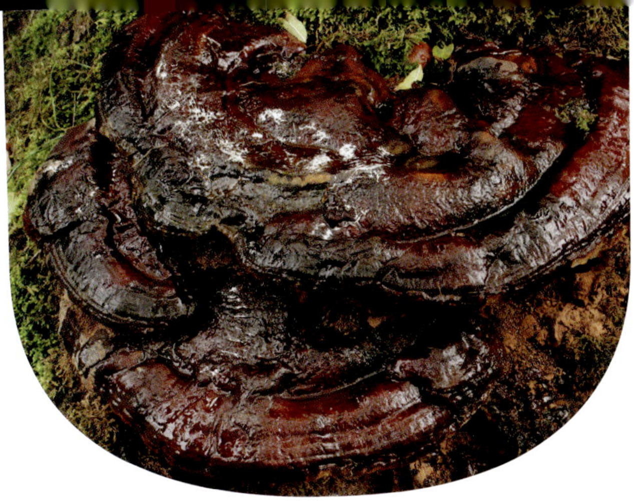

KONSISTENZ

Der gesamte Pilz ist sehr hart und zäh. Er hat eine manchmal leicht klebrige Oberfläche. Die dünne, weiche, hellgelbe Harzschicht schmilzt bei Feuer (Feuerzeug).

GERUCH

» erfrischend, fruchtig, obstartig

GESCHMACK

» nicht kräftig, eher schwach bitter

NAMEN

Der deutsche Name Harziger Lackporling beschreibt die harzartige Substanz, die der Pilz bei Verletzung des Fruchtkörpers absondert. Dieses gelbe Harz tritt als klebrige Flüssigkeit aus und härtet schnell zu einer schützenden Schicht aus. Der Begriff „Lack" deutet auf die glänzende, lackartige Oberfläche des Hutes hin, die durch eine harzähnliche Kruste entsteht und dem Pilz ein poliertes, glänzendes Aussehen verleiht. „Porling" ist eine gängige deutsche Bezeichnung für Pilze der Ordnung *Polyporales*, die porenartige Fruchtschichten aufweisen.
Der wissenschaftliche Name *Ganoderma resinaceum* hat seine Wurzeln in der griechischen und lateinischen Sprache und spiegelt die äußeren Eigenschaften des Pilzes wider. Der Gattungsname *Ganoderma* setzt sich aus den griechischen Wörtern „ganos" (γάνος), was „Glanz" oder „Schein" bedeutet, und „derma" (δέρμα), was „Haut" oder „Schale" bedeutet, zusammen. Der Artname *resinaceum* leitet sich vom lateinischen Adjektiv „resinaceus" ab, das „harzig" oder „resinhaltig" meint und auf „resina" (Harz) zurückgeht. Der Name wurde 1889 von Jean Louis Émile Boudier vergeben.

FUNGITASTISCH

Über den Harzigen Lackporling gibt es – wirklich weltweit – keine Geschichten, keine Mythen, keine Legenden. Noch immer führt er ein Schattendasein in der Familie der Lackporlinge. Dass er aber seit einiger Zeit nun doch ernst genommen wird, zeigen die Zuchtversuche der neueren Zeit.

Erfolgreiche Zuchtversuche

Die Kultivierung konzentriert sich hauptsächlich auf die Produktion von Myzelium und Fruchtkörpern für pharmazeutische Anwendungen. Dazu werden Substrate wie landwirtschaftliche Abfälle (z. B. Sägemehl, Reisstroh oder extrahierte Rosenblüten) verwendet, um den Pilz zu züchten und Polysaccharide oder andere bioaktive Verbindungen zu gewinnen. Studien berichten von Erträgen an Polysacchariden bis zu 10–15 % in kontrollierten Umgebungen.

Weitere Ansätze umfassen die Fermentation in Flüssigmedien, die für die Extraktion von Triterpenen und Polysacchariden geeignet ist, sowie die Herstellung myzelbasierter Bio-Komposite durch Wachstum auf Substraten wie essenziellen Ölen und Abfallprodukten. Diese Versuche liefern viele medizinische Potenziale, es ist nur noch eine Frage der Zeit, bis der Harzige Lackporling seinen Platz in der Familie der Lackporlinge als hervorragender Heilpilz einnehmen wird. Aber welche Stellung hat er da eigentlich?

Die Ganoderma-Pilze Europas

In Europa sind sechs bis sieben Arten der Gattung *Ganoderma* bekannt, die zur Familie *Ganodermataceae* gehören. Diese holzzerstörenden Pilze wachsen an Laubbäumen und Nadelbäumen und verursachen Weißfäule.

Die Arten unterscheiden sich morphologisch durch ihre Fruchtkörper, wobei das Merkmal der Oberfläche des Fruchtkörpers ein wichtiges Merkmal ist. Das Merkmal *laccate* bedeutet „glänzend", das Merkmal *non-laccate* bedeutet „matt". Auch Sporen und Wirtsspezifität sind von Bedeutung.

Basierend auf aktuellen mykologischen Studien umfassen die europäischen Vertreter:

Ganoderma adspersum (Wulstiger Lackporling): ein non-laccater Porling, der vor allem an Laubbäumen wie Eichen und Buchen parasitiert. Er ist weit verbreitet in Mittel- und Südeuropa.

Ganoderma applanatum (Flacher Lackporling): ebenfalls non-laccater, der an diversen Laub- und Nadelbäumen vorkommt und in ganz Europa häufig ist.

Ganoderma carnosum (Dunkler Lackporling): ein laccater Pilz, der primär an Nadelbäumen wächst und in Mitteleuropa, insbesondere in alpinen Regionen, anzutreffen ist.

Ganoderma lucidum (Glänzender Lackporling): laccat, der an Laubbäumen wie Eichen parasitiert und in ganz Europa verbreitet ist, mit Schwerpunkt im Süden.

Ganoderma pfeifferi (Kupferroter Lackporling): laccat, oft an Buchen und Eichen, hauptsächlich in West- und Mitteleuropa.

Ganoderma resinaceum (Harziger Lackporling): Der Harzige Lackporling, laccat, der an Eichen und anderen Laubbäumen wächst und in Südeuropa häufiger vorkommt.

Ganoderma valesiacum (Walliser Lackporling): laccat, eng mit *G. carnosum* verwandt und manchmal als Synonym betrachtet; wächst an Nadelbäumen in alpinen Gebieten.

Diese Arten sind durch morphologische und ökologische Merkmale unterscheidbar, wobei laccate Arten eine glänzende Kruste aufweisen, im Gegensatz zu den matten non-laccaten.

Verwandtschaft untereinander

Die phylogenetischen Beziehungen der europäischen *Ganoderma*-Arten zeigen, dass die Gattung *Ganoderma* (G) monophyletisch ist, mit klar getrennten Gruppen (Kladen) für die europäischen Arten. Die Verwandtschaft gliedert sich in zwei Hauptgruppen: laccate und non-laccate Arten.

Non-laccate-Gruppe: *G. applanatum* und *G. adspersum* bilden eine eng verwandte Klade. *G. applanatum* zeigt eine globale Verbreitung, während *G. adspersum* enger mit asiatischen Arten verwandt ist.

Laccate-Gruppe: Diese umfasst *G. lucidum*, *G. carnosum*, *G. valesiacum*, *G. pfeifferi* und *G. resinaceum*. Die Gruppe der Laccate wird in Kladen unterteilt:

» Klade A: Die diverseste Subgruppe, die Arten wie *G. resinaceum* einschließt und nah verwandt ist mit nichteuropäischen Arten wie *G. sessile* oder *G. weberianum*.

» Klade B: Sie enthält den *G. lucidum*-Komplex mit *G. lucidum*, *G. carnosum* und *G. valesiacum*.

» Klade C: Basalere Linie mit Arten wie *G. zonatum*, die weniger relevant für Europa ist, aber die Gesamtstruktur unterstreicht.

G. pfeifferi positioniert sich oft in einer separaten Subklade innerhalb von Klade A oder mit Affinitäten zum *lucidum*-Komplex, je nach Marker.

Insgesamt unterstreichen die Analysen, dass die morphologische Identifikation die Diversität unterschätzt, da molekulare Marker bis zu acht Genotypen offenbaren.

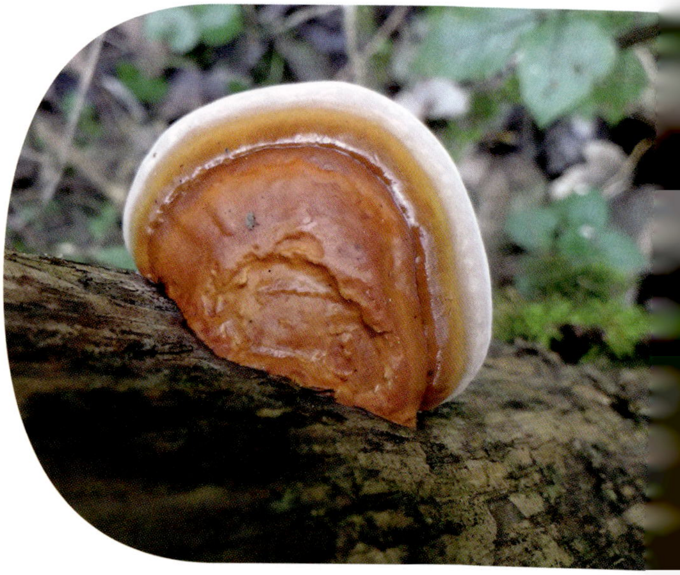

Ganoderma lucidum in Europa und in Asien

Die europäischen und asiatischen Populationen von *Ganoderma lucidum* sind genetisch und phylogenetisch distinkt und werden in der modernen Mykologie als separate Arten betrachtet, wobei der asiatische Typus typischerweise als *Ganoderma lingzhi* klassifiziert wird.

In kommerziellen Produkten wie Reishi-Präparaten wird der asiatische *G. lingzhi* häufig fälschlicherweise als *G. lucidum* bezeichnet, während der echte europäische *G. lucidum* selten vorkommt, was auf eine taxonomische Verwechslung hinweist. Insgesamt sind sie nah verwandt als Teil des *G. lucidum*-Komplexes, aber nicht identisch – sie teilen einen gemeinsamen Vorfahren, divergierten jedoch zu eigenständigen Arten mit unterschiedlichen chemischen Profilen und Verbreitungen.

INHALTSSTOFFE

Ganoderma resinaceum enthält eine Vielzahl bioaktiver Verbindungen, die hauptsächlich aus Triterpenen, Polysacchariden und phenolischen Substanzen bestehen. Die Triterpene bilden die dominierendste Gruppe und umfassen lanostanartige Strukturen.

Polysaccharide sind in geringerer Menge vorhanden als bei verwandten Arten. Aber als Wirkstoffe tragen sie zu hypoglykämischen Effekten bei, indem sie den Blutzuckerspiegel regulieren.

Phenolische Verbindungen ergänzen das Profil und sind verantwortlich für antioxidative Eigenschaften, die freie Radikale neutralisieren und Entzündungen mindern.

Was diese Inhaltsstoffe typisch für *Ganoderma resinaceum* macht, ist der hohe Gehalt an Triterpenen im Vergleich zu anderen *Ganoderma*-Arten, kombiniert mit der harzhaltigen Oberfläche des Pilzes, die sich in der Sekretion eines dicken, gelben Harzes bei Verletzung manifestiert und schnell zu einer harten, glänzenden Oberfläche aushärtet.

VERWECHSLUNGSGEFAHR

Für den *Ganoderma resinaceum* gibt es eigentlich nur einen anderen Lackporling, mit dem er leicht verwechselt werden könnte. Das ist der Kupferrote Lackporling. Beide sehen sich in vielen Stadien des Wachstums sehr ähnlich. Wir persönlich empfinden, dass die rötliche Färbung der beiden Pilze unterschiedlich ist. Wenn es auch nur eine Nuance ist, sie sind aber unterschiedlich in unserer Wahrnehmung. Wir sehen in dem Kupferroten mehr Kupfer als Farbe, dieses spezielle „Rot" hat der Harzige nie. Aber das mag unser Farbempfinden sein.

Da ist es gut, dass es ein weiteres Unterscheidungsmerkmal gibt: Beim Harzigen existiert deutlich sichtbar eine Harzschicht. Bei Verletzungen tritt auch etwas Harz aus, um die Verletzung zu versiegeln. Diese Schicht kann auch angezündet werden und wirft dabei Blasen oder brennt sogar. Harz und diese Reaktionen sind beim Kupferroten nicht zu beobachten.

In jungen Stadien kann es dazu noch möglich sein, dass der Harzige Lackporling mit dem Dunklen Lackporling oder dem Glänzenden Lackporling (Reishi) verwechselt werden könnte. Je älter die Pilze werden, desto weniger sind sie aber zu verwechseln. Der Dunkle setzt sich mit seiner deutlich dunkleren Farbe ab, der Reishi mit seiner Form und seinen leuchtenden Farben.

EINSATZBEREICHE IN DER HAUSAPOTHEKE

Antibiotisch (Bakterieninfekt), antimykotisch (Pilzinfekt), antiviral (Virusinfekt), Aspergillus, Brustkrebs, Candida albicans, Cholesterin/Fettstoffwechsel, Durchblutungsstörungen, Eierstockkrebs, Enterococcus faecalis, entzündliche Erkrankungen, Gebärmutterhalskrebs, Gelenkentzündungen, Gelenkschmerz, Infektionen, Krankenhauskeim-Infektionen, Krebs allgemein, Lebererkrankungen, Leberkrebs, Nerven unruhig, neurodegenerative Erkrankungen, Nierenerkrankungen, Nierenschwäche / diuretisch, Prellung, Verstauchung, Rheuma, Salmonella, Schlafstörung, Schnupfen, Staphylococcus aureus, Stoffwechselerkrankungen, Typ-2-Diabetes

Kernthema der Signatur des Harzigen Lackporlings

Vorbemerkung: Es ist sehr wenig über den Harzigen Lackporling bekannt. Die aus der Signaturenlehre abgeleitete Signatur findet sich (noch) nicht in den bekannten Anwendungsbereichen wieder und ist eine reine Interpretation auf Basis der Signaturenlehre.

MULTITALENT MIT VIELEN FACETTEN. FÜR CHRONISCHE ERKRANKUNGEN ALLER ART, MIT DEM SPEZIALGEBIET ORGANISCHER ODER EMOTIONALER HERZENSANGELEGENHEITEN

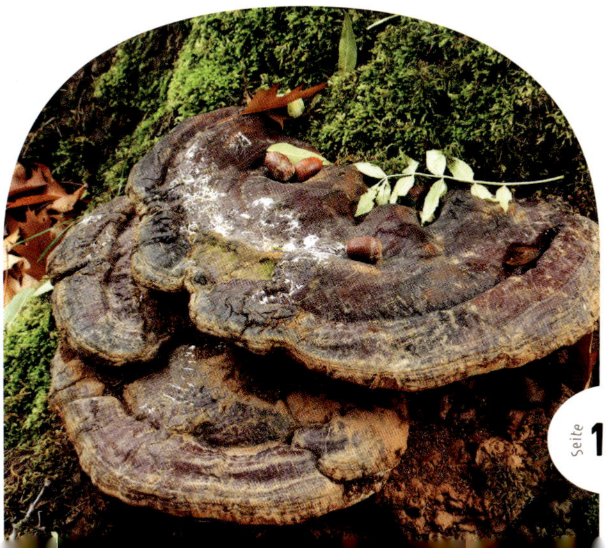

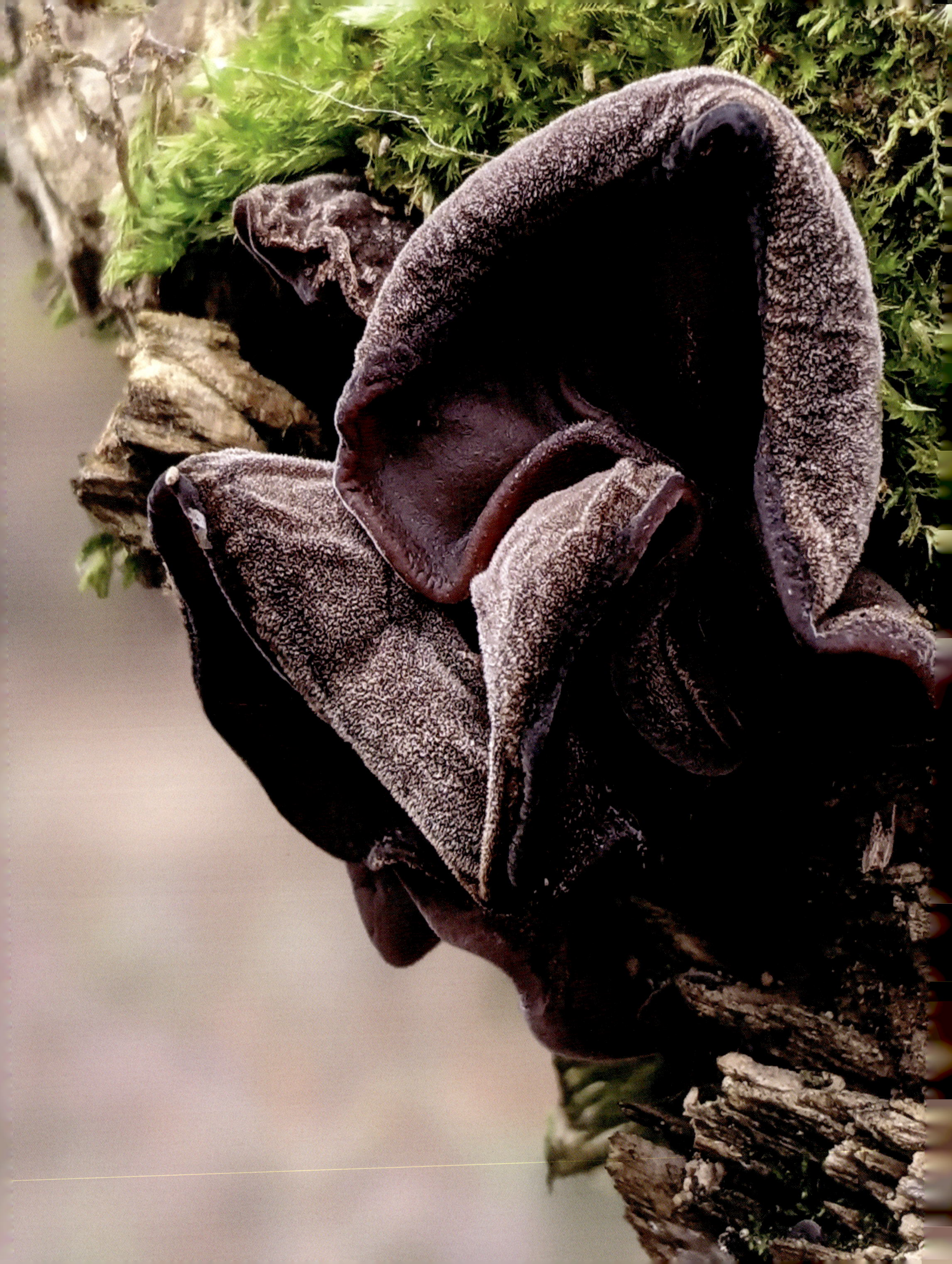

JUDASOHR

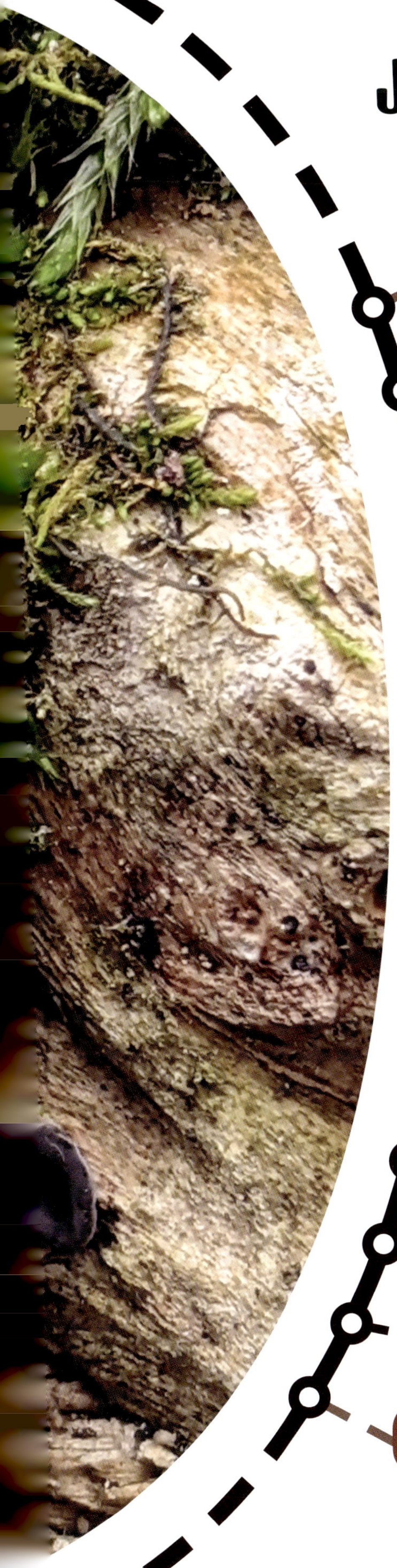

NAME
Judasohr, Hollerschwamm, Wolkenohrenpilz, Holunderschwamm, Chinamorchel, Augenschwümli

WISSENSCHAFTLICHER NAME
Auricularia auricula-judae

FAMILIE
Auriculariaceae, Ohrlappenpilzverwandte

BEVORZUGTER BAUM
Holunder

LEBENSDAUER FRUCHTKÖRPER
einjährig

SCHWEREGRAD ERNTE / ZERKLEINERN
leicht / leicht

GEFÄHRDUNGSKATEGORIE
D: (-) / A: (-) / CH: LC

ANZAHL WISSENSCH. MEDIZINISCHE STUDIEN
> 4.500

TRADITIONELLE MEDIZINISCHE VERWENDUNG
ja

WICHTIGE THERAPEUTISCHE EINSATZBEREICHE
alle flüssigen Körpersäfte, Stoffwechselerkrankungen, gegen Verhärtungen in den Säften

SIGNATURENLEHRE PLANETENKRÄFTE
Saturn >> Mond >> Merkur

SIGNATURENLEHRE METALL-PRINZIPIEN
Blei >> Silber >> Quecksilber

VERWECHSLUNGSGEFAHR
andere *Auricularia*, Drüslinge, Kleines Judasohr (alle ungiftig)

EIN JUDASOHR FINDEN

Das Judasohr, *Auricularia auricula-judae*, ist ein besonders auffälliger, gallertartiger Pilz, der an abgestorbenen oder geschwächten Bäumen, meist an Laubbäumen, vorkommt.

Besonders häufig findet man ihn an Holunderbüschen, was ihm im Volksmund auch den Namen „Holunderschwamm" eingebracht hat.

Der Pilz wächst das ganze Jahr über und ist oft nach Regenperioden oder in feuchten Umgebungen zu finden.

Je älter desto besser

Entscheidend für die Suche ist, ältere Bestände von Holunder/Holler zu wählen. Idealerweise sind einige Äste an den älteren Büschen oder Bäume sogar schon abgestorben.

Die besten bisherigen Funde haben wir in Auen von Spätherbst bis Frühjahr, sowohl in Deutschland als auch in Österreich. Die Auen sind dann meist frei von Brombeeren und Brennnesseln, da der Winter bevorsteht.

Wenn du einen passenden Standort gefunden hast, dann suche unbedingt auch die Äste am Boden ab, denn dort wachsen teilweise so richtige Prachtexemplare.

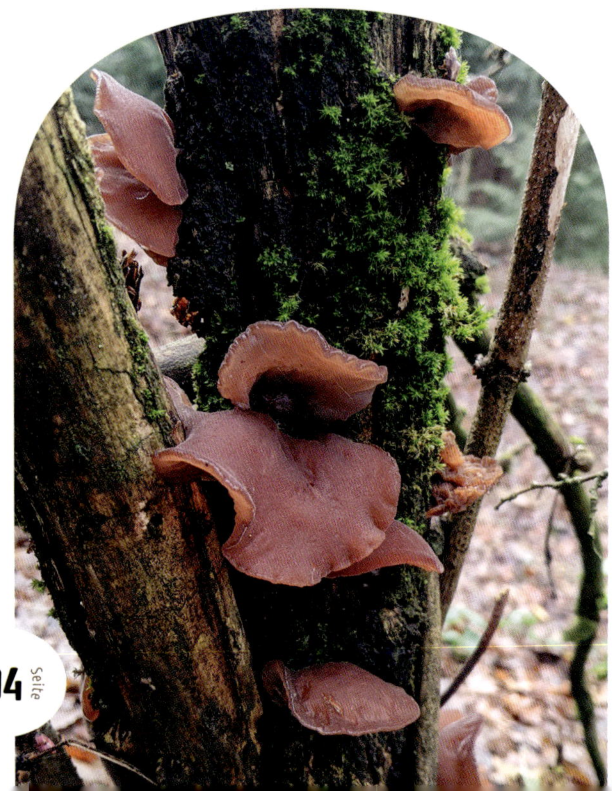

EIGENSCHAFTEN UND MERKMALE DES JUDASOHRS

VERBREITUNG

Auricularia auricula-judae ist ein Pilz, der historisch als weit verbreitet galt, aber durch moderne phylogenetische und taxonomische Untersuchungen als Art im engeren Sinne (sensu stricto) hauptsächlich auf Europa beschränkt ist. Frühere Berichte über eine weltweite Präsenz basierten oft auf unbewussten Fehlidentifikationen, da der *Auricularia auricula-judae*-Komplex mehrere ähnliche Arten umfasst, die in anderen Regionen vorkommen. Die Art bevorzugt gemäßigte Klimazonen und wächst saprotroph auf Laubhölzern, insbesondere auf Holunder (*Sambucus nigra*).

Globale Verbreitung basierend auf wissenschaftlichen Erkenntnissen

Europa: Die Art ist in Europa heimisch und verbreitet, mit Vorkommen in Ländern wie Frankreich, der Tschechischen Republik, dem Vereinigten Königreich, Deutschland, dem europäischen Teil Russlands und Zentraleuropa insgesamt. Sie tritt dort in temperierten Wäldern auf.

Außerhalb Europas: Aktuelle Studien schließen eine natürliche Verbreitung in Asien (einschließlich China), Nordamerika oder anderen Kontinenten aus. Stattdessen handelt es sich dort um verwandte Arten wie *Auricularia heimuer* (in Ostasien), *Auricularia americana* (in Nordamerika und Teilen Asiens) oder *Auricularia villosula* (in tropischen bis borealen Gebieten Asiens). Kultivierte Stämme, die unter dem Namen *Auricularia auricula-judae* vermarktet werden, stammen oft aus diesen anderen Arten. Diese Einschränkung auf Europa resultiert aus molekularen Analysen, die monophyletische Kladen für europäische Populationen identifizieren.

FORM

» ohrmuschelartig
» leicht durchsichtig
» 2 bis 10 cm Durchmesser
» mit Adern durchzogen
» feinfilzige Oberfläche

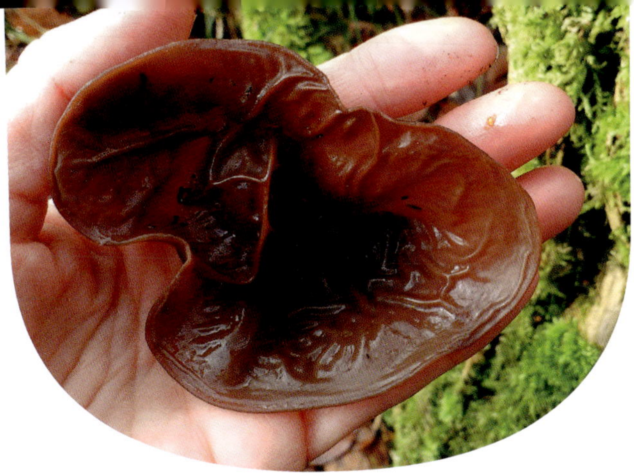

FARBE

- » ***Fruchtkörper:*** rötlich-braun, dunkelbraun oder graubraun
- » ***Poren:*** dunkelbraun bis schwarz
- » ***Fleisch:*** blassgrau
- » ***Sporen:*** weiß

KONSISTENZ

Frische Fruchtkörper des Judasohrs sind gallertig-weich und leicht elastisch. Bei trockenem Wetter schrumpfen sie zusammen, werden hart und lederartig, können aber nach Regen oder bei hoher Luftfeuchtigkeit wieder ihre ursprüngliche Form und Konsistenz annehmen.

GERUCH

- » neutral bis leicht erdig, auch leicht muffig-erdig

GESCHMACK

- » mild, fast neutral

NAMEN

Der ungewöhnliche Name Judasohr stammt aus einer christlichen Legende, die auf Judas Iskariot verweist, den Jünger, der laut biblischer Überlieferung Jesus verriet und sich aus Schuld und Verzweiflung an einem Holunderbaum erhängte. Der Pilz, der häufig an alten Holunderstämmen wächst, wurde daher mit Judas und seinem Schicksal in Verbindung gebracht. Seine auffällige Form, die an eine Ohrmuschel erinnert, führte dann zur Bezeichnung Judasohr.

Diese Bezeichnung ist seit dem Mittelalter dokumentiert und wurde in volkstümlichen Überlieferungen weitergetragen, wobei der Pilz in manchen Regionen auch als „Holzohr" oder „Ohrenpilz" bekannt ist, um den Fokus auf die Form zu legen.

Der wissenschaftliche Name *Auricularia auricula-judae* hat eine lateinische Herkunft und wurde erstmals im 18. Jahrhundert von Carl von Linné in seiner Systematik verwendet, später präzisiert. *Auricularia* ist abgeleitet vom lateinischen Wort *auricula*, die Verkleinerungsform von *auris* (Ohr), und beschreibt die charakteristische, ohrenähnliche Form des Pilzes. Der Zusatz *auricula-judae* bedeutet wörtlich „Judas' Ohr" und bezieht sich ebenfalls auf die Judas-Legende, wobei *judae* die Genitivform von „Judas" darstellt.

Frühere Klassifikationen platzierten den Pilz unter *Tremella auricula*, abgeleitet von „tremulus" (zitternd), aufgrund der gallertartigen Konsistenz.

FUNGITASTISCH

Eine historische Aufzeichnung aus der Tang-Dynastie (618–907 n. Chr.) dokumentiert die erste systematische Kultivierung von *Auricularia*-Arten, wie im Tang Ben Cao um 600 n. Chr. beschrieben, wo der Pilz als medizinisch wertvoll eingestuft wurde.

Traditionell ist der Pilz seit jeher mit Langlebigkeit und Vitalität assoziiert. Oft wird er als „Speise für Unsterbliche" betrachtet, ähnlich wie andere heilende Pilze in der damaligen Zeit. Diese Wahrnehmung trug dazu bei, dass der Pilz in der asiatischen Kultur als Symbol für Gesundheit und Langlebigkeit gilt.

Auch roh essbar, muss aber nicht sein

Das Judasohr kann grundsätzlich roh verzehrt werden, da keine bekannten Toxine oder schädlichen Substanzen in rohem Zustand vorliegen, die eine akute Vergiftung oder Unverträglichkeit verursachen würden.

Der Pilz wird als sicher für den Rohverzehr beschrieben, insbesondere bei frischen, jungen Exemplaren, die eine weiche, gallertartige Textur haben und mild im Geschmack sind.

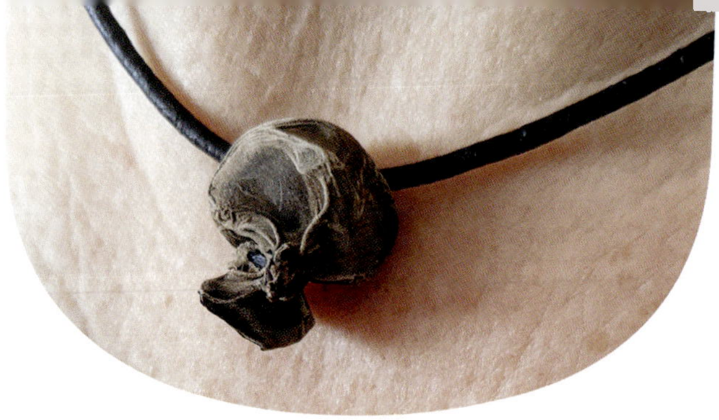

Böse Mächte nicht verärgern

Im mittelalterlichen Europa rankten sich viele Geschichten um das Judasohr, die den Pilz in ein düsteres Licht rückten. Die Wahrnehmung war eng mit dem Holunderbaum verknüpft, auf dem der Pilz häufig wächst und der in der Folklore als „Hexenstrauch" galt – ein Strauch, der mit Hexen und bösen Geistern assoziiert wurde, aber auch schützende Kräfte besaß.

Bauern glaubten, dass der Pilz nur an genau den Bäumen erschien, die von übernatürlichen Mächten beeinflusst waren. Es hieß, der unachtsame Umgang mit dem Pilz könne Unglück oder Flüche herbeiführen. Diese Vorstellung führte dazu, dass Menschen den Pilz manchmal vorsichtig ernteten, um ihn als Amulett gegen böse Mächte zu tragen. Ironischerweise galt der Pilz gleichzeitig als Heilmittel gegen angeblich „übernatürliche" Krankheiten wie Besessenheit oder Melancholie.

Gekocht schmeckt's besser

Allerdings wird der Rohverzehr in der Regel nicht empfohlen, da der Pilz geschmacklich fade oder unangenehm sein kann, eine zähe Konsistenz aufweist und potenziell Bakterien, Parasiten oder Verunreinigungen aus der Umwelt enthalten könnte, die durch Kochen abgetötet werden.

In der kulinarischen Praxis, einschließlich traditioneller chinesischer und europäischer Anwendungen, wird er üblicherweise getrocknet, eingeweicht und gekocht oder in Gerichten wie Suppen, Salaten oder Pfannengerichten verarbeitet, um die Textur zu verbessern und Nährstoffe besser zugänglich zu machen.

Eingebauter Frostschutz

Auricularia auricula-judae behält selbst bei Frostbedingungen einen nahezu normalen Zustand bei, dank eines natürlichen Schutzmechanismus, der dem von Frostschutzmitteln ähnelt.

Zu den zentralen Komponenten gehören Zuckeralkohole wie Mannitol sowie Polysaccharide, die den Gefrierpunkt in den Zellen senken und so die Bildung schädlicher Eiskristalle verhindern.

Ergänzend reduzieren antioxidative Verbindungen oxidativen Stress, der durch Temperaturschwankungen entsteht.

Auricularia-Arten bekommen neue Doppelnamen

Auch beim Judasohr ist bei den Zuordnungen der einzelnen Arten innerhalb der Familie sehr viel in Bewegung. Vergleichbar mit dem Feuerschwamm, können wir auch für das Judasohr festhalten: Alles, was bis vor ca. 5 bis 8 Jahren in Studien als *Auricularia auricula-judae* bezeichnet wurde, beschreibt den damaligen Konsens. Und das war recht einfach: Alle Judasohren sind dieselben Judasohren.

Die wissenschaftliche Klärung, dass die in Europa vorkommenden *Auricularia*-Arten von den in Asien heimischen und kultivierten Arten unterschiedlich sind, erfolgte durch molekulare und phylogenetische Analysen ab dem Jahr 2013.

Fast schon historisch

Zuvor wurde *Auricularia auricula-judae* als eine einzige, kosmopolitisch verbreitete Art betrachtet, die sowohl in Europa als auch in Asien auftrat. Erste Hinweise auf einen Artenkomplex ergaben sich aus Untersuchungen nordamerikanischer Populationen, die zeigten, dass diese von der europäischen Typusart abwichen.

Im Jahr 2014 wurde durch detaillierte morphologische und genetische Vergleiche der in China kultivierte Pilz als eigenständige Art identifiziert und von der europäischen getrennt. Diese Erkenntnisse wurden in Folgestudien bis 2021 weiter vertieft und bestätigt. Seitdem gilt *Auricularia auricula-judae sensu stricto* als auf Europa beschränkt, während asiatische Formen wie *Auricularia heimuer* oder *Auricularia villosula* als separate Arten anerkannt sind.

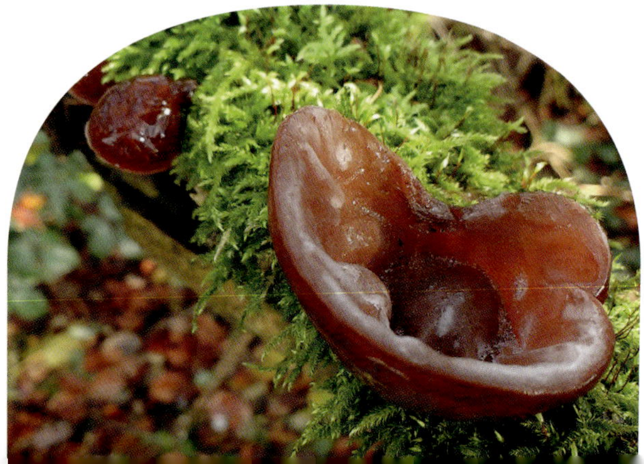

INHALTSSTOFFE

Die chemische Zusammensetzung umfasst hauptsächlich Kohlenhydrate, Proteine, Fette, Ballaststoffe, Asche und Mineralien, wobei die genauen Gehalte je nach Herkunft, Anbauweise und Extraktionsmethode variieren.
Pro 100 g Trockenmasse enthalten die Fruchtkörper typischerweise 8 bis 23 % Proteine, 38 bis 81 % Kohlenhydrate (vorwiegend Polysaccharide), 1 bis 6 % Fette, 3 bis 9 % Ballaststoffe, 3 bis 12 % Asche und 6 bis 13 % Feuchtigkeit.

Die Proteine sind reich an essenziellen Aminosäuren (rund 34 bis 35 % der Gesamtaminosäuren).
Die Kohlenhydrate bestehen größtenteils aus unverdaulichen Polysacchariden, die für die charakteristische gelatinöse Konsistenz sorgen.
Fette sind niedrig und bestehen zu 60 % aus ungesättigten Fettsäuren. Ballaststoffe und Asche tragen zur mineralstoffreichen Natur bei, mit hohen Gehalten an Kalium (bis 12.000 mg/kg), Kalzium (bis 16.000 mg/kg), Magnesium (bis 2.000 mg/kg), Eisen (bis 200 mg/kg) und Zink (bis 60 mg/kg).

Bioaktive Kraftpakete in weicher Hülle

Zu den bioaktiven Verbindungen gehören Polysaccharide (10 bis 48 % Ausbeute bei Extraktion), Melanin, Flavonoide (0,8 bis 1,2 %), Alkaloide (0,6 bis 1 %), Saponine (2 bis 6 %), Tannine (1,5 bis 1,7 %), Phenole und Cyanide (0,2 bis 0,4 %).
Die Polysaccharide erzeugen die gallertartige Textur und haben gleichzeitig vielfältige gesundheitliche Wirkungen, wie antioxidative Effekte, immunmodulatorische Aktivitäten, antitumorale Eigenschaften, Reduktion von Blutzucker und Insulin, Hemmung der Blutgerinnung, Leberschutz, entzündungshemmende und antimikrobielle Effekte.
Melanin verstärkt die antioxidativen Eigenschaften und kann sogar Biofilme bekämpfen, während Phenole und Flavonoide zur Stabilität und antimikrobiellen Wirkung beitragen.

VERWECHSLUNGSGEFAHR

Das Kleine Judasohr (*Auricularia mesenterica*) sieht ähnlich aus, kann aber doch über die viel geringere Größe (bis 1, manchmal 2 cm Hut) gut abgegrenzt werden.
Der Kreiseldrüsling (*Exidia recisa*) sieht dem Judasohr wiederum so ähnlich, dass er immer wieder damit verwechselt wird. Da dieser Pilz aber gern an Weiden wächst, funktioniert eine Abgrenzung im Zweifel über den Baum/Strauch. Dieser Pilz ist aber auch ein guter Speisepilz.
Der Rotbraune Zitterling (*Phaeotremella foliacea*, auch ein Speisepilz) ist ebenfalls ähnlich, kann aber über sichtbare Drüsen gut abgegrenzt werden.
Der Gezonte Ohrlappenpilz (*Auricularia mesenterica*) hat auch den Namen „falsches Judasohr". Er ist in wenigen Stadien ähnlich, hat aber Lamellen und Drüsen.
Es soll auch Verwechslungen mit Becherlingen geben, die sich aber alle recht eindeutig über Konsistenz, Form, Standort oder Farbe vom Judasohr abgrenzen lassen.

EINSATZBEREICHE IN DER HAUSAPOTHEKE

Abschürfungen, Adipositas, Alveolitis, Alzheimer, antibiotisch (Bakterieninfekt), antimykotisch (Pilzinfekt), antiviral (Virusinfekt), Arteriosklerose, Arthritis, Auge allgemein, Bindehautentzündung, Blasenentzündung, Bluthochdruck, Bronchitis, Bursitis, Candida albicans, Cholesterin/Fettstoffwechsel, Colitis ulcerosa, Darmflora gestört, Demenz, Durchblutungsstörungen, entzündliche Erkrankungen, Erkältung, Gebärmutterhals-Erkrankungen, Gedächtnisschwäche, Gelenkentzündungen, Halsentzündung, Halsschmerzen, Hautbild gestört, Embolie, HIV/Aids, Husten, Immunsystem schwach, Infektionen, Insulinresistenz, kardiovaskuläre Erkrankungen, Kehlkopfentzündung, Klebsiella pneumoniae, Kollagen-Störung, Krankenhauskeim-Infektionen, Krebs allgemein, Krupp, Kurzatmigkeit, Lebererkrankungen, Leberkrebs, Leukämie, Lungenentzündung, Lungenkrebs, Magenkrebs, Mandelentzündung, Metabolisches Syndrom, Morbus Crohn, Nagelpilz, Osteoporose, Präbiotika-Mangel, Prellung, Verstauchung, Rheuma, Sarkom, Schmerzen, Staphylococcus aureus, Stoffwechselerkrankungen, Thrombose, Typ-2-Diabetes, Verbrennungen, Wunde

Kernthema der Signatur des Judasohrs

DIE SÄFTE IM KÖRPER MIT ABWEHRKRAFT VERSORGEN, NEU STRUKTURIEREN UND HARMONISIEREN.
BRINGT VERHÄRTUNGEN INS FLIESSEN

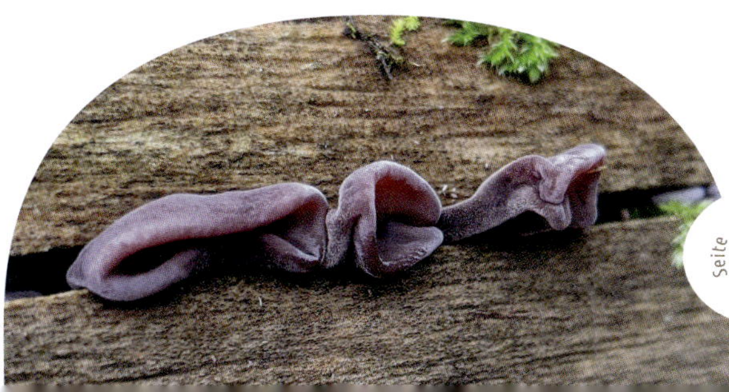

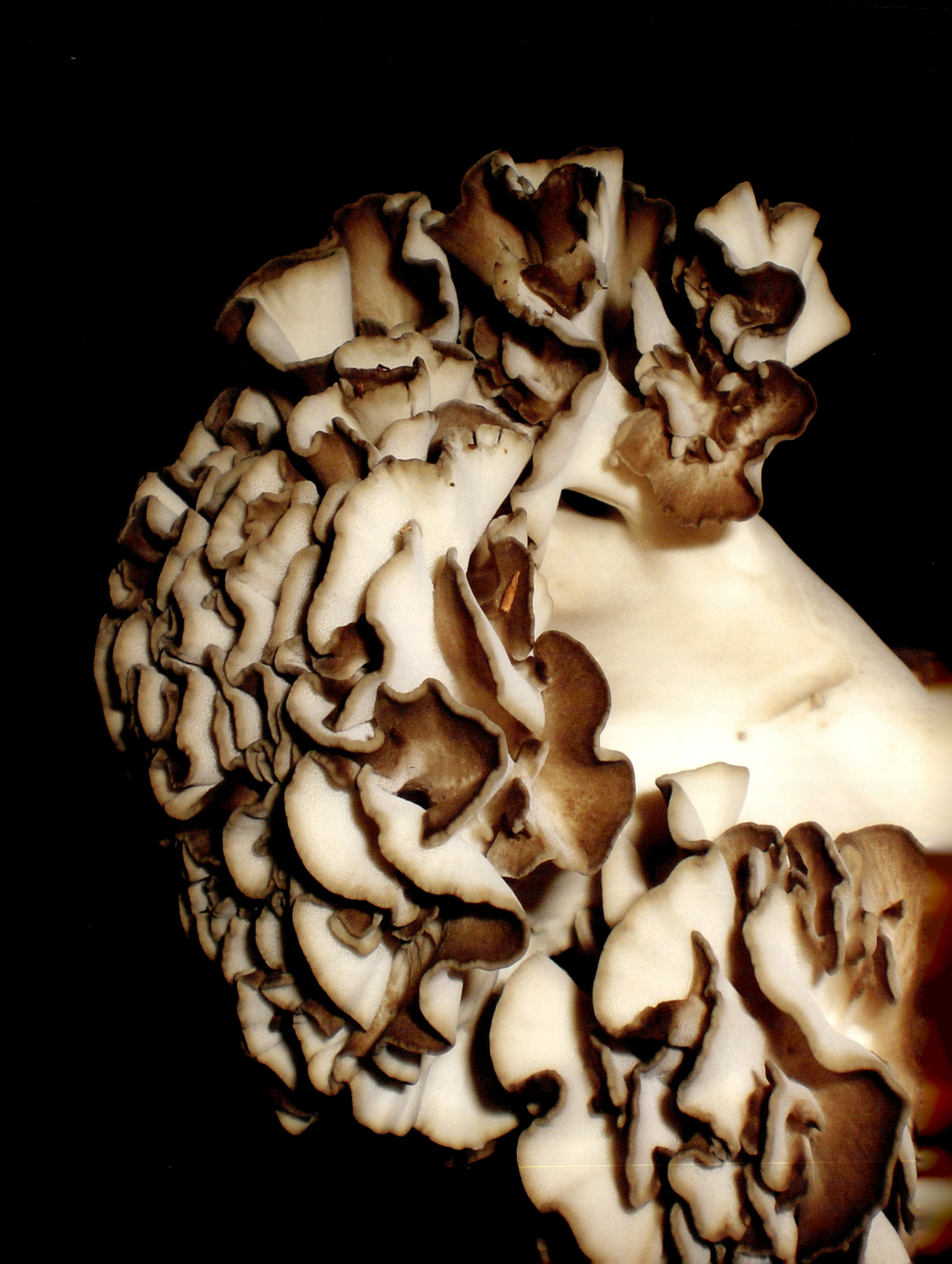

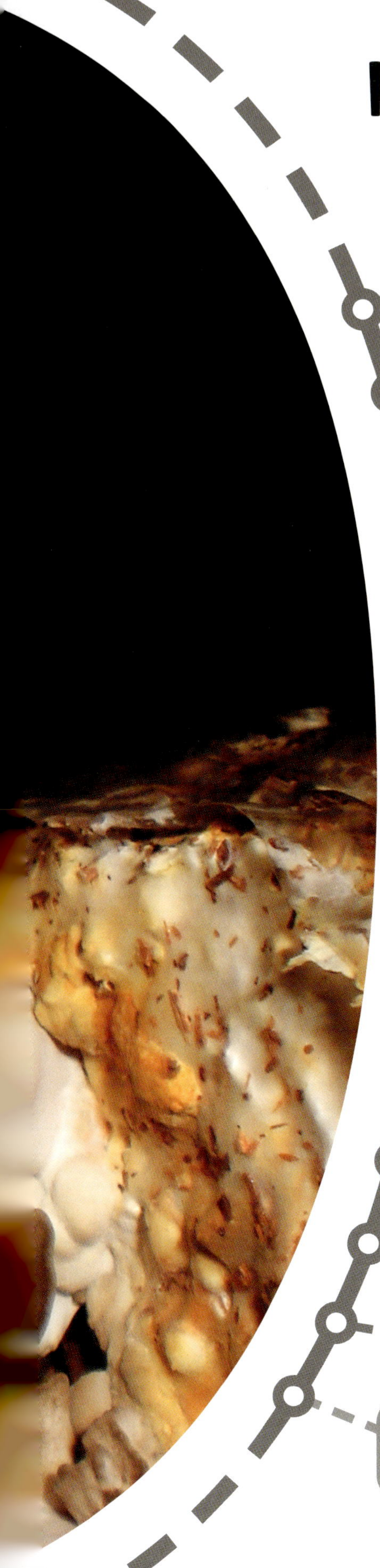

KLAPPERSCHWAMM

NAME
Klapperschwamm, Gemeiner Klapperschwamm, Spatelhütiger Porling, Laubporling, Maitake

WISSENSCHAFTLICHER NAME
Grifola frondosa

FAMILIE
Meripilaceae, Riesenporlingsverwandte

BEVORZUGTER BAUM
Eiche, Kastanie

LEBENSDAUER FRUCHTKÖRPER
einjährig

SCHWEREGRAD ERNTE / ZERKLEINERN
leicht / leicht

GEFÄHRDUNGSKATEGORIE
D: R / A: 3 / CH: VU

ANZAHL WISSENSCH. MEDIZINISCHE STUDIEN
> 8.000

TRADITIONELLE MEDIZINISCHE VERWENDUNG
ja

WICHTIGE THERAPEUTISCHE EINSATZBEREICHE
Lebenselixier, chronische Erkrankungen, Verdauung, Stoffwechselerkrankungen, Nerven beruhigend

SIGNATURENLEHRE PLANETENKRÄFTE
Saturn >> Jupiter >> Merkur

SIGNATURENLEHRE METALL-PRINZIPIEN
Blei >> Zinn >> Quecksilber

VERWECHSLUNGSGEFAHR
Bergporling, Breitblättrige Glucke, Eichhase, Riesenporling, Semmelporling (alle essbar)

KLAPPERSCHWAMM FINDEN

Ein weiterer Pilz des Buches, der schwer zu finden ist. In der Datenbank in Österreich sind aktuell etwas mehr als 50 Funde eingetragen. Das ist wenig, das ist sogar sehr wenig. Ähnlich steht es um den Klapperschwamm auch in Deutschland und in der Schweiz.

Neben den Eichen kann der Klapperschwamm auch an Kastanien fruchten. Er wächst auch immer wieder – wenn er denn gefunden wird – an Linden oder Buchen.

Um diesen seltenen Pilz zu finden, braucht es viel Glück, denn die Fruchtungsphase findet an jedem Standort zu ähnlichen Zeiten statt. Die Fruchtkörper werden auch über Jahre immer wieder neu austreiben. Nur wann das genau geschehen wird, variiert um einige Wochen jedes Jahr.

Da die Fruchtkörper eine recht kurze Lebensdauer haben, gilt es an einem bekannten Standort diesen Zeitpunkt gut abzupassen.

Wer auf die Suche geht, sollte dabei alte Baumbestände in ähnlichen Regionen besuchen, wie bei einer Suche nach dem Eichhasen.

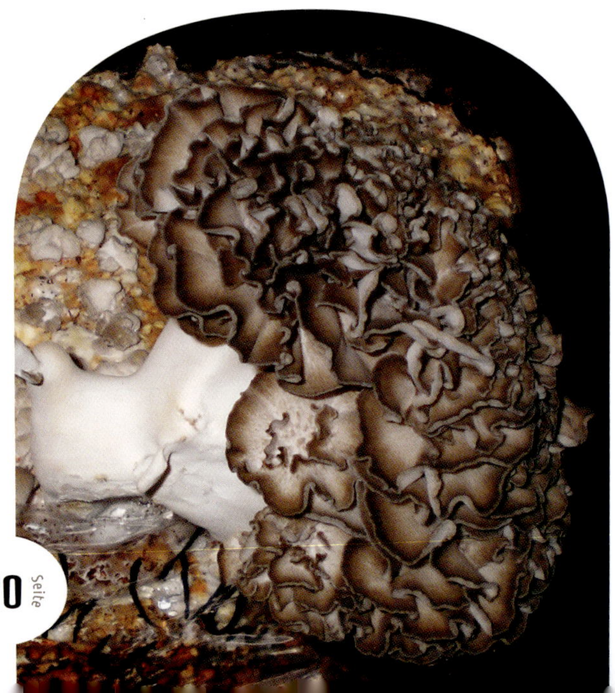

EIGENSCHAFTEN UND MERKMALE DES KLAPPERSCHWAMMS

VERBREITUNG

Grifola frondosa lebt hauptsächlich in Wäldern der nördlichen gemäßigten Klimazone. Seine natürliche Verbreitung umfasst weite Teile Europas, Asiens und Nordamerikas, wo er typischerweise an den Basen oder Wurzeln von Laubbäumen wie Eichen, Ahornen oder Buchen wächst und Stockfäule verursacht.

In Europa ist der Pilz in Ländern wie dem Vereinigten Königreich, Frankreich, Deutschland und der Ukraine in Laub- und Mischwäldern heimisch.

In Asien tritt *Grifola frondosa* vor allem in Nord-Japan, China und Korea auf, wo er in subtropischen Hochlagen und temperierten Wäldern vorkommt.

In Nordamerika ist die Art in den gemäßigten Zonen weit verbreitet, insbesondere in den nordöstlichen Staaten der USA wie Virginia und Missouri sowie in Kanada.

Berichte über Vorkommen in Südamerika oder Ozeanien beziehen sich meist auf verwandte Arten der Grifola-Gattung, denn *Grifola frondosa* selbst ist auf die nördliche Hemisphäre beschränkt.

FORM

- » wächst in Büscheln, bis zu 50 cm Durchmesser
- » Einzelhüte oft halbiert oder miteinander verwachsen
- » ausgefranste Hutkanten
- » Fruchtkörper 3–7 cm Durchmesser, selten größer

FARBE

- » ***Fruchtkörper:*** graubraun
- » ***Poren:*** weißlich bis weißbraun
- » ***Fleisch:*** hellbraun
- » ***Sporen:*** weiß
- » ***Stiel:*** graubraun

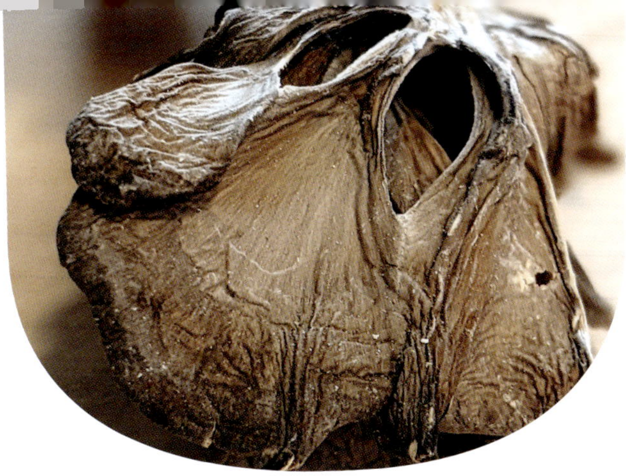

KONSISTENZ

Der Pilz hat eine angenehme fleischartige Konsistenz. Auch im Biss erinnert er sehr an etwas Animalisches. Die Fruchtkörper sind nicht so brüchig wie beim Eichhasen, sondern griffig fest.

GERUCH

» angenehm pilzig

GESCHMACK

» mild mit pilziger Grundnote

NAMEN

Klapperschwamm leitet sich von der charakteristischen Struktur des Fruchtkörpers ab, der aus zahlreichen elastisch gestielten, überlappenden Hüten besteht. Beim Schütteln oder Bewegen des Pilzes schlagen diese Hüte aneinander, was dann zur Bezeichnung Klapperschwamm führt. Alternative deutsche Bezeichnungen wie „Laubporling" oder „Spatelhütiger Porling" beziehen sich ebenfalls auf die blatt- oder spatelförmigen Hüte, betonen jedoch das Erscheinungsbild.

Der wissenschaftliche Name *Grifola frondosa* hat eine etymologische Herkunft, die auf lateinischen und griechischen Wurzeln basiert und die morphologischen Besonderheiten des Pilzes widerspiegelt.
Der Gattungsname *Grifola* leitet sich vom mythischen Greif (lateinisch „Gryphus" oder griechisch „Gryps"), einem Fabelwesen mit Löwenkörper und Adlerkopf sowie Flügeln, ab. Diese Assoziation entsteht durch die gefiederte oder flügelartige Struktur der überlappenden Hüte, die an die Schwingen oder das Gefieder eines Greifs erinnern. Alternativ wird *Grifola* mit dem lateinischen Begriff für „verflochten" oder „geflochten" in Verbindung gebracht, was die komplizierte, verzweigte Wachstumsform beschreibt. Der Artname *frondosa* stammt vom lateinischen „frondosus", was „blattreich" bedeutet.
Der Name wurde 1821 von dem britischen Mykologen Samuel Frederick Gray vergeben.

FUNGITASTISCH

Traditionelle Heilkunde Asien (Japan & China)

Bereits in der Han-Dynastie (206 v. Chr. bis 220 n. Chr.) wird der Pilz in chinesischen Quellen erwähnt, wo er als Hui Shu Hua zur Förderung der Verdauung, zur Beruhigung der Nerven und zur Stärkung der Milz- und Magenfunktionen verwendet wurde. In Japan, wo er als Maitake bekannt ist, galt er als Symbol für Langlebigkeit und wurde zur Behandlung von Lungenkrankheiten, zur Immunstärkung und zur Unterstützung bei Krebserkrankungen eingesetzt. Traditionell wurde der Pilz in Tees oder Abkochungen zubereitet, um die Vitalität zu steigern und das Qi (Lebensenergie) zu harmonisieren. Er wurde auch bei Hämorrhoiden und Verdauungsstörungen empfohlen.

Traditionelle Heilkunde Europa

Der Pilz wurde traditionell zur Förderung der Verdauung und zur Linderung von Hämorrhoiden genutzt. In der österreichischen und schweizerischen Tradition wird er auch zur Unterstützung bei Erschöpfungszuständen eingesetzt, ähnlich wie in der asiatischen Medizin.

Japanische Legenden

Die bekannteste Legende stammt aus Japan, wo der Pilz „Maitake" genannt wird, was „tanzender Pilz" bedeutet. Einer Überlieferung zufolge tanzten Menschen vor Freude, wenn sie den seltenen Pilz fanden, da er so wertvoll war – manchmal sogar sein Gewicht in Silber wert. Eine spezifische Geschichte erzählt von einer Gruppe buddhistischer Nonnen und Holzfällern, die auf einem Bergpfad einen großen Büschel des Pilzes entdeckten. Sie tanzten vor Glück, da der Fund Wohlstand und Gesundheit versprach. Eine andere Legende besagt, dass Maitake in Baumspalten wächst, die durch Blitzeinschläge entstanden sind, was ihm eine göttliche, himmlische Herkunft zuschreibt.

In der japanischen Folklore symbolisiert er Glück, Prosperität und spirituelle Reinigung; er wurde von Samurai geerntet und als Geschenk an Shogune gegeben. Der Pilz gilt als Zeichen göttlicher Gunst und sein Verzehr soll die Seele stärken und Langlebigkeit schenken.

Chinesische Mystik

In China, wo er als Hui Shu Hua bekannt ist, wird *Grifola frondosa* in alten Texten aus dem 12. Jahrhundert (wie dem „Jünpu" von Chen Renyu) als mystisches Gewächs beschrieben. Er steht für Harmonie mit der Natur und wird in taoistischen Traditionen mit der Balance von Yin und Yang assoziiert. Legenden erzählen von Pilzsammlern, die durch den Fund spirituelle Erleuchtung erlangten, da der Pilz als Geschenk der Götter galt. In der TCM wird er spirituell mit der Stärkung des Geistes verbunden, um Ängste zu beruhigen und die innere Ruhe zu fördern.

Fermentation und Enzymproduktion

Grifola frondosa wird intensiv in Fermentationsprozessen untersucht, um bioaktive Verbindungen und Enzyme zu produzieren. Auf Substraten wie Brauereiabfällen oder Sonnenblumenschalen und Traubentrester wird der Pilz zur Herstellung von Enzymen eingesetzt, die dem Abbau von Lignin und Zellulose dienen, was Anwendungen in der Abfallverwertung und Kompostierung ermöglicht.
Ein weiterer Versuch verwendet eine probiotische Fermentation mit Lactobacillus-Stämmen. Dabei werden aktive Komponenten erzeugt, die in der Lebensmittelverarbeitung genutzt werden könnten.

Nutzung bei Parasitenbefall

Grifola frondosa zeigt Potenzial als Biokontrollmittel gegen Parasiten. Aufbereitete Inhaltsstoffe des Pilzes hemmen das Wachstum von Leishmania donovani in vitro.
Antifungale Eigenschaften werden gegen pathogene Pilze, die Erkrankungen wie Fußpilz oder Ringelflechte verursachen, genutzt, ähnlich wie bei Amphotericin B.

Technik und Umwelt

Ein Polysaccharid-Peptid aus getrockneten Fruchtkörpern des Klapperschwamm bindet Quecksilber und könnte Schwermetalle aus kontaminierten Medien entfernen. Der Pilz baut Lignin und Zellulose ab, was in der Abfallbehandlung und Biomassekonversion genutzt wird, etwa bei der Verwertung von Industrieabfällen.

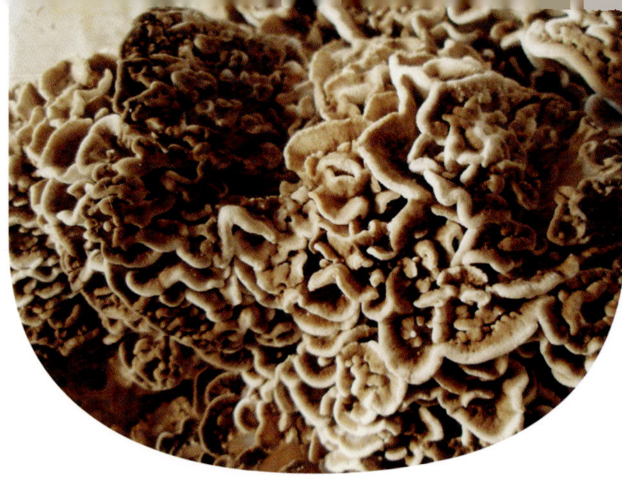

Schaumschläger

In der Lebensmitteltechnologie werden Proteinhydrolysate aus *Grifola frondosa* vor allem wegen ihrer emulgierenden und schaumbildenden Eigenschaften geschätzt. Studien zeigen, dass Hydrolysate aus *Grifola frondosa*-Proteinen und daraus hergestellte Mikrogele die Stabilität von Emulsionen verbessern, insbesondere unter Bedingungen wie Erhitzung oder pH-Veränderungen, und auch die Oxidationsstabilität erhöhen, was die Haltbarkeit von Produkten wie Mayonnaisen, Dressings oder pflanzlichen Milchalternativen verlängert.

INHALTSSTOFFE

Die Hauptkomponenten umfassen Polysaccharide, Proteine und Glycoproteine, Sterole sowie kleinere organische Moleküle wie Phenolverbindungen und Terpenoide. Ergänzt werden diese durch grundlegende Nährstoffe wie Proteine, Kohlenhydrate und Mineralien.

Polysaccharide

Die Polysaccharide bilden den dominanten Anteil der bioaktiven Inhaltsstoffe und machen etwa 70–80 % des Trockengewichts aus. Diese Komponenten sind für immunmodulatorische, antitumorale und entzündungshemmende Effekte verantwortlich, da sie die Aktivität von Immunzellen wie Makrophagen und natürlichen Killerzellen stimulieren.

Proteine und Glycoproteine

Proteine und Glycoproteine tragen etwa 13–21 % zum Trockengewicht bei. Sie umfassen Verbindungen mit antioxidativen und antiviralen Eigenschaften und zeigen in Studien Effekte auf die Immunregulation und die Hemmung von oxidativem Stress.

Sterole und andere kleine Moleküle

Zu den Sterolen gehört vor allem Ergosterol, ein Vorläufer von Vitamin D, der in höheren Konzentrationen vorkommt. Ergosterol kann bis zu 28 Mikrogramm pro Portion liefern, was etwa 1123 IE Vitamin D entspricht. Weitere Inhaltsstoffe sind Phenolverbindungen, Flavonoide, Terpenoide und organische Säuren. Diese Substanzen wirken antioxidativ, entzündungshemmend und antimikrobiell.

Nährstoffe und Makronährstoffe

Der Pilz ist reich an Proteinen (bis zu 41 % in manchen Analysen), Kohlenhydraten (bis zu 26,5 %) und Ballaststoffen (ca. 15,5 %), während der Fettgehalt niedrig ist (ca. 8 %). Mineralstoffe wie Kalium, Phosphor und Spurenelemente sowie Aminosäuren und Vitamine runden das Profil ab. Der Pilz enthält auch ungesättigte Fettsäuren wie Ölsäure und Linolsäure in geringen Mengen.

VERWECHSLUNGSGEFAHR

Auch den Klapperschwamm kann man verwechseln, aber nur mit ebenfalls sehr schmackhaften Pilzen. Es gibt fünf Pilze, die Ähnlichkeiten aufweisen.

Der Klapperschwamm hat einen ähnlichen Speiseplan wie der Eichhase und liebt auch die Eichen. Der Bergporling hat zwar Ähnlichkeiten mit dem Klapperschwamm, bevorzugt jedoch Nadelholz. Laubholz mag er gar nicht.

Die Breitblättrige Glucke hat vom Fruchtkörper her wenig Ähnlichkeit, jedoch die Gesamterscheinung als Halbkugel mit vielen Fruchtkörpern könnte auf den ersten Blick zu einer Verwechslung führen.

Auch mit dem Riesenporling, der sowohl auf Nadel- als auch auf Laubholz wächst, kann der *Grifola frondosa* verwechselt werden. Wieder ein gutes Merkmal, um die beiden Pilze sicher voneinander abzugrenzen: auf die Poren drücken. Der Riesenporling schwärzt, der Klapperschwamm nicht.

Bleibt noch der Semmelporling, der aber nicht direkt am Holz wächst. Meist im Nadel- oder Mischwald. Da er nur kleinere Haufen bildet, ist er nur mit sehr ungeübtem Auge ähnlich.

EINSATZBEREICHE IN DER HAUSAPOTHEKE

Adipositas, Allergien, Alzheimer, antibiotisch (Bakterieninfekt), antimykotisch (Pilzinfekt), antiviral (Virusinfekt), Arteriosklerose, Asthma, Blasenkrebs, Bluthochdruck, Brustkrebs, Candida albicans, Cholesterin/Fettstoffwechsel, Colitis ulcerosa, Darmentzündung, Darmflora gestört, Demenz, Dickdarmkrebs, Durchfall, Eierstockkrebs, Enterococcus faecalis, entzündliche Erkrankungen, Epilepsie, Epstein-Barr-Virus (HHV-4), Erkältung, Fettleber (nichtalkoholisch, NAFLD), Gastritis, Gebärmutterhals-Erkrankungen, Gedächtnisschwäche, Gicht, Helicobacter pylori, Hepatitis B, Herzmuskelentzündung, Herzrhythmusstörung, Herzschwäche, Hirnkrebs, HIV/Aids, Immunsystem schwach, Infektionen, Influenza, Insulinresistenz, kardiovaskuläre Erkrankungen, Kollagen-Störung, koronare Herzkrankheit, Krankenhauskeim-Infektionen, Krebs allgemein, Leaky-Gut-Syndrom, Lebererkrankungen, Leberkrebs, Lernschwäche, Leukämie, Lippenherpes (HHV-1), Lungenentzündung, Lungenkrebs, Magen-Darm-Erkrankungen, Magengeschwür, Magenkrebs, Metabolisches Syndrom, Morbus Crohn, Mukusretention (zäher Schleim), Muskelschwund, Nervenentzündung, neurodegenerative Erkrankungen, Nierenkrebs, Osteoporose, Parkinson, Präbiotika-Mangel, Prostatakrebs, Prostatavergrößerung, Prostatitis, Rhinitis (allergische), Sarkom, Schmerzen, Schnupfen, Staphylococcus aureus, Stoffwechselerkrankungen, Trockenheit der Atemwege, Typ-2-Diabetes, vaginale Infektionen, Vaskulitis, Venenerkrankungen

Kernthema der Signatur des Klapperschwamms

EIN ENTSCHLACKENDES LEBENSELIXIER, DAS VERDAUUNG, NERVEN UND ALLE ORGANE STÄRKT

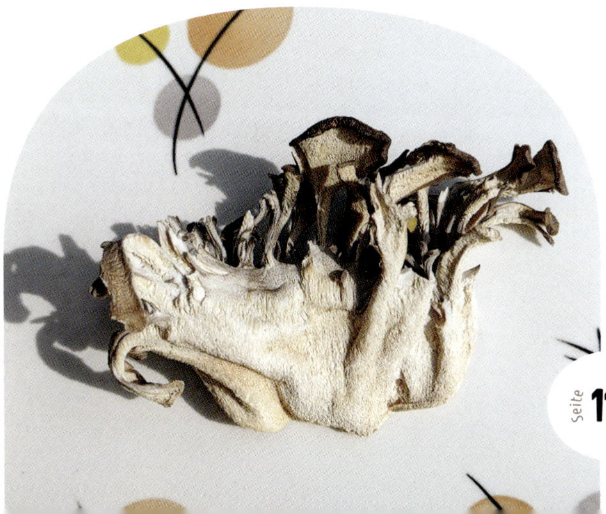

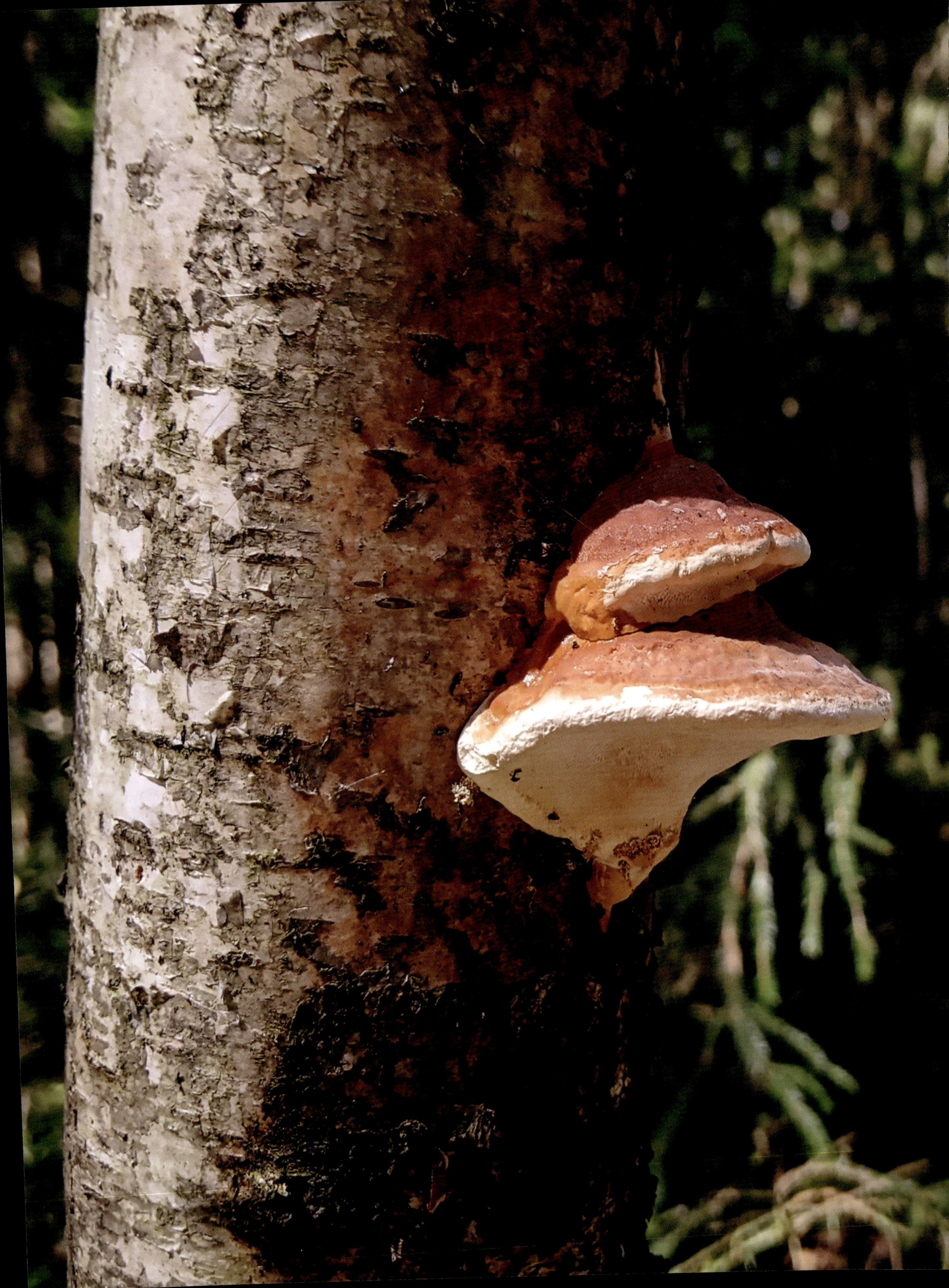

KUPFERROTER LACKPORLING

NAME
Kupferroter Lackporling

WISSENSCHAFTLICHER NAME
Ganoderma pfeifferi

FAMILIE
Ganodermataceae, Lackporlingsverwandte

BEVORZUGTER BAUM
Buche, Eiche

LEBENSDAUER FRUCHTKÖRPER
mehrjährig

SCHWEREGRAD ERNTE / ZERKLEINERN
schwer / mittel

GEFÄHRDUNGSKATEGORIE
D: R / A: 3 / CH: NT

ANZAHL WISSENSCH. MEDIZINISCHE STUDIEN
> 550

TRADITIONELLE MEDIZINISCHE VERWENDUNG
ja, selten

WICHTIGE THERAPEUTISCHE EINSATZBEREICHE
Unterstützung und Erhaltung der Gesundheit, auch bei chronischen Erkrankungen

SIGNATURENLEHRE PLANETENKRÄFTE
Saturn >> Venus >> Jupiter >> Mond

SIGNATURENLEHRE METALL-PRINZIPIEN
Blei >> Kupfer >> Zinn >> Silber

VERWECHSLUNGSGEFAHR
andere Lackporlinge (alle ungiftig)

KUPFERROTEN LACKPORLING FINDEN

Der Kupferrote Lackporling (*Ganoderma pfeifferi*) bevorzugt wärmere Klimazonen, was ihn zu einem seltenen Bewohner heimischer Wälder macht. Er schätzt Laubbäume wie Buchen und Eichen, selten wächst er auch auf anderen Bäumen.

In Österreich sind bisher nur vereinzelte Meldungen in mykologischen Datenbanken erfasst worden, mit Schwerpunkten im südöstlichen Teil des Landes, nahe den Grenzen zu Slowenien, Ungarn und der Slowakei – Regionen, die durch mildere Temperaturen auffallen.

In Deutschland taucht er nur sehr sporadisch auf. Im südlichen Bereich sind Sichtungen nur bei mildem lokalem Mikroklima gemacht worden.

In der Schweiz ist er sogar äußerst selten: Derzeit gibt es laut mykologischer Datenbank nur einen Fund in der Zentralschweiz.

Wer den Pilz aufspüren möchte, braucht Ausdauer und sollte gezielt Areale mit geeignetem warmem Kleinklima und alten Buchen- und Eichenbeständen ansteuern. So haben wir bereits mehrmals Erfolg in Oberösterreich gehabt. Es waren in allen Fällen gezielte Suchen, keine Zufallsfunde.

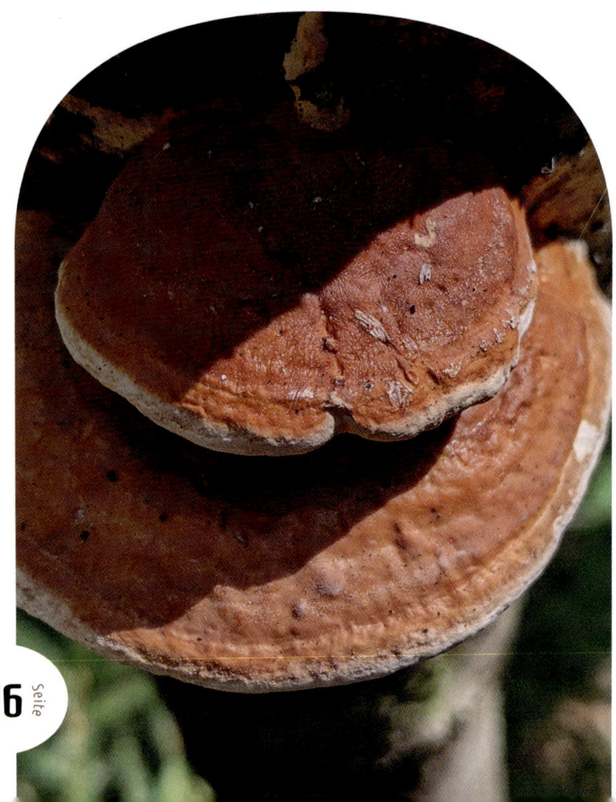

EIGENSCHAFTEN UND MERKMALE: KUPFERROTER LACKPORLING

VERBREITUNG

Ganoderma pfeifferi bevorzugt warme Sommerwälder im Verbreitungsgebiet von Buchen und Eichen. Der Pilz tritt am Stamm älterer Bäume auf, sowohl an lebenden als auch an toten Exemplaren, und verursacht Weißfäule. Er ist mehrjährig, gibt Sporen im Sommer und Herbst ab und sondert im Spätwinter und Frühling eine gelbe, wachsartige Substanz ab, die süß riecht.
Die Verbreitung von *Ganoderma pfeifferi* ist hauptsächlich auf Europa beschränkt, wo er als heimische Art gilt. Er kommt von der Iberischen Halbinsel über Mitteleuropa bis nach Südskandinavien vor. In Großbritannien ist er selten, vor allem in Südengland, und in Schottland, Wales sowie Irland sehr rar oder nicht nachgewiesen.
Es gibt vereinzelte Berichte aus anderen Regionen, wie Indien oder Indonesien, aber diese sind ungewöhnlich und sehr wahrscheinlich Fehlidentifikationen oder – eher unwahrscheinlich – eingeführte Vorkommen. Im Vergleich zu anderen *Ganoderma*-Arten, die tropisch oder global verbreitet sind, ist der Kupferrote auf temperierte, europäische Waldbestände mit Eichen und Buchen spezialisiert, ohne nennenswerte Präsenz außerhalb des Kontinents.

FORM

» jung wulstig
» später konsolenförmig
» Fruchtkörper bis 25 cm Durchmesser, selten größer
» Oberfläche gerunzelt, uneben

FARBE

» ***Fruchtkörper:*** jung hellgelb, rotbraun, kupferbraun bis dunkelbraun
» ***Zuwachskante Fruchkörper:*** weißlich bis gräulich, feucht und glänzend
» ***Poren:*** weißlich–grau, nach dem Aussporen dunkler
» ***Fleisch:*** dunkelbraun, rotbraun
» ***Sporen:*** rostbraun

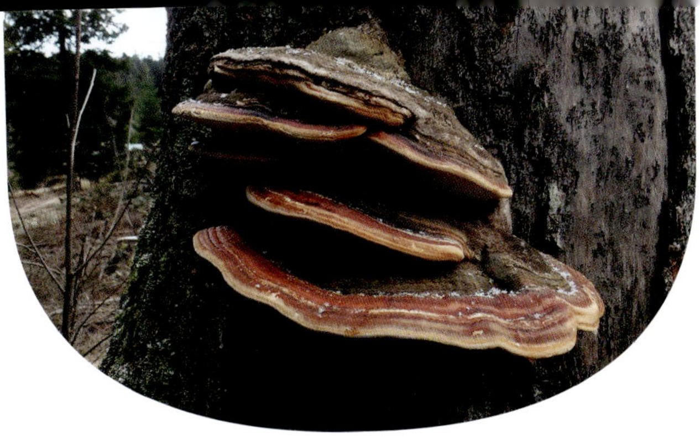

KONSISTENZ

Der gesamte Pilz ist sehr hart und zäh. Er hat manchmal eine leicht klebrige Oberfläche. Ende des Winters, im Frühjahr, sondert er aus den Poren Wachs ab.

GERUCH

» erfrischend, fruchtig, honigartig (mehr oder weniger, je nach Jahreszeit)

GESCHMACK

» nicht kräftig, eher schwach bitter

NAMEN

Der deutsche Name Kupferroter Lackporling beschreibt die charakteristischen Merkmale des Pilzes *Ganoderma pfeifferi*. „Kupferroter" bezieht sich auf die typische kupferrote bis purpurfarbene Färbung der Hutoberfläche. Lackporling leitet sich von der glänzenden, lackartigen Kruste auf der Hutoberfläche ab, die durch eine dünne harzartige Schicht entsteht und dem Pilz ein poliertes Aussehen verleiht. „Porling" ist eine allgemeine Bezeichnung für Porenpilze, die Poren statt Lamellen haben.

Der wissenschaftliche Name *Ganoderma pfeifferi* hat seine Herkunft aus dem Griechischen: „ganos" (γάνος) bedeutet „Glanz" oder „Schein", und „derma" (δέρμα) heißt „Haut". Zusammengefasst steht es für „glänzende Haut", was auf die glänzende, lackartige Oberfläche der Pilze in dieser Gattung anspielt. Der zweite Teil *pfeifferi* ehrt Emil Pfeiffer, der das Referenzexemplar für die Artbeschreibung in Frankfurt am Main sammelte.
Beide Namen spiegeln also physische Eigenschaften wider, wobei der wissenschaftliche Name zusätzlich eine Widmung enthält.

FUNGITASTISCH

Im Gegensatz zu asiatischen Arten wie *Ganoderma lucidum*, die eine lange Geschichte in der traditionellen Medizin haben, gibt es für *Ganoderma pfeifferi* keine dokumentierten Mythen, Legenden, traditionellen Anwendungen oder spezifische Geschichten in der Volksheilkunde.

Der Kupferrote Lackporling & seine Verwandten

Historisch gibt es Synonyme für den Pilz als *Ganoderma cupreolactatum*, *Ganoderma laccatum* oder *Fomes pfeifferi.* Phylogenetisch gehört *G. pfeifferi* zur Klade B, die den Kern der europäischen Laccate-Arten umfasst, zu der auch *G. resinaceum* (aus Europa), *G. weberianum* (europäisch) und *G. subamboinense var. laevisporum* (aus Nordamerika) zählen. Diese Gruppe zeichnet sich durch die Fähigkeit aus, Chlamydosporen in Kultur zu bilden. *G. pfeifferi* ist eng verwandt mit *G. lucidum*, wird aber als separate Art betrachtet – im Gegensatz zu asiatischen Varianten wie *G. lingzhi* oder *G. sichuanense*, die früher unter *G. lucidum* subsumiert wurden. Die Verwandtschaft zu *G. resinaceum* ist besonders nah.

Die wachsartige Substanz von Ganoderma pfeifferi

Der Pilz sondert eine sehr charakteristische gelbe Substanz ab, die einen angenehmen, süßen Duft verströmt, der an Honig oder Bienenwachs erinnert. Sie tritt aus der Porenoberfläche (der Unterseite des Fruchtkörpers) aus und kommt hauptsächlich im Spätwinter und Frühling vor. Diese Sekretion ist dickflüssig und sammelt sich auf der Porenfläche, es hängen deutlich sichtbare Tropfen unterhalb des Pilzes.

Der Zweck ist nicht bekannt

Der genaue Grund für die Produktion dieser Substanz ist nicht geklärt. Möglich wäre ein Schutzmechanismus vor Austrocknung, Schädlingen oder Erregern. Sie könnte auch eine Rolle bei der Sporenverbreitung spielen, indem der süße Duft Insekten anzieht, die dann die Sporen transportieren.
In einigen Beschreibungen wird sie als Reaktion auf saisonale Veränderungen interpretiert, ähnlich wie Harz bei anderen Arten, das Wunden versiegelt. Es handelt sich jedoch nicht um eine harzartige, sondern um eine wachsartige Konsistenz, die nicht brennt oder Blasen wirft.

Ein Wachs, das angenehm duftet und wirkt

Die chemische Zusammensetzung der wachsartigen Substanz ist nicht vollständig analysiert. Allerdings wurde das flüchtige Öl des gesamten Fruchtkörpers einschließlich der Sekretion ermittelt. Für die an den Details der chemischen Analyse Interessierten:

- 1-Octen-3-ol (ca. 73,6 %), ein Alkohol, der für den typischen pilzartigen Geruch verantwortlich ist
- 1-Octen-3-ol-Acetat (ca. 12,4 %)
- Phenylacetaldehyd (ca. 3,0 %)
- 6-Camphenol (ca. 1,5 %)

Diese Verbindungen machen etwa 90,5 % des leicht flüchtigen Öls aus und tragen zum süßen Duft bei. Die wachsartige Basis könnte aus Terpenoiden oder anderen lipophilen Substanzen bestehen, die in *Ganoderma*-Arten vorkommen, aber spezifische Analysen der reinen Sekretion fehlen und bleiben Spekulation.

Das Wachs bzw. das Öl zeigt in Studien antimikrobielle und antioxidative Eigenschaften. Es ist wirksam gegen *Staphylococcus aureus* und *Bacillus subtilis* sowie *Candida albicans.*

Versuche zur Züchtung von Ganoderma pfeifferi

Es gibt erfolgreiche Methoden zur Züchtung von *Ganoderma pfeifferi*, die hauptsächlich der Produktion bioaktiver Verbindungen mit antimikrobiellen, antiviralen und entzündungshemmenden Eigenschaften dienen. Die Methoden basieren auf Pilzzuchttechniken, die für die Gattung *Ganoderma* typisch und teilweise patentiert sind.

Auf festen Substraten

Der Pilz kann auf Holzsubstraten, vorzugsweise Buche, gezüchtet werden. Die Fruchtkörper entstehen nach etwa 8 Monaten bei Temperaturen von 20–23 °C. Eine Vorbehandlung des Holzes mit cellulaseabbauenden Enzymen erleichtert das Anwachsen.

In flüssigen Medien (Fermentation)

Für die Myzelproduktion wird ein kohlenhydratreiches Medium verwendet mit einem anfänglichen pH-Wert von 4,5–7,5. Zusätze wie Holzaufguss (aus 30 g Buche in 300 ml Wasser gekocht) oder Ammoniumsuccinat (0,1–1 %, ideal 0,5 %) fördern das Wachstum. Die Kultivierung erfolgt bei Raumtemperatur und Belichtung im Tag-Nacht-Zyklus für 30 Tage.

Ganoderma-pfeifferi-Extrakte in der Fischzucht

Die antimikrobiellen Eigenschaften der Extrakte aus diesem Pilz können in der Aquakultur eingesetzt werden, um Infektionen durch fischpathogene Bakterien zu bekämpfen. Im Gegensatz zu *Ganoderma lucidum*, der in Studien zu Fischfutterzusätzen für Wachstumsförderung und Immunstärkung bei Tilapia oder anderen Zuchtfischen getestet wurde, liegt der Fokus bei *Ganoderma pfeifferi* auf der Bekämpfung bakterieller Erreger in der Fischhaltung. Dies dient der Prävention und Behandlung von Krankheiten, die in der intensiven Fischzucht häufig auftreten, wie rote Maulkrankheit oder rote Pest, verursacht durch Gram-negative Bakterien.

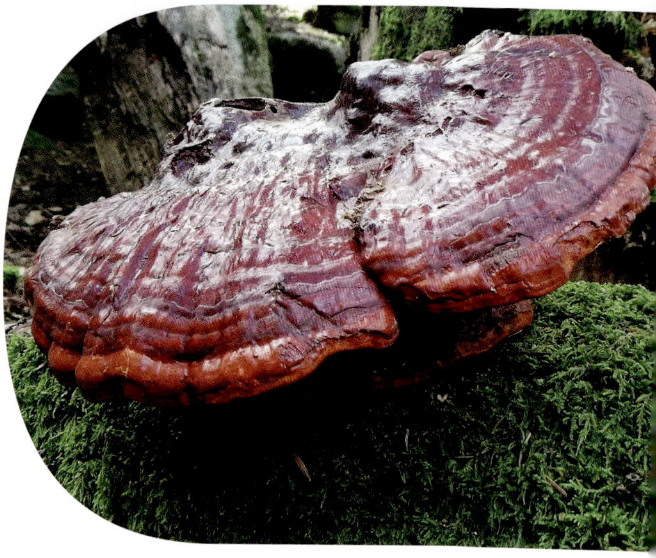

INHALTSSTOFFE

Die Hauptkomponenten umfassen Polysaccharide, Triterpenoide, Sterole, flüchtige Öle und phenolische Verbindungen.

Polysaccharide

Polysaccharide sind in *Ganoderma*-Arten weit verbreitet und werden für immunmodulatorische, antitumorale und antioxidative Effekte verantwortlich gemacht. Sie tragen zur antiviralen Aktivität bei, z. B. gegen *Influenza A* und *Herpes simplex* (HHV-1).

Triterpenoide

Diese Gruppe ist eine der dominanten und charakteristischsten, mit antiviralen, antimikrobiellen und zytotoxischen Eigenschaften.

Sterole

Sterole sind weitere Schlüsselkomponenten und umfassen Verbindungen, die antimikrobiell und antiviral wirken. Ihre Kombination mit den obigen Triterpenoiden verstärkt die bioaktiven Effekte.

Flüchtige Öle

Diese Öle zeigen starke antimikrobielle Wirkung und antioxidative Aktivität.

Andere Komponenten

Phenolische Säuren wie Vanillinsäure, Phenolderivate und hohe Konzentrationen an Kalzium und Magnesium sind ebenfalls für den Kupferroten Lackporling nachgewiesen worden.

Im Vergleich zu asiatischen Arten ist *Ganoderma pfeifferi* weniger proteinreich, aber reich an Triterpenoiden mit antiviralem Potenzial.

VERWECHSLUNGSGEFAHR

Beim Kupferroten Lackporling (*Ganoderma pfeifferi*) besteht vor allem die Gefahr einer Verwechslung mit dem Harzigen Lackporling (*Ganoderma resinaceum*), da beide Arten in zahlreichen Entwicklungsstadien eine auffällige Ähnlichkeit aufweisen. Aus unserer Sicht unterscheidet sich die rötliche Tönung der beiden Pilze jedoch spürbar, auch wenn es sich nur um feine Nuancen handelt. Der Kupferrote zeigt eine markante kupferartige Färbung, die beim Harzigen nie in dieser Form auftritt – ein Eindruck, der möglicherweise subjektiv ist, aber hilfreich sein kann.

Zum Glück gibt es ein sehr zuverlässiges Merkmal zur Unterscheidung: Der Kupferrote Lackporling sondert im Spätwinter und Frühling eine gelbe, wachsartige Substanz ab, die einen angenehmen süßen Duft verströmt.

In frühen Wachstumsphasen könnte der Kupferrote Lackporling zusätzlich mit dem Dunklen Lackporling oder dem Glänzenden Lackporling (Reishi) verglichen werden. Mit zunehmendem Alter werden diese Verwechslungen jedoch unwahrscheinlicher: Der Dunkle hebt sich durch seine wesentlich dunklere Tönung ab, während der Reishi durch seine besondere Gestalt und die intensiven Farben auffällt.

EINSATZBEREICHE IN DER HAUSAPOTHEKE

Antibiotisch (Bakterieninfekt), antiviral (Virusinfekt), Arthritis, Blasenentzündung, Blasenkrebs, Bluthochdruck, Bronchitis, Brustkrebs, Bursitis, Chlamydien-Infektion, Cholesterin/Fettstoffwechsel, chronische Niereninsuffizienz, Colitis ulcerosa, COPD, Darmentzündung, Darmflora gestört, Darmpolypen, Durchblutungsstörungen, Durchfall, endokrine Störung, entzündliche Erkrankungen, Escherichia coli, Fettleber (nicht-alkoholisch, NAFLD, Gallensteine/Gallenblasenerkrankung, Gebärmutterhals-Erkrankungen, Gelenkentzündungen, Gelenkschmerz, Genitalbereich, gynäkologische Probleme, Harninkontinenz, Harnwegsentzündung, Hepatitis B, Husten, Immunsystem schwach, Infektionen, Krebs allgemein, Krupp, Kurzatmigkeit, Lebererkrankungen, Leukämie, Magen-Darm-Erkrankungen, Malaria, Morbus Crohn, Mukusretention (zäher Schleim), Muskelschwund, Nebenniereninsuffizienz, Nierenerkrankungen, Nierenschwäche / diuretisch, Nierensteine, Ödem, Parasitenbefall, Präbiotika-Mangel, Rheuma, Staphylococcus aureus, Stoffwechselerkrankungen, Typ-2-Diabetes, vaginale Infektionen, Venenerkrankungen, Wunde

Kernthema der Signatur des Kupferroten Lackporlings

Vorbemerkung: Es ist sehr wenig über den Kupferroten Lackporling bekannt. Die aus der Signaturenlehre abgeleitete Signatur findet sich (noch) nicht in den bekannten Anwendungsbereichen wieder und ist eine reine Interpretation auf Basis der Signaturenlehre.

MEISTER IM REINIGEN DER FLÜSSIGKEITEN, TRENNT DAS WICHTIGE VOM UNNÜTZEN UND GIFTIGEN. STÄRKT UND REGENERIERT NIERE, MILZ, LEBER, MAGEN UND DARM

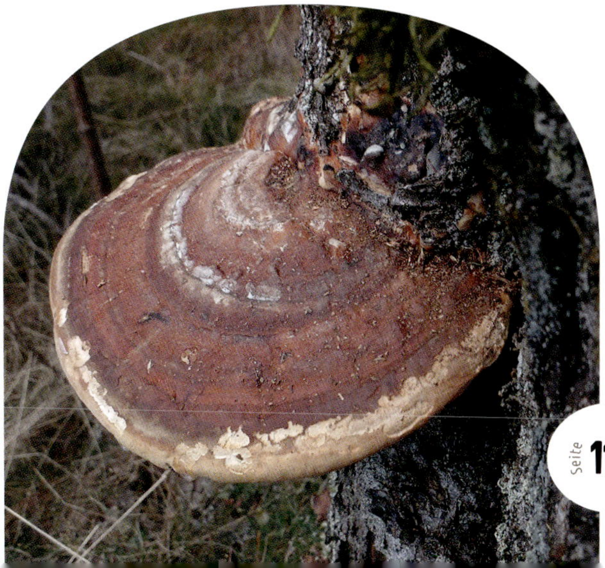

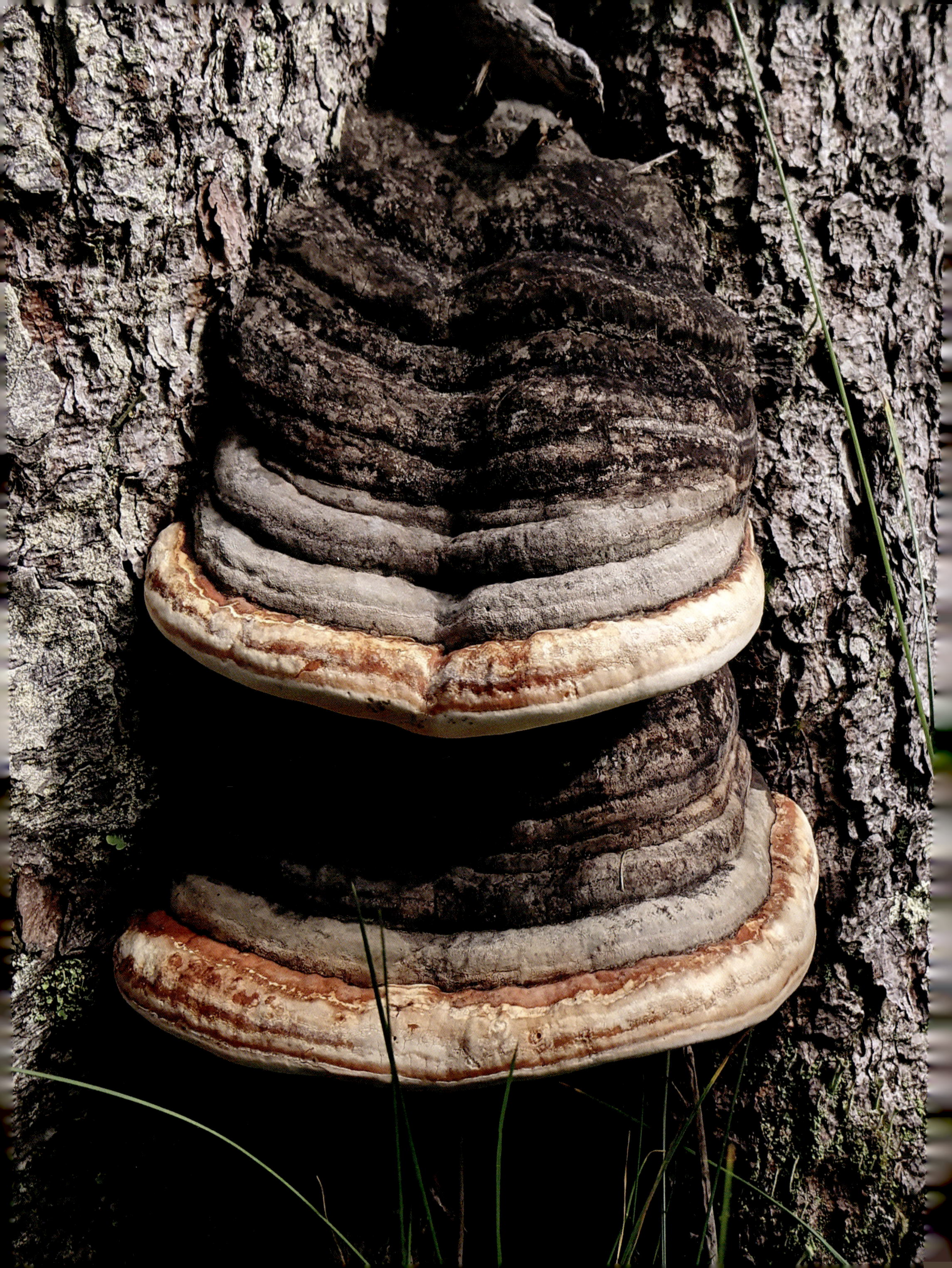

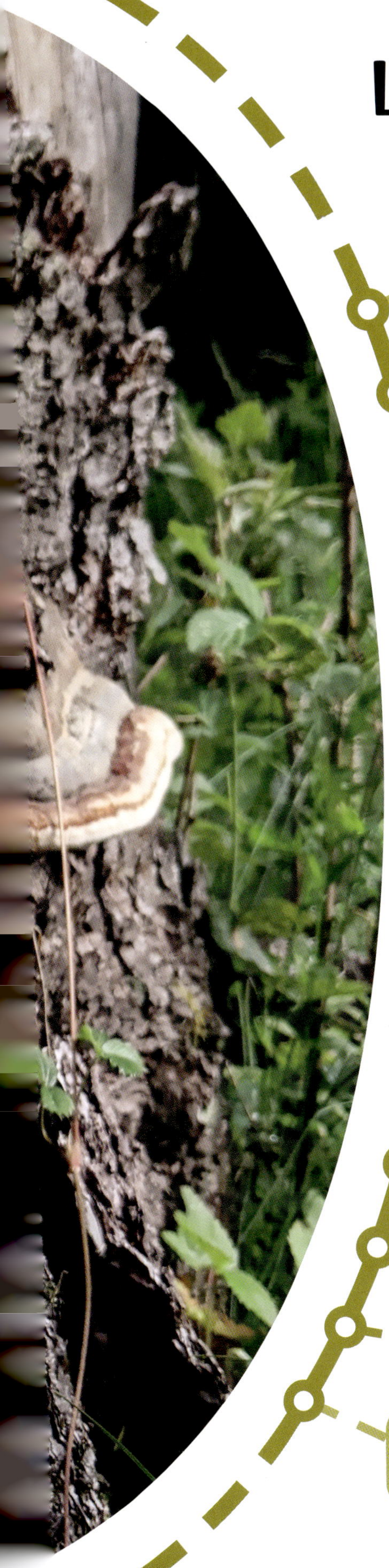

LÄRCHENSCHWAMM

NAME
Lärchenschwamm, Bitterer Lärchenbaumschwamm

WISSENSCHAFTLICHER NAME
Laricifomes officinalis

FAMILIE
Laricifomitaceae, Stielporlingsverwandte

BEVORZUGTER BAUM
Lärche

LEBENSDAUER FRUCHTKÖRPER
mehrjährig

SCHWEREGRAD ERNTE / ZERKLEINERN
schwer / schwer

GEFÄHRDUNGSKATEGORIE
D: 3 / A: 2 / CH: VU

ANZAHL WISSENSCH. MEDIZINISCHE STUDIEN
> 800

TRADITIONELLE MEDIZINISCHE VERWENDUNG
ja

WICHTIGE THERAPEUTISCHE EINSATZBEREICHE
Atemwege, Hautgesundheit, Immunsystem, Herpes Zoster, Pocken, gynäkologische Probleme

SIGNATURENLEHRE PLANETENKRÄFTE
Saturn >> Jupiter

SIGNATURENLEHRE METALL-PRINZIPIEN
Blei >> Zinn

VERWECHSLUNGSGEFAHR
Tannenfeuerschwamm, Eichenfeuerschwamm, Zunderschwamm (alles Heilpilze)

LÄRCHENSCHWAMM FINDEN

Um einen Lärchenschwamm zu finden, benötigst du zwei Dinge: einen älteren bis richtig alten Bestand an Lärchen – es dürfen auch Lärchenstümpfe dabei sein – und wachsame Augen. Der Rest ergibt sich dann von allein. Wie bei allen anderen Baumpilzen auch, wird der Lärchenschwamm über den Wirt – also die Lärche – gesucht und natürlich auch gefunden.

In Deutschland sind Lärchen vor allem in den Alpen, insbesondere in Bayern, verbreitet. Sie gedeihen in subalpinen und alpinen Zonen auf Höhen zwischen 1.000 und 2.200 Metern, oft in Mischwäldern mit Fichten, Tannen oder Zirben. Wichtige Vorkommen finden sich im Allgäu, im Bayerischen Wald und in den Berchtesgadener Alpen. Außerhalb der Alpen sind Lärchen seltener, kommen aber auch in Mittelgebirgen vor.

In Österreich ist die Lärche ein charakteristischer Baum der Alpen und bildet ausgedehnte Bestände in Höhenlagen von 1.200 bis 2.400 Metern. Sie ist in Bundesländern wie Tirol, Kärnten, Steiermark und Vorarlberg weit verbreitet, besonders in Regionen wie den Ostalpen (z. B. Hohe Tauern, Dachstein, Karawanken). Lärchen dominieren subalpine Wälder und treten häufig in Mischwäldern mit Zirben oder Fichten auf.

In der Schweiz wächst die Lärche in den Alpen, im Jura und vereinzelt im Mittelland, mit einem Schwerpunkt in den subalpinen Zonen zwischen 1.400 und 2.200 Metern. Wichtige Vorkommen gibt es in den Kantonen Graubünden, Wallis, Tessin und Uri. Besonders im Wallis bilden Lärchen zusammen mit Arven typische Lärchen-Arven-Wälder.

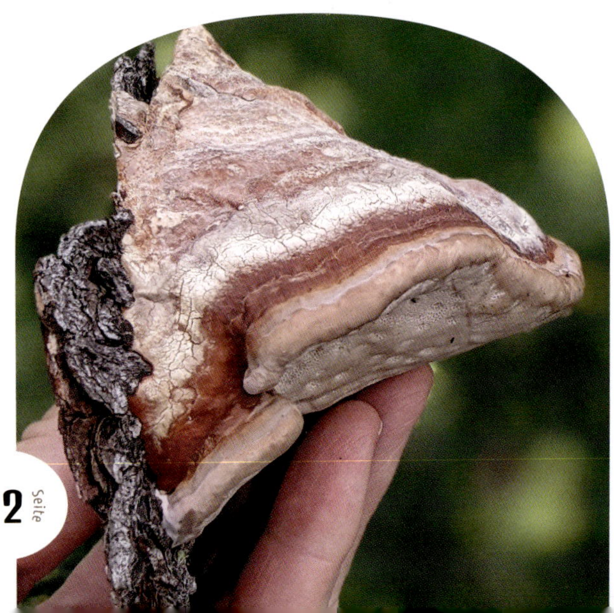

Bäume gesucht und Pilze gefunden

Wir sind für unsere Lärchenschwämme ganz gezielt in die Steiermark gefahren, durften uns auf 1.200 Meter bei einem Freund einquartieren. Schon auf dem Weg dorthin schauten mindestens 30 Exemplare vom Straßenrand in unser Auto hinein. Selbst im Vorbeifahren waren sie mit ihrer charakteristischen Farbe der Wachstumszone gut zu erkennen.
Als wir uns dann in den Bergen auf die Suche machten, wurde daraus mehr ein kurzer Ausflug. Denn der erste Fund war gerade einmal 500 Meter Luftlinie entfernt und hielt gleich mehr als 50 Exemplare an vielen Baumstümpfen bereit. Die meisten von ihnen hängen vermutlich heute noch dort, waren aber dankbare Fotomodelle.

EIGENSCHAFTEN UND MERKMALE DES LÄRCHENSCHWAMMS

VERBREITUNG

Der Pilz *Laricifomes officinalis* ist weltweit verbreitet. Er tritt vorwiegend in borealen und montanen Wäldern auf, wo er als schwacher Parasit auf lebenden Bäumen beginnt und später als Zersetzer auf totem Holz fortbesteht. Seine Hauptwirte sind Koniferen, insbesondere Lärchenarten (*Larix* spp.), aber auch andere Baumarten wie zum Beispiel in Neuseeland die Schwarze Maire (*Nestegis cunninghamii*).

Die Verbreitung ist eng mit der Verfügbarkeit geeigneter Wirtsbäume und klimatischer Bedingungen verbunden. Der Pilz bevorzugt kühle, feuchte Umgebungen in höheren Lagen. In Europa ist *Laricifomes officinalis* hauptsächlich in den Alpen verbreitet. Hier wächst er in subalpinen und alpinen Zonen auf Höhen von etwa 1.400 bis 2.000 Metern, in Lärchenwäldern, Lärchen-Cembrakiefer-Mischwäldern oder offenen Weideflächen mit Lärchen.

Weitere Vorkommen gibt es in den Uralen und in Skandinavien, wo er an ähnliche Habitate gebunden ist.

In Asien erstreckt sich die Verbreitung über Sibirien (Russland, einschließlich der Regionen Sakha und Yakutia), wo er auf Kajander-Lärche (*Larix cajanderi*) wächst, sowie Nordost-Asien mit Funden in China, Japan und Korea.

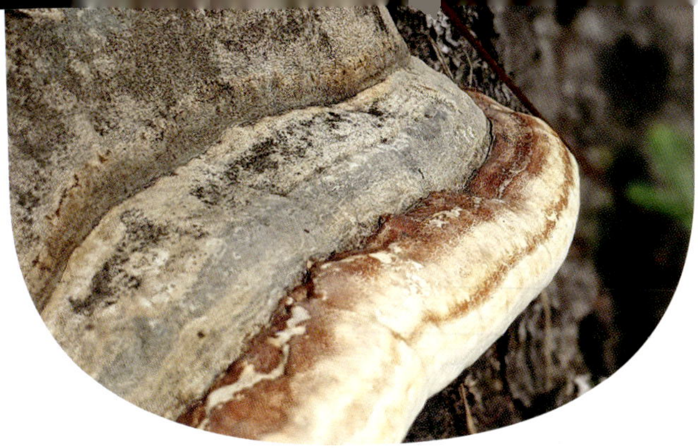

In Nordamerika ist *Laricifomes officinalis* in den Rocky Mountains und dem Pacific Northwest anzutreffen, insbesondere in British Columbia (Kanada). Seltene und isolierte Vorkommen sind im Atlasgebirge in Nordafrika (Marokko) bekannt.

FORM

- hufförmig, wächst nach unten
- harte, rissige Oberfläche im Hut
- Nachwuchszone zunächst glatter
- Fruchtkörper bis 25 cm Durchmesser, selten größer
- konzentrische Furchen im Fruchtkörper

FARBE

- ***Fruchtkörper:*** hellgrau bis grau, auch graubraun
- ***Zuwachskante Fruchtkörper:*** orange, leicht gelblich
- ***Poren:*** weißlich, nach dem Aussporen braun
- ***Fleisch:*** cremefarben
- ***Sporen:*** helles Gelb

KONSISTENZ

Der gesamte Pilz ist sehr hart, korkig, fest und zäh. Die Kruste ist sehr hart und schwer zu schneiden.

GERUCH

- mild, erdig, pilzig

GESCHMACK

- bitter

NAMEN

Der deutsche Name Lärchenschwamm leitet sich direkt von dem bevorzugten Wirtsbaum des Pilzes ab, der Lärche (*Larix* spp.), auf der er hauptsächlich wächst. Der Begriff „Lärche" bezieht sich auf die Baumgattung, während „Schwamm" eine gängige Bezeichnung für poröse, schwammartige Pilze ist, die Wasser binden und oft als Holzzerstörer auftreten.

Historisch wurden dem Pilz auch andere deutsche Namen zugeordnet, wie Apothekerschwamm oder Purgierschwamm. Der Apothekerschwamm weist auf die traditionelle medizinische Nutzung hin, da der Pilz in Apotheken als Arzneimittel verarbeitet wurde. Der Purgierschwamm bezieht sich auf seine stark abführende Wirkung, die in der Volksheilkunde als drastisches Mittel gegen Verstopfung eingesetzt wurde.

Der Gattungsname *Laricifomes* setzt sich aus „Larici-", abgeleitet vom lateinischen *Larix* für Lärche, und *fomes* zusammen, was lateinisch „Zunder" bedeutet und in der Pilzkunde für Pilze verwendet wird, die oft als Zunder zum Feuermachen dienten. Dieser Name wurde 2011 vorgeschlagen und 2024 in phylogenetischen Studien bestätigt, um den Pilz von der Gattung *Fomitopsis* abzugrenzen, unter der er zuvor als *Fomitopsis officinalis* klassifiziert war. Der Artname *officinalis* stammt aus dem Lateinischen und bedeutet „aus der Offizin" oder „apothekenmäßig", was auf die historische Verwendung in der Pharmazie hinweist.

FUNGITASTISCH

In der Antike beschrieb der griechische Arzt Pedanios Dioskurides im 1. Jahrhundert n. Chr. in seinem Werk *De Materia Medica* den Pilz als Mittel gegen Tuberkulose, Pneumonie und Asthma, wobei er ihn als Elixier für ein langes Leben pries.
Er wurde oral eingenommen, um übermäßiges Schwitzen zu hemmen, und in kleineren Dosen als Diuretikum verabreicht, während größere Mengen Erbrechen auslösten.

Fast ausgerottet durch damalige Pharmaunternehmen

In Europa, insbesondere in den Alpen, Zentraleuropa und Osteuropa, wurde er im 18. und 19. Jahrhundert von

Apothekern als Panazee gehandelt, um Nachtschweiß bei Tuberkulosepatienten zu lindern, Schwindel, Rheuma, Krebs, Hämorrhoiden und schmerzhafte Menstruation zu behandeln sowie entzündungshemmend zu wirken. Eine historische Anekdote aus dieser Zeit berichtet von der Übernutzung durch pharmazeutische Unternehmen, die den Pilz fast ausrotteten. In Sibirien und den Uralen diente er in der Volksmedizin gegen Atemwegserkrankungen.

Das Agharikon

In Asien, speziell im Iran, wo der Pilz als „Gharikon" oder „Agharikon" bezeichnet wird, wurde er seit antiken Zeiten in der traditionellen Medizin eingesetzt. Er galt als warm und trocken im Temperament und wurde gegen Ischias, Muskelschwäche, Bronchitis, Verstopfung, Magen- und Uterusschmerzen, Gelbsucht, Fieber und Insektenstiche verwendet, mit diuretischen und emmenagogischen Effekten. In der Mongolei und angrenzenden Regionen behandelte man damit Asthma, Husten, Magenkrebs und Pneumonie. Die Verwendung als Wickelauflage gegen Schmerzen der Muskulatur ist ebenfalls belegt.

Schamanische Rituale

In Nordamerika wendeten Schamanen das Pulver an, um Krankheiten zu heilen, die als übernatürlich verursacht galten, darunter Hustenkrankheiten, Asthma, Rheumatoide Arthritis, Blutungen und infizierte Wunden. Der Pilz wurde auch für seine schweiß- und entzündungshemmenden Eigenschaften und für seinen hemmenden Einfluss auf den Parasympathikus geschätzt.

Kosmetik

Experimente haben gezeigt, dass Extrakte aus dem Pilzpulver in Kosmetika eingesetzt werden können, um die glänzende Erscheinung der Haut zu reduzieren, Hautunregelmäßigkeiten zu mildern und um das Anti-Aging-Potenzial des Pilzes zu nutzen, denn In-vitro-Tests auf Hautzellen haben die Wirksamkeit gegen oxidativen Stress und Faltenbildung bestätigt.

Gut für Bienen, gut für Imker, gut für uns alle

In Labor- und Feldexperimenten, die in Patenten von Stamets detailliert beschrieben werden, wurden Extrakte aus *officinalis*-Myzel in verdünnter Form in Zuckerwasser für Bienen eingemischt. Ergebnisse zeigten eine signifikante Reduktion viraler Lasten, was zu einer grundlegenden Ver-

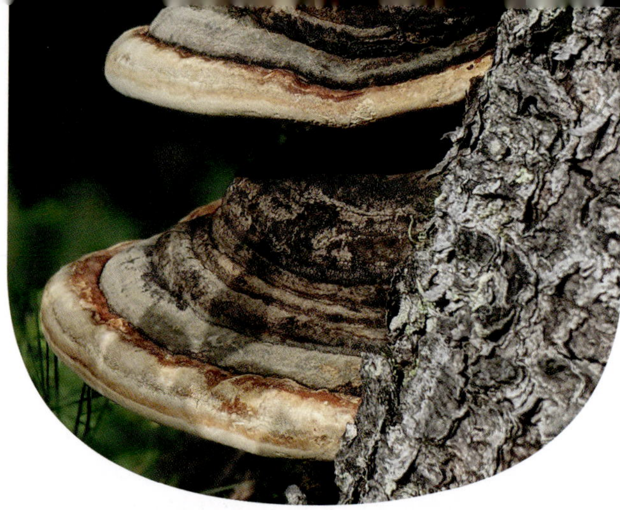

längerung der Bienenlebensdauer um bis zu 20 % führte. Eine Schlüsselstudie testete Myzel-Extrakte aus *Laricifomes officinalis* und verwandten Pilzen wie *Fomes fomentarius* (Amadou) und *Ganoderma resinaceum* (Reishi) in Feldversuchen mit kleinen Bienenkolonien, die mit Varroa-Milben infiziert waren. Die Behandlung verbesserte die Koloniestärke, reduzierte Symptome wie deformierte Flügel und erhöhte die Resistenz gegen Sekundärinfektionen.

INHALTSSTOFFE

Die wichtigsten Gruppen umfassen Triterpenoide, Phenolverbindungen, Indolverbindungen, Sterole und chlorierte Coumarine. Ergänzt werden diese durch Polysaccharide, Spurenelemente und weitere Verbindungen wie Agarinsäure. Die Zusammensetzung variiert je nach Pilzteil – Fruchtkörper, Myzel oder Hymenium – und Wachstumsbedingungen, wobei der obere Teil des Fruchtkörpers oft höhere Konzentrationen an Phenolen aufweist.

Triterpenoide

Die dominanten Inhaltsstoffe sind lanostanartige Triterpenoide, die bis zu 80 % der bioaktiven Komponenten ausmachen und für antimikrobielle, antivirale und antiparasitäre Wirkungen bekannt sind. Sie wirken auch antioxidativ, anti-inflammatorisch und sind zytotoxisch gegen Krebszellen.

Phenolverbindungen

Zu diesen gehören Quercetin als Hauptbestandteil, Gallussäure, Catechin, Phenylalanin und p-Hydroxybenzoesäure. Der Gesamtphenolgehalt liegt bei etwa 89 bis 116 mg Gallussäureäquivalent pro 100 g Trockenmasse, abhängig vom Pilzteil, und trägt zu starken antioxidativen Effekten bei. Diese Verbindungen schützen vor oxidativem Stress und unterstützen antimikrobielle Aktivitäten gegen Bakterien.

Indolverbindungen

Diese sind besonders im Myzel angereichert. Der Gesamtindolgehalt erreicht im Myzel über 526 mg pro 100 g, was höher ist als in Fruchtkörpern (ca. 81 mg pro 100 g). Diese Stoffe wirken hemmend auf das Zellwachstum und sind antioxidativ.

Sterole

Ergosterol und Ergosterolperoxid in Spuren unterstützen antimikrobielle und antitumorale Eigenschaften. Chlorierte Coumarine haben starke antibakterielle Effekte gegen *Mycobacterium tuberculosis* sowie gegen *Staphylococcus aureus* und *Pseudomonas aeruginosa*.

Polysaccharide

Hauptsächlich Glukosederivate, diese tragen zu anti-inflammatorischen Wirkungen bei.

Weitere Komponenten

Agarinsäure, Zeatin-Verbindungen und Spurenelemente wie Zink (bis 15 mg pro 100 g), Eisen (bis 12 mg pro 100 g) und Magnesium (bis 219 mg pro 100 g) bereichern die Nährstoffversorgung.

VERWECHSLUNGSGEFAHR

In unseren Breiten ist die Lärche der Hauptwirt des Lärchenschwamms.

Rein äußerlich kann der ältere Fruchtkörper mit einem ebenfalls älteren Fruchtkörper des Tannenfeuerschwamms verwechselt werden. Insgesamt ist der Tannenfeuerschwamm aber rundlicher und wächst nicht hufeisenförmig nach unten.

Ältere Exemplare des Lärchenschwamms und des Eichenfeuerschwamms ähneln sich noch stärker. Da der Eichenfeuerschwamm aber nahezu nur an Eichen wächst, ist damit eine Verwechslung ausgeschlossen.

Auch beim Zunderschwamm geht es hauptsächlich um die Verwechslungsmöglichkeit, wenn beide Fruchtkörper in die Jahre gekommen sind. Aber auch für diese beiden Pilze gilt, dass sie an vollkommen unterschiedlichen Bäumen wachsen und damit nicht verwechselt werden können.

EINSATZBEREICHE IN DER HAUSAPOTHEKE

Abschürfungen, Abszesse, Adipositas, Akne, Allergien, Alveolitis, antibiotisch (Bakterieninfekt), antimykotisch (Pilzinfekt), antiviral (Virusinfekt), Arthritis, Aspergillus, Asthma, Bronchitis, Candida albicans, COPD, entzündliche Erkrankungen, Erkältung, Escherichia coli, Fettleber (nicht-alkoholisch, NAFLD), Fieber, Furunkel, Gallensteine/Gallenblasenerkrankung, Gastritis, Genitalbereich, Genitalherpes (HHV-2), gynäkologische Probleme, Halsentzündung, Hämorrhoiden, Harnwegsentzündung, Hautbild gestört, Hautkrebs, Hepatitis C, Husten, Immunsystem schwach, Infektionen, Influenza, Insulinresistenz, Klebsiella pneumoniae, Krankenhauskeim-Infektionen, Krebs allgemein, Krupp, Lebererkrankungen, Leberkrebs, Lippenherpes (HHV-1), Lungenentzündung, Lungenkrebs, Magen-Darm-Erkrankungen, Magengeschwür, Mandelentzündung, Mukusretention (zäher Schleim), Muskelkater, Mycobacterium tuberculosis, Nervenentzündung, Neurodermitis, Nierenerkrankungen, Nierenschwäche / diuretisch, Nierensteine, Ödem, Parasitenbefall, Pocken, Prostatakrebs, Refluxkrankheit, Rheuma, Rückenschmerzen, Schmerzen, Schnupfen, Staphylococcus aureus, Stoffwechselerkrankungen, Tuberkulose, Uterusmyome, vaginale Infektionen, Verbrennungen, Verstopfung, Vogelgrippe

Kernthema der Signatur des Lärchenschwamms

MIT GROSSER ABWEHRKRAFT GESUND ALTERN

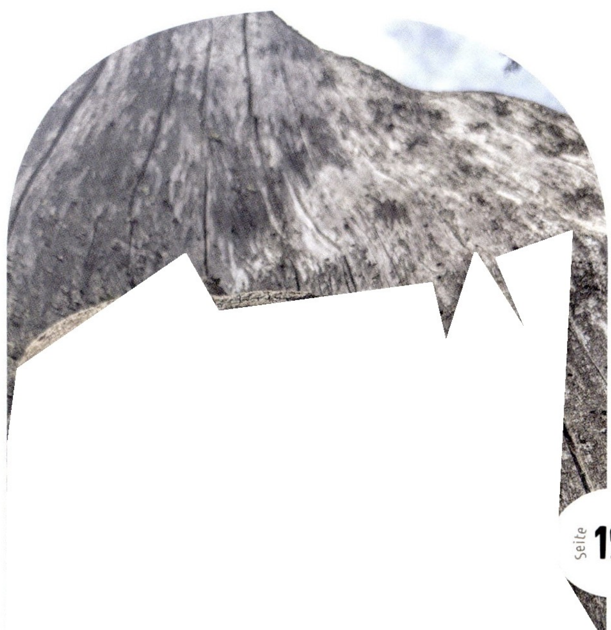

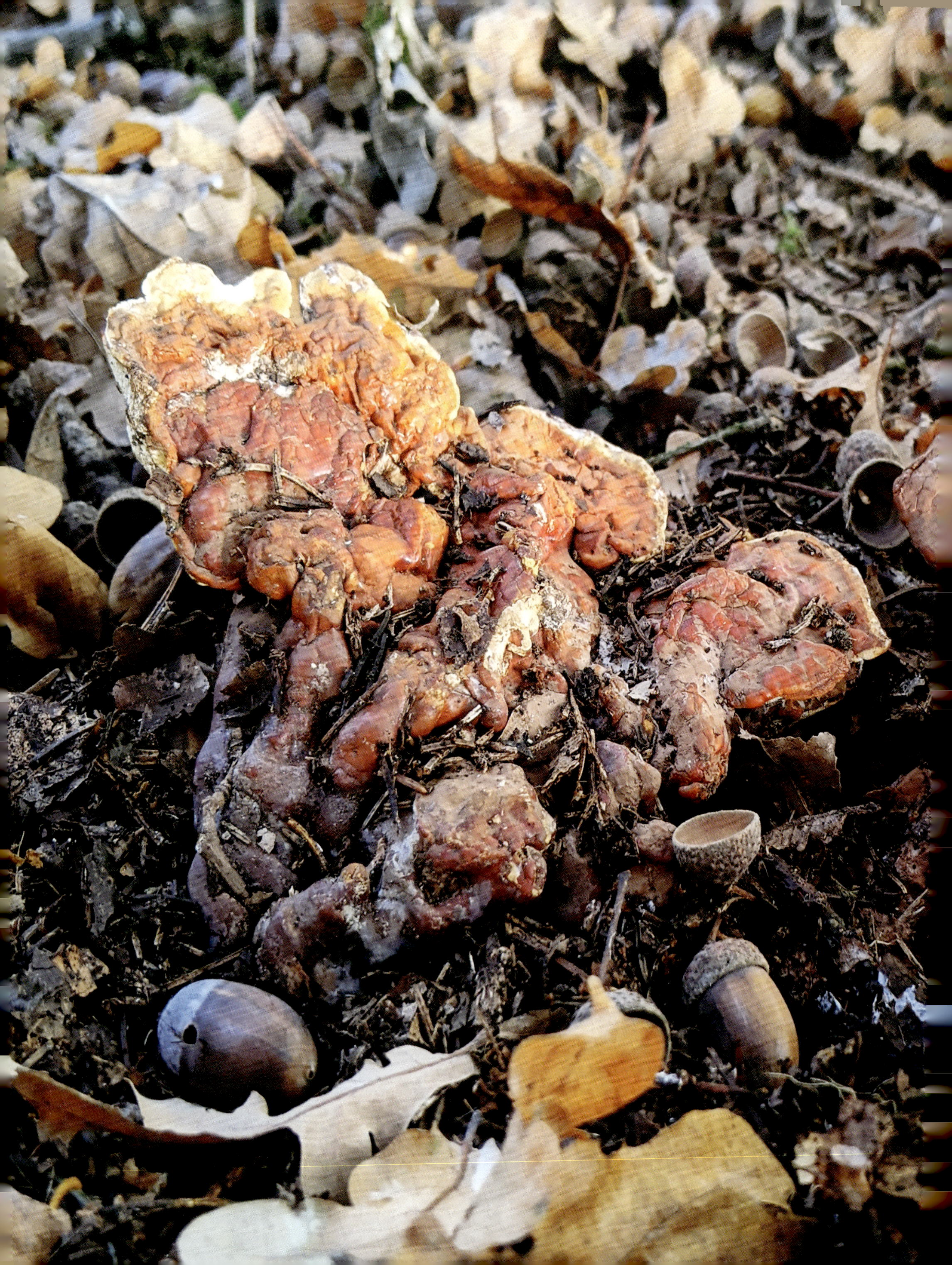

REISHI
GLÄNZENDER LACKPORLING

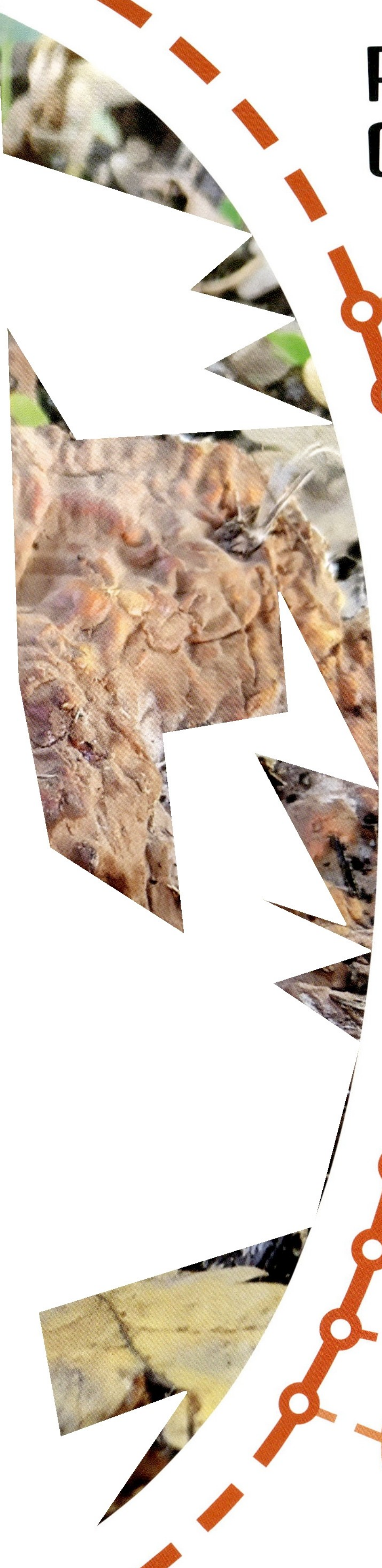

NAME
Glänzender Lackporling, Reishi

WISSENSCHAFTLICHER NAME
Ganoderma lucidum

FAMILIE
Ganodermataceae, Lackporlingsverwandte

BEVORZUGTER BAUM
Eiche, Buche

LEBENSDAUER FRUCHTKÖRPER
einjährig

SCHWEREGRAD ERNTE / ZERKLEINERN
mittel / mittel

GEFÄHRDUNGSKATEGORIE
D: R / A: 3 / CH: NT

ANZAHL WISSENSCH. MEDIZINISCHE STUDIEN
> 35.000

TRADITIONELLE MEDIZINISCHE VERWENDUNG
ja

WICHTIGE THERAPEUTISCHE EINSATZBEREICHE
Absoluter Allrounder mit zusätzlicher Wirkung auf Fibromyalgie, Augen, Dengue Virus, Rotavirus, Sexualität und Libido

SIGNATURENLEHRE PLANETENKRÄFTE
Saturn >> Sonne >> Venus >> Jupiter >> Merkur

SIGNATURENLEHRE METALL-PRINZIPIEN
Blei >> Gold >> Kupfer >> Zinn >> Quecksilber

VERWECHSLUNGSGEFAHR
andere Lackporlinge (alles Heilpilze)

EINEN REISHI FINDEN

Eichen und Buchen sind die Lieblingsbäume des Glänzenden Lackporlings. Diese Bäume zu suchen und zu finden ist der Schlüssel für das Erlebnis, den ersten wilden Reishi zu fotografieren oder sogar zu ernten.

Wichtig ist also, wie bei jedem anderen Pilz auch, die passenden Wirte zu finden. Das lässt sich über die bevorzugten Bedingungen des Baumes ableiten, wir machen es uns da jedoch oft etwas leichter, indem wir online Karten für Baumbestände verwenden. Die gibt es sowohl für Deutschland, Österreich und die Schweiz.

Während in Österreich und der Schweiz das Kartenmaterial mit den Baumarten schön aufbereitet vorliegt, bleibt sich Deutschland treu und ist etwas komplizierter. Es gibt aber Lernvideos, die erklären, wie man mit der Datenbank umzugehen hat.

Das Ergebnis der Baumdatenbank in den drei Ländern zeigt eindeutige Gebiete, die für die Suche nach dem Reishi zu empfehlen sind. Insbesondere der Bestand der Eichen ist von Bedeutung, denn diese mag der Glänzende Lackporling deutlich lieber als die Buche.

Über diesen Weg haben wir dann auch unseren ersten *Ganoderma lucidum* gefunden. Er wuchs gar nicht so weit entfernt von uns im Mühlviertel an der Grenze zu Tschechien.

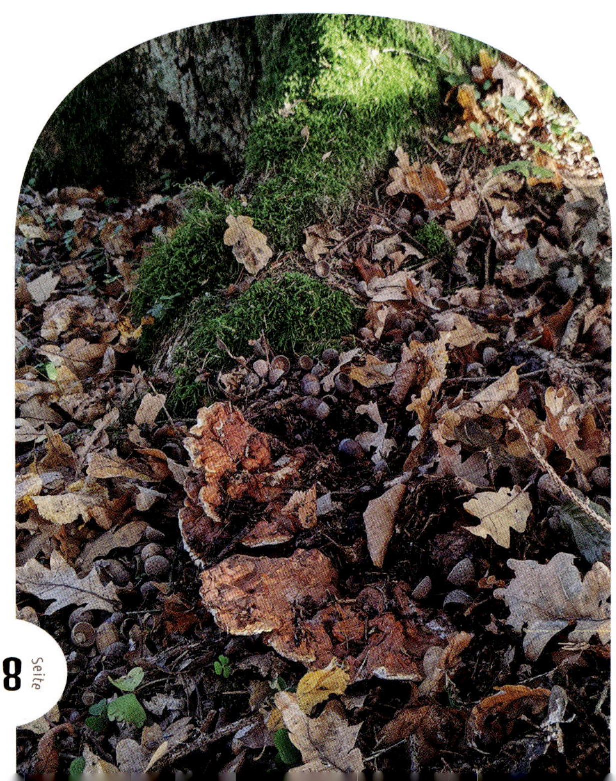

EIGENSCHAFTEN UND MERKMALE DES REISHI

VERBREITUNG

Der Name *Ganoderma lucidum* wird oft breit verwendet, umfasst jedoch einen Artenkomplex. Die Art im engeren Sinne (*G. lucidum sensu stricto*) ist hauptsächlich in Europa und Nordamerika heimisch, während in Asien verwandte Arten wie *Ganoderma lingzhi* oder *Ganoderma sichuanense* vorkommen, die häufig unter dem gleichen Namen gehandelt und kultiviert werden.

Natürliche Verbreitung und Vorkommen

Asien: Der Pilz (oder eng verwandte Arten wie *G. lingzhi*) ist weit verbreitet in tropischen und subtropischen Regionen, insbesondere in China, Japan, Korea, Vietnam und Indien.
Europa: *G. lucidum sensu stricto* ist in nördlichen und südlichen Teilen Europas (z. B. Frankreich, Finnland, Italien, Schweden, UK) natürlich vorkommend.
Nordamerika: Die Art ist in den USA und Kanada zu finden.
Afrika und andere Regionen: Es gibt Berichte über Vorkommen in tropischen und subtropischen Gebieten Afrikas (z. B. Ostafrika). Die Verbreitung erstreckt sich auch auf Teile Südamerikas und Australiens, allerdings sind diese Populationen oft mit dem breiteren Artenkomplex assoziiert.

FORM

- » flacher, rundlicher, glänzender Fruchtkörper
- » wulstige Erhebungen auf dem Hut
- » Nachwuchszone zunächst glatt
- » Fruchtkörper bis 15 cm Durchmesser, selten größer
- » konzentrische Furchen im Fruchtkörper
- » Stiel seitlich angewachsen – kommt auch ohne Stiel vor

FARBE

- » ***Fruchtkörper:*** gelborange bis rotbraun, im Alter schwarzbraun
- » ***Zuwachskante Fruchtkörper:*** weißlich
- » ***Stiel:*** rotbraun bis schwarzbraun
- » ***Poren:*** weißlich, auch cremefarbig
- » ***Fleisch:*** jung weißlich, im Alter bräunlich
- » ***Sporen:*** braun

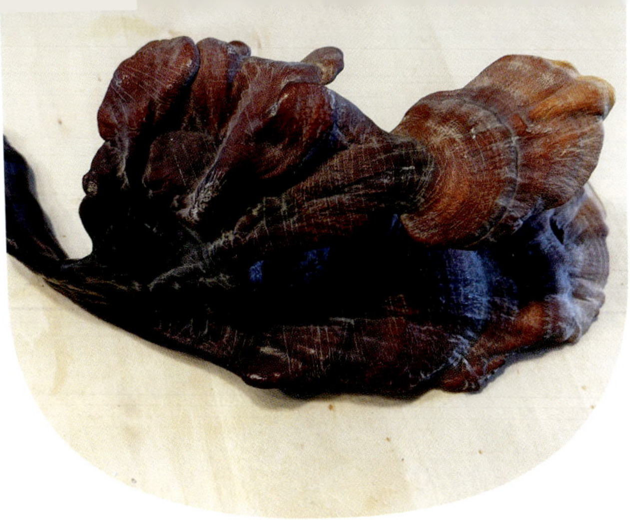

KONSISTENZ

Die Oberfläche des Hutes ist leicht eindrückbar. Dennoch ist der Pilz zäh und insgesamt fest.

GERUCH

» neutral mild, auch pilzig

GESCHMACK

» kaum wahrnehmbar bis bitter

NAMEN

Der deutsche Name „Glänzender Lackporling" leitet sich direkt von den äußeren Merkmalen des Pilzes ab. „Glänzender" bezieht sich auf die glänzende, polierte Oberfläche des Fruchtkörpers und des Stiels. „Lack" unterstreicht diese lackartige Beschaffenheit, während „Porling" auf die porenartige Unterseite des Hutes hinweist, die typisch für Porlinge ist. Dieser Name wird seit dem 19. Jahrhundert verwendet.

Der Name „Reishi" stammt aus dem Japanischen und wird für *Ganoderma lucidum* verwendet. Er leitet sich von „rei" (was „Geist" oder „spirituell" bedeutet) und „shi" (Pilz) ab, was „spiritueller Pilz" oder „Pilz der Unsterblichkeit" bedeutet. *Ganoderma* wiederum setzt sich aus den griechischen Wörter „ganos" (Glanz, Schein, Helligkeit) und „derma" (Haut) zusammen, was „glänzende Haut" bedeutet. *Lucidum* ist lateinisch und bedeutet „glänzend" oder „leuchtend", was ebenfalls die glänzende Textur betont.

Der Name wurde 1881 von dem finnischen Mykologen Petter Adolf Karsten geprägt, basierend auf einer früheren Beschreibung von Elias Magnus Fries aus dem Jahr 1821.

FUNGITASTISCH

Ganoderma lucidum wird seit über 2000 Jahren in der Traditionellen Chinesischen Medizin verwendet, um die Lebenskraft (Qi) zu stärken, das Herz, die Lunge, die Leber und die Nieren auszubalancieren sowie Langlebigkeit zu fördern. Er wurde bei Erkrankungen wie Hepatitis, Nierenerkrankungen, Hypertonie, Arthritis, Asthma und Bronchitis eingesetzt, oft als Tee oder Pulver, um das Immunsystem zu stärken und Vitalität zu erhalten.

In Japan, wo er als Reishi bekannt ist, wurde er in der Kampo-Medizin zur Behandlung von Erschöpfung, zur Verbesserung der geistigen Klarheit und zur Unterstützung der Herzgesundheit, insbesondere bei älteren Menschen, eingesetzt.

In Korea wurde der Pilz aus ähnlichen Gründen in der Hanbang-Medizin angewendet, um Energie zu steigern und Krankheiten vorzubeugen, oft in Kombination mit anderen Kräutern. In Vietnam fand er Verwendung in der lokalen Volksmedizin zur Behandlung von Müdigkeit und zur Förderung der allgemeinen Gesundheit.

In afrikanischen Kulturen, wie in Ostafrika und Namibia, wurde der Glänzende Lackporling zur Blutstillung, zur Stärkung des Immunsystems und zur Unterstützung der kindlichen Entwicklung genutzt.

In Europa, obwohl seltener, gab es historische Berichte aus dem Mittelalter, wo der Pilz in der Volksmedizin zur Behandlung von Wunden und zur allgemeinen Kräftigung verwendet wurde, insbesondere in nördlichen Regionen wie Finnland.

Geschichten aus Mystik und Legenden

In der chinesischen Mythologie gilt *Ganoderma lucidum* als „Pilz der Unsterblichkeit" oder „Kraut der spirituellen Potenz", symbolisiert durch die Legende des Shennong, des göttlichen Bauern, der vor etwa 5000 Jahren den Pilz als Mittel zur Unsterblichkeit entdeckte. Es wurde mit Auferstehung und ewiger Jugend assoziiert.

In taoistischen alchemistischen Traditionen wurde der Glänzende Lackporling als Brücke zwischen dem Irdischen und dem Göttlichen gesehen. Der Tee aus dem Pilz wurde getrunken, um den Geist zu reinigen und Unsterblichkeit zu erlangen, oft im Kontext von Elixieren.

In asiatischer Folklore, insbesondere in taoistischen Traditionen, ist Reishi mit der Geschichte der Magu verbunden, einer taoistischen Unsterblichen, die ihn nutzte, um ewige Jugend zu erlangen.

In traditionellen Anwendungen in Namibia wird *Ganoderma lucidum* als medizinischer Pilz verwendet, um das Immunsystem zu stärken, Nasenbluten zu stoppen und die Knochengesundheit bei Säuglingen zu fördern, oft in Form von Tee oder Rauch.

Funktionale Lebensmittel mit Reishi

Es gibt eine Vielzahl von Lebensmitteln und funktionalen Lebensmitteln, die *Ganoderma lucidum* enthalten. Diese Produkte werden oft als gesundheitsfördernd vermarktet, unabhängig davon, wie hoch oder wirksam der Anteil des Pilzes im Produkt ist.

Es gibt Getränke (Tees und Tee-Mischungen, Kaffees, Energy-Drinks und Säfte, Smoothies und Kakao-Getränke, Heiße Schokolade), Snacks und Süßwaren (Dunkle Schokolade und Snackriegel), aber auch Pastaprodukte, Suppen, Pulverprodukte, Nahrungsergänzungsmittel und fermentierte Produkte.

Entfernung von Antibiotika aus Wasser

G. lucidum wurde auf Agrarabfällen (Eichenpellets, Mandelschalen, Kaffeesatz) gezüchtet und in Laborversuchen verwendet, um 20 Antibiotika aus synthetischem Abwasser zu entfernen. Nach drei Tagen Inkubation reduzierten sich die Konzentrationen der Antibiotika signifikant, im Vergleich zu Kontrollen ohne Pilz.
Für einige andere Antibiotika (z. B. Erythromycin oder Virginiamycin S1) traten in Kontrollen stärkere Abnahmen auf, möglicherweise durch natürlichen Abbau, aber insgesamt war der Pilz selektiv wirksam bei Quinolonen und Sulfonamiden.

Weltweiter Umsatz mit dem Reishi-Pilz

Der weltweite Markt für Reishi-Pilze wächst stark. Je nach Quelle und Fokus (z. B. gesamter Pilz, Extrakte oder Pulver) liegt der weltweite Umsatz für 2024 im Bereich von etwa 4,2 bis 6,9 Milliarden USD.

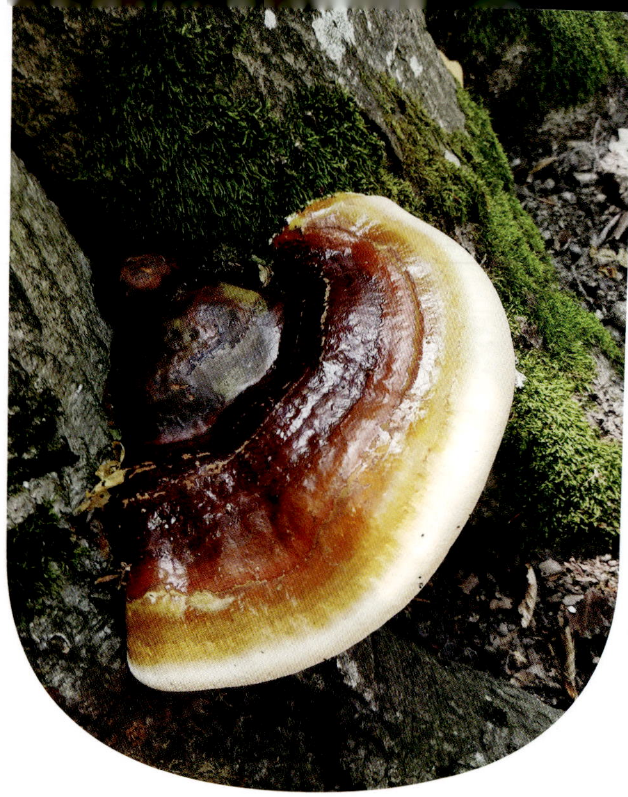

Noch immer ist der asiatisch-pazifische Raum der Hauptmarkt, gefolgt von Nordamerika und Europa, wo das Wachstum durch den Trend zu Heilpilzen angetrieben wird. Um 2004 lag die Produktion bei 5.000–6.000 Tonnen weltweit. Aktuelle Schätzungen gehen für das Jahr 2024 von einer jährlichen Produktion von über 15.000 Tonnen aus, wobei China den Großteil dominiert.

INHALTSSTOFFE

Über 400 verschiedene Verbindungen wurden identifiziert, darunter Polysaccharide, Triterpenoide, Proteine, Enzyme, Steroide, Sterole, Nukleotide, Fettsäuren, Vitamine und Mineralstoffe.

Die strukturelle Vielfalt der Polysaccharide führt zu einer breiten bioaktiven Wirkung auf den gesamten Organismus, die von Antioxidantien bis zu Antiviralmitteln reicht. Die Symbiose mit Armillaria-Arten erhöht den Gehalt der Wirkstoffe erheblich.

Polysaccharide

Diese Verbindungen machen etwa 10–50 % der Trockenmasse aus. Sie sind für immunmodulierende Effekte bekannt, indem sie die Aktivität von Immunzellen wie Makrophagen und T-Zellen steigern, Tumore hemmen, freie Radikale eliminieren sowie Blutdruck und Cholesterin senken.

Triterpenoide

Darunter fallen über 150 Verbindungen. Sie sind u. a. für antitumorale Effekte verantwortlich. Ihre chemischen Strukturen sind hoch komplex und bitter schmeckend.

Proteine und Peptide

Diese Makromoleküle unterstützen immunmodulierende und antioxidative Prozesse, tragen zur Zellregeneration bei und wirken entzündungshemmend.

Sterole und Steroide

Diese Verbindungen wirken entzündungshemmend und antitumoral.

Nukleotide, Fettsäuren, Vitamine, Mineralstoffe

Nukleotide unterstützen zelluläre Prozesse, Fettsäuren tragen zu antioxidativen Effekten bei, während Vitamine (z. B. B-Vitamine) und Mineralstoffe (z. B. Selen, Zink) das Nährstoffprofil ergänzen.

VERWECHSLUNGSGEFAHR

Im Prinzip könnte man – nur wegen der Farbe – den Reishi mit Lackporlingen verwechseln wie dem Kupferroten oder dem Harzigen. Der große Unterschied ist allerdings der relativ flache Hut und der Stiel, der seitlich anwächst, was allerdings nicht immer vorkommt.

Es gibt aber einen Lackporling, der dem Glänzenden wirklich sehr ähnlich sieht: Der Dunkle Lackporling hat so viele vergleichbare Merkmale, dass er sogar sehr lange als Varietät des *Ganoderma lucidum* angesehen wurde.

Was die beiden dennoch unterscheidet, ist der Wirtsbaum. Der Dunkle Lackporling liebt Nadelholz. Und damit haben wir ein gutes Kriterium, die beiden auseinanderzuhalten.

Kernthema der Signatur des Reishi

DIE UNIVERSELLE KRAFT FÜR KÖRPER, GEIST UND SEELE

EINSATZBEREICHE IN DER HAUSAPOTHEKE

Abschürfungen, Adipositas, Akne, Allergien, Alveolitis, Alzheimer, Angina Pectoris, antibiotisch (Bakterieninfekt), antimykotisch (Pilzinfekt), antiviral (Virusinfekt), Antriebslosigkeit, Arteriosklerose, Arthritis, Aspergillus, Asthma, Auge allgemein, Bluthochdruck, Bronchitis, Brustkrebs, Candida albicans, Cholesterin/Fettstoffwechsel, chronische Niereninsuffizienz, chronisches Müdigkeitssyndrom, Colitis ulcerosa, COPD, Darmentzündung, Darmflora gestört, Darmpolypen, Demenz, Dengue-Virus, Depression, Dickdarmkrebs, Divertikulitis, Durchblutungsstörungen, Eierstockkrebs, endokrine Störung, Enterococcus faecalis, entzündliche Erkrankungen, Epilepsie, Epstein-Barr-Virus (HHV-4), Erektile Dysfunktion, Erkältung, Escherichia coli, Fettleber (nichtalkoholisch, NAFLD), Fibromyalgie, Fieber, Gallensteine/Gallenblasenerkrankung, Gastritis, Gebärmutterhals-Erkrankungen, Gebärmutterhalskrebs, Gedächtnisschwäche, Gelenkentzündungen, Gelenkschmerz, Genitalherpes (HHV-2), Gichtr (HHV-3), Herzschwäche, HIV/Aids, hormonelle Störungen, Husten, Hyperurikämie, Hypophysenerkrankungen, Hypothyreose, Immunsystem schwach, Infektionen, Influenza, Insulinresistenz, kardiovaskuläre Erkrankungen, Katarakt, Klebsiella pneumoniae, Klimakterium-Beschwerden, Knochenbruch, Kollagen-Störung, koronare Herzkrankheit, Krankenhauskeim-Infektionen, Krebs allgemein, Krupp, Kurzatmigkeit, Leaky-Gut-Syndrom, Lebererkrankungen, Leberkrebs, Lernschwäche, Leukämie, Libidostörung, Lippenherpes (HHV-1), Lungenentzündung, Lungenkrebs, Lymphom, Magen-Darm-Erkrankungen, Magengeschwür, Magenkrebs, Makuladegeneration, Malaria, Metabolisches Syndrom, Migräne, Morbus Crohn, Multiple Sklerose, Multiples Myelom, Mundkrebs, Muskelkater, Muskelschwund, Mycobacterium tuberculosis, Nerven unruhig, Nervenentzündung, neurodegenerative Erkrankungen, Neurodermitis, Nierenerkrankungen, Ödem, Osteoporose, Östrogen-Störungen, Pankreatitis, Papilloma, Parasitenbefall, Parkinson, Präbiotika-Mangel, Prämenstruelles Syndrom, Prostatakrebs, Prostatavergrößerung, Prostatitis, Rheuma, Rhinitis (allergische), Rotavirus, Salmonella, Sarkom, Schilddrüsen-Dysfunktion, Schlafstörung, Schmerzen, Schnupfen, Sehschwäche, sexuelle Erschöpfung, Sinusitis, Staphylococcus aureus, Stoffwechselerkrankungen, Streptococcus mutans, Streptococcus pyogenes, stressbedingte Störungen, Thrombose, Toxoplasma gondii, trockene Augen, Tuberkulose, Typ-2-Diabetes, Verbrennungen, Vogelgrippe, Warzen, Wunde

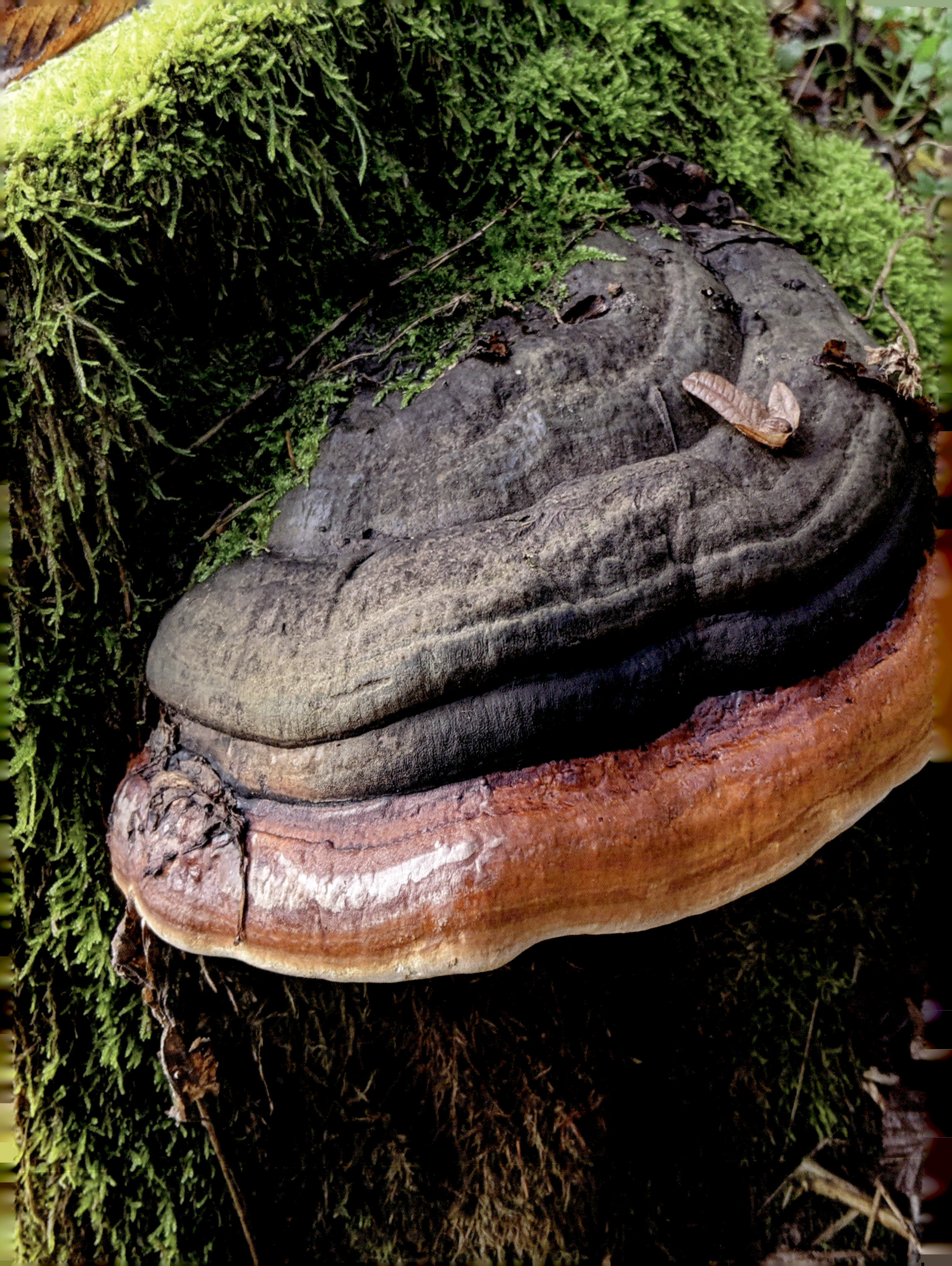

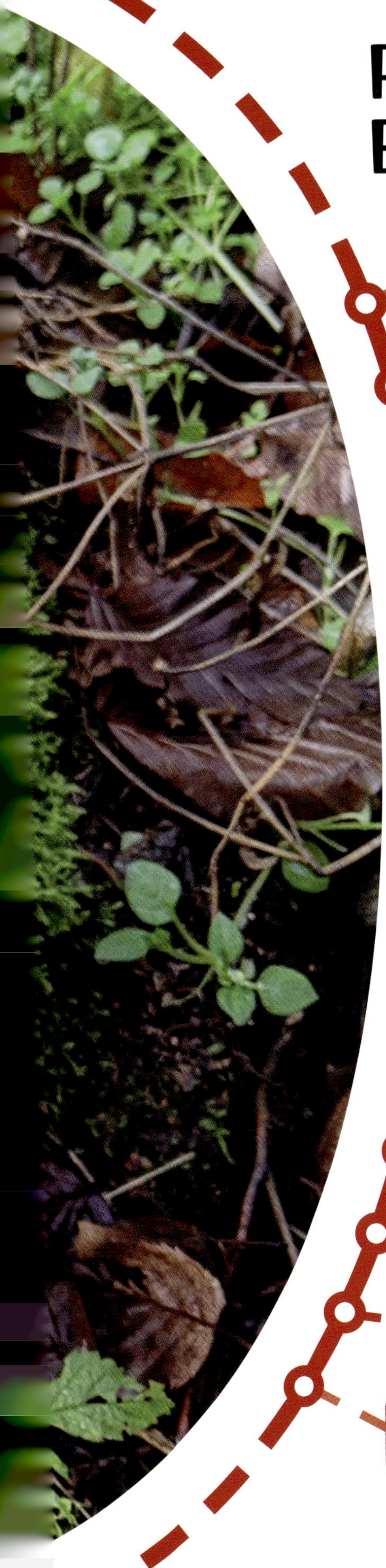

ROTRANDIGER BAUMSCHWAMM

NAME
Rotrandiger Baumschwamm, Fichtenporling, Rotrandporling, Rotrandiger Schichtporling

WISSENSCHAFTLICHER NAME
Fomitopsis pinicola

FAMILIE
Fomitopsidaceae, Baumschwammverwandte

BEVORZUGTER BAUM
Fichte, Nadel- und Laubbäume

LEBENSDAUER FRUCHTKÖRPER
einjährig und mehrjährig

SCHWEREGRAD ERNTE / ZERKLEINERN
mittel / mittel

GEFÄHRDUNGSKATEGORIE
D: (-) / A: (-) / CH: LC

ANZAHL WISSENSCH. MEDIZINISCHE STUDIEN
> 1.700

TRADITIONELLE MEDIZINISCHE VERWENDUNG
ja

WICHTIGE THERAPEUTISCHE EINSATZBEREICHE
Kopfschmerz, Übelkeit, Hautgesundheit, Stoffwechsel, hormonelle Störungen

SIGNATURENLEHRE PLANETENKRÄFTE
Saturn >> Merkur >> Mars >> Mond

SIGNATURENLEHRE METALL-PRINZIPIEN
Blei >> Quecksilber >> Eisen >> Silber

VERWECHSLUNGSGEFAHR
Kupferroter und Harziger Lackporling, Zunderschwamm (alles Heilpilze)

EINEN ROTRANDIGEN BAUMSCHWAMM FINDEN

Wenn es einen Pilz gibt, der gefühlt in jedem Wald und an jedem Baum zu finden ist, dann ist es der *Fomitopsis pinicola*, der auch Fichtenporling genannt wird. Bisher haben wir ihn an fast jedem Baum gefunden: an Birken, an Buchen, an Pappeln, an einem Weidenstumpf und auch an Eichen und Erlen, ebenso an Kiefern, Fichten, Tannen und Lärchen.

Im Prinzip lässt der Rotrandige nichts aus, wenn es darum geht, seinem Lieblingshobby nachzukommen: Bäume zersetzen, egal ob lebend oder tot, liegend oder stehend. Ob als Ganzes oder als Stumpf oder als filetierten Stamm. Er ist überall zu finden, sogar an Bauholz, das nass geworden ist.

Daher geht es beim Suchen nach dem Rotrandigen Baumschwamm um etwas Leichtes: Augen auf und nicht mehr mitnehmen, als benötigt wird. Dann ist auch immer genug für alle da.

EIGENSCHAFTEN UND MERKMALE: ROTRANDIGER BAUMSCHWAMM

VERBREITUNG

Die weltweite Verbreitung umfasst die gemäßigten und kälteren Klimazonen der Nordhalbkugel, mit Vorkommen in Europa, Asien und Nordamerika, sowie sporadischen Berichten aus anderen Kontinenten.

In Europa ist der Pilz weit verbreitet und wurde in allen Ländern des Kontinents nachgewiesen, wo er häufig an Fichten und anderen Nadelhölzern, aber auch an Laubbäumen wächst.

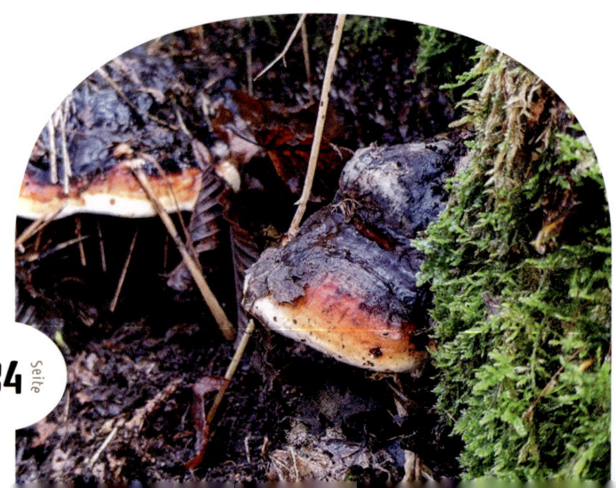

In Asien erstreckt sich die Verbreitung über Regionen wie China, Japan, Korea, Russland, Indonesien, Indien, Malaysia, Thailand, Taiwan, Usbekistan und Vietnam, mit Vorliebe für Koniferen.

In Nordamerika wird *Fomitopsis pinicola sensu stricto* nicht gefunden; stattdessen dominieren verwandte Arten des Komplexes wie *Fomitopsis mounceae* (in Kanada, Alaska bis Nordkalifornien und den Appalachen bis Tennessee), *Fomitopsis ochracea* (in Kanada und den nördlichen USA bis Georgia) und *Fomitopsis schrenkii* (in den südwestlichen USA wie Kalifornien, Arizona und New Mexico), die ähnliche ökologische Nischen besetzen und auf Koniferen oder Harthölzern wachsen.

Berichte aus Afrika umfassen Länder wie Kamerun, Kenia, Tansania, Uganda und Südafrika (z. B. KwaZulu-Natal), oft wächst er in tropischen Regionen. Es ist aber davon auszugehen, dass die bekannten Vorkommen lückenhaft sind.

In Südamerika gibt es bekannte Bestände in Argentinien, Brasilien, Costa Rica, Französisch-Guayana, Mexiko, Peru und Venezuela, während in Mittelamerika Belize, Costa Rica, Jamaika, Martinique, die Britischen Jungferninseln und Guadeloupe bekannt sind. In Ozeanien ist die Präsenz begrenzt.

FORM

» jung rundlich, später horizontal abstehend
» buckelige Erhebungen auf dem Hut
» Nachwuchszone glatter
» Fruchtkörper bis 30 cm Durchmesser, selten größer
» schwache konzentrische Furchen im Fruchtkörper

FARBE

» ***junger Fruchtkörper:*** weißlich orangegelb, später rot
» ***alter Fruchtkörper:*** dunkelgrün, dunkelgrau bis braunschwarz
» ***Zuwachskante Fruchtkörper:*** weiß, gelblich orange, orangerot
» ***Poren:*** hell gelblich, später bräunlich, auf Druck nicht verfärbend
» ***Fleisch:*** cremeweiß bis gelbweiß, später gelbbraun bis dunkelbraun
» ***Sporen:*** weiß

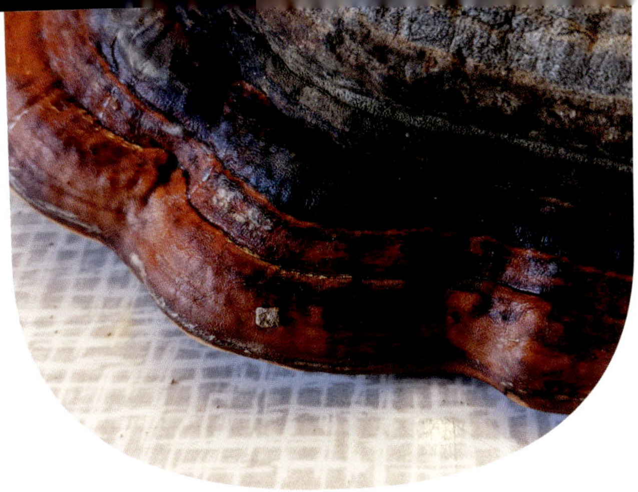

KONSISTENZ

Die Oberfläche des jungen Hutes ist etwas eindrückbar, aber nicht dauerhaft nachgiebig. Der Fruchtkörper ist zäh, korkig und fest. Beim Anzünden brennt er nicht oder nur wenig, seine Harzschicht wirft aber Blasen.

GERUCH

» wie nasse Babywindeln, säuerlich

GESCHMACK

» leicht bitter

NAMEN

Der Name Rotrandiger Baumschwamm leitet sich von dem markanten roten Rand ab, der den Fruchtkörper des Pilzes umgibt und ihm ein charakteristisches Aussehen verleiht, während Baumschwamm seine Wuchsform als schwammartiger Pilz an Bäumen beschreibt. Der alternative Name Fichtenporling bezieht sich auf die bevorzugte Wirtspflanze, die Fichte (*Picea abies*), an der der Pilz besonders häufig vorkommt.

Der wissenschaftliche Gattungsname *Fomitopsis* ist eine Kombination aus *Fomes*, dem Namen einer verwandten Pilzgattung, die für ihre zunderartigen Fruchtkörper bekannt ist, und dem griechischen Wort „opsis", das „Aussehen" oder „Ähnlichkeit" bedeutet, was insgesamt „ähnlich wie Fomes" impliziert. Der Artname *pinicola* leitet sich vom lateinischen „pinus" für Kiefer und „cola" für bewohnend ab, was „Kiefernbewohner" bedeutet.

Der Name *Fomitopsis pinicola* wurde 1881 vom finnischen Mykologen Petter Adolf Karsten etabliert, basierend auf dem Basionym (bedeutet: ursprünglicher botanischer Name) *Boletus pinicola*, das 1810 von Olof Swartz beschrieben wurde. Seit der Veröffentlichung im Jahr 1881 gilt *Fomitopsis pinicola* als offizieller Name.

FUNGITASTISCH

Germanium im Rotrandigen Baumschwamm

Fomitopsis pinicola enthält Germanium (Ge) in relativ hohen Konzentrationen im Vergleich zu vielen anderen Pilzarten oder Lebensmitteln.
Der Germanium-Gehalt liegt laut Studienlage bei durchschnittlich 0,224–3,389 mg/kg (Trockenmasse). Der Gehalt ist damit höher als in vielen essbaren Pilzen (z. B. oft < 0,5 mg/kg in *Ganoderma lucidum*-Wildformen), wenn der Rotrandige Baumschwamm nicht von Kiefern stammt. Im Vergleich zu alltäglichen Lebensmitteln ist der Gehalt in *F. pinicola* erhöht, was ihn zu einer potenziellen natürlichen Quelle für organisch gebundenes Germanium macht.

Positive Effekte von Germanium

Germanium selbst ist ein Spurenelement, das in organischen Formen bioverfügbar ist und dem Pilz zusätzliche gesundheitsfördernde Effekte verleiht. Die Eigenschaften von Germanium sind gut untersucht und im Pilz tragen sie indirekt zu folgenden Effekten bei:

» Antioxidative Wirkung: Germanium neutralisiert reaktive Sauerstoffspezies (ROS) und verhindert oxidative Schäden an Zellen. Dies schützt vor Alterungsprozessen, Entzündungen und Krankheiten wie Diabetes oder Leberschäden. Im Pilz verstärkt dies die phenolenreichen Extrakte, die starke Antioxidans-Aktivität zeigen.
» Sauerstoffkatalysator: Germanium verbessert die Sauerstoffversorgung der Zellen, indem es die Zellatmung normalisiert. Im Pilz trägt dies zur Leberentgiftung und allgemeinen Vitalitätsförderung bei.
» Antikarzinogene und antimutagene Effekte: Germanium stimuliert das Immunsystem. Im Pilz verstärkt Germanium die krebshemmenden Eigenschaften der Extrakte.
» Weitere Eigenschaften: Germanium unterstützt die Immunmodulation, reduziert oxidativen Stress bei Autoimmunerkrankungen und hat potenziell antidiabetische Effekte.

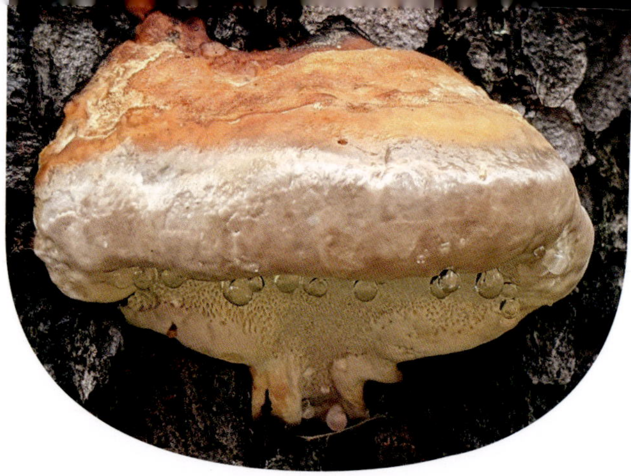

Guttationstropfen häufig bei jungen Exemplaren

Junge Exemplare von *Fomitopsis pinicola* zeigen häufig Guttationstropfen, insbesondere unter feuchten Bedingungen und während der aktiven Wachstumsphase. Die Tropfen sind ein Zeichen für die Stoffwechselaktivität und Wasseraufnahme des Pilzes aus dem Holzsubstrat. Der Geschmack, der manchmal auch gelatineartigen Flüssigkeit ist etwas sauer, aber nicht unbedingt gut.

Naturfärberei mit dem Rotrandigen

Dieser Pilz ist bekannt dafür, dass mit ihm Textilien und andere Materialien gefärbt werden können. Die Farben, die man aus *Fomitopsis pinicola* gewinnen kann, variieren je nach der Verarbeitungsmethode, dem Beizmittel (z. B. Alaun oder Eisensulfat) und dem gefärbten Material (z. B. Wolle, Baumwolle oder Papier). Typischerweise erzeugt der Pilz warme Farbtöne wie Rotbraun, Orange, Gelb oder Braun, abhängig von der Konzentration und dem pH-Wert der Färbelösung.

Traditionelles aus aller Welt

In der Traditionellen Chinesischen Medizin wurde *Fomitopsis pinicola* als Mittel gegen Kopfschmerzen und Übelkeit eingesetzt, wobei der Pilz in Form von Abkochungen oder Extrakten verabreicht wurde, um diese Symptome zu lindern.

In der koreanischen Volksmedizin diente er speziell als antidiabetisches Präparat, das als Tee oder Tinktur konsumiert wurde, um den Blutzuckerspiegel zu stabilisieren und metabolische Störungen zu behandeln.

In sibirischen und russischen Traditionen, insbesondere in Westsibirien, nutzten Heiler den Pilz zur Behandlung persistenten Fiebers, chronischer Durchfälle und periodischer Neuralgien, indem sie Fruchtkörper zu Pulvern verarbeiteten und diese oral einnahmen, oft in Kombination mit anderen lokalen Kräutern für eine schnelle Linderung innerhalb weniger Tage. Nervöse Kopfschmerzen und übermäßiger Harndrang wurden ebenfalls damit behandelt, wobei der Pilz als bitteres Dekokt getrunken wurde, um das Nervensystem zu beruhigen und die Harnwege zu regulieren.

In zentraleuropäischen Volksheilpraktiken, wie in Österreich und Deutschland, wurde *Fomitopsis pinicola* für Dysmenorrhoe, Hämorrhoiden und Blasenstörungen verwendet. Außerdem wurde er als Aufguss oder Salbe aufgetragen, um Entzündungen zu reduzieren und Blutungen zu stillen. Für fiebrige Erkrankungen wurde er in Teeform verabreicht, um das Fieber zu senken und den Körper zu stärken.

In asiatischen Regionen wie Japan wurde er gelegentlich für Leberprobleme eingesetzt, wobei Extrakte oral konsumiert wurden, um die Leberfunktion zu unterstützen und Gelbsucht zu behandeln.

Mystisches aus Tirol

In der tirolerischen Tradition Österreichs dienen Fruchtkörper von *Fomitopsis pinicola* als Ornamente an Bauernhäusern und Scheunen, denen eine spirituelle Schutzwirkung zugeschrieben wird, um Böses abzuwenden und das Haus vor Unheil zu bewahren, was auf eine uralte mystische Rolle als Talisman hinweist.

Was darf es sein, Isolierung oder Verpackung?

In der Materialwissenschaft wird das Myzel von *Fomitopsis pinicola* für die Entwicklung myzelbasierter Biomaterialien genutzt, wie Isolationspaneele oder Verpackungsmaterialien, die auf lignozellulosen Substraten wie Stroh oder Sägemehl gezüchtet werden und biologisch abbaubar sind, mit Eigenschaften wie hoher Festigkeit und Feuerresistenz, die durch Optimierung der Wachstumsbedingungen verbessert werden.

Funktionale Lebensmittel überall

In der Lebensmitteltechnologie gibt es Versuche mit Extrakten und fermentierten Produkten aus *Fomitopsis pinicola* zur Steigerung der antioxidativen Aktivität und des Phenolgehalts in Nahrungsmitteln. Die dadurch entstehenden natürlichen, antibakteriellen und antioxidativen Stoffe sollen in funktionalen Lebensmitteln wie Getränken oder Zusatzstoffen eingesetzt werden können.

Straffende Hautcreme

Im Kosmetikbereich werden bioaktive Verbindungen wie Triterpenoide und Phenole aus dem Pilz in Formulierungen für Hautpflegeprodukte integriert, da sie antioxidative und entzündungshemmende Effekte bieten, die Alterungsprozesse verzögern und die Hautbarriere stärken, wie in Studien zu pilzbasierten Kosmetika gezeigt.

INHALTSSTOFFE

Fomitopsis pinicola enthält eine Vielzahl bioaktiver Inhaltsstoffe. Zu den prominentesten Verbindungen gehören Triterpenoide, die für ihre antimikrobiellen, antioxidativen und entzündungshemmenden Eigenschaften bekannt sind.

Steroide wie Ergosterol und seine Derivate haben antimikrobielle Aktivitäten u. a. gegen Bakterien wie *Staphylococcus aureus.*

Phenolische Verbindungen sind reichlich vorhanden und verantwortlich für die starke antioxidative Kapazität.
Weitere Komponenten umfassen Alkaloide, Anthraquinone, organische Säuren, Benzofurane, Cumarine und stickstoffhaltige Verbindungen.

Flüchtige Inhaltsstoffe wie Fettsäuren, Karbonsäuren und volatile Amine verleihen dem Pilz seinen charakteristischen Geruch und dienen vermutlich als Insektizide.

Polysaccharide und Glycane unterstützen immunmodulierende Effekte und hypoglykämische Wirkungen.

Germanium, ein Spurenelement, ist in höheren Konzentrationen vorhanden und wirkt als Antioxidans und Sauerstoffkatalysator.

VERWECHSLUNGSGEFAHR

Es gibt in allen Wachstumsphasen Ähnlichkeiten mit anderen Pilzen, die aber alle ungiftig sind und sogar zu den medizinischen Pilzen gehören. Der Kupferrote Lackporling und ebenso der Harzige Lackporling können im jungen Alter mit dem Rotrandigen Baumschwamm verwechselt werden.

Das ist das beste Kriterium, das sofort umsetzbar ist – der Fichtenporling hat auf Druck keine Verfärbung der Poren.

Der Zunderschwamm hat eher Ähnlichkeit mit dem Rotrandigen Baumschwamm, wenn beide schon etwas älter sind. Aber auch für diesen Pilz gilt das Kriterium „Druck auf die Poren". Auch der Zunderschwamm dunkelt nach, beim jungen Zunderschwamm kann man sogar auf den Poren malen und schreiben.

EINSATZBEREICHE IN DER HAUSAPOTHEKE

Abschürfungen, Abszesse, Adipositas, Akne, antibiotisch (Bakterieninfekt), antimykotisch (Pilzinfekt), antiviral (Virusinfekt), Arthritis, Blasenentzündung, blutende Wunde, Bronchitis, Brustkrebs, Cholesterin/Fettstoffwechsel, Colitis ulcerosa, COPD, Dickdarmkrebs, endokrine Störung, entzündliche Erkrankungen, Escherichia coli, Fettleber (nicht-alkoholisch, NAFLD), Furunkel, Gebärmutterhals-Erkrankungen, Gelenkentzündungen, Gelenkschmerz, Genitalbereich, Gicht, Harnwegsentzündung, Hautkrebs, hormonelle Störungen, Husten, Immunsystem schwach, Infektionen, Insulinresistenz, Klebsiella pneumoniae, Kopfschmerzen, Krankenhauskeim-Infektionen, Krebs allgemein, Krupp, Lebererkrankungen, Leberkrebs, Lippenherpes (HHV-1), Lungenentzündung, Lungenkrebs, Metabolisches Syndrom, Mycobacterium tuberculosis, Papilloma, Prellung, Verstauchung, Prostatakrebs, Rheuma, Salmonella, Sarkom, Schmerzen, Sonnenbrand, Staphylococcus aureus, Stoffwechselerkrankungen, Typ-2-Diabetes, Übelkeit, Verbrennungen, Wunde

Kernthema der Signatur des Kupferroten Lackporlings

HARMONISIERT DEN STOFFWECHSEL, REGULIERT DAS HORMONSYSTEM UND SCHENKT EINE GESUNDE HAUT

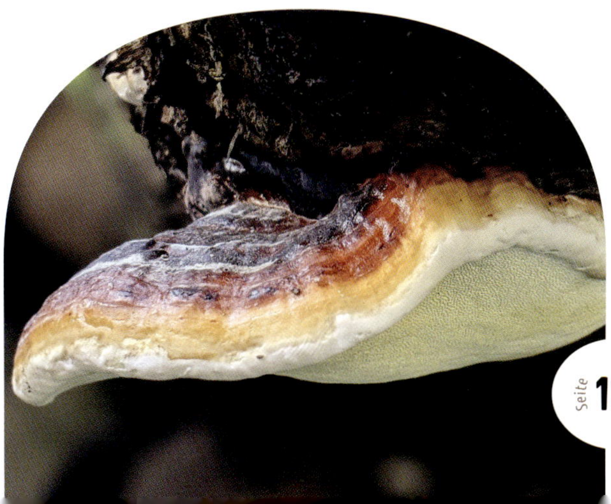

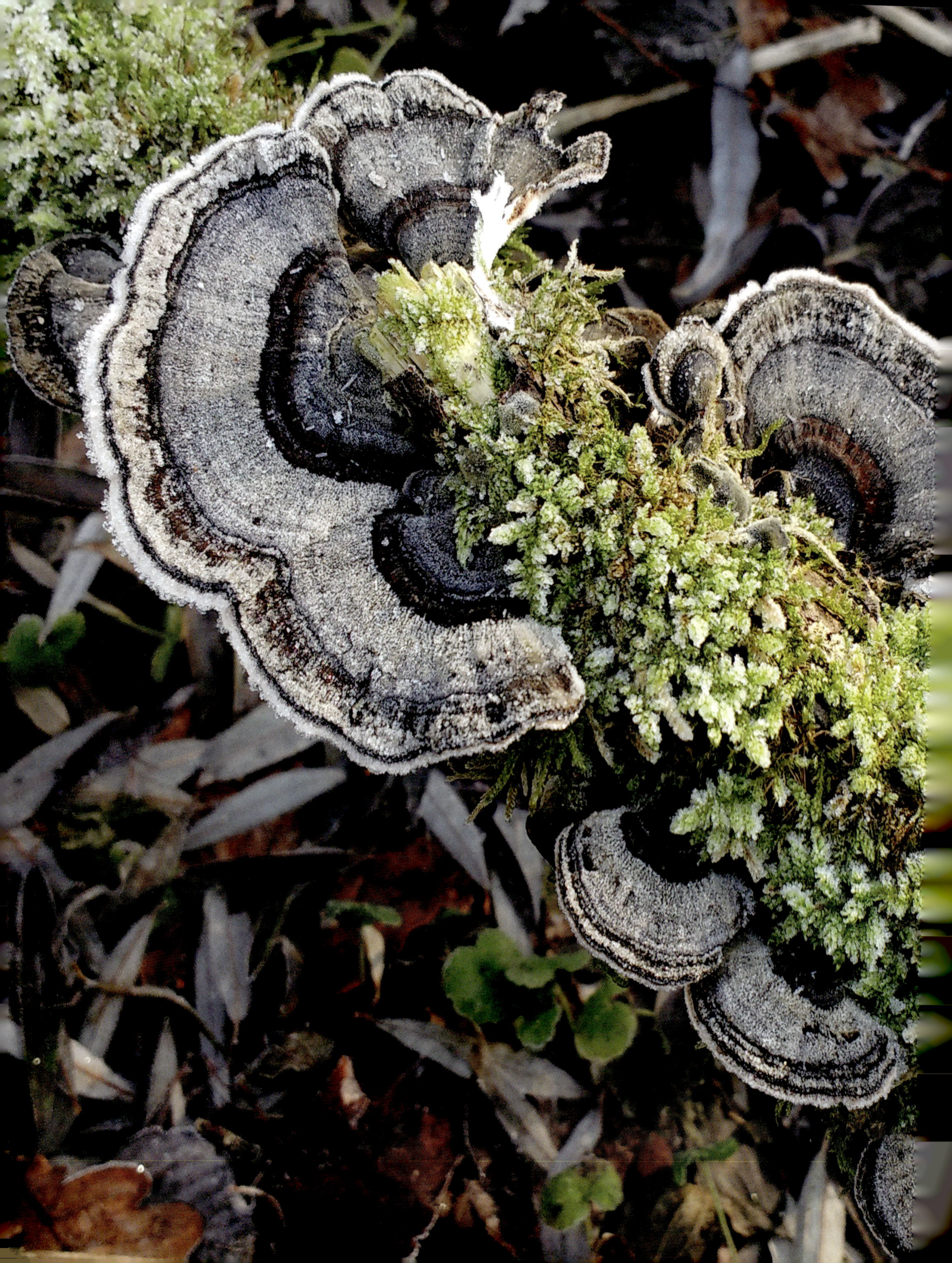

SCHMETTERLINGSTRAMETE

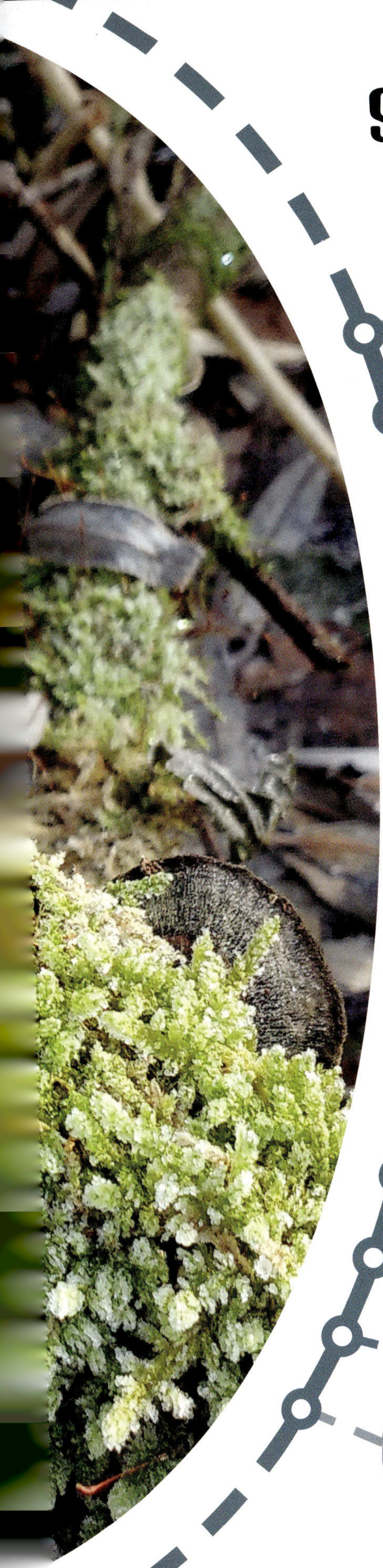

NAME
Schmetterlingstramete, Bunte Tramete

WISSENSCHAFTLICHER NAME
Trametes versicolor

FAMILIE
Polyporaceae, Stielporlingsverwandte

BEVORZUGTER BAUM
Laubholz

LEBENSDAUER FRUCHTKÖRPER
einjährig

SCHWEREGRAD ERNTE / ZERKLEINERN
leicht / mittel

GEFÄHRDUNGSKATEGORIE
D: (-) / A: (-) / CH: LC

ANZAHL WISSENSCH. MEDIZINISCHE STUDIEN
> 7.500

TRADITIONELLE MEDIZINISCHE VERWENDUNG
ja

WICHTIGE THERAPEUTISCHE EINSATZBEREICHE
Atemwege, Immunsystem, Infektionen, Clostridium difficile, Tinnitus, Krebs

SIGNATURENLEHRE PLANETENKRÄFTE
Saturn >> Jupiter >> Merkur

SIGNATURENLEHRE METALL-PRINZIPIEN
Blei >> Zinn >> Quecksilber

VERWECHSLUNGSGEFAHR
andere Trameten (alle ungiftig)

EINE SCHMETTERLINGSTRAMETE FINDEN

Um die Schmetterlingstramete zu finden, braucht es nicht viel. Der Pilz bevorzugt feuchte Gebiete mit totem oder krankem Baumbestand von Laubhölzern. Er wächst nahezu ausschließlich auf Totholz oder abgestorbenem Holz an Stämmen, Stümpfen, Ästen und Fallholz.

Da *Trametes versicolor* ganzjährig zu finden ist, lohnt sich auch die Suche im Winter. Die optimalen Bedingungen für das Wachstum liegen aber bei Temperaturen um 25°C und hoher Luftfeuchtigkeit.

Je feuchter der Wald, desto besser. Staunässe mag der Pilz aber nicht. Die Schmetterlingstramete ist in unserer Wahrnehmung in jedem Wald zu finden, in dem Laubholz als Totholz vorhanden ist. Wenn es dann von der Witterung her auch noch einige Zeit feucht ist, ist das die beste Phase für die Suche und die Ernte.

EIGENSCHAFTEN UND MERKMALE DER SCHMETTERLINGSTRAMETE

VERBREITUNG

Der Pilz kommt besonders häufig in Nordamerika, Europa, Asien und Teilen Südamerikas vor. Die Art ist in fast jedem Wald der Welt zu finden und wird in 106 Ländern dokumentiert.

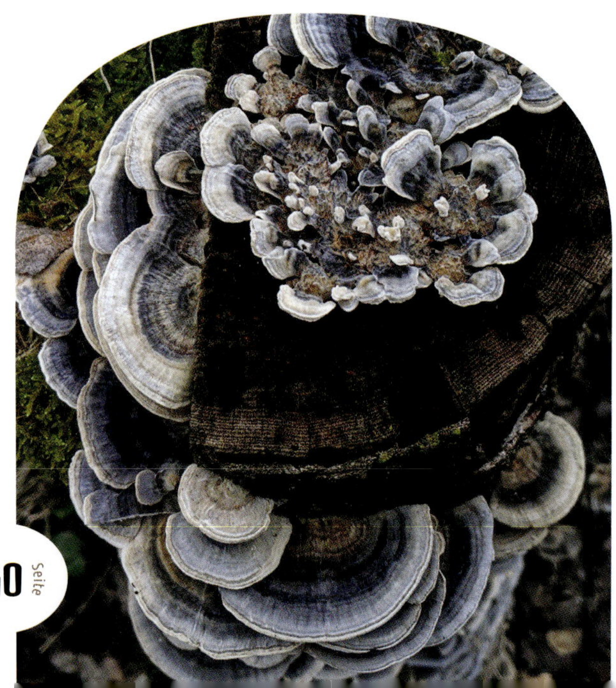

In Nordamerika ist der Pilz weit verbreitet und eine der häufigsten Arten in Wäldern, mit Vorkommen in fast allen US-Bundesstaaten.

In Europa wächst er ebenso in nahezu allen Wäldern mit Laubbaumbestand.

In Asien ist er in China und Japan verbreitet. In Südamerika, insbesondere in Brasilien, kommt er in den Regionen Amazonien, Atlantischer Wald, Cerrado und Caatinga vor.

Berichte aus anderen Kontinenten wie Afrika oder Australien sind seltener, was aber mehr auf die Meldung von Fundorten zurückzuführen ist.

FORM

- flache, dünne fächerförmige Fruchtkörper
- leicht wellig
- feine, sehr dichte, kaum sichtbare Haare
- Fruchtkörper bis 8 cm Durchmesser, selten größer
- Rand scharfkantig
- viele halbkreisförmige Fächer über- und nebeneinander
- schmale Anwachsstelle am Holz

FARBE

- ***Fruchtkörper:*** grau, weiß, blau, rot, rotbraun, orangebraun, braun, grün in konzentrischen Streifen
- ***Poren:*** jung weißlich, später eher gelb, im Alter graubraun
- ***Fleisch:*** weißlich
- ***Sporen:*** hellgelb

KONSISTENZ

Biegsam, zäh, korkig und fest. Lässt sich auch frisch nur schwer zerreißen.

GERUCH

- pilzig, mild

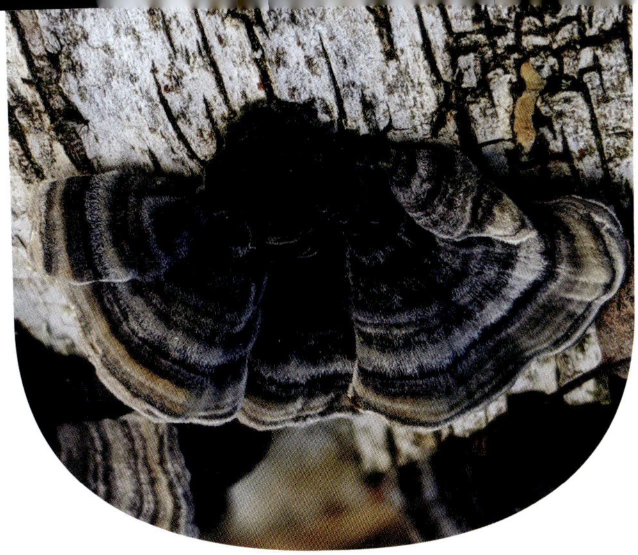

GESCHMACK

- » pilzig, mild

NAMEN

Der deutsche Name Schmetterlingstramete für den Pilz *Trametes versicolor* leitet sich von seiner auffälligen Erscheinung ab, die an die Flügel eines Schmetterlings erinnert. Die gezonte, bunte Musterung auf der Oberfläche des Fruchtkörpers, die in verschiedenen Farben wie Braun, Grau, Blau, Grün und Orange schimmert, weist eine wellenförmige oder fächerartige Struktur auf, die der Form und dem Farbenreichtum von Schmetterlingsflügeln ähnelt.
Der Begriff *Tramete* leitet sich vom lateinischen Gattungsnamen ab. *Trametes* stammt aus dem Lateinischen, wo *tram-* für „dünn" steht und *-etes* „jemand, der ist" bedeutet, was insgesamt „der Dünne" oder „einer, der dünn ist" impliziert und auf die schlanke, dünne Struktur der Fruchtkörper hinweist. Der zweite Namensteil *versicolor* bedeutet „vielfarbig" oder „von mehreren Farben" und beschreibt die charakteristische, zonierte Färbung der Oberfläche, die in mehreren Farbbändern erscheint und von Exemplar zu Exemplar variiert.

Der Pilz wurde ursprünglich 1753 von Carl Linnaeus als *Boletus versicolor* beschrieben. Der aktuelle Name *Trametes versicolor* wurde 1920 von dem Mykologen Curtis Gates Lloyd offiziell eingeführt und ist seither der akzeptierte wissenschaftliche Name.

Synonyme wie *Coriolus versicolor* oder *Polyporus versicolor* kommen in der Literatur weiterhin vor.

FUNGITASTISCH

Kommerzielle Medikamente mit der Schmetterlingstramete

Die immunmodulierenden Polysaccharide aus *Trametes versicolor* werden in zwei Hauptprodukten kommerziell genutzt, die als Adjuvantien in der Krebstherapie eingesetzt werden.

Das erste ist Polysaccharid-K (PSK), auch bekannt als Krestin, ein Produkt aus Japan, das seit den 1970er Jahren zugelassen ist und hauptsächlich aus dem Myzel des Pilzes extrahiert wird; es dient zur Unterstützung der Immuntherapie bei verschiedenen Krebsarten wie Magen-, Lungen- und Brustkrebs, oft in Kombination mit Chemotherapie oder Strahlentherapie, und wird in Dosen von bis zu 3 Gramm pro Tag verabreicht.

Das zweite ist Polysaccharopeptid (PSP), ein Produkt aus China, das seit den 1980er Jahren verfügbar ist und ebenfalls aus dem Myzel gewonnen wird; es wird als Nahrungsergänzungsmittel oder Adjuvans bei Krebsbehandlungen verwendet, mit ähnlichen immunstimulierenden Effekten, und ist in Form von Kapseln oder Pulver erhältlich.

Beide Produkte basieren auf β-Glucanen und Proteoglykanen des Pilzes und haben in klinischen Studien gezeigt, dass sie die Überlebensraten verbessern können.

Andere kommerzielle Varianten umfassen generische Extrakte in Nahrungsergänzungsmitteln wie Host Defense oder Onnit, die jedoch nicht speziell als medizinische Adjuvantien zugelassen sind, sondern als allgemeine Immunbooster vermarktet werden.

Traditionelle Heilkunde von Trametes versicolor

Der Pilz wird in der chinesischen Medizin Yun Zhi genannt und seit mindestens 2000 Jahren in der TCM verwendet, um die allgemeine Gesundheit zu fördern, einschließlich Steigerung der Ausdauer und Langlebigkeit.

In Japan wird der Pilz ähnlich eingesetzt. Die Schmetterlingstramete wird als Tee, gekocht aus dem getrockneten Pulver, konsumiert.

In der traditionellen asiatischen Medizin insgesamt wird *Trametes versicolor* seit Jahrhunderten zur Behandlung einer Reihe von Beschwerden angewendet, darunter Infektionskrankheiten und Krebs, sowie zur Förderung des allgemeinen Wohlbefindens.

In osteuropäischen Traditionen wird der Pilz für seine gesundheitsfördernden Eigenschaften geschätzt.

Für den Rest Europas gibt es keine gesicherten traditionellen Anwendungen.

Die Schmetterlingstramete fliegt ins Universum

2020 fand auf der Internationalen Raumstation (ISS) ein Experiment mit der Schmetterlingstramete statt, bei dem die Auswirkungen der Mikrogravitation auf das Wachstum des Myzels untersucht wurden.
Ein weiteres Experiment startete 2024 unter Leitung der Swinburne University of Technology. In diesem Experiment wurden Proben von *Trametes versicolor* zusammen mit anderen Pilzen (Igelstachelbart und Cordyceps) mit einer Falcon 9 von SpaceX zur ISS geschickt, um das Wachstum und die Anpassung des Myzels in Mikrogravitation über einen Monat zu beobachten. Ziel ist die Erforschung potenzieller Vorteile für die Astronautengesundheit bei Langzeitmissionen.

Blöcke, Paneele und andere Formteile für den Bau

In der Materialwissenschaft und Baustoffentwicklung beschreibt ein Patent die Produktion von Myzel-Biomaterialien mit *Trametes versicolor*. Das Patent beschreibt die Herstellung selbsttragender Myzelmischungen, die zu Blöcken, Paneelen oder Formteilen verarbeitet werden können, mit Anwendungen für Möbeloberflächen, Türen, Akustik- und Isolationspaneele, Verpackungen, Landschaftsmatten zur Erosionsprävention und auch für temporäre Schilder. Der Prozess vermeidet Sterilisation und ermöglicht Stärken von über 60 Zentimetern, mit Trocknung bei Umgebungsbedingungen oder beschleunigt bei 82 Grad Celsius.

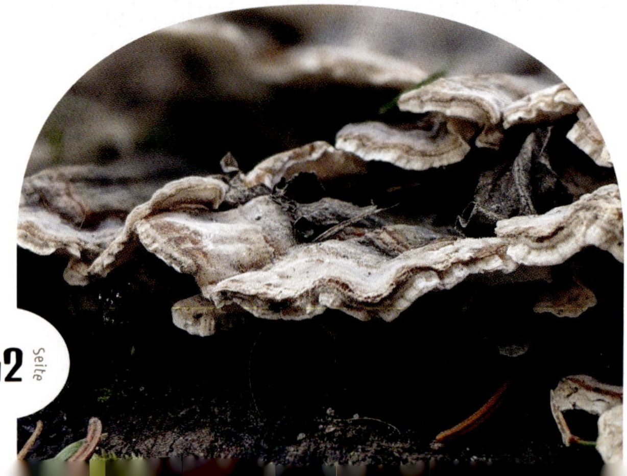

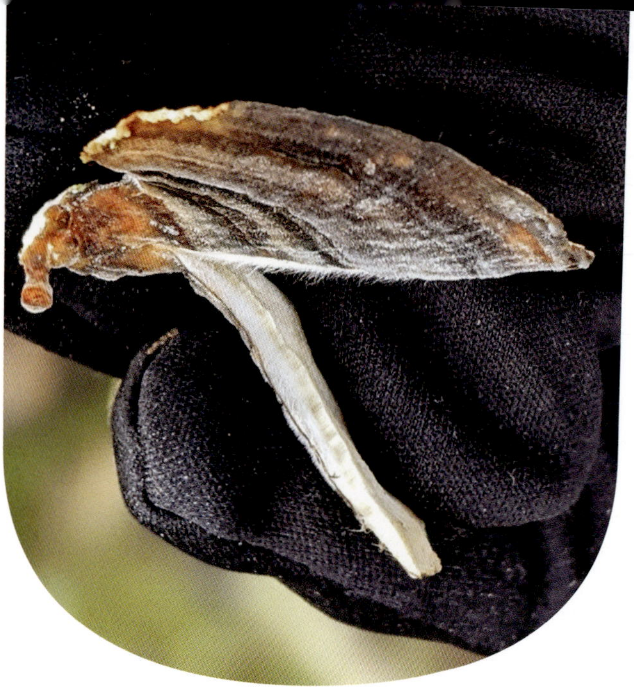

INHALTSSTOFFE

Trametes versicolor enthält eine Vielzahl von Inhaltsstoffen, die hauptsächlich in Klassen wie Polysacchariden, Phenolen, Terpenoiden, Sterolen, Aminosäuren, Vitaminen und Enzymen unterteilt werden können. Diese Inhaltsstoffe machen *Trametes versicolor* typisch durch ihren hohen Gehalt an immunmodulierenden Polysacchariden, die einzigartige antitumorale und antivirale Eigenschaften aufweisen und in kommerziellen Produkten wie Adjuvantien für Krebstherapien genutzt werden.

Die Vielfalt an Phenolen und Flavonoiden verleiht starke antioxidative und entzündungshemmende Wirkungen, während Terpenoide und Sterole antimikrobielle und neuroprotektive Effekte beitragen.

Einzigartig ist die Kombination aus hoher Bioakkumulation von Metallen wie Eisen, Zink und Mangan, sowie die Präsenz seltener Sesquiterpene und des Melanins, die bei radioaktiver Bestrahlung die Zellen schützen und immunstimulierende Vorteile bieten.

VERWECHSLUNGSGEFAHR

Grundsätzlich kann die Schmetterlingstramete mit vielen anderen Trameten verwechselt werden. Zwar macht gerade das individuelle und ständig variierende Farbspiel des Pilzes besonders viel Spaß beim Betrachten, aber es erschwert auch dem ungeübten Auge die sichere Bestimmung. Da ist Übung gefragt, um Sicherheit zu bekommen.

Merkmal 1: Anwachsstelle

Ein sehr wichtiges Merkmal ist die Anwachsstelle. Zwar ist es nicht allein die Schmetterlingstramete, die eine sehr kleine Stelle hat, an der sie aus dem Holz herauswächst, aber es ist ein absolutes Ausschlusskriterium. Alles, was davon abweicht, ist keine Schmetterlingstramete.

Merkmal 2: scharfe Vorderkante

Das zweite Kriterium ist die scharfe Vorderkante des Fruchtkörpers. Auch dafür gilt, es gibt auch andere Trameten, die eine scharfe Kante haben, aber hat der Fund, den du in deiner Hand hältst, keine scharfe Kante, ist es keine Schmetterlingstramete.

Merkmal 3: Zonen mit wechselndem Farbspiel

Das dritte Kriterium sind die Zonen auf dem Hut, mit meistens wechselnden gedeckten Farben. Es sind viele bunte Farbtöne möglich, bis hin zu einer eher harmlosen Komposition von „50 Shades of Brown". Egal wie bunt es ist, es kommt auf die Zonen an mit dem wechselnden Farbspiel. Hat deine Tramete das nicht, dann ist es nicht der Schmetterling unter den Pilzen, den du gefunden hast.

Merkmal 4: Cortexschicht

Und als viertes Kriterium, falls es noch immer nicht zur erfolgreichen Bestimmung gereicht haben sollte: Es gibt noch diese ganz spezielle Schicht zwischen Huthaut und Fleisch. Findest du dort eine dünne, dunkle Schicht, dann ist das die Cortexschicht. Und dann hast du ganz sicher eine Schmetterlingstramete gefunden. Aber: Ab und zu fehlt diese Schicht, und es kann dennoch eine Schmetterlingstramete sein.

Wir haben mit diesen vier Kriterien zu Beginn gearbeitet und sind damit sehr gut zurechtgekommen. Im Laufe der Zeit reicht dann meist ein Blick und du weißt genau, was du gefunden hast. Mit Übung geht es gerade bei Pilzen einfach leichter.

Kernthema der Signatur der Schmetterlingstramete

GEBALLTE ABWEHRKRAFT GEGEN JEDEN EINDRINGLING

EINSATZBEREICHE IN DER HAUSAPOTHEKE

Alzheimer, antibiotisch (Bakterieninfekt), antimykotisch (Pilzinfekt), antiviral (Virusinfekt), Arteriosklerose, Arthritis, Aspergillus, Blasenentzündung, Bronchitis, Brustkrebs, Candida albicans, Cholesterin/Fettstoffwechsel, Clostridium difficile, Colitis ulcerosa, COPD, Darmentzündung, Darmflora gestört, Demenz, Depression, Dickdarmkrebs, Eierstockkrebs, Enterococcus faecalis, entzündliche Erkrankungen, Epstein-Barr-Virus (HHV-4), Escherichia coli, Fieber, Gebärmutterhals-Erkrankungen, Gebärmutterhalskrebs, Gelenkentzündungen, Gelenkschmerz, Genitalherpes (HHV-2), Gliom, gynäkologische Probleme, Harnwegsentzündung, Hautbild gestört, Helicobacter pylori, Hepatitis B, Hepatitis C, HHV-8, HIV/Aids, Husten, Immunsystem schwach, Infektionen, Influenza, Insulinresistenz, kardiovaskuläre Erkrankungen, Karposi Sarkom, koronare Herzkrankheit, Krankenhauskeim-Infektionen, Krebs allgemein, Krupp, Leaky-Gut-Syndrom, Lebererkrankungen, Leberkrebs, Leukämie, Lippenherpes (HHV-1), Lungenentzündung, Lungenkrebs, Magen-Darm-Erkrankungen, Magenkrebs, Melanom, Metabolisches Syndrom, Morbus Crohn, Mukusretention (zäher Schleim), Nagelpilz, neurodegenerative Erkrankungen, Papilloma, Parasitenbefall, Präbiotika-Mangel, Prellung, Verstauchung, Prostatakrebs, Rheuma, Salmonella, Schmerzen, Staphylococcus aureus, Stoffwechselerkrankungen, Thrombose, Tinnitus, Toxoplasma gondii, Tuberkulose, Typ-2-Diabetes, vaginale Infektionen, Vogelgrippe, Wunde

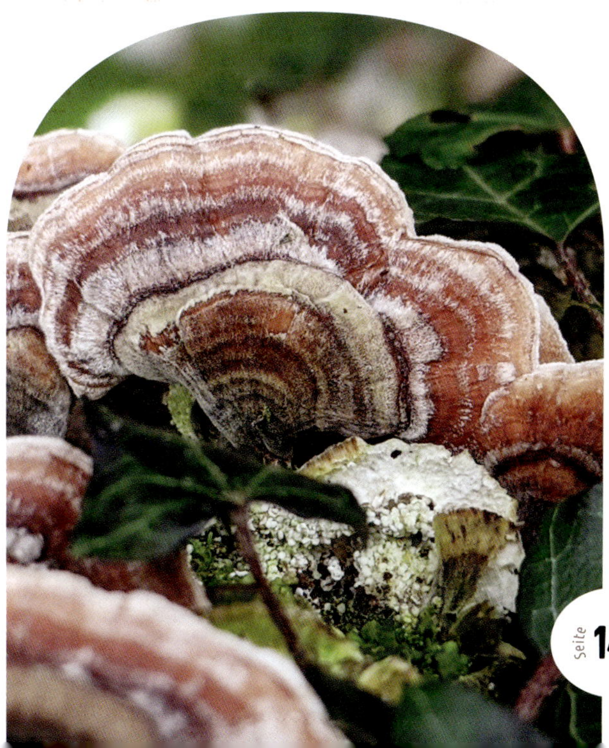

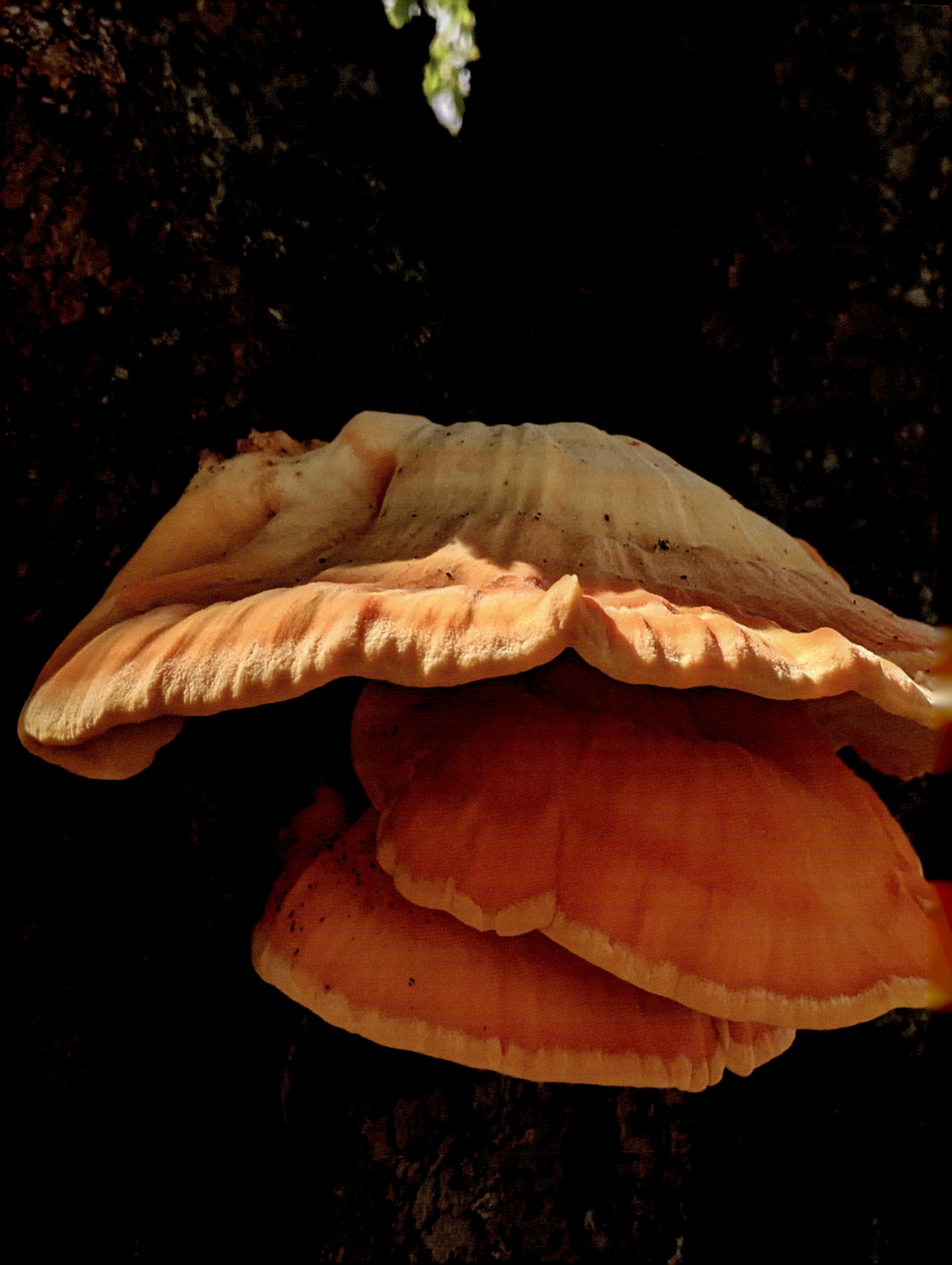

SCHWEFELPORLING

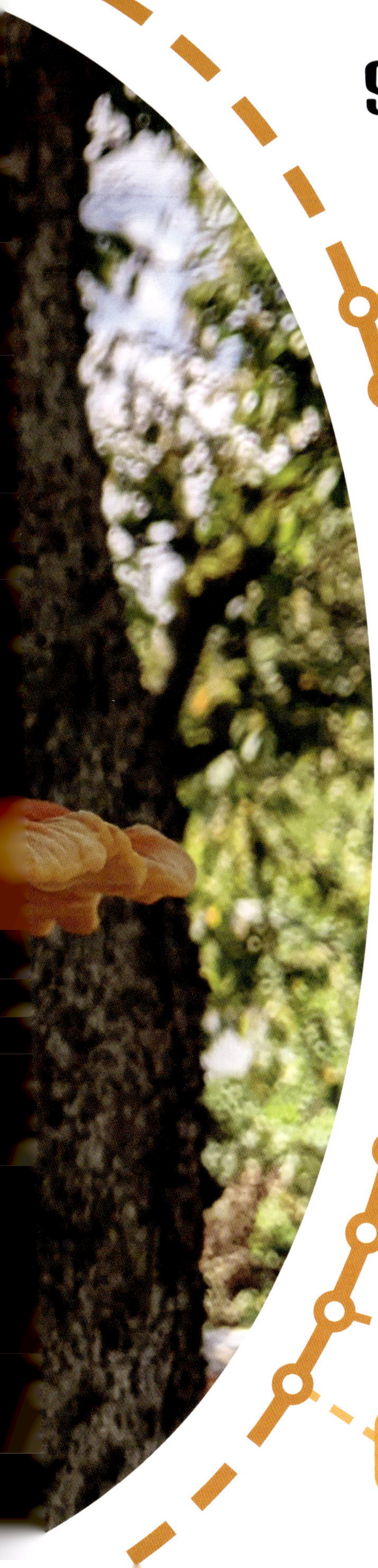

NAME
Schwefelporling, Schwefelgelber Porling, Chicken of the Woods

WISSENSCHAFTLICHER NAME
Laetiporus sulphureus

FAMILIE
Fomitopsidaceae, Stielporlingsverwandte

BEVORZUGTER BAUM
Eiche, Kirsche, andere Laubhölzer

LEBENSDAUER FRUCHTKÖRPER
einjährig

SCHWEREGRAD ERNTE / ZERKLEINERN
leicht / leicht

GEFÄHRDUNGSKATEGORIE
D: (-) / A: (-) / CH: LC

ANZAHL WISSENSCH. MEDIZINISCHE STUDIEN
> 3.600

TRADITIONELLE MEDIZINISCHE VERWENDUNG
ja

WICHTIGE THERAPEUTISCHE EINSATZBEREICHE
Entzündungen, Herzgesundheit, Allrounder Immunsystem, Pneumocystis jirovecii, neurodegenerative Erkrankungen, Magen und Darm

SIGNATURENLEHRE PLANETENKRÄFTE
Saturn >> Sonne >> Mond >> Jupiter

SIGNATURENLEHRE METALL-PRINZIPIEN
Blei >> Gold >> Silber >> Zinn

VERWECHSLUNGSGEFAHR
Leuchtender Weichporling, Zimtfarbener Weichporling (giftig), andere Laetiporus-Arten

SCHWEFELPORLING FINDEN

Der Schwefelporling wächst auf alten, abgestorbenen oder geschwächten Laubbäumen, vor allem Buchen und Eichen. Er bevorzugt Totholz wie Stämme, Äste oder Baumstümpfe in feuchten, schattigen Laubbaumbeständen und Wäldern.

Er kann bodennah oder in mehreren Metern Höhe an den Bäumen wachsen. Die Fruchtkörper erscheinen von Sommer bis Herbst, in Österreich und Süddeutschland hauptsächlich von Juli bis Oktober.

In Europa ist er weit verbreitet und nicht geschützt. Am besten sucht man in nicht zu trockenen Laubwäldern, in denen auch Bestände von Buchen oder Eichen vorhanden sind. Er wächst aber auch gern auf alten Obstbäumen und Weiden.

Unser nächster Schwefelporling ist nur wenige Meter von uns entfernt. Unsere sehr alte Kirsche hat er angefangen zu zersetzen. In einem der letzten Herbststürme ist dann der Kronenbereich auseinandergebrochen. Jetzt steht die Kirsche noch immer, aber nur noch zur Hälfte.

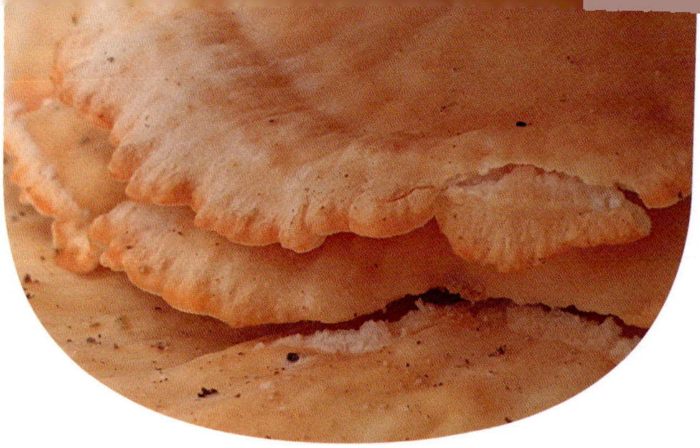

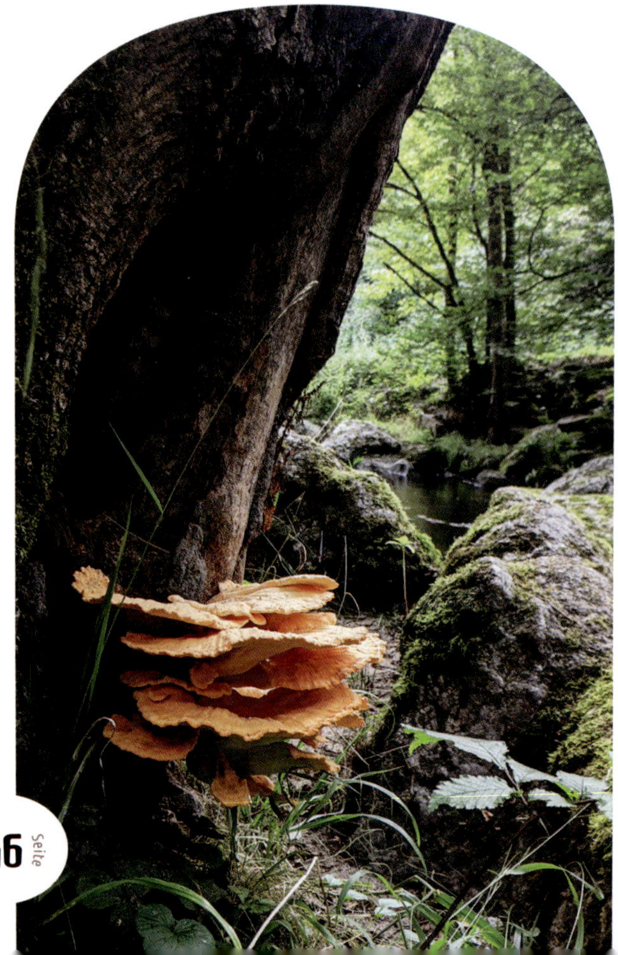

EIGENSCHAFTEN UND MERKMALE DES SCHWEFELPORLINGS

VERBREITUNG

Der Schwefelporling kommt sowohl in kühlen als auch in tropischen Klimazonen vor. Er ist weltweit verbreitet und wird in Europa, Nordamerika, Südamerika, Asien und Afrika gefunden. Der Pilz wächst typischerweise auf verrottenden Stämmen, Stümpfen und Baumstämmen von Laubbäumen.

Moderne Analysen führten dazu, dass *Laetiporus sulphureus* heute als Artenkomplex betrachtet wird, mit verschiedenen Kladen (Gruppen), die regionale Variationen aufweisen. Eine Klade ist auf Europa beschränkt und befällt sowohl Laubbäume als auch Nadelbäume, während eine weitere Klade in Europa, Nordamerika und Südamerika nur auf Laubbäumen vorkommt.
Weitere Kladen existieren in Nordamerika (einschließlich Hawaii und Karibik), Japan, Südamerika und Südafrika.
Wer die eigene Gegend etwas großräumiger erkundet, wird sicher nach und nach Standorte von mehreren Schwefelporlingen finden. Die Herausforderung kommt aber jedes Jahr wieder, denn er sollte möglichst jung geerntet werden. Und je nach Witterung ist „jung" ein Zeitraum von maximal drei Tagen bis zu einer Woche nach dem Austreiben der Fruchtkörper. Danach ist er nicht mehr genießbar.

FORM

- jung knollenförmig
- fleischige, fächerförmige Fruchtkörper
- oft in mehreren Schichten über- und nebeneinander
- Fruchtkörper bis 40 cm Durchmesser, selten größer
- Rand abgerundet, im Alter ausfransend

FARBE

- *junge Fruchtkörper:* strahlend gelb bis leuchtend orange
- *alte Fruchtkörper:* blassgelb, ocker oder leicht bräunlich
- *Poren:* jung gelb, später eher weiß
- *Fleisch:* gelblich bis weißlich
- *Sporen:* weiß

KONSISTENZ

In jungen Stadien ist der Schwefelporling weich und saftig. Er gibt bei leichtem Druck nach, ohne zu brechen. Mit zunehmendem Alter wird die Konsistenz zäher und fester. Die Fruchtkörper verlieren an Saftigkeit, werden brüchig, kompakter und faseriger.

GERUCH

- aromatisch mild, angenehm, leicht nussig frisch

GESCHMACK

- manchmal leicht bitter, auch leicht sauer

NAMEN

Der deutsche Name Schwefelporling leitet sich von der charakteristischen schwefelgelben Färbung der Fruchtkörper ab, während „Porling" die porige Struktur der Hutunterseite beschreibt.

Der wissenschaftliche Name *Laetiporus* ist aus dem Lateinischen abgeleitet, wobei *laeti* für „hell" oder „freudig" steht und *porus* „Pore" bedeutet, was insgesamt „mit hellen Poren" übersetzt werden kann und auf die leuchtenden Farben des Pilzes hinweist. Der zweite Namensteil *sulphureus* bedeutet „schweflig" oder „schwefelgelb" und bezieht sich auf die schwefelgelbe bis orangefarbene Färbung der Fruchtkörper.

Der Pilz wurde ursprünglich 1789 als *Boletus sulphureus* vom französischen Mykologen Jean Baptiste François Pierre Bulliard beschrieben. Die Gattung *Laetiporus* wurde 1904 vom amerikanischen Mykologen William Alphonso Murrill eingeführt und mit *Boletus sulphureus* als Typusart versehen. Der aktuelle Name *Laetiporus sulphureus* wurde 1920 von Murrill etabliert, als er den Pilz in diese Gattung transferierte. Seit 1920 gilt *Laetiporus sulphureus* als offizieller wissenschaftlicher Name.

FUNGITASTISCH

Von Oxalsäure, Tanninen & Unverträglichkeiten

Immer wieder ist darüber zu lesen, dass der Schwefelporling große Mengen an Oxalsäure und Gerbsäure enthalten soll, was ihn ohne Abkochung und Wegschütten des Wassers unverträglich machen würde.
Die Lebensmittel und Pilze mit relevantem Oxalsäuregehalt in Mitteleuropa umfassen z. B. Spinat mit bis zu 2.350 mg/100 g, Rhabarber (bis zu 541 mg/100 g), Mangold (bis zu 670 mg/100 g), dunkle Schokolade (98–542 mg/100 g), wobei der Schwefelporling etwa 266 mg/100 g enthält und der Chaga (*Inonotus obliquus*) sogar 2.800 bis 12.160 mg/100 g. Der Schwefelporling hat also einen geringeren Oxalsäuregehalt als gängige Lebensmittel. Personen mit Nierensteinen sollten hingegen Chaga vorsichtig verwenden, während der Schwefelporling mittlere Oxalsäuregehalte hat, aber eine im Vergleich harmlose Wahl ist. Daher kann die bekannte Unverträglichkeit kaum von der Oxalsäure kommen.

Auch die Behauptung, dass *Laetiporus sulphureus* Gerbsäure (Tannine) enthalten soll, scheint auf der Annahme zu basieren, dass der Pilz Tannine aus seinem Wirtsbaum, insbesondere Eichen, aufnimmt. Untersuchungen haben Tannine in Extrakten des Pilzes nachgewiesen, allerdings ist die direkte Aufnahme aus dem Wirtsbaum nicht eindeutig belegt, da die Tannine auch dann nachgewiesen wurden, wenn es sich um Bäume mit geringem Tanningehalt handelte.

Aber was ist mit den Unverträglichkeiten?

Der Schwefelporling enthält – egal von welchem Baum – Lektine, wie das *Laetiporus sulphureus*-Lektin (LSL), das hämolytische (rote Blutkörperchen zerstörende) und hämagglutinierende Eigenschaften (rote Blutkörperchen verklumpen) besitzt und Magen-Darm-Beschwerden wie Übelkeit oder Erbrechen auslösen kann.
Kochen denaturiert diese Lektine, wodurch sie unschädlich werden. Das Weggießen des Kochwassers entfernt darüber hinaus auch wasserlösliche Lektinreste.

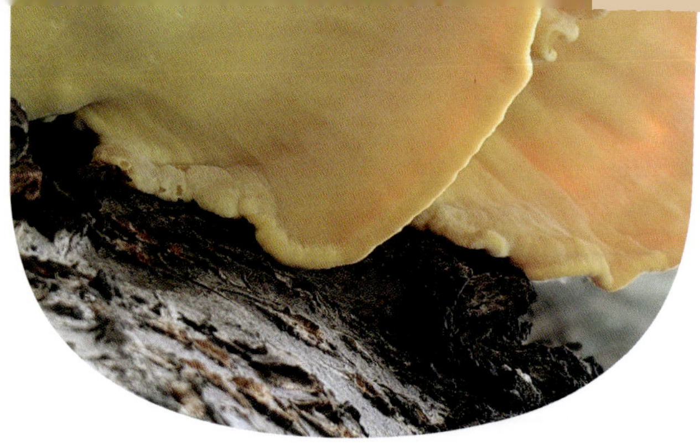

Kochen und Wasser wegschütten ist gut

Als positiven Nebeneffekt verändert das Kochen auch die Textur und erzeugt ein etwas weicheres Kauvergnügen. Paul Stamets erwähnt einen weiteren Grund, den Schwefelporling zu kochen: Bakterien und potentielle Pathogene, die auf dem Pilz siedeln!
Es gibt also genug Gründe, den Pilz zu kochen, das Wasser wegzuschütten, um ihn dann köstlich zuzubereiten. Ursache dafür sind aber hauptsächlich die Lektine, nicht die Oxalsäure.

GANZ WICHTIG: Trocknen zerstört die Lektine nicht!

Geburtsbegleitung mit dem Schwefelporling

Bei den Kaffa-Völkern im Südwesten Äthiopiens wird *Laetiporus sulphureus* traditionell in der Volksmedizin verwendet, um die Nachgeburt (Plazenta) nach der Entbindung zu fördern. Die Fruchtkörper des Pilzes werden frisch geerntet und als Aufguss oder Extrakt verabreicht, um die Uteruskontraktionen zu stimulieren und die Austreibung der Plazenta zu erleichtern.

Die Schwefelporlinge wurden neu geordnet

Unter dem Kapitel „Verbreitung" wurde schon erwähnt, dass die Arten der Schwefelporlinge neu geordnet wurden. Die Kladen der Arten werden dabei mit Buchstaben A bis K bezeichnet, von denen bis auf zwei mit einem Artnamen beschrieben werden. Genetische Analysen zeigen, dass sich die jeweiligen Kladen im Miozän ausgebildet haben.
Klade A1 (*Laetiporus huroniensis*): Nadelbäume; östliche Regionen Nordamerikas
Klade A2 (*Laetiporus montanus*): Nadelbäume; Nordostchina, bergige Gebiete Japans und Mitteleuropas
Klade B (*Laetiporus conifericola*): Nadelbäume; westliches Nordamerika
Klade C (*Laetiporus sulphureus s.s.*): Laubbäume und Nadelbäume; Europa
Klade D *(Laetiporus cremeiporus*): Laubbäume und möglicherweise Nadelbäume; kühle Gebiete Ostasiens (Japan, Korea und China)
Klade E (*Laetiporus sulphureus*): Laubbäume; Nordamerika, Südamerika und Europa
Klade F (*Laetiporus gilbertsonii*): Laubbäume; Nordamerika, Zentralamerika (auch Belize und Costa Rica) und Südamerika (bis nordwestliches Argentinien)
Klade G (*Laetiporus versisporus*): Laubbäume; Japan, Korea und China
Klade H (*Laetiporus sp.*): derzeit ohne bekannte Wirte und Merkmale; Südafrika
Klade I (unbenannt, daher *Laetiporus sp.*): tropische Harthölzer; Hawaii
Klade J (*Laetiporus caribensis*): Laubbäume; Karibik und Zentralamerika
Klade K (*Laetiporus cincinnatus*): Laubbäume; östliche USA

Zusätzlich zu diesen zwölf Kladen wurden in neueren Studien weitere Arten identifiziert, die den Komplex noch mehr erweitern werden, wie *Laetiporus ailaoshanensis* (subtropisches Südwestchina; auf Steineiche), *Laetiporus medogensis* (kühles Südwestchina; Tannen), *Laetiporus zonatus* (China, Laubbäume) und *Laetiporus lobatus* (Costa Rica, auf Harthölzern).

INHALTSSTOFFE

Die Inhaltsstoffe von *Laetiporus sulphureus* umfassen eine Vielzahl von Verbindungen wie Polysaccharide und Lektine, sowie kleinmolekulare Verbindungen wie Triterpene, Steroide, Phenole, Fette, Vitamine und volatile Verbindungen. Typisch für diesen Pilz ist die Präsenz von Pigmenten wie Laetiporinsäuren, die für die schwefelgelbe Färbung verantwortlich sind, sowie eine hohe Konzentration bioaktiver Substanzen. Diese Inhaltsstoffe verleihen dem Pilz antioxidative, antimikrobielle, antitumorale, entzündungshemmende und immunmodulierende Eigenschaften. Zu den wichtigsten Kategorien gehören:

Polysaccharide: Diese machen einen Großteil der Kohlenhydrate aus mit medizinischer Relevanz zur Tumorhemmung, Antioxidation und Immunmodulation.

Lektine: Diese sind, wie auch das typische *Laetiporus sulphureus*-Lektin, antibakteriell.

Triterpene und Steroide: Die Inhaltsstoffe haben starke entzündungshemmende Eigenschaften und rufen eine Apoptoseinduktion in Krebszellen hervor.

Phenole und organische Säuren: Diese sind antibakteriell, antitumoral, antifungal, antioxidativ.

Fettsäuren: Die meist ungesättigten Fettsäuren unterstützen die kardiovaskuläre Gesundheit.

Vitamine und andere Verbindungen: Inhaltsstoffe, die den charakteristischen Geruch und die Farbe erzeugen und den Zellschutz verstärken.

Insgesamt wird der Schwefelporling damit zu einem sehr schmackhaften Pilz, der medizinisch wirkt. Damit wird Nahrung zur vorbeugenden Medizin, ohne dass wir beim Genießen an Medizin denken würden.

VERWECHSLUNGSGEFAHR

Früher war es ja einfach. Da war ein Schwefelporling an einem Laubbaum ein *Laetiporus sulphureus* und der am Nadelbaum war ein *Laetiporus montanus*. Nach der etwa seit 2018 abgeschlossenen Neustrukturierung der Taxonomie der Gruppe der Schwefelporlinge ist das etwas komplizierter, denn der *Laetiporus sulphureus sensu stricto* (Klade C) wächst nur auf Laubbäumen, *Laetiporus montanus* wiederum nur auf Nadelbäumen, während *Laetiporus sulphureus* (der jetzt ohne das *sensu stricto*, was auch *s. s.* abgekürzt wird) sowohl auf Nadel- als auch auf Laubbäumen vorkommt.

Für uns bleibt er erst einmal unser geliebter Schwefelporling. Zukünftig wird die Entwicklung der Studienlage zeigen, ob es sinnvoll sein wird, diese drei Vertreter auch getrennt zu betrachten. Für die Verwendung des Pilzes als sehr schmackhaftes Nahrungsmittel mit medizinischen Eigenschaften hat das keine durchgreifenden Auswirkungen.

Von viel größerer Bedeutung für uns sind aber echte Verwechslungsgefahren. Für alle, die noch nicht genug Gelegenheit hatten, die Pilzbestimmung einzuüben: Der Zimtfarbene Weichporling erscheint für „Beginner" manchmal auch ähnlich.

Wer aber noch viel näher dran ist, ist der Leuchtende Weichporling. Er ist nicht so fleischig wie der Schwefelporling und meist auch viel kleiner, aber er hat ein farbenfrohes Leuchten, das auf den ersten Blick an den Schwefelporling erinnern kann. Der Rest des Pilzes ist jedoch abweichend.

EINSATZBEREICHE IN DER HAUSAPOTHEKE

Alzheimer, antibiotisch (Bakterieninfekt), antimykotisch (Pilzinfekt), antiviral (Virusinfekt), Arthritis, Aspergillus, Blasenkrebs, Bronchitis, Bursitis, Candida albicans, Cholesterin/Fettstoffwechsel, Colitis ulcerosa, Darmentzündung, Darmflora gestört, Demenz, Dickdarmkrebs, Enterococcus faecalis, entzündliche Erkrankungen, Erkältung, Escherichia coli, Fieber, Gastritis, Gebärmutterhalskrebs, Gedächtnisschwäche, Gelenkentzündungen, Gelenkschmerz, Halsentzündung, Hämorrhoiden, Harnwegsentzündung, Hautbild gestört, Hautkrebs, Helicobacter pylori, Herzschwäche, HIV/Aids, Husten, Immunsystem schwach, Infektionen, Insulinresistenz, kardiovaskuläre Erkrankungen, Klebsiella pneumoniae, koronare Herzkrankheit, Krankenhauskeim-Infektionen, Krebs allgemein, Leaky-Gut-Syndrom, Lebererkrankungen, Lernschwäche, Lippenherpes (HHV-1), Magen-Darm-Erkrankungen, Magengeschwür, Mandelentzündung, Morbus Crohn, Mukusretention (zäher Schleim), Mycobacterium tuberculosis, Nervenentzündung, neurodegenerative Erkrankungen, Norovirus, Papilloma, Parkinson, Pneumocystis jirovecii, Präbiotika-Mangel, Refluxkrankheit, Rheuma, Rotavirus, Salmonella, Schmerzen, Schnupfen, Sonnenbrand, Staphylococcus aureus, Streptococcus mutans, Streptococcus pyogenes, Thrombose, Tuberkulose, Typ-2-Diabetes, vaginale Infektionen, Verbrennungen, Vogelgrippe, Wunde

Kernthema der Signatur des Schwefelporlings

ALLROUNDER FÜR DAS IMMUNSYSTEM, JUNGBRUNNEN FÜR HERZ UND GEHIRN, SANIERT MAGEN UND DARM

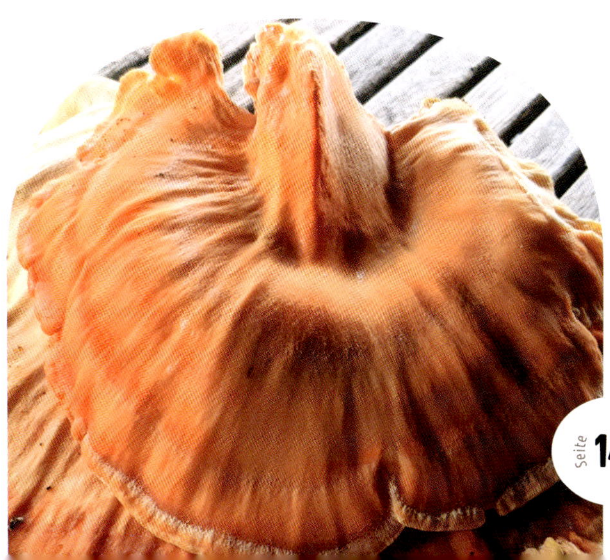

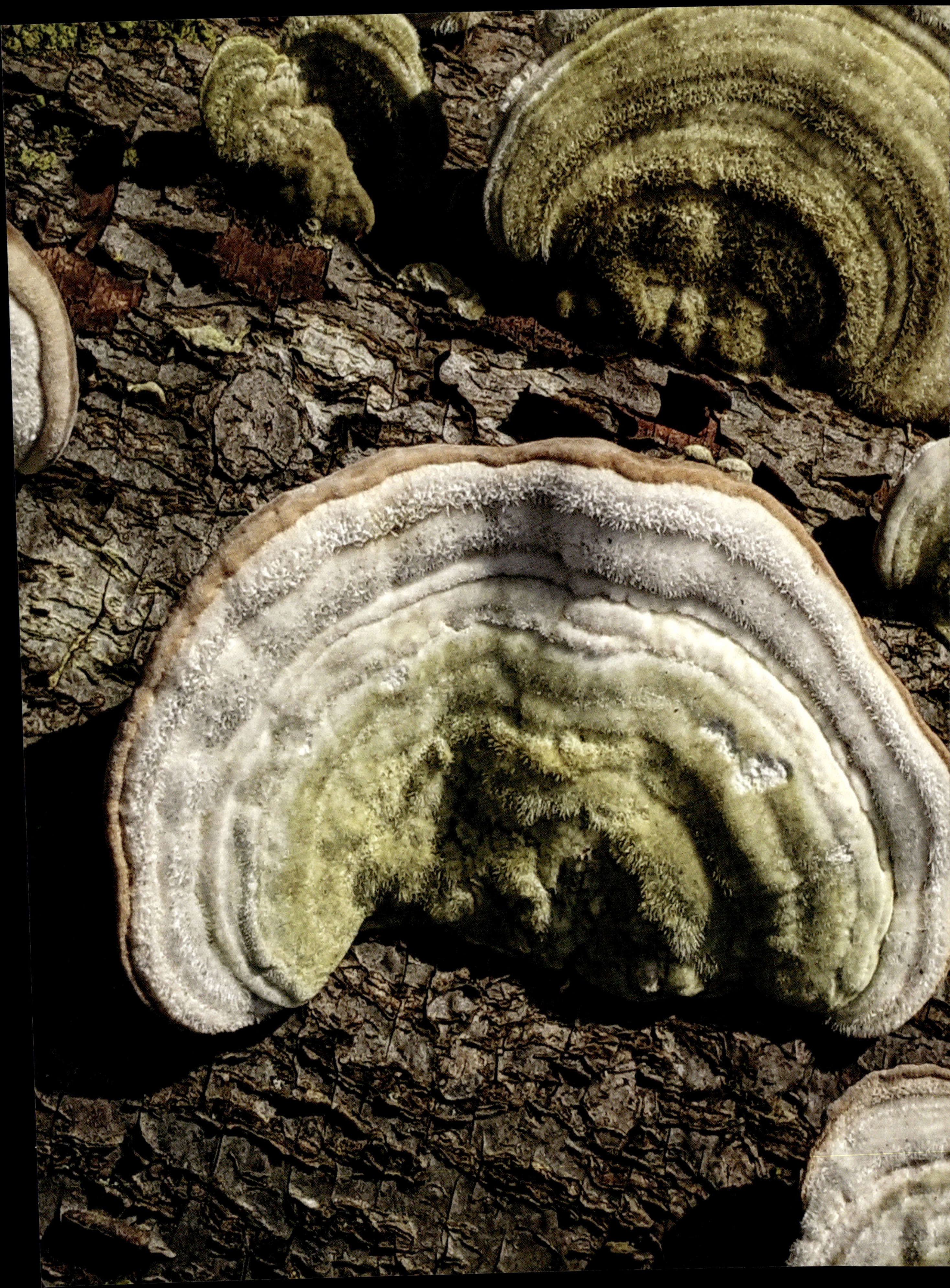

STRIEGELIGE TRAMETE

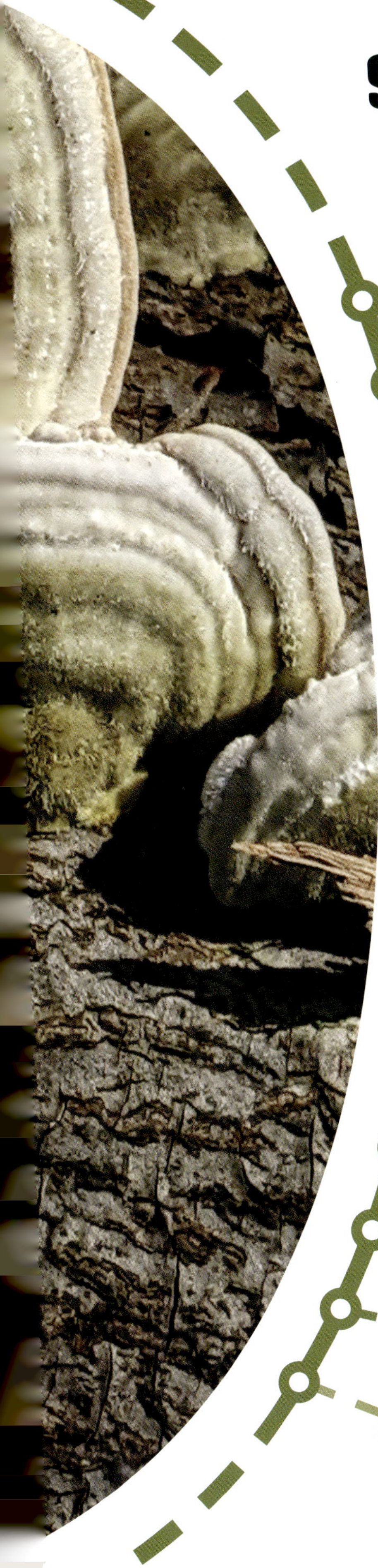

NAME
Striegelige Tramete

WISSENSCHAFTLICHER NAME
Trametes hirsuta

FAMILIE
Polyporaceae, Stielporlingsverwandte

BEVORZUGTER BAUM
Buche, Laubhölzer

LEBENSDAUER FRUCHTKÖRPER
mehrjährig

SCHWEREGRAD ERNTE / ZERKLEINERN
leicht / leicht

GEFÄHRDUNGSKATEGORIE
D: (-) / A: (-) / CH: LC

ANZAHL WISSENSCH. MEDIZINISCHE STUDIEN
> 1.400

TRADITIONELLE MEDIZINISCHE VERWENDUNG
ja, selten

WICHTIGE THERAPEUTISCHE EINSATZBEREICHE
Östrogen-Störungen, chronische Müdigkeit, viele Krebsarten, neurodegenerative Erkrankungen

SIGNATURENLEHRE PLANETENKRÄFTE
Saturn >> Mond >> Merkur >> Venus

SIGNATURENLEHRE METALL-PRINZIPIEN
Blei >> Silber >> Quecksilber >> Kupfer

VERWECHSLUNGSGEFAHR
Braune Borstentramete, Buckeltramete, Samtige Tramete

STRIEGELIGE TRAMETE FINDEN

Die Striegelige Tramete hat ein ganz besonderes Merkmal, sie schimmert oft grünlich, weil Algen auf ihrer Oberfläche wachsen. Wenn du eine finden möchtest, ist das gar nicht so schwer, solange du weißt, wo und wie du suchst.

Wähle den richtigen Ort

Die Striegelige Tramete liebt tote Laubbäume, besonders Buche, Birke oder Eiche. Sie wächst saprophytisch, also als Zersetzer, auf abgestorbenem Holz – suche liegende Stämme, Baumstümpfe oder dicke Äste in den Wäldern. Am besten eignen sich in Mitteleuropa gemischte Laubwälder.

Die beste Zeit ist: immer

Dieser Pilz ist ein Dauergast über die Jahreszeiten. Als mehrjähriger Fruchtkörper kannst du ihn das ganze Jahr über entdecken, auch im Winter, wenn andere Pilze Pause machen. Die Fruchtkörper sind robust und überdauern den Frost unbeschadet.

So schaut die Tramete aus

Die Striegelige Tramete ist flach, halbkreisförmig, tellerartig, haftet seitlich am Holz oder wächst oben auf Holzstümpfen – oft in Gruppen oder Reihen. Der Hut hat vier bis zehn, manchmal sogar 25 Zentimeter im Durchmesser, ist grauweiß bis bräunlich, mit konzentrischen Zonen und einer striegeligen, haarigen Oberfläche, die sich rau anfühlt, wie gebürstetes Fell.

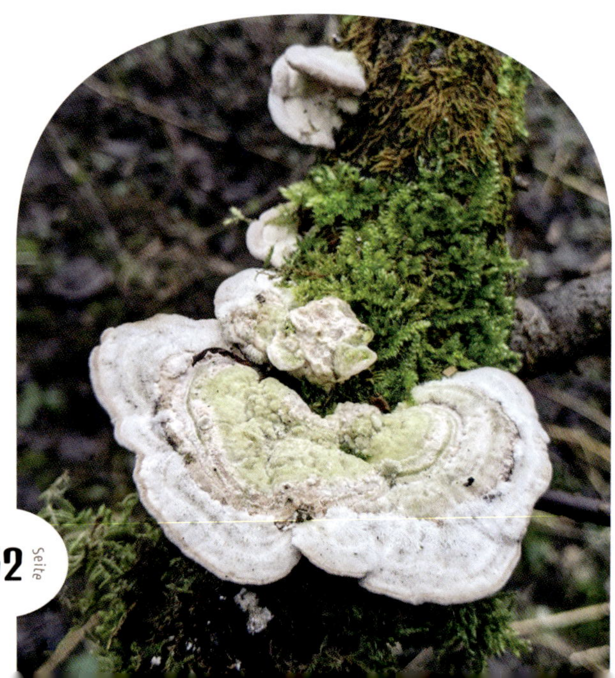

Jung ist sie weich und silbrig behaart, im Alter wird die Behaarung dünner. Unten drunter sitzen Poren statt Lamellen – ein bis drei pro Millimeter, cremeweiß bis gelblich. Oft ist der Pilz grün überzogen durch Algen.

Bisher haben wir bei jeder Tour durch den Wald die Striegelige Tramete gesichtet. Unser Interesse an diesem oft gesehenen Pilz war schon immer groß, nur gab es lange Zeit absolut nichts, was medizinisch über ihn bekannt war, was sich lohnte, näher betrachtet zu werden. Das hat sich dann vor knapp zehn Jahren angefangen zu ändern. Deshalb ist er jetzt Teil der Hausapotheke mit Baumpilzen geworden.

EIGENSCHAFTEN UND MERKMALE DER STRIEGELIGEN TRAMETE

VERBREITUNG

Trametes hirsuta, ein weißfäuleverursachender Polyporen-Pilz, der auf totem Holz von Laubbäumen, insbesonders Buche, wächst, weist eine weite globale Verbreitung auf. Er ist in der nördlichen Hemisphäre nahezu überall zu finden, mit Schwerpunkten in gemäßigten Regionen, erstreckt sich jedoch auch in tropische und subtropische Gebiete sowie in Teile der südlichen Hemisphäre. Die Verbreitung umfasst Wälder von warmtemperierten bis tropischen Klimazonen, oft in Verbindung mit immergrünen oder laubabwerfenden Baumarten.

Die dokumentierten Vorkommen erstrecken sich über folgende Kontinente und Regionen:
Nordamerika und Zentralamerika: Häufig in gemäßigten und subtropischen Wäldern, z. B. in Mexiko (wo er als Erreger von Weißfäule an Avocado-Bäumen identifiziert wurde) und anderen Teilen Nord- und Zentralamerikas.

Südamerika: Nachgewiesen in tropischen Regionen, z. B. in Kolumbien.

Asien: Weit verbreitet in gemäßigten, südlichen und östlichen Teilen, einschließlich Japan (in Castanopsis-Wäldern), Malaysia (niedrige Regenwälder), Indien, Vietnam, Thailand und Pakistan.

Afrika: Vorkommen in tropischen Zonen.

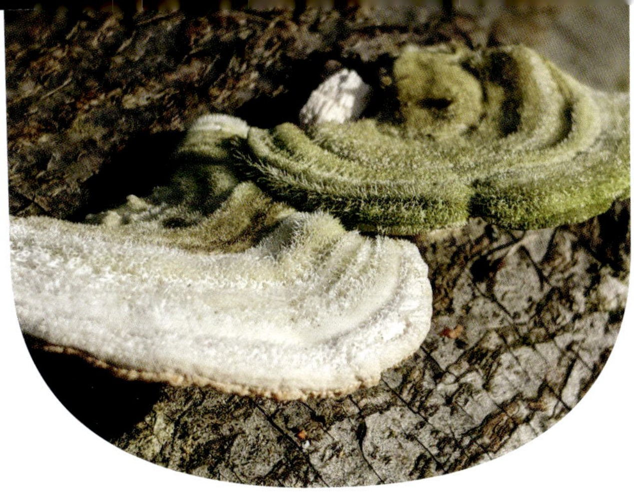

Ozeanien: Gefunden in Neuseeland.

Europa: Vorkommen in ganz Europa.

Diese Verbreitung basiert auf Beobachtungen in natürlichen Wäldern und deutet auf eine Anpassung an diverse Klimabedingungen hin, wobei der Pilz eine Rolle in der Zersetzung von Lignin spielt und somit ökologische Bedeutung hat. Es gibt Hinweise auf eine breitere weltweite Präsenz, die durch weitere Feldstudien ergänzt werden könnte.

FORM

» flächige Fruchtkörper, dicke Randzone
» behaarte Oberfläche
» oft mit Algen bewachsen
» oft mehrere Pilze dicht nebeneinander
» Fruchtkörper bis 15 cm Durchmesser, selten größer
» wellig, auch mit Zonen

FARBE

» ***Fruchtkörper:*** grauweiß, cremeweiß, gelblich, grünlich durch Algen, dunklere Zonen
» ***Rand:*** weiß, braun, auch rotbraun
» ***Poren:*** jung weißgrau, später gelblich, rotbraun, im Alter grau
» ***Fleisch:*** weißlich bis grau
» ***Sporen:*** weiß bis grau

KONSISTENZ

Die Fruchtkörper sind lederartig, zäh, wie ein leichter Vollgummi.

GERUCH

» neutral, auch pilzig

GESCHMACK

» leicht bitter, auch herb

NAMEN

Der deutsche Trivialname Striegelige Tramete beschreibt die markante Erscheinung dieses Pilzes. Das Adjektiv „striegelig" leitet sich vom Verb „striegeln" ab. Es bezieht sich auf die raue, borstige und haarige Oberfläche des Fruchtkörpers, die sich bei jungen Exemplaren weich und samtig anfühlt, ähnlich wie ein mit einem Striegel gebürstetes Fell. Der Begriff „Tramete" ist eine direkte Übernahme des lateinischen Gattungsnamens *Trametes* in die deutsche Sprache und unterstreicht die Zugehörigkeit zur Gattung der Trameten, die für ihre dünnen, schichtartigen Fruchtkörper bekannt sind.
Trametes leitet sich vom lateinischen Wort „trama" ab, das „Gewebe" oder „Fadengeflecht" bedeutet und auf die feine, gewebte Struktur des Pilzfleisches hinweist, die typisch für diese Gattung ist. Alternativ wird der Name mit dem lateinischen Präfix *tram-* für „dünn" und dem Suffix *-etes* für „einer, der ist" in Verbindung gebracht, was die dünne Beschaffenheit der Fruchtkörper beschreibt. Der zweite Namensteil *hirsuta* stammt aus dem Lateinischen und bedeutet „behaart", „struppig" oder „mit groben Haaren bedeckt", was die charakteristische, raue und haarige Oberfläche des Hutes beschreibt.

Dieser Pilz wurde ursprünglich 1789 als *Boletus hirsutus* von Franz Xaver von Wulfen beschrieben, wobei das Epithet bereits die Behaarung thematisierte. Die Kombination zu *Trametes hirsuta* wurde 1924 von Curtis Gates Lloyd vorgenommen und ist seitdem der offizielle, akzeptierte Name in der Mykologie.

FUNGITASTISCH

Trametes hirsuta erscheint häufig grün, weil Algen die Fruchtkörper bewohnen und eine charakteristische grüne Färbung verursachen. Der Pilz hat sogar eine Form, die eine Sammlung von Regenwasser begünstigt, so als wollte er gute Voraussetzungen für Algen schaffen. Die

Beziehung zwischen dem Pilz und den Algen wird als assoziative Symbiose beschrieben, die Flechten ähnelt. Dabei profitieren beide von der Partnerschaft.

Vorteilhafte Symbiose

Die Algen erhalten Schutz vor Umwelteinflüssen wie übermäßiger Sonneneinstrahlung, sowie zusätzliches Kohlendioxid und Wasser aus der Atmung des Pilzes, was ihre Photosynthese unterstützt. Im Gegenzug versorgt die photosynthetische Aktivität der Algen den Pilz mit zusätzlichen Kohlenstoff- und Stickstoffquellen, die den Nährstoffkreislauf des Pilzes ergänzen und möglicherweise seinen Abbau von Lignin in totem Holz fördern.

Diese Symbiose ist für beide Partner von Vorteil, ist jedoch für beide Partner nicht überlebenswichtig. Es gibt keine Bindung der Algen zu *T. hirsuta*, da sie auch in anderen holzabbauenden Pilzen vorkommen. Erkenntnisse zu dieser Beziehung stammen aus Feldstudien in den Wäldern der Ural-Region und Westsibiriens. Die hauptsächlichen Algenarten, die mit *T. hirsuta* assoziiert sind, gehören zur Abteilung *Chlorophyta*, das sind die Grünalgen.

Haarige Angelegenheit

Die Härchenstruktur auf den Fruchtkörpern der Striegeligen Tramete ist ein markantes äußeres Merkmal, das der Art ihren Namen gab. Noch ist nicht abschließend geklärt, welchen Vorteil konkret diese Haare für den Pilz bringen. Jedoch könnten sie dazu dienen, die Oberflächenrauheit zu erhöhen, was die Ansiedlung von Algen erleichtert und eine flechtenähnliche Symbiose ermöglicht. Oder aber die Härchen schützen vor Austrocknung, Witterung und mechanischen Einflüssen. Es ist natürlich auch alles zusammen möglich.

Gut versteckt in der Pflanze

Trametes hirsuta kann als endophytischer Pilz im Himalaya-Mayapfel (*Podophyllum hexandrum*) leben, wo er vor allem im unterirdischen Wurzelwerk vorkommt. In diesem Zustand dringt der Pilz in das innere Gewebe der Pflanze ein und baut eine symbiotische Beziehung mit der Pflanze auf. Beide Organismen profitieren davon, brauchen es aber nicht zum Überleben.

Von außen ist der Pilz nicht sichtbar, da er sich vollständig innerhalb des Pflanzengewebes aufhält und keine äußeren Symptome wie Verfärbungen, Wucherungen oder Absterben verursacht. Er erzeugt in dieser Beziehung keine Fruchtkörper.
Studien zeigen, dass er keinen Schaden an der Wirtspflanze hervorruft; stattdessen lebt er symptomlos und kann sogar bioaktive Verbindungen produzieren, die der Pflanze oder sogar beiden nutzen. Diese Lebensweise ermöglicht es, den Pilz in einer Fermentationsbrühe zu züchten, ohne dass die Pflanze benötigt wird.

Forschungen zur Begleitung der Chemotherapie

Das führte zu Forschungen mit dem Pilz als potenzielle Quelle für therapeutische Verbindungen in der Krebsbehandlung, insbesondere im Kontext der Chemotherapie. Eine Schlüsselstudie identifiziert den Pilz als endophytischen Organismus, der Ausgangsstoffe für den Einsatz in der Chemotherapie bei verschiedenen Krebsarten erzeugt. Diese Verbindungen wirken zytotoxisch und hemmen die DNA-Replikation in Krebszellen, was bedeutsam ist für chemotherapeutische Anwendungen. Der Pilz hat antioxidative und radioprotektive Eigenschaften, die Nebenwirkungen der Chemotherapie mildern könnten. Weitere Untersuchungen zeigen positive Effekte auf Karzinom- und Leukämie-Zelllinien.

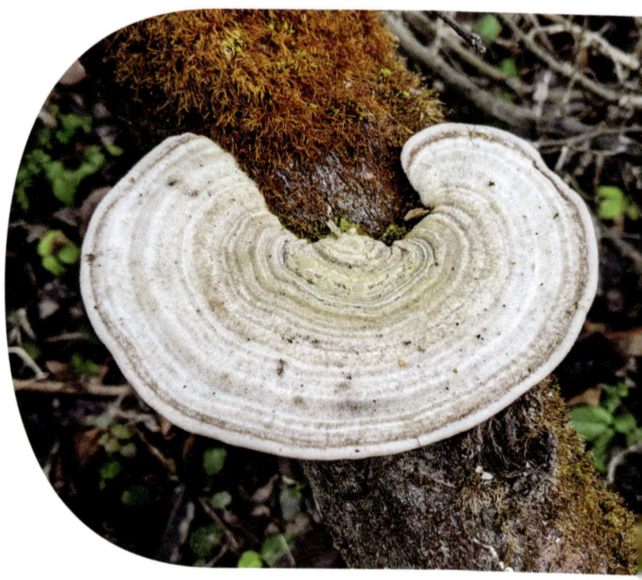

INHALTSSTOFFE

Die Striegelige Tramete enthält hauptsächlich Makronährstoffe, sekundäre Metaboliten und bioaktive Verbindungen. Die chemische Zusammensetzung des Myzels umfasst etwa 26 % Proteine, ein % Fette, 58 % Kohlenhydrate und 5 % Asche. Darüber hinaus sind 16 freie Aminosäuren mit einem Gesamtgehalt von etwa 3 % sowie sechs 5'-Nukleotide vorhanden.

Zu den bioaktiven Komponenten gehören Polysaccharide, die wasserlöslich sind und immunmodulatorische Eigenschaften aufweisen. Phenolische Verbindungen, Flavonoide, Terpenoide, Saponine, Alkaloide und weitere sekundäre Metabolite wie Laccase, ein Enzym, das für den Ligninabbau verantwortlich ist, runden das Profil ab.

Im Vergleich zu anderen Trametes-Arten zeichnet sich *T. hirsuta* durch eine relativ hohe Konzentration an immunstimulierenden Glucanen und phenolischen Verbindungen aus. Diese Kombination verleiht dem Pilz eine einzigartige bioaktive Signatur, die ihn von glatteren oder weniger behaarten Verwandten unterscheidet, etwa durch besondere antimikrobielle oder antientzündliche Effekte.

VERWECHSLUNGSGEFAHR

Grundsätzlich kann die Striegelige Tramete (*Trametes hirsuta*) im Wesentlichen mit drei anderen Trameten verwechselt werden:
Braune Borstentramete (*Coriolopsis gallica*), Buckeltramete (*Trametes gibbosa*), Samtige Tramete (*Trametes pubescens*). Bei Trameten ist Übung wichtig, um Sicherheit zu bekommen.

Das Erste, was auffällt, ist die Behaarung und der grüne, von Algen erzeugte Schimmer. Die Samtige Tramete hat diesen Algenbewuchs so gut wie nie. Außerdem hat sie mit drei bis fünf Poren pro Millimeter fast doppelt so viele.

Bleiben wir bei den Poren, damit kann die Buckeltramete sehr gut von den anderen unterschieden und „aussortiert" werden. Sie hat Poren, die rechteckig und länglich sind und wie auseinandergezogen aussehen.

Falls diese Kriterien noch nicht ausreichen, hat die Striegelige Tramete noch etwas Besonderes, die Duplexschicht. Das Fleisch des Pilzes ist in zwei Ebenen geteilt. Der obere Bereich ist dünn, der untere ist dick. Die Ebenen werden – leider nicht immer gut sichtbar – durch eine dunklere, mehr oder weniger schwarze Linie voneinander getrennt (die Duplex-Schicht).

EINSATZBEREICHE IN DER HAUSAPOTHEKE

Alzheimer, antibiotisch (Bakterieninfekt), antimykotisch (Pilzinfekt), Arthritis, Aspergillus, Brustkrebs, Candida albicans, chronisches Müdigkeitssyndrom, Demenz, Dickdarmkrebs, endokrine Störung, entzündliche Erkrankungen, Erkältung, Escherichia coli, Gebärmutterhalskrebs, Gedächtnisschwäche, Gelenkentzündungen, Gelenkschmerz, Hautbild gestört, Hirnkrebs, hormonelle Störungen, Immunsystem schwach, Infektionen, Kehlkopfkrebs, Krankenhauskeim-Infektionen, Krebs allgemein, Leberkrebs, Lernschwäche, Leukämie, Lungenkrebs, neurodegenerative Erkrankungen, Östrogen-Störungen, Rheuma, Salmonella, Schmerzen, Staphylococcus aureus, Streptococcus mutans

Kernthema der Signatur der Striegeligen Tramete

Vorbemerkung: Es ist sehr wenig über die Striegelige Tramete bekannt. Die aus der Signaturenlehre abgeleitete Signatur findet sich (noch) nicht in den Anwendungsbereichen wieder und ist eine reine Interpretation auf Basis der Signaturenlehre.

HARMONIE FÜR DIE ZWEITE LEBENSHÄLFTE, FÜR HORMONE, DENKVERMÖGEN, NIERE UND BLASE - MIT DEM EXTRAPLUS DER KREBSVORSORGE

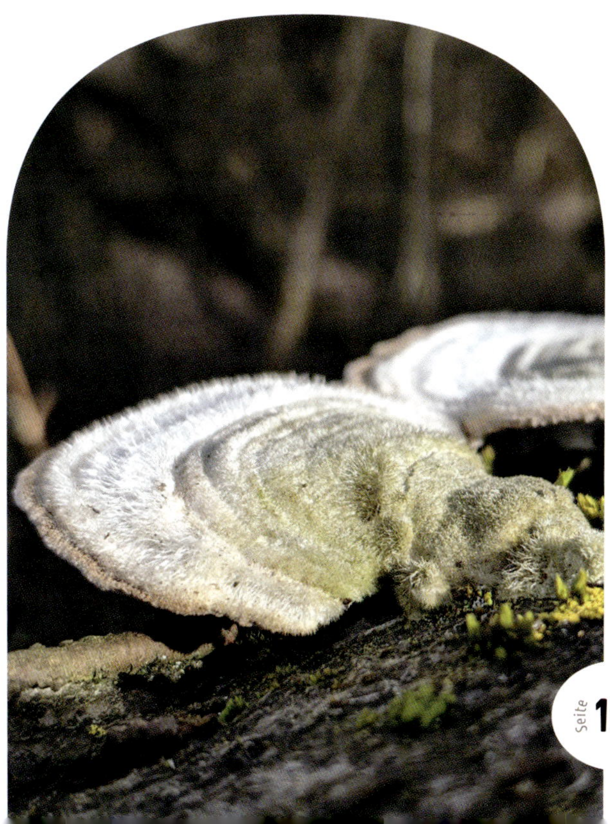

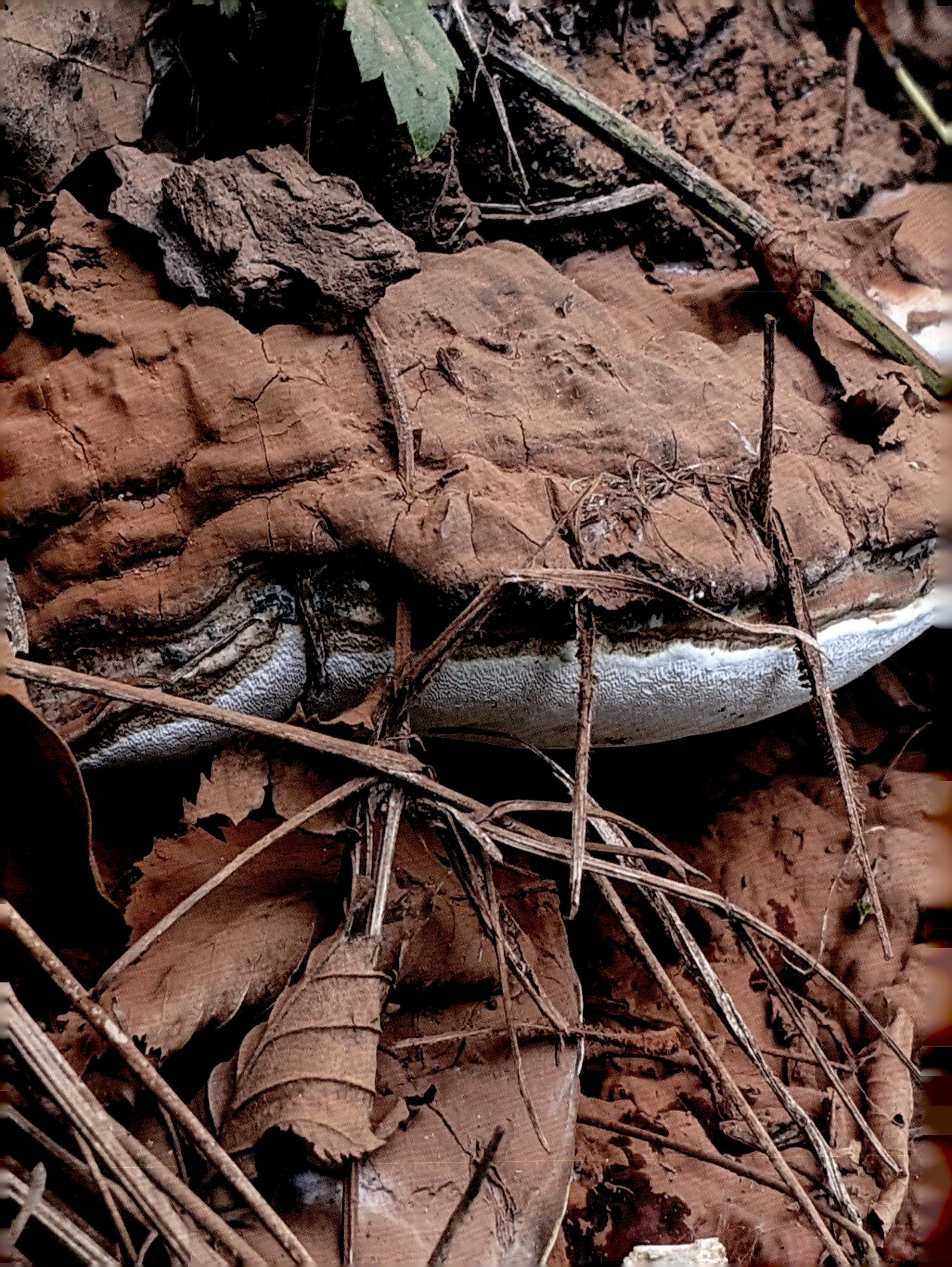

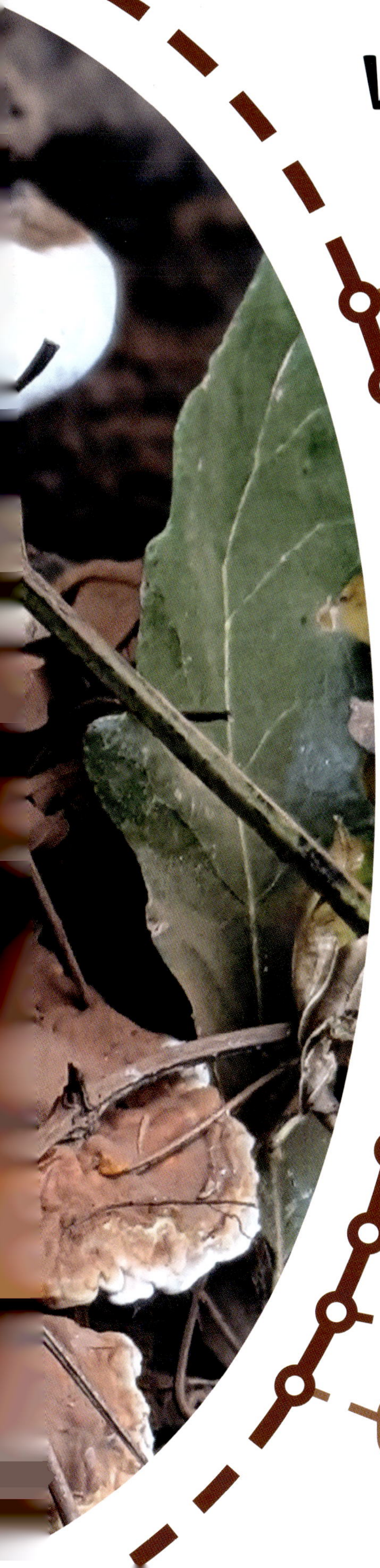

WULSTIGER LACKPORLING

NAME
Wulstiger Lackporling

WISSENSCHAFTLICHER NAME
Ganoderma adspersum

FAMILIE
Ganodermataceae, Lackporlingsverwandte

BEVORZUGTER BAUM
Laubholz

LEBENSDAUER FRUCHTKÖRPER
mehrjährig

SCHWEREGRAD ERNTE / ZERKLEINERN
mittel / mittel

GEFÄHRDUNGSKATEGORIE
D: R / A: 3 / CH: NT

ANZAHL WISSENSCH. MEDIZINISCHE STUDIEN
> 300

TRADITIONELLE MEDIZINISCHE VERWENDUNG
ja

WICHTIGE THERAPEUTISCHE EINSATZBEREICHE
Lippenherpes (HHV-1), Atemwegserkrankungen, Hautgesundheit, Immunabwehr, Vorsorge Kehlkopf- und Nierenkrebs

SIGNATURENLEHRE PLANETENKRÄFTE
Saturn >> Jupiter >> Mond

SIGNATURENLEHRE METALL-PRINZIPIEN
Blei >> Zinn >> Silber

VERWECHSLUNGSGEFAHR
Flacher Lackporling, Wurzelschwämme

EINEN WULSTIGEN LACKPORLING FINDEN

Unser erster Fund eines Wulstigen Lackporlings (*Ganoderma adspersum*) ist lange her. Es war bei einer Pilztour im Kürnbergwald bei Leonding. Wir sind damals erstmals von der westlichen Seite in den Wald gegangen. Unterwegs fanden wir eine wirklich alte Eiche, mehr am Waldrand, ungefähr auf halber Höhe des Kürnbergs. Und da war er dann: unser erster Wulstiger Lackporling.

Er hatte einen unglaublichen Durchmesser von 48 cm, und davon gab es auch noch einen kleineren zweiten Fruchtkörper (mit knapp 40 cm). Beide waren überzogen mit dunklem Sporenpulver. Die Kante war, wie es sein soll, rundlich dicht und wirklich strahlend weiß.

Ein paar Jahre später besuchten wir den Standort noch einmal. Wir brauchten Nachschub für Experimente und Fruchtkörper zum Zeigen und Anfassen in Workshops. Er war weg. In direkter Umgebung gab es früher viele Eschen. Alle waren durch das Falsche Weiße Stengelbecherchen (*Hymenoscyphus fraxineus*) erkrankt und lagen gefällt am Boden. Wir wissen nicht, ob die Eiche auch etwas abbekommen hat, aber sie war ebenfalls gefällt und bereits abtransportiert worden. Damit war der Standort für unsere bisherige Ernte des Wulstigen weg und wir mussten uns neue suchen.

Im Prinzip ist die Suche nach dem Wulstigen Lackporling vergleichbar mit der Vorgehensweise beim Flachen Lackporling. Es sind dieselben Bäume, der Wulstige kommt nur etwas seltener auf Nadelbäumen vor. Es sind auch dieselben klimatischen Bedingungen. Im Prinzip lohnt es sich, in Gegenden, wo der Flache gefunden wird, auch nach dem Wulstigen Lackporling zu schauen. Einen von beiden findet man – mit etwas Geduld – fast immer.

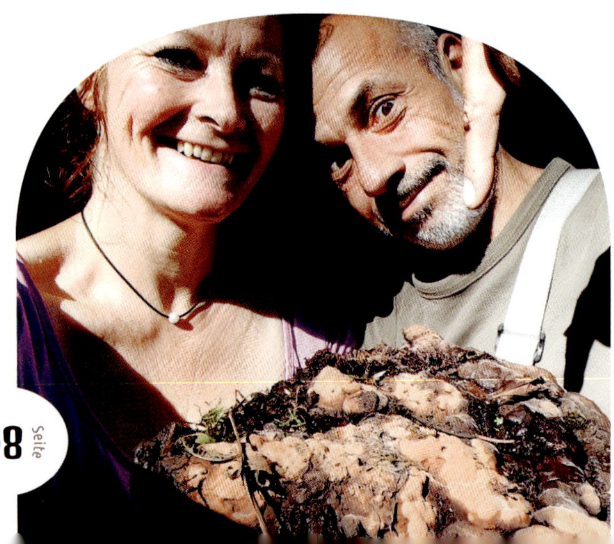

EIGENSCHAFTEN UND MERKMALE DES WULSTIGEN LACKPORLINGS

VERBREITUNG

Die Verbreitung des *Ganoderma adspersum* erstreckt sich weltweit über die gemäßigten und tropischen Regionen, aber hauptsächlich über Europa, wo er vor allem in südlichen Gebieten wie dem Balkan, dem Mittelmeerraum zu finden ist.

Es gibt auch geringere, aber dennoch relevante Vorkommen in zentralen und nördlichen Teilen Europas: Slowakei, Tschechien, Polen, Deutschland, Österreich, Finnland, Frankreich, Belgien, Großbritannien und Irland.

Außerhalb Europas gibt es Berichte über Vorkommen in Asien (Laos, Thailand, China und Korea), in Nordamerika und in Afrika (möglicherweise aus Europa eingeführt).

Der Pilz parasitiert typischerweise an Laubbäumen, aber auch an Nadelbäumen und wird in Studien als kosmopolitisch mit regionalen Schwerpunkten beschrieben.

FORM

- horizontal abstehende Fruchtkörper
- wulstig, flach und nierenförmig
- Fruchtkörper bis 25 cm Durchmesser, auch viel größer möglich
- Oberfläche mit deutlich wulstigen Furchen
- die Vorderkante deutlich rund und dick

FARBE

- ***Fruchtkörper:*** braun bis rotbraun
- ***Poren:*** weiß
- ***Fleisch:*** wie Zartbitterschokolade
- ***Sporen:*** an Zartbitterschokolade erinnernd

KONSISTENZ

Zäher, fester Fruchtkörper, aber weniger fest als andere Baumschwämme.

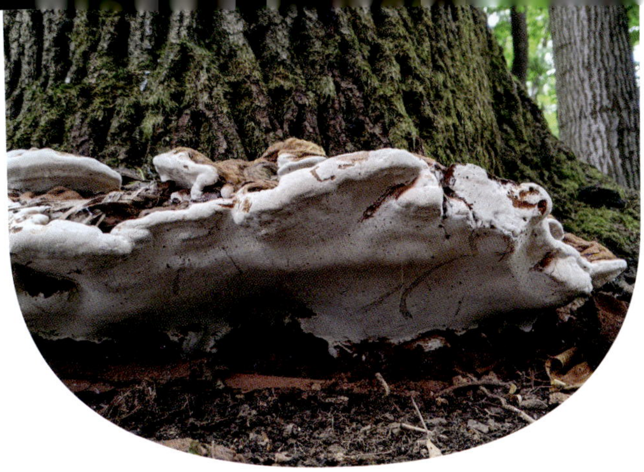

GERUCH

» neutral

GESCHMACK

» unbedeutend bis leicht erdig

NAMEN

Der Begriff Lackporling bezieht sich auf die feste, lackartige Oberfläche des Fruchtkörpers, die durch eine harte, glatte Kruste entsteht. Porlinge sind allgemein Pilze mit poriger Unterseite, bei denen die Sporen durch Poren freigesetzt werden.
Der Zusatz „wulstig" beschreibt die wulstige, höckerige und oft unregelmäßige Form der Hutoberseite, die dick und wellig wirkt, was den Pilz von glatteren Arten der Gattung unterscheidet.

Ganoderma stammt aus dem Griechischen, wobei „ganos" für „Glanz" oder „Helligkeit" steht und „derma" für „Haut" oder „Schale". Dies bezieht sich auf die glänzende, harte Oberfläche des Fruchtkörpers, die wie eine Haut wirkt und ein markantes Merkmal der Gattung ist. Der Artname *adspersum* ist lateinischen Ursprungs und bedeutet „besprenkelt" oder „bestreut", was wahrscheinlich auf die oft vorkommende feine, pudrige Sporenverteilung oder aber auf die punktierte Textur der Oberfläche anspielt.

Der Pilz wurde erstmals 1874 von Stefan Schulzer von Müggenburg als *Polyporus adspersus* beschrieben, basierend auf Funden in Europa. Der offizielle Name *Ganoderma adspersum* wurde 1948 von Maarten Albert Donk etabliert, als er die Art in die Gattung *Ganoderma* überführte, was seither als akzeptierter Name in der mykologischen Nomenklatur gilt.

FUNGITASTISCH

Der Wulstige Lackporling ist in der Familie der medizinisch verwendeten und untersuchten *Ganoderma* ein Neuling. Zwar gibt es regionale traditionelle Anwendungen, doch das Interesse der Forschung auf medizinische Anwendungen ist für diesen Pilz noch sehr jung.

Erste Studie zu medizinisch wirksamen Inhaltsstoffen

Die erste Studie zu den medizinischen Eigenschaften von *Ganoderma adspersum* ist die Arbeit von Tel-Çayan et al. aus dem Jahr 2015. Diese Studie untersuchte erstmals die phytochemische Zusammensetzung sowie die antioxidativen und anticholinesterasen Eigenschaften des Pilzes.

Schlüsselbefunde umfassen die Isolierung erstmals identifizierter Verbindungen in einem Extrakt, der eine signifikante antioxidative Aktivität in Tests zeigte. Der Extrakt wies zudem eine doppelt so starke BChE-Hemmung auf wie das Referenzmittel Galantamin.

Die Studie identifizierte Fumarsäure und Kaffeesäure als Hauptphenolverbindungen und positioniert *G. adspersum* als potenzielle Quelle für pharmazeutische und konservierende Anwendungen.

Die Autoren betonen explizit, dass dies die erste chemische und medizinische Untersuchung der Art ist, da zuvor keine Studien zu den niedermolekularen Bestandteilen oder bioaktiven Eigenschaften existierten. Frühere Erwähnungen der Art beschränken sich auf taxonomische Beschreibungen (z. B. aus 1978), ohne Bezug zu medizinischen Eigenschaften.

Traditionelle Anwendungen in Europa

In der Region Westthrakien in Griechenland wird *Ganoderma adspersum* traditionell als Heilmittel gegen Asthma, Bronchitis und Atemwegserkrankungen eingesetzt. Der Pilz wird von Bäumen wie der weißen Maulbeere (*Morus alba*) gesammelt und zu einem Heilmittel verarbeitet.

In Europa, insbesondere auf dem Balkan, wird *Ganoderma adspersum* seit dem 15. Jahrhundert für medizinische Zwecke geschätzt. Die Herstellung von Heilmitteln aus dem Pilz gegen Infektionen hat dort eine lange Tradition, leider ohne detaillierte historische Berichte zu spezifischen Anwendungen oder Rezepten.

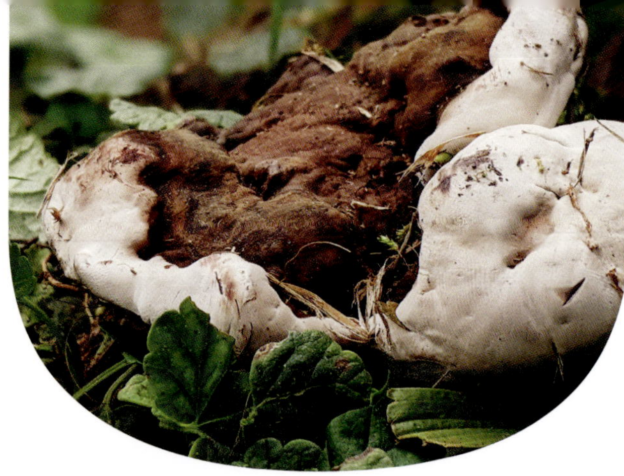

Traditionelle Anwendungen in Afrika

In Westafrika, insbesondere in Nigeria, wird *Ganoderma adspersum* traditionell zur Behandlung von Hautkrankheiten genutzt, etwa für Infektionen oder entzündliche Erkrankungen des Hautgewebes. Die Anwendung erfolgt typischerweise durch Zubereitung von Extrakten oder Pulvern aus den Fruchtkörpern, die direkt auf die betroffenen Hautstellen aufgetragen werden, um entzündungshemmende oder antimikrobielle Effekte zu erzielen.

Auch Nasenbluten wird traditionell mit dem Pilz behandelt. In nordostnamibischen Regionen wie Kavango und Caprivi wird der Pilz als gemahlenes Pulver des Fruchtkörpers auf die Stirn gerieben, was das Nasenbluten stoppen soll.

Gesammelt wird der Pilz von Laubbäumen wie *Burkea africana* oder *Baikiaea plurijuga* und zu Pulver verarbeitet, das je nach Krankheit entweder äußerlich aufgetragen oder als Rauch inhaliert wird.

Räuchern mit dem Wulstigen Lackporling

Beim Räuchern, wie in traditionellen Anwendungen der Gattung *Ganoderma* in Kavango und Caprivi, werden flüchtige Inhaltsstoffe freigesetzt, die über die Inhalation des Rauchs aufgenommen werden können. Ethnomedizinische Berichte und bekannte Eigenschaften der Inhaltsstoffe lassen folgende Wirkungen erwarten:

Entzündungshemmende und atmungsfördernde Effekte:
Die Phenolverbindungen und Triterpene wirken beruhigend auf die Schleimhäute und reduzieren Entzündungen, ähnlich wie bei aromatherapeutischen Anwendungen. Dies führt auch zu einer Linderung von Husten und Kurzatmigkeit, da die Antioxidantien oxidativen Stress in den Atemwegen bekämpfen.

Immunstärkende Wirkung:
Stärkung des Immunsystems, um Infektionen vorzubeugen. Polysaccharide und Triterpene wirken über die Lunge systemisch, was die Immunantwort moduliert.

Antimikrobielle und antivirale Effekte:
Die Inhaltsstoffe wie Phenole und Sterole haben antimikrobielle Potenziale gezeigt, die beim Räuchern durch flüchtige Dämpfe wirksam werden, um Bakterien und Viren in den oberen Atemwegen zu hemmen, was zu einer Reduktion von Symptomen wie Schnupfen oder Halsentzündungen führt.

Beruhigende Effekte:
Einige Triterpene im Pilz wirken entspannend. Traditionell wurde der Rauch in rituellen Kontexten wegen der beruhigenden Wirkung und für mentale Klarheit verwendet.

Diese Wirkungen sind in traditionellen Kontexten wie Namibia dokumentiert, wo der Pilz zu Asche verbrannt und der Rauch inhaliert wird, oft kombiniert mit anderen Zubereitungen.

Adspersum, der Baumzerstörer

Ein bemerkenswertes Phänomen des Wulstigen Lackporlings ist seine Fähigkeit, Mandelbäume in Kalifornien deutlich früher zum Umsturz zu bringen als andere holzzerstörende Pilze. Er erzeugt eine so heftige und aggressive Weißfäule, dass der Abbau der festen Strukturen stark beschleunigt wird. Der Pilz kann Holz auf vielfältige Weise abbauen, was ihn zu einem vielseitigen Zersetzer macht, der in der Forschung zum Abbau von Abfällen in den Fokus gelangt ist.

INHALTSSTOFFE

Der Pilz enthält hauptsächlich Triterpene, Sterole, Phenolverbindungen, Polysaccharide und Indolverbindungen.

Triterpene sind für ihre zytotoxischen und antioxidativen Eigenschaften bekannt.

Sterole sind weitere wichtige Inhaltsstoffe, besonders das Ergosterol, das mit einem Gehalt bis zu 74,78 mg/100 g Trockengewicht vorhanden ist.

Die Phenolverbindungen sind hauptsächlich Gallussäure, Kaffeesäure, Rosmarinsäure, Ferulasäure, Ellagsäure und Fumarsäure, die zu einem Gesamtphenolgehalt von etwa 10,57 mg Gallussäureäquivalent/g führen.

Für die medizinischen Wirkungen ist der vergleichsweise hohe Gehalt an Ergosterol und Phenolverbindungen interessant, was dem Pilz nicht nur antioxidative Eigenschaften verleiht, sondern auch eine starke antivirale Wirkung gegen *Herpes simplex*.

Weitere Verbindungen sind Polysaccharide, Indolverbindungen, ungesättigte Fettsäuren und Flavonoide.

VERWECHSLUNGSGEFAHR

Der Wulstige Lackporling kann in einigen wenigen Wachstumsphasen mit Wurzelschwämmen verwechselt werden. So zum Beispiel mit dem Tannenwurzelschwamm, dem Gemeinen Wurzelschwamm und der Wurzelfäule. Das absolut sicherste Unterscheidungsmerkmal – neben den Merkmalen des Fruchtkörpers – ist die Sporenpulverfarbe. Bei den Wurzelschwämmen ist sie weiß, bei dem Wulstigen haben die Sporen eine Farbe, die an Zartbitterschokolade erinnert. Dasselbe gilt für das Fleisch, während der Wulstige Lackporling dunkelbraun ist, ist das Fleisch der Wurzelschwämme weißlich bis gelblich.

Der Pilz, der die meiste Ähnlichkeit mit dem Wulstigen Lackporling hat, ist der Flache Lackporling. Um diese besser unterscheiden zu können, hier eine genaue Auflistung der Merkmale:

Wulstiger Lackporling (*Ganoderma adspersum*)

- Form: dicker als der Flache, Vorderkante runder
- Oberflächen-Textur: leicht samtig
- Tramafarbe: ähnlich Zartbitterschokolade
- Porengröße: größer als beim Flachen, 3–4 pro mm
- Vorderkante: mehr rundlich
- Auswüchse in den Poren: untypisch

Flacher Lackporling (*Ganoderma applanatum*)

- Form: flacher als der Wulstige, Vorderkante weniger rund
- Oberflächen-Textur: glatt
- Tramafarbe: ähnlich Vollmilchschokolade, manchmal weißliches Rebhuhn-Trama
- Porengröße: klein, vier bis fünf pro mm
- Vorderkante: mehr flachkantig
- Auswüchse in den Poren: typisch (Gallenzitzenfliege)

Diese Gegenüberstellung haben wir für uns vor ein paar Jahren erstellt, wir wünschen uns, sie hilft dir so, wie sie uns damals geholfen hat.

EINSATZBEREICHE IN DER HAUSAPOTHEKE

Abszesse, antibiotisch (Bakterieninfekt), antimykotisch (Pilzinfekt), antiviral (Virusinfekt), Arthritis, Aspergillus, Asthma, Bronchitis, Candida albicans, entzündliche Erkrankungen, Erkältung, Escherichia coli, Furunkel, Gebärmutterhalskrebs, Gelenkentzündungen, Genitalbereich, Gicht, Halsentzündung, Hautbild gestört, Husten, Immunsystem schwach, Infektionen, Klebsiella pneumoniae, Krankenhauskeim-Infektionen, Krebs allgemein, Kurzatmigkeit, Lippenherpes (HHV-1), Lungenkrebs, Mandelentzündung, neurodegenerative Erkrankungen, Präbiotika-Mangel, Prellung, Verstauchung, Schnupfen, Staphylococcus aureus

Kernthema der Signatur des Wulstigen Lackporlings

Vorbemerkung: Es ist sehr wenig über den Wulstigen Lackpoling bekannt. Die aus der Signaturenlehre abgeleitete Signatur findet sich (noch) nicht in den Anwendungsbereichen wieder und ist eine reine Interpretation auf Basis der Signaturenlehre.

FREIER ATEM, GESUNDE HAUT, DER GEIST IST EBENSO ENTSPANNT UND FRISCH, WIE DIE GELENKE

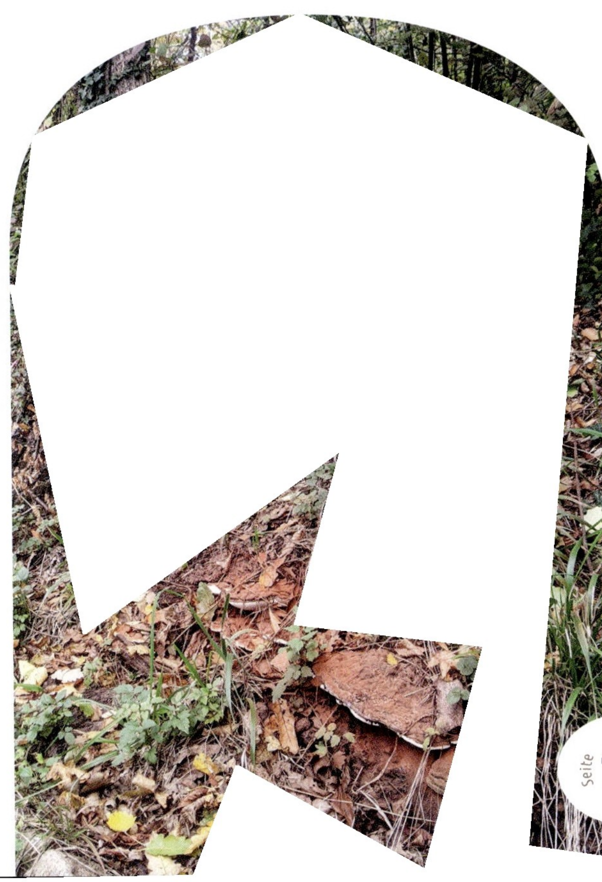

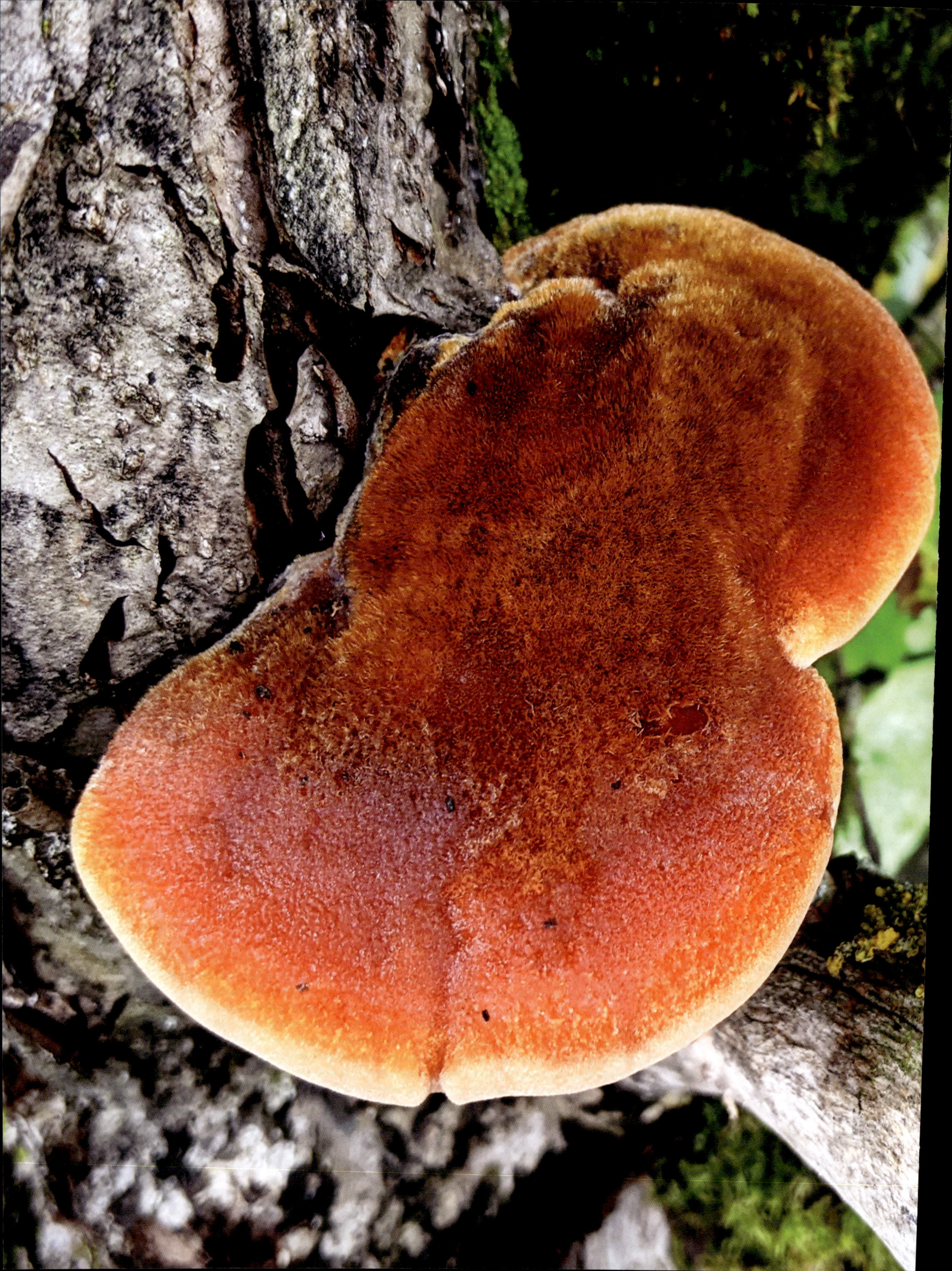

ZOTTIGER SCHILLERPORLING

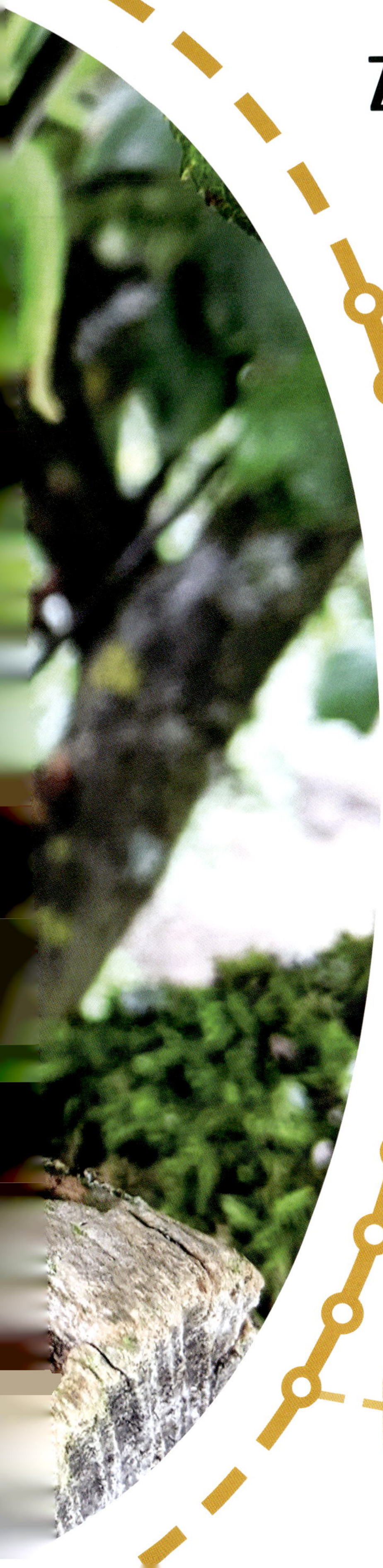

NAME
Zottiger Schillerporling

WISSENSCHAFTLICHER NAME
Inonotus hispidus

FAMILIE
Hymenochaetaceae, Borstenscheiblingsverwandte

BEVORZUGTER BAUM
Laubholz, Obstbäume

LEBENSDAUER FRUCHTKÖRPER
einjährig

SCHWEREGRAD ERNTE / ZERKLEINERN
leicht / leicht

GEFÄHRDUNGSKATEGORIE
D: (-) / A: NT / CH: LC

ANZAHL WISSENSCH. MEDIZINISCHE STUDIEN
> 1.000

TRADITIONELLE MEDIZINISCHE VERWENDUNG
ja

WICHTIGE THERAPEUTISCHE EINSATZBEREICHE
hormonelle Störungen, Stress, Stoffwechsel, Krebsvorsorge

SIGNATURENLEHRE PLANETENKRÄFTE
Saturn >> Jupiter >> Mond

SIGNATURENLEHRE METALL-PRINZIPIEN
Blei >> Zinn >> Silber

VERWECHSLUNGSGEFAHR
Braunfleckender Saftporling, Eichenschillerporling, Flacher Schillerporling, Leberreischling, Rötende Tramete

EINEN ZOTTIGEN SCHILLERPORLING FINDEN

Er wächst in Parks und sehr gerne in Gärten, wenn dort die passenden Bäume stehen, auch in Wäldern ist er zu finden. Was er nicht nur bevorzugt, sondern braucht, ist ein Laubbaum, mit der Lieblingsspeise Obstbaum, sehr gerne Apfelbaum und Birnbaum.
Was er auch mag, sind Birke, Buche und andere Laubbäume, aber nur dann, wenn er keinen Obstbaum finden konnte. Das ist dann auch unsere Such-Empfehlung an dich. Finde alte Obstgärten, mit wirklich altem Baumbestand. Je älter desto besser, noch besser, wenn sie wenig bis kaum noch betreut werden.
Dann kannst du bei einem dieser Obstgärten sicher sein, dass dort der Zottige Schillerporling zu finden sein wird. Nur am Rande sei erwähnt, dass du dort sicher auch den Apfelfeuerschwamm finden wirst. Der zählte früher als „Varietät" des Gemeinen Feuerschwamms (*Phellinus igniarius*) und ist auch ein guter Heilpilz.

EIGENSCHAFTEN UND MERKMALE: ZOTTIGER SCHILLERPORLING

VERBREITUNG

Inonotus hispidus ist hauptsächlich in gemäßigten Klimazonen der Nordhalbkugel zu Hause und wächst vorzugsweise auf abgestorbenem Holz (Saprophyt) oder parasitär auf lebenden Laubbäumen. Der Pilz lebt gern in Wäldern, Plantagen und Gärten mit Obstbäumen.

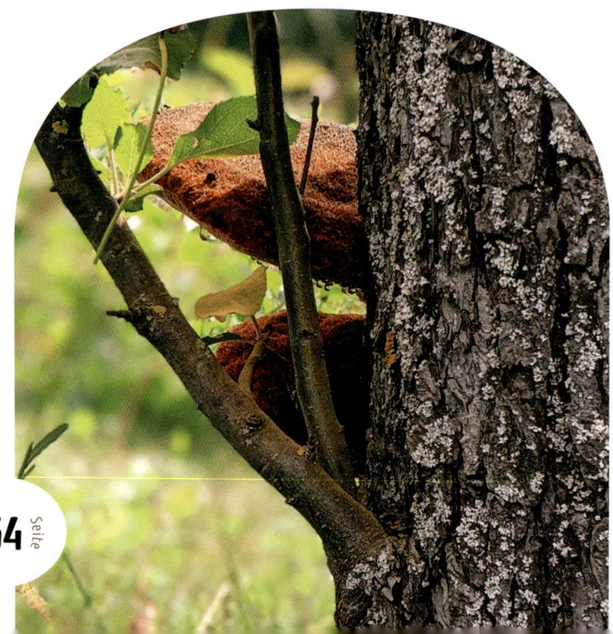

In Europa ist er in nahezu allen Ländern vertreten, in zentralen und südlichen Teilen ist er aber häufiger als im kühleren Norden.

In Asien ist er in China, Korea, Japan, Indien, Syrien, Russland, Pakistan und Aserbaidschan vertreten.

In Nordamerika ist er in Kanada und den USA dokumentiert.

In Afrika sind bisher nur Vorkommen in Marokko bekannt.

FORM

- horizontal abstehende Fruchtkörper
- samtig, filzig
- Fruchtkörper bis 40 cm Durchmesser, auch größer möglich
- halbkreisförmig
- die Vorderkante rundlich und dick

FARBE

- ***Fruchtkörper:*** gelblich, rostbraun, am Rand oft hell, später schwarz
- ***Poren:*** gelb in vielen Varianten bis braun und rostbraun, auf Druck schwärzend
- ***Fleisch:*** gelbbraun, rostbraun
- ***Sporen:*** gelblich bis rostbraun

KONSISTENZ

Der Fruchtkörper ist feucht, saftig, schwammig und nachgiebig. Im Alter eher korkig.

GERUCH

- neutral bis schwach würzig

GESCHMACK

- mild bis leicht erdig

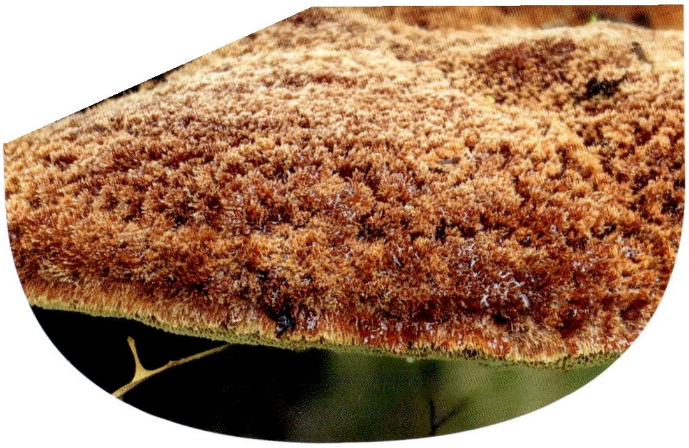

NAMEN

Der erste Namensbestandteil „Zottiger" bezieht sich auf die raue, behaarte und zottige Oberfläche des Fruchtkörpers mit borstenartigen Haaren. Der Begriff „Schillerporling" leitet sich von der optischen Eigenschaft der Oberfläche des Fruchtkörpers ab: Bei frischen Fruchtkörpern erzeugt die Röhrenschicht, wenn schräg von der Seite betrachtet, einen silbrig schillernden Effekt durch Lichtbrechung, was an einen schimmernden oder irisierenden Glanz erinnert.
„Porling" ist eine allgemeine Bezeichnung für Pilze mit poriger Unterseite, die zur Gruppe der Porlinge gehören und typischerweise auf Holz wachsen.

Der wissenschaftliche Name *Inonotus hispidus* hat seine Wurzeln in der griechischen und lateinischen Sprache. *Inonotus* setzt sich aus den griechischen Wörtern „inos" (für faserig oder fadenförmig) und „otos" (für Ohr) zusammen, was auf die faserige, ohrähnliche Form der Fruchtkörper hinweist. Der zweite Namensbestandteil *hispidus* stammt aus dem Lateinischen und bedeutet „zottig", „behaart" oder „borstig", er beschreibt treffend die behaarte Oberfläche des Pilzes.

Der Name wurde erstmals von dem finnischen Mykologen Petter Adolf Karsten im Jahr 1879 vorgeschlagen, basierend auf der Erstbeschreibung als *Boletus hispidus* durch den französischen Botaniker Pierre Bulliard im Jahr 1784, und ist seit 1879 der offizielle Name in der mykologischen Taxonomie.

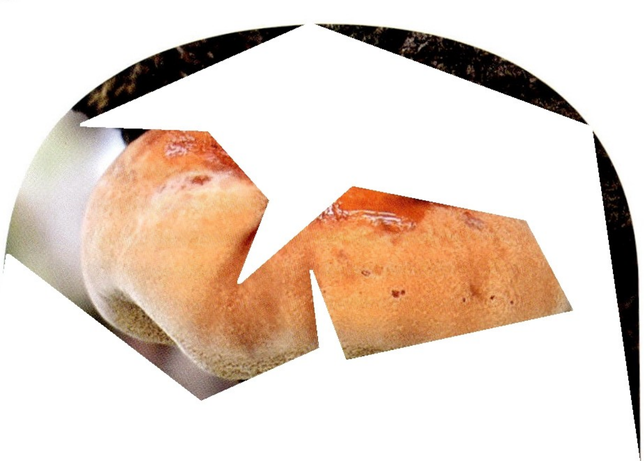

FUNGITASTISCH

Hilfe auch bei Parodontitis

Polypeptide aus Extrakten des *Inonotus hispidus* lindern Parodontitis, indem sie entzündungsbedingten Knochenverlust unterdrücken, was neue therapeutische Ansätze eröffnet.
Ein neu isoliertes Polypeptid aus Extrakten des Pilzes *Inonotus hispidus*, bezeichnet als IHP, wurde in einer Studie charakterisiert und auf seine Wirksamkeit gegen Parodontitis untersucht. Die Extraktion erfolgte aus den Fruchtkörpern des Pilzes. In vitro zeigte der Extrakt eine antimikrobielle Aktivität gegen *Porphyromonas gingivalis*, ein Schlüsselpathogen bei Parodontitis. Der Extrakt beschädigt die Zellwände und Membranen der Bakterien, stört den Energiestoffwechsel, reguliert Virulenzfaktoren und entzündliche Zytokine gegen den Erreger.
In vivo und klinisch getestet: In einem Rattenmodell linderte der Extrakt den durch Parodontitis hervorgerufenen Knochenverlust und stellte das Gleichgewicht der oralen Flora und Darmmikrobiota wieder her. Zusätzlich verbesserte der Pilzextrakt in klinischen Studien bei Personen mit Parodontitis den Plaque-Index (PLI, ein typischer Test-Parameter), die Taschentiefe (PD), das Bluten bei Sondierung (BOP) und die durchschnittliche Taschentiefe. Diese Ergebnisse zeigen breit gefächerte schützende Effekte, die neue therapeutische Ansätze für Parodontitis eröffnen, indem sie Entzündungen und Knochenverlust unterdrücken.

Traditionelles Färbemittel

Historisch wurde der Pilz *Inonotus hispidus* in Nordafrika und nahe Barcelona in Spanien für Textilfärbung eingesetzt, es war ein wichtiges traditionelles Verfahren, um eine Färbung mit Pigmenten der Fruchtkörper durchzuführen, bei der Fruchtkörper oder kultivierte Myzelien extrahiert werden, um Wolle, Seide oder andere Fasern zu färben. Dabei entstehen Farbtöne wie Gelb, Orange, gebranntes Orange, tiefes Gold, Khaki-Braun oder Dunkelbraun, je nachdem, welches Additiv verwendet worden ist: Alaun erzeugt orange-gelbe Töne, während Eisen braune Nuancen hervorruft.

Über den Farbstoff Hispidin muss man wissen, dass dieser nur begrenzt lichtstabil ist, im Vergleich zu synthetischen Farbstoffen. Es muss mit Farbveränderungen unter UV-Bestrahlung teilweise innerhalb weniger Stunden gerechnet werden.

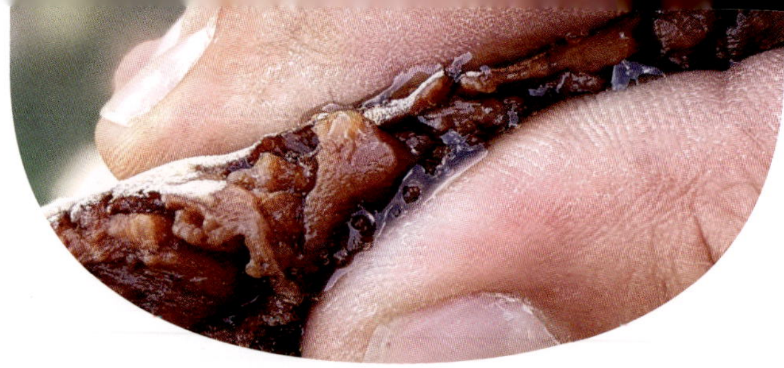

Der Inonotus hispidus als Nährstofflieferant

Im Lebensmittelbereich soll der Pilz als Extrakt die Nährstoffbilanz optimieren, wobei dieser auch als funktionelle Zutat für antioxidative und antitumorale Effekte besonders im Fokus steht.
Der Zottige Schillerporling besticht durch eine vielfältige Nährstoffzusammensetzung. Sie umfasst etwa 45,90 % gesamtdiätetische Faser, 25,50 % Gesamtzucker, 15,90 % Protein, 9,9 % Asche und 9,22 % Gesamtflavonoide, mit einem Fettanteil von etwa 1,57 %.

Die Proteine bestehen aus Aminosäuren, darunter essenzielle wie Arginin, Prolin, Phenylalanin, Aspartinsäure und Tyrosin, die für den menschlichen Stoffwechsel wichtig sind. Diätetische Fasern, hauptsächlich Polysaccharide, machen einen großen Teil aus und tragen zu prebiotischen Effekten bei, während Lipide ungesättigte Fettsäuren enthalten, die den Fettstoffwechsel unterstützen.
Zu den Vitaminen gehören Verbindungen wie Thiamin (Vitamin B1), Riboflavin (Vitamin B2) und Ascorbinsäure (Vitamin C), die antioxidative und immunstärkende Wirkungen haben. Mikronährstoffe und Spurenelemente variieren je nach Wirtspflanze, auf der der Pilz wächst, und umfassen Kalzium (Ca), Natrium (Na), Magnesium (Mg), Eisen (Fe), Mangan (Mn), Zink (Zn), Kupfer (Cu) und Kalium (K), wobei Konzentrationen von 100 bis 500 Milligramm pro Kilogramm Trockenmasse für Eisen oder 200 bis 800 Milligramm pro Kilogramm für Magnesium typisch sind.

Noch „mehr" mit dem Zottigen Schillerporling

In der Kosmetik kann Hispidin als natürlicher Farbstoff extrahiert und in Produkten wie Seifen, Shampoos, Lotionen oder Zahnpasta eingesetzt werden, da es antioxidative Eigenschaften besitzt. Für Baustoffe und Materialtechnik wird der Pilz als Spaltpilz genutzt, um Holz unter kontrollierten Bedingungen in vier bis zwölf Wochen gelb zu färben, was als sinnvolle und funktionierende Alternative zur synthetischen Pigmentierung beschrieben wird.

TCM und der Zottige Schillerporling

In der Traditionellen Chinesischen Medizin wird *Inonotus hispidus* seit alter Zeit als Sanghuang bezeichnet. In alten Heilkundedokumenten sind zum Pilz Rezepte und Indikationen detailliert beschrieben, insbesondere zur Behandlung von Brustkrankheiten bei Frauen. Er gilt als wichtiges Mittel gegen Tumorerkrankungen, darunter auch Brustkrebs und Magen-Darm-Krebs. Seine breite antitumorale Wirkung gilt als eine der primären medizinischen Eigenschaften. In der Region Xinjiang in China nutzen lokale Bevölkerungsgruppen den Pilz seit Langem zur Linderung von Magenulcera, Verdauungsstörungen, Dyspepsie, Diabetes, Entzündungen, Arthritis, Gicht, Schmerzlinderung und bestimmten Krebsformen, wobei er in Form von Abkochungen oder Extrakten verabreicht wird.

Heilkunde in Usbekistan

In Usbekistan wird der Pilz in der ethnomedizinischen Praxis zur Behandlung von Dyspepsie, Krebs und Diabetes eingesetzt. Der Pilz wird wegen seiner antimikrobiellen und antioxidativen Eigenschaften in der Volksheilkunde hoch geschätzt. Die hauptsächliche Zubereitung ist eine Abkochung aus den Fruchtkörpern, die dann innerlich und äußerlich angewendet werden kann.

INHALTSSTOFFE

Inonotus hispidus enthält reichlich bioaktive Inhaltsstoffe, die in wissenschaftlichen Studien schon detailliert analysiert wurden.
Zu den Hauptkomponenten gehören Polysaccharide, die für ihre immunmodulatorischen und antitumorigen Eigenschaften bekannt sind.
Polyphenole bilden eine der dominanten Gruppen mit etwa 25 identifizierten Verbindungen, darunter Hispidin, das als erstes monomeres Pigment isoliert wurde und für seine antioxidativen und antiviralen Effekte verantwortlich ist, sowie Hispolon, das entzündungshemmend und zytotoxisch wirkt. Weitere Polyphenole umfassen Inonotusin A und B, Inoscavin C und D, Protocatechusäure, Hispinine, Pinillidine, Phelligridin C und D, Phellibaumin A, MBP, sowie Inonophenol A, B und C.
Steroide und Triterpenoide sind in etwa 15 bis 23 Varianten vorhanden und tragen zu antioxidativen und entzündungshemmenden Aktivitäten bei, wobei ihr Gehalt mit dem Wachstum des Pilzes zunimmt.
Fettsäuren, darunter gesättigte und ungesättigte Varianten in rund 15 Formen, unterstützen den Fettstoffwechsel und antimikrobielle Effekte. Aminosäuren, Oligopeptide, Zucker, Flavonoide, Terpenoide (z. B. Betulin) und

organische Säuren runden das Profil ab, mit insgesamt über 1350 annotierten Metaboliten.

Diese Inhaltsstoffe sind typisch für *Inonotus hispidus*, da sie eine einzigartige Kombination aus pigmentierten Polyphenolen wie Hispidin-Derivaten darstellen und in dieser Art besonders reichhaltig und strukturell vielfältig sind.

VERWECHSLUNGSGEFAHR

Was könnte passieren, wenn du den Zottigen Schillerporling mit einem ähnlichen Pilz verwechseln würdest? Falls es der Eichenschillerporling, der Flache Schillerporling oder der Braunfleckende Saftporling sein sollte, dann ist es ein nicht genießbarer, aber ansonsten nett anzuschauender Pilz mit wenigen Erkenntnissen, ob einer oder alle von diesen dreien sogar Heilkräfte haben könnten.

Sollte es der Leberreischling oder die Rötende Tramete sein, dann hast du auch Pilze mit medizinischen Eigenschaften gefunden. Diese sind nicht Teil des Buches (es war kein Platz mehr für eine angemessene Würdigung), aber hier eine kurze Zusammenfassung: Die Rötende Tramete (*Daedaleopsis confragosa*) weist in Studien antioxidative, antifungale, antibakterielle und antivirale Eigenschaften auf, sowie genoprotektive, antiinflammatorische und chemopräventive Wirkungen sowie potenzielle Effekte gegen Krebs, Alzheimer, Parkinson und Diabetes. Studien belegen dem Leberreischling (*Fistulina hepatica*) antioxidative, antimikrobielle, entzündungshemmende und potenziell krebshemmende Effekte. Er enthält Vitamine (C und B) und wird traditionell gegen virales Fieber verwendet.

Abzugrenzen sind die ähnlichen Pilze so: Der Braunfleckende Saftporling kommt nur an Nadelholz vor und kann damit nicht der Zottige sein. Der Leberreischling hat bei weitem nicht die Saftigkeit unseres Pilzes und scheidet damit auch aus. Das gilt auch für den Eichenschillerporling, der zudem noch deutlich kugeliger ist in der Form und damit auch ausscheidet.
Verbleibt noch die Rötende Tramete, die sich leicht durch ihre flache Form und die scharfe Vorderkante, sowie die langgezogenen rechteckigen Poren abgrenzen lässt.
Bleibt letztendlich der Flache Schillerporling, der die größte Ähnlichkeit hat. Der Fruchtkörper ist – meistens – viel dünner und flacher als der vom Zottigen Schillerporling. Und die Behaarung ist weniger grob zottig als beim Zottigen. Also auch nicht so schwer ihn zu unterscheiden.

EINSATZBEREICHE IN DER HAUSAPOTHEKE

Adipositas, antibiotisch (Bakterieninfekt), antimykotisch (Pilzinfekt), antiviral (Virusinfekt), Arthritis, Aspergillus, Brustkrebs, Bursitis, Candida albicans, Cholesterin/Fettstoffwechsel, chronische Niereninsuffizienz, Darmflora gestört, endokrine Störung, Enterococcus faecalis, entzündliche Erkrankungen, Escherichia coli, Fettleber (nicht-alkoholisch, NAFLD), Gebärmutterhalskrebs, Gelenkentzündungen, Gelenkschmerz, Gliom, hormonelle Störungen, Hyperurikämie, Immunsystem schwach, Infektionen, Influenza, Insulinresistenz, Krankenhauskeim-Infektionen, Krebs allgemein, Lebererkrankungen, Leberkrebs, Lymphom, Magen-Darm-Erkrankungen, Melanom, Metabolisches Syndrom, Nervenentzündung, neurodegenerative Erkrankungen, Neurogliozytom, Nierenerkrankungen, Osteosarkom, Östrogen-Störungen, Präbiotika-Mangel, Prellung, Verstauchung, Prostatakrebs, Rheuma, Salmonella, Schmerzen, Staphylococcus aureus, Stoffwechselerkrankungen, stressbedingte Störungen, Typ-2-Diabetes, Vogelgrippe, Wunde

Kernthema der Signatur des Zottigen Schillerporlings

ENTSCHLEUNIGT DEN GEIST & HARMONISIERT HORMONHAUSHALT UND STOFFWECHSEL BRINGT NEUE INNERE ENERGIE, SOGAR FÜR DIE KREBSVORSORGE

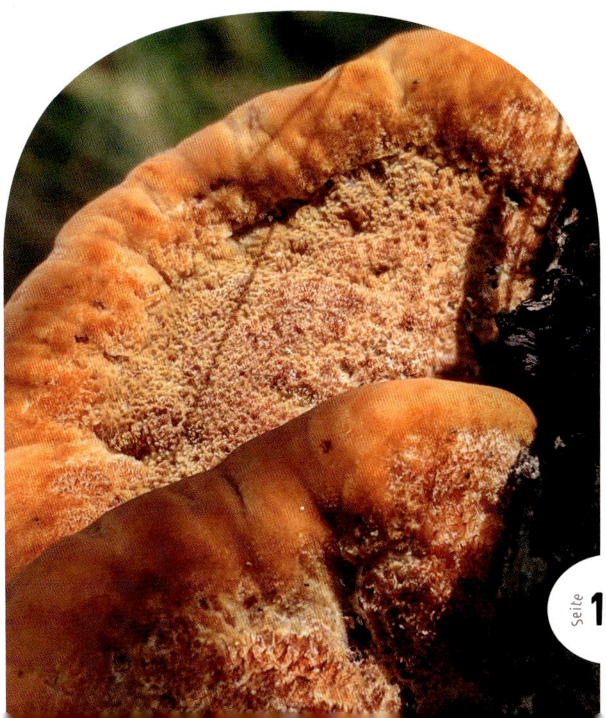

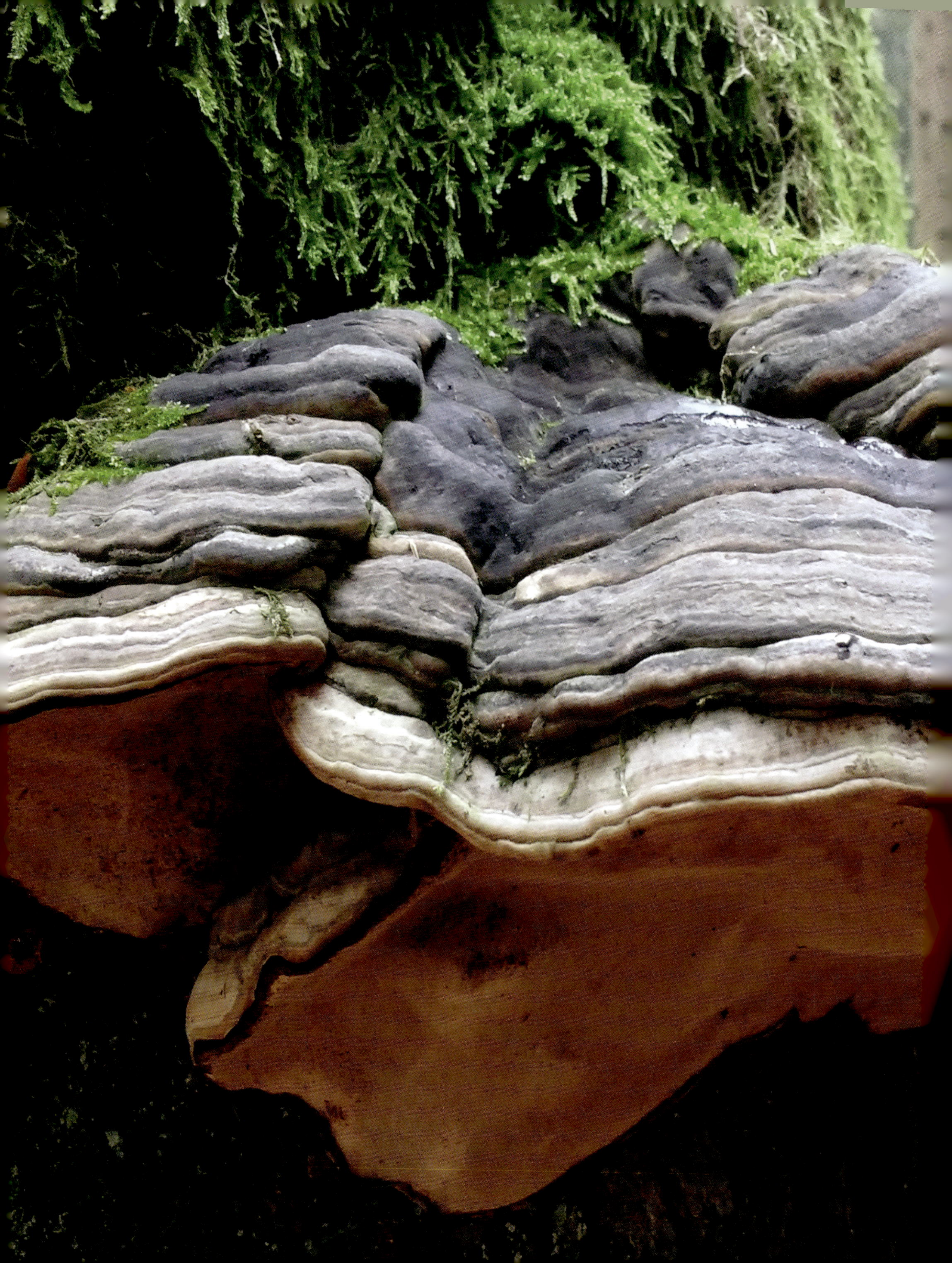

ZUNDERSCHWAMM

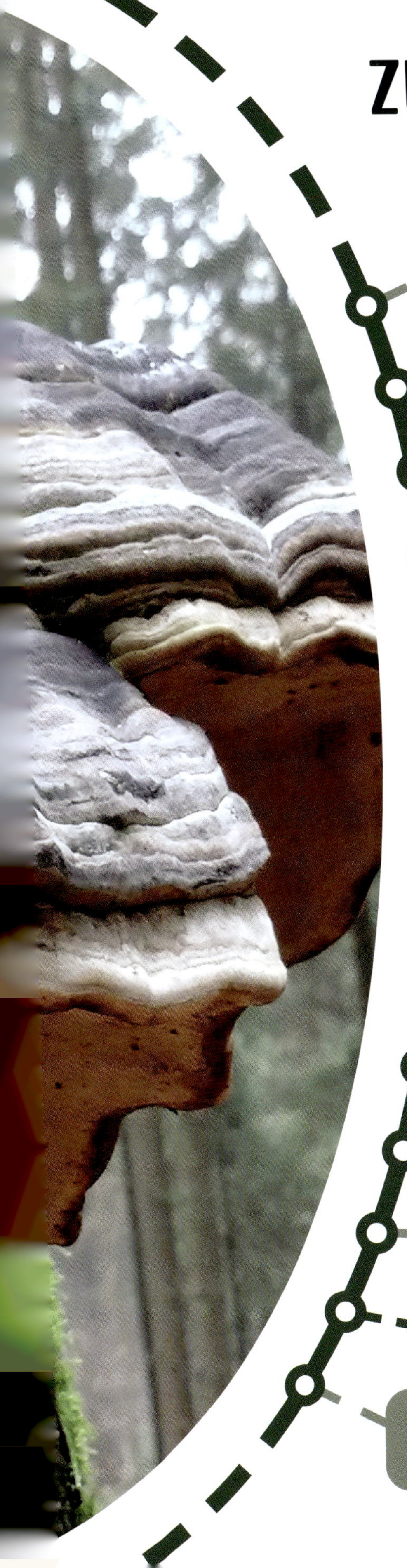

NAME
Zunderschwamm, Echter Zunderschwamm, Hadersau, Chirurgenschwamm

WISSENSCHAFTLICHER NAME
Fomes fomentarius

FAMILIE
Polyporaceae, Stielporlingsverwandte

BEVORZUGTER BAUM
Rotbuche, Birke

LEBENSDAUER FRUCHTKÖRPER
mehrjährig

SCHWEREGRAD ERNTE / ZERKLEINERN
schwer / schwer

GEFÄHRDUNGSKATEGORIE
D: (-) / A: (-) / CH: LC

ANZAHL WISSENSCH. MEDIZINISCHE STUDIEN
> 2.300

TRADITIONELLE MEDIZINISCHE VERWENDUNG
ja

WICHTIGE THERAPEUTISCHE EINSATZBEREICHE
blutstillend, schmerzstillend, Wundheilung, Migräne, Hautgesundheit, Immunsystem, Verdauungssystem

SIGNATURENLEHRE PLANETENKRÄFTE
Saturn >> Jupiter >> Mond

SIGNATURENLEHRE METALL-PRINZIPIEN
Blei >> Zinn >> Silber

VERWECHSLUNGSGEFAHR
Gemeiner Feuerschwamm, Lärchenschwamm, Rotrandiger Baumschwamm

ZUNDERSCHWAMM FINDEN

Unsere erste systematische Suche nach dem Zunderschwamm hatte einen sehr triftigen Grund. Für einen Lehrgang benötigten wir nicht den üblichen Fruchtkörper, der meistens für mindestens ein Jahr reicht. Wir brauchten mindestens 15, eher 20 Exemplare. Wir wollten schöne Querschnitte als Scheiben (als Giveaway), Pulver und Stücke zum Ausprobieren und ausreichend Pilz für die gemeinsame Herstellung einer spagyrischen Essenz und verschiedener Tinkturen haben. Da brauchte es schon etwas mehr. Bis zu dem Zeitpunkt waren uns die Zunderschwämme mehr oder weniger vor die Nase gekommen, denn in den Regionen, wo wir unterwegs waren und sind, gab es immer eine Buche oder Birke, die auch einen schönen Zunderschwamm bereithielt. Nur damals hätte das niemals gereicht. Also: strategische Suche.

Da der Pilz am liebsten die Rotbuche mag, suchten wir zuerst im Internet nach den Waldgebieten, die gesichert alte Rotbuchenbestände haben. Als wir am nahegelegendsten Wahlort ankamen, hatten wir glücklicherweise genau einen von den Bereichen im Wald gefunden, in dem die Buchen stark vom Zunderschwamm befallen waren. Mindestens 50 Bäume standen auf einer Fläche von ungefähr einem Fußballplatz mit reichlich schönen Fruchtkörpern des Zunderschwamms. Ein beherzter Tritt von unten half bei der Ernte und ist eine der zuverlässigsten Methoden, den Pilz in einem Stück vom Baum zu bekommen. Wichtig ist: nicht zögerlich, sonst hängt der Pilz weiterhin am Baum und der Fuß tut weh.
Wenn du auf der Suche nach Zunderschwamm bist, durchkämme zuerst Regionen mit reichlich Rotbuchen, wenn du dort nicht fündig wirst, suche nach alten Birkenbeständen. Dann wirst du sicher auch reichlich belohnt. Hol vor der Ernte die Zustimmung des Waldbesitzers. Nimm nie mehr, als du benötigst, und nie mehr als erlaubt.

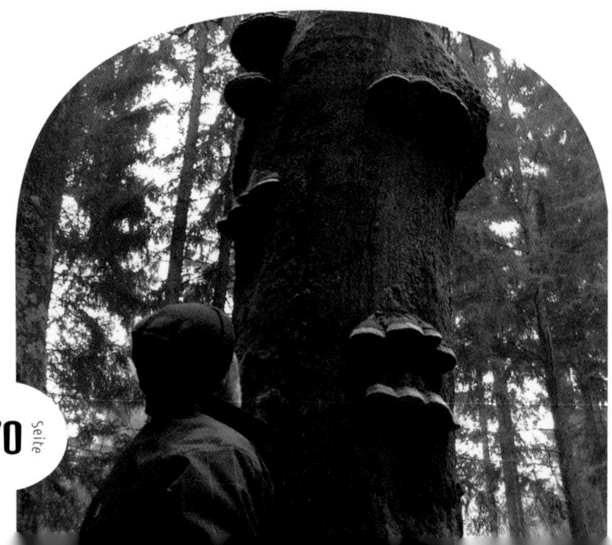

EIGENSCHAFTEN UND MERKMALE DES ZUNDERSCHWAMMS

VERBREITUNG

Fomes fomentarius kommt hauptsächlich in gemäßigten bis kühleren Klimazonen der nördlichen Hemisphäre vor. Er ist weit verbreitet in Europa, Asien, Nordamerika und in geringerem Maße in Afrika.

In Europa ist er von Portugal über Armenien, Mitteleuropa bis Skandinavien anzutreffen, wo er vor allem auf Laubbäumen wie Buche (*Fagus*), Birke (*Betula*), Pappel (*Populus*), Ahorn (*Acer*) und seltener auf Eiche (*Quercus*) oder Weide (*Salix*) wächst.

In Nordamerika erstreckt sich sein Vorkommen über Kanada und die nördliche Hälfte der USA, mit Hauptvorkommen auf Birkenarten, Ahorn, Buche und gelegentlich auf Nadelbäumen wie Hemlock (*Tsuga canadensis*).

In Asien ist er in Regionen wie Armenien und weiteren borealen Gebieten dokumentiert. Berichte aus Afrika zeigen eine begrenzte Präsenz, hauptsächlich im Norden Afrikas.

FORM

» horizontal abstehende Fruchtkörper
» halbkugelig, hufförmig oder auch flach
» Fruchtkörper bis 20 cm Durchmesser, auch deutlich größer möglich
» halbkreisförmig
» deutlich sichtbare Wachstumszonen

FARBE

» ***Fruchtkörper:*** graubraun, rostbraun, lehmbraun am Rand oft hell, später schwarz
» ***Anwachsstelle:*** grau, grauweiß
» ***Poren:*** beschreibbar, weißlich bis ein helles Rostbraun, im Alter braun
» ***Fleisch:*** hellbraun
» ***Sporen:*** weiß

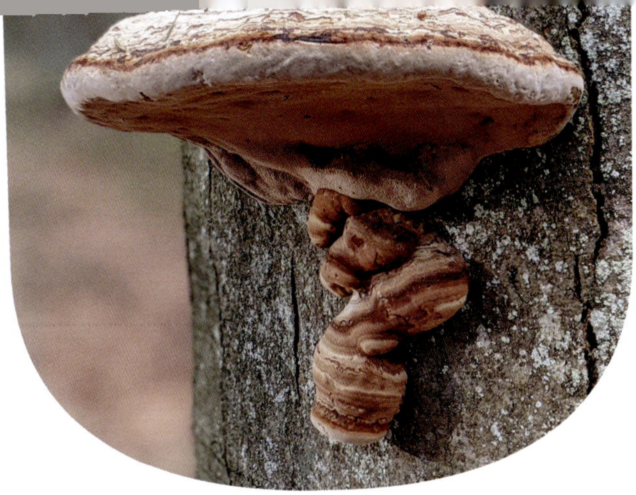

KONSISTENZ

Sehr harter Fruchtkörper, sehr zäh und korkig.

GERUCH

» neutral bis schwach würzig, typischer Zunderschwamm-Geruch

GESCHMACK

» mild bis leicht muffig, erdig, leicht pilzig

NAMEN

Der deutsche Name Zunderschwamm leitet sich von den althochdeutschen Wörtern „zuntara" für „Zunder" und „swamm" für „Schwamm" ab. „Zunder" bezieht sich auf ein leicht entzündliches Material, das historisch zum Feuermachen verwendet wurde, während „Schwamm" die schwammartige Struktur des Pilzes beschreibt. Der Pilz wurde über Jahrtausende als Zunder genutzt, indem seine innere Schicht (Trama) getrocknet und verarbeitet wurde, um Funken von Feuerstein aufzufangen und Glut zu erzeugen. Diese praktische Anwendung in der Feuererzeugung, die bis in prähistorische Zeiten zurückreicht, prägte den Namen des Pilzes.

Der wissenschaftliche Name *Fomes fomentarius* stammt aus dem Lateinischen und spiegelt ebenfalls die historische Nutzung des Pilzes wider. *Fomes* bedeutet „Zunder" oder „Zündstoff", während *fomentarius* mit „zum Anzünden geeignet" oder „verwendet als Zunder" übersetzt werden kann. Der deutsche und der wissenschaftliche Name haben also denselben Ursprung.

Die taxonomische Geschichte begann 1753, als Carl Linnaeus den Pilz als *Boletus fomentarius* beschrieb. 1821 benannte Elias Magnus Fries ihn in *Polyporus fomentarius* um. Das Genus *Fomes* wurde 1849 von Fries etabliert und 1867 transferierte Jean-Jacques Kickx die Art in diesen Genus, wodurch *Fomes fomentarius* als der aktuell akzeptierte Name festgelegt wurde. Seitdem gilt dieser als offizieller wissenschaftlicher Name in der Mykologie.

FUNGITASTISCH

Anwendungen in Kunst, Mode und Design

Der Pilz wird traditionell und modern zu lederähnlichen Materialien verarbeitet, bekannt als Amadou, das aus der inneren Schicht (Trama) gewonnen wird. In der Mode dient es zur Herstellung von Hüten, Taschen und Kleidungszubehör, mit historischen Wurzeln in Transsylvanien.

Moderne Designer wie Mari Koppanen haben Amadou in Möbeldesigns integriert, etwa in Sitzmöbeln, die die hufeisenförmige Struktur des Pilzes nachahmen.
Experimente kombinieren Amadou mit wasserabweisenden und atmungsaktiven Textilien. Die komplexe Struktur des Fruchtkörpers, mit drei Schichten unterschiedlicher Myzelium-Orientierung, erzeugt ultraleichte Materialien mit Haltbarkeit.

Eigene Erfahrungen mit Migräne

In vielen unserer Seminare, Workshops und Lehrgängen ist Räuchern mit Pilzen ein fixer Bestandteil. Da der Zunderschwamm ohne Räucherkohle auskommt, ist er besonders beliebt. Der Geruch wird durch nichts verfälscht.

Wir konnten nicht nur einmal, sondern sehr oft erleben, wie Menschen mit Kopfschmerzen und auch mit Migräne schon beim Räuchern bemerkten, dass der Rauch viele Wirkungen entfaltet. Der Rauch beruhigt sehr angenehm, ohne zu betäuben. Es gibt ein einnehmendes Gefühl von innerer Ruhe und gleichzeitig wird der Kopf sehr klar. Das Schöne ist, er nimmt dabei nicht nur den Kopfschmerz weg, sondern auch alle spürbaren Erscheinungen der Migräne (meist komplett). Was uns ergänzend berichtet wurde, ist, dass das Räuchern mit Zunderschwamm sogar vorbeugend angewendet werden kann. Migräne kündigt sich meist an. Sie kommt nicht plötzlich, sie hat Vorboten. Wenn in dieser Situation der Zunderschwamm zum Räuchern genommen wurde, dann soll er sogar die Migräne verhindern.

Rituelles Räuchern zur Hausreinigung

In Deutschland und Österreich wurde *Fomes fomentarius* für rituelle Räucherzeremonien als energetische Reinigung eingesetzt. Diese Praktiken fanden vor allem um Ostern statt, wo die Fruchtkörper des Pilzes verbrannt wurden, um Räume symbolisch zu reinigen und negative Einflüsse abzuwehren.

Solche Zeremonien dienten der spirituellen Säuberung von Häusern und Umgebungen, ähnlich wie bei anderen Räucherritualen in europäischen Traditionen. Der Zunderschwamm ist aufgrund seiner leichten Entzündbarkeit und der lang anhaltenden Glut ideal für das Räuchern geeignet, auch als Ersatz für Räucherkohle.

Überblick der hauptsächlichen traditionellen Anwendungen

Blutstillen und Wundbehandlung (als Bandage, Dressing oder Kauterisation): Antikes Griechenland (um 450 v. Chr., Hippokrates), Zentraleuropa (Ungarn, bis 19. Jh.), Alpenregionen (Österreich, Schweiz, bis Ende 19. Jh.), Transsylvanien (Rumänien, Dorf Corund, seit 19. Jh. bis 2002). Ayurveda (Indien), Nordamerika (Okanagan-Colville-Indigene)

Entzündungshemmung und Schmerzstillung (innerlich als Aufguss oder äußerlich): Antikes Griechenland (um 450 v. Chr., Hippokrates), Zentraleuropa (Ungarn, bis 19. Jh.), Transsylvanien (Rumänien, Dorf Corund, seit 19. Jh. bis 2002), Nordfinnland/Lappland (bis 19. Jh.), Traditionelle Chinesische Medizin („Mudi"), Nordamerika (Okanagan-Colville)

Krebs- und Tumorbehandlung: Traditionelle Chinesische Medizin: gegen Magen-, Uterus- und Ösophagus-Krebs, um Tumore zu schrumpfen; in alten Pharmacopöien erwähnt.

Urogenitale und Verdauungsstörungen (Diuretikum, Laxativum): Ayurveda (Indien): Als Diuretikum und Laxativum für Nieren- und Verdauungsprobleme; Nerventonikum gegen Störungen des Nervensystems.

Begleitung bei Sterbeprozessen

In sibirischen Kulturen (z. B. bei den Khanty) wurde Räuchern des Zunderschwamms während des Sterbeprozesses und auch bei Begräbnissen eingesetzt. Der Zunderschwamm hat eine sehr starke Saturn-Signatur. Saturn symbolisiert den Zyklus von Leben und Tod, er steht für Ernte, Überfluss, Wachstum, Fruchtbarkeit sowie periodische Erneuerung. Er repräsentiert aber auch Auflösung und Ende, Vergänglichkeit und Schicksal. Seine tiefere Symbolik steht auch für Befreiung durch Transformation. Diese Rolle unterstreicht seine Funktion als Hüter der Pforten zum Jenseits, wo er Seelen leitet oder vor unbefugtem Zutritt bewahrt, so wie in alchemistischen Interpretationen, in denen Saturn für die Schwelle zur spirituellen Transformation steht. Während des Sterbeprozesses wurde deshalb der Rauch des Zunderschwamms eingesetzt, der dem sterbenden Menschen Ruhe geschenkt und das Loslassen gefördert haben soll.

Wir können das aus mehrfacher Erfahrung – bei Mensch und Tier – bestätigen. Unser Kater erlebte stolze 17 Jahre, in seinen letzten Stunden räucherten wir. Der Einfluss war sehr schnell zu sehen, der Kater entspannte sich. Er konnte loslassen und verstarb – ganz friedlich – mitten in der Küche.

Der Zunderschwamm wurde früher nicht nur bei Sterbeprozessen eingesetzt, sondern auch beim Begräbnis, um den Einfluss der Verstorbenen aufzulösen und um zögerliche Seelen zu unterstützen, den letzten Schritt zu gehen – auf die andere Seite.

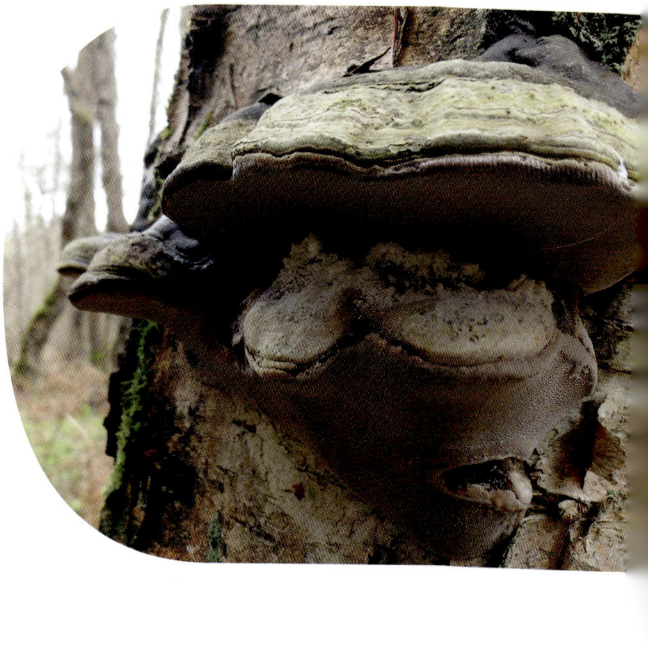

INHALTSSTOFFE

Überblick zu den Inhaltsstoffen des Zunderschwamms:

Polysaccharide: z. B. β-Glucane, Exopolysaccharide, intrazelluläre Polysaccharide und Selen-Polysaccharide, die in Komplexen mit Melanin und Chitin vorkommen und bis zu 70 % der Trockenmasse ausmachen.

Phenolverbindungen umfassen Chinasäure, Scopoletin, Protocatechualdehyd, Protocatechusäure, Vanillinsäure, Syringasäure, Kaffeesäure, p-Cumarsäure und Ferulasäure. Neu identifizierte Phenole sind Amentoflavon, Baicalein, Chrysoeriol, Esculetin und Scopoletin.

Steroide machen etwa 26 % der Verbindungen aus und schließen Ergosterol, β-Sitosterol und diverse Ergosta-Derivate ein.

Triterpenoide, etwa 16 %, umfassen Betulin, Betulinsäure, Polyporensäure, Dehydroeburicosäure, Pinicolsäure E, Ganoderensäure D und Paulownin.
Mineralstoffe wie Kalzium und Magnesium sowie Eisen, Kupfer, Zink, Mangan und Chrom.
Weitere Inhaltsstoffe sind Polyamine wie Putrescin, Spermidin und Spermin, Aldehyde und Ketone wie Fomentariol, sowie flüchtige organische Verbindungen.

VERWECHSLUNGSGEFAHR

Es gibt natürlich auch für den Zunderschwamm (*Fomes fomentarius*) die echten oder vermeintlich ähnlichen Baumpilze. Der Gemeine Feuerschwamm (*Phellinus igniarius*) und auch der Graue Feuerschwamm (*Phellinus trivialis*) können in einigen Phasen ihres Wachstums, insbesondere wenn sie älter sind, an den Zunderschwamm erinnern. Der Gemeine hat sogar den Beinamen Falscher Zunderschwamm.
Das Beste ist, auf den Baum zu achten, das hilft zur Abgrenzung bei den meisten Exemplaren. Als zweites den Hut genau anschauen. Die Feuerschwämme haben oft rissige Strukturen im Hut.

Dann käme noch der Lärchenschwamm (*Laricifomes officinalis*) in Betracht. Da wird es leicht. Denn der wächst auf der Lärche. *Fomes fomentarius* jedoch nicht. Beim Rotrandigen Baumschwamm (*Fomitopsis pinicola*) gibt es auch ein einfaches Kriterium: „Druck auf die Poren". Der Zunderschwamm dunkelt nach, der Rotrandige nicht.

EINSATZBEREICHE IN DER HAUSAPOTHEKE

Abschürfungen, Abszesse, antibiotisch (Bakterieninfekt), antiviral (Virusinfekt), Arthritis, Blasenentzündung, Blasenkrebs, blutende Wunde, Bronchitis, Brustkrebs, Candida albicans, Cholesterin/Fettstoffwechsel, chronische Niereninsuffizienz, Colitis ulcerosa, Darmentzündung, Darmflora gestört, endokrine Störung, Enterococcus faecalis, entzündliche Erkrankungen, Erkältung, Escherichia coli, Fettleber (nicht-alkoholisch, NAFLD), Furunkel, Gebärmutterhals-Erkrankungen, Gelenkentzündungen, Gelenkschmerz, Genitalbereich, gynäkologische Probleme, Halsentzündung, Hämorrhoiden, Hautbild gestört, Helicobacter pylori, HIV/Aids, Husten, Immunsystem schwach, Infektionen, Influenza, Insulinresistenz, Klebsiella pneumoniae, Krankenhauskeim-Infektionen, Krebs allgemein, Lebererkrankungen, Lippenherpes (HHV-1), Lungenkrebs, Magen-Darm-Erkrankungen, Migräne, Morbus Crohn, Mukusretention (zäher Schleim), Nerven unruhig, Nervenentzündung, Prellung, Verstauchung, Prostatakrebs, Rheuma, Salmonella, Sarkom, Schmerzen, Schnupfen, Speiseröhrenkrebs, Staphylococcus aureus, Stoffwechselerkrankungen, stressbedingte Störungen, Tuberkulose, Typ-2-Diabetes, Uterusmyome, Verbrennungen, Verstopfung, Vogelgrippe, Wunde

Kernthema der Signatur des Zunderschwamms

LOSLASSEN HEILT DIE WUNDEN, STILLT DAS BLUT UND BESEITIGT DEN SCHMERZ – NICHT NUR KÖRPERLICH. SCHMEICHLER FÜR SEELE, GEIST UND HAUT

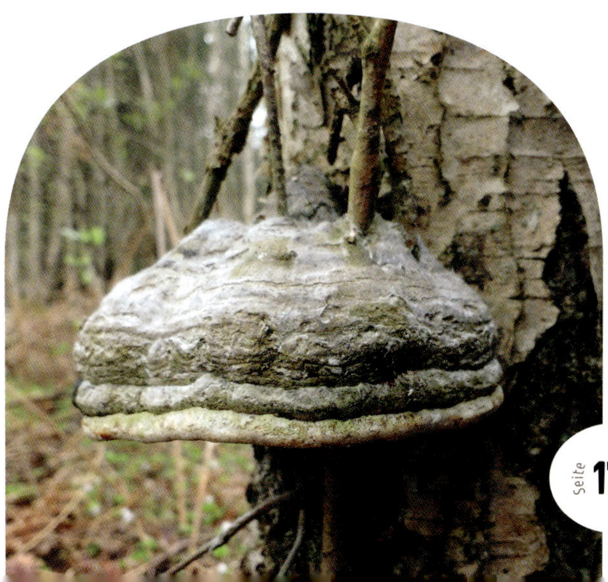

SUCHE DEN WIRT UND FINDE DEN PILZ

Wir Menschen können uns entscheiden, ob wir zu Hause essen oder außerhalb im Restaurant oder in der Imbissbude nebenan. Ein Baumpilz geht nur einmal ins Restaurant, das gleichzeitig sogar sein Heim ist, und auch der Ort, an dem er sterben wird. Er wird den Baum nie verlassen, sein gesamtes Leben wird sich um den Baum drehen, und um seine eigene Fortpflanzung.

Wer Baumpilze sicher finden möchte, muss also wissen, welcher Baum oder welche Bäume ganz oben auf der Speisekarte des jeweiligen Pilzes stehen. Und dann geht es im nächsten Schritt darum, die Standorte der Bäume zu finden.

Sicher kannst du auch durch Zufallsfunde reichlich Baumschwämme ernten, wenn du einfach in den Wald oder in die Au gehst. Erfolgversprechender ist die Erkundung von Gebieten mit dem passenden Baumbestand. Für nahezu alle Regionen im deutschsprachigen Raum gibt es im Internet Daten- und Kartenmaterial über den vorwiegenden Baumbestand, die sich dafür sehr gut nutzen lassen (siehe Adressen im Anhang).

Birken beispielsweise werden gern als Randbewaldung zum Windschutz entweder angepflanzt oder auch einfach nur geduldet. Pilze an Obstbaumbeständen lassen sich bestens in den alten Obstbaumgärten oder an den früher an Wegrändern gepflanzten Obstbaumbeständen finden.

Weniger vielversprechend sind jedoch Standorte, die durch eine intensive Nutzung auffallen. Wälder, die als Wirtschaftsgut verwendet werden, haben meist einen geringen Baumpilzbestand, da befallene Bäume auch zum Schutz der anderen Bäume umgehend herausgeschnitten werden. Was wäre aber die Regel ohne die Ausnahme: Der Fenchelporling liebt Baumstümpfe der Nadelbäume, am liebsten mag er Fichten. Die schmecken ihm besonders gut.

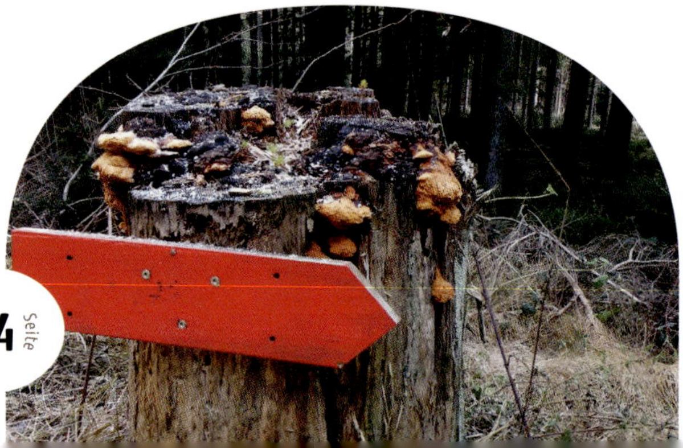

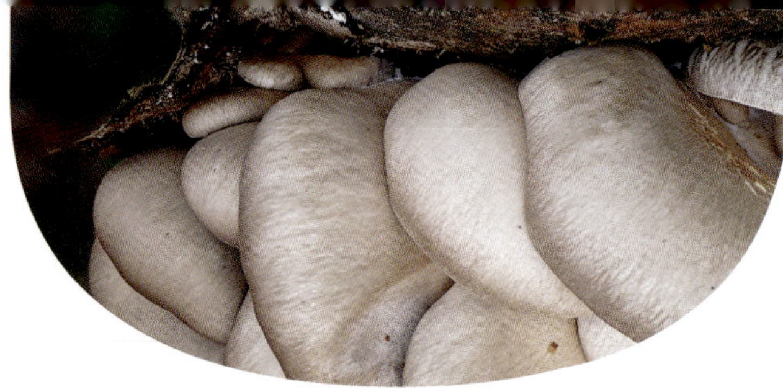

BAUMPILZE UND IHRE LIEBLINGSBÄUME

Zur besseren Übersicht haben wir unsere Baumpilze mit ihren Lieblingsbäumen in alphabetischer Reihenfolge zusammengestellt. Damit es lesbar bleibt, lassen wir diesmal die wissenschaftlichen Namen weg.

Der ***Austernseitling*** wächst bevorzugt auf Laubhölzern, insbesondere auf Hartholzbäumen wie Eichen, Buchen, aber auch auf Pappeln und anderen Laubhölzern. Wenn du ihn wild sammeln möchtest, dann musst du den Unterschied kennen zum ***Ohrförmigen Muschelseitling***. Bist du dir unsicher, dann verwende Zuchtpilze. Das ist keine Frage der Ehre, sondern der Sicherheit.

Birkenporlinge leben auf und in der Birke, sehr, sehr selten auf Buche oder Erle. Wir haben dort noch nie einen gesehen. Kann wegen seiner „weichen Haptik", die ähnlich ist wie ein festes Gel-Pad, kaum verwechselt werden. Nur der Eichenzungenporling sieht ihm zum Verwechseln ähnlich, ist aber fester und wächst (fast) nur auf der Eiche.

Auch der ***Chaga*** bzw. ***Schiefe Schillerporling*** wächst hauptsächlich auf Birken. Suche nach alten Birken, möglichst an kühlen Standorten. Er hat ein ähnliches Erscheinungsbild wie Baumkrebs.

Der mit dem Reishi verwandte ***Dunkle Lackporling*** wächst bevorzugt an Weißtannen, wird aber immer wieder auch an anderen Nadelhölzern gefunden. Am erfolgreichsten ist die Suche in schwer zu bewirtschaftenden und gemischten Nadelbaumbeständen.

Einen ***Eichenfeuerschwamm*** wirst du nur dann finden, wenn du alte Eichen findest. Davon wachsen noch immer einige in Mitteleuropa. Falls du nicht die Verbreitung der Eichen in deiner Region kennst, verwende die Online-Baumkarten (siehe Anhang).

Solltest du das Glück haben, einen ***Eichhasen*** zu finden, wird das sicher an einer Eiche sein. Wir haben zu deinem potenziellen Fund eine große Bitte an dich: Ernte ihn nie komplett ab, lass ihm auch Fruchtkörper für die Fortpflanzung. Ernte nie das Sklerotium, das würde ihm sonst schweren Schaden zufügen.

Bevorzugte Speise des **Fenchelporlings** ist die Fichte, insbesondere die Baumstümpfe. Selten auf anderem Nadelholz. Gerne auch in intensiv bewirtschafteten Wäldern lebend. Durch den charakteristischen Fenchelgeruch und die „gummiartige Haptik" kaum zu verwechseln. Zur Sicherheit die Unterschiede zum **Zimtfarbenen Weichporling** einüben, denn das ist die einzige giftige Verwechslungsgefahr.

Der **Flache Lackporling** ist der haltlose „Ich esse alles aus Laubholz-Baumpilz"; auf Laubholz hat er seinen Fokus, er nimmt aber auch Nadelholz. Im jungen Wachstumsstadium kann er am ehesten mit dem Wulstigen Lackporling verwechselt werden.

Wenn der wunderschöne Heilpilz **Glänzender Lackporling** gefunden wird, dann wächst er meistens an Eiche oder Buche. Kommt er an Nadelholz vor, ist es oft eine Verwechslung mit dem Dunklen Lackporling.

Der **Gemeine Feuerschwamm** (alte Nomenklatur) liebt Erlen, Pappeln und Stieleichen. Die Vorkommen an Weiden sind der Gemeine Feuerschwamm als *P. igniarius sensu stricto*, nach neuer Nomenklatur also der Richtige, Echte, Einzige. Wir werden bis auf Weiteres beide Varianten weitersammeln und verarbeiten.

Buche und Eiche sind die bevorzugten Lieblingswohnorte vom **Harzigen Lackporling**. Am ehesten zu verwechseln ist dieser Porling mit dem Kupferroten Lackporling.

Das **Judasohr** liebt Holunder und hat daher auch den weiteren bekannten Namen Holunder- oder Hollerpilz. Manchmal ist er aber auch auf Birken oder anderem Laubholz zu finden.

Der **Klapperschwamm** ist vielen eher als Maitake bekannt, er wächst bevorzugt auf Eichen und Kastanien. Wer das Glück haben sollte, diesen Pilz in der Natur zu finden: Bitte einige Fruchtkörper stehen lassen. Dann kann er sich fortpflanzen.

Auch der **Kupferrote Lackporling** bevorzugt Buche und Eiche. Am ehesten zu verwechseln ist dieser Porling mit dem Harzigen Lackporling.

Der **Lärchenschwamm** hat nur einen Baum, den er befällt: die Lärche. Da auch die Lärche immer weniger zu finden ist, geht der Bestand an diesem Heilpilz zurück.

Der **Reishi** oder mit deutschem Namen der **Glänzende Lackporling** bevorzugt Laubhölzer wie Eichen und Buchen. Er kommt häufiger vor als gedacht, braucht aber extensiv bewirtschaftete Wälder.

Der unersättliche unter den Baumpilzen ist der **Rotrandige Baumschwamm**. Er bevorzugt Nadelbäume, ist aber auch oft auf Laubbäumen zu finden. Hauptsache Holz ist seine Devise. Bei ausgewachsenen bzw. großen Fichtenporlingen ist der rote Rand charakteristisch.

Die schöne und in vielen unterschiedlichen Farbschattierungen zu findende **Schmetterlingstramete** wächst gern an abgestorbenem Laubholz, bevorzugt an Buche, Eiche, Birke und Pappel.

Der noch jung geerntete und dann sehr schmackhafte **Schwefelporling** ist nicht besonders wählerisch, er benötigt Laubholz, kann aber auch laut neuester genetischer Bestimmungen auf Nadelholz angetroffen werden. Zur Neuordnung dieser Art siehe Pilz-Porträt des Schwefelporlings.

Die **Striegelige Tramete** wächst bevorzugt auf Buchen, findet sich aber sicher auch an anderen Laubhölzern. Es gibt ähnliche Pilze, mit denen sie verwechselt werden könnte. Die charakteristische Doppelschicht macht sie aber zu einem Unikat.

Im jungen Wachstumsstadium kann der **Wulstige Lackporling**, der am liebsten an irgendeinem Laubbaum wächst, am ehesten mit dem Flachen Lackporling verwechselt werden. Ein wesentliches Unterscheidungsmerkmal ist die „runde Kante" des Wulstigen Lackporlings.

Ein **Zottiger Schillerporling** sieht von außen betrachtet aus wie ein fester Baumpilz, ist aber doch eher weich wie ein Badeschwamm. Bevorzugte Standorte sind alte Obstbäume.

Zuerst Rotbuche, wenn die nicht da ist, dann Birke; das ist die Wunschliste des **Zunderschwamms**. Er ist am ehesten mit einigen Feuerschwämmen oder dem Rotrandigen zu verwechseln. Aber es gibt gute Unterscheidungsmerkmale (siehe Pilz-Porträt).

QUICKFINDER PILZ & BAUM

QUICKFINDER PILZ & BAUM	Birke	Buche	Eiche	Erle	Holler	Kastanie	Lärche	Obstbaum	Pappel	Stieleiche	Weide	allgemein Laubholz	Fichte	Kiefer	Weißtanne	allgemein Nadelholz
Austernseitling	○	●	●	○	○	○	○	○	●	○	○	○	○	○	○	○
Birkenporling	●	○	○	○	○	○	○	○	○	○	○	○	○	○	○	○
Chaga / Schiefer Schillerporling	●	○	○	○	○	○	○	○	○	○	○	○	○	○	○	○
Dunkler Lackporling	○	○	○	○	○	○	○	○	○	○	○	○	○	○	●	○
Eichenfeuerschwamm	○	○	●	○	○	○	○	○	○	○	○	○	○	○	○	○
Eichhase	○	○	●	○	○	○	○	○	○	○	○	○	○	○	○	○
Fenchelporling	○	○	○	○	○	○	○	○	○	○	○	○	●	○	○	○
Flacher Lackporling	○	○	○	○	○	○	○	○	○	○	○	●	○	○	○	○
Gemeiner Feuerschwamm (bisher)	○	○	○	●	○	○	○	○	●	●	○	○	○	○	○	○
Gem. Feuerschwamm (sensu stricto)	○	○	○	○	○	○	○	○	○	○	●	○	○	○	○	○
Harziger Lackporling	○	●	●	○	○	○	○	○	○	○	○	○	○	○	○	○
Judasohr	○	○	○	○	●	○	○	○	○	○	○	○	○	○	○	○
Klapperschwamm	○	○	●	○	○	●	○	○	○	○	○	○	○	○	○	○
Kupferroter Lackporling	○	●	●	○	○	○	○	○	○	○	○	○	○	○	○	○
Lärchenschwamm	○	○	○	○	○	○	●	○	○	○	○	○	○	○	○	○
Reishi / Glänzender Lackporling	○	●	●	○	○	○	○	○	○	○	○	○	○	○	○	○
Rotrandiger Baumschwamm	○	○	○	○	○	○	○	○	○	○	○	○	●	●	○	●
Schmetterlingstramete	●	●	●	○	○	○	○	○	●	○	○	○	○	○	○	○
Schwefelporling	○	○	○	○	○	○	○	○	○	○	○	●	○	○	○	●
Striegelige Tramete	○	●	○	○	○	○	○	○	○	○	○	○	○	○	○	○
Wulstiger Lackporling	○	○	○	○	○	○	○	○	○	○	○	●	○	○	○	○
Zottiger Schillerporling	○	○	○	○	○	○	○	●	○	○	○	○	○	○	○	○
Zunderschwamm	●	●	○	○	○	○	○	○	○	○	○	○	○	○	○	○

BAUM UND PILZ – BIS DASS DER TOD SIE SCHEIDET

Für einen noch schnelleren Überblick sind die in den Pilz-Porträts und zusätzlich oben kurz vorgestellten Baumpilze in einer Quickfinder-Tabelle auf der linken Seite vereinigt.

Wir haben dort zwei Hauptgruppen, Laubholz und Nadelholz, und in jeder dieser Gruppen die Unterscheidungen nach bevorzugten Baumarten. Erkennbar ist, dass zum Beispiel die Buche, die Birke und die Eiche sehr beliebte Standorte für verschiedene Baumpilze sind.

Der Flache Lackporling wiederum darf auf (fast) allen Laubhölzern und sogar Nadelholz erwartet werden, denn er ist der genügsame unter den Lackporlingen.

Diese Bäume und die sie besiedelnden Pilze werden so lange miteinander verbunden sein, bis zuerst der Baum stirbt. Der Pilz wird noch so lange weiterleben, wie das Holz Nährstoffe für ihn bereithält. Dann wird auch der Pilz sterben. Bis dahin wird er Milliarden an Sporen verteilt haben. Eine davon wird sicher irgendwo auf einem anderen Baum gelandet sein, der schon geschwächt war, und den Zyklus von Neuem beginnen.

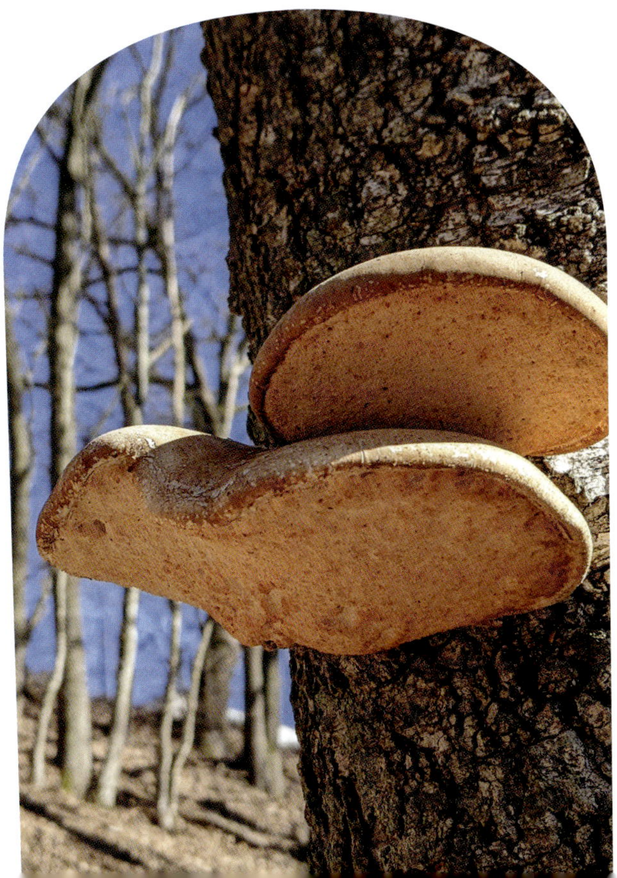

BAUMPILZE LEBEN LEICHTER

Die meisten Menschen denken beim Wort „Pilz" an einen eher dicklichen Stiel mit einem abgerundeten Hut am oberen Ende, optisch einem Regenschirm ähnlich. Wer Affinität zu Mystik und Märchen hat, denkt dabei an den Fliegenpilz (*Amanita muscaria*), alle anderen stellen sich einen cremefarbenen bis mittelbraunen Fruchtkörper vor.

Dabei ist der für uns sichtbare Pilz nur ein kleiner Teil des eigentlichen Organismus. Denn das Leben findet im Verborgenen statt, der für uns sichtbare Teil des Fruchtkörpers dient lediglich der Fortpflanzung. Er sprießt zur Zeit optimaler Bedingungen schnell aus dem Boden oder aus dem Baum hervor, um dann möglichst bald seine Sporen zu verteilen. Ist diese Aufgabe erfüllt, zerfällt der Fruchtkörper. Je nach Pilzart kann das Jahre dauern, bei manchen auch nur wenige Stunden. Für den Pilz hat der Fruchtkörper nach dem Aussporen seine Aufgabe erfüllt und wird nicht mehr gebraucht.

LEICHT ZU FINDEN

Doch das Leben des Pilzes in den Tiefen des Baums geht weiter. Der Baum wird weiter zersetzt und aufgelöst, bis zur nächsten Saison mit den nächsten Fruchtkörpern und mit frischen Sporen. Dieser stetige Zyklus bleibt so lange aufrecht, bis der Baum zersetzt ist.

Pilze an Bäumen – insbesondere die Baumpilze im Buch – haben für Sammler von medizinisch wirksamen Pilzen große Vorteile, denn sie

» sind bis auf wenige Ausnahmen relativ leicht zu finden,
» können einfacher bestimmt und untereinander abgegrenzt werden,
» haben wenige giftigen Doppelgänger, die sich zudem gut erkennen lassen,
» viele von ihnen sind keine Speisepilze, was geringere Sammler-Konkurrenz bedeutet,
» liefern oft große Mengen an „Rohstoffen",
» sind lange am selben Standort zu finden.

SCHWERMETALLE KEIN PROBLEM

Noch viel wichtiger als diese nützlichen Aspekte ist jedoch die Tatsache, dass Pilze an Bäumen weit weniger Schadstoffe wie Schwermetalle akkumulieren als ihre Verwandten am und im Boden. Baumpilze leben also leichter als ihre Verwandten auf dem Boden.

Für die geringere Belastung der Baumpilze gibt es ganz plausible Gründe. Schädliche Stoffe wie Blei oder Aluminium kommen in geringen Spuren auch als ganz normale Bestandteile des Bodens vor, jedoch in Konzentrationen, die nicht weiter von Bedeutung sind.

Schädliche Konzentrationen kommen im Wesentlichen nur in Regionen vor, in denen relevante Luftemissionen aus Haushalt, Industrie und Verkehr niederschlagen. Diese gelangen dann in den Boden und damit in den Stoffwechselkreislauf, teilweise werden sie auch über den aufliegenden Mikrostaub direkt von Pflanzen und Pilzen aufgenommen.

HOLZPELLETS GEBEN AUSKUNFT

Die Auswirkungen derartiger Verunreinigungen auf das Holz der Bäume können mittlerweile anhand der Qualität von Holzpellets recht gut nachvollzogen werden. Zum Zeitpunkt der Entstehung dieses Buches waren auffällige Schwermetallkonzentrationen in diesem natürlichen Brennstoff nur dann nachweisbar, wenn die Pellets Abfallholz enthielten. Unbehandeltes Baumholz hat typischerweise sehr geringe Schwermetallbelastungen, die darauf wachsenden Pilze sind dadurch auch nicht oder nur gering belastet.

BAUMPILZE WENIGER BELASTET

Das bedeutet jetzt nicht, dass alle Standorte gleich gute Voraussetzungen haben. Grundsätzlich sollten alle Gebiete mit bekannten oder auffälligen Luftkontaminationen bei der Sammlung von Pilzen gemieden werden. Glücklicherweise konnte aber durch Studien nachgewiesen werden, dass Baumpilze sogar in Regionen mit auffälligen Schwermetallkonzentrationen weit weniger dieser Schadstoffe enthalten als Pilze (und Pflanzen), die auf dem Boden wachsen.

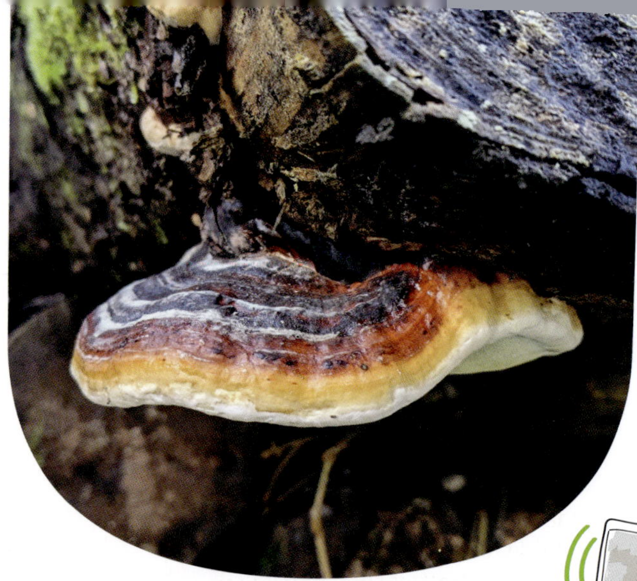

Für uns Fungitarier gibt es also mit Blick auf den Schadstoffgehalt von Pilzen eine ganz einfache Regel beim Sammeln:

NICHT IN UNMITTELBARER NÄHE VON STRASSEN UND INDUSTRIESTANDORTEN ERNTEN UND MÖGLICHST NATURNAHE GEBIETE AUSWÄHLEN.

EIN LEBEN IN DER SUPERLATIVE

Pilze sind Meister des Extremen. Sie sind extrem klein oder groß, lieben es sehr heiß oder sehr kalt, können in Salzwasser und destilliertem Wasser leben. Auch bei der Vielzahl der Sporen sind sie Weltmeister, beim Gewicht ebenso, auch ihre Resistenz gegen Strahlen, wobei einige Arten sogar Radioaktivität lieben. Egal welchen Kontinent wir untersuchen, welches Lebewesen wir näher unter die Lupe nehmen: Pilze sind präsent – überall. Sogar in uns leben einige. Und das ist sogar hilfreich für unsere Gesundheit.

Die ***Biomasse aller Pilze*** auf der Erde ist etwa sechsmal so schwer wie die Biomasse aller Tiere (einschließlich des Menschen). Die Masse wird in Gigatonnen Kohlenstoff (Gt C) angegeben, wobei Pilze etwa 12 Gt C und Tiere etwa 2 Gt C haben.

Pilze überleben in Gewässern von Geysiren und heißen Quellen und wachsen bei Temperaturen über 50 °C. In Yellowstone gedeiht *Curvularia protuberata* symbiotisch in Pflanzenwurzeln und toleriert Temperaturen bis 65 °C. In Lake Bogoria wurden sogar *Fusarium*-Arten aus Wasser bei 84 °C isoliert.

Jeder Kubikzentimeter Luft enthält durchschnittlich zwischen 1.000 und 10.000 Pilzsporen von mehreren hundert verschiedenen Pilzen.

Es gibt zwischen 2,2 bis 3,3 **Millionen Pilzarten**. Andere Schätzungen gehen sogar von bis zu 5 Millionen Pilzarten aus. Derzeit sind etwa 155.000 Pilzarten formell beschrieben, was bedeutet, dass mehr als 90 % der geschätzten Arten unbekannt bleiben.

Das **größte Lebewesen der Erde** ist ein Myzel vom Gemeinen Hallimasch (*Armillaria ostoyae*) im Malheur National Forest in den Blue Mountains, Oregon, USA. Es erstreckt sich über ca. 965 Hektar, ist 2.400–8.650 Jahre alt und hat eine geschätzte Biomasse von 600–35.000 Tonnen (je nach Methode; neuere Schätzungen tendieren zu den höheren Werten).

Ein **Kubikzentimeter Erdboden** kann bis zu einen Kilometer hauchdünne Pilzfäden enthalten.

In einigen der ältesten definitiven **Pilzfossilien**, etwa 440 Millionen Jahre alt, konnten pilzähnliche Sporen nachwiesen werden. Funde aus 2017 beschreiben, dass pilzähnliche Organismen schon vor ca. 2,4 Milliarden Jahren – etwa der Hälfte des Erdalters – existiert haben könnten; neuere Studien (aus 2019–2021) gehen jedoch von noch älteren Kandidaten aus.

Es gibt **Tausende marine Pilzarten**, die an extreme Bedingungen wie hohen Salzgehalt, Druck und niedrige Temperaturen angepasst sind, und sie wurden in allen Ozeanen nachgewiesen, von der Oberfläche bis in 4.000 Meter Tiefe.

Pilze besiedeln **jeden Kontinent und jede Klimazone**.

Im **Toten Meer** sind bisher 77 Pilzarten nachgewiesen worden. Sonst leben dort nur Bakterien, Archaeen, Algen und weitere Mikroorganismen.

Pilze leben auch **unter extremen Bedingungen** wie z. B. bei radioaktiver Strahlung (radiotrophe Pilze), oder in Kerosinleitungen von Flugzeugen, oder in den Farbbecken von Druckereien.

Einige radiotrophe Pilze leben auch in stark radioaktiven Zonen wie dem **Reaktor von Tschernobyl**. Sie nutzen Melanin-Pigmente, um die Strahlung in chemische Energie umzuwandeln, ähnlich der Photosynthese bei Pflanzen. Dies ermöglicht ihnen ein verbessertes Wachstum.

Landpilze können auch Meerestiefen besiedeln. In Korallenriffen wurden in Tiefen von etwa 65 bis 86 Metern (innerhalb der mesophotischen Zone von 30 bis 150 Metern) auch Land-Pilze gefunden; etwa 27 % der dort siedelnden Pilze überlappen mit den an Land lebenden Pilzen.

Nachweislich 80–95 % aller **Landpflanzen leben in Symbiose mit Pilzen**. Diese Symbiose existiert, seitdem die Pflanzen an Land gekommen sind, also seit mehr als 450 bis 500 Millionen Jahren.

Die **Symbiose mit Pilzen gilt auch für Tiere – und Menschen**: Wirbeltiere profitieren erheblich von einer gesunden Darmkultur, mit darin enthaltenen typischen Darmpilzen, für ihre Immun- und Darmgesundheit.

Pilze sind **Bestandteil zahlreicher menschlicher Kulturen**, sei es als Nahrung oder als Medizin. In der altägyptischen Kultur sind Pilze in Hieroglyphen und Tempelreliefs dargestellt, z. B. als Symbol für Unsterblichkeit.

Der **Kaiserling** (*Amanita caesarea*), ein seltener und besonders begehrter Speisepilz, soll seinen Namen angeblich daher haben, dass er im alten Rom ein **Favorit der Kaiser** und der römischen Elite war. Fundorte dieser Pilze nördlich der Alpen liegen oft an den Routen der alten Römer. Vermutlich wurde dieser Pilz als einer der Lieblingsspeisepilze der römischen Heerführer, durch römische Truppen nach Deutschland und Österreich eingeschleppt.

Die Astronauten auf der **internationalen Raumstation** (ISS) haben immer wieder mit hartnäckigem Pilzbefall zu kämpfen, der die Technik gefährdet. Diese Pilze sind hartnäckig, da sie extremen Bedingungen wie hoher Strahlung, Trockenheit und Vakuum widerstehen können, und überleben sogar Dosen von bis zu 200 Mal höherer Strahlung, als für Menschen tödlich wäre.

Die Astronauten müssen wöchentlich die Wände und Oberflächen reinigen, um das Wachstum zu kontrollieren und eine Ausbreitung zu verhindern, die zu Biofilmen führen könnte.

Ohne Pilze hätten wir **weder Bier, Brot noch Wein**.

Die **Kartoffel-Seuche**, die im Sommer 1845 in Europa begann und sich rasch auf Irland ausbreitete und bis etwa 1849 in Europa und Irland anhielt, wurde durch einen aus Zentralamerika (Mexiko) eingeschleppten Pilz verursacht, den *Phytophthora infestans*. In Irland verhungerten deshalb schätzungsweise eine Million Menschen, weitere eine bis zwei Millionen traten die Flucht in die Neue Welt an.

Die **ältesten**, wissenschaftlich nachgewiesenen, **keimfähigen Pilzsporen** sind etwa drei Millionen Jahre alt und stammen aus sibirischem Permafrost. Sie überdauerten Kälte und Wassermangel.
Auch für **Haareis** ist ein Pilz verantwortlich: Haareis entsteht nur durch das Zusammenwirken von Temperatur und Feuchtigkeit sowie dem Pilz *Exidiopsis effusa*.

Ein **Geheimnis für den Klang einer typischen Stradivari-Geige** ist neben dem handwerklichen Geschick das verwendete Holz. Wird das Holz einer Norwegischen Fichte, das häufig für die Deckfläche einer Geige verwendet wird, mit dem Pilz *Physisporinus vitreus* infiziert, kann nach bis zu 20 Wochen Inkubationszeit eine Holzqualität erzeugt werden, aus denen dann Geigen mit dem typischen Stradivari-Klang hergestellt werden können.

Die Produktion der Sporen ist enorm. Der Riesenbovist (*Calvatia gigantea*) gilt mit seinen bis zu sieben Billionen Sporen als das **fruchtbarste Lebewesen der Erde**.

Über 110 Pilzarten sind biolumineszent und können **im Dunkeln leuchten**, bei manchen nur das unterirdische Myzelium. Das Leuchten macht sie zu natürlichen „Nachtlichtern".

Pilze haben typischerweise eine **Biomasse** von bis zu 1.000 g pro 300 l Boden (auf einem m²).

Damit sind sie die massenstärkste Art, gefolgt von
» Bakterien (500 g),
» Strahlenpilzen (500 g) und
» Regenwürmern (400 g) in Frischgewicht.

Auf einem Hektar (= 10.000 m²) befinden sich also in einer Tiefe von bis zu 30 cm ca. 10.000 kg Pilze.

Pilze wie *Ophiocordyceps unilateralis* **können Insekten kontrollieren**, indem sie Ameisen zu „Zombies" machen: Der Pilz übernimmt das Nervensystem, zwingt die Ameise, an einer optimalen Stelle zu sterben, und wächst dann aus dem Körper heraus, um Sporen zu verteilen.

Einige Pilze, wie *Pilobolus crystallinus*, weisen die **schnellste Beschleunigung in der Natur** auf: Sie katapultieren Sporen mit über 20.000 g (mehr als bei einem Raketenstart) bis zu 20 km/h, um aus Dung zu entkommen und auf frische Pflanzen zu gelangen.

Pilze kommunizieren über elektrische Signale: Arten wie *Schizophyllum commune* haben ein „Vokabular" von bis zu 50 Mustern, was auf eine fungus-eigene „Sprache" hindeutet.

Über 216 Pilzarten sind halluzinogen, darunter viele mit psychedelischen Verbindungen im Myzelium selbst, die seit prähistorischen Zeiten genutzt werden.

Pilze wie *Pestalotiopsis microspora* **können Plastik abbauen**, z. B. Polyurethan, und werden für Bioremediation eingesetzt; Myzelien dienen auch zur Herstellung nachhaltiger Materialien wie Leder-Alternativen oder Möbel.

Der **größte bekannte Fruchtkörper** gehört zu *Macrocybe titans*, der bis zu drei Meter breit werden kann und in tropischen Regionen vorkommt.

SPEZIALISIERTE ALLESFRESSER

Pilze haben verschiedene Wege gefunden, sich zu ernähren. Einige von ihnen sind so trickreich, dass sie ihre Speisekarte um Insekten bereichert haben. Andere benötigen schon vorverdautes organisches Pflanzenmaterial, können dabei aber durchaus wählerisch sein, denn nicht alles Vorverdaute ist für alle Pilze gleich gut verwertbar.

Schaut man sich die Ernährungsstrategien der Pilze an, sind sechs verschiedene Ernährungsformen erkennbar, die allerdings von einigen Pilzen auch in Kombinationen angewendet werden können. Denn manche Pilze sind auch dabei sehr vielseitig und können mehrere dieser Strategien gleichzeitig oder auch nacheinander anwenden.

EXKURS

ERNÄHRUNG ALS ASPEKT DER SIGNATURENLEHRE

Die Signaturenlehre beeinflusste weltweit die traditionelle Heilkunde und wird bis heute in naturheilkundlichen Heilmethoden angewandt.
Diese Lehre wird an anderer Stelle detaillierter angesprochen. In der Herleitung der Signatur (= potenzielle Verwendung bei Krankheiten) werden alle Aspekte eines Pilzes oder einer Pflanze, wie Lebensdauer, Aussehen, Farben, Konsistenz, Haptik, Rhythmen und vieles mehr betrachtet.

Dazu gehört auch die Ernährungsweise. Pilze, die lebende Pflanzen zersetzen, oder Pilze, die Insekten einfangen und verdauen, haben bei dieser Betrachtung eine andere Zuordnung in der Signaturenlehre als Pilze, die nur abgestorbenes organisches Material zersetzen.

Für die Herleitung der Signaturen von Pilzen werden wir immer wieder auf wichtige Aspekte treffen, die Hinweise auf potenzielle Einsatzmöglichkeiten als Fungizeutikum liefern. Dort, wo es nicht zu sehr ablenkt, werden wir immer wieder auf ihre (Be)Deutung zurückkommen.

BEI LEBENDIGEM LEIB: DIE NEKROTROPHISCHEN PILZE

Nekrotrophen befallen geschwächte Bäume und besiedeln diese zuerst im Inneren des Holzes. Als Erstfäuleauslöser besiedeln sie nach und nach den gesamten Baum. Der Abbauvorgang und die Zersetzung sind ähnlich wie bei den Saprophyten.

Der Pilz kann so lange auf dem Baum leben, bis keine Nahrung mehr vorhanden ist. Der Baum stirbt und mit ihm stirbt dann auch der Pilz.

Die nekrotrophischen Pilze des Buches sind: Chaga / Schiefer Schillerporling, Dunkler Lackporling, Eichenfeuerschwamm, Eichhase, Flacher Lackporling, Gemeiner Feuerschwamm, Harziger Lackporling, Klapperschwamm, Kupferroter Lackporling, Lärchenschwamm, Reishi / Glänzender Lackporling, Rotrandiger Baumschwamm, Schmetterlingstramete, Schwefelporling, Wulstiger Lackporling, Zottiger Schillerporling, Zunderschwamm

RESTLOSE VERWERTUNG: DIE SAPROPHYTISCHEN PILZE

Die Saprophyten benötigen totes Baumholz.
Meist haben vorher schon andere Pilze eine Erstzersetzung geleistet. Die Saprophyten verrotten als Folgezersetzer das Holz weiter und verwerten die lebenswichtigen Abbauprodukte.

Die saprophytischen Pilze des Buches sind: Austernseitling, Judasohr, Klapperschwamm, Schwefelporling, Fenchelporling, Flacher Lackporling, Harziger Lackporling, Kupferroter Lackporling, Reishi / Glänzender Lackporling, Rotrandiger Baumschwamm, Schmetterlingstramete, Striegelige Tramete, Zunderschwamm

MITESSER: DIE PARASITÄREN PILZE

Parasitische Pilze wachsen auf lebenden Bäumen.
Im Gegensatz zu den Saprophyten führt das Schmarotzertum nicht zwingend zum Absterben des Baumes, er wird dadurch aber – teilweise erheblich – geschwächt.

Die parasitären Pilze des Buches sind: Austernseitling, Birkenporling, Chaga/Schiefer Schillerporling, Dunkler Lackporling, Eichenfeuerschwamm, Eichhase, Flacher Lackporling, Gemeiner Feuerschwamm, Harziger Lackporling, Klapperschwamm, Kupferroter Lackporling, Lärchenschwamm, Glänzender Lackporling, Rotrandiger Baumschwamm, Schwefelporling, Wulstiger Lackporling, Zottiger Schillerporling, Zunderschwamm

ES GEHT AUCH ANIMALISCH: DIE PRÄDATORENPILZE

Nicht nur die Venusfliegenfalle kann Insekten anlocken, einfangen und zersetzen. Auch Pilze können Predatoren sein. Sie fangen z. B. kleine Käfer und Nematoden mit Giftgasen oder anderen betäubenden Stoffen und zersetzen diese dann. In der Literatur heißen diese Pilze manchmal auch karnivore Pilze.

Die Prädatorenpilze des Buches sind: Austernseitling (kein weiterer Pilz)

TAUSCHGESCHÄFTE: DIE MYKORRHIZA-PILZE

Unter Mykorrhiza versteht man den Austausch von Nährstoffen zwischen Pflanze und Pilz. Bäume liefern an die Pilze u. a. Zucker und CO_2, Pilze geben die von ihnen ausgelösten Spurenelemente an die Bäume ab. Pilze helfen den Bäumen sogar bei der Wasserregulierung, denn die Pilze erreichen durch das weit und tief wachsende Myzel auch Feuchtigkeitsspeicher, die von Pflanzen mit den eigenen Wurzeln nicht erreicht werden können.

Die Mykorrhiza-Pilze des Buches sind: Eichhase, Klapperschwamm

GRENZWERTIG: RADIOTROPHE PILZE

Während Pflanzen durch Photosynthese Sonnenlicht in chemische Energie umwandeln, können einige Pilze ionisierende Strahlung – also Radioaktivität – als Energiequelle nutzen. Dieser Prozess heißt Radiosynthese. Das Melanin in den Zellwänden absorbiert die Strahlung und wandelt sie in nutzbare chemische Energie um, was zu einem beschleunigten Wachstum führt, das bis zu doppelt so schnell sein kann.

Die radiotrophen Pilze des Buches sind: keiner

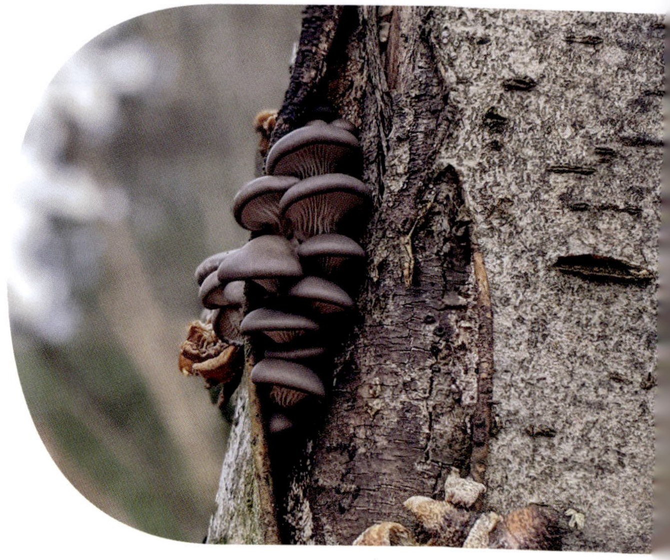

DIE INDIVIDUELLEN SPEISEKARTEN

Der Austernseitling (*Pleurotus ostreatus*) ist demnach ein Pilz, der parasitäre Ernährungsformen nutzt, um lebende Bäume zu schwächen, und sich dann vom Totholz der abgestorbenen Bäume ernährt. Zwischendurch gönnt er sich als Prädator auch gern ein paar Nematoden.

Der Flache Lackporling (*Ganoderma applanatum*) ist hingegen ein Weißfäuleauslöser und damit ein nekrotropher Pilz, der sich gern auch vom Totholz der abgestorbenen Bäume ernährt. Außerdem hat er auch parasitäre Ernährungsformen.

Die Pilze Eichhase (*Polyporus umbellatus*) und Klapperschwamm (*Grifola frondosa*) befallen beide lebende Bäume, um sie zu zersetzen, sind beide Mykorrhiza-Pilze und haben beide auch parasitäre Lebensstrategien. Aber nur der Klapperschwamm lebt auch gern auf Totholz.

Aber was genau ist eigentlich eine Mykorrhiza-Beziehung? Und wer kennt die Trichoderma?

Bevor wir diese beiden wichtigen Fragen in den Fokus stellen, gibt es ein weiteres Thema, die radiotrophen Pilze und ihr Umgang mit Strahlung. Die haben nämlich nicht nur Strahlung auf der Speisekarte, sie können noch andere spannende Dinge.

WAS RADIOTROPHE PILZE MIT PRANA UND STROMERZEUGUNG ZU TUN HABEN

Pilze haben im Laufe der Evolution Strategien entwickelt, um Energie aus ihrer Umgebung zu gewinnen – nicht nur aus Nährstoffen, sondern auch aus Licht und sogar aus ionisierender Strahlung. Diese Fähigkeit macht sie zu Überlebenskünstlern in den unterschiedlichsten Lebensräumen, von schattigen Wäldern bis hin zu extremen Orten wie Geysiren oder verstrahlten Landstrichen.

Die Pilze, die in einem dichten Wald leben, wo das Sonnenlicht nur gedämpft durchscheint, entwickeln dabei andere Strategien als die Pilze, die typischerweise im Sonnenlicht leben. Im Schatten dominieren blaue und ultraviolette Wellenlängen, die für viele Organismen keine geeignete Energiequelle sind. Pilze haben darauf reagiert, indem sie Pigmente wie Melanin produzieren.

Radioaktive Strahlung und Licht als Nahrung

Diese Pigmente absorbieren nicht nur schädliche Strahlung, sondern wandeln sie teilweise in nutzbare Energie um. Experimente zeigen, dass insbesondere melaninreiche Pilze wie Zunderschwamm oder Shiitake unter Einfluss von Gammastrahlung oder UV-Licht ihr Wachstum beschleunigen können. Der Pilz nutzt dabei die Energie der Strahlung für seine eigenen Prozesse, ähnlich wie Pflanzen Licht in Zucker umwandeln.

Wächst der Pilz typischerweise an einer sonnigen oder lichtdurchfluteten Stelle, enthält er andere Pigmente, die rote, gelbe oder grüne Wellenlängen bevorzugen.

Anzapfen aller Energiequellen

Diese Anpassung ist kein Zufall: Sie spiegelt die verfügbaren Energien wider, die in der jeweiligen typischen Umgebung am häufigsten vorkommen. So optimiert der Pilz seine Ressourcen und gewinnt gleichzeitig einen Vorteil.

In verstrahlten Gebieten, wie nach Reaktorunfällen, gedeihen bestimmte Pilzarten sogar besser als ihre Konkurrenz, weil sie Strahlung nicht nur ertragen, sondern nahezu ohne Konkurrenz als zusätzliche Energiequelle erschließen.

Es gibt einen Merksatz für uns, der sich naturwissenschaftlich weitestgehend bestätigen lässt, aber in Naturheilkunde und Alchemie seinen Ursprung hat:

Merksatz

DIE NATUR VERSCHWENDET KEINE ENERGIE. ES GIBT IMMER KREATIVE LEBEWESEN, DIE DIE VORHANDENE ENERGIE NUTZEN.

Der Nutzen für den Pilz ist klar: In einer Welt, in der auch in der Natur um die vorhandenen Energiequellen Konkurrenzkämpfe zur Tagesordnung gehören, ermöglichen kreative Mechanismen ein gesichertes Wachstum und auch eine gesicherte Fortpflanzung.

Spezialisierung heißt Überleben

Die Natur sucht dabei nicht nach Auslese im negativen Sinn – sie strebt vielmehr nach ständiger Verbesserung und Optimierung. Jeder Pilz, der eine neue Energiequelle mit kreativen Strategien erschließt, verbessert seine Chancen und die der ganzen Art. Ob aus dem schwachen Blau des Schattens oder der harten Strahlung radioaktiver Zonen – Pilze demonstrieren, dass die Natur keine Energie verschwendet.

Die erfolgreichsten Arten sind jene, die die Energiequellen in der Natur am spezialisiertesten erschließen. Spezialisierung bedeutet weniger Konkurrenz. Diese Optimierung ist damit der Schlüssel zum gesicherten Fortbestehen.

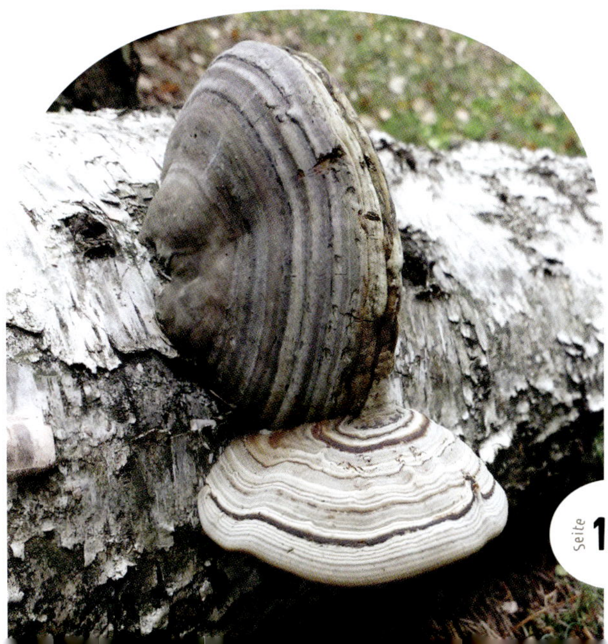

MIT PILZEN STROM ERZEUGEN: EIGENE FORSCHUNGEN

Diese Prinzipien der natürlichen Optimierung können in experimentellen Settings sichtbar gemacht werden. In einem eigenen Forschungsprojekt führten wir von 2013 bis 2015 eine Versuchsreihe durch, die eine eindeutige, reproduzierbare und messbare Reaktion auf Licht bei Pilzen hervorgerufen hat. Wir testeten in vielen Versuchen verschiedene Pilzextrakte in modifizierten Farbstoffsolarzellen.

Das Ergebnis war sensationell: Wir konnten zeigen, dass Pilzextrakte in modifizierten Solarzellen aus künstlichen Lichtquellen und aus Sonnenlicht relevante Mengen an Energie (als Strom gemessen in Volt und Watt) erzeugen können. Ob dies Teil der Radiosynthese ist oder Teil eines anderen bisher unbekannten Mechanismus, ist nicht bekannt. Für die Radiosynthese und auch für die Photosynthese gilt heute, dass dieser Vorgang keine rein biochemische Reaktion ist, sondern auch biophysikalische Komponenten hat. Was sich dort genau abspielt, ist Teil der aktuellen Forschung.

Wissenschaft hinterfragen – „Do not follow the science"

Wissenschaft ist immer in Bewegung und – für neugierige Menschen glücklicherweise – nie ein statischer Prozess. Wissenschaftliche Erkenntnisse spiegeln den Stand des aktuellen Wissens wider, nicht mehr und nicht weniger. Aus diesem Verständnis heraus ist Wissenschaft nie ein „so ist es", sondern immer ein „das ist das, was derzeit bekannt ist".

Hinterfragen ist das Wesen der Wissenschaft, nur das bringt neue Erkenntnis. Ohne Hinterfragen bleibt alles beim Status Quo. Diese Menschen waren neugierig, sie haben mit ihrer Neugierde und ihrem Wunsch, nach der ersten Tür auch die nächste zu öffnen, unser Weltbild bereichert; aber sie mussten auch viele Widerstände gegen ihre Erkenntnisse erleben:

Galileo Galilei: Heliozentrisches Weltbild, Évariste Galois: Gruppentheorie, Hermann Grassmann: Vektoralgebra, Ignaz Semmelweis: Handhygiene, Gregor Mendel: Vererbungsgesetze, Ludwig Boltzmann: Statistische Mechanik, Svante Arrhenius: Treibhauseffekt, Albert Einstein: Relativitätstheorie, Alfred Wegener: Kontinentaldrift, Subrahmanyan Chandrasekhar: Schwarze Löcher, Ida Noddack: Kernspaltung, Lise Meitner: Kernspaltung, Hannes Alfvén: Magnetohydrodynamik, Barbara McClintock: Transposons, Lynn Margulis: Endosymbiose, J. Robin Warren: *Helicobacter pylori*, Barry J. Marshall: *Helicobacter pylori*.

Bleibe neugierig – Sapere aude

Diese Liste – sortiert nach der Historie der Entdeckungen – lässt sich beliebig um viele Namen und viele Erkenntnisse erweitern. Sie wird nie vollständig sein. Sie bedeutet aber auch, dass einiges, was wir heute als gesichert ansehen, morgen ganz anders sein wird.

Bei der Radiosynthese und auch bei der Photosynthese dürfen wir gespannt sein, wie sich die Erkenntnisse der Physik in den nächsten Jahren auf viele Bereiche der Disziplinen Biologie und Chemie auswirken werden.

Diese Erkenntnisse laden uns ein, Pilze mit neuen Augen zu betrachten. Sie sind nicht nur Zersetzer, sondern aktive Gestalter ihrer Welt, die uns lehren, wie Leben in scheinbar unwirtlichen Nischen gedeihen kann. Wir sind überzeugt, dass sie uns neue Technologien, wie strahlungsresistente Materialien, nachhaltige Energiequellen und natürliche Baumaterialien schenken werden.

Und für alle, die ganz besonders neugierig sind: Wer den Extrakt aus einem radiotrophen Pilz in einer Farbstoffsolarzelle einsetzt, wird feststellen, dass die Zelle bei radioaktiver Bestrahlung Strom erzeugt.

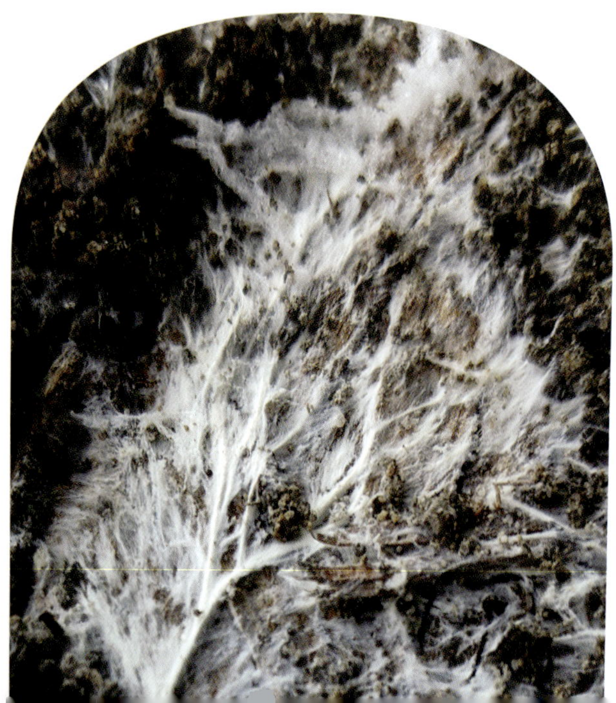

MYKORRHIZA – EINE SEHR INNIGE BEZIEHUNG

Die Bezeichnung Mykorrhiza haben sicher schon viele gehört. Es gibt zum Beispiel Berichte und Filme über das Wood Wide Web, das damit in Verbindung gebracht wird. Es gibt Studien, die dieses „Natur-WWW" als esoterische Überinterpretation ansehen, und Studien, die durchaus eine aktive Kommunikation zwischen Pflanzen und Pilzen bestätigen.

Aber was ist eigentlich eine Mykorrhiza-Beziehung genau?

In erster Linie ist Mykorrhiza eine vorteilhafte Wechselbeziehung zwischen Bodenpilzen und Pflanzen, genauer gesagt mit den Wurzeln der Pflanzen.

In dieser Partnerschaft unterstützt der Pilz die Pflanze dabei, Wasser und Nährstoffe effizienter aus dem Boden aufzunehmen, während die Pflanze im Gegenzug den Pilz mit Zucker und anderen Kohlenhydraten versorgt, die sie durch Photosynthese produziert. Dadurch wird nicht nur das Wachstum der Pflanze gefördert, sondern sie erhält auch besseren Schutz vor Krankheiten und eine gesteigerte Resistenz gegen Trockenheit.

MYKORRHIZA IST NICHT GLEICH MYKORRHIZA

Es existieren verschiedene Formen dieser Symbiose. Die Ektomykorrhiza umgibt die Wurzeln mit einem dichten Netzwerk aus Pilzhyphen, ohne in die Zellen einzudringen.

Die Endomykorrhiza dringt hingegen in die Kortexzellen der Wurzeln ein. Eine besonders weit verbreitete Variante ist die arbuskuläre Mykorrhiza (AM), die tief in die Wurzelzellen vordringt und bei etwa 80 % aller Landpflanzenarten auftritt. Die Ericoid-Mykorrhiza ist spezifisch auf Pflanzen der Familie Ericaceae beschränkt, wie etwa Rhododendren oder Heidelbeeren.

Diese Symbiosen zwischen Pflanzen und Pilzen reichen mehr als 400 Millionen Jahre zurück und tragen wesentlich zur Gesundheit der Pflanzen und der Pilze, zur Verbesserung der Bodenstruktur sowie zum Kreislauf von Nährstoffen bei.

ARBUSKULÄRE MYKORRHIZA

Arbuskuläre Mykorrhizen stellen eine besondere Form der Endomykorrhiza dar, bei der symbiotische Pilze tief in die Zellen der Pflanzenwurzeln eindringen und dort eine enge Partnerschaft eingehen. Charakteristisch für diese Art der Mykorrhiza sind die Bildung von Arbuskeln – fein verzweigten, baumähnlichen Strukturen – sowie häufig auch von Vesikeln in den Kortexzellen der Wurzeln. Diese Vesikel sind dickwandige, kugelförmige oder ovale Ausstülpungen der Pilzhyphen innerhalb der Wurzelrinde, die dem Pilz hauptsächlich als Speicherorgane dienen.

Diese Gebilde erleichtern einen effizienten Austausch von Nährstoffen zwischen Pilz und Pflanze, wobei der Pilz vor allem schwer zugängliche Mineralstoffe wie Phosphor liefert und im Gegenzug Kohlenhydrate von der Pflanze erhält.

DER UNTERSCHIED LIEGT IM DETAIL

Im Vergleich dazu bilden andere Endomykorrhizen, etwa die Orchid-Mykorrhizen oder Ericoid-Mykorrhizen, unterschiedliche intrazelluläre Strukturen. Bei Orchid-Mykorrhizen entstehen Pelotons, also dichte Knäuel aus gewickelten Hyphen, die speziell auf Orchideen abgestimmt sind.

Ericoid-Mykorrhizen hingegen zeichnen sich durch Hyphenknäuel aus, die für Pflanzen wie Heidekräuter oder Heidelbeeren geeignet sind und auf nährstoffarme, saure Böden spezialisiert sind.

Der entscheidende Unterschied zu den arbuskulären Mykorrhizen liegt somit nicht im Ort des Eindringens in die Wurzel, sondern in der Art und Form der intrazellulären Strukturen, die jeweils an die Bedürfnisse der Wirtspflanzen angepasst sind. Während arbuskuläre Mykorrhizen bei krautigen Pflanzen weit verbreitet vorkommen, sind die anderen Formen spezialisiert und auf ganz bestimmte Pflanzenfamilien beschränkt.

DIE ROLLE DER TRICHODERMA-PILZE

Die zur Gruppe der Schlauchpilze und Schimmelpilze gehörenden Trichoderma-Pilze übernehmen zwar keine direkte Funktion in der Mykorrhiza-Symbiose, sind aber sehr nützliche Partner, die die Wurzeln von Pflanzen gesund erhalten und dabei helfen, dass Mykorrhiza-Pilze sich besser einnisten können. Besonders bei arbuskulären Mykorrhizen (AM) sind sie indirekt an der Stärkung dieser Symbiose beteiligt.

Zunächst einmal bekämpfen Arten wie *Trichoderma harzianum* schädliche Krankheitserreger wie Fusarium-Arten, indem sie Antibiotika produzieren, Enzyme wie Chitinase einsetzen und um Nährstoffe konkurrieren. Damit schützen sie die Wurzelumgebung vor Eindringlingen und schaffen optimale Bedingungen für die Ansiedelung von AM-Pilzen.

Außerdem regen *Trichoderma* durch die Ausschüttung stimulierender Substanzen wie Indolessigsäure (IAA) das Wurzelwachstum der Pflanzen an. Dies vergrößert die verfügbare Oberfläche für die Mykorrhiza-Ansiedelung und verbessert insgesamt die Nährstoffaufnahme der Pflanzen – mehr Wurzeln, mehr Nährstoffe.

Zusätzlich ist die Verbesserung der Bodenqualität ein wichtiger Effekt, denn sie bauen organisches Material ab und setzen Nährstoffe frei, was dann sogar den AM-Pilzen zugutekommt. Insgesamt kann *Trichoderma* mit allen hier beschriebenen Mechanismen die Kolonisation der arbuskulären Mykorrhizen um bis zu 30 % steigern.

Bei Ektomykorrhiza (ECM) fallen die Effekte zwar weniger stark aus, doch *Trichoderma* unterstützt auch hier die Symbiose, indem es ebenso wie bei den anderen Mykorrhizen pathogene Eindringlinge abwehrt und den typischen Schutz aufbaut.

TRICHODERMA ALS ALTERNATIVE ZU MYKORRHIZA

Trichoderma-Pilze bieten eine wertvolle Alternative zu Mykorrhiza, insbesondere bei der Förderung des gesunden Wachstums von nicht-mykorrhizalen Pflanzen. Denn es gibt auch Pflanzen, die ohne eine Mykorrhiza-Symbiose leben, da sie keine symbiotische Beziehung zu Mykorrhiza-Pilzen aufbauen können.

Dazu gehören Gemüsearten wie z. B. Brokkoli, Spinat und Rote Bete bzw. Rote Rübe. Bei diesen Pflanzen unterstützen Trichoderma-Pilze das Wachstum durch effektive Kontrolle von Krankheitserregern, direkte Wachstumsförderung und Stärkung der Wurzelgesundheit tief im Boden.

Trichoderma bildet zwar keine Mykorrhiza-Symbiose, doch Pflanzen profitieren stark von diesen kleinen unterirdischen Pilzen – insbesondere jene, die keine Mykorrhiza-Symbiose eingehen können.

DAS WOOD WIDE WEB NETZWERKE DER KOMMUNIKATION

Wenn arbuskuläre Mykorrhiza-Pilze (AMF) mit ihren feinen Pilzfäden (Hyphen) ein weitverzweigtes Netzwerk bilden, das die Wurzeln unterschiedlicher Pflanzen miteinander verknüpft, dann spricht man vom „Wood Wide Web". Dieses natürliche organische Netzwerk fungiert als effiziente Kommunikationsplattform. Es ermöglicht nicht nur den Austausch von Ressourcen, sondern auch von Signalen zwischen den Pflanzen und Pilzen.

Austausch im Netzwerk

Ein zentraler Bestandteil dieser Netzwerke ist der Transfer von Nährstoffen und Ressourcen. Studien zeigen, dass Mykorrhiza-Netze Kohlenstoff, Stickstoff, Phosphor, Wasser und Mikronährstoffe zwischen Pflanzen übertragen können. Beispielsweise wandert Kohlenstoff aus einer Spenderpflanze über das Netzwerk innerhalb von ein bis zwei Tagen ins Myzel und erreicht die Sprosse einer Nachbarpflanze nach etwa drei Tagen. Unter Trockenstressbedingungen wird Wasser ähnlich rasch weitergeleitet, was die Überlebenschancen aller Pflanzen und Pilze im Wood Wide Web erhöht.

Mykorrhiza-Netze übermitteln sogar chemische Abwehrsignale, die Pflanzen helfen, schneller auf Bedrohungen durch Krankheitserreger zu reagieren. Stresssignale, die zum Beispiel durch Fraß ausgelöst werden, können sich in nur sechs Stunden ausbreiten und führen zu Anpassungen in den Nachbarpflanzen. Ergänzend gibt es biochemische Signale sowie elektrische Impulse, die die Kommunikation weiter unterstützen.

TRICHODERMA SIND AKTIVE NETZWERKER

Auch die *Trichoderma*-Arten übernehmen eine Schlüsselrolle in der Pflanzenkommunikation, indem sie die sogenannte „induzierte systemische Resistenz" (ISR) aktivieren. Diese ISR entsteht, wenn die nicht-pathogenen Trichoderma mit den Wurzeln einer Pflanze in Kontakt kommen. Dadurch wird die Abwehrkraft der gesamten Pflanze aktiviert und gestärkt – nicht nur an der Stelle des Kontakts, sondern systemisch, also im ganzen Organismus.

Mehr als zehn identifizierte Botenstoffe spielen dabei eine entscheidende Rolle, darunter Proteine und Enzyme, die die Abwehrmechanismen initiieren und verstärken. Zusätzlich beeinflusst *Trichoderma* die hormonellen Signale, indem es die Konzentrationen wichtiger Hormone steigert, die sowohl Abwehr als auch Wachstum fördern.

ZUM NETZWERK GEHÖREN AUCH EGOISTEN

Mykorrhiza-Beziehungen sind wie eine schöne Blumenwiese. Aus der Perspektive von Menschen betrachtet ist sie schön, harmonisch, ausgleichend und hellt unsere Stimmung auf. Wechseln wir die Perspektive und legen uns auf den Boden und drücken dann vorsichtig die Gräser, Blätter und Blumenstängel auseinander und schauen uns das Treiben aus der Nähe an, dann finden wir das, was Natur auch ausmacht. Fressen und Gefressenwerden.

Pflanzen und Pilze menscheln

Mit dem symbiotischen Netzwerk ist das nicht unbedingt anders, denn es treten durchaus parasitäre Akteure auf, bei denen entweder die Pflanze oder der Pilz einseitig profitiert, ohne eine angemessene Gegenleistung zu erbringen.

Orchideen beuten ihre Pilzpartner aus, was die Partnerschaft zu einem Schmarotzertum werden lässt. Oder auch die Pflanze Corsia, die vollständig von ihren Pilzpartnern abhängt, ohne selbst einen nennenswerten Beitrag zu leisten. Sie bezieht Nährstoffe und Energie aus den Pilzen, ohne etwas zurückzugeben. Bei abruptem Nährstoffmangel, zum Beispiel einem Mangel an Stickstoff, behalten die Pilze die Mineralstoffe für sich, entziehen aber weiterhin Zucker aus der Pflanze, was die Beziehung ebenfalls in eine parasitäre Richtung kippen lässt. Das Wood Wide Web besteht also auch aus einer breiten Individualität der Persönlichkeiten im Netzwerk, im Prinzip ähnlich wie die Situation in Gruppen von Menschen.

KONTROVERSEN UM DAS WOOD WIDE WEB

Trotz der faszinierenden Idee gibt es wissenschaftliche Kontroversen um das Wood Wide Web. Kritiker argumentieren, dass viele Behauptungen übertrieben und auf wenigen fundierten Grundlagen aufgebaut sind. So seien die Netzwerke nicht uneigennützig, wie oft dargestellt. Denn Pilze kontrollieren den Transfer eher eigennützig, und echte Beweise für bewusste „Kommunikation" oder „Hilfe" unter Pflanzen stammen meist aus Laborexperimenten mit wenigen Arten, die in natürlichen Wäldern nicht repliziert werden konnten. Viele Zitationen in Fachartikeln seien fehlerhaft, was zu einer Kette von Übertreibungen führe. Befürworter betonen hingegen die komplexen Wechselwirkungen in Ökosystemen und warnen vor einer zu reduktionistischen Sicht, die die ökologische Bedeutung unterschätze.

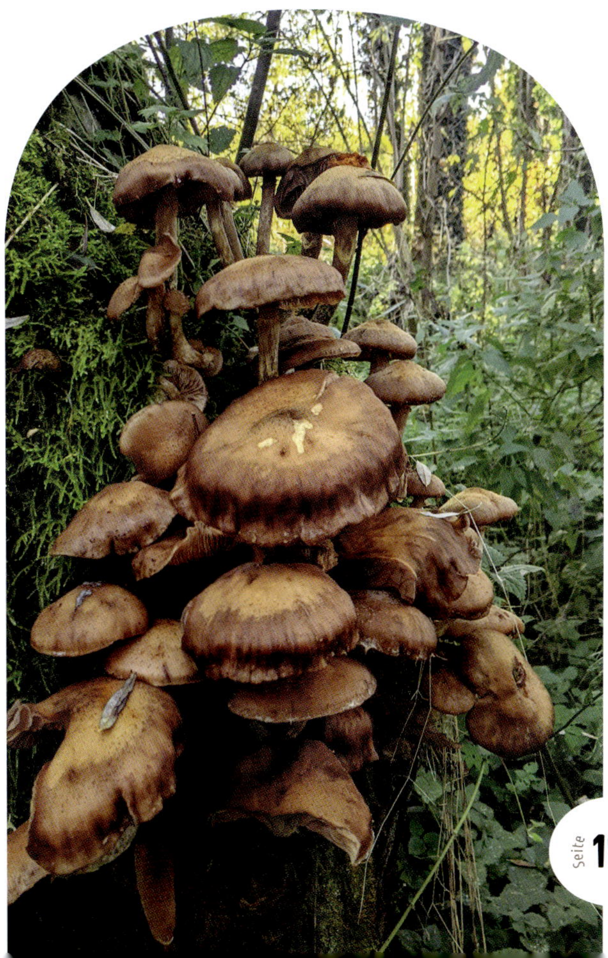

DER STREIT UM DES KAISERS BART

Und? Haben nun Pilze ein Bewusstsein? Oder Pflanzen? Bedeutet „Signale aussenden" Absicht oder eine biochemische Reaktion einer evolutionären Entwicklung?

Paradigmenwechsel – und dass Pilze und Pflanzen bewusst handeln würden, wäre so etwas – geschehen oft widerstrebend, weil etablierte Modelle Sicherheit bieten. Paracelsus und auch Newton hätten wohl von einem universellen Bewusstsein gesprochen, beeinflusst von einer alchemistischen und theologischen Sicht, die Materie als beseelt sah.

Ähnlich wurde Fischen lange Zeit kein Schmerzempfinden zugestanden, da sie kein zentrales Schmerzzentrum im Gehirn haben – eine Annahme, die durch Verhaltensstudien und neurophysiologische Daten widerlegt wurde, was zu ethischen Debatten in der Fischerei führt.

Schafe galten als dumm, doch moderne Kognitionsforschung zeigt, dass sie Gesichter erkennen, Emotionen empfinden und komplexe soziale Strukturen bilden können, was das Bild vom „blöden" Herdentier revidiert.

Und Atome als unteilbar? Diese antike Idee hielt bis zur Entdeckung subatomarer Partikel im frühen 20. Jahrhundert, was die Quantenphysik einleitete und unser Verständnis der Materie revolutionierte.

Diese Beispiele illustrieren, wie Wissenschaft durch neue Erkenntnisse durchgreifende Veränderungen erlebt, oft gegen Widerstände aus derselben, die aus kulturellen oder methodischen Gewohnheiten und Glaubenssätzen stammen.

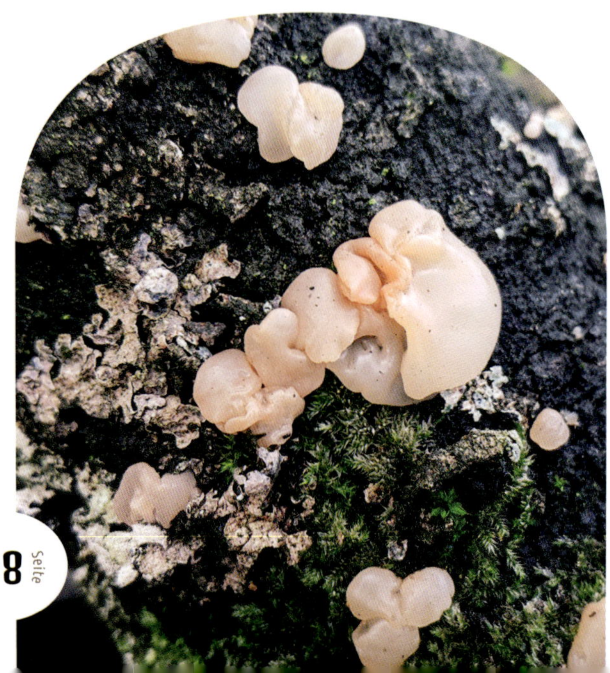

BEWUSSTSEIN – WAS IST DAS ÜBERHAUPT?

Der Streit um Bewusstsein ist ein „Streit um des Kaisers Bart" – philosophisch und definitorisch. Was ist Bewusstsein? Eine subjektive Erfahrung? Ein absichtlicher Bezug zu einem Zustand, gefolgt von einem absichtlichen Signal – oder bloße Informationsverarbeitung?

Bei Pflanzen und Pilzen eskaliert diese Debatte derzeit: Befürworter argumentieren für eine Form von Pflanzenbewusstsein, basierend auf Beweisen für Wahrnehmung, Lernen und Signalaustausch, wie in der Pflanzenneurobiologie.

Pilze zeigen elektrische Spikes, die als „Vokabular" von über 50 Mustern interpretiert werden, die Entscheidungsfindung und Ressourcenverteilung koordinieren könnten. Kritiker hingegen sehen darin keine echte Bewusstheit, sondern automatisierte Reaktionen ohne zentrales Nervensystem, und warnen vor Vermenschlichung der Pflanzen und Pilze.

Auch Menschen menscheln

Die Forschung zu Pilzintelligenz und Pflanzensentienz fordert uns auf, Bewusstsein breiter zu definieren, vielleicht als kontinuierliches Spektrum statt das Menschliche am Bewusstsein zum alleiniggültigen Maß und Kriterium zu erheben.

Wir Menschen halten uns für bewusst handelnd, doch unbewusste Prozesse dominieren unser Leben und unser Handeln. Psychologische Studien zeigen, dass das Unbewusste – von impliziten Vorurteilen bis zu automatischen Gewohnheiten – bis zu 95 % unseres Verhaltens steuert, während bewusste Entscheidungen oft rationalisiert werden.

Freud'sche Ideen zum Unbewussten, modernisiert durch Neurowissenschaften, erklären, warum wir Impulse haben, die wir nicht kontrollieren, wie in Alltagsentscheidungen oder sozialen Interaktionen.

Das unterstreicht: Bewusstsein ist fragil und relativ – ein Grund, warum Debatten über nicht-menschliche Formen so hitzig sind. Es geht – noch immer – um unser Selbstbild als vermeintliche „Krone der Schöpfung".

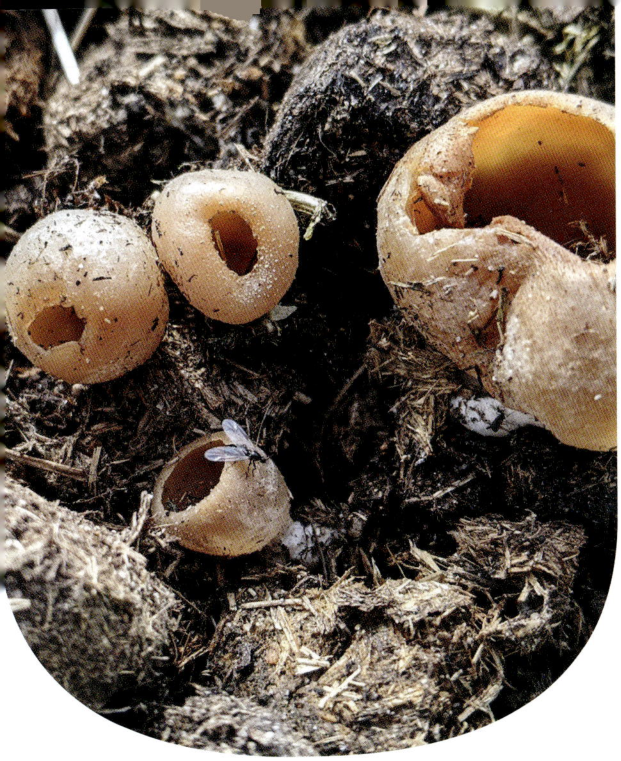

PILZE, MYKORRHIZA, CO_2 UND DIE KLIMAMODELLE

Schon lange ist bekannt, dass Pilze im Allgemeinen eine Funktion im Kohlenstoffkreislauf innehaben. Sie speichern Kohlenstoff in ihrem Myzel tief in den Böden. Das ist ja nichts Neues.

Eine Studie aus dem Jahr 2023, veröffentlicht in der Zeitschrift Current Biology von Hawkins und Kollegen, schätzt nun jedoch, dass diese Pilze weltweit jährlich 13,12 Gigatonnen (Gt) CO_2-Äquivalente binden. Dabei teilt sich die Speicherung auf: Arbuskuläre Mykorrhiza übernehmen 3,93 Gt, Ektomykorrhiza 9,07 Gt und Ericoid-Mykorrhiza nur 0,12 Gt. Diese Menge entspricht etwa 36 % der globalen jährlichen Emissionen aus fossilen Brennstoffen und übersteigt sogar die Emissionen Chinas.

Neben diesen Symbiosepilzen tragen auch saprophytische Pilze, also die Zersetzerpilze, zur Kohlenstoffspeicherung im Boden bei, indem sie abgestorbenes organisches Material abbauen. Globale Schätzungen zu ihrer Rolle fehlen jedoch noch. Sobald diese Zahlen bekannt sind, müssen sie noch zu der oben genannten Speicherung von 36 % der globalen jährlichen Emissionen aus fossilen Brennstoffen hinzugezählt werden.

KLIMAMODELLE KENNEN KEINE PILZE

Trotz dieser beeindruckenden Leistung – jährlich rund 13,12 Gt CO_2 – werden Mykorrhiza-Pilze in Klimamodellen übersehen. Hawkins und Kollegen betonen, dass Pilze eine zentrale Rolle im Kohlenstoffkreislauf einnehmen, doch sie gelten als „blinder Fleck" in der Modellierung, wie es in der Studie der University of Sheffield 2023 betont wurde.

Auch Conservation International weist 2023 darauf hin, dass Pilze in der Kohlenstoffmodellierung vernachlässigt werden. Diese Lücke verursacht ungenaue Klimavorhersagen, da die massive CO_2-Speicherung durch Pilze nicht einbezogen wird.

Das Ignorieren dieser 36-Prozent-Quote verzerrt die Prognosen zum Klimawandel, denn Pilze stellen einen wesentlichen Kohlenstoffspeicher dar.

Seit 2014 fordern Wissenschaftler die Klimamodelle zu aktualisieren

Es ist dringend erforderlich, diese Prozesse in Klimamodelle zu integrieren, um die Kohlenstoffspeicherung realistisch darzustellen. Ohne solche Anpassungen bleiben die Vorhersagen unzuverlässig, wie Eos 2023 unterstreicht. Zukünftige Modelle sollten die Rolle der Pilze priorisieren, um präzisere Klimaprognosen zu ermöglichen.

Die Forschung zu und über Pilze fordert bereits seit 2014 eine Überarbeitung der Modelle, um die Kohlenstoffdynamik – hier geht es um mehr als ein Drittel der relevanten Emissionen – korrekt zu erfassen, um qualifizierte Prognosen zum Klimawandel erstellen zu können.

Professor Katie Field, University of Sheffield (2023)

„MYKORRHIZALE PILZE STELLEN EINEN BLINDEN FLECK IN DER KOHLENSTOFFMODELLIERUNG, IM NATURSCHUTZ UND IN DER WIEDERHERSTELLUNG DAR."

WIE PILZE KEINE PFLANZEN WURDEN

Versetzen wir uns kurz in die Zeit zu Beginn des letzten Drittels des letzten Jahrhunderts. Das Mittelalter und einige Jahrhunderte danach können wir getrost auslassen, denn der wirklich wichtige Durchbruch war erst im Jahre 1969. Im Geburtsjahr von Sissi fing eine neue Epoche an, natürlich für Sissi, aber insbesondere auch für die Pilze.

Mindestens eine Milliarde Jahre

Pilze, das fünfte Reich der Lebewesen, gehören zu den ältesten Organismen auf unserem Planeten. Ihre Ursprünge reichen weit in die Erdgeschichte zurück. Die frühesten bestätigten Fossilien von Pilzen stammen aus dem Proterozoikum. Das ist etwa vor einer Milliarde Jahren, +/- einige Millionen Jahre, um genau zu sein.
In Gesteinen im arktischen Kanada wurden mikroskopisch kleine Strukturen gefunden, die Pilzfäden ähneln und Chitin in ihren Wänden enthalten – ein typisches Merkmal pilzlicher Zellwände. Pilze existierten demnach in aquatischen Umgebungen, lange bevor Pflanzen oder Tiere das Land kolonisierten.

Erster Landgang vor 635 Millionen Jahren

Terrestrische Pilze, also solche an Land, erscheinen erst später in der Erdgeschichte. Vor etwa 635 Millionen Jahren, im Ediacarium, finden sich Spuren von Pilzen in Sedimenten der Doushantuo-Formation im Süden des heutigen China. Diese Mikrofossilien ähneln modernen Pilzen, was auf eine frühe Besiedlung des Landes schließen lässt. Wissenschaftlich breit anerkannte Funde von Landpilzen werden ab dem Unterdevon vor etwa 407 Millionen Jahren häufig, wie in der Rhynie-Chert-Formation in Schottland. Dort zeigen Fossilien, dass Mykorrhiza-Pilze bereits Wurzeln unterstützten und symbiotische Beziehungen mit frühen Pflanzen eingingen.

Insgesamt existieren Pilze also seit mindestens einer Milliarde Jahren, möglicherweise sogar seit über zwei Milliarden, falls die Strukturen in 2,4 Milliarden Jahre alten Basalten in Südafrika sich als Pilze herausstellen sollten.

Das Fünf-Reiche-System

Um aber auf das Jahr 1969 zurückzukommen: Es ist das Jahr, in dem eine wegweisende, wissenschaftliche Arbeit des amerikanischen Ökologen Robert Whittaker veröffentlicht wurde. Erstmalig schlug Robert Whittaker die Klassifikation von Pilzen als separates Reich (Fungi) vor, statt Pilze als Teil in das Pflanzenreich einzuordnen.
In seiner Publikation schlug er ein Fünf-Reiche-System vor, das die Pilze aufgrund grundlegender Unterschiede in der Ernährungsweise, der Zellstruktur und der evolutionären Herkunft von den Pflanzen abtrennte.

Hartnäckige Sprachakrobatik

Nach und nach wurde sein Vorschlag akzeptiert. Heute gelten Pilze als Pilze und Pflanzen als Pflanzen. Diese evolutionär biologische Sichtweise hat sich mittlerweile auch in weiten Teilen des Sprachgebrauchs durchgesetzt. Weitestgehend heißt auch, noch nicht überall.

Kostproben: Wer kennt sie nicht, die „vegetarischen und veganen pflanzlichen Vitamin D Präparate aus Pilzen". So etwas gibt es auch als „rein pflanzliche Reishi Extrakte in Hautcreme" oder als „feuchtigkeitsspendendes Shampoo aus rein pflanzlichem Judasohr".

Wir sind uns sicher. In einigen Jahren oder Jahrzehnten wird es normal sein, von pilzlichen Vitaminen und Extrakten zu schreiben und zu reden. Dann ist die Zeit zu Ende, und Pilze werden keine Pflanzen mehr sein und haben ihr eigenes Reich, auch in der Alltagssprache.

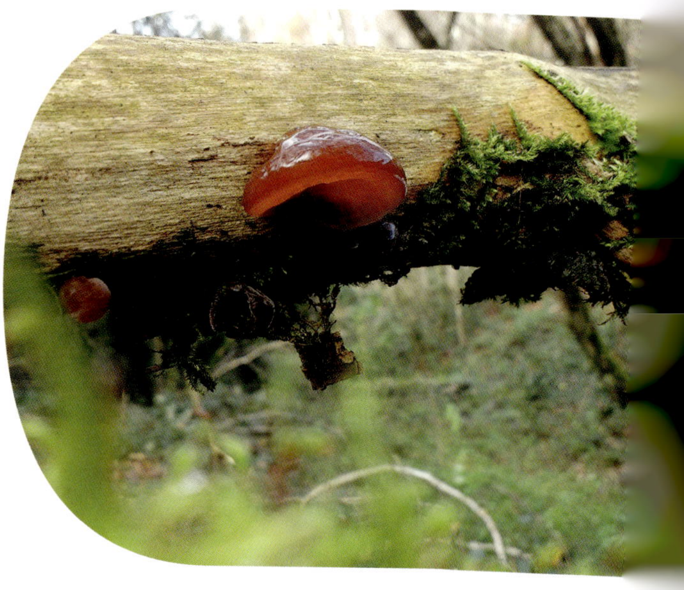

KEIN PILZ SCHLEIMPILZ?

1753 beschrieb der berühmte Systematiker Carl Linnaeus erste Schleimpilz-Arten. Für ihn war es vollkommen klar, dass Lebewesen, die Sporen bilden und organische Materie zersetzen, Pilze sind. Das war zu der Zeit, in der die Pilze auch noch als Pflanzen galten. Damals bedeutete das, dass Schleimpilze eine Unterart der Pilze sind, die wiederum eine Untergruppe der Pflanzen sind.

Um 1859/1860 beobachtete der deutsche Mykologe Heinrich Anton de Bary mit seinem neuen, besseren Mikroskop amöbenartige Stadien, also bewegliche, tierähnliche Zellen ohne feste Wände bei den Schleimpilzen. Pilze, so de Bary, können das nicht sein. Er schlug vor, sie als separate Gruppe zu sehen, die eher zu den *Protozoen* (Einzellern) gehöre. Er nannte sie *Mycetozoa* und argumentierte, dass ihre Phase als Plasmodium – damit ist der sich langsam fortbewegende Schleimpilz gemeint – einzigartig sei.

Schleimpilze sind keine normalen Pilze

1869 untersuchte Oskar Brefeld Pferdemist, um Schleimpilze zu finden. Er beschrieb in seiner Untersuchung die zellulären Schleimpilze, die aus einzelnen Amöben bestehen und sich zu Kolonien zusammenschließen. Brefeld bemerkte: Es gibt keine Hyphen und auch keine typischen Pilzstrukturen. Stattdessen sind Amöben zu erkennen, die fusionieren. Er dachte dabei an eine Fusion des Plasmodiums.

Im Jahr 1880 korrigierte der Franzose Philippe van Tieghem die Annahmen von Brefeld. Die Amöben der Schleimpilze fusionieren nicht, es ist vielmehr eine Ansammlung und keine echte Verschmelzung. De Bary erweiterte 1887 seine Klassifikation auf die *Acrasieae* (zelluläre Schleimpilze). Damit war klar: Schleimpilze sind keine „normalen" Pilze mehr, sondern etwas Eigenes.

Schleimpilze irgendwie doch Pilze

Trotzdem hielten sich alte Gewohnheiten hartnäckig. Bis ins 20. Jahrhundert wurden Schleimpilze oft noch in Lehrbüchern als Myxomycetes unter den Pilzen geführt. Der Grund hierfür ist so simpel wie pragmatisch und dennoch irreführend.

Manchmal sind Erklärungen zu simpel, um glaubwürdig zu sein. Dennoch, auch wenn es sich seltsam anhört: Sie wurden unter Pilzen geführt, weil Mykologen sie studierten. So einfach!

Eine umfassende Beschreibung der Lebenszyklen erstellte 1902 Edgar William Olive. Der Durchbruch kam 1935 mit Kenneth Raper, der *Dictyostelium discoideum* entdeckte – ein Modellorganismus, der heute in der Forschung sehr häufig eingesetzt wird. In den 1960er und 1970er Jahren wanderten Schleimpilze endgültig ins Reich der Protista (Protisten), da sie weder Pflanzen noch Tiere noch echte Pilze waren.

Klarheit ab den 1990er Jahren

Die finale und endgültige Zuordnung kam mit der molekularen Biologie ab den 1990er Jahren. Sandra Baldauf und Warren Ford Doolittle analysierten 1997 Gene wie EF-1α und rDNA und fanden eindeutige Ergebnisse. Schleimpilze bilden demnach eine systematische Einheit, die neben den Tieren und den Pilzen eigenständig ist. Irgendwie war das zwar schon vor mehr als 100 Jahren die Idee, aber jetzt gab es kein Zurück mehr.

Sie gehören seitdem zu den *Amoebozoa*, einer Supergroup der *Eukaryoten*, die amöbenartige Organismen umfasst. 2001 platzierte Thomas Cavalier-Smith parasitische Formen wie *Plasmodiophora* sogar in die *Cercozoa*, eine andere Protozoen-Gruppe. Basierend auf phylogenetischen Bäumen ist das heute Standard: Schleimpilze sind *Amoebozoa*, mit Untergruppen wie *Myxogastria* (plasmodial) und *Dictyosteliida* (zellular).

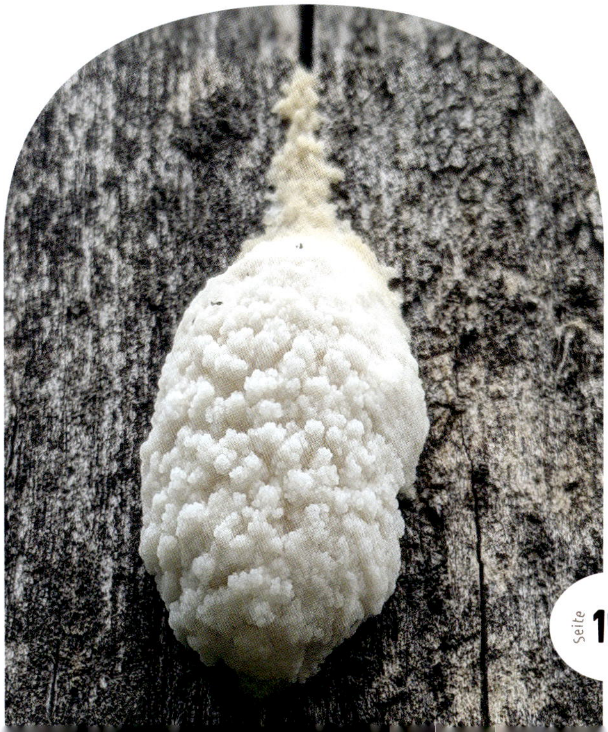

Teils Tier, teils Pflanze und dennoch kaum verwandt

Ähnlich wie Pilze, haben auch Schleimpilze Eigenschaften, die einerseits aus dem Tierreich bekannt sind, andere Merkmale sind hingegen aus dem Pflanzenreich geläufig. Zum Beispiel ernähren sie sich wie Tiere, indem sie Bakterien verschlingen, aber sie bilden Sporen wie Pilze, um zu überdauern.

Hirnlose Intelligenz

Zwar haben Schleimpilze kein Gehirn, dennoch können sie den kürzesten Weg in einem Labyrinth finden und sich diesen Weg sogar merken. In berühmten Experimenten hat der Forscher Toshiyuki Nakagaki gezeigt, wie *Physarum polycephalum*, ein gelber Schleimpilz, ein Labyrinth meistert: Es breitet sich aus, testet Wege und zieht sich dann auf den kürzesten Pfad zurück. Und das Beste: Es merkt sich schädliche Substanzen und meidet sie später – eine Art Gedächtnis ohne Neuronen!

Kernspaltung ohne Radioaktivität

Was Schleimpilze auch zu einem ganz besonderen Vertreter der Eukaryoten macht, ist ihr Zellkern. Während alle anderen Eukaryoten die Zelle teilen, um zu wachsen, teilen die Schleimpilze den Zellkern – bis zu Millionen alle paar Stunden.

Während ihrer unterschiedlichen Entwicklungsstadien haben Schleimpilze Phasen, in denen ihre Zellen Wände haben, in anderen Phasen kommen sie aber ohne Zellwand aus. In der mobilen Phase sind sie wandlos und flexibel wie Amöben, aber wenn sie Sporen bilden, bauen sie harte Wände auf, um diese Sporen zu schützen.

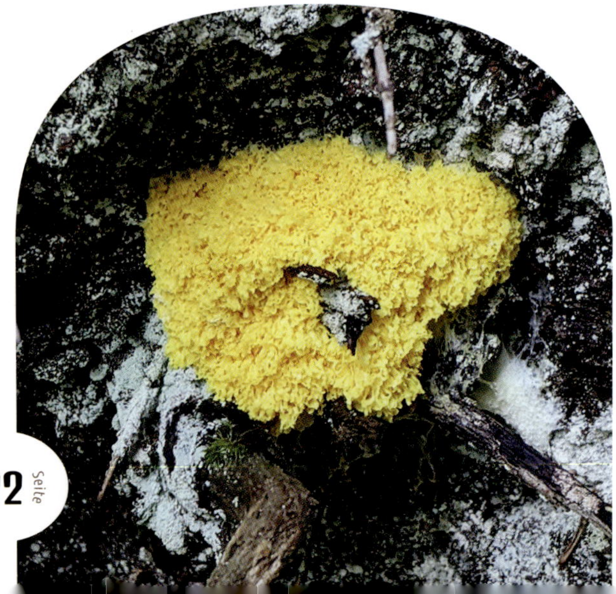

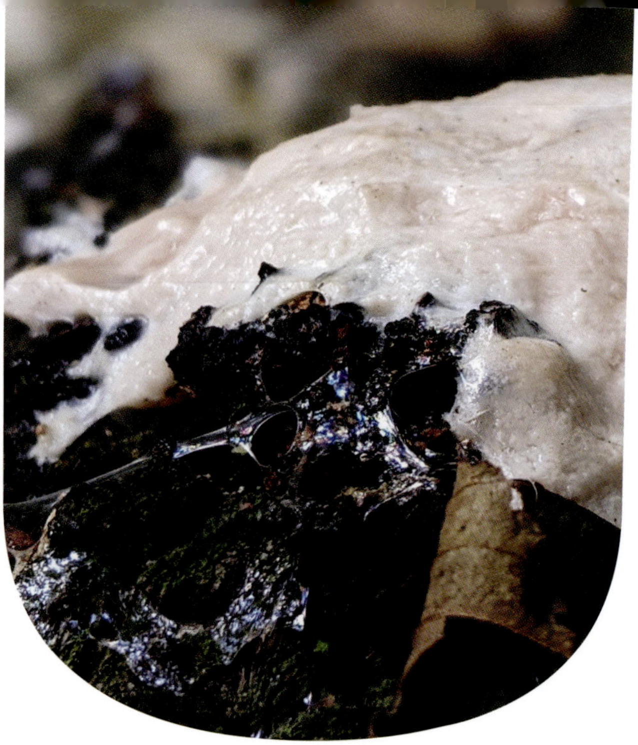

Kaum verändert seit 100 Millionen Jahren

Die Namensähnlichkeit der Schleimpilze ist historisch bedingt, sie beschreibt nicht die Zugehörigkeit zu einem gemeinsamen Stammbaum, denn auch dieser ist noch nicht vollständig bekannt. Genetische Analysen zeigen, dass sie näher mit Amöben verwandt sind als mit Pilzen.

Als gesichert gilt heute, dass Schleimpilze seit mehr als 100 Millionen Jahren Teil des Lebens auf der Erde sind. In 100 Millionen Jahre altem Bernstein aus Myanmar fand man Sporen eines Myxomyceten der Gattung Stemonitis, die fast identisch mit heutigen sind. 100 Millionen Jahre bedeutet, dass sie schon zu Zeiten der großen Dinosaurier lebten und dass sie den Asteroideneinschlag vor etwa 66 Millionen Jahren vor der Küste Mexikos überlebten, der den Chicxulub-Krater mit einem Durchmesser von 150 Kilometern erzeugte.

Auf die dadurch erzeugte gewaltige Explosionswelle, die damit verbundene Hitze und die vielen Tsunamis folgte der planetare Winter. Staub und Trümmer verdunkelten die Sonne monate- oder jahrelang, was die Photosynthese stoppte, Pflanzen absterben und die Nahrungskette zusammenbrechen ließ.

Für Dinosaurier und für viele andere Lebewesen war es der Tod. Für die Schleimpilze muss es so etwas wie der gedeckte Tisch gewesen sein. Und für die Säugetiere war es der Beginn ihrer neuen Rolle auf der Erde.

WAS FLECHTEN MIT PILZEN ZU TUN HABEN

Bis ins 19. Jahrhundert galten Flechten als einfache, autonome Pflanzen oder Pilze. Je nachdem, was als Merkmal beobachtet wurde.

Der Durchbruch erfolgte 1867 durch den Schweizer Botaniker Simon Schwendener. Als Professor für Botanik in Basel nutzte er fortschrittliche Mikroskope, um Flechten genauer zu untersuchen. Dabei bemerkte er unter dem Mikroskop klare, separate Komponenten: Pilzfäden (Hyphen) und darin eingebettete Algenzellen, die für die grüne Färbung und Photosynthese verantwortlich sind.

Schwendener erkannte, dass der Pilz den dominanten Partner darstellt, der die Alge mit Nährstoffen versorgt und mit einer Hülle schützt, während die Alge durch Photosynthese Kohlenhydrate produziert, die beide ernähren. Er beschrieb dies als „Parasitismus" des Pilzes auf der Alge, was später als partnerschaftliche Symbiose erkannt wurde.

Aus einer werden zwei

Schwendener veröffentlichte seine Erkenntnisse 1867 in einer Arbeit als Hypothese, die erstmals die duale Natur der Flechten beschrieb. Das kam nicht aus dem Nichts: Er baute u. a. auf früheren Beobachtungen auf, wie denen von Joseph Baranetzky (1866), der Algen in Flechten identifizierte.

Doch Schwendeners Hypothese war radikal, da sie die gängige Klassifikation als einzelne Art untergrub – Flechten wurden plötzlich als „Verbund" gesehen.

Die Reaktion der Wissenschaftsgemeinde war zunächst ablehnend: Viele Kollegen, darunter bekannte Mykologen wie Anton de Bary (der 1879 den Begriff „Symbiose" prägte), lehnten die Idee ab, da sie Flechten als „nicht natürlich" darstellten. Es dauerte Jahre, bis Experimente die Theorie bestätigten.

Dann wurden es mindestens drei

In den 1870er/1880er Jahren wurde sie akzeptiert. Heinrich Anton de Bary half sogar dabei, indem er Symbiose als Konzept etablierte. Diese Entdeckung ebnete den Weg für die moderne Lichenologie (Forschung über die Flechten).

Seit 2016 wissen wir, dass Flechten sogar mehr als zwei Partner haben können. Der Lichenologe Toby Spribille entdeckte eine Basidiomycete-Hefe als dritten Partner in vielen Flechten, was die Zweipartner-Theorie auf den Kopf stellte. Spätere Studien bis 2020 zeigten, dass einige Arten sogar mehrere Pilze beherbergen.

Einer der langlebigsten Organismen

Flechten zählen zu den Lebewesen mit einer langen Lebenserwartung. Sie können einige hundert Jahre alt werden, einige wenige schaffen sogar mehrere tausend Jahre; die Landkartenflechte (*Rhizocarpon geographicum*) kann sogar über 8600 Jahre alt werden, was sie zu einem der langlebigsten Organismen macht. Ihr langsames Wachstum (weniger als 1 mm pro Jahr) ermöglicht Lichenometrie, um Gletscherrückgänge oder Erdbeben zu datieren.

An welcher Stelle die Flechten in der Entwicklung des Lebens anzusiedeln sind, kann wissenschaftlich noch immer nicht genau fixiert werden. Nach Untersuchungen aus dem Jahr 2019 ist derzeit eher davon auszugehen, dass Flechten keine Pionierlebewesen sind, sondern weit nach Pflanzen und Pilzen entstanden. Ihre moderne Form nahmen sie erst vor ca. 250–300 Millionen Jahren an.

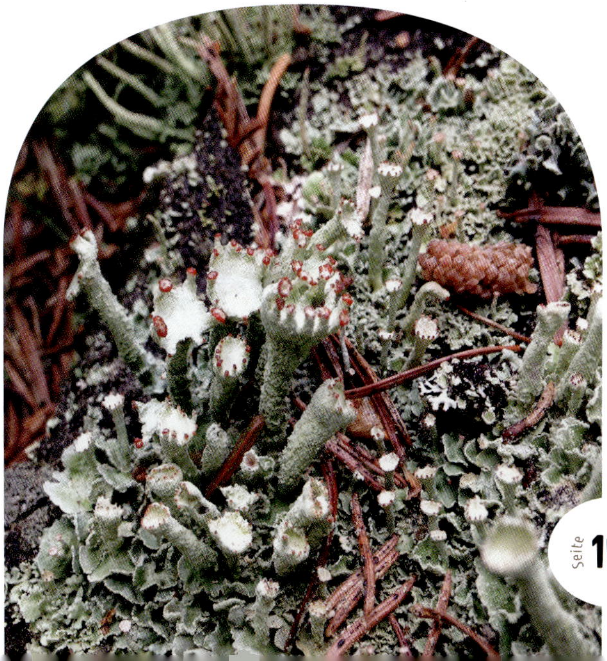

Flechten heilen auch

Allmählich erkennt die Forschung auch bei den Flechten das große Potenzial der medizinischen Inhaltsstoffe. Seit ca. 2010 entstanden Tausende Studien zu über 1.000 bioaktiven Verbindungen in Flechten mit medizinischer Wirkung – Substanzen wie Usninsäure wirken antibiotisch und antiviral, was Flechten zu Kandidaten für neue Medikamente macht.

Wenn du jetzt an das Sammeln denken solltest, musst du wissen, dass zum Beispiel etwa ein Drittel der Flechtenarten in Deutschland gefährdet sind und auf Roten Listen stehen. In Bayern gelten darüber hinaus 32 % als ausgestorben oder verschollen, in Berlin sind es sogar 36 %. Flechten sind also sehr empfindlich und sehr schützenswert.

Mit den Augen eines Rentiers

Es gibt zu Flechten auch noch eine kuriose Beobachtung aus 2011, die 2023 letztendlich bestätigt wurde. Rentiere können UV-Licht sehen, das Rentierflechten (*Cladonia rangiferina*) reflektieren. Rentiere sehen auf Distanzen bis zu 9 Metern Flechten als dunkle Flecken im und unter dem Schnee. Das hilft nicht nur bei der Nahrungssuche, sondern erklärt auch, warum Rentiere in der Arktis überleben – die Flechte liefert essenzielle Nährstoffe im Winter und könnte sogar die Durchblutung verbessern, um Erfrierungen vorzubeugen.

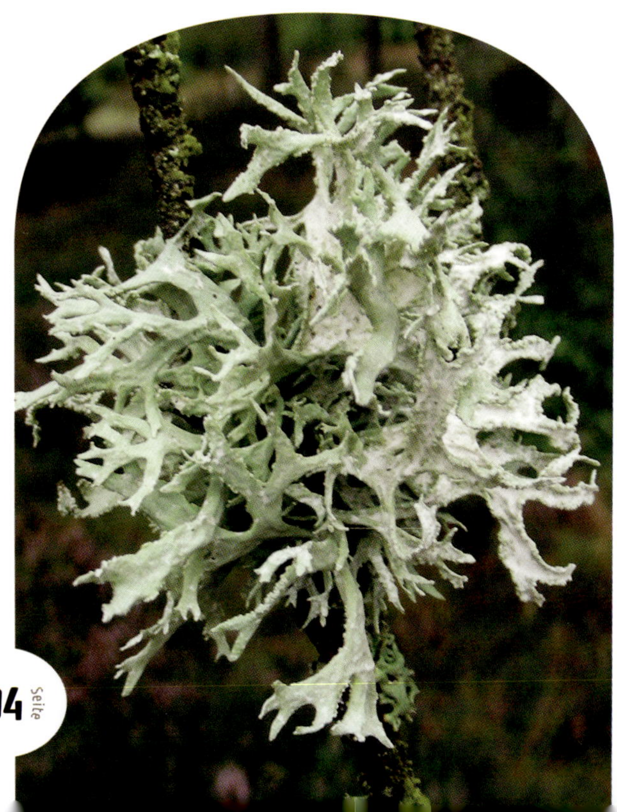

INHALTSSTOFFE VON PILZEN

Alle Pilze enthalten eine Vielzahl von Inhaltsstoffen, die je nach Art, Wachstumsbedingungen und Umweltfaktoren variieren können. Um die Wirkung von Pilzen darzustellen, wird meist eine Auflistung der Inhaltsstoffe verwendet. Die Unterscheidung der Inhaltsstoffe nach Obergruppen betrachtet meist Nährstoffe und bioaktive Inhaltsstoffe. Das mag sich wie eine aufteilende Gruppierung anhören, ist aber eine Vermischung.

Denn beispielsweise Kohlenhydrate sind auch Teil der bioaktiven Inhaltsstoffe und weisen gesundheitsfördernde Effekte auf, etwa immunmodulatorisch oder antitumoral. Kohlenhydrate können in Form von Glykosiden mit phenolischen Verbindungen, Terpenoiden, Steroiden und Sterolen, Nucleotiden und Nucleosiden sowie Alkaloiden, Lactonen, Indolen und organischen Säuren verknüpft sein.

INHALTSSTOFFE AUS SICHT DER ERNÄHRUNG

Werden Pilze als Nahrungsmittel betrachtet, macht es also Sinn, die Nährstoffe anzusehen. Ist der Fokus eher auf die Wirkung der Pilze gerichtet, ist eine Betrachtung der Wirkungen der Inhaltsstoffe sehr wichtig.

Inhaltsstoffe von Pilzen nach Nährstoffen gruppiert betrachtet dann diese Gruppen:

- **Kohlenhydrate:** Diese bilden den Hauptbestandteil der Trockenmasse.
- **Proteine und Aminosäuren:** Pilze sind reich an Proteinen, einschließlich essenzieller Aminosäuren und Peptiden.
- **Lipide und Fettsäuren:** Diese Gruppe umfasst gesättigte und ungesättigte Fettsäuren, polyungesättigte Fettsäuren sowie Sterole.
- **Vitamine:** Pilze können verschiedene Vitamine enthalten, darunter wasserlösliche Vitamine und fettlösliche Vitamine sowie Provitamine.
- **Mineralstoffe:** Diese anorganischen Verbindungen umfassen z. B. Kalium und Phosphor und Spurenelemente wie z. B. Eisen und Zink.

INHALTSSTOFFE ALS BIOAKTIVE SUBSTANZEN

Die Inhaltsstoffe von Pilzen nach bioaktiven Substanzen aufzulisten, zeigt Verbindungen, die für viele gesundheitliche Effekte verantwortlich sind:

Phenolische Verbindungen

- Antioxidativ: Freie Radikale abfangend, Lipidperoxidation hemmend und oxidativen Stress reduzierend.
- Antimikrobiell: Antibakterielle und antivirale Effekte, z. B. gegen Influenza-Viren.
- Antiinflammatorisch: Reduktion proinflammatorischer Zytokine und Mediatoren.
- Antitumoral: Zytotoxische Wirkung auf Krebszellen, Inhibition der Angiogenese und Induktion von Apoptose.
- Andere: Hypoglykämisch (Insulinsekretion fördernd), cardioprotektiv (Blutdruck senkend) und Anti-aging (Zellalterung verzögernd).

Terpenoide

- Antioxidativ: Reaktive Sauerstoffspezies (ROS) reduzieren und freie Radikale abfangen.
- Antimikrobiell: Antibakteriell, antiviral und antifungal, z. B. durch Hemmung der Mikrobenvermehrung.
- Antiinflammatorisch: Hemmung von NO- und PGE2-Produktion sowie proinflammatorischer Zytokine.
- Antitumoral: Induktion von Apoptose, Inhibition der Zellproliferation und Antimetastase-Effekte.
- Andere: Hepatoprotektiv (Leberschutz durch Enzymhemmung), neuroprotektiv (Schutz vor Ischämie und Neurodegeneration) und immunmodulierend (Genexpression für Immunproteine stimulieren).

Steroide und Sterole

- Antioxidativ: Freie Radikale abfangen und Vitamin-D2-Synthese fördern.
- Antimikrobiell: Moderate antibakterielle und antifungale Aktivität.
- Antiinflammatorisch: Reduktion von Entzündungsmediatoren.
- Antitumoral: Zytotoxizität gegen Krebszellen, z. B. Leber- und Leukämiezellen.
- Andere: Hypocholesterinämisch (Cholesterinsenkung), immunmodulierend (Autoimmunerkrankungen behandeln) und cardioprotektiv (Herz-Kreislauf-Schutz).

Nucleotide und Nucleoside

- Antimikrobiell: Antiviral und antibakteriell, durch Störung der Nukleinsäuresynthese.
- Antiinflammatorisch: Reduktion von Zytokinen und Chemokinen.
- Immunmodulierend: Förderung der Proliferation von T- und B-Lymphozyten.
- Antitumoral: Suppression von Tumorzellen und Plättchenaggregation-Hemmung.
- Cardioprotektiv (Herzrhythmusstörungen reduzieren), hypoglykämisch (Blutzuckerkontrolle) und hepatoprotektiv (Leberschutz).

Andere

(z. B. Alkaloide, Lactone, Indole wie Serotonin, Saponine, Organische Säuren wie Zitronensäure)

- Antioxidativ: Freie Radikale abfangen (z. B. bei Lactonen und organischen Säuren).
- Antimikrobiell: Antibakteriell und antiviral (z. B. Saponine und Alkaloide).
- Antiinflammatorisch: Reduktion entzündlicher Prozesse (z. B. Indole und Lactone).
- Antitumoral: Zytotoxische Effekte (z. B. Alkaloide wie Cordycepin).
- Neuroprotektiv (z. B. Indole wie Serotonin für Nervenentwicklung), hypoglykämisch (z. B. Alkaloide und organische Säuren), hepatoprotektiv (z. B. organische Säuren) und immunmodulierend (z. B. Saponine).

Es ist deutlich zu sehen, dass nicht nur eine Gruppe der Inhaltsstoffe für eine bestimmte Wirkung verantwortlich ist, sondern dass viele Überschneidungen zu finden sind. Exklusivität in der Wirkung ist bei Pilzen eine Seltenheit.

Und genau das ist einer der vielen Gründe, warum Pilze so breite und durchgreifende Wirkungen haben. Die Vielfalt der bioaktiven Komponenten greift von vielen Seiten die gleichen Beschwerden bis schweren Krankheiten an, genau das ist es, was Therapeutika aus Pilzen so wertvoll macht.

FESTSTOFFE DER PILZE ALS WIRKSTOFFE

In Pilzen gibt es zusätzlich noch weitere wichtige Inhaltsstoffe, die bisher viel zu selten diskutiert werden: Fasern, Trama und Fleisch, Pigmente, Farbstoffe, Melanin und Chitin, um nur einige zu nennen. Diese sind nicht oder nur sehr schwer extrahierbar und befinden sich in nennenswerten Mengen nur in den frischen Pilzen, den getrockneten Pilzen und in den Pulvern aus Pilzen. In Extrakten kommen sie nicht oder nur in geringen Mengen vor.

Basierend auf wissenschaftlichen Studien und Übersichten zu bioaktiven Komponenten in Pilzen sind verschiedene Wirkungen – je nach Pilzart und Verarbeitung – bekannt.

FASERN

Gerade für die Darmgesundheit haben sich die Fasern aus Pilzen als förderlich gezeigt. Studien zeigen, dass sie die Darmmotilität verbessern, Verstopfung vorbeugen und als Präbiotika wirken, indem sie das Wachstum günstiger Bakterien (z. B. Bifidobakterien) anregen und kurzkettige Fettsäuren produzieren. Sie senken Cholesterinwerte, regulieren Blutzucker und unterstützen Gewichtsmanagement durch Sättigungseffekte. Zusätzlich weisen sie antioxidative, antiinflammatorische und antitumorale Eigenschaften auf, z. B. durch Reduktion oxidativen Stresses und Hemmung von Krebszellproliferation.

TRAMA UND FLEISCH

Trama (das innere Gewebe, das die Lamellen oder Poren bildet) und Fleisch (der gesamten Fruchtkörper) sind strukturelle Elemente, die reich an Fasern, Proteinen und bioaktiven Verbindungen sind. Studien zeigen antimikrobielle Effekte, z. B. gegen Bakterien und Viren und antiinflammatorische Wirkungen. Trama und Pilzfleisch unterstützen die Immunmodulation, fördern die Wundheilung und zeigen antitumorale Potenziale, wie die Hemmung von Krebszellwachstum. Antioxidantien in diesen Geweben reduzieren oxidativen Stress und es gibt Hinweise auf neuroprotektive Effekte bei neurodegenerativen Erkrankungen. Diese Wirkungen entfalten sich vor allem in unverarbeiteten Formen, da sie strukturell gebunden sind.

PIGMENTE UND FARBSTOFFE

Pilz-Pigmente und Farbstoffe schützen vor Umweltstress und haben breite gesundheitsfördernde Effekte, da sie stark antioxidative Eigenschaften besitzen, zeigen antimikrobielle Aktivität, sind antiinflammatorisch und zeigen auch antitumorale Effekte. Zusätzlich gibt es antidiabetische, Antikrebs- und Anti-aging-Wirkungen.

MELANIN

Melanin in Pilzen ist ein schützendes Pigment mit breiten bioaktiven Eigenschaften. Auch dieser schwer lösliche Inhaltsstoff ist antioxidativ, antiinflammatorisch, unterstützt die Immunabwehr und ist zudem antimikrobiell. Studien zeigen sogar einen Schutz vor Strahlung und ein hohes Potenzial für die Ausleitung von Schadstoffen.

CHITIN

Chitin, ein Polysaccharid in Pilzzellwänden, hat immunmodulierende Effekte sowie antimikrobielle Wirkungen gegen Bakterien und Pilze, antiinflammatorische Eigenschaften; zusätzlich ist Chitin noch förderlich für die Wundheilung. Auch der Darm profitiert, denn Chitin ist prebiotisch, senkt den Cholesterinspiegel und hat sogar antitumorale Effekte.

In Pilzen kommt Chitin als Teil der Zellwände vor und ist oft mit β-Glucanen und anderen Polysacchariden vernetzt. In Tieren/Insekten bildet es das Exoskelett und ist stärker mit Proteinen und Mineralien verbunden, was es kristalliner und resistenter macht. Pilz-Chitin ist in der Regel weniger kristallin und kann durch Verarbeitung leichter zugänglich gemacht werden, was eine bessere Bioverfügbarkeit ermöglicht.

Studien zeigen jedoch, dass Chitin beim Menschen nicht vollständig verdaut werden kann, da wir im Darm keine Enzyme für einen vollständigen Abbau von Chitin haben.

Eine der Hauptwirkungen des Chitins ist die Förderung der gestörten Darmflora als Ballaststoff. Studien zeigten eindeutig, dass Chitin prebiotische Effekte entfaltet, indem sie die Darmmikrobiota modulieren und kurzkettige Fettsäuren produzieren.

Die Rolle von Chitinase

Chitinase ist ein Enzym, das Chitin in kleinere Fragmente spaltet. Beim Menschen gibt es zwei Hauptformen: Chitotriosidase (CHIT1) und saure mammalische Chitinase (AMCase), die vor allem in Immunzellen und im Verdauungstrakt produziert werden. Diese Enzyme spielen eine Doppelrolle.

Rolle in der Verdauung

Chitinase hilft beim partiellen Abbau von Chitin, insbesondere im Magen und Darm, wo es Fragmente erzeugt, die leichter fermentiert werden können. Allerdings ist die menschliche Chitinase-Aktivität begrenzt und dient nicht primär der Nährstoffgewinnung, sondern eher der Verarbeitung von Ballaststoffen.

Rolle in der Immunantwort

Chitinase ist auch immunmodulatorisch. Sie erkennt Chitin-Fragmente als Fremdstoffe und aktiviert angeborene Immunzellen. Als negative Reaktion kann die Chitinase allergische Reaktionen verstärken. Sie hat aber auch schützende Effekte durch die Reduktion von Entzündungen oder sogar Gewichtskontrolle. Sie kann jedoch auch Risiken wie Allergien bergen.

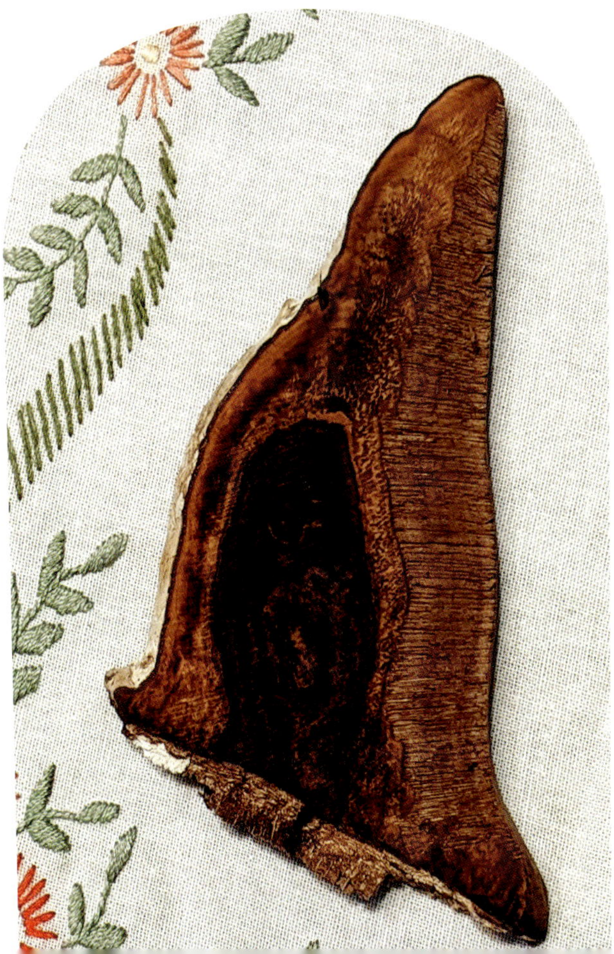

DIE BESTEN INHALTSSTOFFE

Wir haben jetzt viel über Inhaltsstoffe geschrieben, aber noch nicht genug. Es geht jetzt um die bisher noch nicht beantwortete Frage, welche Inhaltsstoffe denn nun die besten sind. Was immer wieder zu lesen ist über Pilze als Heilmittel: „Je mehr Inhaltsstoffe drin sind, desto besser wirken sie!" Das klingt logisch, oder? Aber die Realität ist komplizierter.

Dabei wird übersehen, dass die Wirkungen von Pilzen nicht einfach durch die Anzahl der Stoffe entstehen, sondern durch ein hochkomplexes Netzwerk von Interaktionen – wie ein Orchester, in dem jedes Instrument mit den anderen nur dann harmoniert, wenn alle zusammen in Resonanz treten. Nicht nur bei Pilzen, sondern auch in anderen Bereichen zeigen Studien, dass viele Verbindungen zusammenwirken, um Prozesse im Körper zu beeinflussen. Doch nicht wenige dieser Interaktionen sind noch gar nicht oder noch nicht vollständig entschlüsselt.

Für normale Menschen, die nicht täglich in Labors sitzen, ist das oft überwältigend: Es geht nicht um „mehr ist besser", sondern um das Verständnis, wie diese Stoffe im Körper aufeinandertreffen. Dabei ist es auch wichtig zu verstehen, dass wir noch lange nicht alles über Pilze und deren Wirkstoffinteraktionen wissen.

Was wir damit erklären wollen: Mit Dutzenden Stoffen, Hunderten möglichen Interaktionen und unvorhersehbaren Effekten im Körper bleibt vieles rätselhaft.

Fazit:

**WARUM ES WIRKT,
WIRD NOCH LANGE RÄTSELHAFT BLEIBEN.
DASS ES WIRKT,
KANN LEICHT ÜBERPRÜFT WERDEN:
WER PILZE VERWENDET,
SPÜRT DEN EFFEKT DEUTLICH.**

EXKURS

STUDIE IM DETAIL ZU WIRKSTOFF-INTERAKTIONEN

Wer mag, kann sich dazu eine Studie anschauen, die darzustellen versucht, wie aktive Komponenten aus *Ganoderma lucidum* die Lern- und Gedächtnisstörungen verbessern könnten, die z. B. bei Alzheimer vorkommen. Dazu haben die Wissenschaftler mit computergestützten Methoden der Netzwerk-Pharmakologie ein Modell erstellt, das zeigt, wie Inhaltsstoffe mit Proteinen und Signalwegen im Körper interagieren. Das Ziel: zu verstehen, warum der Pilz potenziell hilft, ohne dass man jeden Stoff einzeln testen muss.

Aber das Modell unterstreicht genau die Komplexität: Es gibt keine einfache „Ein-Stoff-eine-Wirkung"-Regel, sondern ein Geflecht aus Verbindungen, das biologische Prozesse im Gehirn beeinflusst – und das macht es für Laien schwer greifbar.

Beschreibung von Figure 3 aus der Studie

Figure 3 ist ein Netzwerkdiagramm, das die Interaktionen der aktiven Komponenten von *Ganoderma lucidum* visuell darstellt. Es sieht aus wie ein Spinnennetz oder ein Graph mit Knoten und Linien, die Verbindungen symbolisieren. Hier eine Beschreibung als Text:

Das Diagramm illustriert ein „Multi-Komponenten-Multi-Ziel"-Netzwerk. Es besteht aus 82 Knoten und 169 Kanten, wobei die Knotengröße den „Degree"-Wert widerspiegelt – also die Anzahl der Verbindungen und damit die Bedeutung eines Knotens. Es zeigt, wie die Inhaltsstoffe nicht isoliert wirken, sondern synergistisch: Ein Stoff aktiviert einen Weg, der wiederum einen anderen beeinflusst, was zu einer Kaskade führt – z. B. Reduktion von Entzündungen im Gehirn oder Schutz vor Zellschäden. Besonders hervorgehoben sind Top-Komponenten wie β-Sitosterol, Ergotamin und Fumarinsäure, die mit vielen Zielen interagieren. Das erklärt, warum *Ganoderma lucidum* potenziell Gedächtnisstörungen lindert, indem es mehrere Pfade gleichzeitig anspricht, die mit Alzheimer assoziiert sind.

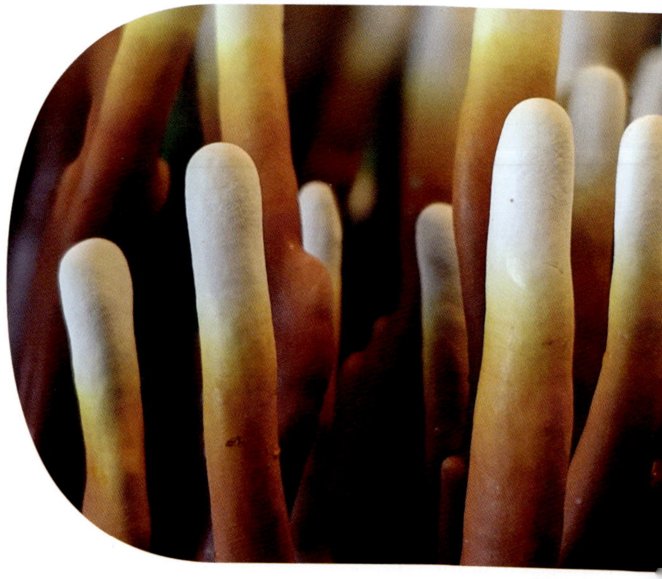

Die Studie ist hier abrufbar

ERGÄNZUNG ZU DIESER STUDIE

Medikamente bestehen meist aus einem Wirkstoff, seltener aus einer Kombination aus Wirkstoffen. Das hat sehr plausible Gründe. Es hat etwas mit der Prognose der Wirkung zu tun und mit Tests, die gemacht werden müssen. Je mehr Inhaltsstoffe, desto mehr Tests.

Nehmen wir an, ein Pilz enthält nur drei Wirkstoffe. Nun wollen wir prüfen, wie diese Wirkstoffe allein und in Interaktion miteinander wirken.

Der erste Testaufbau ist eine Mischung aus diesen drei Wirkstoffen. Es soll die Gesamtwirkung auf eine ganz bestimmte Erkrankung getestet werden. Der damit verbundene Aufwand, wenn ich herausfinden möchte, welchen Einfluss jeder einzelne Inhaltsstoff auf die Gesamtwirkung hat, ist die Durchführung von acht Experimenten (ohne die eigentlich notwendige Wiederholung der Tests). Mit Wiederholung (empfohlen für Zuverlässigkeit) kann dies auf 24–40 Experimente anwachsen.

Im zweiten Testaufbau möchte ich zusätzlich herausfinden, was sich ändert, wenn einer der drei Wirkstoffe in drei verschiedenen Mengen getestet werden soll. Zwei Wirkstoffe bleiben also gleich, einer wird mit drei verschiedenen Mengen getestet. Nun beträgt der minimale Aufwand in einem gemischten faktoriellen Design zwölf Experimente (ohne Wiederholung), um die individuellen Einflüsse, Interaktionen und mengenabhängigen Effekte zu bestimmen. Mit Wiederholung kann dies auf 36–60 Experimente anwachsen.

Im dritten Testaufbau sollen alle drei Wirkstoffe mit drei verschiedenen Mengen und ihre Interaktionen sowie auch die Gesamtwirkung getestet werden. Nun beträgt der minimale Aufwand 27 Experimente (ohne Wiederholungen), um die individuellen Einflüsse, Interaktionen und mengenabhängigen Effekte zu bestimmen. Mit Wiederholung kann dies auf 81–135 Experimente anwachsen. Der Aufwand erhöht sich jetzt exponentiell durch die zusätzlichen Levels und ist somit deutlich höher als in den vorherigen Szenarien.

Unser einfaches Beispiel zeigt, wie schnell eine hohe Anzahl an Inhaltsstoffen zu einem Cocktail wird, der sicher gut helfen kann, aber kaum noch mit einem vertretbaren Aufwand in seiner Komplexität erfassbar ist. Deshalb beschränken sich die meisten Untersuchungen auf einzelne Wirkstoffe.

Pilze haben aber nicht drei, sondern mehr Inhaltsstoffe. Um nun eine letzte Zahl in die Runde zu werfen, die mit den vielen Inhaltsstoffen von Pilzen am besten passt. Gehen wir von 100 Inhaltsstoffen aus und jeder kann drei verschiedene Mengen haben.

UND? WAS MEINST DU, WIRD ALS AUFWAND ENTSTEHEN?

Für 100 Inhaltsstoffe mit je drei Mengenanteilen beträgt die Anzahl der erforderlichen Experimente somit 3^{100}. Dies ist eine extrem große Zahl. Nun könnten wir einen Wettbewerb ausrufen: Wer diese Zahl flüssig und ohne zu stolpern aussprechen kann, hat gewonnen!

$$3^{100} = 515.377.520.732.011.331.036.461.129.765.621.272.702.107.522.001.$$

Astronomisch, unvorstellbar, gigantisch – die Zahl der Tests übersteigt bei weitem die Anzahl der Atome im beobachtbaren Universum (ca. 10^{80}) und macht ein solches Test-Design absolut unmöglich.

NETZBLÜTEN MIT PILZEN

Wir sind jetzt seit mehreren Jahrzehnten im Internet unterwegs und lesen dabei sehr viel über Pilze. Vielleicht lesen wir auch fast alles über Pilze, was wir finden. Jetzt haben wir uns die beiden letzten Sätze noch einmal durchgelesen. Ja, stimmt, das hört sich so an, als wären wir schon älter. Wir müssen jetzt nicht lange überlegen, denn da ist was dran. Wir können aber für uns feststellen, dass Älterwerden mit Pilzen eine gute Aussicht ist auf die Zeit, wenn wir irgendwann wirklich alt sind. Pilze sind in ihrer Signatur stark saturnisch und damit die passende Ernährung auf dem Weg in den Lebensherbst. Der Winter darf damit ruhig noch etwas länger warten.

Aber nun schweifen wir ab, wir wollen doch über ein paar Netzblüten aus der Welt der Pilze schreiben.

VITAMIN C

In 2024, während eines Workshops zum Winterporling, stellten wir für diesen Pilz eine sehr gängige Methode vor, die einen gesunden und schmackhaften Tee aus dem Pilz erzeugt und viele der begehrten Inhaltsstoffe in das Wasser extrahiert. Insbesondere das Vitamin C. Davon enthält der Pilz nämlich relativ hohe Konzentrationen.

Aus dem Kreis der teilnehmenden Personen kam dann die Frage auf, ob die Erhitzung das Vitamin C nicht zerstören würde. Auf unsere Antwort, dass der Tee aus dem Winterporling sicher viel Vitamin C enthalten wird, wurde uns entgegengehalten, dass das aber in den Medien anders berichtet wird. Ab 50 °C wäre das Vitamin C zerstört. Quellen: sowohl eine der bekannten großen Tageszeitungen aus Österreich als auch eine der größten Wochenzeitungen Deutschlands.

Das klären wir ganz schnell, oder?

Die Versuche, während des Workshops Klärung herbeizuführen, zeigten: Das geht nicht schnell und wirft mehr Fragen auf, als dass es Antworten liefert. Finden lässt sich nämlich nur die Aussage, dass Vitamin C durch Hitze und Sauerstoff zerstört werde, sowie ein Erhitzen über 50 °C zum totalen Verlust von Vitamin C führen würde. Aha.

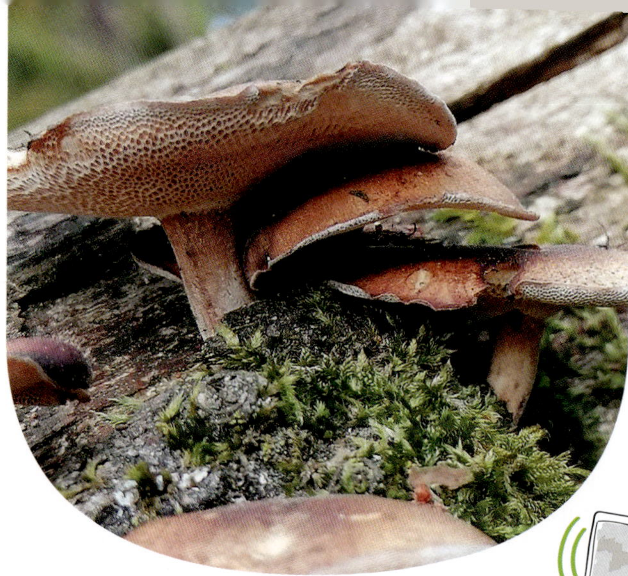

Wer hat das denn in die Welt gesetzt?

Vitamin C, auch Ascorbinsäure genannt, ist ein wasserlösliches Antioxidans, das in vielen Lebensmitteln vorkommt – von Zitronen über Gemüse bis hin zu Pilzen.

Es unterstützt das Immunsystem, schützt Zellen vor oxidativem Stress und hilft bei der Eisenaufnahme. Allerdings ist es empfindlich gegenüber Hitze, Sauerstoff und Licht. Und was heißt empfindlich nun genau?

Copy & Paste

Viele Medien behaupten – und darunter nicht wenige, die für sich selbst in Anspruch nehmen, höchste Qualität sei der Standard; da sollten einige dann doch mal zur Selbstreflektion in den Spiegel schauen und den Fokus doch auf Recherche richten – , dass Vitamin C bei Temperaturen über 50 °C zerstört oder abgebaut würde, was zu unglaublichen Empfehlungen führt, wie „Heiße Zitrone nie zu heiß machen". Scheinbar schreiben alle sogar die nahezu identischen Texte, so als würden die Artikel durch Copy & Paste entstehen. Wer sich einen Eindruck von schlechtem Journalismus machen möchte, kopiert das Zitat inklusive der Anführungszeichen und gibt es in eine Suchmaschine ein, so wie es ist. Vorher Kaffee holen oder Tee, kopieren, Enter drücken und staunen. Follow the science, please.

Auslaugen oder Extrahieren

Was dort in den erstaunlichen Suchergebnissen nicht steht: Der wahre „Schuldige" für angebliche Verluste ist die Auslaugung: Vitamin C diffundiert als wasserlösliche Substanz ins Koch- oder Garwasser. Untersuchungen an Gemüse wie Brokkoli oder Karotten bestätigen, dass Kochen in viel Wasser zu Verlusten von bis zu 100 % im Gemüse führt, weil das Vitamin C in das Kochwasser übergeht. Das Vitamin C ist dann nicht mehr im Gemüse, sondern im Wasser. Es ist auch nicht mehr in der Zitrone, sondern im Tee.

Wer das nicht möchte, was bei Gemüse sicher sinnvoll ist, der wählt Dampfgaren als Garmethode. Dabei bleibt 75–90 % im Gemüse, da weniger Wasser involviert ist. In sauren Medien stabilisiert sich Vitamin C sogar zusätzlich im Wasser.

Das Vitamin C geht dahin, wo es hin soll

Nun zum spannenden Teil bei Pilzen: Hier dreht sich alles um die Extraktion. Pilze wie der Winterporling (*Lentinus brumalis*) enthalten natürliches Vitamin C neben anderen bioaktiven Stoffen. Beim Kochen ist der „Verlust" aus dem Pilzgewebe gewollt – das Vitamin C macht das, was es soll, es wandert ins Wasser, wo es im Pilztee verfügbar wird. Ist doch super! Verluste durch Erhitzen sind minimal, solange die Prozesse nicht stundenlang andauern.

Die Zitrone machts

Unsere Recherche zum Vitamin C hat im Jahr 2024 insgesamt drei volle Tage gedauert. Gut investierte Zeit, die vieles geklärt hat. Zum Abschluss dieses Themas noch ein letzter Tipp: Wer Vitamin C auch vor Zersetzung durch Abbauprozesse schützen möchte, kann den pH-Wert in der Flüssigkeit senken. Was dabei am besten hilft, ist ein Spritzer Apfelessig ins Kochwasser oder – und jetzt kommt's – etwas Zitrone ins Kochwasser. Beides stabilisiert das Vitamin C und macht es widerstandsfähiger.

ANTIOXIDANTIEN UND KREBS

Was heißt eigentlich „antioxidativ" genau? Diese Frage wollten wir in dem Workshop „Heilpilz Spezial, die Becherlinge" möglichst einfach beantworten und haben dabei – wieder einmal – erstaunliche Suchergebnisse erleben dürfen.
Gleich auf der ersten Seite der Suchmaschine begegneten uns alarmierende Überschriften wie „Antioxidantien fördern Krebs", „Krebspatienten sollten sie meiden" oder „Zu viel des Guten während der Therapie".

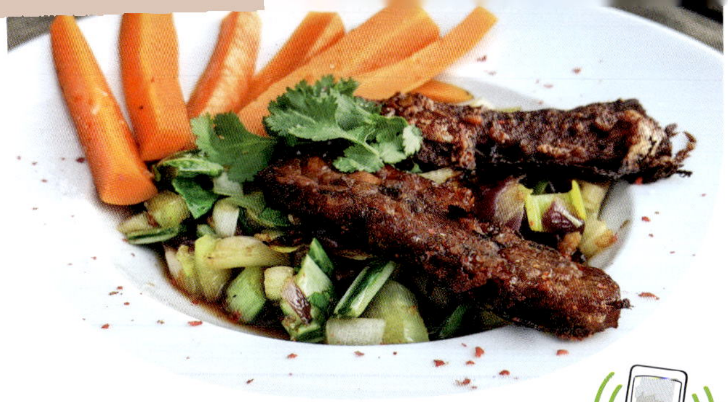

Verwirrende Aussagen

Das war zugegeben etwas verwirrend, denn die Aussagen in den uns bekannten Studien sind absolut gegensätzlich. Dort wird explizit betont, dass Antioxidantien gerade bei Krebs hilfreich sind. Woher kommt also diese warnende Aussage in den Headlines der Medien?

Diese Meldungen beruhen meist auf einer einzigen Studie aus dem Jahr 2015. Dabei wurde bei Mäusen mit malignem Melanom untersucht, ob Antioxidantien die Metastasierung beeinflussen. Synthetische Substanzen wie N-Acetylcystein (NAC) – ein Hustenmedikament – und Trolox – eine Vitamin-E-Variante – wurden verabreicht. Das Ergebnis: Diese Stoffe begünstigten die Ausbreitung von Metastasen in die Lymphknoten, ohne den Primärtumor zu verändern.

Vorläufig, synthetisch, hochdosiert, spekulativ

Die Studie selbst sah dies als vorläufige Ergebnisse an, die weitere Bestätigung erfordern. Es wurden keine natürlichen Antioxidantien aus Lebensmitteln getestet, sondern isolierte, hochdosierte Synthetika. Eine direkte Übertragung auf Menschen bleibt spekulativ und der Warnruf diente nur zur Vorsicht bei Nahrungsergänzungsmitteln bei bestehendem Krebs. Medien zitieren diese Maus-Studie jedoch sehr selektiv und dehnen sie auf alle Antioxidantien aus, einschließlich natürlicher aus Obst und Gemüse. Das führt dann sogar dazu, vor „antioxidativen Diäten" bei Hautkrebs zu warnen. Das ist aber nicht das Ergebnis der Studie. Das hat der Journalist erfunden. Es geht aber noch weiter. Es wird nicht besser. Versprochen!

Chemotherapie ist ein Sonderfall

In einem anderen Medium wird sogar behauptet, Antioxidantien würden resistente Tumore fördern, basierend auf Hypothesen wie der von James Watson aus dem Jahr 2013. Doch Watson bezog sich hauptsächlich auf späte Krebsstadien und hochdosierte Mittel, nicht auf eine normale Ernährung. Solche Artikel ignorieren Fakten: Chemotherapie und Bestrahlung nutzen freie Radikale, um Krebszellen anzugreifen. Eine ausgewogene Ernährung mit natürlichen Antioxidantien hat damit absolut nichts zu tun.

Natürliche Antioxidantien sind super

Aktuelle Erkenntnisse seit 2015 zeichnen ein differenziertes Bild. Meta-Analysen, also Zusammenfassungen zahlreicher Studien, belegen, dass eine hohe Aufnahme von Antioxidantien über die Ernährung – etwa Vitamine C und E oder Carotinoide aus Gemüse – das Risiko einer Krebsentstehung mindert. So senken flavonoidhaltige Lebensmittel das Darmkrebsrisiko und eine carotinoidreiche Ernährung verringert das Lungenkrebsrisiko bei nicht rauchenden Personen.

Offizielle Stellen wie das Deutsche Krebsforschungszentrum (DKFZ) und die Deutsche Krebsgesellschaft empfehlen Vorsicht, ohne Panik zu schüren. Das DKFZ betont, dass negative Effekte vor allem aus Grundlagenforschung stammen, wie Tier- oder Zellstudien, und von Tumorart, Stadium, Substanz und Dosierung abhängen. Für Krebspatienten heißt es: Keine hochdosierten Supplements während Chemo- oder Strahlentherapie ohne ärztlichen Rat, da sie die Behandlung schwächen könnten.

Eine vielfältige Ernährung mit Obst, Gemüse und Vollkornprodukten wird hingegen auch vom DKFZ empfohlen – sie stärkt das Immunsystem und lindert Nebenwirkungen wie Müdigkeit. Die MARIE-Studie zu Brustkrebs wies ein höheres Rückfallrisiko bei Supplement-Einnahme während der Therapie nach, nicht jedoch bei natürlichen Quellen wie Obst und Gemüse.

Prophylaxe mit Pilzen

Es gibt auch Beobachtungsstudien zur gezielten Ernährung mit Pilzen als Krebsprophylaxe. Eine Meta-Analyse zum allgemeinen Krebsrisiko mit der Auswertung von 17 Beobachtungsstudien zeigte, dass ein höherer Pilzkonsum mit einem signifikant niedrigeren Risiko für Krebs insgesamt assoziiert ist. Andere Meta-Analysen und Beobachtungsstudien konzentrierten sich in ihrer Auswertung auf Brustkrebs und deuteten auf eine prophylaktische Wirkung bei dieser Krebsart hin. Die beschriebene Prophylaxe ist vielversprechend, stammt jedoch bisher hauptsächlich aus Beobachtungsstudien.

Falls du also auch einmal auf derartige reißerische Aussagen treffen solltest: Nimm's nicht ernst. Es ist nur schlecht recherchiert.

FUNGISUND MIT PILZEN

Wir sind Fungitarier, wir lieben Pilze. Pilze gehören bei uns zur regelmäßigen Ernährung. Das war nicht immer so, das hat sich im Laufe der letzten Jahre gesteigert. Mit dem Schreiben dieses Buches ist es immer mehr geworden, so als hätten wir uns selbst inspiriert. Wir trinken mindestens einmal am Tag einen Tee aus Pilzen, mit wechselnden Favoriten. Von Austernseitling über Igelstachelbart und Klapperschwamm bis Zunderschwamm ist alles dabei. Der Tee ist keine Abkochung, er zieht wirklich nur kurz. Eine Beschreibung ist natürlich unter „Rezepte und Anleitungen" zu finden.

Pilze kommen aber auch in oder auf Salate, sind im Essig und im Öl als Auszug, verfeinern Soßen oder Suppen, sind in Aufläufen. Wir spüren richtig, wie gesund Pilze sind und wie gut sie in allen möglichen Varianten schmecken. Das ist wichtig. Wenn Nahrung gleichzeitig Medizin ist, muss es ein Genuss sein. Sonst macht es keinen Spaß. Vielleicht geht die Entwicklung so weiter und wir müssen nie wieder Pilze als Medizin einnehmen. Als Nahrung gefallen sie uns nämlich viel besser.

Forschungen bestätigen Prophylaxe

Das, was wir seit einiger Zeit sehr persönlich erleben, hat sogar eine wissenschaftliche Grundlage. Studien sehen Pilze als hervorragende Nahrungsmittel und gleichzeitig als wertvolle Lieferanten für medizinisch wirksame Inhaltsstoffe. Als Nahrung sind sie reich an essenziellen Aminosäuren, Vitaminen wie D und B-Gruppe, Mineralien und Ballaststoffen, bei gleichzeitig niedrigem Fett- und Kaloriengehalt.

Regelmäßiger Verzehr von Pilzen kann sogar das Risiko für Demenz senken. Und nicht nur das, Pilze sind auch prebiotisch und beeinflussen die Darmflora gestört positiv. Sie verbessern auch die Blutzuckerregulierung und das Immunsystem wird sogar gestärkt.

Adaptogene Wirkungen inklusive

Einige Pilze werden in der traditionellen Medizin und auch in der modernen Forschung als Adaptogene betrachtet, die die Stressresistenz erhöhen, die Schlafqualität verbessern und Nebenwirkungen von Medikamenten lindern können. Pilze wachsen sehr schnell und können damit einen erheblichen Beitrag zur Nahrungssicherheit liefern, dabei können sie in nachhaltiger Kultivierung gezüchtet werden, was sie zu einer umweltfreundlichen Nahrung macht.

In der Natur fördern Pilze mit ihren symbiotischen Beziehungen das Wachstum und die Gesundheit von Pflanzen. Diese Partnerschaften sind essenziell für Ökosysteme, erhöhen die Biodiversität und könnten sogar in der Landwirtschaft genutzt werden, um Erträge zu steigern und Düngemittel zu reduzieren, wie Forschungen gezeigt haben.

Auch als Medikament gefragt

Sogar wichtige Medikamente werden aus Pilzen hergestellt. Cholesterinsenker bestehen aus isolierten Inhaltsstoffen der Gattung *Aspergillus*. Auch Medikamente gegen Abstoßung von Organen nach einer Transplantation stammen von Wirkstoffen aus einem Pilz (*Tolypocladium inflatum*), und natürlich ist da die eher bekannte Herkunft von Antibiotika aus Pilzen, etwa Penicillin aus *Penicillium*-Arten. Weiter ein Antikrebsmittel, das aus Pilzen wie *Taxomyces andreana* extrahiert worden sein soll, oder neue Antibiotika aus der Gattung *Hygrophorus*, die gegen Bakterien wie *Staphylococcus aureus* wirken. In der Wissenschaft wird permanent nach weiteren Substanzen aus der Pilzwelt gesucht, die therapeutischen Wert haben.

Forschungen auch an Meerespilzen

Aktuelle Forschungen konzentrieren sich auf marine Pilze, die über 120 neue Verbindungen liefern könnten, darunter antibakterielle, antifungale und antivirale Stoffe. Auch psychoaktive Substanzen wie *Psilocybin* aus *Psilocybe*-Pilzen werden in Studien als potenzielles Mittel gegen Depressionen und andere psychiatrische Erkrankungen untersucht, mit Hinweisen auf lang anhaltende positive Effekte auf das Bewusstsein und die Stimmung. Die Forschungen zeigen, dass nahezu jeder Pilz mindestens eine wertvolle Substanz enthält oder Eigenschaften hat, die von Nutzen für uns Menschen sind, sei es durch Beta-Glucane für die Immunstärkung oder Triterpene mit entzündungshemmenden Wirkungen.

FUNGIKON

Fungisund ['fʊŋgiːˌzʊnt], Adj., Pilze machen fungisund: Pilze halten uns gesund. Werden wir krank, helfen uns die Pilze, wieder gesund zu werden.

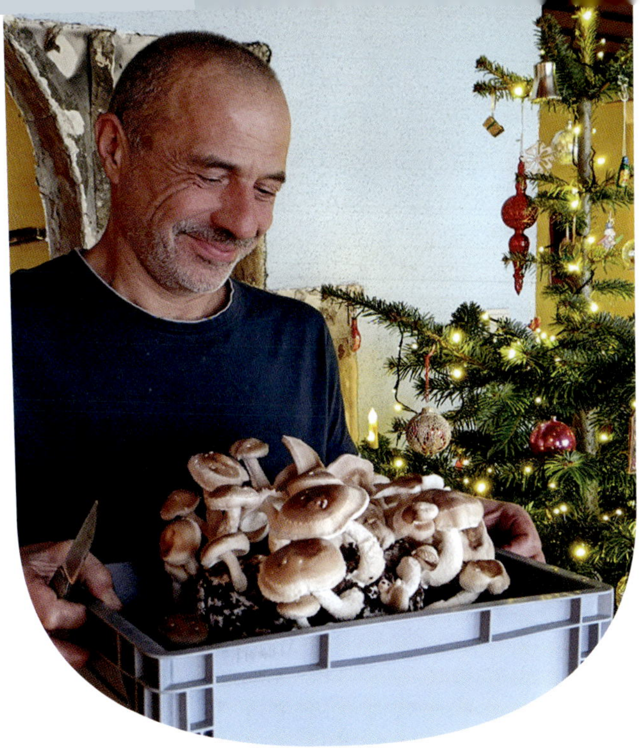

WILDPILZ ODER ZUCHTPILZ

Wenn du eigene Fungizeutika herstellen möchtest oder auch einen Teil deiner Ernährung mit Pilzen ergänzen möchtest, stellt sich irgendwann sicher die Frage, ob Zuchtpilze schlechter sind, weil sie nicht in der natürlichen Umgebung wachsen. Oder vielleicht sogar besser, weil sie mit sauberen Substraten keine Schadstoffe aufnehmen. Was ist nun richtig?

Dann gibt es die ganz pragmatischen Gründe, Zuchtpilze zu verwenden. Als Stadtmensch ist es eher schwieriger, „mal kurz in den Wald" zu gehen. Bist du „Beginner" und mit der Bestimmung der einen oder anderen Art noch nicht sattelfest, spricht das auch für gezüchtete Pilze, das ist dann sogar sehr praktisch. Oder vielleicht hast du ja auch Spaß an einer eigenen kleinen Zucht, es gibt vieles, was Zuchtpilze zu einer ganz ernsthaften Option macht.

Wenn gekaufte Pilze, dann Biopilze

Wir haben alles Mögliche in unserer Vorratskammer. Selbst gesammelte Pilze, sowohl die essbaren als auch die rein medizinischen. Pilze, die wir gezüchtet haben, und auch gekaufte als Pulver, als Scheiben oder im Ganzen. Den Klapperschwamm zum Beispiel haben wir noch nie gefunden, der ist immer gekauft. Wir werden aber versuchen ihn zu züchten.

Worauf wir aber immer achten, wenn wir Pilze kaufen: Biopilze. Ob in Kapseln (die wir eh selber machen, aber da sind auch die Kapseln Bio), als Scheiben oder frische Pilze. Immer Bio, denn bei der Zucht machen es das Substrat und die Behandlung während der Fruchtungs- und Wachstumsphase.

Die letzten Studien, die wir dazu gelesen haben, zeigen, dass konventionell gezüchtete Pilze nicht generell schlecht sind. Allerdings haben Biopilze in der Zucht strengere Anforderungen. Und wenn es Schadstoffe gibt, die in den Studien nachgewiesen wurden, betraf es den konventionellen Anbau.

INHALTSSTOFFE VON WILD- UND ZUCHTPILZEN

Im Buch gibt es sechs Pilze, die es auch als Zuchtpilz zu kaufen gibt. Die anderen 16 Pilze gibt es in der Waldapotheke in deiner Nähe. Manche davon werden auch im Internet angeboten, es ist aber absehbar, dass der Handel mit diesen Pilzen immer schwieriger oder sogar unterbunden wird. Stichwort Novel Food Verordnung. Sobald dann einer dieser Pilze für die Kommerzialisierung in den Fokus rückt, weil die industrielle Zucht gelungen ist, wird daraus wieder ein Handelsprodukt.

Die Ergebnisse der Studien, die Zuchtpilze mit Wildpilzen vergleichen, zeigen ein häufiges Muster. Wildformen haben oft höhere Konzentrationen an bestimmten bioaktiven Stoffen, während Zuchtformen kontrollierbarer und manchmal reicher an einigen Nährstoffen sind. Allerdings sind die Studien nicht immer einheitlich und für einige Pilze (z. B. *Polyporus umbellatus*) gibt es weniger direkte Vergleiche.

Austernseitling (Pleurotus ostreatus)

Eine Untersuchung ergab, dass Wildformen höhere Antioxidantien- und Antioxidantienpotenziale aufweisen als kultivierte Formen. Eine weitere begutachtete die nährstofflichen und medizinischen Werte und stellte fest, dass Wildformen tendenziell reicher an bioaktiven Verbindungen wie Phenolen und Polysacchariden sind, während Zuchtformen in der Nährstoffzusammensetzung (z. B. Proteine, Fette) variieren können. In einer weiteren vergleichenden Analyse von Antioxidantienaktivität zeigten Wildformen höhere Werte.

Chaga / Schiefer Schillerporling (Inonotus obliquus)

Hier liegen Vergleiche mit Fokus auf Polysacchariden und Sterolen vor. Eine Studie verglich Polysaccharide aus kultiviertem Myzelium und Fruchtkörpern und fand Unterschiede in der Zusammensetzung, wobei Wildformen höhere bioaktive Sterole wie Lanosterol und Inotodiol enthielten. Eine weitere Analyse zeigte, dass Wild-Chaga medizinisch überlegen ist, da es mehr Sterole aufweist, während kultivierte Varianten weniger Betuline und höhere Pilzbiomasse haben, aber dafür niedrigere Oxalatwerte. Eine weitere Arbeit zeigte, dass Wildformen reicher an Phenolen, Terpenoiden und Alkaloiden sind, was zu stärkeren immunmodulatorischen Effekten führt.

Eichhase (Polyporus umbellatus)

Direkte Vergleiche sind seltener; die meisten Studien fokussieren auf Kultivierungsmethoden und bioaktive Stoffe allgemein. Eine Untersuchung zu symbiotischen Effekten auf Ertrag und aktive Verbindungen in kultivierten Formen zeigte, dass verschiedene Symbionten (z. B. Armillaria-Arten) den Gehalt an bioaktiven Komponenten beeinflussen, aber ohne direkten Wild-Vergleich. Eine andere Studie verglich Aminosäuren, Phenole und Flavonoide in wilden essbaren Pilzen (einschließlich ähnlicher Arten) und Wildformen wiesen höhere Gehalte auf. Allgemein werden Wildformen als reicher an Diuretika und antitumorösen Stoffen beschrieben, die Datenlage ist aber sehr dünn.

Beim Eichhasen werden die meisten nicht darum herumkommen, die Zuchtvariante zu nehmen. Er ist viel zu selten.

Judasohr (Auricularia auricula-judae)

Eine Analyse von kultivierten und wilden Formen aus Nordost-China ergab, dass Wildformen höhere Fasergehalte und bioaktive Stoffe (z. B. Phenole, Flavonoide) haben, während Zuchtformen in Proteinen und Kohlenhydraten ähnlich oder höher sind. Eine weitere Studie zu essbaren Pilzen aus Thailand bestätigte, dass Wildformen mehr biologisch aktive Verbindungen enthalten, was zu stärkeren antioxidativen Eigenschaften führt. Eine systematische Untersuchung zeigte hohe Phenolgehalte in allen Varianten, mit leichten Vorteilen für Wildformen bei den Antioxidantien.

Klapperschwamm (Grifola frondosa)

Vergleiche existieren, insbesondere zu bioaktiven Inhaltsstoffen. Eine Studie zur Kultivierung und Bioaktivität fand, dass Extrakte aus Wildformen überlegen sind, mit höheren Konzentrationen an Polysacchariden und Terpenoiden, die antitumoröse Effekte verstärken. Eine Review zu medizinischen Werten bestätigte, dass Wildformen reicher an bioaktiven Komponenten sind, was zu besseren immunstimulierenden und antidiabetischen Wirkungen führt. Kultivierte Formen zeigten jedoch eine gute Funktionalität als Nahrungsmittel, mit vergleichbaren Nährstoffen, aber geringerer Bioaktivität.

Auch der Klapperschwamm wird sicher für die meisten keine Wahlmöglichkeit bieten, auch er ist eher selten zu finden. Er schmeckt auch als Zuchtpilz richtig gut.

Reishi / Glänzender Lackporling (Ganoderma lucidum)

Dieser Pilz ist am besten untersucht, mit mehreren direkten Vergleichen. Eine detaillierte Studie zwischen wilden und kultivierten Formen aus Serbien und China ergab, dass Wildformen höhere bioaktive Eigenschaften aufweisen. Eine weitere Analyse fand Unterschiede in Triterpenoiden und Polysacchariden, mit Vorteilen für Wildformen in der Bioaktivität. Eine umfassende Untersuchung bestätigte höhere Gehalte an bioaktiven Verbindungen in Wildproben, was zu stärkeren pharmakologischen Effekten führt.

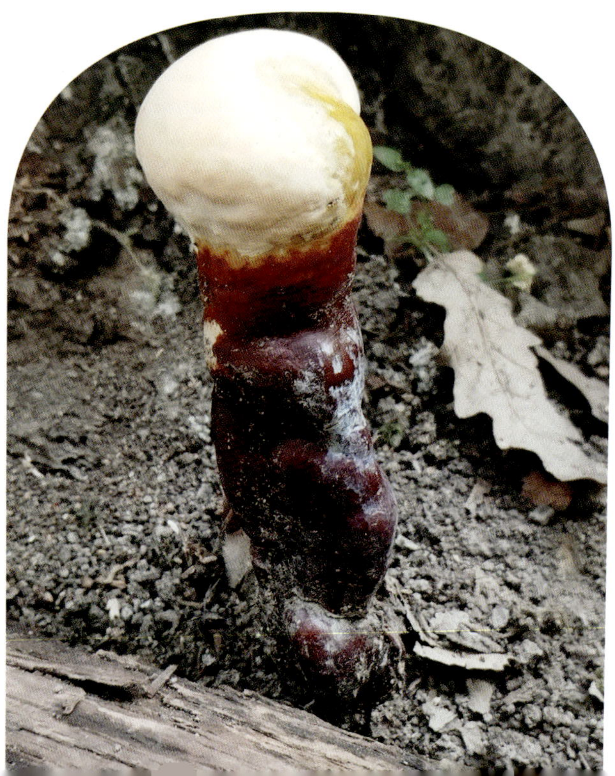

Zusammenfassung Wildpilz oder Zuchtpilz

Zusammenfassend zeigen die Studien, dass Wildformen tendenziell höhere Konzentrationen an bioaktiven Inhaltsstoffen haben. Vermutlich ist die natürliche Umgebung die Ursache, denn dort gibt es Keime, Pathogene und andere Stressoren, die den Pilz anregen, seine Abwehrstoffe zu produzieren.

Die Studien zeigen auch, dass Zuchtformen die Tendenz haben, höhere Nährwerte zu produzieren. Zudem haben Zuchtpilze einheitlichere Inhaltsstoffe, die durch die Substratwahl auch skalierbar sind.

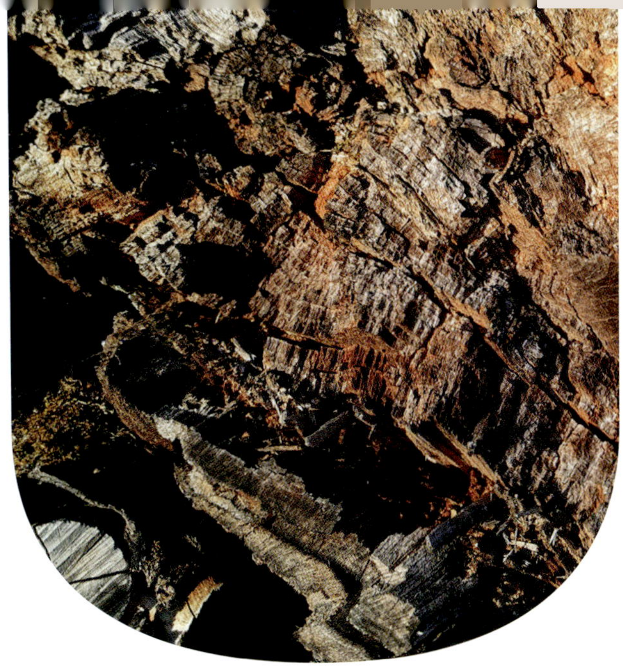

DIE VERDAUUNG MACHT´S

Bisher haben wir schon einiges über die Pilze und ihre Inhaltsstoffe geschrieben, auch von den Wirkstoffen und den Unterschieden mancher dieser Inhaltsstoffe in Zucht- und in Wildpilzen. Jetzt wollen wir uns damit beschäftigen, wie denn diese Stoffe überhaupt in den Pilz hineinkommen. Dieser Vorgang ist sehr weit entfernt von dem Vorgang bei Pflanzen. Im Prinzip haben Pilze auch eine Verdauung. Im Gegensatz zu Tieren und uns Menschen existiert jedoch kein Magen und kein Darm.

Pilze „verdauen" ihr Essen nicht im Pilz, sondern außerhalb. Das heißt, sie scheiden über das Myzel spezielle Enzyme aus, die organische Stoffe aufbrechen. Besonders Baumpilze sind Meister darin: Sie zersetzen das Holz eines Baums von innen heraus, indem sie Lignin und Zellulose in einfachere Teile zerlegen. Erkennbar ist dies auch an den Verfärbungen des Holzes im Baumstamm, an der Weißfäule oder Braunfäule, je nachdem, welcher Pilz das Holz zersetzt.

Zersetzen – Umwandeln – Aufsaugen – Speichern

Während dieses Zersetzungsprozesses wandeln die Enzyme des Pilzes Nährstoffe des Baums um und konzentrieren sie im Myzel und auch in den Fruchtkörpern. Das Myzel ist der eigentliche Pilz, die Fruchtkörper kommen nur für die Fortpflanzung zum Vorschein. Bevor überhaupt diese Fruchtkörper sichtbar werden, hat sich der Pilz schon längst als Myzel im Innern des Baumes sehr weit verbreitet.

Aus dem großen Baum werden über diese Zersetzung die Inhaltsstoffe des Holzes von den Pilzen extrahiert und in wertvolle Inhaltsstoffe umgewandelt.

Nehmen wir zum Beispiel den Chaga-Pilz, der auf Birken wächst: Er durchwächst den Baum langsam, nimmt Nährstoffe auf und speichert sie nach einer Umwandlung im Myzel und in seinem harten Sklerotium. So werden Teile des Inhalts eines Baums vom Pilz zu wertvollen Substanzen umgewandelt und dann im Myzel und Fruchtkörper hochkonzentriert gebündelt! Ähnlich beim Reishi oder Zunderschwamm: Sie bauen auch das Holz ab und reichern bioaktive Verbindungen im Myzel und in Fruchtkörpern an.

Wenn wir dann die Fruchtkörper ernten, profitieren wir von der harten Arbeit des Pilzes: Er macht aus Holz hochwertige Medizin, ohne Pause, sein ganzes Leben lang.

VOM SELBSTSCHUTZ ZUR WIRKUNG

Die Wirkstoffe der Pilze haben schon seit einigen tausend Jahren vielen Menschen geholfen. Dazu mussten nur die Fruchtkörper geerntet und gegessen oder aufbereitet werden, um die gewünschten Wirkungen zu erzielen. Die Pilze selbst werden aber sicher nicht diese Wirkstoffe für uns Menschen erzeugt haben. Sie selbst müssen daraus einen eigenen Vorteil haben. Auffällig ist auch, dass jeder Pilz ganz eigene Inhaltsstoffe hat, auch das ist sicher kein Zufall.

Vergleichen wir die typische Umgebung zweier beliebiger Pilze, stellen wir fest, sie sind richtig wählerisch. Jede Art sucht sich ganz bestimmte Plätze aus – mal auf totem

Holz, mal an Baumwurzeln oder auch in der Erde. Dann darf es aber auch nicht jede Erde sein, es braucht besondere Erde, bspw. einen bestimmten pH-Wert, viel oder wenig Kalk. Bei einigen der Pilze braucht es zusätzlich auch noch ganz spezielle Nachbarn, mit denen sie sich unterirdisch verbinden müssen, um leben zu können.

Das führt dazu, dass jede Art immer unter gleichen Standortbedingungen wächst. Dadurch sammelt jede Art immer dieselben Nährstoffe ein, die dann „verdaut", also umgewandelt, in Myzel und Fruchtkörper gespeichert werden.

Kein Leben auf dem Ponyhof

Dieser Lebensraum der Pilze hat auf uns meist eine eher beruhigende Wirkung, der Wald und die freie Natur sind für uns Menschen erholsam und tun gut. Für Pilze ist ihr Standort jedoch kein Paradies. Dort wo sie leben, wimmelt es nur so von Bakterien, Viren und anderen Eindringlingen. Erschwerend ist: Pilze können nicht weglaufen.

Pilze sind Teil der großen „Fabrik" der Erde, die Biomasse produziert – die alles Abgestorbene zersetzt. Daraus wird wieder neues Leben entstehen, der ewige Kreislauf. Auch das ist eine sehr starke saturnische Signatur. Sterben, Zersetzen, neues Leben. Pilze sind ein sehr wichtiger Teil dieses Kreislaufes, sie treffen dabei auf viele Erreger und Feinde, die sie krank machen könnten. Dem einen oder anderen Pilz passiert das sicher auch, es ist aber die Ausnahme. Der Grund dafür, dass die meisten Pilze fungisund bleiben, sind die Inhaltsstoffe des Pilzes. Diese Wirkstoffe aus Pilzen, die wir Menschen für unsere Gesundheit einsetzen, sind das Immunsystem des Pilzes.

Bollwerke gegen Eindringlinge

Enzyme, die Schädlinge zersetzen, Polysaccharide, die wie eine Schutzmauer wirken, und viele andere Abwehrstoffe. Der berühmteste Wirkstoff ist das Penicillin, es tötet Bakterien, die dem Pilz gefährlich werden könnten. Genau das macht das Medikament auch für uns Menschen, allen bekannt als Antibiotikum. Andere Beispiele sind Triterpene, die Entzündungen stoppen, oder Proteine, die Viren blockieren. Diese Stoffe sind biochemische Bollwerke, die der Pilz selbst herstellt, um gesund zu bleiben und zu überleben.

Im Vergleich zu Zuchtpilzen haben wir schon die tendenziellen Unterschiede der Wildform zur Zuchtform beschrieben. Bei Pilzen, die im sterilen Labor gezüchtet werden, ist dieser Unterschied noch viel deutlicher. Unter diesen „gefahrlosen" Bedingungen produzieren Pilze im Labor weniger vielfältige Stoffe als in der Zucht oder in der wilden Natur.

Zivilisationskrankheiten bei Pilzen

Warum? Im Labor haben sie es „zu gut" – genug Futter, keine Feinde, scheinbar perfekte Bedingungen. Da brauchen sie keine starken Abwehrstoffe. Der Zustand, den die Pilze haben, hat Ähnlichkeiten mit dem, was Menschen auch erleben. Scheinbar ist für uns Menschen alles in Ordnung, wenn wir satt sind und uns nicht mehr richtig abmühen müssen. Dauert dieser Zustand bei uns Menschen zu lange, stellen sich „Zivilisationskrankheiten" ein. Und so ähnlich ist dann auch der Zustand des Pilzes im Labor. Dass er sich nicht mehr verteidigen muss und gut gefüttert wird, macht ihn schwach. Er produziert weniger Abwehrstoffe. Das ist dann die Zivilisationskrankheit des Pilzes.

In der Natur erzeugt jeder Reiz durch Angreifer eine höhere Produktion, gesteuert durch epigenetische Signale, die Gene ein- oder ausschalten. Das führt zu mehr bioaktiven Verbindungen. Im Labor gibt es das nicht.

Kaum Nebenwirkungen

Es gibt für uns Menschen noch einen weiteren Vorteil, wenn wir Pilze essen oder als Heilmittel verwenden. Ihr Stoffwechsel ist unserem, wie wir oben schon beschrieben haben, ähnlich. Die Abwehrstoffe des Pilzes dürfen dem Pilz selbst natürlich nicht schaden. Die „Eigenverträglichkeit" der Abwehrstoffe für die Pilze selbst führt auch bei uns Menschen dazu, dass die meisten Inhaltsstoffe für uns auch gut verträglich sind. Studien bestätigen das. Polysaccharide bspw. stimulieren unsere Immunzellen, ohne Nebenwirkungen zu erzeugen.

Kraft, die wir essen können

Zusammengefasst: Die Selbstschutz-Stoffe der Pilze werden zu unseren Helfern. Ob als Nahrung oder Medizin – sie kommen aus der Welt der Pilze, die sich immer gegen viele Eindringlinge wehren müssen. Die Kraft, die Pilze dadurch bekommen, steckt in jedem Fruchtkörper. Je mehr wir Pilze als gesunde, köstliche Nahrung in unseren Alltag integrieren, desto eher haben wir gute Aussichten auf ein Leben in Gesundheit. Wenn die traditionellen Heilkünste recht behalten sollten, sogar auf ein gesundes und langes Leben.

NAHRUNG ST MEDIZIN

n der TCM und den japanischen Traditionen ist die Über-
ppung zwischen kulinarischer und medizinischer Ver-
endung zentral. Diese Sichtweise ist tief in einem holis-
schen Weltbild verwurzelt, welches das Individuum als
eil eines größeren kosmischen Systems sieht, wo Ernäh-
ung und Medizin nahtlos ineinandergreifen.

ie Nahrung wird in der TCM als Mittel betrachtet, um das
leichgewicht der Körperenergien, wie Qi, Yin und Yang,
u fördern. Lebensmittel haben dabei spezifische Eigen-
chaften, die zur Vorbeugung und Behandlung von Krank-
eiten beitragen können.

Dieses Konzept, bei dem „Medizin und Nahrung denselben Ursprung haben" (Chinesisch: Yào Shí Tóng Yuán) betont, dass viele Substanzen sowohl nährend als auch therapeutisch wirken.

In der japanischen Kultur gibt es ebenfalls einen starken Fokus auf die heilende Kraft von Nahrung, insbesondere im Kampo-System, das sogar Elemente der TCM integriert. Pilze werden oft in kulinarischen Gerichten verzehrt, die sowohl nährstoffreich als auch medizinisch vorteilhaft sind, etwa Shiitake oder Reishi in Suppen und Tees.

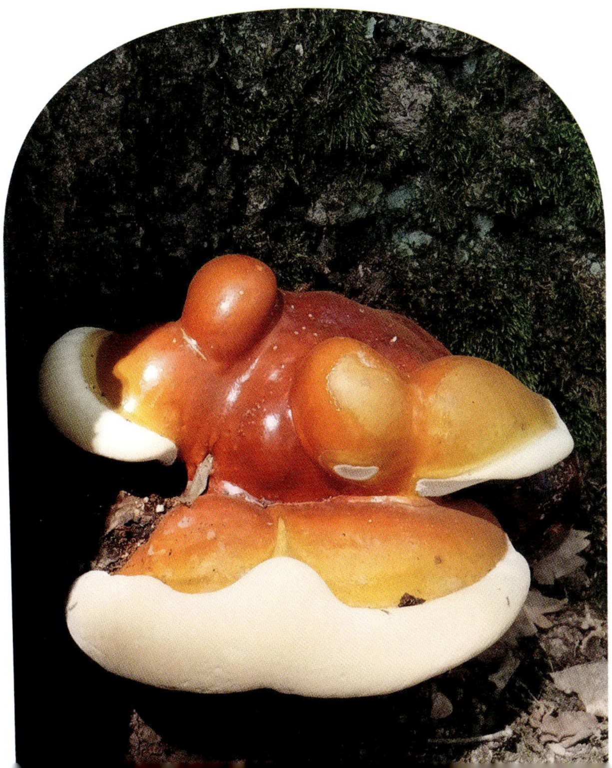

DAS WELTBILD DES PARACELSUS

Paracelsus war bekannt für seine holistische Sichtweise, in die er die Alchemie als zentrales Element seiner Heilkunst integrierte. Eine der zentralen Sichtweisen ist der Alchemist als Beobachter, der die Natur nachahmt. Er verfeinerte das System aus Planeten, zugeordneten Metallen und Prinzipien und Eigenschaften, die mit dem Körper und seinen Organen korrespondieren. Die von ihm verfeinerte Signaturenlehre hat heute sogar in modernen Formen der traditionellen Naturheilkunde wieder Bedeutung.

Dieses triadische Prinzip, das Kräfte mit Substanzen verbindet – bekannt als Tria Prima (Schwefel, Quecksilber, Salz) – spiegelt eine ganzheitliche Sicht wider, die weit über chemische Elemente und deren Reaktionen hinausgeht, ähnlich der Sichtweisen, wie sie auch in den asiatischen Elemententheorien interpretiert werden.

Paracelsus schrieb paraphrasierend:
„Der Alchemist nimmt die Nahrung und verwandelt sie in eine Tinktur, die er durch den Körper sendet, um Blut und Fleisch zu werden. Dieser Alchemist wohnt im Magen, wo er kocht und arbeitet."

Seine Überzeugung, dass *„alles, was der Mensch für Gesundheit und Heilung braucht, von Gott in der Natur bereitgestellt wurde"*, unterstreicht die Idee, dass die Natur die Quelle aller Heilmittel ist.

PARALLELEN DER WELTBILDER

Die Parallelen zwischen dem asiatischen Weltbild und dem von Paracelsus liegen in ihrer gemeinsamen holistischen Erkenntnis, dass Nahrung direkt die Gesundheit beeinflusst und dass keine strenge Trennung zwischen Nahrung und Medizin besteht.

Beide betrachten Nahrung als Mittel zur Vorbeugung und Behandlung von Krankheiten und betonen die Bedeutung der Natur als Quelle von Heilung. Diese Fusion von spirituellen und rationalen Ansätzen – in TCM durch Yin-Yang und Fünf Elemente, bei Paracelsus durch Alchemie und Signaturen – zeigt eine universelle Anerkennung der Vernetztheit von Körper, Geist und Umwelt.

Holistischer Ansatz

Beide erkennen an, dass Nahrung einen direkten Einfluss auf die Gesundheit hat und therapeutisch genutzt werden kann.

Integration von Nahrung und Medizin

Es gibt keine klare Trennung zwischen dem, was als Nahrung und was als Medizin betrachtet wird; beide können duale Zwecke erfüllen.

Betonung der Natur

Beide Traditionen schauen zur Natur für heilende Eigenschaften, wobei Paracelsus die Natur als göttliche Quelle sieht und die TCM auf natürlichen Substanzen und ihren energetischen Prinzipien basiert und dabei wesentlich von taoistischen und teils auch buddhistischen Einflüssen geprägt wird.

NAHRUNG ⇆ MEDIZIN

Die Überlappung zwischen kulinarischer und medizinischer Verwendung ist sowohl in asiatischen Kulturen als auch im Weltbild von Paracelsus zentral, was ein universelles Prinzip unterstreicht, das über verschiedene Kulturen und historische Perioden hinweg anerkannt wurde. Auch lange Zeit in Europa.

Frei nach Hippokrates – moderne Fassung

NAHRUNG IST MEDIZIN UND GLEICHZEITIG IST MEDIZIN AUCH NAHRUNG. ES GIBT KEINE TRENNUNG ZWISCHEN NAHRUNG UND MEDIZIN.

Dass diese Sichtweise auch heute noch Sinn macht, lässt sich an einem einfachen Beispiel zeigen: Melanine in Pilzen sind sehr wichtige Wirkstoffe. Sie lassen sich nicht extrahieren. Man kann sie aber essen, wodurch sie ihre immunmodulatorischen Effekte entfalten.

MEDIZIN

Die wissenschaftliche Revolution, die im 16. Jahrhundert begann und im 17. Jahrhundert ihren Höhepunkt erreichte, war der entscheidende Wendepunkt. Sie führte vom holistischen Weltbild zu einem mechanistischen Weltbild, das die Natur als eine Maschine betrachtete, die aus einzelnen, analysierbaren Teilen besteht, anstatt als lebendiges Ganzes.

Die Einführung der wissenschaftlichen Methode – Beobachtung, Hypothese, Experiment – ersetzte die „spekulative Naturphilosophie" durch empirische Forschung. Naturerscheinungen wurden nicht mehr als Ausdruck göttlicher Harmonie, sondern als Ergebnis universeller Gesetze gesehen.

Erst Verdrängung, heute Renaissance

In der Medizin wurden die humoralen Lehren durch anatomische und pathologische Ansätze ersetzt, wie bei Vesalius und Harvey. In der Religion schwand die Autorität der Kirche, da wissenschaftliche Erklärungen die mystische Weltsicht verdrängten. In der Philosophie prägte der Dualismus von Geist und Körper (Descartes) das moderne Denken, während holistische Ansätze wie die Alchemie an Bedeutung verloren. Dieser Paradigmenwechsel ebnete den Weg für die moderne Wissenschaft, führte aber auch zu einer Fragmentierung des Wissens.

In der aktuellen Zeit erleben natürliche Lebensweisen mit Rückgriffen auf alte Traditionen und auch Aspekte des holistischen Weltbildes eine aufkeimende Renaissance. Das Interesse an Pilzen mit medizinischen Wirkungen und an den traditionellen und modernen Formen der Herstellungen von Therapeutika, ist ein Teil dieser neuen Entwicklung.

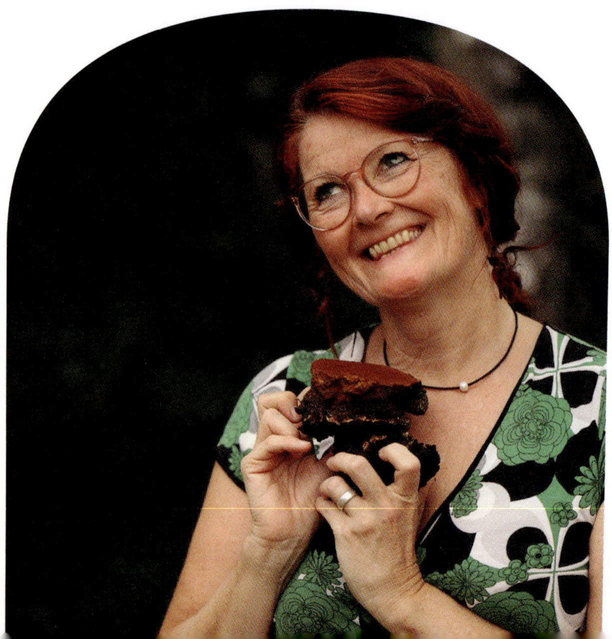

DIE SIGNATURENLEHRE: EINE EINFÜHRUNG

Die Signaturenlehre ist eine faszinierende, alte Methode, um Heilmittel in der Natur zu erkennen. Sie basiert auf der Idee, dass die Natur uns durch „Zeichen" oder „Signaturen" Hinweise gibt, welche Pflanzen, Mineralien oder andere Substanzen für bestimmte Krankheiten oder Organe geeignet sind.

Stell dir vor, du schaust eine Pflanze an und erkennst an ihrer Form, Farbe, ihrem Standort und vielen weiteren Aspekten, wofür sie gut sein könnte – das ist der Kern. Bei Pilzen ist es um einiges schwieriger, diese Signaturen zu analysieren. Pilze haben viel weniger sofort erkennbare Merkmale im Vergleich zu den Pflanzen, sie sind versteckter. Eine Herleitung der Signatur des jeweiligen Pilzes benötigt eine gewisse Routine in der Signaturenlehre.

Damit du dich damit nicht plagen musst, haben wir die Zuordnungen der einzelnen Pilze schon in den Profilen hinterlegt, gleich auf der Seite der Schnellübersicht eines jeden Pilzes.

DIE ZEICHEN DER NATUR LESEN

Die Signaturenlehre geht davon aus, dass alles in der Natur mit sichtbaren oder spürbaren Merkmalen „gezeichnet" ist. Diese Zeichen – wie Form, Farbe, Geschmack, Geruch oder Wachstumsort – spiegeln die inneren Eigenschaften wider. Das Prinzip lautet: „Wie außen, so innen." Wenn eine Pflanze z. B. herzförmige Blätter hat, könnte sie für Herzprobleme hilfreich sein. Das allein reicht für diese Interpretation nicht aus, da braucht es mehr dieser Zeichen.

Das ist keine bloße Vermutung, sondern eine Methode, die auf jahrhundertealter Beobachtung basiert. Sie hilft, Heilmittel zu finden, ohne teure Labore, und betont die Harmonie zwischen Mensch und Natur.

Auch die KI spielt mit

In einigen unserer Kurse hat ein Teilnehmer (lieber Michael, du bist gemeint :-) – Danke für deine Beiträge) immer wieder eine KI nach der Signatur eines Pilzes oder eines Krautes befragt. Da er einen „Profi-Account" hat, kamen dabei erstaunliche Ergebnisse heraus. Sie waren größtenteils richtig, mit wenigen Nuancen, wo kleinere Ausprägungen etwas fehlinterpretiert wurden. Bevor aber die Antworten kamen, gab es seitens der KI zunächst eine Belehrung über den Mangel an der Seriosität der Signaturenlehre, um dann doch zu antworten. Mit dem Ergebnis, dass sich die daraus ergebenden Anwendungsbereiche weitestgehend mit dem decken, was die moderne Forschung dazu sagt.

Mit einem „Free Account" können wir nur davon abraten, die Ergebnisse, die dabei entstehen, sind teilweise katastrophal. Da geht die KI selten in die Tiefe und ist sehr oberflächlich. Wir selbst bevorzugen nach wie vor den klassischen Weg, es selbst auszuarbeiten.

DIE HISTORISCHEN WURZELN

Die Signaturenlehre hat tiefe Wurzeln in antiken Kulturen, aber ihren systematischen Rahmen verdankt sie dem Schweizer Arzt und Alchemisten Paracelsus (1493–1541). Paracelsus sah die Natur als „Buch Gottes", in dem alles geschrieben steht. Er glaubte, dass Gott die Heilkräfte in Form von Signaturen offenbart, damit der Mensch sie nutzen kann. In seinen Schriften beschreibt er, wie Pflanzen durch ihre Ähnlichkeit zu menschlichen Organen oder Krankheitssymptomen ihre Wirkung andeuten. Zum Beispiel verglich er die Wurzel des Knabenkrauts mit Hoden und schloss daraus auf eine stärkende Wirkung für die Männlichkeit.

Paracelsus integrierte das in seine *Tria Prima* – drei Prinzipien (Schwefel für die Seele, Quecksilber für den Geist, Salz für den Körper) – und verband es mit alchemistischen und astrologischen Ideen. Planetenkräfte spielen eine Rolle: Mond-assoziierte Pflanzen, die rhythmisch wachsen, könnten für Flüssigkeitskreisläufe wie Lymphe geeignet sein.

Spätere Denker wie Oswald Croll (um 1600) erweiterten das, indem sie Pflanzen als „stumme Sprecher" beschrieben, die durch Gebärden (Signaturen) kommunizieren.

In asiatischen Traditionen, wie der TCM, gibt es ähnliche Konzepte, wo Pflanzen nach energetischen Eigenschaften (z. B. warm oder kühlend) klassifiziert werden, aber Paracelsus machte es zu einem abendländischen System.

DIE SYSTEMATIK DER SIGNATURENLEHRE

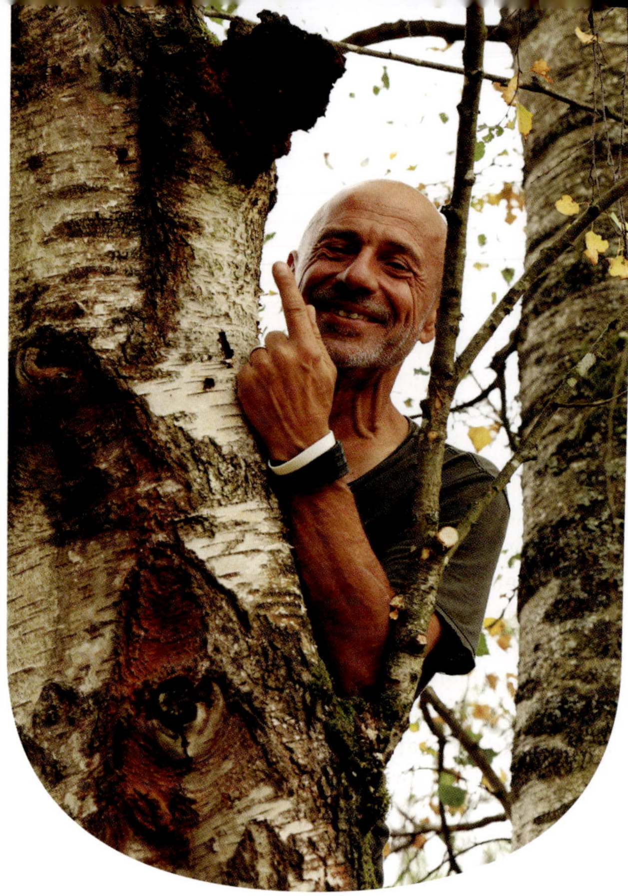

Die Lehre ist systematisch aufgebaut und beruht auf Beobachtungsschritten:

Äußere Merkmale betrachten

Schaue auf Form und Struktur. Eine nierenförmige Bohne könnte für die Nieren gut sein – tatsächlich enthalten Bohnen Stoffe, die die Nierenfunktion unterstützen. Oder der Fliegenpilz mit seinem roten Hut. Rot ist ein Hinweis auf den roten Planeten Mars, der durch die Organe Galle und die Bauchspeicheldrüse im Körper repräsentiert wird und das Eisen als Wirkprinzip hat.

Farben und Sinneseindrücke einbeziehen

Rot steht oft für Mars. Bitterer Geschmack signalisiert Stoffwechsel und Leber. Muffiger Geruch ist ein Hinweis auf den Mond.

Standort und Umwelt berücksichtigen

Pflanzen an feuchten Orten (z. B. Birke) stehen für den Mond. Paracelsus betonte, dass Stressfaktoren wie Trockenheit die Pflanze „trainieren" und ihre Heilkräfte verstärken.

Astrologische und kosmische Verbindungen

Alles ist vernetzt. Mondpflanzen wachsen rhythmisch und helfen bei zyklischen Prozessen wie Menstruation. Das klingt für einige sicher esoterisch, aber es hilft, System in die Beobachtung zu bringen, um Muster zu erkennen.

Interpretation und Test

Nicht blind glauben – Paracelsus führte auch Experimente durch. Heute kombiniert man das mit Wissenschaft, z. B. durch Analysen von Inhaltsstoffen. Alternativmedizinisches kann das auch – wenn man es gelernt hat – mit kinesiologischen Tests, Tensor und Co. getestet werden.

Beispiele aus der Pilzwelt: Der Chaga-Pilz mit seiner zerklüfteten schwarzen kohleartigen Struktur trägt viele saturnische Merkmale in sich. Aber auch eine etwas versteckte, aber umso stärkere Signatur der Sonne: die Farbe des Sklerotiums ist eher Goldbraun leuchtend als nur ein fahles Braun. Es „tankt auf" durch das Sonnenlicht, durch biochemische Prozesse, innerhalb des Sklerotiums entstehen dann durch das Sonnenlicht viel stärkere und viel mehr Wirkstoffe. Die Sonne und das damit assoziierte Prinzip des Goldes haben starke Wirkungen auf die Gesundheit des Herzens. Die medizinische Wirkung des Chaga auf das Herz- Kreislaufsystem ist mittlerweile erwiesen.

KRITIK UND MODERNE RELEVANZ

Kritiker sehen die Signaturenlehre als Aberglauben, da sie subjektiv und nicht immer wissenschaftlich beweisbar ist. Samuel Hahnemann nannte sie „naiv", doch viele Homöopathen nutzen sie indirekt, z. B. Silicea (Kieselsäure) als „Stütze" für Geist und Körper, ähnlich wie Kieselsäure Pflanzenstängel stärkt.

Heute erlebt die Lehre eine Renaissance in integrativer Medizin. Studien zeigen, dass viele traditionelle Zuordnungen durch Inhaltsstoffe erklärbar sind. In der Anthroposophie oder TCM wird sie erweitert und erforscht, wie Signaturen zu neuen Heilmitteln führen können.

Du willst es ausprobieren? Dann haben wir einen Tipp

Falls du selbst Lust hast, dich diesem Thema anzunähern, dann nimm dir vielleicht als Erstes das Springkraut vor und nicht gleich einen Pilz. In der Phase der Ausbildung der Blüten findet parallel dazu eine Reifung der Samen statt. Für einen relativ langen Zeitraum hat die Pflanze gleichzeitig Blüten und ausgereifte Samen.

Die Blüten haben in ihrer Form eine sehr weibliche, deutlich vaginale Ausprägung. Die ganze Pflanze hat einen sehr intensiven an Hormone erinnernden Geruch, der am intensivsten von den Blüten ausgeht. Die ausgereiften Samen sind dagegen sehr männlich. Sind sie reif, reicht eine leichte Berührung und sie werden wie von einem Katapult weggeschleudert. Dieser Zustand der gleichzeitigen Anwesenheit des Weiblichen und des Männlichen findet beim Menschen in der hormonellen Umstellung der sogenannten Wechseljahre statt. Bei Männern wie bei Frauen.

Wir haben im Jahr 2012 aus der Pflanze ein spagyrisches Mittel hergestellt. Wir wurden dann durch Eigenversuche bestätigt. Ebenso wie bei der Ausarbeitung der Signatur der Platanenrinde, für die wir eine starke Kraft bei Psoriasis prognostizierten und später ebenfalls bestätigen konnten.

Vielleicht kommt jemand darauf, wofür dieser Pilz wirken könnte. :-)

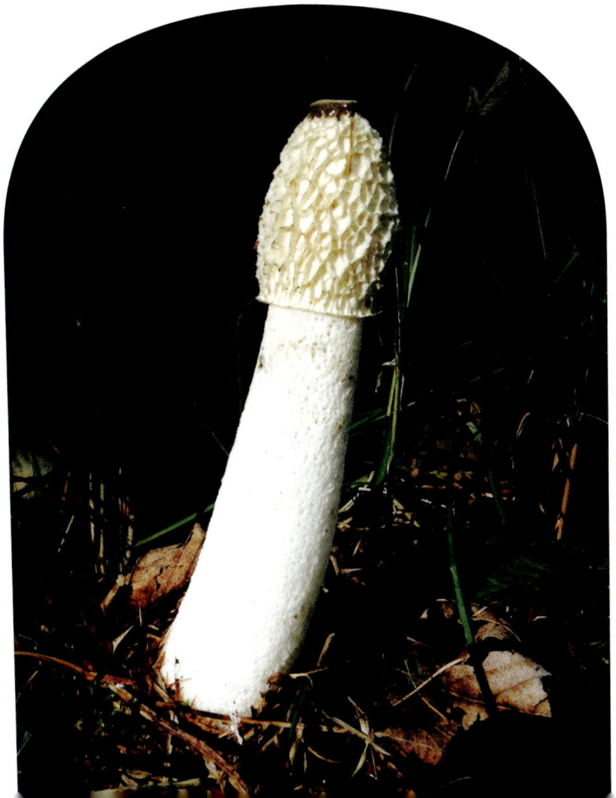

BEZÜGE ZWISCHEN SIGNATUR, PLANETEN, METALLEN UND ORGANEN

Die im ersten Schritt über Form, Farbe, Standort etc. hergeleitete Signatur enthält meistens mehrere Planeten und ihre Prinzipien, ideal auch als gewichtetes Ergebnis.

Die hier aufgelisteten Eigenschaften und Zuordnungen sind eine verkürzte und auch vereinfachte Darstellung, um den Zugang zu dem damit verbundenen Weltbild leichter zu machen.

Mond (Silber)

Organbezüge: Gehirn, Keimdrüsen, Gemüt, Schlaf
Organsprache: Frei von Zwängen, schwingt das Unterbewusste in Harmonie
Starker Mond: Austernseitling, Birkenporling, Judasohr, Schwefelporling, Striegelige Tramete
Mond vorhanden: Chaga, Fenchelporling, Harziger Lackporling, Kupferroter Lackporling, Rotrandiger Baumschwamm, Wulstiger Lackporling, Zottiger Schillerporling, Zunderschwamm

Merkur (Quecksilber)

Organbezüge: Atemwege, eitrige Entzündungen, endokrine Störungen
Organsprache: „In der Kommunikation mit anderen Grenzen ansprechen können, in der inneren Kommunikation mit sich selbst Grenzen überschreiten wollen"
Starker Merkur: Eichhase, Gemeiner Feuerschwamm, Harziger Lackporling, Judasohr, Rotrandiger Baumschwamm, Schmetterlingstramete, Striegelige Tramete
Merkur vorhanden: Austernseitling, Dunkler Lackporling, Flacher Lackporling, Reishi, Striegelige Tramete

Venus (Kupfer)

Organbezüge: Harnorgane, Venen, Hormondrüsen, Nieren, Blase
Organsprache: „Emotionen und Beziehungen – Festhalten und Loslassen"
Starke Venus: Eichhase, Kupferroter Lackporling
Venus vorhanden: Birkenporling, Striegelige Tramete

Sonne (Gold)

Organbezüge: Herz-Kreislauf, Augen, Wärmeprozesse
Organsprache: „Ich lebe in meinem harmonischen Rhythmus"
Starke Sonne: Chaga, Schwefelporling
Sonne vorhanden: Harziger Lackporling

Mars (Eisen)

Organbezüge: Galle, Bauchspeicheldrüse, Muskulatur, Arterien
Organsprache: „Ich will! Ich verteidige das, was ich will"
Starker Mars: Rotrandiger Baumschwamm
Mars vorhanden: keiner unserer Baumpilze

Jupiter (Zinn)

Organbezüge: Leber, Bindegewebe, Gelenke, Temperament
Organsprache: „Ich lebe, wie ich leben will"
Starker Jupiter: Austernseitling, Chaga, Eichenfeuerschwamm, Fenchelporling, Flacher Lackporling, Gemeiner Feuerschwamm, Harziger Lackporling, Kupferroter Lackporling, Lärchenschwamm, Schmetterlingstramete, Schwefelporling, Wulstiger Lackporling, Zottiger Schillerporling, Zunderschwamm
Jupiter vorhanden: Eichhase

Saturn (Blei)

Organbezüge: Milz, Knochen, Leben und Tod, Abbauprozesse
Organsprache: „Selbstbestimmt das Leben fließen lassen" – Kurzform: „Ich weiß, was ich will"
Starker Saturn: alle Pilze

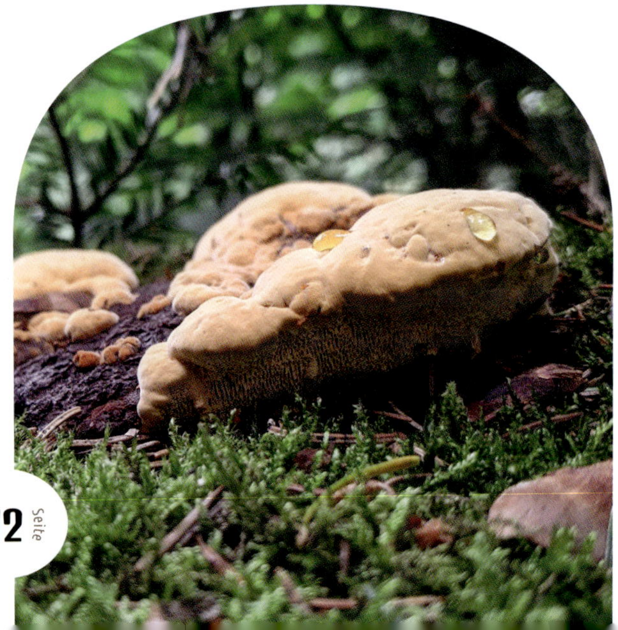

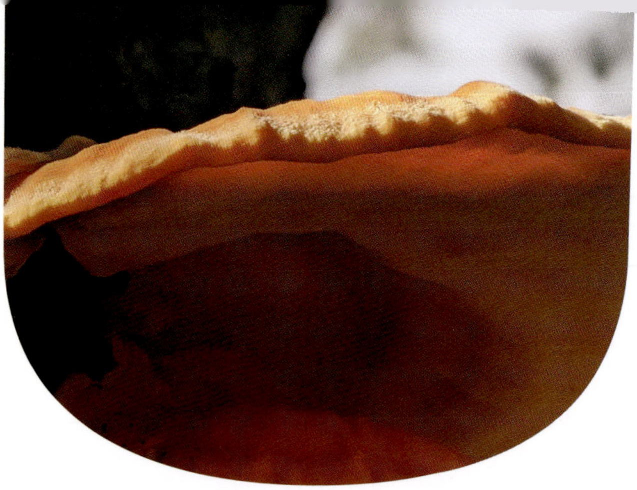

SIGNATURENLEHRE ANWENDEN, GANZ PRAKTISCH

Wir haben im Kurzprofil der Pilz-Porträts die Signaturen zu jedem Pilz hinterlegt. Im Kapitel hier drüber sind die Zuordnungen der Pilze nach Planeten und Metallprinzipien zusammengefasst, sowie die Organbezüge und die wichtigen Wirkbereiche in komprimierter Form aufgelistet. Zusätzlich haben wir die Organsprache pointiert auf den Punkt gebracht.
Beispielsweise würde eine etwaige Störung des Urogenitalsystems, sei es Niere oder Blase oder die Harnleiter, zunächst einmal auf die Venus hinweisen. Unter Venus (Kupfer) sind dann die Pilze aufgelistet, die eine starke Venussignatur haben, aber auch die Pilze mit einer Signatur, in der die Venus „nur" enthalten ist. Zusätzlich gibt es natürlich noch die Tabellen im vorderen Bereich, wo du auch nachschlagen kannst.

Wenn du Krankheit zusätzlich als einen Prozess verstehst, der auch emotionale oder verborgene Aspekte und Prozesse ausdrücken kann, dann kann es hilfreich sein, sich auch mit der Organsprache auseinanderzusetzen. Bei der Venus steht dazu: „Emotionen und Beziehungen – Festhalten und Loslassen". Ausformuliert sagt die Niere und die Blase, dass deine Emotionen und Gedanken beim Umgang mit Themen UND Menschen, die es festzuhalten oder loszulassen gilt, in Harmonie sind, wenn Blase, Niere und Harnorgane gesund sind. Sind sie es nicht, lohnt es sich, die Strategie des Festhaltens und Loslassens zu hinterfragen. Das gilt im Übrigen auch für häufige Harnleiter- und Blasenentzündungen.

Paracelsus hätte eine Erkrankung des Urogenitaltraktes, die emotionale Aspekte als hauptsächliche Ursache hat, als Erkrankung der „Ens Spirituale" beschrieben, ergänzt durch weitere sogenannte „Entien".

DIE FÜNF ENTIEN DES PARACELSUS

Paracelsus hat in seinem Werk „Buch Paramirum" eine faszinierende Theorie entwickelt: Jede Krankheit hat fünf mögliche Ursachen, die er „Entien" nennt. Es ist ein holistisches System, das Körper, Geist und Umwelt verbindet. Statt Krankheiten nur als Symptome zu sehen, fragt Paracelsus: Woher kommen sie wirklich? Und wie heilt man sie? Diese Lehre hilft, Krankheiten umfassend zu verstehen – von Umwelteinflüssen bis zu göttlichem Willen.

Was sind die „Entien"?

Ein „Ens" ist für Paracelsus das Wesen oder die ursprüngliche Idee einer Sache – nicht nur ein Symptom, sondern die tiefe Ursache. Er teilt die fünf Entien in zwei Gruppen: Drei wirken auf den Leib (Körper), zwei auf den Geist. Jede Krankheit kann aus einer oder mehreren Entien entstehen und die Therapie muss darauf abgestimmt sein. Paracelsus empfahl, Krankheiten immer mit Bezug zu mehreren Entien als Ursache zu behandeln, als Kombination mit ihren eigenen Heilwegen.

Die Fünf Entien im Überblick

Hinter der lateinischen Bezeichnung haben wir eine moderne Interpretation geschrieben, um den Zugang zu erleichtern:

» Ens Astrale – Umwelteinflüsse
» Ens Veneni – Ernährung und Funktion der Ausscheidungsorgane
» Ens Naturale – individuelle Konstitution und Disposition (auch erbliche)

Die zweite Gruppe beinhaltet die Ursachen, die sich auf den Geist auswirken:

» Ens Spirituale – Psychosomatik
» Ens Dei – Schicksal und karmische Bestimmung

Paracelsus' Theorie ist holistisch und dennoch aktuell: Sie integriert Umweltmedizin, Toxikologie, Genetik, Psychologie und Spiritualität. In der integrativen Medizin hilft sie, Ursachen vielfältig zu sehen und nicht monokausal.

Das macht Heilung – auch mit Pilzen – nachhaltig.

ALTE REZEPTE – MODERNES WISSEN

Es gibt zahlreiche historische Beispiele, in denen alte Rezepte durch moderne wissenschaftliche Untersuchungen als hoch wirksam bestätigt wurden. So etwas zeigt, wie traditionelles Wissen die Grundlage für moderne Medikamente bilden kann.
Wir persönlich sind davon überzeugt, dass die Erkenntnisse der damaligen Heilkundigen nicht auf einem banalen Versuch- und Irrtumprinzip beruhte, auch nicht allein auf Zufall. Heiler der alten Kulturen haben gelernt, die Zeichen der Natur zu lesen. Denn weltweit waren Vorgänge in der Natur und auch im Kosmos für alle Kulturen zu jeder Zeit von großer Bedeutung.
Trennungen zwischen Biologie, Mathematik oder Medizin waren nicht vorhanden, es wurde als Gesamtheit verstanden, die zusammenhängt und nicht in Disziplinen trennt. Dabei fanden viele Hochkulturen aus heutiger Sicht Unglaubliches heraus, was auch heute noch ohne technische Unterstützung nicht oder kaum möglich wäre.

HOCHKULTUREN MIT MODERNEM WISSEN

Zum Beispiel sahen die Maya die Milchstraße (Sak Beh, „Weißer Weg") als kosmischen Weg oder Unterwelt (Xibalba), symbolisiert durch den Weltenbaum (Wak Chan), der Himmel, Erde und Unterwelt verbindet. Diese Sichtweise ist natürlich durch modernes Wissen ersetzt worden. Astronomisch beobachteten die Maya die Ausrichtung der Sonne zur Milchstraße, besonders während der Wintersonnenwende. Sie berechneten, dass alle 5.125 Jahre (ein „Langer Zyklus" oder Baktun) eine besondere Konjunktion eintritt, bei der die Sonne das „dunkle Rift" (ein dunkles Band in der Milchstraße) durchquert – ein Ereignis, das sie als Übergang in eine neue Ära interpretierten. Diese Erkenntnis der Maya hat heute noch Gültigkeit.

Auch Ötzi wird sein Wissen über den Birkenporling selber gehabt haben, oder er wird es von jemandem gelernt haben, der es verstanden hat, die Kraft des Birkenporlings zu entschlüsseln. Viele Jahre später, als Ötzi schon lange gestorben war, empfahl der griechische Arzt Hippokrates (um 460–370 v. Chr.) Aufgüsse aus Weidenrinde (*Salix alba*) gegen Schmerzen, Entzündungen und Fieber. Das Rezept: Rinde kochen und als Tee trinken. Heute weiß man, dass der Wirkstoff Salicin in der Rinde entzündungshemmend und schmerzlindernd wirkt, jedoch mit weniger Nebenwirkungen, als die durch die Weidenrinde inspirierten synthetischen Medikamente mit Acetylsalicylsäure.

Es gibt noch viele weitere Beispiele, zwei davon möchten wir etwas mehr Platz einräumen. Beides sind frühe Antibiotika aus längst vergangenen Zeiten. Pilze – nichts anderes sind diese Antibiotika – haben schon vor vielen hundert Jahren geholfen. Auch in der europäischen Heilkunde.

EIN 1000 JAHRE ALTES ANTIBIOTIKUM GEGEN KRANKENHAUSKEIME

Das *Bald's Leechbook*, ein angelsächsisches Manuskript aus dem 9. Jahrhundert, enthält eine Fülle von Rezepten für verschiedene Leiden, darunter ein Mittel gegen Augeninfektionen, das als „Eye Salve" bekannt wurde.

Das übersetzte Rezept lautet:
„Nimm gleiche Mengen an Lauch und Knoblauch, zerstampfe sie gut, nimm gleiche Mengen an Wein und Ochsengalle, mische sie mit dem Lauch, gib alles in einen Kessel aus Messing, lasse die Mixtur neun Tage lang ruhen, drücke sie anschließend durch ein Tuch, kläre sie gut und gib sie in ein Horn."
Dieses Mittel war Teil der angelsächsischen Medizin. Historisch diente es gegen „wen", das ist die historische Bezeichnung für Gerstenkörner oder Staphylokokken-Infektionen am Auge, die zu schweren Entzündungen führen konnten.

MODERNE FORSCHUNG BESTÄTIGT DIE WIRKUNG

Moderne Forschungen haben dieses Rezept 2015 an der Universität Nottingham untersucht, um seine Wirksamkeit gegen antibiotikaresistente Bakterien wie Methicillin-resistente *Staphylococcus aureus* (MRSA) zu testen. Nach anfänglichen Fehlversuchen – z. B. beim Ersetzen des Messingkessels durch Kunststoff, was die antibakterielle Wirkung reduzierte, oder der Ochsengalle durch andere Säuren – bestätigten Labortests, dass nur die originale Mixtur mit Ochsengalle und Messingtopf extrem effektiv ist. Genau diese Kombination erzeugt Verbindungen, die Biofilme zerstören.

In In-vitro-Tests tötete sie über 90 % der Bakterien in weniger als einer Minute und in Mausmodellen mit chronischen Wunden reduzierte sie MRSA-Belastung signifikant, ohne nennenswerte Schäden an menschlichen Zellen zu verursachen. Die Studie betont die Synergie der Zutaten: Allein wirken sie schwach, zusammen entfalten sie eine breite antimikrobielle Aktivität, die sogar gegen resistente Keime hilft.

DIE ANTIBIOTISCHE WUNDSALBE AUS DEM LORSCHER ARZNEIBUCH

Das Lorscher Arzneibuch, das älteste erhaltene medizinische Kompendium der Klostermedizin im deutschsprachigen Raum aus dem 8. Jahrhundert (um 795), enthält zahlreiche Rezepte basierend auf klösterlichem Wissen.

Ein bemerkenswertes Mittel gegen Wunden ist eine Salbe aus Schafdung, Käseschimmel und Honig:
„Schafdung, Käseschimmel und Honig gut verrührt und für 20 Tage auf der Wunde belassen."

Dieses Rezept diente der Behandlung von *Ulcus cruris* (Beinwunden) und ähnlichen Infektionen, in einer Zeit, als Wundinfektionen oft tödlich waren. Die Zutaten spiegeln eine Klostermedizin wider, die auf Fermentation und natürlichen Konservierungsmitteln basierte, oft inspiriert von römischen und griechischen Quellen, aber auch von Beobachtungen der Natur.

Forschungen, darunter Analysen des Manuskripts durch Pharmakologen wie Joachim Mayer, haben spekuliert, dass der Dung den Käseschimmel (ähnlich Roquefort) anregt, antibakterielle Stoffe wie Penicillin-ähnliche Verbindungen zu produzieren. Der Honig wirkt als Konservierungsmittel und antimikrobiell durch Enzyme und Wasserstoffperoxid. Die 20-tägige Anwendung erlaubt eine langsame Fermentation auf der Wunde, ähnlich modernen Antibiotika-Kuren.

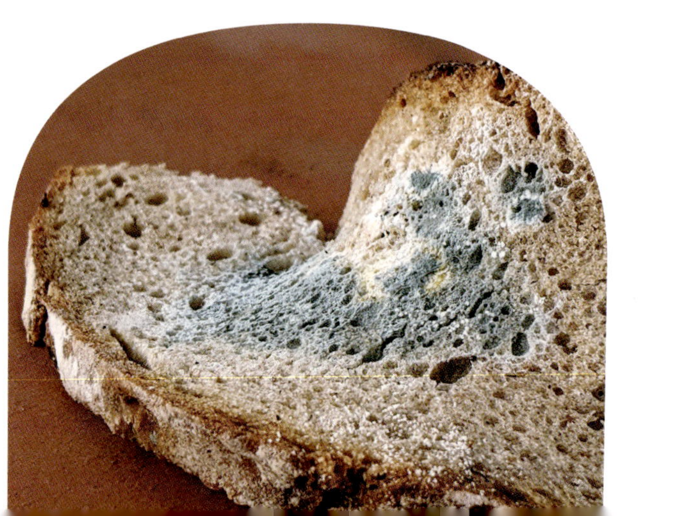

SIGNATURENLEHRE WAR TEIL VIELER KULTUREN

Die beiden Rezepte unterstreichen, wie Heiler vor langer Zeit ihnen offensichtlich bekannte Synergien nutzten, die heute in der modernen Medizin zur Anwendung kommen. Mit alten Rezepten, die sich auch heute als hochwirksam erwiesen haben, lassen sich viele Bücher füllen. Dieses Spezialwissen in den alten Kulturen kann nicht allein auf einem Zufallsprinzip entstanden sein, dazu ist es oft zu perfekt. Für uns ist das Naheliegendste, dass die Heiler damals die Zeichen der Natur haben lesen können. Wir haben es schon oft angewendet und konnten erleben, dass es funktioniert. Es ist das Naheliegendste, dass vergangene Kulturen, die die Grundlagen der Signaturenlehre entwickelt haben, diese Systematik zur Herleitung der potenziellen Wirkung auch benutzt haben.

WISSENSCHAFT UND HERMETIK

Mit einem plakativen Beispiel zum unterschiedlichen Verständnis von Zusammenhängen möchten wir dieses Kapitel abschließen. Wir halten beide für richtig, sie existieren nicht gegeneinander, sondern miteinander und nebeneinander.

Wissenschaft
Aus Eisen lassen sich sehr gut Waffen schmieden. Mars ist der Kriegsgott und ein Planet unseres Sonnensystems. Deshalb wurde Eisen dem Planeten Mars zugeordnet.

Hermetik
Der Planet Mars und Eisen haben in der Signatur gemeinsame Prinzipien. Da Mars auch Kriegsgott ist, können aus Eisen sehr gute Waffen geschmiedet werden.

In einer modernen Form der Interpretation der Hermetik, könnte es auch umschrieben werden mit: „In der Natur folgt die Form der Funktion, die wiederum der Form folgt."

BASISWISSEN PILZE SAMMELN

Bevor du losgehst, um deine eigenen Pilze zu sammeln, gibt es noch ein paar Dinge, die du wissen musst. Wir leben in Mitteleuropa und du ahnst sicher, dass es auch zum Sammeln von Pilzen Regeln gibt. Aber das ist nur ein Thema dieses Kapitels. Als Erstes möchten wir noch über einen wichtigen Aspekt schreiben: das Heimische, die Regionalität.

DAS NANANA-PRINZIP

Dass Heilpilze heimisch sein müssen, steht schon sehr lange bei uns im Fokus. Zunächst aus den klassischen Gründen der Regionalität.

Pilze, die wir zu Mitteln der Hausapotheke verarbeiten, ebenso wie Pilze, die wir essen, müssen bei uns ganz klar definierte Eigenschaften haben:

- **NA**hrung, die frisch ist oder frisch verarbeitet wurde.
- **NA**türlich müssen sie sein, ob in der Natur gewachsen oder aus der Biozucht.
- **NA**h gewachsen, also Pilze aus der möglichst nahen Region, ist eine weitere wichtige Eigenschaft.

Aus naturheilkundlicher Sicht erleben wir, dass die Natur alles bieten kann, was für die Gesundheit notwendig ist. Alles, was wir brauchen, wächst vor unserer Haustür. Und genau darin liegt noch ein weiterer Grund verborgen, noch mehr den Fokus auf Regionales zu legen. Es ist eine ganz besondere Gemeinsamkeit zur Beschreibung der Regionalität, die uns in unserer Sicht sehr bestärkt hat. Es geht um Biophysik.

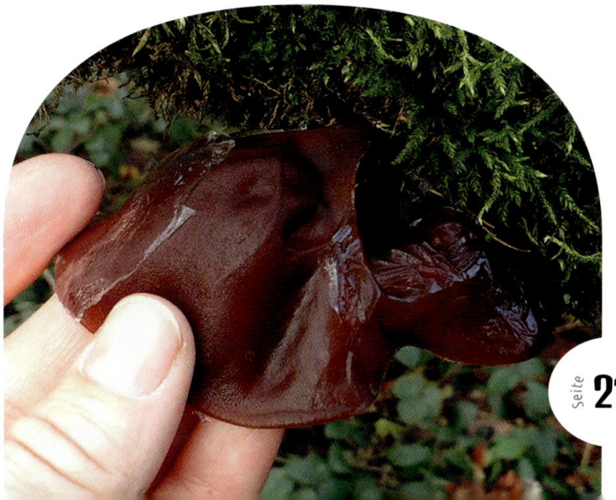

DIE ISOTOPE AUS GANZHEITLICHER SICHT

Isotopenuntersuchungen sind wie ein Marker, der die Herkunft von Lebensmitteln beschreibt. Sie nutzen natürliche „Fingerabdrücke", die durch Boden, Wasser oder Klima entstehen, um zu prüfen, wo Produkte wie Wein, Käse oder Heilpilze gewachsen sind. Diese Methode deckt falsche Herkunftsangaben auf, schützt Verbraucher vor Betrug und fördert regionalen Handel.

Mit Isotopen lässt sich alles kartieren

Isotope sind wie Koordinaten auf einer Karte, die anzeigen, wo Pilze und andere Lebensmittel herkommen. Sie zeigen natürliche „Spuren" in Pilzen, die durch Boden, Wasser oder Klima einer Region entstehen.

Diese Methode macht „Regionalität" messbar, indem sie verrät, ob ein Pilz in einem bestimmten Gebiet wuchs, etwa in den Alpen oder im Schwarzwald. Sie zeigt auch, ob Pilze mit Pflanzen zusammenarbeiten oder totes Material zersetzen, was auf ihren Lebensraum hinweist.

Die Genauigkeit unterscheidet oft Länder oder größere Regionen (bis zu etwa 50 km in manchen Fällen). So unterstreichen Isotopenuntersuchungen auf wissenschaftlicher Ebene der Biophysik sogar ein holistisches Weltbild.

Destillation vernebelt die Herkunft

Destillation, wie sie Paracelsus für Tinkturen nutzte, kann die Herkunft von Stoffen bei Isotopenuntersuchungen unkenntlich machen. Beim Destillieren werden flüchtige Bestandteile getrennt, was die natürlichen „Fingerabdrücke" der Region – durch Fraktionierung der Isotopenverhältnisse – verändert. So wird es schwer, den Ursprungsort zu bestimmen. Das Gleiche gilt im Übrigen auch für Hydrolate.

Paracelsus, ohne Kenntnis moderner Chemie, sah Destillate als „gereinigt" an, die zudem die Essenz eines Stoffes betonen. Heute bestätigt die Wissenschaft, dass Destillation Isotopenmuster verwischt, was die Herkunftsbestimmung erschwert.

DAS SAL ALS FINGERABDRUCK DES PILZES

Im Jahr 2019 veröffentlichte die Arbeitsgruppe Analytische Chemie für Gesundheit und Umwelt am Institut für Chemie an der Karl-Franzens-Universität Graz eine Studie, in der sie Erstaunliches über Pilze herausgefunden hat. Das Team hat mehr als 1.000 Proben von rund 230 heimischen Pilzarten auf Mineralien und Metalle untersucht. Dabei stellten sie fest, dass nicht der Boden die Zusammensetzung der Komponenten hauptsächlich bestimmt, sondern jede Pilzart ihre eigene Verteilung an diesen Inhaltsstoffen aufnimmt. Mit dieser neuen Erkenntnis können nun sogar Pilze aus veraschtem Material bestimmt werden, da sich aus der Verteilung dieser Stoffe ein Rückschluss auf den Pilz ermöglicht.

Genau dieses Verfahren wird in der Spagyrik angewendet, um das Sal (das ist der gereinigte Körper) darzustellen. Dazu werden die Pilze – wie in der Studie – verascht (kalziniert), um die Mineralien und Salze zu erhalten. Nach der Reinigung werden diese dann für die spagyrische Hochzeit vorbereitet: die Vereinigung von Körper, Seele und Geist. Die Öle und Harze des Pilzes repräsentieren die Seele, das Flüchtige – oft der Alkohol – repräsentiert den Geist.

Isotope und Salze machen „regional" messbar.

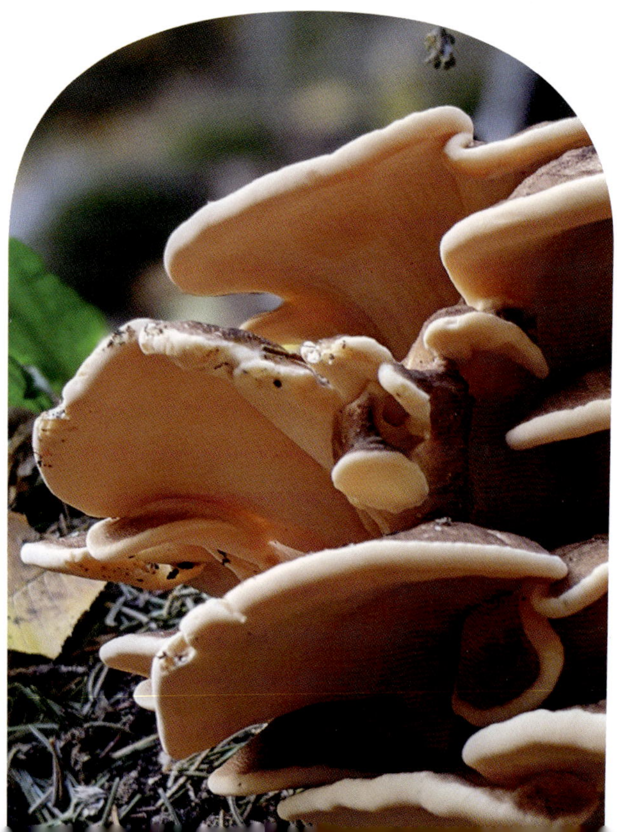

AUCH UNSERE REGIONALITÄT IST MESSBAR

Aus naturheilkundlicher Sicht sind die Ergebnisse einer Isotopenanalyse eine Bestätigung der alchemistischen Einsichten und Prinzipien. Isotope und Salze sind wie die Signaturen, die in Kräutern, Pilzen und in allem, was lebt und lebte, enthalten sind. Sie zeigen die Herkunft von Heilpilzen auf und wie sie gelebt haben. Moderne Wissenschaft misst diese Spuren präzise und macht damit „regional" messbar.

So haben Pilze aus Asien komplett andere Isotopenmuster; das Gleiche gilt natürlich auch für Obst und Gemüse von weit entfernten Kontinenten.

Die Bedeutung ist noch nicht geklärt

Würde man unsere Isotope kennen, wäre der Ort, den man uns auf einer Karte zuordnen würde, der gleiche wie der des regional gewachsenen Pilzes. Denn auch wir haben diese Isotopenmuster in uns, auch wir sind „lokalisierbar". Das Gleiche gilt für alle anderen Lebewesen und Pflanzen auch: In der Region gibt es bei allem, was sich dort befindet, gleiche Isotopenmuster.

Das kann kein Zufall sein. Für uns bedeutet es, dass hinter diesem sich wiederholenden Muster ein Nutzen stehen muss. Auch wenn wir ihn noch nicht erkennen, möchten wir noch mehr den Fokus auf die Regionalität unserer Pilze legen.

RECHTLICHES UND GESETZE

Das Sammeln von Pilzen unterliegt in Deutschland, Österreich und der Schweiz naturschutzrechtlichen Vorgaben. Die Regelungen variieren je nach Land und teilweise regional. Meist handelt es sich um eine Menge von ein bis zwei Kilogramm, was aber regional abweichen kann.

Wir versuchen, einen Überblick zu verschaffen. Unsere Angaben basieren auf offiziellen, gesetzlichen Texten und behördlichen Informationen zum Zeitpunkt der Erstellung dieses Textes (Stand 2025).

In geschützten Gebieten (z. B. Naturschutzgebieten, Nationalparks) kann es zusätzliche Verbote oder strengere Regeln geben.

Wir sind keine Rechtsgelehrten; die Zusammenfassung, die wir hier vornehmen, ist als Hinweis zu verstehen, sich auch mit diesem Thema auseinanderzusetzen, aber nicht rechtlich verbindlich. Außerdem kann sich das, was wir hier schreiben, zu jedem Zeitpunkt ändern. Daher unsere Bitte: Vorher erkundigen, wie es genau bei dir an deinem Sammelort geregelt ist.

Deutschland

In Deutschland regelt das Bundesnaturschutzgesetz (BNatSchG) die Entnahme wild wachsender Pilze. Es gibt keine bundesweite feste Mengengrenze, sondern eine allgemeine Vorgabe, dass Pilze nur in geringen Mengen für den persönlichen Bedarf gesammelt werden dürfen. Als Richtwert werden in der Praxis und von Naturschutzbehörden oft ein bis zwei Kilogramm pro Person und Tag angegeben, um den Bestand nicht zu gefährden.

Das Sammeln zu gewerblichen Zwecken erfordert eine Genehmigung der Naturschutzbehörde und muss pfleglich erfolgen, ohne den Bestand der Art zu gefährden. Verbote gelten in Bereichen mit Betretungsverboten oder in Naturschutzgebieten. Verstöße können als Ordnungswidrigkeit geahndet werden. Die Umsetzung kann je nach Bundesland variieren, z. B. durch landesrechtliche Ergänzungen, die strengere Limits festlegen.

Österreich

Das österreichische Forstgesetz (ForstG) legt bundesweit fest, dass das Sammeln von Pilzen erlaubt ist, solange der Waldeigentümer es nicht ausdrücklich verbietet oder beschränkt (z. B. durch Schilder). Die Menge ist auf maximal 2 kg pro Person und Tag begrenzt. Überschreitungen der Menge oder das Sammeln zu Erwerbszwecken ohne Zustimmung gelten als Verwaltungsübertretung und können mit Strafen bis zu 150 Euro geahndet werden; gesammelte Pilze können beschlagnahmt werden. Zusätzlich gelten in den Bundesländern naturschutzrechtliche Regelungen, die je nach Land variieren können:

- » In Kärnten, Salzburg, Tirol und anderen Bundesländern gibt es Pilzschutzverordnungen, die bestimmte Arten (z. B. Eierschwammerl) nur saisonal und in der Menge von 2 kg erlauben.
- » In geschützten Gebieten kann das Sammeln vollständig verboten sein.
- » Für den Verkauf ist in manchen Ländern (z. B. Salzburg) eine Bewilligung erforderlich.

Schweiz

In der Schweiz ist das Pilzesammeln kantonal geregelt, da das Bundeswaldgesetz das Sammeln grundsätzlich erlaubt, aber die Details den Kantonen überlässt. Es gibt keine bundesweite einheitliche Menge, sondern Vorgaben pro Kanton, die oft 1 bis 2 kg pro Person und Tag betragen. Schonzeiten (z. B. vom 1. bis 10. eines Monats) und weitere Einschränkungen sind üblich, um Übernutzung zu vermeiden. In Natur- und Pflanzenschutzgebieten ist das Sammeln generell verboten. Beispiele für kantonale Regelungen:

» Graubünden: Maximal 2 kg pro Person und Tag; Schonzeit vom 1. bis 10. eines Monats; Sammeln in Gruppen von mehr als drei Personen verboten.
» Luzern: Maximal 2 kg pro Person und Tag; für Morcheln und Eierschwamm nur 0,5 kg; Schonzeit vom 1. bis 10. eines Monats.
» Zürich: Maximal 1 kg pro Person und Tag; keine spezifische Schonzeit, aber allgemeine Schutzvorgaben.
» Bern: Maximal 2 kg pro Person und Tag; keine zeitliche Einschränkung seit 2012, aber Mengenbeschränkung bleibt.

Für Erwerbszwecke: Oft auf 2–6 kg beschränkt, außerhalb privater Gärten. Verstöße werden als Ordnungswidrigkeit geahndet. In Kantonen ohne spezielle Verordnungen gilt das allgemeine Waldrecht, aber lokale Kommunen können zusätzliche Regeln erlassen.

Es gibt noch weiteres zu beachten, das betrifft aber mehr das Ernten.

PILZE ERNTEN

Beim Bestimmen von Pilzen ist viel Sorgfalt und Vorsicht geboten. Bei einem laxen Umgang mit diesem wichtigen Thema könnte der erste vermeintliche Heilpilz auch der erste mit unangenehmen Wirkungen sein. Deshalb übe das Bestimmen so oft, bis du sicher bist.
Hilfreich sind für die erste Annäherung Bücher, Fachliteratur und Apps, aber nichts davon ersetzt die Erfahrung, die nur dann gesammelt werden kann, wenn man einen Pilz in der Hand hält und – bei Unsicherheit unter fachkundiger Anleitung – die besonderen Merkmale wahrnimmt. Gerade für Neulinge sieht jeder Pilz dem anderen ähnlich. Bei ausreichender Übung erkennt man sie dann schon aus der Entfernung. Dringend empfohlen sind daher Veranstaltungen zur Pilzbestimmung, die mittlerweile häufig im gesamten deutschsprachigen Raum angeboten werden. Alternativ oder zusätzlich empfehlen wir die Kontaktaufnahme zu regionalen mykologischen Vereinen, Verbänden oder Pilzsachverständigen.

WIR TESTEN APPS ZUR PILZBESTIMMUNG

Auch wenn es keine absolute Sicherheit bei der Pilzbestimmung mit den vielen Möglichkeiten technischer Unterstützung gibt, werden die Apps, insbesondere die KI-gestützten, immer besser. Wir testen laufend diese Apps zur Pilzbestimmung. Die Erfahrungen, die wir mit diesen Apps machen, werden dann von uns im Internet veröffentlicht. Zu finden sind diese Informationen, wenn du dieses Bild mit der Freya-App scannst.

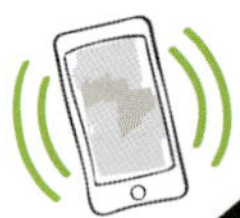

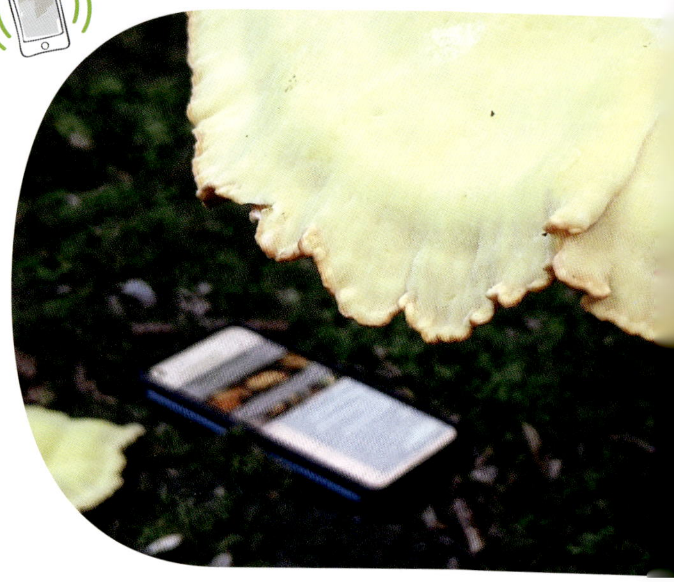

ALLGEMEINE TIPPS FÜR DAS SAMMELN

Luftdurchlässig transportieren

Verwende beim Sammeln unbedingt einen luftdurchlässigen Korb oder eine luftdurchlässige Netz- oder Stofftasche statt Plastiktüten (Sammelbegriff in Österreich: „Sackerl"), um die Pilze frisch zu halten.

Pilze brauchen auch nach der Ernte unbedingt Luft, sonst verderben sie sehr schnell. Auch Baumschwämme zeigen dann Reaktionen, die erstaunlich schnell ablaufen können.

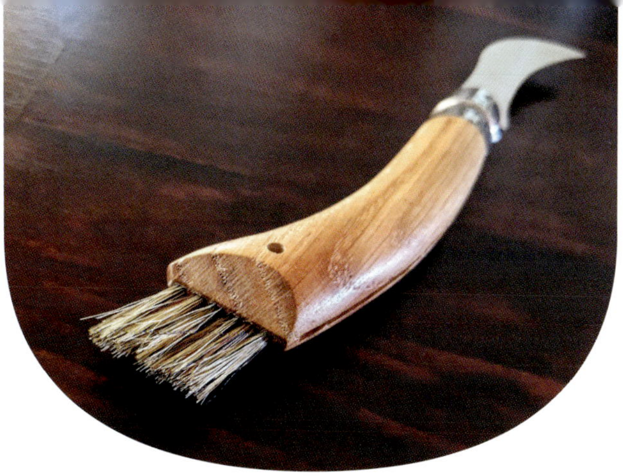

Werkzeuge zur Ernte

Wer mehr als ein Pilzmesser dabei hat, sollte vorher die Eigentümer des Waldes kontaktieren. Denn mit Säge, Axt und Buschmesser kann den Bäumen leicht geschadet werden – so die verständliche Sichtweise der Waldeigentümer und Forstleute.

Egal, wo wir unterwegs waren: Wenn wir Baumpilze mit Werkzeug ernten wollten, haben wir immer zuerst Kontakt aufgenommen und wurden immer wieder gefragt, was wir „mit den Pilzen so vorhaben". Unsere Antworten haben die einen erheitert und die anderen neugierig gemacht. Was wir nie erlebten: keine Erlaubnis zu bekommen.

Ausschließlich ohne Bewohner

Egal welchen Pilz du findest, gerade auch bei Baumpilzen ist es gut, sie vor der Ernte genauer unter die Lupe zu nehmen. Gibt es Löcher von Insekten? Hinweise auf kleine Haufen mit Krümeln? Untypische Verfärbungen an einigen Stellen? Oder hat er eine klitzekleine Schimmelstelle?

Wenn irgendetwas davon zutreffen sollte, dann lass den Pilz links liegen. Insekten im Pilz oder eine noch so kleine Schimmelstelle sind k.o.-Kriterien. Nicht nehmen. Lassen.

Eine Ausnahme wegen der Bewohner kann der Flache Lackporling sein, da er der einzige Wirt der Zitzengallenfliege ist. Das muss man einfach in Kauf nehmen, wenn man den Flachen Lackporling ernten möchte.

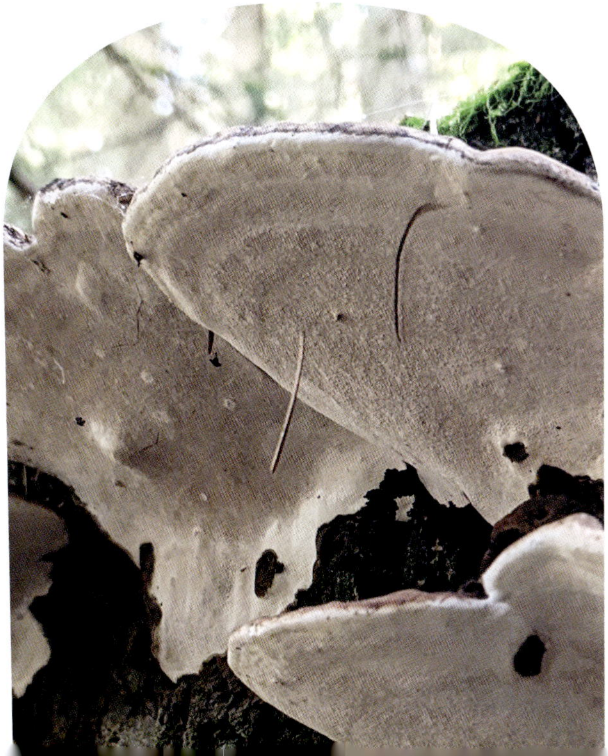

Reinige, so gut es geht

Sobald du die Pilze geerntet hast, nimm dir auch die Zeit den Schmutz zu entfernen. Einen Pinsel dabei zu haben ist immer gut, oder gleich ein Pilzmesser verwenden. Da ist alles dran, was du brauchst, auch die kleine Bürste. Je mehr du Wert darauf legst, die Pilze schon im Wald möglichst sauber zu machen, desto weniger Arbeit macht es dann zu Hause.

Mach gute Fotos, auch vom Baum und von der Umgebung

Unbedingt vor der Ernte: ausreichend aussagefähige Fotos machen. Denn für eine spätere Absicherung (bei etwaiger aufkommender Unsicherheit) oder für die Bestimmungshilfe, oder aber für die eigene Dokumentation muss das VOR der Ernte sein. Weitere Fotos mit Detailansichten kann man natürlich auch nach der Ernte machen.

Nimm nur das, was du kennst

Es erklärt sich nahezu von selbst, dass du nur das ernten solltest, was du kennst. Du willst den Pilz essen oder weiterverarbeiten, dann weißt du auch, welcher Pilz das ist. Es gibt aber Situationen, in denen es interessant ist, sich ein Exemplar mitzunehmen.

Meist reicht es auch aus, viele Fotos zu machen und zu Geruch, Haptik und Standort ein paar Notizen zu erstellen. Das ist meistens ausreichend, was dem Fruchtkörper dann noch Gelegenheit gibt, seine Sporen zu verteilen.

Aber was machst du dann, wenn du herausgefunden hast, dass der Pilz, den du nicht kanntest, nun mit Hilfe von Literatur, Datenbanken oder jemandem, der sich auskennt, sicher bestimmt wurde? Ob er essbar, ungenießbar oder giftig ist, ist schnell herauszufinden.

STUDIEN ZU PILZEN IM INTERNET FINDEN

Wer zur Wirkung von Pilzen einmal Klarheit im Internet gesucht hat, kennt das Problem nur zu gut: Die Ergebnisse bestehen meist aus Werbung für Produkte, Hersteller-Aussagen oder unüberprüften Blogbeiträgen, die nicht selten auch kommerzielle Interessen verfolgen. Seriöse Informationen zu gesundheitlichen Effekten, bioaktiven Inhaltsstoffen oder potenziellen medizinischen Anwendungen sind da schwer zu finden.

Eine Lösung ist die Nutzung spezialisierter wissenschaftlicher Suchmaschinen und Datenbanken, die auf peer-reviewed Studien, Meta-Analysen und Forschungsarbeiten fokussieren. Diese Plattformen ermöglichen es, fundierte Erkenntnisse zu gewinnen, ohne Marketingaussagen von fundierten Aussagen zu Nutzen und Wirkung unterscheiden zu müssen.

Es gibt nicht nur Google Scholar für wissenschaftlich fundierte Informationen, wo Millionen von wissenschaftlichen Publikationen indexiert sind.

ES GEHT AUCH OHNE GOOGLE

Neben Google Scholar gibt es weitere zuverlässige Plattformen für die Recherche zu Pilzen und ihren Effekten:

» arXiv: Fokussiert auf Preprints in Naturwissenschaften; hier finden sich oft neueste, noch nicht peer-reviewte Arbeiten zu Pilzbiotechnologie.
» BASE (Bielefeld Academic Search Engine): Indexiert Open-Access-Inhalte aus Tausenden von Quellen weltweit, einschließlich Universitätsrepositorien – besonders nützlich für freie Volltexte zur Pilzforschung.
» CORE: Aggregiert Open-Access-Artikel aus Repositorien und Zeitschriften; bietet erweiterte Filter und ist stark in den Lebenswissenschaften vertreten.
» DOAJ (Directory of Open Access Journals): Verzeichnet qualitativ geprüfte Open-Access-Zeitschriften; hilfreich für kostenlose Artikel zu mykologischen Themen.
» PubMed: Eine Datenbank des National Institutes of Health (USA), spezialisiert auf biomedizinische Literatur; perfekt für Studien zu antiviralen oder Antikrebs-Wirkungen von Pilzen, mit Links zu Volltexten.
» RePEc (Research Papers in Economics): Primär für wirtschaftliche Themen, aber auch relevant für agrarwissenschaftliche Studien zu Pilzanbau und -nutzung.
» ScienceOpen: Eine offene Plattform mit Millionen von Artikeln, die Peer-Review und Metriken betont; gut für interdisziplinäre Suche zu Mykologie und Gesundheit.
» Scopus: Eine umfassende Datenbank für Zitationen und Abstracts in Naturwissenschaften, mit starkem Fokus auf interdisziplinäre Pilzforschung.
» Semantic Scholar: Eine KI-gestützte Suchmaschine, die nicht nur Treffer auflistet, sondern auch Zusammenfassungen und Zusammenhänge zwischen Studien anzeigt – ideal für thematische Überblicke zu bioaktiven Pilzverbindungen.
» SSRN (Social Science Research Network): Geeignet für interdisziplinäre Studien, z. B. zu Ernährungswissenschaften und Pilzen, mit Schwerpunkt auf sozialwissenschaftlichen Aspekten.
» Web of Science: Bietet Zugang zu hochwertigen Zeitschriften und Zitationsanalysen, ideal für die Bewertung der Relevanz von Studien zu Pilzwirkstoffen.

Die Liste der Internetzugänge ist im Anhang hinterlegt.

GRUNDREGELN UND SUCHPARAMETER

Eine Suche nach dem wissenschaftlichen Namen eines Pilzes wie „Agaricus bisporus“ (der gewöhnliche Champignon) kombiniert mit „medicinal“ liefert dort Tausende von Einträgen zu Studien über seine medizinischen Eigenschaften und potenzielle Anwendungen bei Erkrankungen.

Um die Ergebnisse handhabbarer zu machen, lohnt es sich, die Suche zu verfeinern: Zum Beispiel mit „Agaricus bisporus“ „cancer“ erscheinen zahlreiche Arbeiten zu antitumorösen Wirkungen.

Eine noch gezieltere Abfrage wie „Agaricus bisporus“ „breast cancer“ reduziert die Treffer auf spezifische Untersuchungen zu Brustkrebs, wo Studien antiproliferative Effekte auf Krebszellen nachweisen und sogar tierexperimentelle Modelle zeigen, dass Extrakte das Tumorwachstum hemmen können.

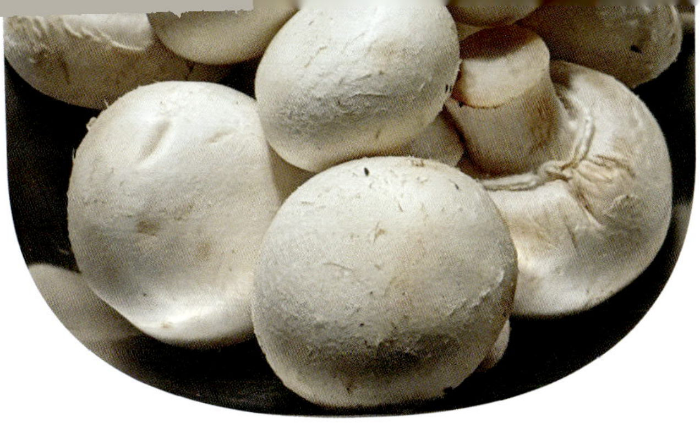

Ein weiteres Beispiel ist die Suche nach antiviralen Eigenschaften: „Agaricus bisporus" „antiviral" ergibt ebenfalls Tausende von Ergebnissen, die auf Wirkungen gegen Viren hinweisen, was aber keine pauschale Interpretation der Wirkung gegen alle Viren bedeutet. Dazu muss dann ergänzt werden um z. B. „Herpes simplex", um die Wirkungsweise gegenüber dem Erreger für Lippenbläschen zu erkunden.

Verfeinerungen ausprobieren, dann wird es noch effektiver

Solche Verfeinerungen helfen, relevante Studien schnell zu identifizieren. Sehr wichtig ist, Anführungszeichen für exakte Phrasen einzusetzen. Da nicht alle Menschen mit den weiteren möglichen Operatoren in Suchmaschinen vertraut sind, hier eine kurze Erklärung mit Beispielen, die auf Google Scholar und anderen Plattformen funktionieren. Diese Operatoren können im Übrigen bei den meisten Suchmaschinen eingesetzt werden:

Anführungszeichen („") für exakte Phrasen: Beispiel: „Agaricus bisporus" „breast cancer" – Dies findet nur Ergebnisse, in denen „breast cancer" exakt so vorkommt, und ignoriert z. B. „cancer in the breast".

AND für Kombinationen: Beispiel: „Agaricus bisporus" AND antiviral AND cancer – Sucht nach Studien, die alle drei Begriffe enthalten, z. B. zu antiviralen und krebsbezogenen Effekten.

OR für Alternativen: Beispiel: „Agaricus bisporus" (antiviral OR anticancer) – Liefert Ergebnisse zu antiviralen ODER Antikrebs-Wirkungen, was die Trefferzahl erhöht und breitere Überblicke ermöglicht.

Minus-Zeichen „-" zur Ausschließung: Damit filtern Sie unerwünschte Begriffe aus. Beispiel: „Agaricus bisporus" „cancer" -prostate – Sucht nach Krebsstudien, schließt aber alles zu Prostatakrebs aus.

GRUNDREGELN BEI DER SUCHE

Operatoren können beliebig kombiniert werden, z. B. „Agaricus bisporus" („breast cancer" OR „lung cancer") -prostate AND antiviral, um komplexe Suchen zu erstellen. Einfach ausprobieren – du wirst sehen, es macht die Recherche effizienter und zielgerichteter.

Englisch ist Pflicht. Verwende immer die wissenschaftlichen Namen der Pilze (z. B. „Agaricus bisporus" statt „Champignon"). Nutze die in den Portalen angebotenen Filter für Datum, peer-reviewed, nur Open-Access-Artikel, Abstracts oder Volltexte. Das kann die Auswertung erleichtern.

Mit den verschiedenen Portalen und den Suchparametern findest du sicher zu jedem Pilz die gewünschten Informationen. Wir fangen immer an mit „NAME des Pilzes" „medicinal", um einen Überblick darüber zu haben, wie die allgemeine Studienlage zu genau diesem Pilz und den potenziellen medizinischen Wirkungen ist. Erst dann verfeinern wir anhand der ersten Ergebnisse.

Künstliche Intelligenz

KI ist nicht nur im Bereich der Recherche ein Zusatztool, das immer mehr an Bedeutung gewinnen wird. Der aktuelle Stand in unseren Tests (Hinweis: mit Premium-Accounts) verschiedener KI-Plattformen für Recherchen ist einfach: Keine ist Mitte 2025 in der Lage, fehlerfreie Suchergebnisse zu liefern. Jeder Link und jede Information muss einzeln geprüft werden.

Das bedeutet jetzt nicht, dass aktuell alles falsch ist, was eine KI als Ergebnis einer Recherche liefert. Es ist jedoch so, dass man nicht auf den ersten oder zweiten Blick erkennen kann, was korrekt ist und was nicht. Daher ist es erforderlich, alles zu prüfen. Aktuelle Studien, wie eine von Apple, zeigen, dass Skalierung von Modellen Halluzinationen verstärkt, statt sie zu lösen. Zusätzlich können Bias in Trainingsdaten zu verzerrten Ergebnissen führen, was in wissenschaftlichen Recherchen besonders riskant ist.
Es wird in Zukunft sicher anders werden; ob es einen Zeitpunkt geben wird, in dem alles korrekt ist, bleibt abzuwarten. Die Kombination „KI" plus „Überprüfung durch den Menschen" wird noch einige Zeit der Maßstab zur Zuverlässigkeit der Informationen in den kommenden Jahren sein.

Für die Formulierung der Texte in Büchern wie diesen wird der Mensch noch lange unersetzbar sein. Das ist gut so.

SAMMELZEITEN UNSERER BAUMPILZE

SAMMELZEITEN UNSERER BAUMPILZE	Jänner	Februar	März	April	Mai	Juni	Juli	August	September	Oktober	November	Dezember
Austernseitling	●	●	●	◍	○	○	○	○	○	◍	●	●
Birkenporling	●	●	●	●	●	◍	◍	◍	●	●	●	●
Chaga / Schiefer Schillerporling	●	●	●	●	●	●	●	●	●	●	●	●
Dunkler Lackporling	○	○	○	○	○	◍	●	●	●	●	◍	○
Eichenfeuerschwamm	●	●	●	●	●	●	●	●	●	●	●	●
Eichhase	○	○	○	○	○	◍	●	●	●	●	◍	○
Fenchelporling	●	●	●	●	●	●	●	●	●	●	●	●
Flacher Lackporling	●	●	●	●	●	●	●	●	●	●	●	●
Gemeiner Feuerschwamm	●	●	●	●	●	●	●	●	●	●	●	●
Harziger Lackporling	●	●	●	●	●	●	●	●	●	●	●	●
Judasohr	●	●	●	●	◍	◍	◍	◍	●	●	●	●
Klapperschwamm	○	○	○	○	○	◍	○	●	●	●	◍	○
Kupferroter Lackporling	●	●	●	●	●	●	●	●	●	●	●	●
Lärchenschwamm	●	●	●	●	●	●	●	●	●	●	●	●
Reishi / Glänzender Lackporling	○	○	○	◍	◍	●	●	●	●	●	◍	○
Rotrandiger Baumschwamm	●	●	●	●	●	●	●	●	●	●	●	●
Schmetterlingstramete	◍	◍	●	●	●	●	●	●	●	●	●	◍
Schwefelporling	○	○	○	○	◍	●	●	●	●	◍	○	○
Striegelige Tramete	●	●	●	●	●	●	●	●	●	●	●	●
Wulstiger Lackporling	●	●	●	●	●	●	●	●	●	●	●	●
Zottiger Schillerporling	●	●	●	●	●	●	●	●	●	●	●	●
Zunderschwamm	●	●	●	●	●	●	●	●	●	●	●	●

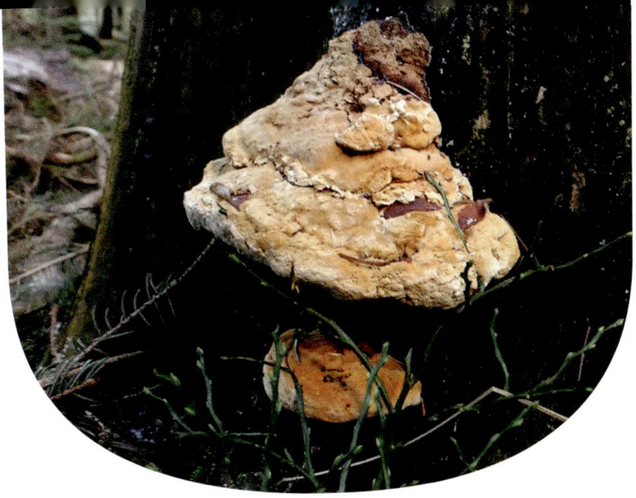

SAMMELZEITEN UNSERER BAUMPILZE

In jedem Monat des Jahres ist Pilzsaison – quasi 365 Tage im Jahr werden wir fündig. Jeder Pilz hat seine bevorzugten Wachstumszeiten. Einige von ihnen, z. B. der Austernseitling, wachsen besonders gern im Winter.
Es gibt aber auch viele Baumpilze, die das ganze Jahr über geerntet werden können (fast alle Lackporlinge, Zunderschwamm usw.).

Basierend auf Beobachtungen in Deutschland, Österreich und der Schweiz haben wir für unsere Baumpilze eine Übersicht zu den typischen Sammelzeiten als Tabelle erstellt. Die Zeiten können je nach Klima, Standort und Witterung leicht variieren. Die Tabelle bezieht sich auf die Hauptfruktifikationsphasen, in denen die Pilze am häufigsten gefunden werden.

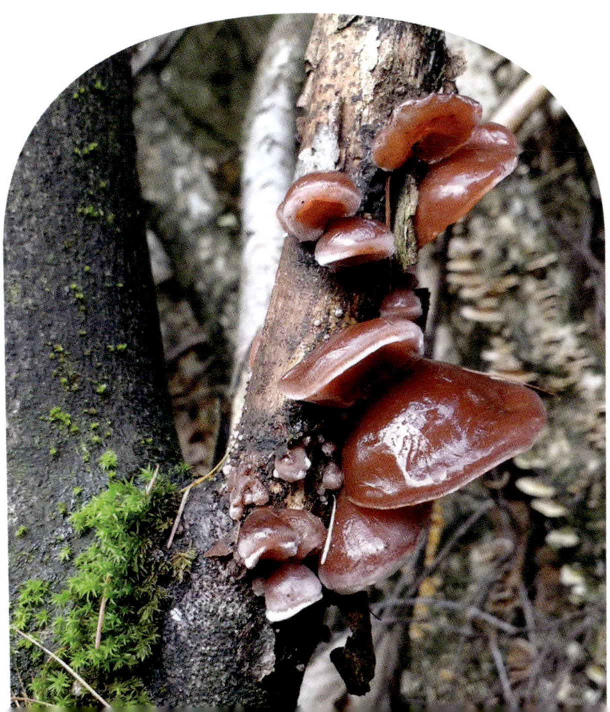

PILZE HALTBAR MACHEN UND LAGERN

Es ist sehr wichtig, sich nach dem Sammeln sofort an das Putzen und Reinigen der Pilze zu machen. Pilze sind sehr empfindlich und müssen frisch verarbeitet werden. Auch die harten Baumschwämme muss man sich gleich vornehmen, sonst schimmeln sie sehr schnell.

Große Pilze im Ganzen zu trocknen und getrocknet zu bearbeiten hat sich auch nicht bewährt. Je trockener der Baumpilz, desto schwerer das Werkzeug zum Zerkleinern. Wir mussten schon Bandsägen einsetzen und elektrische Fuchsschwänze.

Deshalb: Gleich wenn du zu Hause angekommen bist, geht's los:

1. Pilze putzen und reinigen
(nur wenn es nicht anders geht, auch waschen)

2. dann zerkleinern
Speisepilze: in Scheiben, kleinere gehen auch im Ganzen
Medizinische Baumschwämme: erst in Scheiben – diese dann in Würfel

3. Pilze nun trocknen
(Backofen / Backrohr / Dörrautomat). Wir verwenden beim Backrohr die niedrigste Temperatur, die möglich ist, mit Umluft. Damit die Feuchtigkeit entweichen kann, kommt ein Kochlöffel in die Tür, um einen Spalt offen zu halten. Im Dörrautomaten trocknen wir bei 35 °C.

4. Konservierung und Lagerung von Pilzen
Wenn die Pilze trocken sind, kommen sie gleich in luftdichte Gläser und werden dunkel und bei normaler Temperatur gelagert. So halten sie viele Jahre.

Bei vielen Pilzen ist das Zerkleinern kein Problem, insbesondere nicht bei denen, die auf dem Boden wachsen. Große Baumpilze sind jedoch meist eine Herausforderung. Für alle Pilze gilt aber: zuerst zerkleinern, dann trocknen, dann lagern oder weiterverarbeiten.

Die jeweiligen hier nur kurz beschriebenen Arbeitsschritte werden im Kapitel „Rezepte und Anwendungen" noch einmal detailliert beschrieben. Für einige haben wir auch Videos hinterlegt.

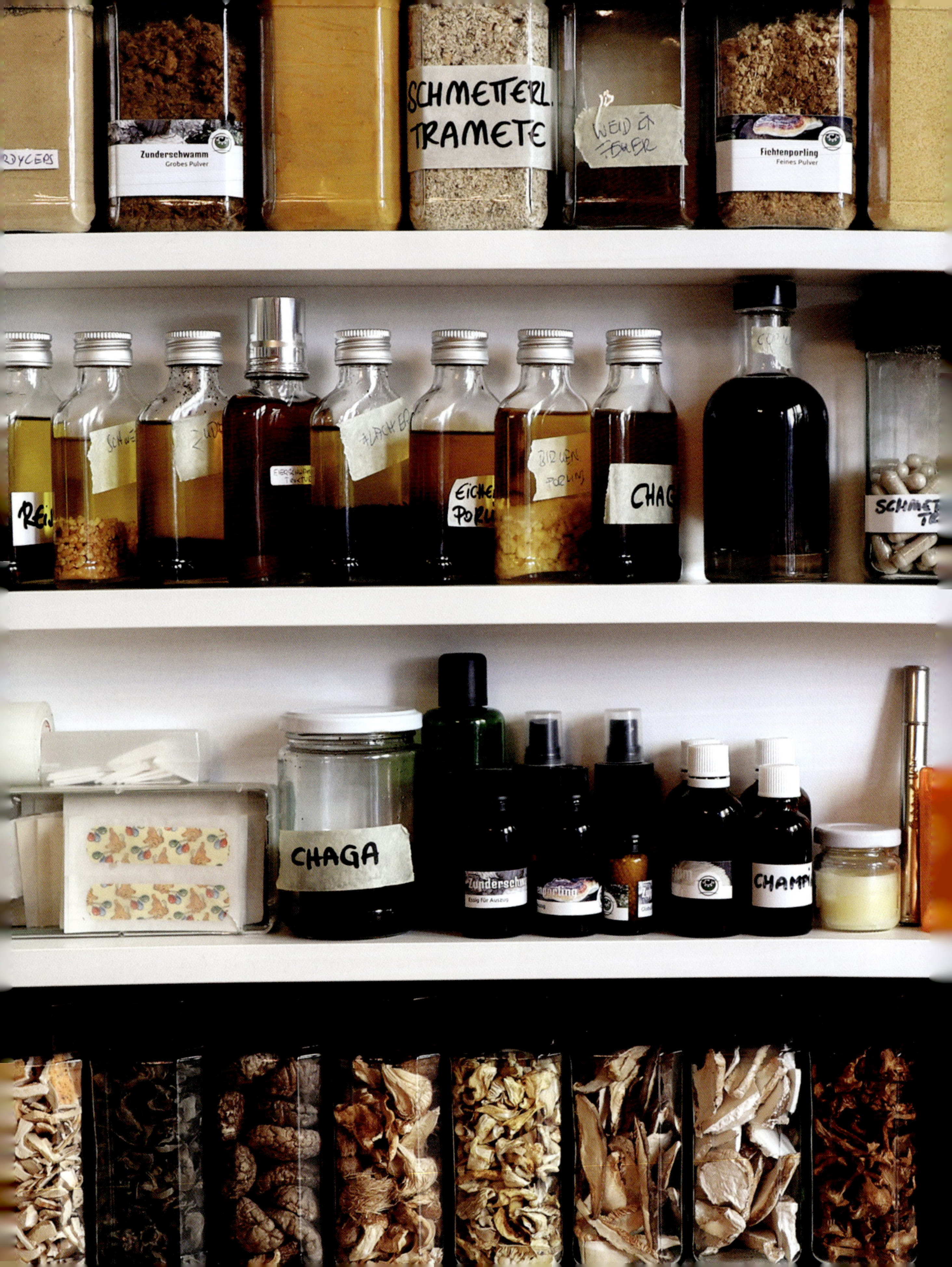
Zunderschwamm
Grobes Pulver
SCHMETTERL.
TRAMETE
Fichtenporling
Feines Pulver
CHAGA
Essig für Auszug

FUNGIZEUTIKA VON A–Z

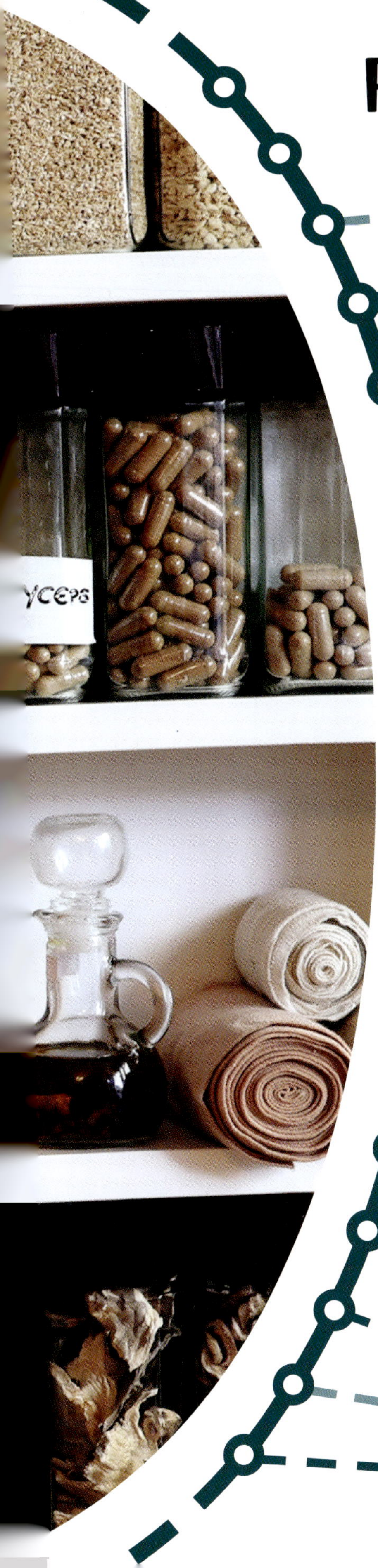

BASISWISSEN FUNGIZEUTIKA

Pilze sind Verbündete der Heilkunde, denn sie bieten eine Fülle an Wirkstoffen, die seit Jahrtausenden genutzt werden, um das Gleichgewicht von Körper, Geist und Seele zu fördern. Bevor wir den Fokus auf die wichtigen Rezepte und Anleitungen richten, möchten wir die methodischen Grundlagen beleuchten, die in ihrem inhaltlichen Kern auch Teil der Philosophie des heilkundlichen Naturverständnisses sind.

GRUNDLAGEN DER NATURHEILKUNDE UND DER PHARMAKOLOGIE

Die Naturheilkunde sowie die Phyto- und Myko-Pharmakologie – die wissenschaftliche Lehre von pflanzlichen und pilzlichen Arzneimitteln – verfolgen dabei grundlegend unterschiedliche Ansätze. Während die Naturheilkunde die Ganzheit der Natur betont, zerlegt die Pharmakologie diese in ihre Bestandteile, um gezielte Effekte zu bewirken. Die folgende Gegenüberstellung hilft zu verstehen, warum wir in der naturheilkundlichen Praxis die vollständige Kraft der Pilze nutzen, anstatt isolierte Substanzen zu extrahieren.

DIE PRINZIPIEN DER NATURHEILKUNDE

Die Naturheilkunde basiert auf einem holistischen Denken, das die Natur als eine einheitliche Ganzheit sieht, in der alles gegenseitig abhängig und wirksam ist. Es gibt einen universellen Plan, der Metalle, Mineralien, Pflanzen, Tiere und Menschen verbindet – alles verkörpert die Grundideen der Natur, die sich in jedem ihrer Elemente wiederfinden.

Die Erfahrung der Natur erfolgt sinnlich und ganzheitlich, vorwiegend in ihrer natürlichen Umgebung: Durch alle Sinne und Wahrnehmungen wird die Essenz erfasst, was ein tiefes, intuitives Verständnis ermöglicht. Die Verifizierung von Erkenntnissen geschieht durch sorgfältige Beobachtung und Erprobung, immer mit dem Ziel, keine unnötigen Nebenwirkungen zu erzeugen.

Fehlervermeidung durch verständliche Rezepte und Anleitungen

Statt einzelne Wirkstoffe zu isolieren, nutzt man die gesamte innewohnende Kraft der Substanz, wie bei Pilzen mit deren vollständigem Spektrum an bioaktiven Verbindungen.

Die Aufbereitung zielt darauf ab, die Wirkung zu verbessern, indem etwaige Nebenwirkungen verringert und positive Effekte verstärkt werden – etwa durch spezifische Extraktionsmethoden oder Fermentation.

Allerdings ist dieser Ansatz fehleranfällig, da er auf subjektiver Wahrnehmung beruht; er erfordert daher große Sorgfalt, sowie Übung und Erfahrung, um zuverlässige Ergebnisse zu erzielen.

Die beste Voraussetzung für eine Fehlervermeidung sind gute und leicht verständliche Rezepte und Anleitungen, die ein wichtiger Grund dafür sind, warum dieses Buch von uns geschrieben wurde. Wir möchten unser Wissen mit dir teilen.

DIE PRINZIPIEN DER MYKO- UND PHYTO-PHARMAKOLOGIE

Im Kontrast dazu stehen die Myko- und Phyto-Pharmakologie mit ihrem analytischen Denken, das die Natur in ihre Bestandteile zerlegt und die Wirkung jedes einzelnen Wirkstoffes isoliert bewertet.

Die Natur wird hier als reiner Vorratsspeicher für Wirkstoffe betrachtet, wobei Herkunft und Entstehung des extrahierten Stoffs zweitrangig sind – es zählt allein die rein chemische Betrachtung, reduziert auf Reaktionsformeln und messbare Parameter.

Die Wahrnehmung ist rational und losgelöst von der natürlichen Umwelt: Im Labor werden durch Messgeräte und chemische Analysen Zahlenwerte ermittelt, die objektive Daten liefern. Die Verifizierung erfolgt in kontrollierten Versuchen, oft mit dem Ziel, die maximale Dosis zu testen, was Nebenwirkungen bis hin zum Tod einschließen kann, um Wirksamkeit und Sicherheit zu prüfen. Wirkstoffe werden isoliert, standardisiert und bis zum Patent optimiert, wobei überflüssige Bestandteile entfernt oder zu Nebenprodukten gemacht werden.

Nebenwirkungen häufiger

Nicht selten führt dies zur Herstellung synthetischer Varianten, die neue, bisher unbekannte Nebenwirkungen mit sich bringen können. Das Ergebnis sind Monopräparate, die auf rein chemischer Ebene wirken und Symptome behandeln, wobei Nebenwirkungen oft als unvermeidbarer Teil des Mittels akzeptiert werden.

Diese Unterschiede machen klar, warum die naturheilkundliche Mykotherapie – die Heilkunde mit Pilzen – den ganzheitlichen Weg bevorzugt: Sie respektiert die synergistische Kraft der Pilze, die in ihrer vollen Komplexität Heilung fördern kann, ohne den Körper mit isolierten Chemikalien zu belasten.

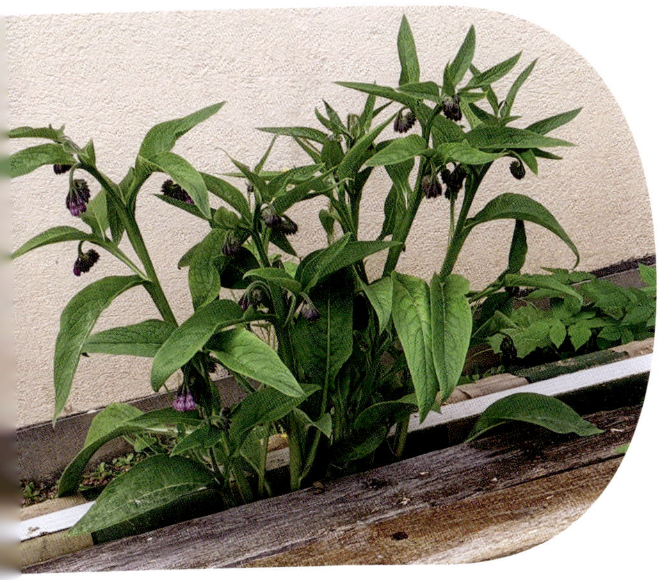

ISOLIERT GIFTIG, ALS GESAMTES GESUND

Vielleicht hast du das schon einmal mitbekommen, dass einige Kräuter nicht mehr frei verkauft werden dürfen, wenn Tests an isolierten Stoffen alarmierende Ergebnisse zeigen. So beim Beinwell, auch beim Erdrauch. Bei Pilzen kam das nach unserem Kenntnisstand noch nicht vor, wird aber sicher in der Zukunft noch zutreffen.

Der Erdrauch zum Beispiel wurde seit der Antike als traditionelles Heilkraut verwendet, unter anderem bei Psoriasis und Verdauungsproblemen. In den 1950er Jahren begann die wissenschaftliche Erforschung: Fumarsäure wurde isoliert und synthetisiert, um die Wirksamkeit zu steigern. Beobachtungen zeigten dann bei Psoriasis-Patienten, die auch MS-Patienten sind, eine Besserung der MS-Symptome durch das Medikament zur Behandlung der Psoriasis. Das führte zur Erweiterung der Verordnung auch zur MS-Therapie, mit Zulassung im Jahr 2013.

Zeitweise Verkaufseinschränkungen

Diese hochdosierten synthetischen Varianten zeigten dann, dass sie zu Nebenwirkungen wie Leberschäden führen können. Dies führte wiederum zu strengen Regulierungen: Erdrauch-Präparate sind teilweise rezeptpflichtig, und in den Jahren 2014/2015 war der Verkauf des Tees in Deutschland und Österreich auf Apotheker-Teemischungen mit maximal 20% Anteil eingeschränkt, obwohl für den Erdrauch-Tee nie derartige Nebenwirkungen festgestellt wurden. Aktuell ist er wieder frei verkäuflich.

ISOLIERTER EINZELSTOFF ODER GESAMTEXTRAKT?

Die lange Nutzung des Erdrauchs als natürliches Kraut in der Naturheilkunde und der zeitweise streng regulierte Verkauf dieses Krautes wegen Nebenwirkungen eines hochdosierten synthetischen Einzelstoffes werfen viele Fragen auf.

Wenn eine Analyse eines isolierten Inhaltsstoffes aus einer Pflanze oder einem Pilz sich als giftig erweist, gilt das dann auch für einen Extrakt aus dem ganzen Pilz oder der ganzen Pflanze? Die Antwort darauf gibt einen ersten Eindruck, warum die Naturheilkunde die Gesamtheit eines Pilzes und auch einer Pflanze als eine Einheit sieht.

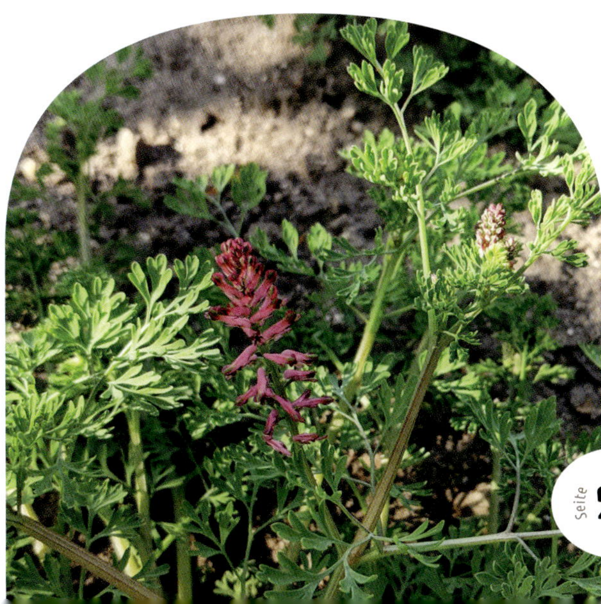

Perfekte Kompositionen der Natur

Im Prinzip ist in der Naturheilmittel-Philosophie jede Pflanze und jeder Pilz eine ideale Komposition der Natur und absolut perfekt. Das Zusammenspiel der einzelnen Komponenten ist kein Zufall, sondern ein fein aufeinander abgestimmtes, funktionierendes Gesamtkonzept. Wissenschaftliche Untersuchungen, die diese Frage nach der Giftigkeit von Extrakten untersucht haben, zeigen: Nicht immer ist auch der Extrakt giftig, wenn einer der Inhaltsstoffe giftig ist. Erst recht kann dieser Rückschluss nicht eindeutig bei synthetischen Komponenten sein.

Weiter vorn im Buch hatten wir schon ein ähnliches Beispiel mit dem Extrakt aus der Weidenrinde als Mittel gegen Schmerzen und dem daraus entwickelten synthetischen Medikament Aspirin. Die Komposition des Extraktes neutralisiert in einigen Fällen die Wirkung von Inhaltsstoffen, die isoliert schädlich sein können. Es gibt sogar Beobachtungen, wo erst durch diese Inhaltsstoffe die optimale Wirkung erzeugt wird.

Das Grundverständnis in der Naturheilkunde

Das ist jetzt auf keinen Fall eine Aufforderung, giftige Pilze oder Kräuter zu konsumieren, da der Extrakt angeblich ungiftig sei. Das steht hier nirgendwo und ist auch nicht so gemeint. Wir wollen mit diesen Beispielen für ein Grundverständnis in der Naturheilkunde werben: Die Gesamtheit ist perfekt und das Hauptkonzept der Naturheilkunde, die Isolierung von Inhaltsstoffen ist Pharmakologie mit natürlichen Wirkstoffen. Beides hat eine wichtige Rolle und Bedeutung in der Heilkunde.

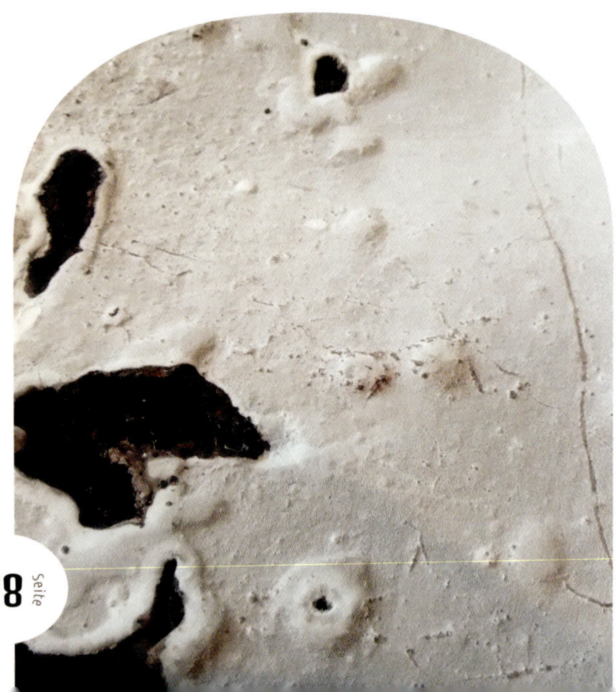

POTENTIELLE NEBENWIRKUNGEN UNSERER BAUMPILZE

Die Baumpilze dieses Buches gelten in der traditionellen Anwendung sowie in der Fachliteratur als sicher. Es gibt wenige Ausnahmen, die wir bei den jeweiligen Pilzen aufführen, wo diese – auch wenn es nur ein Einzelfall gewesen sein sollte – beschrieben werden.

Für alle Pilze gilt grundsätzlich, dass bei sehr hohem Konsum natürlich auch unangenehme Effekte auftreten können. Auch für Pilze gilt: „Viel hilft nicht immer viel." Viel kann auch ganz ordentlich nach hinten losgehen. Der letzte Satz darf dabei auch in seiner Doppeldeutigkeit interpretiert werden. Denn neben diesem Effekt kann auch Übelkeit und Co. auftreten, wenn man sich zu viel vom Pilz gönnt, sei es beim Essen oder als Fungizeutikum.

Langsam steigern statt Maximum

Ähnliches ist auch bei selbst hergestellten Präparaten und Tees zu beachten. Gut ist, den Körper nach und nach an die neue Kost zu gewöhnen, auch bei Pilzkapseln sollte man nicht gleich mit der maximal empfohlenen Tagesdosis anfangen. Langsam steigern minimiert das Risiko, dass es kurzfristig nicht guttut.

Fungizeutika sind auch nicht dazu da, um sie einfach mal auszuprobieren. Es braucht einen gesundheitlichen Grund, der über die Neugierde hinausgeht. Damit sind jetzt insbesondere die höher konzentrierten Präparate gemeint. Gegen regelmäßige Tees (nicht Abkochungen) aus Pilzen oder gegen Essigauszüge zur Verwendung in der Küche und Ähnlichem ist auch dauerhaft nichts einzuwenden. Vorbeugend sollten die konsumierten Pilze nach zwei bis drei Wochen regelmäßig gewechselt werden, außer es liegt eine medizinische Indikation vor, die anderes empfiehlt.

BADEZUSÄTZE UND MENSTRUATION

Badezusätze aus Pilzen sind sehr wohltuend. Der Zunderschwamm macht die Haut weich wie Pfirsich. Die Lackporlinge lindern Gelenkschmerzen und der Flache Lackporling regt die Immunabwehr bei den ersten Anzeichen einer aufkommenden Atemwegserkrankung an. Das tut dem Körper gut und kann in vielen Fällen hilfreich sein.

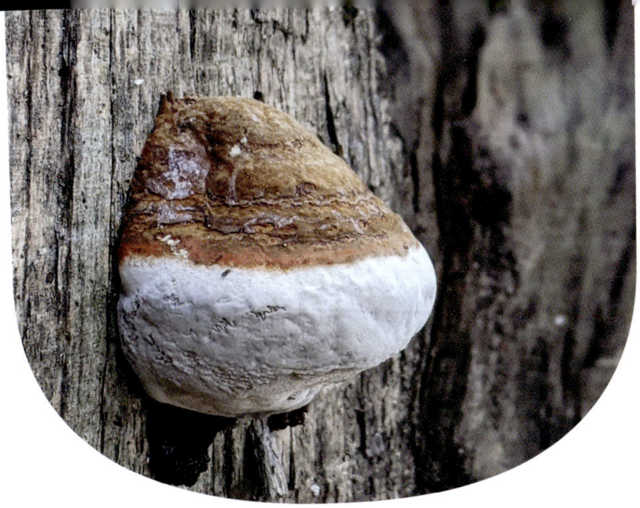

Worauf wir bei Badezusätzen unbedingt hinweisen wollen und müssen, ist die unbedingte Einschränkung kurz vor und während der Menstruation. Denn Pilze mit blutstillenden oder blutbeeinflussenden Eigenschaften können theoretisch einen blockierenden oder störenden Einfluss auf die Regelblutung haben, wie es in persönlichen Berichten und traditionellen Verwendungen beschrieben wird. Es muss nicht betont werden, dass das sehr schmerzhaft sein kann. Für den Zeitraum kurz vor und während der Menstruation sollten daher auf keinen Fall Badezusätze aus Pilzen verwendet werden, die Blutungen stillen oder die Blutgerinnung beeinflussen können. Was „kurz vor" bedeutet, ist leider individuell und wird von Frauen mit ein bis zu fünf Tagen vorher beschrieben.

Die Pilze unter unseren Baumpilzen, die Blutungen stillen oder die Blutgerinnung beeinflussen können, sind nach Recherchen und traditionellen Kenntnissen der Austernseitling, der Birkenporling, der Dunkle Lackporling, der Eichenfeuerschwamm, der Gemeine Feuerschwamm, der Rotrandige Baumschwamm und der Zunderschwamm. Vorsorglich erweitern wir diese Liste um alle Lackporlinge, alle Feuerschwämme, den Lärchenschwamm und auch den Schwefelporling, da sie ähnliche Eigenschaften zeigen könnten, sei es durch Stoppen oder Anregen der Gerinnung.

ALLERGIEN SIND DIE HAUPTAUSLÖSER

Die potenziellen Nebenwirkungen einiger weniger Pilze haben ihre Ursache nicht in toxischen Inhaltsstoffen der Pilze. Meistens stammen die Reaktionen aus einer Allergie, die betroffene Menschen haben. Das ist für alle, die es betrifft, natürlich unangenehm.

Bestimmte Allergien für bestimmte Pilze können – so wünschen wir uns das – frühzeitig berücksichtigt werden.

AUSTERNSEITLING

Pleurotus ostreatus gilt allgemein als weltweit geschätzter Speisepilz. Dennoch können bei bestimmten Personen Nebenwirkungen, Allergien oder Unverträglichkeiten auftreten. Diese sind in der Regel sehr selten und kommen (fast) ausschließlich bei beruflicher Exposition z. B. in Pilzzuchtbetrieben vor.
Die sehr selten auftretenden Allergien durch den Austernseitling sind IgE-abhängig (Typ I) oder IgG-abhängig (Typ III) und betreffen vor allem Atemsystem und Haut.

Sehr seltene Nebenwirkungen

Allergische Reaktionen durch Inhalation von Sporen bei beruflichen Expositionen in der Pilzzucht: Typ-III-Hypersensitivität, Anaphylaktische Reaktionen mit Symptomen wie Atemnot, Schwäche, schneller Puls, Hautjucken, Urtikaria und in schweren Fällen auch Asthmaanfälle. Als Hauptallergen ist das „Pleo" identifiziert.

Es existiert ein einziger dokumentierter Fall von Kounis-Syndrom (akutes Koronarsyndrom assoziiert mit Anaphylaxie), das bei einer 31-jährigen Frau zwei Stunden nach Verzehr auftrat, mit Brustschmerzen, Übelkeit, Erbrechen und Atemnot.

Ebenso nur einen dokumentierten Fall gibt es für diese Reaktion: generalisierte Urtikaria, Bauchschmerzen, Erbrechen, Schwellungen an Augenlidern und Lippen. Betroffen war ein zwölfjähriger Junge, nachdem er eine Pilzsuppe gegessen hatte.

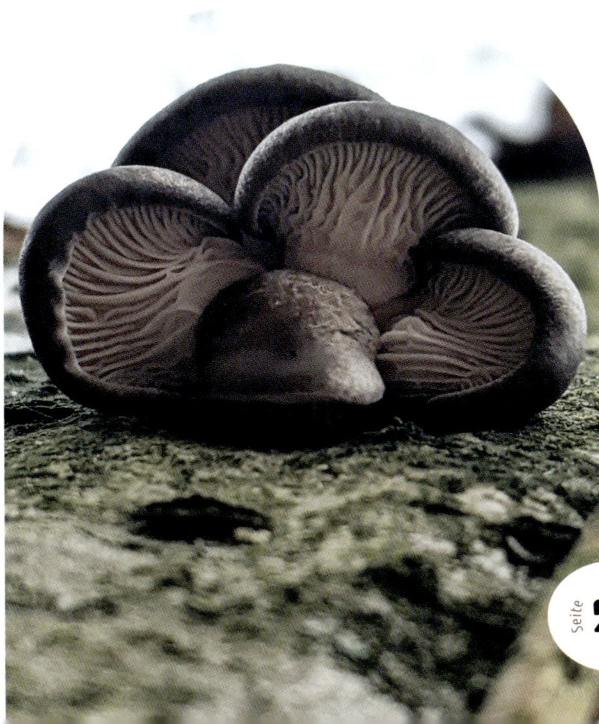

CHAGA / SCHIEFER SCHILLERPORLING

Der Pilz gilt allgemein als sicher, der hohe Oxalatgehalt kann bei vorbelasteten Nieren oder bei zu hohem Konsum zu Nebenwirkungen führen. Die vielen traditionellen Berichte sind überwiegend positiv und sehen den Pilz als sehr gut verträglich, mit wenigen Hinweisen auf Sensibilitäten.

Die meisten Fallberichte sind eine Kombination aus Grunderkrankungen und Unkenntnis des Oxalatgehaltes. Nebenwirkungen sind meist bei Patienten mit Oxalat-Nephropathie und Endstadium-Nierenerkrankung dokumentiert.

» Beispiele: Eine 72-jährige Frau mit Leberkrebs entwickelt Nierenversagen nach täglicher Einnahme von vier bis fünf Teelöffeln Chaga-Pulver über sechs Monate; ein 69-jähriger Mann – ebenfalls mit Nierenversagen als Folge – nach 10–15 g Chaga-Pulver-Einnahme täglich über drei Monate.

» In seltenen Fällen treten Symptome auf wie Hautausschläge, Juckreiz oder Atemwegsreizungen bei Personen mit Pilzallergien. Paradoxerweise zeigen Studien auch antiallergische Effekte.

» Es kann auch laut In-vitro-Tests zu Wechselwirkungen mit Medikamenten kommen (sind direkt beim Menschen noch nicht beobachtet worden):

- Wer Antikoagulanzien oder Thrombozytenaggregationshemmer als Medikament einnimmt, hat ein erhöhtes Blutungsrisiko durch plättchenhemmende Effekte (in-vitro und in Mausmodellen).
- Auch bei hypoglykämischen Mitteln kann ein additiver Blutzuckersenkungseffekt (in-vitro) festgestellt werden. Das kann relevant für Diabetiker sein.

FLACHER LACKPORLING

Ähnlich wie beim Austernseitling sind auch beim Flachen Lackporling allergische Reaktionen durch Sporeninhalation oder Kontakt beobachtet worden. Es zeigt sich eine signifikant höhere Reaktivität bei Allergikern. Tests ergaben 30 % Reaktivität bei Patienten mit Asthma oder allergischer Rhinitis, mit 44 % bei Asthmatikern und es gab auch Korrelation zu IgE-Werten. Dies deutet auf aeroallergene Potenziale hin, die Atemwegsprobleme wie Asthma oder

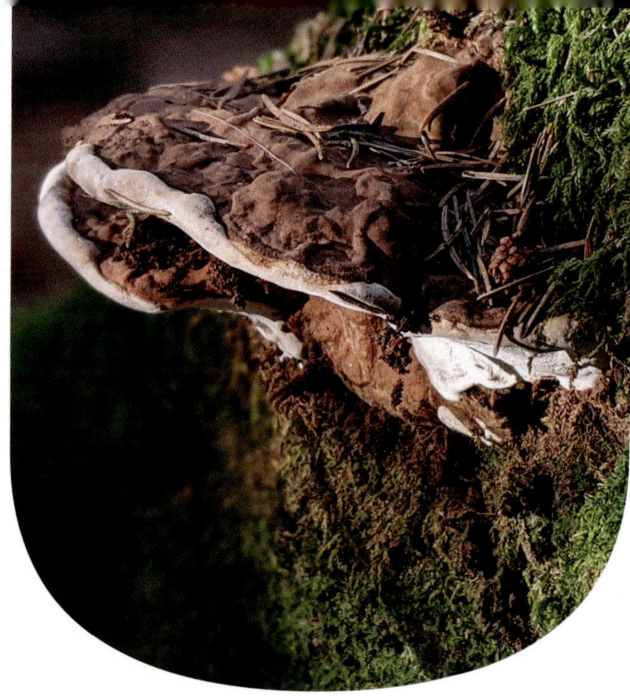

Rhinitis verschlimmern können, insbesondere in tropischen Regionen mit hoher Sporenkonzentration.

Die Bewertungen in mykologischen und allergologischen Studien empfehlen die Vermeidung von Sporenexposition bei Allergikern. Die Allergien sind IgE-vermittelt (Typ I).

JUDASOHR

Basierend auf klinischen Fallberichten und allergologischen Studien sind wenige Effekte dokumentiert, die auch nur sehr selten auftreten. Auch diese Nebenwirkungen betreffen überproportional Menschen mit Allergien.

» Es gibt einen Fallbericht einer 37-jährigen Frau mit wiederkehrenden allergischen Anfällen nach dem Verzehr von gebratenem Pilz in chinesischem Essen. Die Symptome umfassen Bauchschmerzen, Durchfall, Erbrechen und Urtikaria. Das Allergen ist Alpha-Mannosidase, eine IgE-Bindung wurde nachgewiesen. Dies ist der erste bekannte Fall einer IgE-vermittelten Anaphylaxie durch diesen Pilz und dieses Protein.

» Food-Dependent Exercise-Induced Anaphylaxis (FDEIA): Pilze wie *Auricularia auricula-judae* können Reaktionen wie Urtikaria, Angioödem, Atemwegs- und gastrointestinale Beschwerden oder Schock auslösen, wenn sie innerhalb von vier Stunden vor oder einer Stunde nach körperlicher Aktivität konsumiert werden. Diese Reaktion ist eine IgE-vermittelte Hypersensitivität.

KLAPPERSCHWAMM

Basierend auf klinischen Studien, Fallberichten und Sicherheitsbewertungen sind folgende Effekte dokumentiert, die jedoch selten auftreten und hauptsächlich bei hoher Dosis, langfristiger Einnahme oder vorbestehenden Erkrankungen auftreten.

» Die faserreiche Struktur des Pilzes kann bei Menschen, die weniger Ballaststoffe gewohnt sind, in hohen Konsummengen reizend wirken. Übelkeit, Erbrechen, Bauchschmerzen oder Durchfall können dann die Folge sein. Aufgetreten ist dies während einer Phase-I/II-Studie, in der zwei Patienten aufgrund von Übelkeit und Gelenkschwellung ausgestiegen sind.

» Es gibt einen bestätigten Fall von Hypersensitivitätspneumonitis (extrinsische allergische *Alveolitis*) durch Sporeninhalation bei beruflicher Exposition in der Pilzzucht, mit Symptomen wie Atemnot und Fieber. Auch hier zeigen Studien anti-allergische Effekte für den Pilz. Allergien auf den Pilz sind IgE-vermittelt und betreffen vor allem Atemsystem und Haut.

» Beim Konsum des Pilzes sind etwaige Wechselwirkungen zu beachten:

- Der Pilz senkt den Blutzuckerspiegel, was bei Menschen mit Diabetes zu niedrigen Werten führen kann und bei der Einnahme von Medikamenten beachtet werden muss.
- Interaktion mit Warfarin erhöht die INR-Werte und steigert das Risiko für Blutungen. Asymptomatische *Eosinophilie* (erhöhte weiße Blutkörperchen) in einer Studie bei einem bestehenden myelodysplastischen Syndrom.
- Niedriger Blutdruck kann auftreten, wenn der Pilz mit Antihypertensiva kombiniert wird.

LÄRCHENSCHWAMM

Auch für diesen Pilz sind Reaktionen dokumentiert, die jedoch selten und hauptsächlich bei sensiblen Personen auftreten. Es können seltene Symptome wie Urtikaria, Schwellungen oder Anaphylaxie durch Kreuzreaktivität mit Pilzsporen auftreten: Beschrieben werden IgE-vermittelte Reaktionen (Typ I), einschließlich FFAS (Fungus Food Allergy Syndrome).

Nebenwirkungen, Allergien oder Unverträglichkeiten sind selten und meist mild bis moderat, basierend auf klinischen Fallberichten, toxikologischen Untersuchungen und pharmakologischen Studien.

» Übelkeit, Erbrechen, Bauchschmerzen, Durchfall, Mundtrockenheit, blutiger Stuhl oder chronische Diarrhö (z. B. durch Pseudoparasitose, da Pilzstrukturen mit Parasiten verwechselt werden können): Bestätigt durch Fallberichte und Studien, in denen diese Symptome nach Einnahme von Pulver oder Extrakten auftraten und nach Absetzen abklangen. Dies wird auf reizende Triterpene zurückgeführt, die in hohen Dosen den Magen-Darm-Trakt belasten.

» Hautausschläge, Juckreiz, Nesselsucht, Atembeschwerden oder anaphylaktische Symptome bei sensiblen Personen. Bestätigt durch Fallberichte und immunologische Studien, die IgE-vermittelte Reaktionen (Typ I) nachweisen, insbesondere bei Pilzallergikern. Seltene Fälle von *Hypereosinophilie* (erhöhte weiße Blutkörperchen) mit Leberbeteiligung wurden berichtet, die nach Absetzen reversibel waren.

» Dauerhafte Einnahme des Pulvers bei Patienten mit Vorerkrankungen in hohen Mengen erhöht die Leberenzyme. Es gibt mehrere Fallberichte, in denen eine mehrmonatige Einnahme hoher Dosen akute Hepatotoxizität bis hin zu Leberinsuffizienz hervorruft.

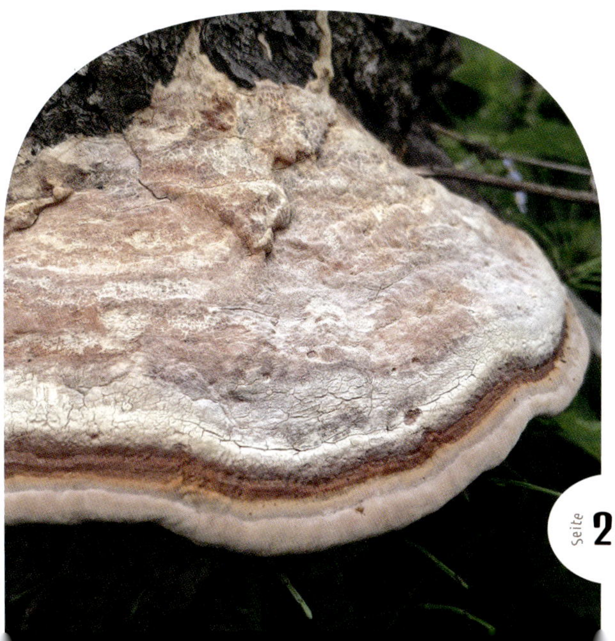

» Schwindel, Kopfschmerzen, Schlaflosigkeit, Nasenbluten, erhöhtes Blutungsrisiko (durch Hemmung der Blutgerinnung), Hypoglykämie (niedriger Blutzucker, relevant für Personen mit Diabetes) oder auch die Erhöhung von Tumormarkern: Bestätigt durch klinische Studien und Fallberichte, die additive Effekte mit Medikamenten zeigen. In Krebsstudien traten gelegentlich Übelkeit oder Gelenkschwellungen auf.

» Erhöhtes Blutungsrisiko mit Antikoagulanzien (z. B. Warfarin), Immunsuppression mit Immunsup-pressiva, Interferenz mit Chemotherapie oder Enzymhemmung, was den Arzneimittelabbau beeinflussen kann.

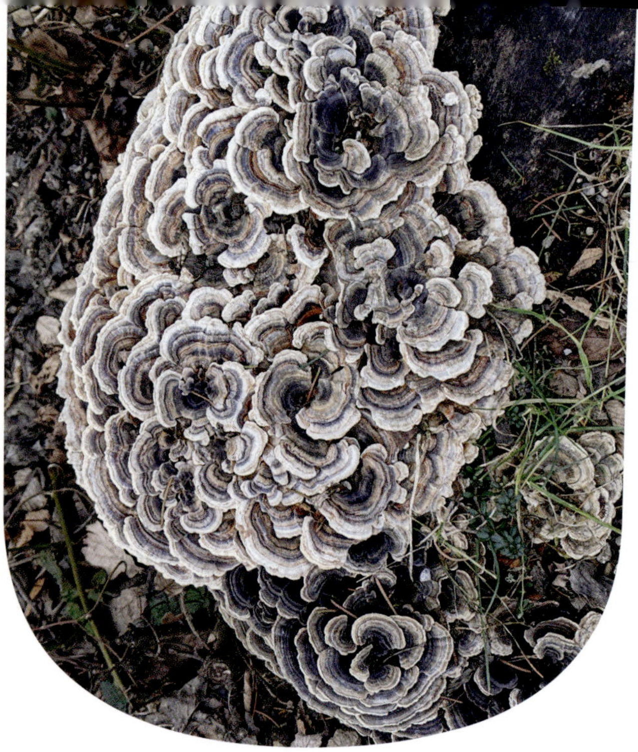

REISHI / GLÄNZENDER LACKPORLING

Der Reishi ist einer der bekanntesten und wahrscheinlich der am besten untersuchte Pilz. Durch die vielen Jahre der therapeutischen Nutzung und die vielen Millionen Menschen, die den Pilz eingenommen haben, zeigen sich mehr potentielle Reaktionen als bei anderen Pilzen.

Wir deuten das nicht damit, dass der Pilz mehr Risiko in sich trägt, er wurde nur schon öfter getestet. Die beobachteten Reaktionen sind zudem hauptsächlich bei Menschen mit teilweise schweren Vorerkrankungen aufgetreten.

Dazu hier noch ein erneuter Hinweis auf die Selbstverantwortung und einen ganz wichtigen weiteren Punkt: Wer krank ist, spricht eine Einnahme mit der medizinischen Fachkraft ab.

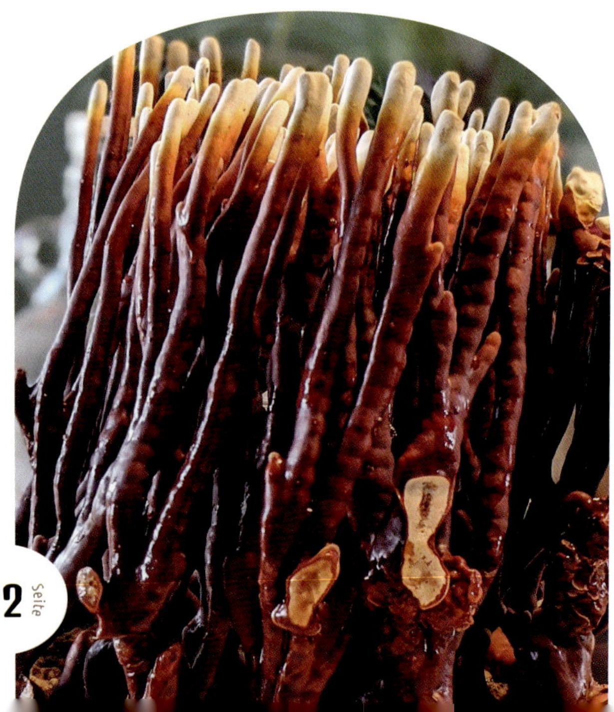

SCHMETTERLINGSTRAMETE

Die bekannten Nebenwirkungen und Effekte treten selten auf und sind hauptsächlich bei hoher Dosis, langfristiger Einnahme oder als Adjuvans zur Chemotherapie aufgetreten.

» Übelkeit, Erbrechen, Bauchschmerzen, Durchfall, Blähungen, Verstopfung, Herzbrennen oder dunkle Stühle durch die Pigmente im Pilz. Diese Symptome wurden bei Krebserkrankten beobachtet, oft in Kombination mit Chemotherapie, waren aber reversibel nach dem Absetzen. Diese Reaktion wird auf die faserreiche Struktur und die Polysaccharide zurückgeführt, die bei Überkonsum reizend wirken können.

» Seltene Symptome wie Hautausschläge, Juckreiz, Nesselsucht, Schwellungen oder Anaphylaxie, insbesondere bei Pilzallergikern. Es werden auch für diesen Pilz die IgE-vermittelten Reaktionen (Typ I) beschrieben. Auch dieser Pilz hat nach Studienlage antiallergische Effekte durch Immunmodulation.

Offizielle Bewertungen von z. B. Krebsforschungszentren betonen die gute Verträglichkeit, warnen aber vor zu hoher Dosis und bekannten Allergien.

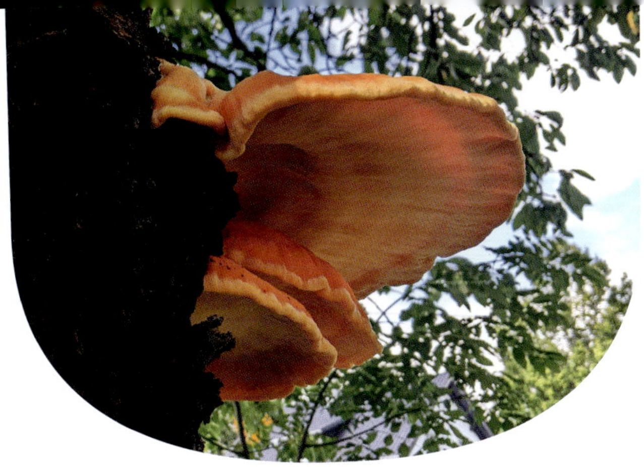

SCHWEFELPORLING

Nebenwirkungen, Allergien oder Unverträglichkeiten sind häufiger bei rohem oder unzureichend gekochtem Verzehr und betreffen vor allem das Verdauungssystem; sie treten bei bis zu 20–30 % der Konsumenten auf, basierend auf Fallberichten und mykologischen Untersuchungen.

» Übelkeit, Erbrechen, Bauchschmerzen, Durchfall und Magenkrämpfe, insbesondere bei rohem oder unterkochtem Verzehr. Bestätigt durch Fallberichte und Studien, die Symptome bei 20–30 % der getesteten Personen beschreiben, oft durch unverdauliche Proteine oder Lektine verursacht. Schwere Fälle umfassen Dehydration oder vorübergehende Lähmungserscheinungen, bestätigt durch Analysen von Pilzinhaltsstoffen.

» Allergische Symptome wie Hautausschläge, Juckreiz, Schwellungen, Atemnot oder Anaphylaxie bei vorbelasteten Personen. Die IgE-vermittelten Reaktionen (Typ I), einschließlich Fungus Food Allergy Syndrome (FFAS), mit Kreuzreaktionen zu anderen Pilzen sind in Studien bestätigt.

Lektine sind der Auslöser

Der Schwefelporling enthält Lektine, wie das *Laetiporus sulphureus* Lektin (LSL), das hämolytische (rote Blutkörperchen zerstörend) und hämagglutinierende Eigenschaften (rote Blutkörperchen verklumpend) besitzt und bei empfindlichen Personen Magen-Darm-Beschwerden wie Übelkeit oder Erbrechen auslösen kann.

Kochen denaturiert diese Lektine, wodurch sie unschädlich werden. Das Weggießen des Kochwassers entfernt wasserlösliche Reste der Lektine.

WICHTIGER HINWEIS: Trocknen zerstört die Lektine nicht!

Angenehme Textur des Pilzes

Als positiven Nebeneffekt verändert das vorherige Kochen auch die Textur des Pilzes und erzeugt ein etwas weicheres Kauen, was aber nicht unbedingt notwendig ist. Paul Stamets erwähnt in einem Video auf YouTube einen weiteren Grund, ihn zu kochen: Bakterien, die gern auf dem Pilz siedeln.

Sichere Zubereitung

Zur Vereinfachung haben wir alle bekannten Erkenntnisse aus den Recherchen und eigenen Erfahrungen zusammengetragen, wie der Schwefelporling idealerweise vorbereitet werden sollte, damit er in der Kulinarik, aber auch für medizinische Anwendungen – auch für empfindliche Menschen – eingesetzt werden kann:

1. Pilz gründlich reinigen
2. Pilzlappen mit auffälligen Stellen (am Rand) nicht verwenden
3. auch den Baumanwuchs großzügig wegschneiden
4. Pilz in Streifen schneiden (ähnliche Größe wie Pommes)
5. für mindestens zehn Minuten kochen
6. Wasser danach abgießen

Nun kann der Pilz auch für empfindliche Menschen weiterverarbeitet werden. Ob zum Kochen oder als Mittel der Hausapotheke, nun ist er für alle gut vorbereitet.

Wer schon einmal getestet hat und sicher weiß, dass der Pilz auch ohne Kochen in Wasser vertragen wird, kann problemlos den letzten Schritt weglassen, sofern der Pilz beim Weiterverarbeiten erhitzt wird. Erhitzen ist für alle obligatorisch, das Kochen und Abgießen des Wassers hingegen empfohlen, weil es nach Studienlage gesichert 30 % der Menschen betrifft.

FAZIT ZU DEN NEBENWIRKUNGEN

Die überwiegenden Effekte und unangenehmen Wirkungen resultieren aus den individuellen Empfindlichkeiten der Menschen oder aus bestehenden – teils schweren – Vorerkrankungen. Menschen, die in therapeutischer Behandlung sind, sollten unbedingt Rücksprache halten, um durch unabgestimmte Einnahme von Pilzpräparaten keine Wechselwirkungen hervorzurufen oder unerwünschte Reaktionen zu erzeugen.

Beachte bitte unbedingt das Kapitel über Pilze in Badezusätzen vor und während der Regel.

VOM PILZ ZUM PULVER

Für die Herstellung eigener Präparate aus Pilzen gibt es einige sehr wichtige Voraussetzungen, die für jedes Rezept und jede Anleitung erforderlich sind.

Das a der Fungizeutika sind Pilze, die

- gesund waren, als sie geerntet wurden,
- sauber waren, als sie zerkleinert wurden,
- getrocknet wurden und noch immer trocken sind und
- dunkel gelagert wurden.

Dann sind sie geeignet, zum Ω zu werden, durch Vollendung der Kraft des Pilzes in einem Fungitzeutikum.

Was unter „gesund" zu verstehen ist, haben wir bereits zuvor beschrieben. Zusammengefasst: Der Pilz war bei der Ernte frisch, zeigte keine Anzeichen von Zersetzung, wies keinen Schimmel auf und war frei von Insekten. Dann ist alles bestens.

VOR DEM TROCKNEN ERFOLGT DIE REINIGUNG

Auch die Reinigung von Pilzen ist sehr wichtig, für die einzelnen Pilze sind manchmal besondere Vorgehensweisen notwendig. Die einen benötigen nur ein wenig Kosmetik, andere, wie die Striegelige Tramete, brauchen wegen der Algen etwas mehr Aufmerksamkeit, da muss auch schon einmal fließendes Wasser und eine Bürste verwendet werden. Die Formel zur Reinigung ist: „So wenig wie möglich, aber unbedingt so viel wie nötig." Schmutz und Dreck an Pilzen, die wir weiterverarbeiten möchten, ist ein Tabu. Die Pilze müssen absolut sauber sein.

Bei der Reinigung helfen Bürsten, Tücher und Pinsel. Je ordentlicher, desto besser. Bei einigen ganz speziellen, wie dem österreichischen Prachtbecherling (kommt nicht im Buch, aber in der Natur vor), geht es allerdings nicht ohne ordentliche Wäsche. Dieser Pilz ist am Stiel nicht selten mit lehmiger Erde verklebt, die sehr fest anhaftet. Da helfen nur mehrfaches Einweichen und immer wieder Abspülen oder sofort zur Stelle sein, wenn er rauskommt und kein Regen fällt.

ZERKLEINERUNG ZU SCHEIBEN ODER STÜCKEN

Es gibt die Pilze, die sich leicht zerkleinern lassen, und es gibt die mittelleicht oder mittelschwer zerkleinerbaren Pilze, und dann gibt es natürlich noch die, die es einem schwer machen – wie im richtigen Leben. Wenn sie nicht im frischen Zustand zerkleinert werden, ist es sogar sehr schwer. Für harte Pilze ist ein Schnittschutzhandschuh sehr empfehlenswert. Die gibt es schon für relativ wenig Geld, und diese Handschuhe können auch für andere Gelegenheiten hilfreich sein.

Was du brauchst, ist ein Wellenschliffmesser für harte Pilze, wie zum Beispiel den Zunderschwamm. Da geht ein normales Brotmesser, sofern es nicht ein altes Erbstück und damit stumpf ist. Für die meisten Speisepilze reicht ein normales Messer mit glattem Schliff, aber scharf muss es sein!

Brotschneidemaschine ist das Beste

Ideal ist auch eine scharfe und fein einstellbare manuelle Brotschneidemaschine. Nachdem wir mindestens drei normale Brotschneidemaschinen mit den Pilzen schnell an und über ihre Grenzen gebracht haben, haben wir uns für eine semiprofessionelle mit Handkurbel entschieden. Die Wahl auf die Handkurbel war nicht, um Geld zu sparen, sondern weil es mit Pilzen viel besser manuell geht. Beim Schneiden spürt man, wann schnell und wann langsam richtig ist, und auch, ob wenig oder viel Druck notwendig ist. Das geht mit einer Motormaschine nicht so gut.

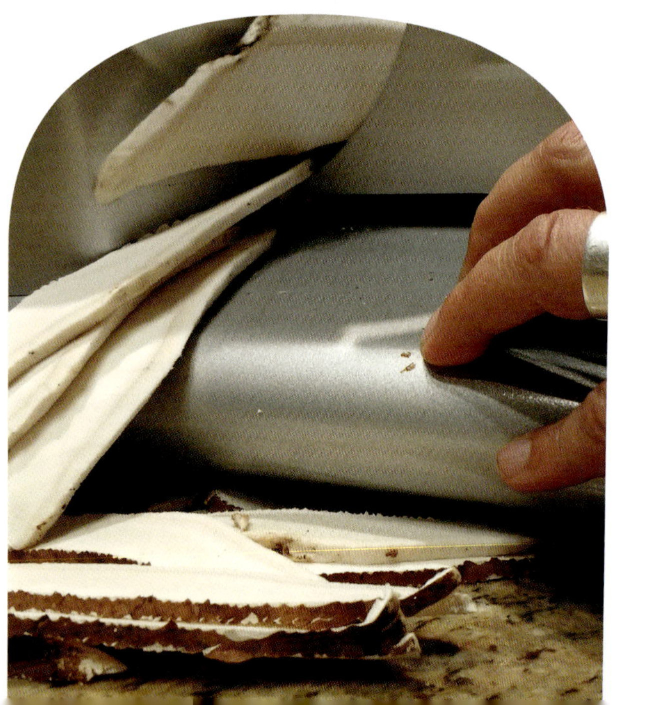

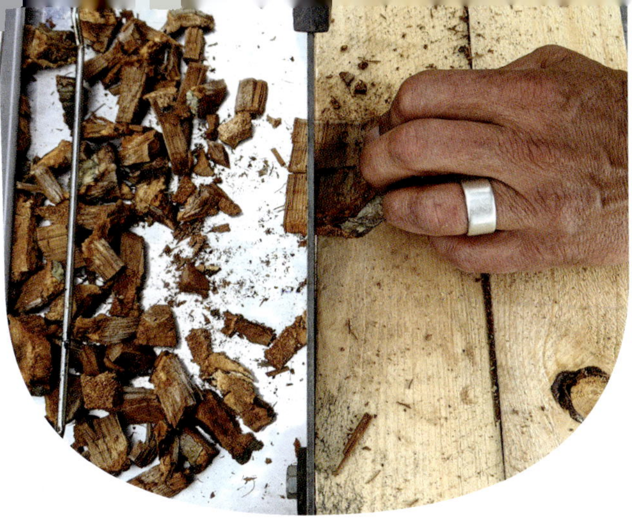

Immer frisch verarbeiten

Für trockene Pilze kann es schwieriger werden, denn einige der harten Pilze sind sehr „widerstandswillig". Da kann es erforderlich werden, mit einer großen Astzange oder sogar einer Flex arbeiten zu müssen. Astzange, Flex, Kreissäge, Elektrofuchsschwanz, Schlagschere ... haben wir alles schon erlebt. Deshalb frische Pilze sofort verarbeiten!

Es müssen dabei mindestens Scheiben geschnitten werden, je dünner desto besser, auf keinen Fall dicker als ein Zentimeter. Die harten Pilze sind leichter weiterzuverarbeiten, wenn sie unverzüglich auch noch in Stücke geschnitten werden. Wie grob diese Stücke sein dürfen, hat auch etwas mit dem eigenen Werkzeug zu tun. Starke Mixer für die Pulverherstellung können auch gröbere Stücke zerkleinern. Weniger Power beim Mixer heißt kleinere Stücke.

Kleiner Zusatzhinweis zur Brotschneidemaschine: Mit einer guten Brotschneidemaschine lassen sich auch sehr dünne Pilzscheiben schneiden, die für Wundauflagen verwendet werden können. Empfehlungen findest du am Ende des Buches.

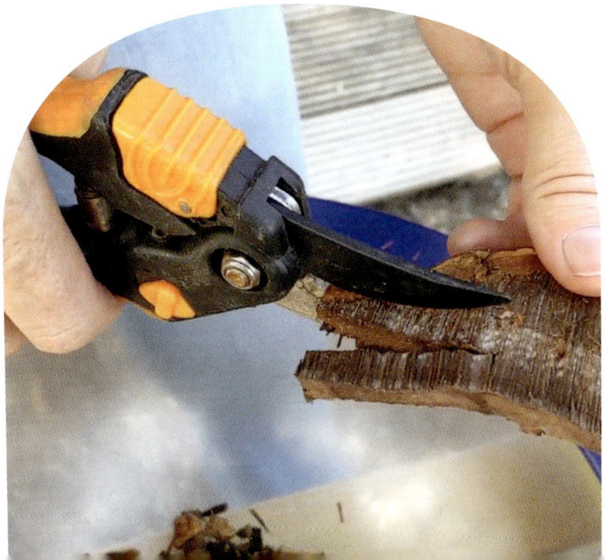

DER VITAMIN-D-TRICK

Bevor du die Pilze in ein Backrohr (einen Backofen) oder einen Dörrautomaten zum Trocknen gibst, kannst du die Pilze auch noch mit Vitamin D anreichern. Das bitte nicht als „MUSS" sondern als „KANN" verstehen. Es ist „nice to have", aber „not a must".

Sehr viele Pilze können Vitamin D enthalten, da Ergosterol typischerweise in Pilzzellwänden vorhanden ist. Allerdings variieren der dokumentierte Gehalt und die Effizienz der Umwandlung je nach Art.

Für einige unserer Baumpilze gibt es spezifische Untersuchungen zur Vitamin-D-Bildung durch UV-Licht, während für die anderen der Prozess prinzipiell angenommen werden kann, aber nicht untersucht worden ist.

Diese Arten wurden in Studien explizit auf Ergosterol und UV-Umwandlung untersucht:

» ***Austernseitling:*** Enthält hohe Mengen Ergosterol; Sonnenlicht für 30 Minuten kann den Vitamin-D2-Gehalt auf über 20 µg/g erhöhen.
» ***Klapperschwamm:*** Der Pilz hat einen natürlichen Vitamin-D2-Gehalt, Sonnen- oder Tageslicht verstärkt dies.
» ***Judasohr:*** Enthält Ergosterol; Studien zeigen Konversion zu Vitamin D2 unter UV.
» ***Reishi/Glänzender Lackporling:*** Hoher Ergosterol-Gehalt, mit UV-induzierter Vitamin-D2-Produktion.
» ***Schwefelporling:*** Enthält Ergosterol, mit Potenzial für UV-verstärkte Vitamin-D-Bildung.
» ***Schmetterlingstramete:*** Hoher Ergosterol-Gehalt; UV-Exposition führt zu Vitamin-D2-Anrei-cherung.

Alle anderen Baumpilze im Buch enthalten laut Studienlage Ergosterol und allgemeine Studien über Pilze weisen eine Vitamin-D-Anreicherung nach, aber Untersuchungen für die hier nicht genannten Pilze fehlen.

Heißt: Vermutlich bilden auch die hier nicht genannten Pilze Vitamin D in unbekannter Menge, aber es gibt dazu keine Studien und Messwerte.

KÜNSTLICHES LICHT ODER SONNENLICHT

Du kannst demnach die Pilze mit einer UV-B-Lampe (oft als „Höhensonne" verkauft) bestrahlen. Oder du setzt die Pilze dem Tages- oder Sonnenlicht aus, um das Vitamin D anzureichern. 30 Minuten sollen laut Studien schon reichliche Steigerungen bewirken und auch nicht überschritten werden. Die Bestrahlung mit natürlichem Licht muss unbedingt draußen stattfinden, denn Glasscheiben lassen kein oder kaum UV-B-Licht durch, daher werden wir Menschen auch hinter einer Glasscheibe nicht braun.

AUCH DAS PULVER REICHERT VITAMIN D AN

Es ist fast egal, wann du die Pilze dem Tageslicht, dem Sonnenlicht oder einer UV-B-Lampe aussetzen möchtest. Das funktioniert, wenn die Pilze frisch sind, genauso, wenn sie in Stücke geschnitten wurden, und sogar als feines Pulver, das getrocknet wurde. Das Pulver hat dabei einen Nachteil: Es befindet sich dann meist in einem Glas, da kommt aber kein UV-B-Licht durch.
Also: Besser aus ganz praktischen Gründen vorher machen. Und damit es nicht zu unerwünschten Abbaureaktionen im Pilz kommt, beschränke die Bestrahlung auf 30 Minuten und du hast ein super Ergebnis ohne unerwünschte Umwandlungen anderer Inhaltsstoffe.

PILZE RICHTIG TROCKNEN

Die zerkleinerten Pilze lassen sich sehr gut im Backofen trocknen, das reicht vollkommen aus. Am besten legst du die Stücke auf Roste oder Bleche mit untergelegtem Backpapier oder Butterbrotpapier. Dann wähle die niedrigste Stufe, die am Ofen möglich ist, und schalte auch die Umluft ein.

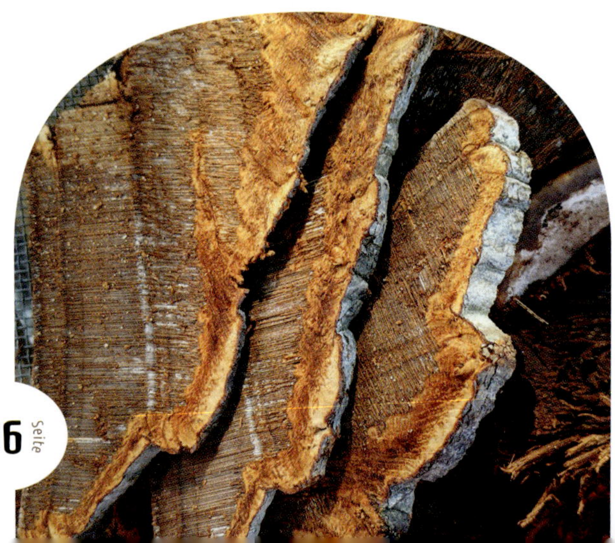

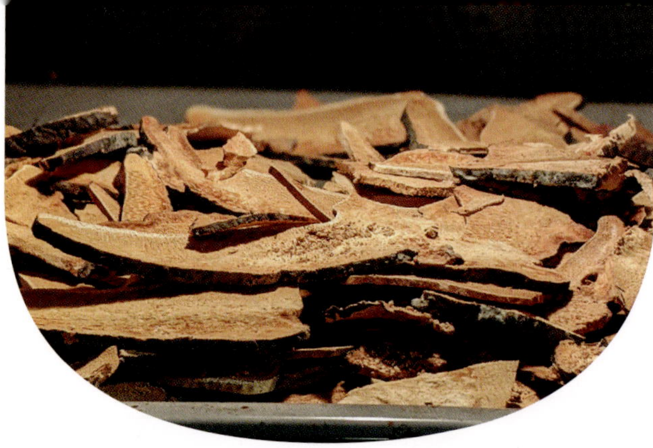

Damit die Feuchtigkeit entweichen kann, lass die Tür einen Spalt geöffnet, stecke z. B. einen Kochlöffel in den oberen Bereich der Ofentür. Die Trocknung mit Umluft bei möglichst unter 50 °C ist die schonendste Art, damit die Pilze gleichmäßig trocknen. Dabei werden bei allen Pilzen die Inhaltsstoffe weitgehend geschont, nicht überhitzt, leicht flüchtige Stoffe werden nicht übermäßig verdampft und der Wassergehalt kann gut entweichen. Die Pilze müssen meist zwölf Stunden getrocknet werden, einige sogar etwas länger.

Dörrautomaten bieten mehr Komfort

Wem das auf Dauer zu laut ist, kann natürlich in einen Dörrautomaten investieren. Alle Dörrautomaten, inkl. der Variante als Infrarot-Dörrautomat, sind geeignet. Wir kennen alle drei Verfahren, die Trocknung ist fast gleich effizient. Der Vorteil von Dörrautomaten liegt in der optimalen Einstellung der Temperatur. Wir trocknen unsere Pilze im Dörrautomaten generell bei 35 °C, das ist die niedrigste mögliche Temperatur bei uns mit gleichzeitiger Luftzufuhr mit einem eingebauten Ventilator. Damit bleibt auch bei Steinpilzen das volle Aroma erhalten. Untersuchungen zu einigen Pilzen zeigen, dass die Aromen der Pilze leiden, je höher die Temperaturen beim Trocknen sind.
Jetzt können die so behandelten Pilze natürlich schon gelagert werden, das geht problemlos. Unsere Empfehlung ist aber, den letzten Schritt im Mixer auch noch zu machen. Dann hat man den Pilz für alle Varianten der Rezepte optimal zerkleinert und vorbereitet.

ZERKLEINERUNG ZU PULVER ODER FLUFF

Die Pilze sind nun getrocknet. Entweder sind es Pilzscheiben oder es sind Pilzstücke. Pilzscheiben kannst du versuchen, von Hand in Stücke zu brechen, je kleiner, desto besser. Alles, was sich nicht brechen lässt, muss in Stücke geschnitten werden.

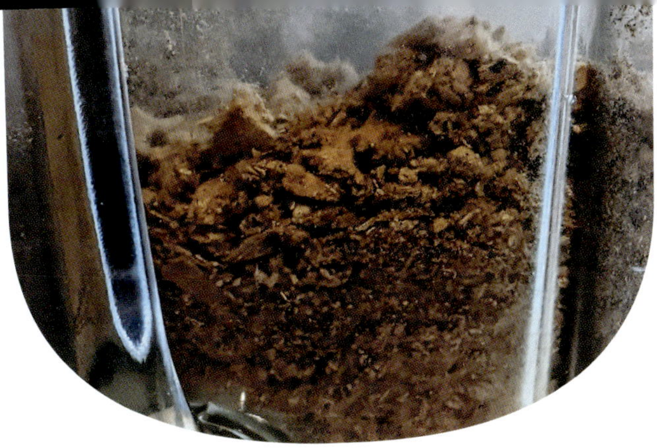

Was du jetzt brauchst: einen Standmixer, je mehr Kraft, desto besser. Wir haben uns die Geräte Secondhand gekauft, denn die Zerkleinerung der Pilze zu einem Pulver oder Fluff (das ist ähnlich wie Watte) ist herausfordernd für einige Maschinen. Wenn dann etwas kaputtgeht, ist es nicht so wild.

Nicht von oben befüllen

Bei den meisten Standmixern hat es sich bewährt, die Pilzstücke liegend einzufüllen. Also nicht, dass du dich jetzt hinlegst, der Mixer soll, wenn er auf der Arbeitsplatte liegt, befüllt werden. Dann nur so weit füllen, dass die Messer noch gerade eben frei sind. Den Deckel aufsetzen und den Mixer auf mittlerer Drehzahl anschalten.

Nun den Mixer langsam aufstellen und bei mittlerer Drehzahl zu einem Pulver zerkleinern. Dabei den Mixer immer wieder schräg zu halten, erleichtert ihm die Arbeit.

Liegend schützt vor Blockade

Diese Vorgehensweise stellt sicher, dass die Messer beim Starten nicht blockieren. Wird er von oben befüllt, können sich Pilzstücke verkanten. Bei vielen Mixern muss dann der Aufsatz zerlegt werden, das spart man sich mit dieser Vorgehensweise. Die Befüllung des liegenden Mixers erübrigt sich, wenn dein Mixer ein Hochleistungsgerät ist. Die schaffen das auch locker stehend, sind aber teurer und brauchen mehr Platz in der Küche.

Das Pulver, das nun entsteht, hat verschiedene Konsistenzen. Die Konsistenz hängt vom Pilz ab. Die harten Baumschwämme haben meist diese watteartige, fluffige Struktur, viele Speisepilze sind hingegen recht fein. Zwar kann mit dieser Methode nicht die Feinheit der Shellbroken-Verfahren erreicht werden, das braucht's aber auch nicht. Denn die anschließenden Zubereitungsmethoden erschließen die wertvollen Inhaltsstoffe des Pilzes über andere Wege. Der Vorteil unserer Pulverisierungsmethode ist auch, dass die Aromen erhalten bleiben. Shellbroken-Pulver ist oft auch dann bitter, wenn der Pilz eigentlich gar nicht bitter ist.

Feiner geht auch noch

Wer es noch feiner haben will als das Pulver aus dem Mixer, kann Kaffeemühlen oder die „Moulinette" oder ähnliche Geräte nehmen, das wird dann meist noch etwas pulveriger. Was du bei all den Möglichkeiten des Pulverisierens immer im Auge behalten solltest, ist die Mahltemperatur. Das Pilzpulver nicht heiß werden lassen, das verschlechtert die Qualität.

LAGERUNG DES PILZPULVERS

Das Wichtigste bei der Lagerung von trockenen Pilzen und auch dem Pilzpulver ist zum einen die luftdichte Verpackung, um es vor eindringender Luftfeuchtigkeit abzuschirmen. Außerdem müssen die Pilze vor Licht geschützt werden, denn Licht macht dem Pilzpulver und auch getrockneten Pilzen zu schaffen.

Ideal ist natürlich Braun-, Blau- oder Schwarzglas. Es kann aber auch weißes Glas verwendet werden, wenn das Pilzpulver in einem dunklen Raum oder Schrank gelagert wird. Ideal ist eine kühle Aufbewahrung, auf jeden Fall sollte die normale Zimmertemperatur nicht überschritten werden, damit das Pulver lange hält.

Wir verwenden aus ganz praktischen Gründen auch Gefrierbeutel mit Zippverschluss. Das ist sehr vorteilhaft beim Arbeiten mit dem Pilzpulver. Wenn wir dann das Projekt für diesen Pilz beendet haben, wandert das restliche Pulver wieder in Gläser.

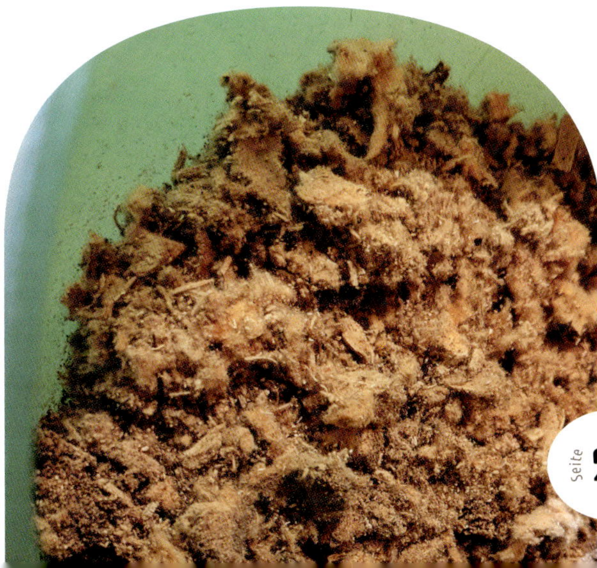

REZEPTE UND ANLEITUNGEN FÜR DIE HAUSAPOTHEKE

Du bist nun vorbereitet, du kennst dich jetzt mit Baumpilzen aus, ebenso mit den Nebenwirkungen und dem Basiswissen. Für alle Rezepte gehen wir davon aus, dass die Pilze so vorbereitet wurden, wie wir es in den vorangegangenen Kapiteln beschrieben haben. Sie sind auf jeden Fall trocken und zerkleinert.

Wenn im Rezept der Begriff „Pilzpulver" vorkommt, sind damit alle Zerkleinerungsstufen gemeint, von feinstem Pulver bis zum Fluff.

Vielleicht brauchst du noch Praxis bei der Suche und beim Bestimmen, aber das kommt mit der Zeit. Jetzt ist der Zeitpunkt, dich mit den Rezepten und Anleitungen vertraut zu machen. Es gibt viele Möglichkeiten, aus Pilzen hervorragende Heilmittel herzustellen.

Einige, wie beispielsweise die Extrakte, sind sehr intensiv und eher für akute Lebensphasen zu empfehlen, andere wie der Tee aus Pilzen sind für den täglichen Feelgood-Moment mit einem Hauch von pilzigem Geschmack und leichter Wirkung. Es gibt auch Rezepte wie den Essig-Auszug, der sowohl medizinisch als auch kulinarisch verwendet werden kann. Egal, was du machen möchtest, wir haben es übersichtlich gestaltet und sind alphabetisch vorgegangen, damit jederzeit alle Einträge schnell zu finden sind.

Zu jedem Eintrag gibt es eine Beschreibung, die dich in die Lage versetzt, es nachzumachen.
Die meisten Beschreibungen sind zusätzlich mit einem interaktiven Video zum Thema verlinkt.

Normale Hardware in Haushalt und Küche

Was wir nie voraussetzen, ist, dass du mit den neuesten und professionellsten Geräten in deinem Haushalt und insbesondere in der Küche ausgestattet bist. Wir gehen von einem nach unseren Erfahrungen durchschnittlichen Equipment aus.

Auch in unseren Videos zu den Rezepten und Anleitungen wirst du mit wenigen Ausnahmen nur die Basics an Werkzeugen und Materialien finden. Ausnahme ist sicher unser Laborglas, aber lass dich da nicht blenden, wir hatten einmal großes Glück bei einer Auflösung des Lagers eines Glasbläsers für Laborglas.

Lexikon der Rezepte und Anleitungen

Aufgebaut haben wir die Reihenfolge wie in einem Lexikon, und so, dachten wir, soll es genutzt werden können. Als Nachschlagewerk, in dem auf einen Blick alles zusammengefasst und gut erklärt ist. Zu den meisten Einträgen haben wir gleich am Anfang einen tabellarischen Überblick erstellt. Dann kannst du den Zeitaufwand und die benötigten Materialien sofort überblicken.

Zusatzinfos inklusive

Einige Einträge wie „Eiswürfel" werden sicher kurz und dabei gut verständlich sein, andere brauchen mehr Breite und Tiefe, wie z. B. die Herstellung von Homöopathie, Spagyrik oder einem Öl-Auszug. Da werden wir die Einträge mit vielen Zusatzinfos ergänzen, wie zum Beispiel um die generelle Löslichkeit der Inhaltsstoffe in Pflanzenöl oder die neuesten Forschungen zur Homöopathie mit spannenden Erkenntnissen.

Ganz zum Schluss, nach den Rezepten und Anleitungen, erwarten dich dann noch Quickfinder-Tabellen, wo du auf einen Blick erkennst, welche Krankheit mit welcher Anwendung behandelt werden kann. Damit siehst du sofort, dass bspw. bei einer Blasenentzündung das Sitzbad, Tees und Abkochungen genau das Richtige sind.

WICHTIGER HINWEIS

Bitte beachte die Informationen zum jeweiligen Pilz, insbesondere das Kapitel zu den seltenen Nebenwirkungen und zur Vorbehandlung des Schwefelporlings.

ABKOCHUNG ODER ABSUD

SCHNELLÜBERSICHT

Schwierigkeitsgrad:	leicht
Zeit zum Ansetzen:	10 Minuten
Kochzeit:	30 Minuten
Dauer bis zum Abseihen:	0 bis 2 Stunden
Zeit zum Abseihen:	10 Minuten
Haltbarkeit:	3–4 Tage

Die Abkochung ist eine der klassischen Zubereitungsarten der traditionellen Heilkunde. Dabei werden die getrockneten und zerkleinerten Fruchtkörper (manchmal auch Myzel oder Sklerotium) der Pilze in Wasser gekocht, um ihre bioaktiven Inhaltsstoffe zu extrahieren. Die Herstellung ist relativ einfach.

Pilze haben eine harte Zellwand aus Chitin, in der die Inhaltsstoffe eingebettet sind. Um die Oberfläche zu vergrößern, sind die Pilze als grobes oder feines Pulver ideal vorbereitet. Durch das Kochen in Wasser bei Temperaturen um die 100 °C werden die Zellwände aufgebrochen. Der Kochvorgang sollte 20 bis 30 Minuten dauern.

Dadurch lösen sich wasserlösliche Verbindungen heraus, die sonst im rohen Zustand kaum verfügbar wären. Zu den extrahierten Stoffen gehören vor allem Polysaccharide wie Beta-Glucane, phenolische Verbindungen, Flavonoide und Terpenoide, die antioxidative Eigenschaften haben. Höhere Temperaturen, wie sie zu Hause mit einem Schnellkochtopf erzielt werden können, steigern die Löslichkeit dieser Stoffe, was die Effektivität der Extraktion erhöht. Auch für die Abkochung gilt: Viel hilft nicht immer viel. Wir empfehlen, die 20 bis 30 Minuten Kochzeit als generelle Kochzeit für alle Pilze anzuwenden. Dies hat sich bewährt. Denn zu langes Kochen könnte hitzeempfindliche Stoffe zerstören, während zu kurzes Kochen nicht genug Inhaltsstoffe extrahiert.

Unsere Mengenangabe bezieht sich auf einen Liter Wasser als Basis. Für zwei Liter verdoppelst du die Pilzmenge, für 0,5 Liter halbierst du sie. Wähle die Topfgröße so, dass ein Drittel des Topfvolumens frei bleibt, da es beim Kochen schäumen kann. Die Kochzeit ändert sich nicht durch eine Mengenänderung.

Frische Pilze können ebenfalls für eine Abkochung verwendet werden, jedoch ist das Ergebnis meist schlechter, da sie Wasser enthalten. Die benötigte Menge an Frischgewicht musst du bei frischen Pilzen mit dem Faktor zehn multiplizieren, also 200 g pro Liter statt 20 g getrocknet. Das erwähnen wir nur der Vollständigkeit halber, raten aber davon ab. Es ist besser, zuerst die Pilze zu trocknen.

Zutaten

- 20 g Pilzpulver
- 1 Liter Wasser

Schnellübersicht

- Pilzpulver und Wasser in den Topf geben
- Mindestens 1 Stunde quellen lassen, optimal über Nacht
- 30 Minuten köcheln
- Abseihen und auspressen
- Sofort verwenden oder kühl stellen

Benötigte Küchenwerkzeuge

- Topf mit Deckel oder Schnellkochtopf
- Herd
- Messbecher
- Küchenwaage
- Holzlöffel oder Ähnliches
- Sieb
- Leinentuch zum Auspressen
- Schüssel
- Uhr oder Timer
- Behälter zum Abfüllen und kühlen Lagern

VORBEREITUNG DER PILZE

Wiege die Pilze ab. Gib die Pilze und das Wasser in den Topf und weiche sie mindestens eine Stunde im Wasser ein. Die beste Methode ist das Einweichen über Nacht in einem kühlen Raum.

ABKOCHUNG ODER ABSUD

A

ZUBEREITUNG

Stelle den Topf auf den Herd, gib den Deckel auf den Topf und bringe das Wasser mit den Pilzen zum Kochen. Sobald das Wasser kocht, reduziere die Hitze, sodass die Pilze etwa 30 Minuten leicht köcheln. Vergiss nicht, den Timer zu stellen. Rühre gelegentlich mit dem Holzlöffel um, damit nichts anbrennt. Die Vorgehensweise beim Schnellkochtopf ist analog, das Umrühren entfällt. Je länger die Pilze kochen, desto intensiver färbt sich das Wasser. Bei manchen Pilzen wird es hellbraun, bei anderen sogar schwarz.

Schalte den Herd nach 30 Minuten aus. Setze das Sieb in die Schüssel und lege es mit dem Leinentuch aus. Gieße den gesamten Topfinhalt vorsichtig in das Tuch. Drücke die Pilzreste mit dem Löffel leicht aus, um restliche Flüssigkeit zu gewinnen. Nach einigen Minuten Abkühlzeit kannst du die Pilze im Tuch von Hand auspressen. Beim Kochen im Schnellkochtopf beachte die Abkühlzeit bis zum Öffnen des Deckels oder öffne das Druckventil gemäß der Anleitung.

Die ausgepressten Pilzreste kannst du für eine zweite, schwächere Abkochung wiederverwenden. Manche Pilze wie *Inonotus obliquus* lassen sich sogar mehrfach auskochen. Ob sich das lohnt, erkennst du an der Färbung des Wassers und am Geschmack: Sobald keine Farbe oder kein Geschmack mehr entsteht, kannst du die Pilze auf den Kompost oder in den Bioabfall geben.

AUFBEWAHRUNG

Die fertige Abkochung kannst du sofort verwenden oder für später kühl stellen. Für die Lagerung fülle die Flüssigkeit aus der Schüssel in eine hitzebeständige Flasche oder einen Krug. Lass sie auf Raumtemperatur abkühlen, bevor du sie verschließt und im Kühlschrank lagerst. Bei gründlichem Auspressen erhältst du etwa 800–900 ml Abkochung (etwas Wasser verdampft beim Kochen und verbleibt auch im Pilzpulver). Im Kühlschrank hält sie sich 3–4 Tage. Für längere Lagerung kannst du sie einfrieren oder einkochen/einwecken.

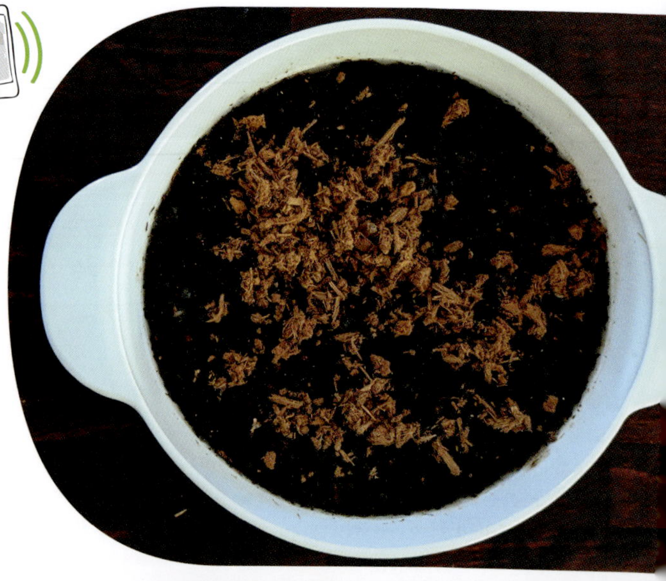

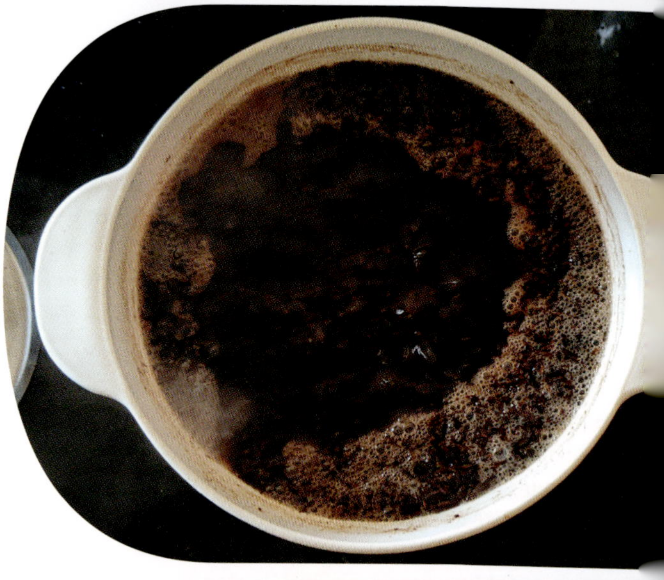

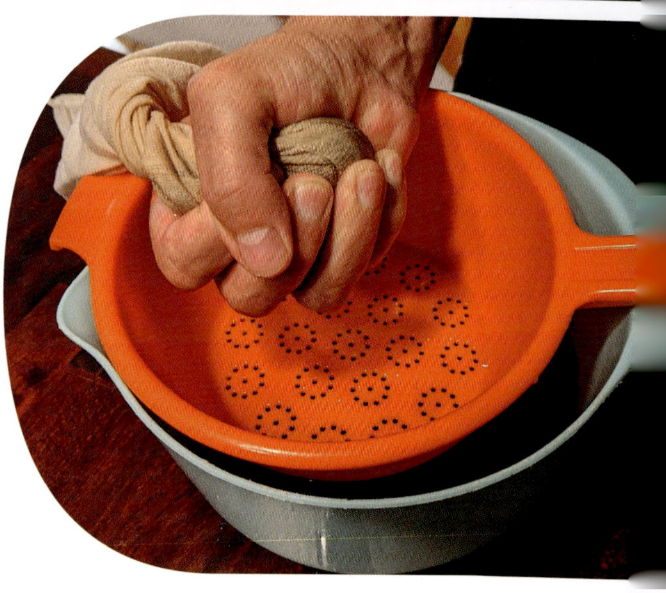

ALKOHOL-TINKTUR

Schwierigkeitsgrad:	leicht
Zeit zum Ansetzen:	10 Minuten
Zeit zum Ziehen:	4 bis 6 Wochen
täglich:	1 Minute verschlagen
Zeit zum Abseihen:	10 Minuten
Haltbarkeit:	mehrere Jahre

Eine weitere klassische Zubereitungsform ist die Alkohol-Tinktur, bei der getrocknetes Pilzpulver in einer alkoholischen Lösung mazeriert wird. Diese Methode ermöglicht es, eine breite Palette an Inhaltsstoffen zu extrahieren, die in Wasser allein nicht löslich sind.

Der Hauptzweck einer Alkohol-Tinktur liegt in der gezielten Extraktion fettliebender (lipophiler) Verbindungen aus den Pilzen. Pilze besitzen eine sehr dichte Zellwand aus Chitin, die bioaktive Stoffe wie Terpenoide, Sterole und phenolische Verbindungen enthält. Alkohol durchdringt diese Barriere und löst Inhaltsstoffe heraus.

Tägliches Verschlagen steigert die Qualität

Im Gegensatz zu wässrigen Abkochungen, die vor allem Polysaccharide wie Beta-Glucane freisetzen, erfasst die Tinktur auch die nicht-wasserlöslichen Komponenten. Die Auszugszeit liegt bei vier bis sechs Wochen. In der Naturheilkunde ist es üblich, täglich den Ansatz stark zu schütteln oder besser zu verschlagen. Die Vorstellung ist dabei vergleichbar mit der Sichtweise in der Homöopathie, dass durch das Verschlagen die Qualität gesteigert wird. Wer einmal zwei Ansätze macht und vergleicht, wird feststellen, dass es Unterschiede gibt zwischen verschlagen und nicht verschlagen. Durch die wochenlange Mazeration und das Verschlagen entsteht nach dem Abseihen eine konzentrierte Flüssigkeit, die haltbar ist und leicht dosiert werden kann.

DER ALKOHOLGEHALT ENTSCHEIDET

Der Alkoholgehalt einer Tinktur beeinflusst die Art der extrahierten Stoffe und damit die Extraktionsqualität. Klassisch wird ein Alkoholgehalt von 40–50 % verwendet, es gibt aber auch andere Alkoholgehalte, die Sinn machen.

Niedriger Alkoholgehalt (ca. 20–30 %)

Solche Tinkturen eignen sich für eine sanftere Komposition der Tinktur. Bei dieser Konzentration dominiert die Extraktion der Polysaccharide und einiger Phenole. Die Ausbeute an lipophilen Stoffen ist geringer. Die niedrige Alkoholkonzentration ist weniger effizient für Terpenoide, was das antioxidative Potenzial mindert. Gleichzeitig steigern niedrigere Alkoholkonzentrationen jedoch die Polysaccharid-Ausbeute.

Mittlerer Alkoholgehalt (ca. 40–50 %)

Dies ist der Standard für viele Tinkturen, ideal für die meisten Anwendungen. Der Alkoholgehalt bietet eine Balance zwischen polaren und nicht-polaren Stoffen. Ethanol in dieser Stärke extrahiert effektiv Phenole, Flavonoide und Terpenoide, was zu höheren antioxidativen und antimikrobiellen Effekten führt. Die Ausbeute an Phenolen wird maximiert, die bioaktive Vielfalt wird damit erhöht. Die Qualität ist hoch, mit guter Haltbarkeit.

Hoher Alkoholgehalt (ca. 80–95 %)

Diese hohen Konzentrationen extrahieren vor allem lipophile Verbindungen wie Terpenoide und Sterole effizient, was die antimikrobielle Wirkung verstärkt. Die Ausbeute ist hoch für nicht-wasserlösliche Stoffe, aber oft bleiben Polysaccharide im Pilzpulver und der Prozess kann sogar andere Inhaltsstoffe denaturieren.

Höhere Konzentrationen können zwar die Extraktion von einzelnen Wirkstoffen stark steigern, welche Stoffe das sind, ändert sich jedoch von Pilz zu Pilz. Meist macht es die Tinktur bitterer. Laut Studienlage können einige Inhaltsstoffe durch diese Extraktion weniger bioverfügbar sein. Geeignet für spezifische therapeutische Zwecke, die im Einzelfall genau beschrieben sein sollten.

ALKOHOL-TINKTUR

SCHRITT FÜR SCHRITT ZUR TINKTUR

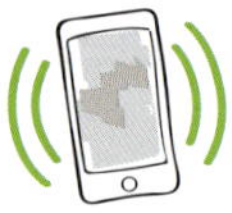

Unsere Mengenangabe bezieht sich auf einen Liter Tinktur. Für zwei Liter verdoppelst du die Mengen, für 0,5 Liter halbierst du sie. Das Gefäß, in dem du die Tinktur ansetzt, sollte nach dem Befüllen nur zu maximal 90 % gefüllt sein, da oben noch etwas Platz für das Schütteln und Verschlagen benötigt wird. Wir gehen im Beispiel von einer Flasche mit einem Volumen von einem Liter aus.
Frische Pilze können ebenfalls für eine Tinktur verwendet werden. Bedenke aber, dass die Pilze Wasser enthalten und den Alkoholgehalt verändern. Die benötigte Menge an Frischgewicht musst du bei frischen Pilzen mit dem Faktor zehn multiplizieren, also 200 g pro Liter statt 20 g getrocknet. Pilze unbedingt zerkleinern.

Zutaten

- 20 g Pilzpulver
- ca. 800–900 ml Alkohol

Schnellübersicht

- Pilzpulver in die Flasche geben
- Flasche mit Alkohol auffüllen, nicht ganz voll machen
- schütteln
- täglich verschlagen
- nach 4–6 Wochen abseihen
- in saubere Flasche füllen, kühl und dunkel lagern

Benötigte Küchenwerkzeuge

- Flasche
- Trichter
- Küchenwaage

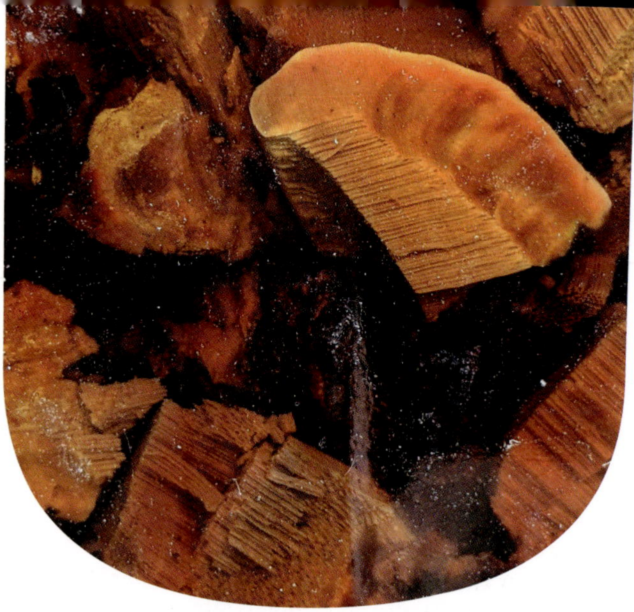

Nach der Mazerationszeit (Ziehzeit)

- Sieb
- Leinentuch zum Auspressen
- Schüssel
- Trichter
- Flasche zum Abfüllen und kühlen Lagern

ZUBEREITUNG

Wiege das Pilzpulver ab und gib es am besten mit Hilfe des Trichters in die Flasche. Falls der Trichter verstopft, schiebe mit dem Stiel vom Kochlöffel nach. Fülle dann den Alkohol in die Flasche und lass oben ca. zwei Finger breit unterhalb vom Flaschenhals frei. Jetzt die Flasche gut verschließen und kräftig schütteln.

Zur Steigerung der Wirkung wird die Flasche – wenn möglich – täglich mit 10 bis 20 Schlägen verschlagen. Verschlagen ist das Aufschlagen des Flaschenbodens auf einen leicht nachgebenden Untergrund. Das können ein Stapel Zeitungen sein, ein dicker Teppich, ein Telefonbuch etc., da sind der Fantasie keine Grenzen gesetzt.

Auch in dieser Zeit sollte die Flasche schon dunkel und nicht über Zimmertemperatur gelagert werden. Das Ganze dann mindestens vier Wochen, besser sechs Wochen ziehen lassen. Ist die Tinktur lang genug gezogen, wird abgeseiht. Setze dazu das Sieb in die Schüssel und lege es mit dem Leinentuch aus. Gieße den gesamten Inhalt der Flasche in das Tuch. Drücke die Pilzreste mit dem Tuch von Hand aus. Unbedingt pressen, bis nichts mehr kommt.

Nun eine saubere Flasche nehmen, den Trichter einsetzen und die Tinktur abfüllen. Die Flasche gut verschließen und nicht über Zimmertemperatur, geschützt vor direktem Sonnenlicht, lagern. Die Pilzreste kannst du kompostieren.

DAS MISCHEN VON WASSER UND ALKOHOL

Du hast Alkohol gekauft mit 80 %, damit du dir deine eigenen Mischungen machen kannst. Das ist eine gute Idee und es klingt so schön einfach: ein bisschen Rechnen, Wasser und Alkohol zusammenkippen, umrühren, fertig. Tja, ist es aber nicht.

Da lauern einige unerwünschte Effekte wie Trübung, ungenaue Konzentrationen oder sogar Sicherheitsrisiken, die nicht auftreten, wenn du ein paar einfache Dinge einhältst. Das Mischen von Ethanol (dem gängigen Trinkalkohol) und Wasser ist ein exothermer Prozess – er erzeugt Wärme. Je nachdem wie du mischst, gibt es auch schon mal Hitze.

Außerdem führt das Mischen zu einer Volumenkontraktion, bei der das Endvolumen kleiner ist als die Summe der Ausgangsvolumina. Auf Deutsch: Du schüttest z. B. jeweils 100 ml der beiden Flüssigkeiten zusammen, es kann dabei fürchterlich heiß werden und am Ende hast du nicht 200 ml und du hast keine Idee, wo das, was fehlt, geblieben ist.

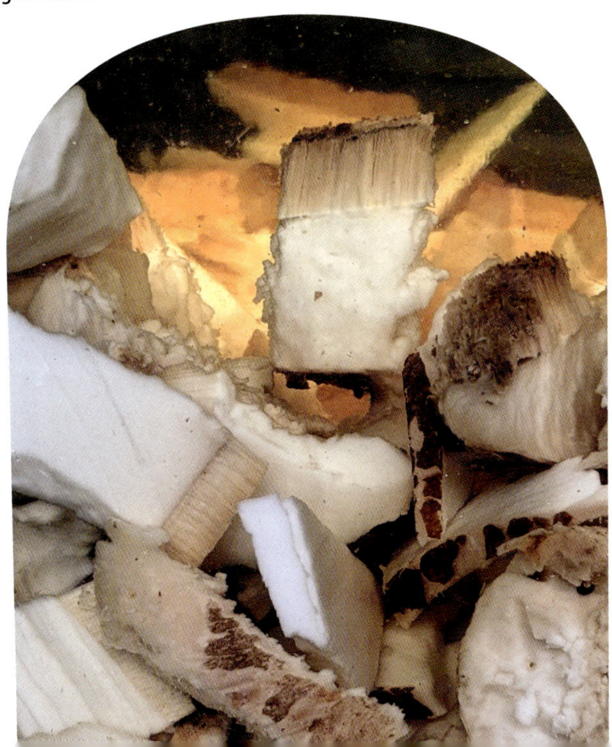

WISSENSCHAFTLICHE ERKLÄRUNG

Ethanol und Wasser mischen sich in jedem Verhältnis, bilden also eine homogene Lösung. Das liegt an den Wasserstoffbrückenbindungen zwischen den Molekülen – Ethanol hat eine OH-Gruppe wie Wasser, was sie miteinander kompatibel macht.

Beim Mischen ziehen sich die Moleküle enger zusammen, was zu einer Volumenreduktion von bis zu 4 % führt (je nach Konzentration).

Sprachliche Schonkost

Dieser Effekt ist maximal bei etwa 50:50-Mischungen und wird durch intermolekulare Kräfte erklärt, ähnlich wie bei einer engen Umarmung, die Platz spart. Gleichzeitig ist die Reaktion exotherm: Die freigesetzte Energie heizt die Mischung auf, manchmal um 10–20 °C.

Wenn man das nicht kontrolliert, kann es zu lokalen Überhitzungen kommen, die Trübung oder sogar Flockenbildung verursachen.

REGELN FÜR DAS MISCHEN

Um eine klare, stabile Lösung mit der gewünschten Konzentration zu erhalten, müssen die folgenden Regeln eingehalten werden, dann gibt es keine Probleme und du kannst deine gute Idee weiter verfolgen und selber deine Mischungen herstellen.

Ohne Trübung frei von Flocken

Unterschiedliche Temperaturen können die Mischung trüben oder flockig machen, da sich der kältere Teil die Moleküle anders anordnet. Entweder du stellst beide Flaschen über Nacht in den Kühlschrank oder an einen anderen Ort.

Wichtig ist, dass sie möglichst genau gleiche Temperaturen haben.

Das Wasser schnapseln

Nicht umgekehrt! Unbedingt das Ethanol in das Wasser gießen, dabei ständig rühren. Die Reaktion erzeugt sehr viel Wärme. Wasser kann die Wärme besser aufnehmen und verteilen.

ALKOHOL-TINKTUR

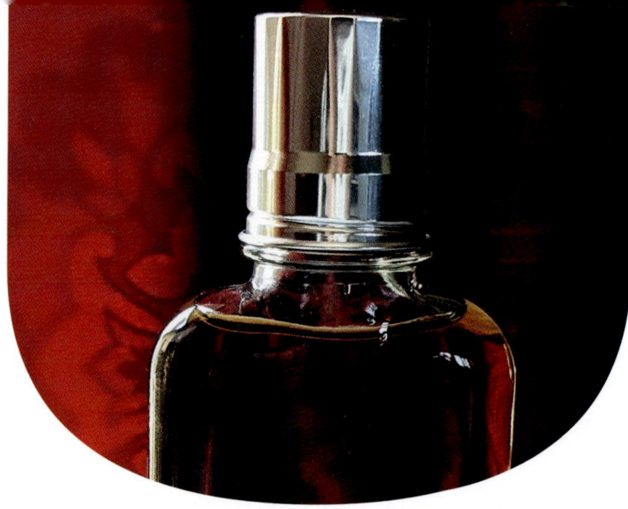

Langsam hat Vorteile

Wenn du den Alkohol in das Wasser gießt und das langsam oder portionsweise machst, ist der Erhitzungseffekt deutlich geringer und leicht zu kontrollieren. Bei großen Mengen (über zwei Liter) hilft auch eine zusätzliche Kühlung des Mischgefäßes in einem Wasserbad, um Überhitzung zu vermeiden.

ERST MATHE, DANN MISCHEN

Das Mischen von Alkohol und Wasser, um eine gewünschte Konzentration zu erhalten, wird durch eine einfache Verdünnungsformel berechnet, die am Ende dieses Kapitels mit zusätzlichen Erläuterungen steht. Wenn dir die drei folgenden Beispiele reichen, kannst du die Anmerkung weiter unten einfach übersehen. Der Ausgangsalkohol unserer drei Beispiele hat 80 %.

Ein Liter Lösung mit ca. 25 % Alkoholgehalt

Mischungsverhältnis: 315 ml Alkohol zu 685 ml Wasser.

Aufgrund der Kontraktion beträgt das tatsächliche Endvolumen etwa 980–990 ml.

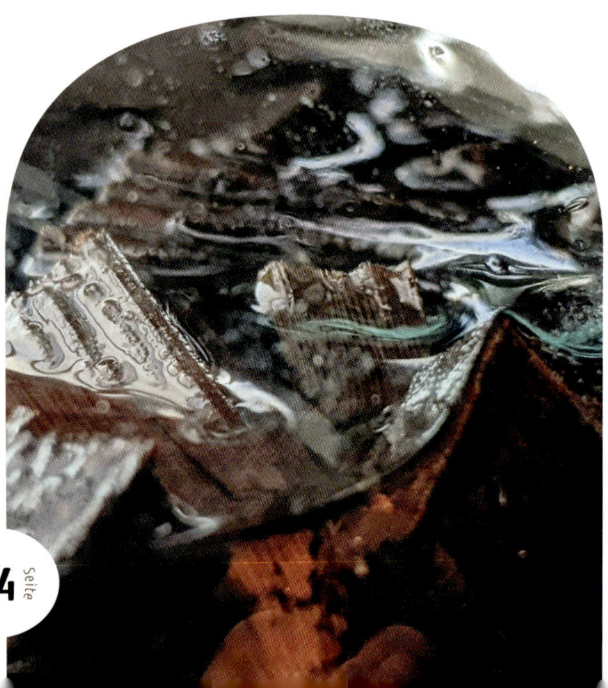

Ein Liter Lösung mit ca. 45 % Alkoholgehalt

Mischungsverhältnis: 560 ml Alkohol zu 440 ml Wasser.

Aufgrund der Kontraktion beträgt das tatsächliche Endvolumen etwa 970–980 ml.

Ein Liter Lösung mit 40 % Alkoholgehalt

Mischungsverhältnis: 500 ml Alkohol zu 500 ml Wasser.

Bei dieser Konzentration ist die Kontraktion am ausgeprägtesten, was zu einem Endvolumen von ca. 960–970 ml führt.

Anmerkung: Formel für andere Mischungen

Diese Berechnung nimmt an, dass das Endvolumen additiv ist, was in der Praxis annähernd stimmt, aber aufgrund der Volumenkontraktion (bis zu 4 % Reduktion durch molekulare Interaktionen) leicht abweicht.

Für sehr genaue Anwendungen muss die Dichte der Endlösung aus Tabellen abgelesen werden und ggf. nach dem Mischen auf das genaue Volumen aufgefüllt werden. In privaten Szenarien, wie bei Tinkturen, reicht die einfache Formel jedoch aus, da der Fehler gering ist (ca. 1–3 %). Immer langsam mischen, dabei die Temperatur angleichen und rühren, wie zuvor beschrieben.

Wer andere Konzentrationen haben möchte als die oben aufgeführten Beispiele, verwendet diese Formel:

Volumen des Ausgangsalkohols (V1) = (gewünschte Konzentration C2 / Ausgangskonzentration C1) × Endvolumen (V2).

Für V2 = 1 Liter und C1 = 80 % ergibt sich V1 = (C2 / 80) × 1 Liter. Das Volumen Wasser beträgt dann V2 – V1.

ARMBAD

SCHNELLÜBERSICHT

Schwierigkeitsgrad:	leicht
Kochzeit:	30 Minuten
Dauer bis zum Abseihen:	0 bis 2 Stunden
Zeit zum Abseihen:	10 Minuten
Zeit für das Armbad:	5 bis 15 Minuten
Entspannungszeit danach:	15 Minuten
Anwendung:	2 bis 4 Mal pro Woche als Kur

Armbäder haben ihre Wurzeln in der von Sebastian Kneipp entwickelten Hydrotherapie aus dem 19. Jahrhundert. Kneipp sah Wasseranwendungen als Mittel, um den Körper zu stärken, die Durchblutung zu fördern und das Immunsystem anzuregen.

In der modernen Naturheilkunde werden Armbäder als sanfte, lokale Therapieform bei Herz-Kreislauf-Erkrankungen, Stress, lokalen Muskel- oder Gelenkbeschwerden und auch bei rheumatischen Beschwerden eingesetzt.

Klinische Ansätze integrieren sie heute in Kombination mit Entspannungstechniken in die Mind-Body-Medizin. Der Hintergrund basiert auf dem Konzept der Reiztherapie: Kälte oder Wärme stimulieren den Körper, um die Selbstheilungskräfte zu aktivieren.

Heiß oder kalt, eine wichtige Entscheidung

Bei heißen Armbädern (ca. 38–42 °C) erweitern sich die Blutgefäße in den Armen, was zu einer verbesserten Durchblutung führt. Dies kann reflexartig den gesamten Kreislauf beeinflussen. Der Blutdruck sinkt kurzfristig leicht, da das Herz entlastet und das parasympathische Nervensystem aktiviert wird. Das kann zu einem „Entspannungsreflex" führen.

Ein Bad der Arme in ca. 15–20 °C kaltem Wasser hingegen verengt die Gefäße, fördert die Abwehrkräfte und steigert die Immunabwehr.

Die Dauer beträgt typisch 5–15 Minuten. Es können auch Kalt- und Warmbad-Anwendungen als Wechselbäder kombiniert werden, um die Immunabwehr noch stärker anzuregen.

ARMBAD MIT ABKOCHUNG AUS PILZEN

Zutaten

» Abkochung, 1 Liter heiß oder kalt
» Wasser zum Auffüllen, heiß oder kalt

Schnellübersicht

» Abkochung nach Rezept
» Wanne füllen
» Handtuch bereitlegen
» Arme für 5–15 Minuten eintauchen
» Entspannungszeit danach gönnen

Benötigte Materialien

» siehe Abkochung
» Wanne
» Handtuch

Die Basis für ein Armbad ist die Abkochung. Die Wirkstoffe des ausgekochten Pilzes dringen beim Armbad über die Haut ein und entfalten darüber ihre Wirkungen.

Unsere tabellarische Übersicht der Hausapotheke mit Pilzen ganz vorn im Buch ist deine ultimative Unterstützung für die Auswahl des Pilzes für die Abkochung, um sie als Armbad einzusetzen. Ob Gelenkerkrankungen, Hautpflege, Anregung des Immunsystems, Unterstützung des Herz-Kreislauf-Systems oder Stress, für alles hat die Hausapotheke mindestens einen Pilz parat.

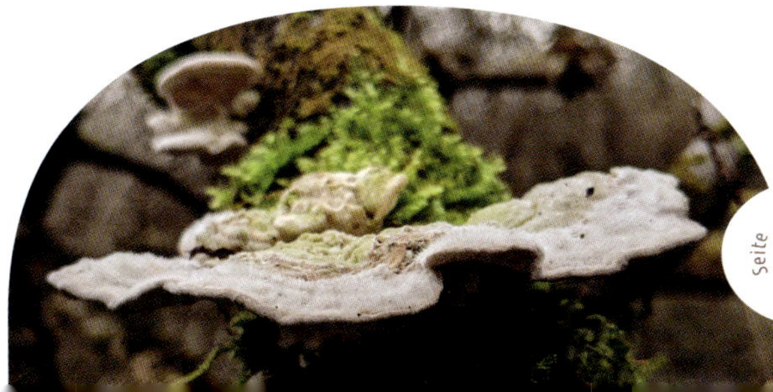

ARMBAD

ENTSPANNUNG IST DAS KONZEPT

Jetzt zum Bad selbst: Gieße deine kalte oder heiße Abkochung (ein Liter) in eine große Schüssel und fülle den Rest mit Wasser auf, das die gleiche Temperatur hat.

Achte bei der Auswahl der Schüssel darauf, dass sie genug Platz bietet. Im Handel kann man auch Armbadwannen kaufen, aber zuerst solltest du ausprobieren, ob dir das gefällt, bevor du investierst. Wir verwenden schon länger eine Allzweckwanne und seit Neuestem eine nagelneue Wanne eines Katzenklos (die ist super von der Höhe der Wanne).

Achte bei deiner Wanne darauf, dass sie nicht zu hoch ist, damit sie nicht unter den Achseln scheuert. Die Wanne muss so groß sein, dass du bequem deine Unterarme bis zu den Ellenbogen eintauchen kannst, wenn du an einem Tisch sitzt, auf dem die Wanne steht. Es muss so viel Flüssigkeit drin sein, dass deine Arme untertauchen, die Wanne aber dann nicht überläuft. Am besten testest du das zuerst mit normalem Wasser aus.

Hilfreich ist, wenn du dir eine Markierung an der Wanne machst.

Entspannung für die Körperhaltung

Setze dich bequem hin, das ist sehr wichtig, damit du dabei eine entspannte Körperhaltung haben kannst. Tauche die Arme ein. Bade fünf bis 15 Minuten beide Arme in der Pilzabkochung, atme tief und rhythmisch durch und lass die Wärme oder Kälte wirken.

Nach dem Bad

Trockne die Arme ab. Gut ist, wenn du nicht gleich loslegst, sondern noch 15 Minuten weiter entspannst.

Wiederhole das Armbad zwei bis drei Mal pro Woche, aber starte langsam, um zu sehen, wie dein Körper insgesamt darauf reagiert.

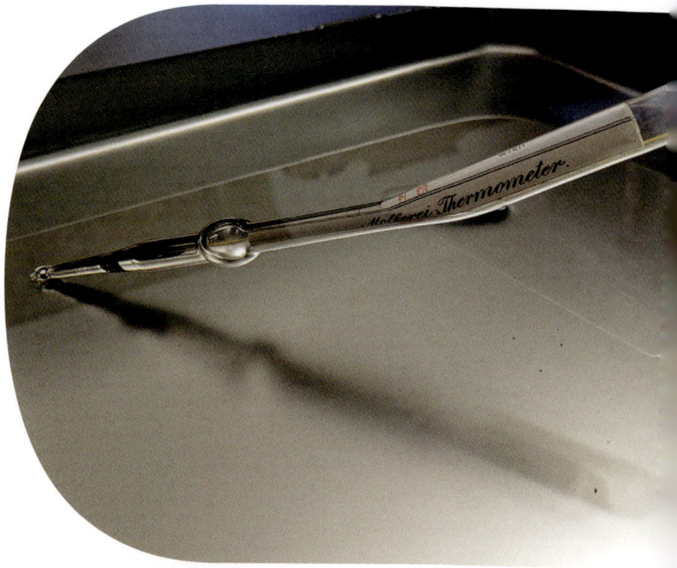

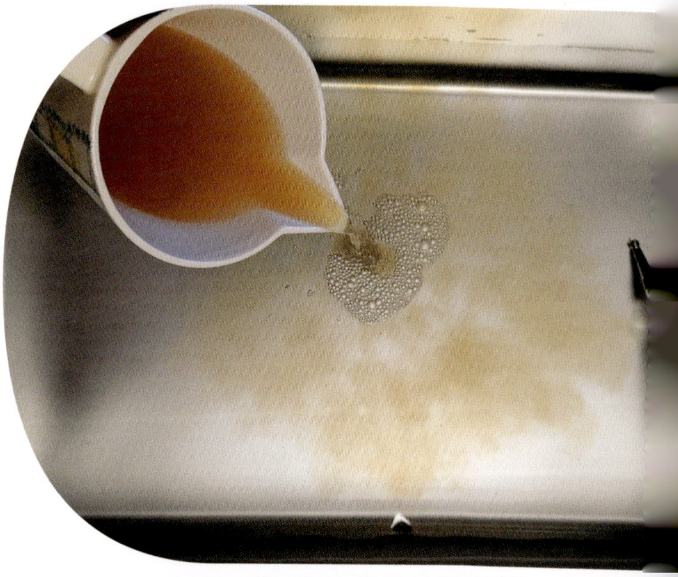

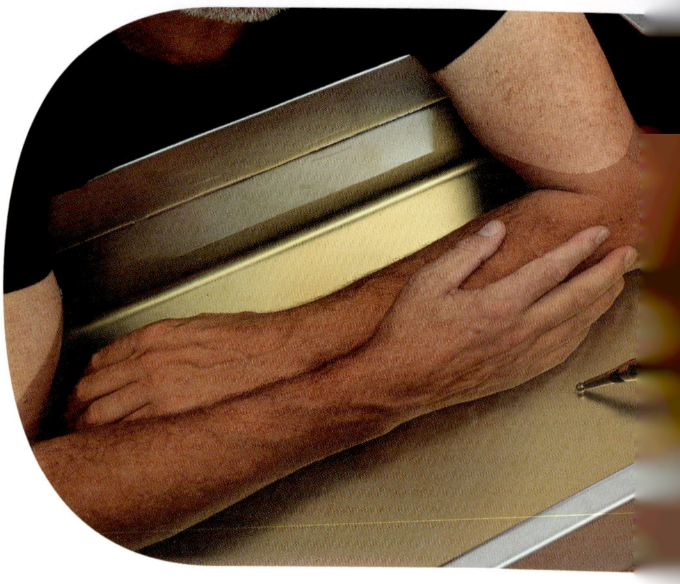

AUFLAGE

SCHNELLÜBERSICHT

Schwierigkeitsgrad:	leicht
Zeit Zubereitung der Flüssigkeit:	siehe Rezepturen
Anfertigung der Auflage:	5 Minuten
Auflage auf dem Körper:	solange sie guttut
Anwendung:	akut

Für Auflagen wird ein Tuch mit einer Flüssigkeit getränkt und auf die betroffene Stelle gelegt. Diese Methode nutzt die bioaktiven Inhaltsstoffe der Pilze in der Flüssigkeit lokal, um Prozesse wie beispielsweise Wundheilung oder Entzündungshemmung zu fördern.

Als „Flüssigkeit" zum Tränken des Tuches können Abkochungen, Dekokte, Alkohol-Tinkturen, Auszüge mit Glycerin oder Essig oder Öl und sogar Honig-Pilz-Fermente verwendet werden.

Grundsätzliche Wirkungsweise von Auflagen

Auflagen mit Heilmitteln aus Pilzen wirken sowohl lokal auf der Haut und auch durch die Haut, indem sie die Inhaltsstoffe durch die Poren eindringen lassen. Damit können die Wirkstoffe des verwendeten Pilzes in Kombination mit den Heilpotenzialen der Trägerflüssigkeit lokal angewendet ihre volle Kraft entwickeln.

Insgesamt wirken Auflagen wie eine natürliche Barriere, die Feuchtigkeit spendet, Schwellungen reduziert und die Hautbarriere stärkt – ähnlich wie ein Pflaster, aber mit aktiven Heilsubstanzen des ausgewählten Pilzes.

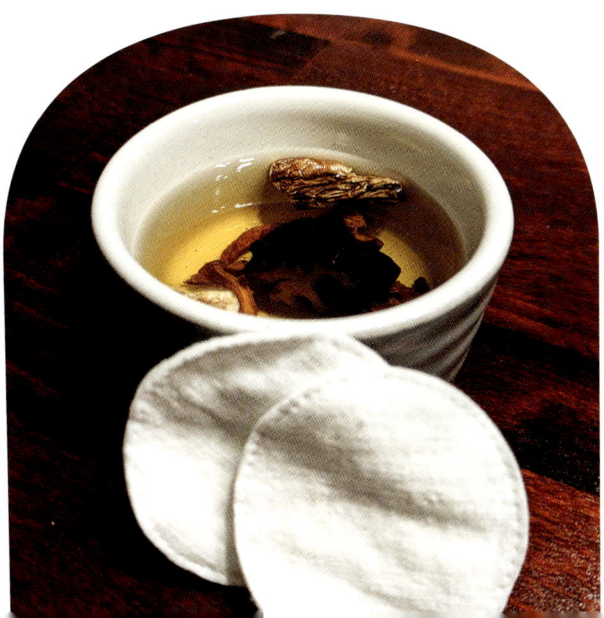

VORGEHENSWEISE

Zutaten

- Abkochung, Dekokt, Alkohol-Tinktur, Glycerin-Auszug, Essig-Auszug, Öl-Auszug, Honig-Ferment (zu jeder Zubereitungsart gibt es im Buch eine eigene Beschreibung unter ihrem Anfangsbuchstaben bei den Fungizeutika von A bis Z)
- Wasser zum Verdünnen

Schnellübersicht

- Unterlage verwenden
- Flüssigkeit auf ein Tuch geben
- auf die betroffene Stelle legen
- mit Tuch oder Folie abdecken
- eventuell fixieren
- Handtuch bereitlegen
- für 10 Minuten bis zu mehreren Stunden auflegen
- je nach Variante abwaschen oder trocknen

Benötigte Materialien

- Flüssigkeit für Auflage nach Rezept
- Unterlage
- Tuch oder Folie zum Abdecken
- Verband zum Fixieren (optional)
- Handtuch

Die Zubereitung ist einfach: Eine zur Anwendung passende Temperatur sollte die Flüssigkeit haben, entweder warm (ca. 37–40 °C) für durchblutungsfördernde Effekte oder kalt für kühlende Wirkung.

AUFLAGEN

Dann das Tuch tränken, eventuell leicht auswringen, damit es feucht, aber nicht tropfnass ist.

Lege das getränkte Tuch direkt auf die betroffene Stelle.

Decke es mit einer Folie oder einem weiteren Tuch ab, um Feuchtigkeit und Wärme zu halten, und fixiere es eventuell mit einem Verband.

Die Auflage jetzt einige Minuten oder mehrere Stunden – solange sie guttut – wirken lassen.

Die Anwendung kann auch mehrmals täglich erfolgen, je nach Anwendungsfall.

Nach der Entfernung der Auflage die Haut sanft abspülen oder nur abtupfen und trocknen lassen.

Bitte darauf achten, dass die Auflagen tropfen können und je nach Körperstelle der Auflage eine Unterlage verwendet werden sollte, um keine Flecken zu hinterlassen. Hilfreich ist auch ein Tuch, das bereitliegt, welches für die Hände oder Tropfen verwendet werden kann.

NATURHEILKUNDLICHER HINTERGRUND

Der Einsatz von Pilzen in Auflagen wurzelt in alten Traditionen, besonders in der Traditionellen Chinesischen Medizin und japanischen Kampo-Medizin, wo Pilze schon seit langer Zeit für die Hautgesundheit verwendet werden.

Die Auflagen ergänzen auch innere Anwendungen wie beispielsweise Tees und Kapseln, indem der Körper gleichzeitig von außen und innen unterstützt wird. Sie sind eine sanfte und sogar wissenschaftlich bestätigte Option für Hautheilung.

VARIANTEN DER AUFLAGE

Neben klassischen Wasser-Dekokten sind Essig-Auszüge, Alkohol-Tinkturen (inkl. Wein-Auszügen), Glycerin-Tinkturen, Honig-Pilzfermente oder Ölauszüge aus Heilpilzen eine sinnvolle Ergänzung für Auflagen. Diese Varianten bieten zusätzliche Effekte, die einerseits aus den extrahierten Stoffen resultieren, aber auch auf die ergänzende Wirkung des Trägermaterials zurückzuführen sind.

ABKOCHUNG (S. 239)

Abkochungen sind die klassische Basis für Auflagen. Man verwendet die Flüssigkeit direkt und tränkt damit ein Tuch und legt es auf – warm für durchblutungsfördernde Effekte oder kalt für Kühlung.

ALKOHOL-TINKTUR & WEIN-AUSZÜGE (S. 241)

Für Auflagen verdünnt man die Tinktur mit Wasser, tränkt ein Tuch und legt es auf – oft warm für bessere Absorption. Der Alkohol öffnet die Hautporen, was die Inhaltsstoffe tief eindringen lässt.

Alkohol kann die Haut austrocknen oder reizen, besonders bei höheren Konzentrationen; daher immer verdünnen. Eine Auflage mit Alkohol ist wegen der starken Reizung nicht für empfindliche Bereiche wie Schleimhäute geeignet.

DEKOKT (S. 260)

Dekokte sind eine intensivere Version der Abkochung. Man tränkt ein Tuch mit dem Dekokt und legt es auf. Die höhere Wirkkraft ist hilfreich, wenn eine starke, lokale Unterstützung benötigt wird.

ESSIG-AUSZUG (S. 268)

Essig-Auszüge sind besonders bei entzündlichen Vorgängen oder Wunden geeignet, wo antimikrobielle Effekte gewünscht sind, die kühlend und desinfizierend wirken sollen.

Essig fördert die Hautpenetration und reduziert den pH-Wert für eine saure Barriere gegen Infektionen. Die Säure kann reizen, daher sollte der Essig verdünnt verwendet werden. Essig eignet sich auch gut für hautpflegende Auflagen.

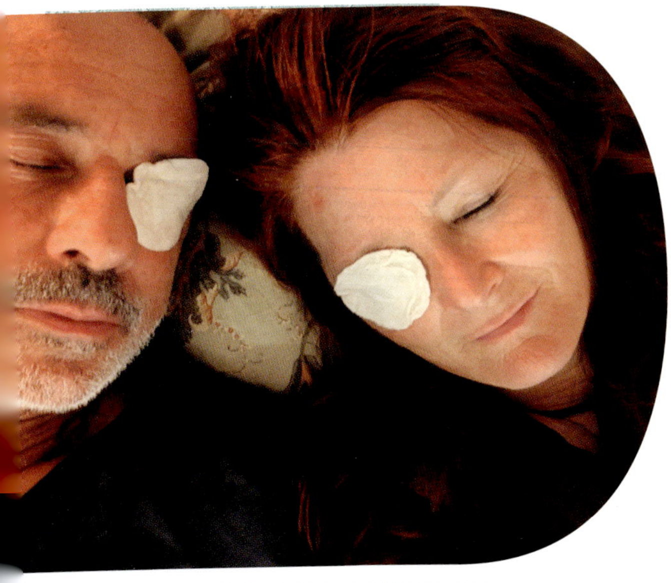

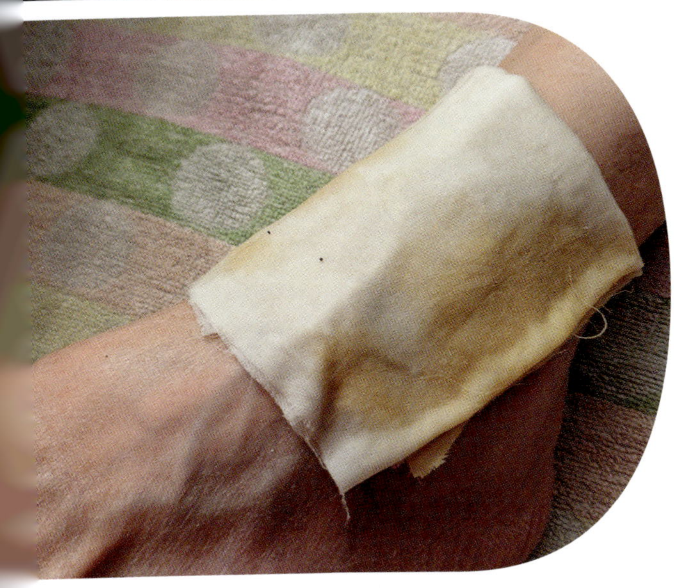

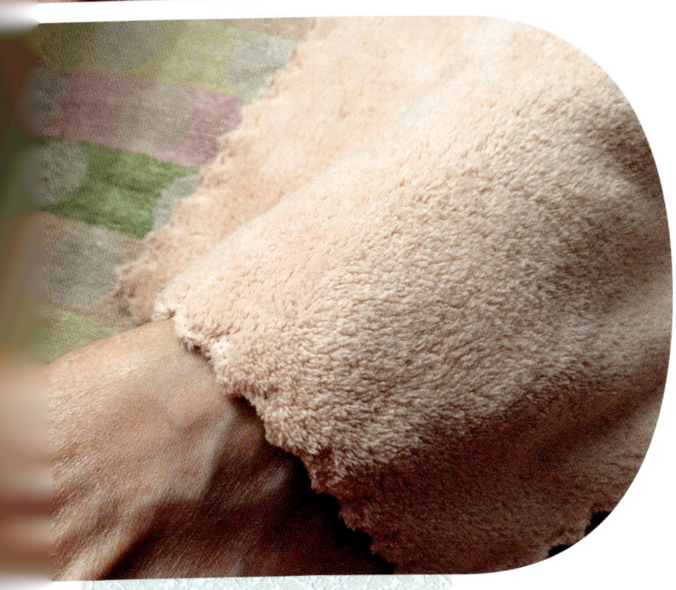

GLYCERIN-TINKTUR (S. 281)

Glycerin-Tinkturen sind eine sanfte Option, besonders für trockene oder sensible Haut, da Glycerin feuchtigkeitsspendend wirkt. Die Vorgehensweise ist gleich wie bei den anderen Varianten. Man tränkt ein Tuch und legt es auf.

Glycerin bindet Wasser, verhindert Trockenheit und ist auch für Menschen geeignet, die keinen Alkohol vertragen. Perfekt für Anti-Aging-Auflagen oder auch bei Psoriasis, wo Feuchtigkeit eine zentrale Rolle spielt.

HONIG-FERMENT (S. 292)

Pilzfermente in Honig sind eine innovative Variante, die die antimikrobiellen Eigenschaften von Honig mit den bioaktiven Stoffen der Pilze kombiniert.

Das fermentierte Produkt pur oder mit Wasser verdünnt auf ein Tuch aufgetragen und aufgelegt. Honig spendet Feuchtigkeit, die Fermentation verbessert die Bioverfügbarkeit der Pilzstoffe.

ÖL-AUSZUG (S. 317)

Ölauszüge sind hervorragend für trockene oder gereizte Haut, da Öle die Haut nähren. Weil Öle die Poren verstopfen können, bitte auf den eigenen Hauttyp achten, ob ein Öl-Auszug geeignet ist. Ideal auch für die Narbenpflege oder wenn die Regeneration der Haut im Vordergrund steht.

FAZIT: VARIANTEN DER AUFLAGEN

Diese Alternativen ergänzen die Wasser-Dekokte ideal:

- Essig für antimikrobielle Power,
- Alkohol für tiefe Extraktion,
- Glycerin für sanfte Pflege,
- Honig-Fermente für schützende Feuchtigkeit und
- Ölauszüge für nährende Regeneration.

Sie erweitern die Anwendungsmöglichkeiten, je nach Hauttyp und Beschwerde.

BACHBLÜTEN-METHODE

SCHNELLÜBERSICHT

Schwierigkeitsgrad:	leicht
Zeit zum Ansetzen:	10 Minuten
Wartezeit:	4 Stunden oder über Nacht
Kochzeit (optional):	0 bis 30 Minuten
Zeitbedarf zum Abfüllen:	5 Minuten
Anwendung:	akut

Die Bachblüten wurden in den 1920er und 1930er Jahren von dem britischen Arzt Edward Bach (1886–1936) entwickelt. Bach war ein konventionell ausgebildeter Mediziner, Bakteriologe und Homöopath, der in London praktizierte. Er studierte Medizin in Birmingham und am University College Hospital in London, wo er auch als Chirurg tätig war. Bach war zunehmend unzufrieden mit der symptomorientierten Schulmedizin und wandte sich natürlichen Heilmethoden zu, beeinflusst von der Homöopathie Samuel Hahnemanns und der Idee, dass Krankheiten auf emotionalen Ungleichgewichten beruhen.

Zwischen 1928 und 1935 entdeckte er 38 Blütenessenzen, die er intuitiv auswählte, indem er durch die Natur wanderte und Pflanzen testete. Bach glaubte, dass negative Emotionen wie Angst oder Trauer die Ursache für physische Erkrankungen seien, und entwickelte seine Essenzen als sanfte Unterstützung zur Selbstheilung.

Emotionale Zustände als Ursache für Krankheit

Bachblüten werden hauptsächlich zur Unterstützung emotionaler und psychischer Zustände eingesetzt, wie bei Stress, Angststörungen, Depressionen, Schlafstörungen oder Schmerzzuständen. Sie dienen als Komplementärtherapie in der Naturheilkunde, oft kombiniert mit anderen Methoden wie Aromatherapie oder Beratung.

NATURHEILKUNDLICHER HINTERGRUND

Im naturheilkundlichen Kontext passen Bachblüten in die Tradition der Heilmittel, wo sogenannte „feinstoffliche Energien" eine Rolle spielen. Bach sah Krankheit als Konflikt zwischen Seele und Persönlichkeit. Die Therapie ist Teil der Komplementärmedizin, die auf Selbstheilung setzt und emotionale Ursachen betont.

Bachblüten ähneln in der Herstellung und vom Grundgedanken her am ehesten der Homöopathie. Ein wesentlicher Unterschied ergibt sich aus der Anwendung. Während in der Homöopathie auch organische Symptome die Mittelwahl stark beeinflussen, liegt bei den Bachblüten der Schwerpunkt auf dem Zustand von Emotion und Psyche.

Pilze sind neu bei der Bachblütenmethode

Pilzessenzen nach der Bachblütenmethode folgen einem ähnlichen Prozess: Pilzteile werden in Wasser mazeriert, oft unter dem Einfluss des Mondes, um ihre „energetische Signatur" zu extrahieren. Sie enthalten keine messbaren Moleküle der Pilze, sondern wirken nach dem Prinzip der Homöopathie oder Informationsmedizin. Es gibt Hersteller wie PHI Essences oder Feral Fungi, die Sets mit Essenzen aus Pilzen wie Reishi, Chaga oder Shiitake anbieten, die für Themen wie Stressreduktion, Immunstärkung oder emotionale Balance empfohlen werden. Die Methodik der Herstellung wird dort allerdings nicht „Bachblüten" genannt, sondern Vibrationsmedizin oder ähnliche Beschreibungen.

Robert Rogers hat zu den Essenzen in 2016 ein Buch veröffentlicht mit dem Titel „Mushroom Essences". Das Buch handelt ausschließlich von den Erfahrungen mit Pilzen in der Vibrationsmedizin, was von der Methodik her im Prinzip der Bachblütenmethodik entspricht.

VARIANTEN DER BACHBLÜTEN ESSENZEN AUS PILZEN

Es gibt verschiedene Methoden der Herstellung. Die Anwendungen sind experimentell, denn es liegen keine öffentlichen Erfahrungen vor. Unsere eigenen Erfahrungen mit Pilzen, die nach dieser Methodik zu Essenzen verarbeitet wurden, sind positiv. Das spricht für eine Beschreibung der Methodik.

Da unsere Erfahrungen aber keine Interpretation auf eine breite Beschreibung von Symptomatiken erlauben, werden wir keine Wirkungen dazu angeben, sondern nur die Beschreibung der Herstellung in den Varianten zeigen.

VARIANTE 1 – SONNENMETHODE

Da nur wenige Pilze die Sonne in der Signatur haben, eher selten anzuwendende Methode.

Benötigt wird

» Glasschale
» Wasser
» Pilzmaterial (ganzer Pilz bis Pulver)
» Alkohol (mindestens 42 %)
» Pipettenfläschchen aus dunklem Glas

Vorgehensweise

» Wasser in die Glasschale geben
» Pilzmaterial auf die Wasseroberfläche legen (möglichst die ganze Schale in der Breite)
» für 4 Stunden in die pralle Sonne stellen
» Pilz abschöpfen (Schöpfgerät metallfrei)
» Pilzwasser im Verhältnis 1:1 mit Alkohol mischen und kräftig schütteln / verschlagen
» in das Pipettenfläschchen füllen (beschriften!)
» Einnahme: 4–5 Tropfen des Akohols in ein Glas mit Wasser geben, umrühren (Plastiklöffel!) und schluckweise über den Tag verteilt trinken

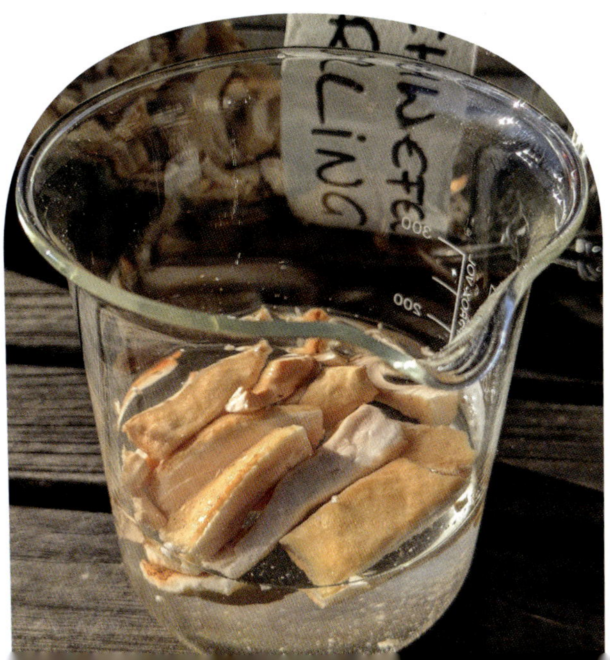

VARIANTE 2 – HITZEMETHODE

Benötigt wird

» Topf
» Wasser
» Pilzmaterial (ganzer Pilz bis Pulver)
» Alkohol (mindestens 42 %)
» Pipettenfläschchen aus dunklem Glas

Vorgehensweise

» Wasser in den Topf geben
» Pilzmaterial hinzugeben
» für 30 Minuten köcheln
» Pilz abfiltern durch ein Tuch (oder metallfreies Sieb)
» Pilzwasser im Verhältnis 1:1 mit Alkohol mischen und kräftig schütteln / verschlagen
» in das Pipettenfläschchen füllen (beschriften!)
» Einnahme: 4–5 Tropfen in ein Glas mit Wasser geben, umrühren (Plastiklöffel!) und schluckweise über den Tag verteilt trinken

VARIANTE 3 – MONDMETHODE

Sehr viele Pilze haben den Mond in der Signatur, Variante 3 ist sicher die zu bevorzugende Methode für viele Pilze. Bitte beachten, dass Vollmond andere Ergebnisse haben wird als der Neumond.

Benötigt wird

» Glasschale
» Wasser
» Pilzmaterial (ganzer Pilz bis Pulver)
» Alkohol (mindestens 42 %)
» Pipettenfläschchen aus dunklem Glas

Vorgehensweise

» Wasser in die Glasschale geben
» Pilzmaterial auf die Wasseroberfläche legen (möglichst die ganze Schale in der Breite)
» über Nacht dem Vollmond oder Neumond aussetzen, unbedingt Sonnenlicht meiden
» Pilz abschöpfen (Schöpfgerät metallfrei)

BACHBLÜTEN-METHODE

- » Pilzwasser im Verhältnis 1:1 mit Alkohol mischen und kräftig schütteln / verschlagen
- » in das Pipettenfläschchen füllen (beschriften!)
- » Einnahme: 4–5 Tropfen in ein Glas mit Wasser geben, umrühren (Plastiklöffel!) und schluckweise über den Tag verteilt trinken

VARIANTE 4 – FLASCHENMETHODE (EIGENE ENTWICKLUNG)

Benötigt wird

- » Glasschale
- » Wasser
- » Pilzmaterial (ganzer Pilz bis Pulver)
- » Alkohol (mindestens 42 %)
- » kleine Glasflasche (Weißglas)

Vorgehensweise

- » Wasser in die Glasschale geben
- » Pilzmaterial auf die Wasseroberfläche legen (möglichst die ganze Schale in der Breite)
- » Glasflasche gefüllt mit Alkohol in die Mitte der Schale geben
- » für mindestens 4 Stunden bis 8 Stunden in die pralle Sonne stellen (oder über Nacht für Mondlicht)
- » Flasche entnehmen, kräftig verschlagen
- » in eine dunkle Pipettenflasche umfüllen
- » Pipettenflasche schütteln / verschlagen
- » Schale mit Wasser und Pilzmaterial wird nicht weiter benötigt
- » Einnahme: 4–5 Tropfen in ein Glas mit Wasser geben, umrühren (Plastiklöffel!) und schluckweise über den Tag verteilt trinken

FAZIT

Wenn du die Herstellungsmethoden vergleichst, dann ist der wesentliche Unterschied in der Herstellung die „externe Energiequelle“. Es ist entweder die Sonne oder der Vollmond oder „kein Licht“ wie bei Neumond oder Hitze. Die klassische Art der Einnahme und Dosierung ist bei allen Varianten jedoch gleich wie die der Original Bachblüten.

Ein wichtiger Unterschied bei unserer Methode ist der fehlende physische Kontakt zwischen Pilz und Alkohol. Das macht unsere Methode eventuell auch für einige Berufe wie den des Energetikers / der Energetikerin interessant.

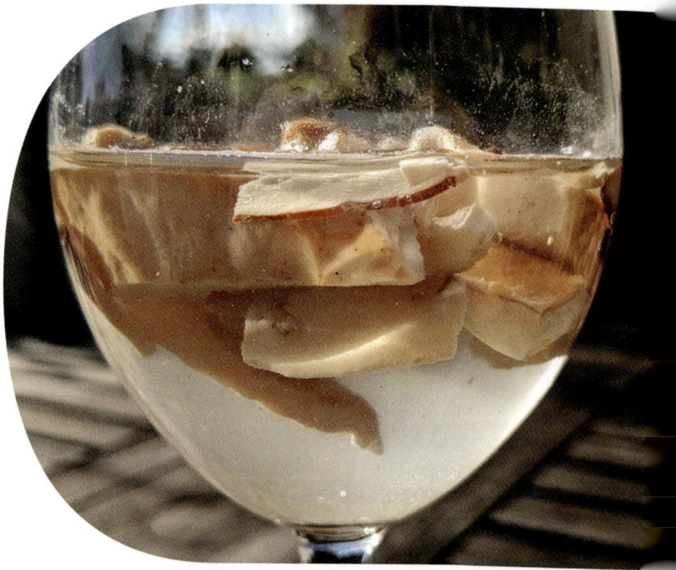

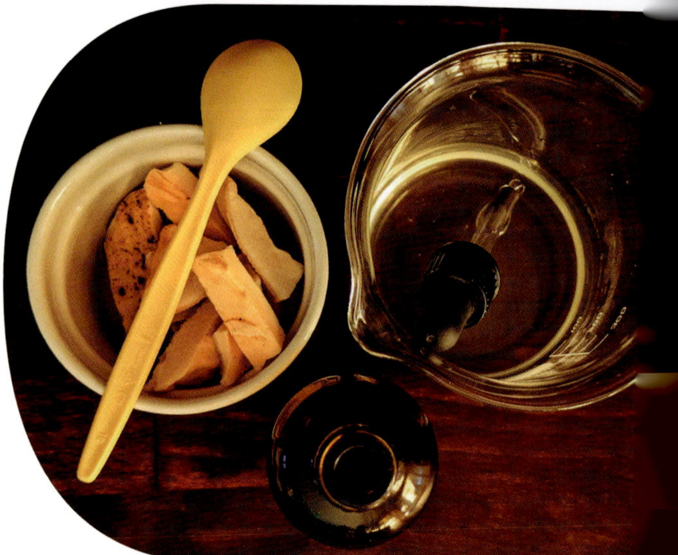

BADEZUSATZ

Schwierigkeitsgrad:	leicht
Zeit zum Zubereiten:	abhängig von der Essenz
Vorbereitung Bad:	5 Minuten
Badezeit:	15 bis 30 Minuten
Entspannungszeit:	minimal 15 Minuten
Anwendung:	1 bis mehrmals pro Woche

Der Hauptzweck von Badezusätzen mit Heilpilzen liegt in der sanften, ganzkörperlichen Aufnahme ihrer bioaktiven Stoffe über die Haut. Im warmen Wasser öffnen sich die Poren unserer Haut, was die Aufnahme von Inhaltsstoffen in unseren Körper intensiv fördert. Eine weitere Eigenschaft des Bades ist eine systemische Entspannung, da die Wärme den Parasympathikus aktiviert – jenen Teil des Nervensystems, der für Ruhe und Regeneration verantwortlich ist.

Nicht zu lange baden

Gleichzeitig können die Pilzstoffe lokal auf der Haut wirken, ähnlich wie bei einer topischen Creme, aber über eine größere Fläche.

Mit einem Bad werden alle Bereiche unseres Körpers erreicht. Die Haut, die Knochen und Gelenke, die inneren Organe und die Blutbahnen sowie die Lymphe.

Entspannung für den Geist und therapeutische Unterstützung für den Körper. Die Dauer eines solchen Bads beträgt typisch 15–30 Minuten bei 37–40 °C, um Überhitzung zu vermeiden.

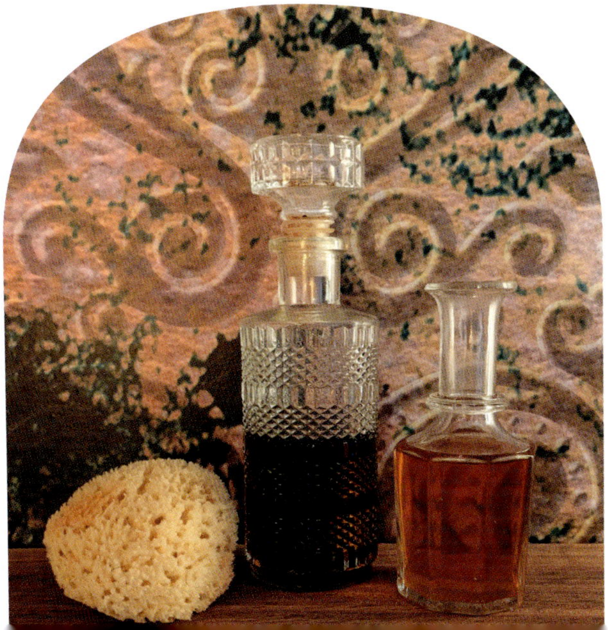

VORGEHENSWEISE

Zutaten

» Abkochung, Dekokt, Alkohol-Tinktur, Glycerin-Auszug, Essig-Auszug, Öl-Auszug, Honig-Ferment
» Wasser in der Badewanne

Schnellübersicht

» Badewanne mit Wasser (37 bis 40 °C) füllen
» während des Füllens Badezusatz hinzugeben
» 15 bis 30 Minuten Badezeit
» mindestens 15 Minuten (besser mehr) Ruhephase danach

Benötigte Materialien

» Badezusatz nach Rezept
» Handtuch

VARIANTEN DER BADEZUSÄTZE

Neben klassischen Wasser-Dekokten sind Essig-Auszüge, Alkohol-Tinkturen, Glycerin-Tinkturen, Honig-Pilzfermente oder Ölauszüge aus Heilpilzen eine sinnvolle Ergänzung für Badezusätze.

Diese Varianten bieten zusätzliche Effekte, die einerseits aus den extrahierten Stoffen resultieren, aber auch auf die ergänzende Wirkung des Trägermaterials zurückzuführen sind.

BADEZUSATZ

ABKOCHUNG (S. 239)

Abkochungen sind die klassische Basis für Badezusätze. Man verwendet die Flüssigkeit direkt und gibt sie ins Badewasser. Für ein Vollbad reicht ein Viertel Liter.

ALKOHOL-TINKTUR (S. 241)

Die Tinktur vorher auf Verfärbung der Badkeramik prüfen. Die Tinktur wird direkt in das Badewasser gegeben. Den Badezusatz mit Alkohol nur in geringen Mengen anwenden, um Reizungen der Schleimhäute zu vermeiden. 50 ml für ein Vollbad sollten nicht überschritten werden.

DEKOKT (S. 260)

Dekokte sind eine intensivere Version der Abkochung. Man gibt das Dekokt ins Badewasser. Die höhere Wirkkraft ist hilfreich, wenn eine starke, ganzkörperliche Unterstützung benötigt wird. Ausreichend sind 100 bis 150 ml.

ESSIG-AUSZUG (S. 268)

Essig-Auszüge sind besonders bei entzündlichen Vorgängen oder Wunden geeignet, wo antimikrobielle Effekte gewünscht sind, die auch desinfizierend wirken sollen. Essig hat auch eine leicht belebende Wirkung. Essig eignet sich auch gut für hautpflegende Badezusätze. Die Menge von 100 ml nicht überschreiten für ein Vollbad.

GLYCERIN-TINKTUR (S. 281)

Glycerin-Tinkturen sind eine sanfte Option, besonders für Menschen, die Alkohol meiden wollen. Die Vorgehensweise ist gleich wie bei den anderen Varianten. Man gibt die Tinktur ins Badewasser, dann bitte gut umrühren und auflösen. 50 ml reicht aus für ein Vollbad.

HONIG-FERMENT (S. 292)

Das Honig-Ferment pur ins Badewasser geben und gut umrühren. Honig allein ist schon ein Hautpflegemittel, die Fermentation verbessert die Bioverfügbarkeit der Pilzstoffe.

ÖL-AUSZUG (S. 317)

Ölauszüge sind hervorragend als Badezusatz. Bitte auf den eigenen Hauttyp achten, ob ein Öl-Auszug geeignet ist. Es wird für ein Vollbad nur wenig Öl verwendet. Maximal 1 Esslöffel.

FAZIT

Welcher Badezusatz eingesetzt wird, ist abhängig von Vorlieben, aber auch von den Einsatzzwecken. Zur Hautpflege sind Öl- oder Essigzusätze, aber auch Glycerin zu empfehlen. Aber auch die Wasserauszüge können da Hervorragendes leisten.

Bitte keine weiteren Zusätze wie Kräuter oder Salze verwenden, da sonst Wirkungen ungewollt miteinander reagieren können.

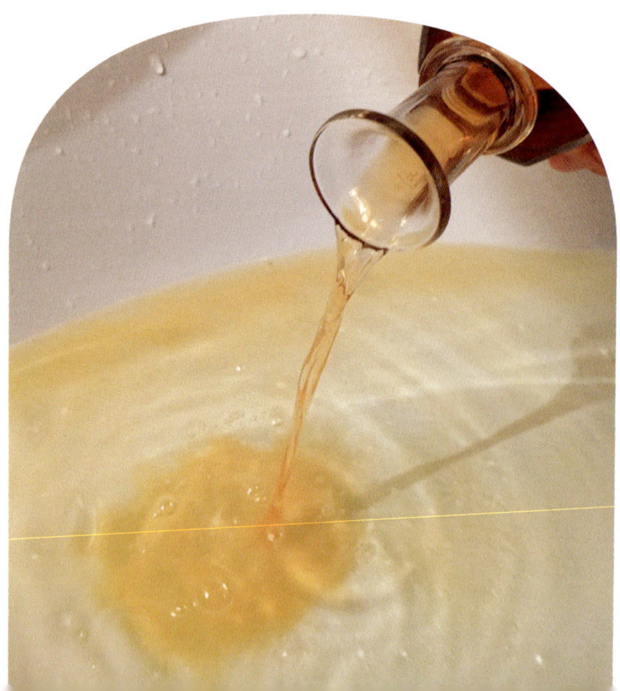

BLUTUNG STILLEN

Schwierigkeitsgrad:	leicht
Zeit für Tinktur, Fluff:	wenige Minuten bis Wochen
Zeit zum Zubereiten:	0 bis 5 Minuten
Anwendung:	nur akut

Bereits im 5. Jahrhundert v. Chr. beschrieb der griechische Arzt Hippokrates die Verwendung von Pilzen zur Wundbehandlung und Blutstillung, wobei er sie als „Cauterisationsubstanz“ bezeichnete, die Blutungen stoppt und Wunden desinfiziert. In der Traditionellen Europäischen Volksmedizin wurde der Pilz getrocknet, zu Pulver verarbeitet und auf offene Wunden aufgetragen, um Blutungen zu stillen und Infektionen vorzubeugen.

Auch im Mittelalter wurden verschiedene Pilze, u. a. der Zunderschwamm und die Feuerschwämme, als typtisches Mittel (blutungstillendes) eingesetzt, sowohl pur als auch in Form von Breiumschlägen oder Poultices (ein spezieller Brei, siehe unten), die auf Verletzungen gedrückt wurden. Der Zunderschwamm wurde auch als „Chirurgenagarik“ bezeichnet – Barbiere, Zahnärzte und Chirurgen nutzten ihn bei Blutungen. Viele historische Quellen beschreiben die Rolle der Pilze als Erste-Hilfe-Mittel in Kriegszeiten oder bei Unfällen.

Poultice-Beschreibung

Poultice wird hergestellt, indem man Kräuter oder Pilze in Wasser oder Öl zu einer Paste kocht, auf ein Tuch streicht und heiß auf die Wunde legt. Die Masse wird mit einem weiteren Tuch abgedeckt, um Wärme zu halten, und 20–30 Minuten wirken gelassen – mehrmals täglich wiederholen. Sie stillt Blutungen, desinfiziert und fördert die Heilung, indem sie „Hitze zieht“ und Schmerzen lindert, wie in alten Texten beschrieben.

MODERNE FORSCHUNG

Moderne wissenschaftliche Untersuchungen bestätigen die traditionellen Anwendungen insbesondere von Zunderschwamm und Feuerschwämmen. Studien haben gezeigt, dass Extrakte aus dem Pilz sogar Blutungen aus großen Gefäßen schnell stoppen, ohne dass diese in das Gewebe eindringen. Im Heilungsprozess wird dann der Pilz auf natürliche Weise abgestoßen.

In Tierversuchen reduziert ein Gel aus *Fomes fomentarius* die Blutungszeit signifikant und beschleunigt die Blutgerinnung, während es antimikrobielle Effekte gegen Bakterien wie *Staphylococcus aureus* entfaltet. Weitere Forschungen heben die anti-inflammatorischen, antioxidativen und regenerativen Eigenschaften hervor. Die Inhaltsstoffe vom Pilz fördern die Kollagenbildung und unterstützen auch die Neubildung von Blutgefäßen.

VORGEHENSWEISE

Grundsätzliches zum Stillen von Blutungen

Die hier beschriebene Anwendung zielt nicht auf alltägliche Lebenssituationen, sondern auf Sonderfälle. Du bist in der Natur und verletzt dich. Du hast einen Unfall und die nächste medizinische Fachkraft ist zu weit, um deine Blutung zu stillen. Es geht also um Notfälle, wo du mehr oder weniger auf dich gestellt bist. Für alles andere gibt es den Notruf und medizinische Hilfe.

Wir haben bei all unseren Touren in die Natur immer etwas Pilzpulver dabei, ebenso im Auto und in der Werkstatt. Auch in der Küche steht immer etwas davon zur Verfügung. Das ist unser Backup, das immer wieder zum Einsatz kommt. Gut vorbereitet zu sein, ist Voraussetzung, damit es genutzt werden kann. Im Notfall wird man keine Möglichkeit haben, sich das Pulver herzustellen.

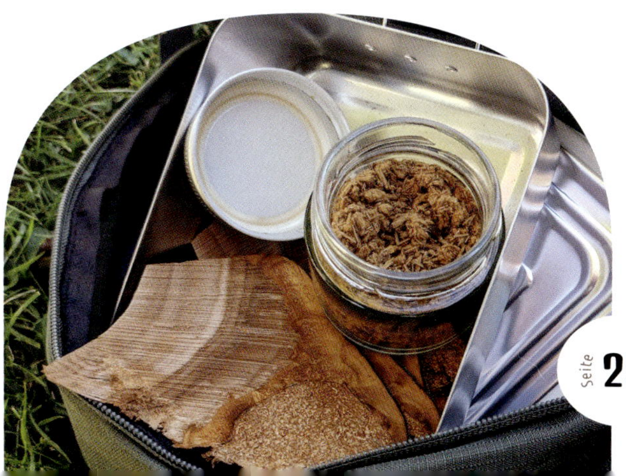

BLUTUNG STILLEN

Zutaten

- Fluff vom Pilz (oder Tinktur)
- Verband (optional)

Schnellübersicht

- Im akuten Fall Pilz, Fluff auf Wunde geben und festdrücken (oder Tinktur auftropfen)
- Wunden verbinden (optional)

Benötigte Materialien

- Fluff (oder Tinktur)
- Verband (optional)

In der traditionellen Anwendung wird *Fomes fomentarius* oder ein Feuerschwamm als Pulver oder Fluff zur direkten Blutstillung genutzt. Bei einer frischen Wunde (z. B. Schnitt oder Stich) wird das Pulver fest in die Verletzung gedrückt, bis die Blutung stoppt. Ideal ist es, die Schockphase zu nutzen und schnell zu handeln. Die Masse vermischt sich mit Blut zu einer feuchten Paste, die aushärtet und die Wunde verschließt.

Diese Methode ist schmerzstillend, wundheilungsfördernd und desinfizierend aufgrund antimikrobieller Verbindungen. Historisch wurde es pur verwendet oder mit Wasser zu einem Brei vermengt und als Poultice aufgetragen. Als Poultice muss es mehrmals täglich erneuert werden, bis die Heilung einsetzt. Als Fluff bleibt es auf der Wunde, bis es von allein abfällt.

Wir wünschen dir, dass du es nie brauchst

Wie gut speziell der Zunderschwamm wirkt, kann nur erfasst werden, wenn man das Pech hat, einen Anlass zu haben, den Pilz anzuwenden. Wir erlitten einen Messerstich durch den Daumenballen, einen Kreissägeschnitt der Daumenkuppe auf einer Almhütte, einmal eine Kappsäge längs in den Daumen und eine große Platzwunde am Kopf. In allen Fällen waren es Notfälle – ohne Versorgungsmöglichkeit durch medizinische Fachkräfte – mit viel Blut, das schnell gestoppt werden konnte. Bei jeder medizinischen Nachsorge der Wunden gab es ernsthaftes und auch neugieriges Erstaunen der Ärztinnen und Ärzte mit Berichten, die die schnelle Heilung betonen. Erstaunlich ist auch die Narbenbildung, die bei allen Unfällen zu fast nicht erkennbaren dünnen Strichen in der Haut führte. Mehr ist nicht mehr zu sehen.

Weils wirklich wichtig ist
Die Wundbehandlung in akuten Fällen ist etwas für die Notfallmedizin. Die hier beschriebenen Anwendungen sind für Notfälle, in denen medizinische Fachkräfte nicht zur Verfügung stehen. Heilungsverlauf bitte medizinisch begleiten lassen.

VARIANTEN DER METHODIK

In der traditionellen Volksmedizin Transsylvaniens, des Balkans und Westsibiriens wurde der getrocknete Pilz zu dünnen Scheiben geschnitten. Siehe dazu die Anleitungen zu Pilzpflaster bzw. Kompresse.

Die Tinktur bei kleinen Verletzungen

Alkoholische Tinkturen aus Zunderschwamm oder anderen blutstillenden Pilzen können als desinfizierendes und schmerzlinderndes Mittel für kleine Wunden verwendet werden, ähnlich wie ein Rasierwasser zur Beruhigung gereizter Haut.

HINWEIS

Die in diesem Kapitel beschriebenen Anwendungen basieren auf traditionellen Erfahrungen, eigenen Erfahrungen und auf Überlieferungen aus Kriegszeiten und Unfällen. In vielen Schriften sind die Eigenschaften der Pilze als lebensrettend beschrieben worden. Die moderne Forschung bestätigt die Erfahrungen aus der traditionellen Anwendung.

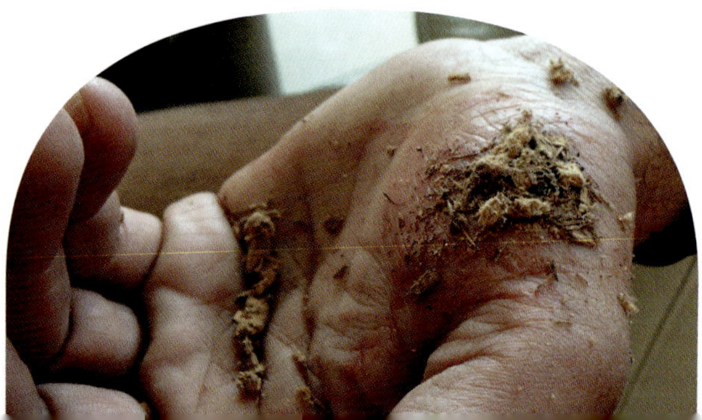

CREME

Schwierigkeitsgrad:	mittel
Zeit für Flüssigkeit / Extrakt:	30 Minuten bis Wochen
Zeit zum Zubereiten:	30 Minuten
Anwendung:	täglich möglich
Haltbarkeit im Kühlschrank:	2 Wochen bis 6 Monate

Die Herstellung medizinischer Cremes mit Pilzen hat eine lange Tradition. Historische Belege finden sich aus dem antiken Europa, der Traditionellen Chinesischen Medizin, der japanischen Kampo-Medizin bis zur Neuzeit.

Pilze wurden zu Cremes, Pasten und Salben verarbeitet, oft gemischt mit Ölen oder Wachsen, um Hauterkrankungen aller Art zu behandeln und um Wunden zu versorgen, Schwellungen zu reduzieren und die Hautregeneration zu fördern. Diese traditionellen Anwendungen basierten auf jahrhundertelanger Erfahrung und werden heute durch wissenschaftliche Erkenntnisse gestützt.

Heutige Studien bestätigen die Erfahrungen der historischen Wirkungen und Anwendungen und erweitern das Anwendungsspektrum durch die Konzentration von bestimmten Wirkstoffen.

Moderne Forschung zeigt, dass Pilze nicht nur für die Behandlung von Hautproblemen wie Ekzemen, Psoriasis oder bakteriellen Infektionen geeignet sind, sondern sogar die Kollagenproduktion und die Regeneration geschädigter Haut unterstützen.

Cremes mit Pilzen bieten eine natürliche Alternative zur Behandlung von Hautproblemen und zur Unterstützung der Hautgesundheit. Durch die gezielte Verwendung bioaktiver Pilzextrakte können solche Cremes viele Vorteile für die Regeneration der Haut liefern. Die nicht so schwierige Herstellung ermöglicht auch Ungeübten den Zugang zur eigenen Herstellung von Cremes.

Die Zusammensetzung der Creme erlaubt eine tägliche dünne Anwendung. Vor der Anwendung empfiehlt sich ein Verträglichkeitstest, besonders bei empfindlicher Haut oder bekannten Allergien.

EIGENSCHAFTEN VON CREMES

Cremes sind in der Regel wasserbasiert und enthalten eine Kombination aus Ölen und Feuchtigkeitsspendern. Sie sind meist leichter als Salben und haben eine zartcremige, feinere Konsistenz, die sich leicht verteilen lässt. Cremes kommen für tägliche Anwendungen zum Einsatz. Sie ziehen schnell in die Haut ein und erzeugen ein glattes, weiches Gefühl ohne fettige oder klebrige Rückstände und ohne die Poren zu verstopfen.

Im Gegensatz zu Salben, die oft einen höheren Fettanteil haben und okklusiv wirken, sind Cremes besonders für empfindliche oder entzündete Haut geeignet, da sie Feuchtigkeit spenden und gleichzeitig die Haut atmen lassen. Pilzextrakte in Cremes können durch ihre antimikrobiellen Eigenschaften Hautinfektionen vorbeugen und durch ihre feuchtigkeitsspendenden Eigenschaften trockene Haut beruhigen.

Es gibt viele Möglichkeiten und Rezepte, um Pilze in Cremes einzuarbeiten. Wir können das Thema nicht in der Breite vorstellen, wie es möglich wäre. Es gäbe dabei zudem sehr viele Überschneidungen mit Kosmetik, Wellness und klassischen Drogerie-Rezepten, wofür wir ein eigenes Buch mit diesen Themen vorgesehen haben.

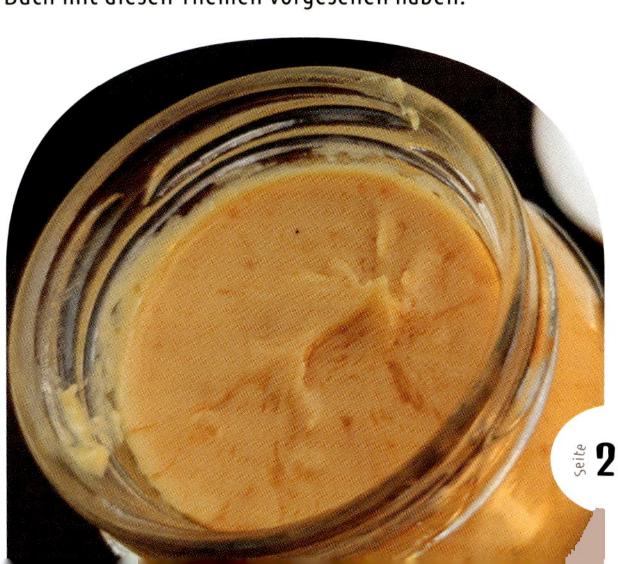

CREME

VORGEHENSWEISE

C

Zutaten

- Pilzextrakt (Abkochung, Dekokt, Alkohol-Tinktur, Öl-Auszug)
- Pilz- oder Pflanzenöl
- Bienenwachs oder andere Verdicker
- ätherisches Öl (optional)

Schnellübersicht

- Wasserbad im breiten Topf erhitzen
- Pflanzenöl und Bienenwachs in einem Glas in das Wasserbad stellen
- Pilzextrakt in einem eigenen Glas in das Wasserbad
- sobald gleiche Temperatur, langsam die Flüssigkeit in das Öl geben
- ätherisches Öl hinzugeben (optional)
- ständig kräftig verrühren
- einen sauberen Tiegel füllen und beschriften
- abkühlen lassen, dann verschließen

Benötigte Materialien

- 2 Gläser, hitzebeständig
- Topf mit Platz für 2 Gläser
- Wasser für Wasserbad
- Ofen
- wasserfestes Thermometer
- Mixer oder Schneebesen
- Tiegel

Tipp: Nimm dir Zeit

Creme machen braucht Zeit und Aufmerksamkeit und kann eine meditative Tätigkeit sein. Immer wieder gut umrühren und gute Gedanken dazugeben, hat sich bewährt.

CREME-BASISREZEPT

(ohne Emulgatoren, für ca. 100–150 g Creme)

ZUTATEN

- 50 ml „Flüssigkeit" (Abkochung, Infusion, Tinktur, aromatisches Wasser)
- 50 ml Öl (z. B. einen selbst gemachten ***Öl-Auszug***, Mandelöl, Jojobaöl oder Traubenkernöl, ideal für Hautpflege)
- 10 g Bienenwachs (als natürlicher Verdicker und Schutzfilm) oder andere Konsistenzgeber wie Kokosöl, Shea- oder Kakaobutter
- optional: einige wenige Tropfen ätherisches Öl für Duft und zusätzliche Pflegewirkung

ZUBEREITUNG

Schritt 1: Pilz und dazugehörigen Extrakt auswählen

Öl-Auszug, Tinktur, Abkochung oder Dekokt aus dem gewünschten Pilz zubereiten. Siehe das jeweilige Rezept. Es ist grundsätzlich jeder Pilz geeignet.

Schritt 2: Wasserbad vorbereiten

Fülle einen Topf mit Wasser, sodass zwei hitzebeständige Gläser darin Platz haben, ohne vollständig einzutauchen. Erhitze das Wasser auf mittlere Temperatur.

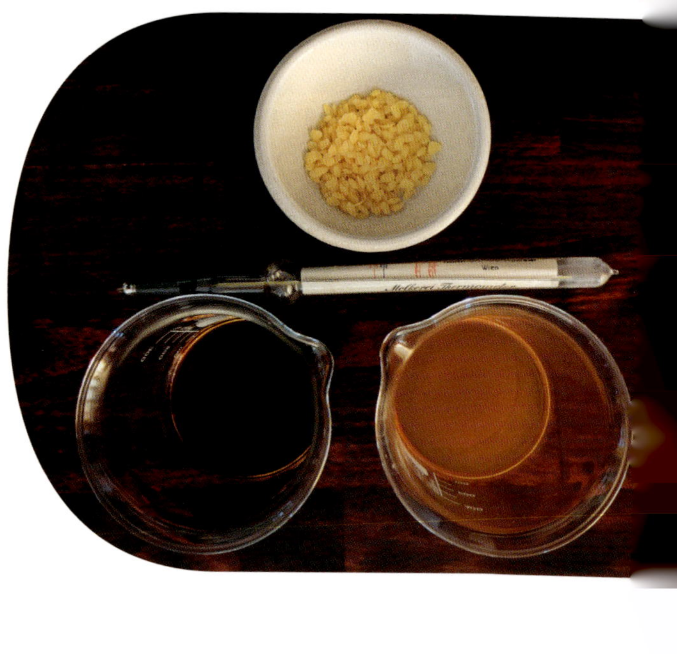

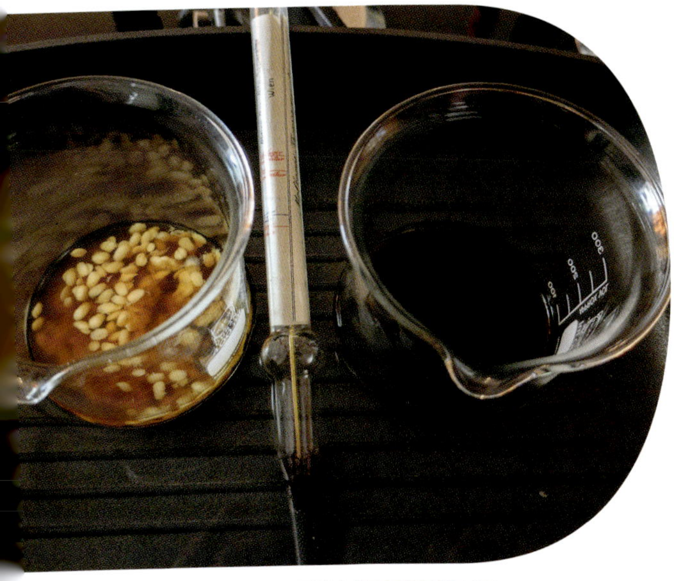

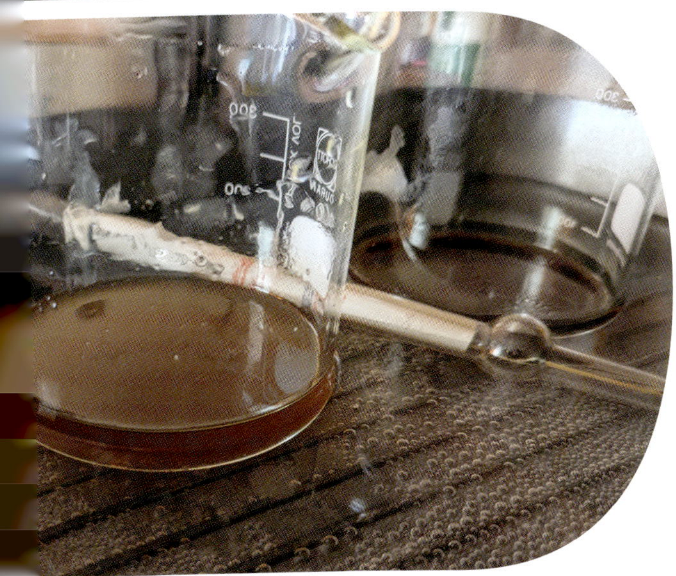

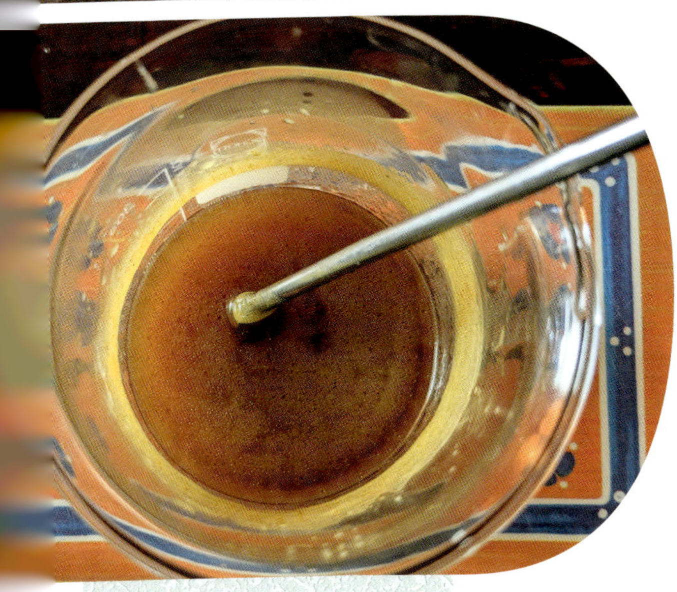

Schritt 3: Bienenwachs schmelzen

Gib das Öl und das Bienenwachs in ein Glas und erhitze es im Wasserbad, bis das Bienenwachs vollständig geschmolzen ist. Rühre regelmäßig um, um eine gleichmäßige Mischung zu gewährleisten.

Schritt 4: Flüssigkeit erwärmen

Erhitze die vorbereitete „Flüssigkeit" (z. B. Abkochung) im zweiten Glas im Wasserbad auf eine ähnliche Temperatur wie die Öl-Wachs-Mischung (ca. 60–70 °C), um eine stabile Emulsion zu ermöglichen. Benutze dazu ein Thermometer, um sicherzugehen.

Schritt 5: mischen

Sobald beide Flüssigkeiten die gleiche Temperatur haben, gieße die Flüssigkeit langsam in die Öl-Wachs-Mischung, während du kontinuierlich rührst. Ein Handmixer kann helfen, die Masse gleichmäßig zu emulgieren. Schlage die Mischung weiter, bis sie eine cremige Konsistenz erreicht.

Schritt 6: optionale Zusätze hinzufügen

Du kannst bis zu 0,5 % ätherische Öle einarbeiten. Achte darauf, die Menge genau zu dosieren, um Hautreizungen zu vermeiden.

Schritt 7: abfüllen

Fülle die Creme mit einem Spatel oder Löffel in vorbereitete, saubere, sterilisierte Tiegel, möglichst randvoll, um Luftkontakt und Bakterienübertragung zu minimieren. Dies verlängert die Haltbarkeit.

Schritt 8: kennzeichnen

Beschrifte die Behälter mit Inhalt und Herstellungsdatum.

Schritt 9: abkühlen und lagern

Lasse die Creme bei Raumtemperatur abkühlen, bevor du den Deckel schließt. Im Kühlschrank gelagert, hält die Creme ca. zwei Wochen bis sechs Monate. Veränderungen im Aussehen, Geruch oder der Konsistenz deuten darauf hin, dass die Creme nicht mehr verwendet werden sollte.

DEKOKT

SCHNELLÜBERSICHT

Schwierigkeitsgrad:	leicht
Zeit zum Ansetzen:	10 Minuten
Kochzeit mit Eindicken:	1 bis 2 Stunden
Dauer bis zum Abseihen:	0 bis 2 Stunden
Zeit zum Abseihen:	10 Minuten
Haltbarkeit:	3–4 Tage
Anwendung:	akut bis chronisch

Die heilkräftigen Schätze der Pilze sind in einer harten Schale eingeschlossen: dem Chitin. Um diese Barriere zu durchbrechen, gibt es viele Methoden. Eine davon ist ein Dekokt.

Ein Dekokt ist eine einfache, effektive Methode, die seit Jahrhunderten in der traditionellen Medizin genutzt wird, um Inhaltsstoffe herauszulösen und nutzbar zu machen.

Die ersten Schritte, die für ein Dekokt durchgeführt werden müssen, sind sehr ähnlich zu denen einer Abkochung. Es gibt allerdings andere Mengenempfehlungen und der Einsatz eines Schnellkochtopfs ist nicht sinnvoll.

Unverdünnt wird ein Dekokt nur in akuten Zuständen eingesetzt, wegen des teilweise intensiven Geschmacks ist aber auch dafür eine Verdünnung empfehlenswert.

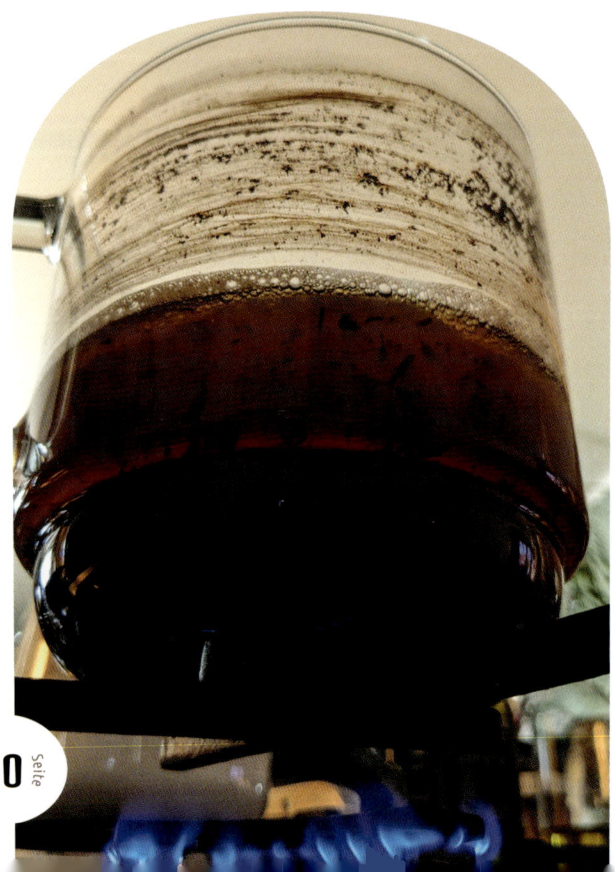

VORGEHENSWEISE

Zutaten

- 15 g Pilzpulver
- 500 ml Wasser

Schnellübersicht

- Pilzpulver und Wasser in den Topf geben
- mindestens 1 Stunde quellen lassen, optimal über Nacht
- köcheln, bis die Wassermenge halbiert ist (1–2 Stunden)
- abseihen und auspressen
- sofort verwenden oder kühl stellen

Benötigte Materialien

- Topf
- Herd
- Messbecher
- Küchenwaage
- Holzlöffel oder Ähnliches
- Sieb
- Leinentuch zum Auspressen
- Schüssel
- Behälter zum Abfüllen und kühlen Lagern

ZUBEREITUNG

1. Wiege das Pilzpulver ab. Gib das Pilzpulver und das Wasser in den Topf und weiche es mindestens eine Stunde im Wasser ein. Die beste Methode ist das Einweichen über Nacht in einem kühlen Raum.

2. Stelle den Topf auf den Herd und bring das Wasser ohne Deckel mit dem Pilzpulver zum Kochen. Sobald das Wasser kocht, reduziere die Hitze, sodass das Pilzpulver leicht köchelt. Rühre gelegentlich mit dem Holzlöffel um, damit nichts anbrennt.

3. Je länger das Pilzpulver köchelt, desto intensiver färbt sich das Wasser. Bei manchen Pilzen wird es hellbraun, bei anderen sogar schwarz.

4. Schalte den Herd aus, sobald die gewünschte Reduzierung auf 200 bis 250 ml erreicht ist.

5. Setze das Sieb in die Schüssel und lege es mit dem Leinentuch aus.

6. Gieße den gesamten Topfinhalt vorsichtig in das Tuch.

7. Drücke die Pulverreste mit dem Löffel leicht aus, um restliche Flüssigkeit zu gewinnen. Nach einigen Minuten Abkühlzeit kannst du das Pulver im Tuch von Hand auspressen.

Eine nochmalige Verwendung des Pulvers ist nicht sinnvoll, da es schon stark ausgekocht ist.

AUFBEWAHRUNG

Das fertige Dekokt kannst du sofort verwenden oder für später kühl stellen.

Für die Lagerung fülle die Flüssigkeit aus der Schüssel in eine hitzebeständige Flasche oder einen Krug. Lass sie auf Raumtemperatur abkühlen, bevor du sie im Kühlschrank lagerst. Im Kühlschrank ist er 3–4 Tage haltbar.

Für längere Lagerung kannst du das Dekokt einfrieren oder einkochen.

TRADITIONELLES REZEPT AUS DER TCM

Bei unseren Recherchen (eigentlich schon für das Buch über die Speisepilze) haben wir ein altes Rezept aus der TCM gefunden, das auch heute noch eingesetzt wird. Wir haben es schon mehrfach für uns zubereitet. Durch den Igelstachelbart (*Hericium erinaceus*) schmeckt es wie eine Mischung aus Gemüse- und Hühnerbrühe mit einem Hauch von Hummer. Es ist ein Geschmackserlebnis, man ist sogar fast geneigt, Salz zu ergänzen.

HOUTOUGU (猴头菇)-DEKOKT

ZUTATEN

» 10–15 g getrockneter *Hericium erinaceus* (Houtougu)

ZUBEREITUNG

1. Gib den getrockneten *Hericium erinaceus* in einen Keramik- oder Glasbehälter.
2. Füge 500 ml kaltes Wasser hinzu und lasse den Pilz 30 Minuten einweichen.
3. Erhitze das Wasser bei mittlerer Hitze, bis es kocht.
4. Reduziere die Hitze auf niedrig und lasse die Mischung 30 Minuten köcheln, bis die Flüssigkeit auf etwa 200 ml reduziert ist.
5. Seihe die Flüssigkeit durch ein feines Sieb oder Tuch, um feste Partikel zu entfernen.
6. Lasse das Dekokt leicht abkühlen und trinke die gesamte Menge mit Wasser verdünnt und über den Tag verteilt, oder auf fachliche Empfehlung.
7. Wir verwenden für diese Variante getrocknete Igelstachelbart-Fruchtkörper, die wir selber gezüchtet haben oder bei Bio-Pilzüchtern kaufen.

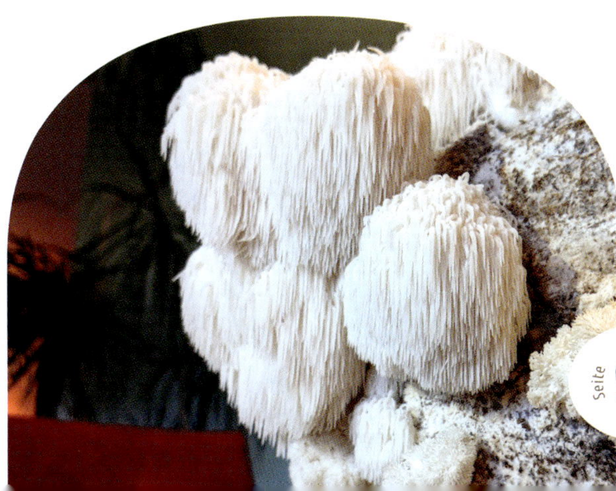

DUALAUSZUG

SCHNELLÜBERSICHT

Schwierigkeitsgrad:	mittel
Zeit Wasserauszug:	2 Stunden
Zeit Alkohol-Auszug:	4 bis 6 Wochen
täglich:	1 Minute verschlagen
Zeit zum Abseihen:	10 Minuten
Haltbarkeit:	mehrere Monate
Anwendung:	akut

Diese Methode wurde in nahezu allen Kulturen zur Herstellung von Tinkturen und Essenzen eingesetzt.

Moderne wissenschaftliche Studien bestätigen, dass Dualauszüge eine breitere Palette bioaktiver Stoffe enthalten und damit breitere therapeutische Anwendungsbereiche abdecken.

Wir empfehlen, vorab zu prüfen, ob dieser Effekt gewünscht ist oder ob nicht besser abwechselnd Wasserextrakte und Alkohol-Tinkturen eingesetzt werden.

Dualauszüge sind auch keine Fungizeutika zur Verwendung als Vorsorge, sie finden ihre Hauptanwendung in der therapeutischen Begleitung von chronischen Erkrankungen oder in der Akutbehandlung.

Die Herstellung ist eine Kombination aus einer Abkochung und Alkohol-Tinktur, die nacheinander aus demselben Pilzpulver hergestellt werden.

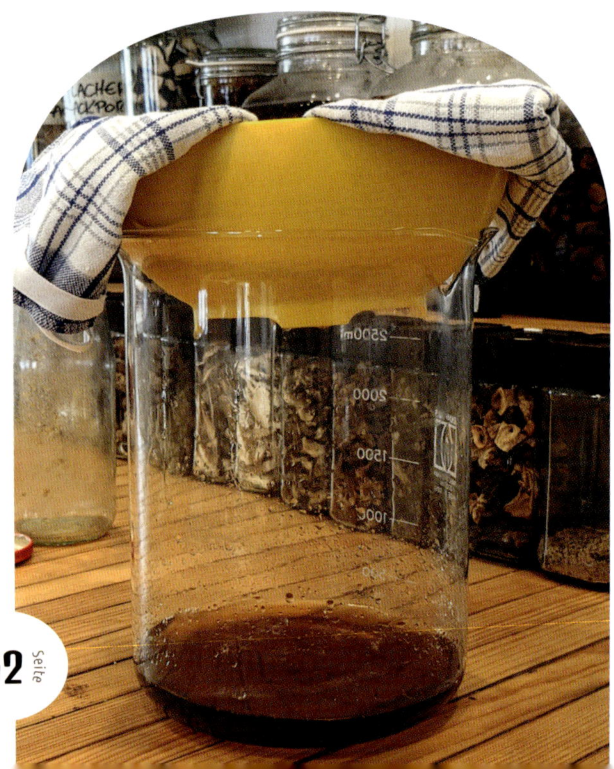

VORGEHENSWEISE

Zutaten

» 20 g Pilzpulver
» 500 ml Wasser
» 500 ml Alkohol, 40–60 %

Schnellübersicht

» Pilzpulver in eine Flasche geben
» Alkohol zugeben, Flasche verschließen
» täglich verschlagen, 4 Wochen dunkel lagern
» Alkohol abseihen, Pilzpulver auspressen
» ausgepresstes Pilzpulver mit dem Wasser in den Topf geben
» 30 Minuten köcheln
» abseihen und auspressen, abkühlen lassen
» Abkochung mit dem Alkohol vermischen (langsam)
» in einer Flasche kühl und dunkel lagern

Benötigte Materialien

» Topf mit Deckel
» Herd
» Messbecher
» Küchenwaage
» Holzlöffel oder Ähnliches
» Sieb
» Leinentuch zum Auspressen
» Schüssel
» Uhr oder Timer
» Behälter zum Abfüllen und kühlen Lagern

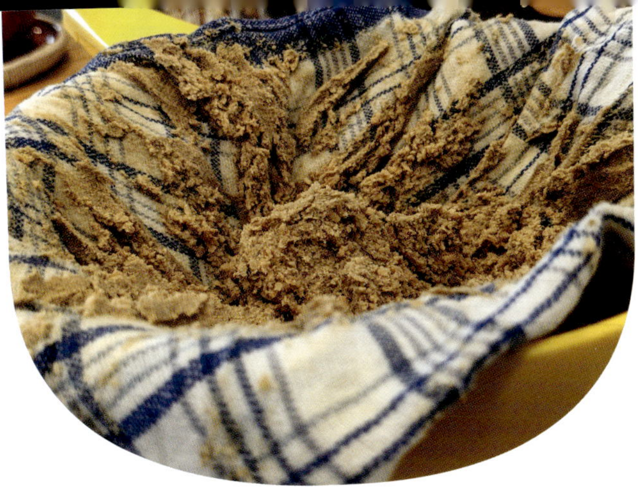

ZUBEREITUNG

Wiege das Pilzpulver ab, verwende einen Trichter, um es in die Flasche zu füllen. Fülle den Alkohol in die Flasche, dann gut verschließen und kräftig schütteln. Die Flasche täglich mit 10 bis 20 Schlägen verschlagen. Verschlagen ist das Aufschlagen des Flaschenbodens auf einen leicht nachgebenden Untergrund (z. B. ein Stapel Zeitungen).

Auch in dieser Zeit sollte die Flasche schon dunkel und nicht über Zimmertemperatur gelagert werden. Nach vier Wochen wird abgeseiht. Setze dazu das Sieb in die Schüssel und lege es mit dem Leinentuch aus. Gieße den gesamten Inhalt der Flasche in das Tuch und presse die Pilzreste mit dem Tuch von Hand aus. Die Tinktur zur Seite stellen.

Jetzt wird die Abkochung gemacht

Das Pilzpulver nun in einen Topf mit dem Wasser geben, gib den Deckel auf den Topf und bringe das Wasser zum Kochen. Sobald das Wasser kocht, reduziere die Hitze, sodass es etwa 30 Minuten leicht köchelt. Rühre gelegentlich mit dem Holzlöffel um, damit nichts anbrennt. Schalte den Herd nach 30 Minuten aus (Timer verwenden). Setze das Sieb in die Schüssel und lege es mit dem Leinentuch aus. Gieße den gesamten Topfinhalt vorsichtig in das Tuch und presse die Pilzreste aus.

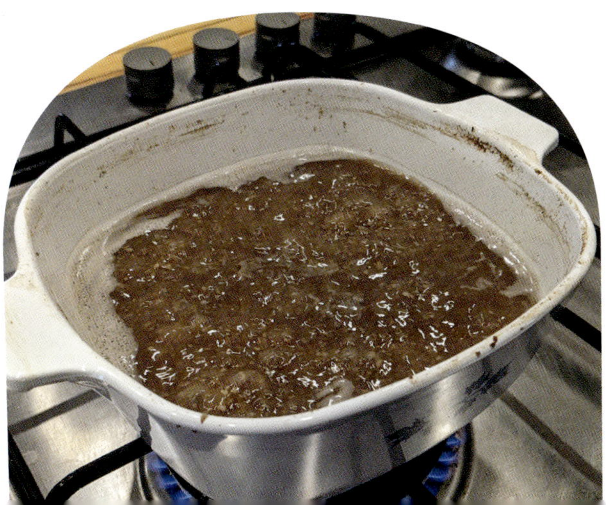

Wenn die Abkochung abgekühlt ist, wird sie mit der Alkohol-Tinktur vermischt. Nun die Alkohol-Tinktur der Abkochung portionsweise und langsam zugeben. Bitte die Beschreibung der Wärmeentwicklung und der Vorsichtsmaßnahmen, wie im Kapitel Alkohol-Tinktur beschrieben, beachten!

EXPERIMENTIERFREU(N)DE

DREIFACHAUSZUG – TRIPLE EXTRACTION

Ein dritter Auszug mit Apfelessig nach einem Dual-Extrakt (Wasser + Alkohol) kann durchaus Sinn machen, insbesondere wenn man zusätzliche Effekte anstrebt. Apfelessig als Lösungsmittel extrahiert ähnlich wie Wasser polare Verbindungen wie Polysaccharide, aber mit dem Vorteil eines niedrigen pH-Werts. Nach einem Dual-Extrakt könnte Essig restliche Stoffe lösen, die in Wasser oder Alkohol nicht optimal extrahiert wurden, und die Gesamtwirkung erweitern.

GLYCERIN STATT ETHANOL

Wenn man alkoholfreie oder mildere Extrakte herstellen möchte, ist Glycerin als Alternative zu Ethanol in einem Dualauszug aus Pilzen durchaus sinnvoll. Glycerin ist alkoholfrei, was es für Kinder, Alkoholiker oder sensible Personen geeignet macht, und es wirkt feuchtigkeitsspendend, was bei topischen Anwendungen hilfreich ist. Es extrahiert effektiver als Wasser allein und kann die Bioverfügbarkeit verbessern, ohne die Leber zu belasten. In Dualauszügen wird es wie im obigen Rezept mit der Abkochung gemischt. Glycerin löst einige Inhaltsstoffe weniger effizient als Ethanol, in Kombination mit der Abkochung ist es dennoch eine gute Alternative zu ethanolhaltigen Essenzen. Natürlich kann der Essig-Auszug als Triple Extraction auch für diese Variante ergänzt werden. Diese Methode ist an sich kein Heilmittel, es ist ein Verfahren, um Flüssigkeiten zu trennen.

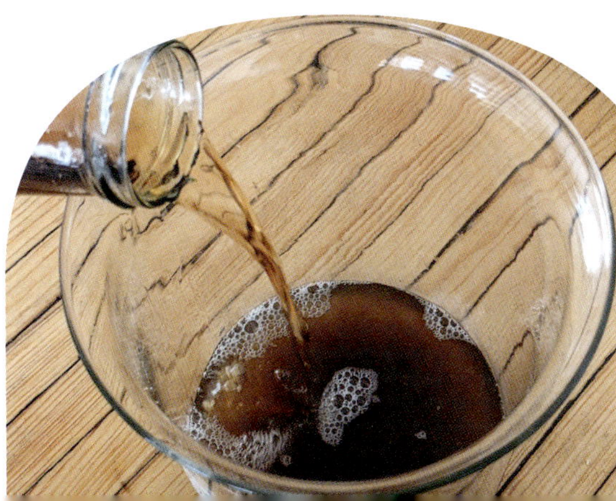

EISDESTILLATION

SCHNELLÜBERSICHT

Schwierigkeitsgrad:	mittel
Zeit zum Einfrieren:	ca. 8 Stunden
Zeit Eisdestillation:	1 bis 2 Stunden

Bei der Herstellung von Heilmitteln aus Pilzen findet die Eisdestillation hauptsächlich Anwendung, um die Konzentration von Essigsäure zu verändern.

Wichtige traditionelle Pilzpräparate basieren auf Essigextrakten. Wenn der Wassergehalt zu hoch ist, kann die Eisdestillation die Essigsäure aufkonzentrieren, was das Mittel haltbarer und wirksamer macht. Manchmal geht es auch nur darum, die Lagerfähigkeit zu erhöhen.

Auf Sicherheit achten

Essig ist eine Säure. Essigsäure in Apfelessig oder in anderen Essigsorten, die als Lebensmittel verwendet werden, hat eine niedrige Konzentration. In typischen Mengen konsumiert, ist dieser Essig und die darin enthaltene Essigsäure gesund. Wird der Essig eingefroren, um den Anteil der Essigsäure zu erhöhen, wird eine höhere Säurekonzentration im Essig erreicht. Das kann bei unvorsichtiger Handhabung zu Verätzungen führen.

Daher gilt für diese Anleitung wie für das gesamte Buch:

Selbstverantwortung und Safety first!

Bedeutet: Schutzbrille, Gummihandschuhe, Haut mit Kleidung bedecken, nie daran riechen oder einatmen, nur in gut belüfteten Räumen oder draußen arbeiten, nur ein Mal aufkonzentrieren – alles obligatorische Voraussetzungen.

Zutaten

» Essig-Auszug, der aufkonzentriert werden soll

Schnellübersicht

» Essig in PET-Flasche umfüllen
» Flasche verschließen
» über Nacht ins Gefrierfach geben
» Flasche öffnen, Öffnung nach unten in Auffanggefäß stellen
» tropfen lassen, bis nur noch klares Eis in der Flasche ist
» Eis in der Flasche verwerfen, je nach gewünschter Konzentration
» Essig in Glasflasche füllen

Benötigte Materialien

» PET-Flasche
» Gefrierfach
» Auffangbehälter aus Glas (Karaffe ideal)
» zusätzlich die oben aufgeführte Schutzkleidung

DAS PHYSIKALISCHE PRINZIP DAHINTER

Bei der Eisdestillation von Essig macht man sich einerseits die unterschiedlichen Gefrierpunkte der Flüssigkeiten zunutze, andererseits spielen die Bindungskräfte eine Rolle, die Energie verbrauchen. Im Verborgenen laufen also zwei physikalische Vorgänge ab. Reine Essigsäure hat einen Gefrierpunkt von 16,6 °C. Dieser liegt also deutlich oberhalb des Gefrierpunktes von Wasser, der unter normalen Bedingungen bei 0 °C liegt. Als Gemisch hat Essig einen Gefrierpunkt deutlich unterhalb von 0 °C. Wo der Gefrierpunkt genau liegt, hängt von der Konzentration der Essigsäure ab.

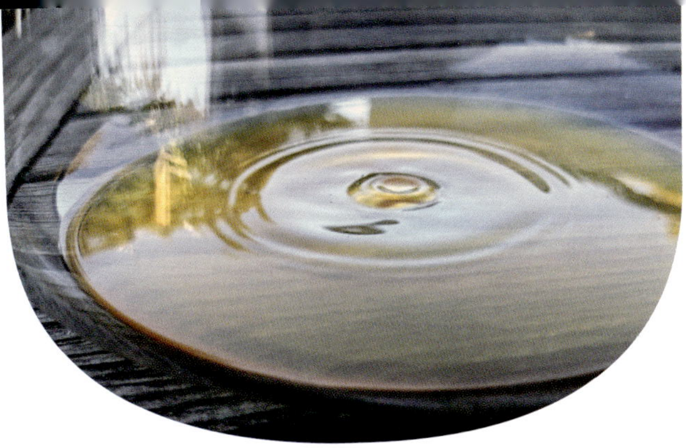

Dieser Vorgang heißt in der Physik „Gefrierpunkterniedrigung", die wir alle vom Streuen von Salz auf Straßen kennen. Der Grund ist, dass beim Erstarren nicht nur die Wassermoleküle ein Gitter bilden müssen, sondern auch die Anziehungskräfte zu den Essigsäure-Molekülen überwunden werden müssen. Genau genommen müssen Bindungen aufgebrochen werden, was Energie kostet. Dadurch erstarrt das Wasser später, während die Essiglösung zähflüssig bleibt.

VORGEHENSWEISE

Den Essig in die PET-Flasche füllen und ins Gefrierfach legen. Nur zu maximal 75 % füllen und etwas Luft vor dem Verschließen herausdrücken. Dann bleibt genug Platz für die Ausdehnung durch die Bildung von Eis. Die Flasche möglichst aufrecht ins Gefrierfach stellen, mindestens so, dass die Flaschenöffnung frei bleibt und keine Flüssigkeit innen ansteht. Nach einem Tag ist die Flüssigkeit gefroren. Wenn du genau hinschaust, wirst du dunkle, kleine feuchte Stellen erkennen, die nicht oder nur halb gefroren sind. Das ist Essigsäure.

Lege die Flasche quer auf einen Tisch und zerquetsche mit der Faust das Eis in der Flasche. Flasche dabei unbedingt geschlossen lassen. Wenn das Eis ordentlich zerkleinert ist, öffne den Deckel und drehe die PET-Flasche kopfüber in eine Karaffe, damit die Flüssigkeit nach unten tropfen kann. Schon nach kurzer Zeit fängt die konzentrierte Essigsäure an herauszutropfen und nach unten zu laufen. Diese Tropfen nie berühren – das ist hochkonzentrierte Essigsäure.

Nach und nach wird das Eis klar und durchsichtig, während der untere Bereich dunkler wird. Langsam tropft die Essigsäure in den Auffangbehälter. Wenn das Eis in der Flasche insgesamt hell geworden ist, ist die Essigsäure komplett im Auffanggefäß. Natürlich ist auch etwas Wasser abgetropft, was die Essigsäure verwässert.

PRAXISNAHE BEISPIELE FÜR ESSIGSÄURE-KONZENTRATIONEN

Bei 500 ml Essig-Auszug mit 5 % Säuregehalt ergeben sich 25 ml reine Essigsäure und 475 ml Wasser. Wenn nun Eis, das in der Flasche verbleibt, entsorgt wird, bleibt die Menge der Essigsäure gleich, während die Menge des Wassers abnimmt, was damit die Konzentration erhöht.
Wird 10 % des Volumens als Eis entfernt, entspricht dies ca. 5,5 % Essigsäuregehalt des damit hergestellten neuen Essig-Auszugs.
Bei 20 % beträgt die neue Konzentration ca. 6,2 %.
Selbst bei einer Menge von 50 % des entfernten Wassers als Eis käme es lediglich zu einer Säurekonzentration von um die 10 %.

ESSIG ALS LEBENSMITTEL

Tafelessig darf einen Essigsäuregehalt von mindestens 5 % bis maximal 15,5 % haben, während Essigessenz mehr als 15,5 % bis maximal 25 % aufweisen darf. Höhere Konzentrationen über 25 % werden nicht mehr als Lebensmittel klassifiziert, sondern als chemische Substanz, die unter Gefahrstoffrecht fällt und nicht für den normalen Handel zugelassen ist. Mit der Eisdestillation bleibt die Essigkonzentration im Bereich von Essig als Lebensmittel. Lediglich die ersten Tropfen können ätzend sein, was unbedingt beachtet werden muss.

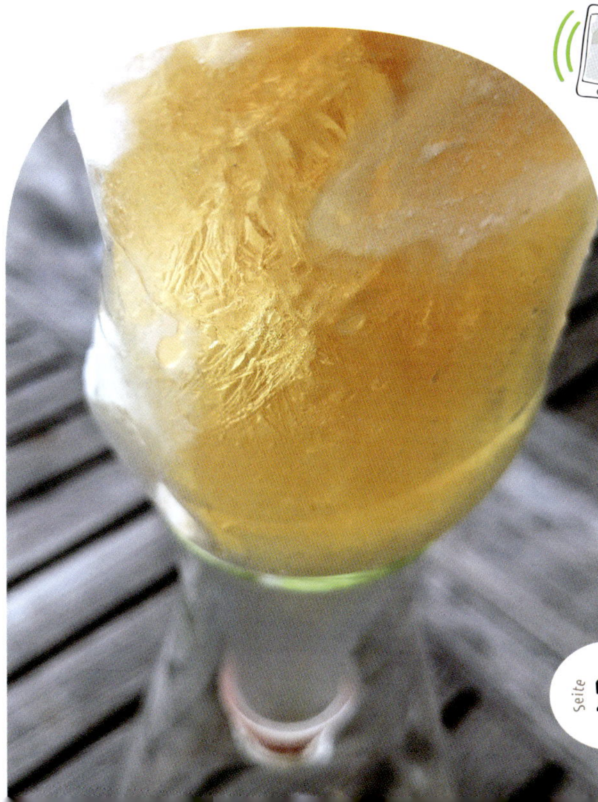

EISDESTILLATION

EISDESTILLATION ÜBEN MIT SALZWASSER UND WODKA

Wer einmal üben möchte, wie die Eisdestillation funktioniert, kann sich zuerst mit der Eisdestillation von Salzwasser zu Trinkwasser beschäftigen. Das ist komplett ungefährlich und kann sogar mit Kindern zusammen gemacht werden. Die finden so etwas spannend. Dabei muss dann das erste Wasser verworfen werden.

Es funktioniert auch mit Alkohol. Wenn du deinen Wodka schon immer von 38 % auf höhere Konzentrationen bringen wolltest, funktioniert es so wie mit dem Essig.

1. ***Einfrieren:***
   Gieße den Wodka in eine PET-Flasche und stelle sie bei ca. –18 °C ins Gefrierfach. Nach einigen Stunden bildet sich eine matschige Masse: Eiskristalle (Wasser) schwimmen in einer alkoholreichen Flüssigkeit. Je länger du wartest, desto mehr Wasser friert ein, was die Trennung erschwert.

2. ***Teilweises Auftauen und Trennen:***
   Nimm die Flasche heraus und gieße die Flüssigkeit über ein Sieb in eine Schüssel. Die entfernte Eismasse enthält hauptsächlich Wasser. Die Flüssigkeit ist nun konzentrierter als vorher.

3. ***Wiederholung für höhere Konzentration:***
   Um den Gehalt weiter zu erhöhen, friere den Wodka erneut ein und wiederhole den Prozess. Jede Runde entfernt mehr Wasser und der Alkoholgehalt kann mit einem haushaltsüblichen Gefrierschrank realistisch auf 50–60 % angehoben werden.

Dieser Prozess ist nicht so effizient wie Dampfdestillation und erfordert Geduld. Zudem bleibt immer etwas Alkohol im Eis haften, was Verluste verursacht.

Wichtig zu beachten

In Deutschland und vielen anderen Ländern ist das Destillieren von Alkohol (einschließlich durch Gefrieren) ohne Lizenz illegal, landesspezifische Kleinmengen sind aber erlaubt.

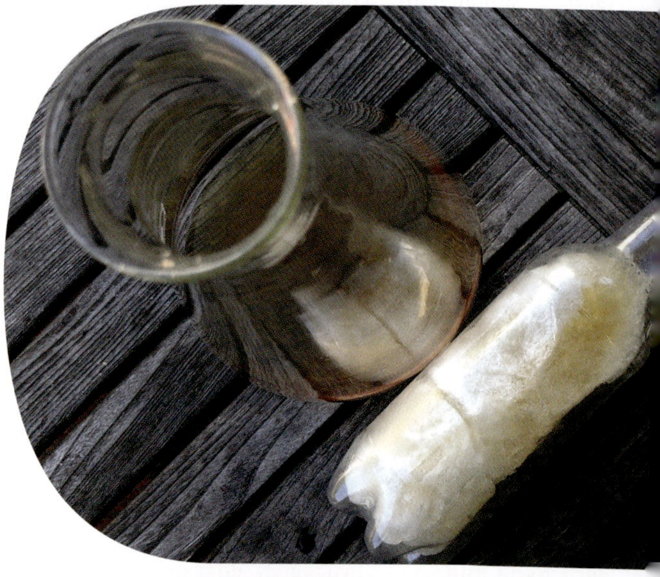

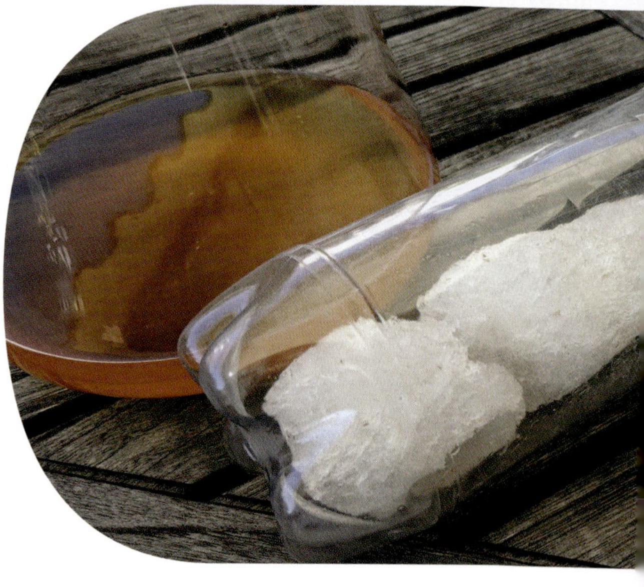

EISWÜRFEL

Schwierigkeitsgrad:	leicht
Benötigte Zeit:	10 Minuten
Gefrierzeit:	3 bis 6 Stunden
Haltbarkeit:	3 bis 12 Monate
Anwendung:	akut

Das Knie geprellt, den Arm verstaucht, die Sehne gezerrt … immer dann, wenn es besonders notwendig ist, ist genau das, was gebraucht wird, nicht da. Damit beim nächsten Mal alles anders wird, machst du von der nächsten Abkochung oder dem nächsten Dekokt Eiswürfel. Diese Methode ermöglicht eine einfache Konservierung und Nutzung, ohne dass die Qualität stark beeinträchtigt wird. Eiswürfel aus Pilzextrakten sind leicht zu portionieren, schnell griffbereit und sofort aufgetaut.

VORTEILE, IMMER KLEINE PORTIONEN ZUR HAND ZU HABEN

Das Portionieren und Einfrieren ermöglicht eine präzise Dosierung. Außerdem muss eine ganze Charge frischer Abkochung nicht auf einmal verbraucht werden. Portioniert in einzelne Würfel ist so immer das, was benötigt wird, parat. Die Hausapotheke hat damit eine kleine Filiale im Gefrierschrank.
Das Einfrieren hat auch den Vorteil, dass bioaktive Verbindungen wie Antioxidantien erhalten bleiben. Insgesamt spart es Zeit, da größere Mengen im Voraus hergestellt werden können, ohne dass diese verderben.

Durch diese Methode können Abkochungen zu einem flexiblen Bestandteil der täglichen Tee-Routine werden. Gefrierschrank auf. Eiswürfel in den Teebecher, 10 Minuten warten und mit kochendem Wasser übergießen. Schon ist der Tee aus deinem Lieblingspilz fertig.

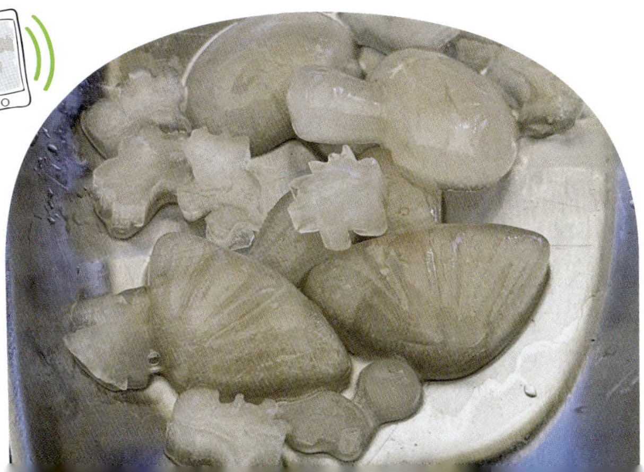

Zutaten

- Abkochung oder Dekokt

Schnellübersicht

- frische Abkochung oder Dekokt in Gefrierbeutel oder Form füllen
- Beschriften nicht vergessen
- einfrieren bei –18 °C oder kälter

Benötigte Küchenwerkzeuge

- Eiswürfel-Gefrierbeutel oder Form – wie wäre es mit Eisförmchen für Kids zur Schmerzlinderung
- Aufkleber und Stift für Beschriftung
- Gefrierschrank

SCHRITT-FÜR-SCHRITT ZUM EISWÜRFEL

Abfüllen

Gieße die abgekühlte Abkochung oder das Dekokt in saubere Eiswürfelformen oder die Gefrierbeutel für Eiswürfel. Fülle bis zum Rand auf, um gleichmäßige Portionen zu erhalten. Für eine Standardform ergeben sich so Würfel von etwa 15–30 ml Volumen, was einer praktischen Dosierung für eine Tasse Tee entspricht oder hilfreich ist, um beispielsweise mit Auflagen Schmerzen zu lindern.

Einfrieren

Beschrifte alles gut. Gib die gefüllten Formen oder Eiswürfel-Gefrierbeutel in den Gefrierschrank und lass sie vollständig einfrieren, was ca. vier bis sechs Stunden dauert. Beim Einfrieren in Formen: Sobald die Würfel fest sind, aus den Formen lösen und in Gefrierbeutel umfüllen. Beschriften mit dem Datum der Herstellung und dem Inhalt.

ESSIG-AUSZUG

SCHNELLÜBERSICHT

Schwierigkeitsgrad:	leicht
Zeit zum Ansetzen:	10 Minuten
Zeit zum Ziehen:	4 bis 6 Wochen
täglich:	1 Minute verschlagen
Zeit zum Abseihen:	10 Minuten
Haltbarkeit:	mehrere Monate

Eine klassische und zugleich einfache Methode, um wertvolle Inhaltsstoffe aus Pilzen zu gewinnen, ist der Essig-Auszug. Im Gegensatz zu Wasser- oder Alkohol-Extrakten nutzt man hier die saure Umgebung des Essigs, die typischerweise eine Konzentration von etwa 5 %, in seltenen Fällen bis zu 10 % Essigsäure aufweist.

Mit einem Essig-Auszug lassen sich viele wertvolle Wirkstoffe aus Pilzen extrahieren, die sich mit den gesundheitsfördernden Eigenschaften des Essigs verbinden.

Polyphenole und Flavonoide

Diese Antioxidantien schützen Zellen vor oxidativem Stress, der mit Alterung, Entzündungen und Krankheiten einhergeht.

Organische Säuren und Aminosäuren

Diese fördern den Stoffwechsel und erzeugen den typischen Geschmack.

Andere Verbindungen:

Verschiedene Polysaccharide oder Triterpene werden ebenfalls durch den Essig herausgelöst.
Diese Stoffe sind in Essig stabil und bioverfügbar, der Körper kann sie aus dem Essig-Auszug leicht aufnehmen.

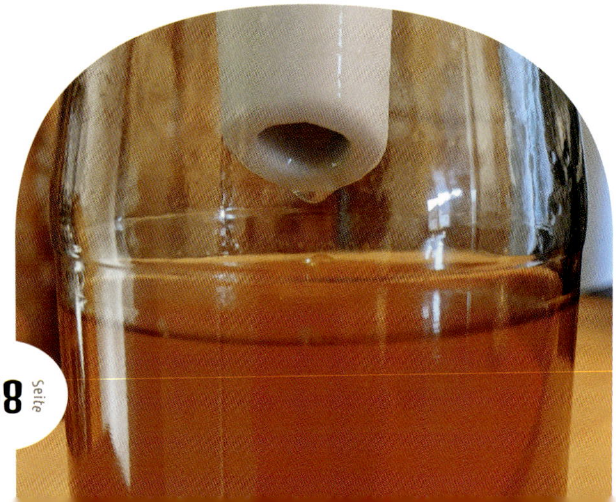

WIE DIE MENSCHEN ZUM ESSIG KAMEN

DER ERSTE ESSIG VOR CA. 9000 JAHREN

Die ältesten Indizien für Essigherstellung stammen aus der neolithischen Siedlung Jiahu in der chinesischen Provinz Henan. Archäologische Ausgrabungen haben dort Keramikgefäße aus der Zeit um 7.000–5.800 v. Chr. gefunden, in denen Rückstände von fermentierten Getränken nachgewiesen wurden. Chemische Analysen identifizierten Spuren einer Mischung aus Reis, Honig und Früchten, die zu einem alkoholischen Getränk fermentiert wurden. Obwohl es sich hier primär um „Bier" oder „Wein" handelt, wird dies als potenzieller Ursprung für Essig betrachtet, da solche Getränke bei längerer offener Lagerung durch Bakterien zu Essig werden.

ERSTE DOKUMENTIERTE HERSTELLUNG VON ESSIG UM 5000 V. CHR.

Der erste klare Beweis für Essig als eigenständiges Produkt kommt aus dem antiken Mesopotamien. Die Babylonier produzierten um 5.000 v. Chr. Essig durch natürliche Fermentation. Er diente primär als Konservierungsmittel für Lebensmittel, als Würze in der Küche, als medizinisches Mittel gegen Infektionen und auch zur Reinigung. Ähnliche Spuren finden sich in Ägypten aus der Zeit um 3000 v. Chr., wo Essig aus Wein hergestellt wurde.

In China wird Essig erst später explizit dokumentiert: Die erste schriftliche Erwähnung datiert auf ca. 1.058 v. Chr. während der Zhou-Dynastie, wo er als kostbares Gut für die Elite galt. Große Produktionen begannen um 479 v. Chr. in Städten wie dem heutigen Taiyuan. Er wurde als Würze, Konservierungsmittel und in der Medizin verwendet, z. B. in Rezepten gegen Schlangenbisse oder Geschwüre.

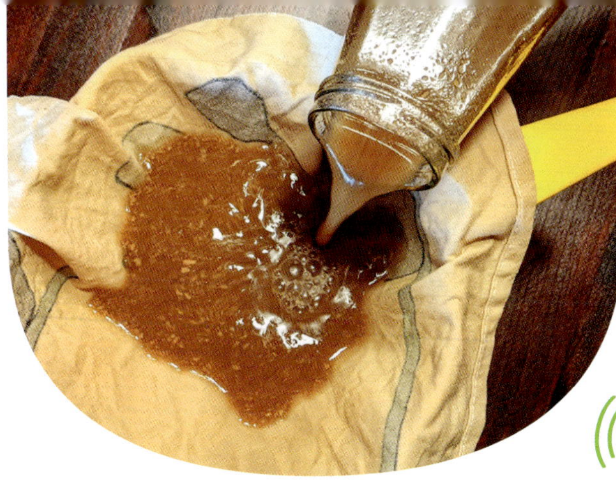

ESSIG AUS GRIECHENLAND UND ROM

Die ältesten Belege für Essig in Europa stammen aus dem antiken Griechenland und Rom. In Griechenland wird Essig bereits im 5. Jahrhundert v. Chr. erwähnt, der als Getränk, Medizin oder Konservierungsmittel verwendet wurde.

Ebenfalls ab etwa dem 5. Jahrhundert v. Chr. war Essig in der römischen Kultur weit verbreitet. Essig wurde in der Küche, als Würze und als Getränk verwendet.

NATURHEILKUNDLICHE VERWENDUNG VON ESSIG

Historische Quellen aus der Antike bis zum Mittelalter beschreiben Essig als Heilmittel gegen eine Vielzahl von Beschwerden. In der römischen Medizin wurde er zur Behandlung von Atemwegserkrankungen, Verdauungsproblemen und als Mittel gegen Fieber eingesetzt. Römische Soldaten mischten Essig mit Wasser zu einem Getränk namens „Posca", das ihnen als Immunstärker und Durstlöscher diente.

Im Mittelalter und in der frühen Neuzeit galt Essig als universelles Hausmittel. In der Klostermedizin wurde Kräuteressig gegen Entzündungen, Hautausschläge und innere Unreinheiten verwendet. Essigzucker, eine Mischung aus Essig und Zucker, diente zur Linderung von Husten und Magenbeschwerden. In osteuropäischen und asiatischen Traditionen wurde Essig zur Behandlung von Ruhr, Blutungen und Hautinfektionen angewendet. In der keltisch-gallischen Heilkunde half Essig bei Wunden und als Antiseptikum.

Bis ins 19. Jahrhundert hinein war Essig in der Heilkunde ein Mittel gegen Infektionen wie Läuse, Nagelpilz oder Skorbut. Er wurde äußerlich als Umschlag gegen Schwellungen, Prellungen und Insektenstiche aufgetragen und innerlich zur Senkung des Blutzuckers oder zur Appetitanregung getrunken. In ländlichen Regionen Europas diente er zur Linderung von Magen-Darm-Beschwerden, Blutstörungen und Hauterkrankungen.

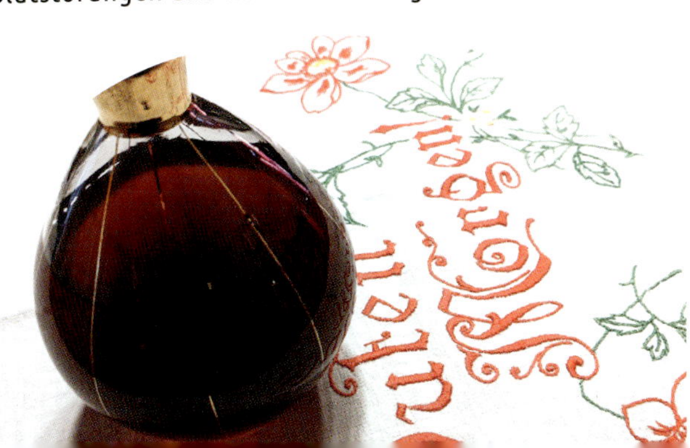

GESUNDHEITLICHE VORTEILE VON APFELESSIG

Apfelessig hat zusätzliche Vorteile durch Polyphenole, Vitamine und Mineralstoffe. Apfelessig verzögert die Glukoseaufnahme, verbessert die Insulinsensitivität und senkt den Nüchternblutzucker. Studien mit Patienten zeigten, dass tägliche Einnahme von 15–30 ml den HbA1c-Wert und den Blutzuckerspiegel nach Mahlzeiten reduzieren kann. Er fördert auch die Lipidprofile, indem er Cholesterin (LDL) senkt und HDL erhöht.

Bei der Gewichtsreduktion wirkt Apfelessig unterstützend: Er steigert das Sättigungsgefühl, reduziert die Kalorienaufnahme und fördert die Fettverbrennung. Klinische Untersuchungen an übergewichtigen Personen ergaben eine Gewichtsabnahme von bis zu 10 Prozent in 12 Wochen, kombiniert mit Diät. Weitere Vorteile umfassen antioxidative Effekte, die Zellschäden vorbeugen, und antimikrobielle Wirkungen gegen Bakterien wie E. coli. Apfelessig kann die Verdauung verbessern, das Immunsystem stärken und bei Hautproblemen helfen.

SCHRITT FÜR SCHRITT ZUM ESSIG-AUSZUG

Unsere Mengenangabe bezieht sich auf 0,5 Liter Essig für den Auszug. Für 1 Liter verdoppelst du die Mengen, für 0,25 Liter halbierst du sie. Die Flasche (wir bevorzugen dafür die 0,7-Liter-Flaschen, die vom gekauften Bio-Tomatenpüree stammen) sollte nach dem Befüllen nur zu maximal 90 % gefüllt sein, da oben noch etwas Platz für das Schütteln und Verschlagen benötigt wird.

Frische Pilze sollten nicht für einen Essig-Auszug verwendet werden, da sonst der Säuregehalt zu gering ist. Falls sich das dennoch nicht vermeiden lässt, bitte die Anleitung zur Eisdestillation beachten.

ESSIG-AUSZUG

Zutaten

- 20 g Pilzpulver
- 500 ml Apfelessig

Schnellübersicht

- Pilzpulver in die Flasche geben
- Flasche mit Essig auffüllen, nicht ganz voll machen
- schütteln
- täglich verschlagen
- nach 4–6 Wochen abseihen
- in saubere Flasche füllen, kühl und dunkel lagern

Benötigte Küchenwerkzeuge

- Flasche
- Trichter
- Küchenwaage

Nach der Mazerationszeit

- Sieb
- Leinentuch zum Auspressen
- Schüssel
- Trichter
- Flasche zum Abfüllen und kühlen Lagern

ZUBEREITUNG

Wiege das Pilzpulver ab und gib es am besten mit Hilfe des Trichters in die Flasche, danach den Apfelessig hinzugeben. Lass oben in der Flasche mindestens zwei Finger breit unterhalb vom Flaschenhals frei. Jetzt die Flasche gut verschließen und kräftig schütteln.

Täglich den Ansatz mit 10 bis 20 Schlägen verschlagen. Verschlagen ist das Aufschlagen des Flaschenbodens auf einen leicht nachgebenden Untergrund (z. B. einen dicken Teppich). Die Flasche während der Auszugszeit dunkel und nicht über Zimmertemperatur lagern. Mindestens vier Wochen, besser sechs Wochen ziehen lassen, dann abseihen.

Setze dazu das Sieb in die Schüssel und lege es mit dem Leinentuch aus. Gieße den gesamten Inhalt der Flasche in das Tuch. Dann die Pilzreste mit dem Tuch von Hand auswringen. Optisch ansprechender ist der Essig, wenn du ihn zusätzlich durch einen Kaffeefilter von den Mikroschwebstoffen befreist. Das ist aber nicht zwingend notwendig. Nun eine saubere Flasche nehmen, den Trichter einsetzen und den Auszug abfüllen. Die Flasche gut verschließen und dunkel, sowie nicht über Zimmertemperatur lagern. Die Pilzreste wie Bioabfall behandeln.

GRUNDSÄTZLICHE ANWENDUNGEN

Innere Anwendungen sind typischerweise mit Wasser verdünnt oder als Zusatz zu Getränken.
Äußere Anwendungen werden sowohl unverdünnt als auch verdünnt aufgetragen, z. B. als Auflage, Halswickel oder in einem Fußbad.

Die kulinarische Verwendung für den Essig-Auszug deckt das ganze Spektrum ab, wie Essig normalerweise in der Küche eingesetzt wird. Essig-Auszüge aus Heilpilzen bieten eine aromatische Alternative zu herkömmlichem Haushaltsessig und verleihen Gerichten eine erdige, umami-reiche Note. Sie können in Salatdressings, Marinaden, Suppen oder Saucen verwendet werden, um den Geschmack zu intensivieren, ohne die Schärfe zu übertreiben. Dank der extrahierten Aminosäuren und organischen Säuren entsteht ein komplexes Aroma, das viele Menüs aufwerten kann. Wir haben mindestens zwei verschiedene Essig-Auszüge in der Küche in Verwendung, die auch ständig wechseln. Das bereichert geschmacklich, ist aber auch unter dem Aspekt der Gesundheitsvorsorge ein weiteres w, das sich sehr leicht in das tägliche Leben integrieren lässt, ohne dass es eine Erinnerung braucht. Pilznahrung ist Medizin.

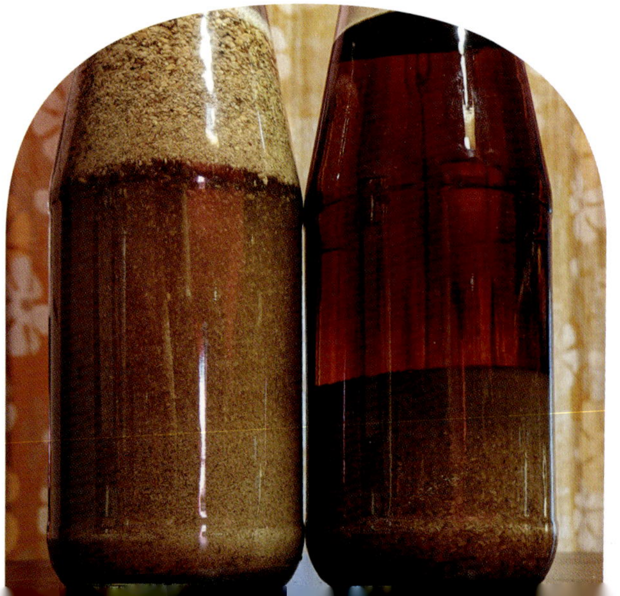

ESSIG-VERGÄRUNG

Schwierigkeitsgrad:	mittel bis hoch
Zeit zum Ansetzen:	20 Minuten
Zeit für beide Gärungen:	2 bis 5 Monate
Zeit für Abseihen und Abfüllen:	20 Minuten
Haltbarkeit:	mehrere Monate

Im Gegensatz zu Fruchtessigen fehlen Pilzen natürliche Zucker, weshalb wir Kristallzucker hinzufügen, um die alkoholische Gärung anzukurbeln. Wir verwenden dafür raffinierten Bio-Zucker. Der ist geschmacksneutral. Für die Gärung nutzen wir Bio-Weinhefe oder Bio-Sekthefe. Der gesamte Prozess dauert etwa drei bis sechs Monate und erzeugt einen hochwertigen Essig mit unerwarteten, angenehmen Noten, der in der Küche, als Nahrungsergänzung oder als Grundlage für Rezepte in der Naturheilkunde verwendet wird.

DIE ZWEISTUFIGE FERMENTATION

Die klassische Essigproduktion folgt einem bewährten Prinzip:
In der ersten Phase, der alkoholischen Gärung, fermentieren Hefen Zucker zu Ethanol und Kohlendioxid.

In der zweiten Phase, der acetischen Oxidation, wandeln Bakterien wie Acetobacter den Alkohol aerob zu Essigsäure um, was den charakteristischen sauren Geschmack erzeugt.

Studien zu Pilzessigen zeigen, dass diese Methode Essige mit hoher Säurekonzentration (4–6 %) und bioaktiven Stoffen produziert.

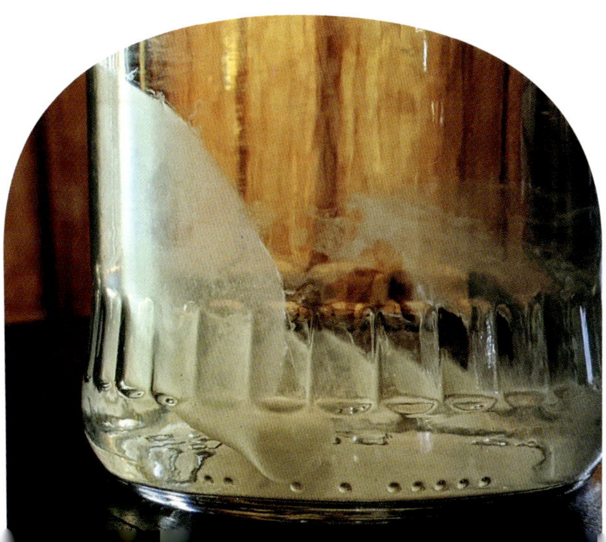

REZEPT FÜR CA. 1 LITER PILZESSIG

Dieses Rezept basiert auf etablierten Fermentationsmethoden und ist für Neulinge geeignet. Verwende bitte Bio-Zutaten, sie sind hochwertig und gesund.

Zutaten

» 50 g Pilzpulver
» 200 g Kristallzucker
» 800 ml sauberes, chlorfreies Wasser
» 5 g Bio-Wein- oder Sekt-Hefe (trocken)
» 100 ml Essigmutter (selbstgemacht oder gekauft; siehe Tipp unten)

Zubehör

» großes Gärgefäß (2 Liter) mit Gärverschluss
» sauberes Tuch und Gummiband zum Abdecken
» Holzlöffel zum Rühren
» dunkle Flaschen zum Abfüllen

SCHRITT-FÜR-SCHRITT-ANLEITUNG

Schritt 1: Zucker auflösen

Löse den Kristallzucker in 800 ml warmem Wasser (ca. 30 °C) im Gärgefäß auf. Füge das Pilzpulver hinzu und rühre gut um.

Schritt 2: Hefe einarbeiten

Streue die Hefe in die Lösung und rühre oder schüttle die Flasche. Verwende einen Gärverschluss, damit CO_2 entweichen kann.

ESSIG-VERGÄRUNG

Schritt 3: Gärung vorbereiten

Stelle es an einen zimmerwarmen Ort. Innerhalb von 24–48 Stunden beginnt die Gärung: Blasen bilden sich und es riecht schon leicht alkoholisch aus dem Gärverschluss.

Diese Phase dauert je nach Pilz kürzer oder länger (14–28 Tage), da viele Pilze Abwehrstoffe gegen Hefen haben, und das die Gärung zu Anfang bremsen kann.

Schritt 4: Essigmutter beigeben

Sobald die Blasenbildung nachlässt, füge die Essigmutter hinzu. Rühre um und decke wieder ab. Der Essig hat nun einen Alkoholgehalt von ca. 5–8 % erreicht. Nun braucht der Prozess Sauerstoff. Daher den Gärverschluss abnehmen und durch ein Tuch ersetzen, das du mit dem Gummiband fixierst. Eine gelartige Schicht (neue Essigmutter) bildet sich oben – das ist normal.

Schritt 5: warten

Lasse die Mischung ruhen, der Essig wird jetzt nach und nach saurer. Wenn er zu schwach ist, noch warten. Das kann einige Wochen dauern.

Schritt 6: abfüllen

Sobald der Essig sauer genug ist, ihn durch ein Tuch abseihen. Fülle ihn in dunkle Flaschen und lasse ihn mindestens zwei Wochen reifen.

Der fertige Essig hält kühl gelagert mehrere Monate. Für höhere Konzentration: Führe eine Eisdestillation durch.

Der Prozess erfordert Geduld, da Fermentation Wochen bis Monate dauert. Du brauchst weder teures Equipment noch viele Zutaten. Ein Glasgefäß, das sich mit einem Gärverschluss und einem Tuch abdecken lässt, reicht aus. Ideal ist auch ein spezieller Essigtopf für bessere Sauerstoffzirkulation.

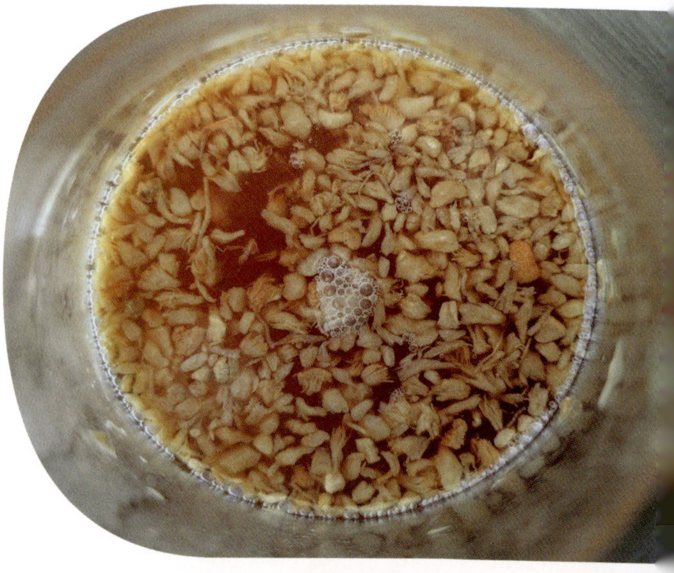

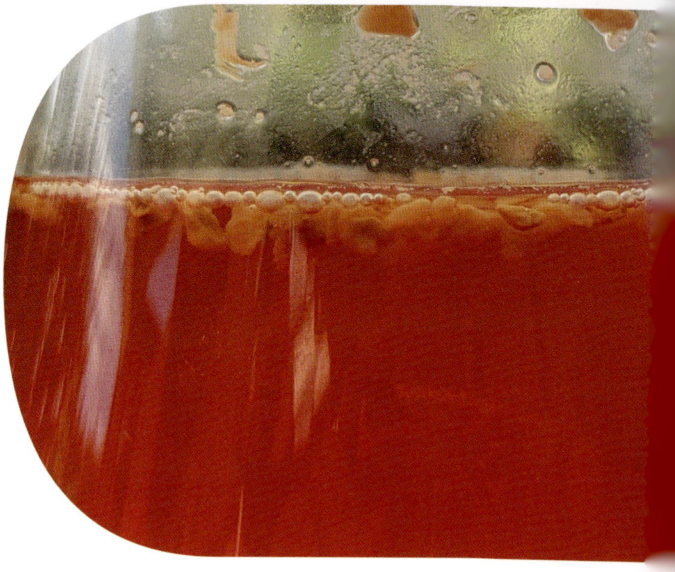

TIPP ZUR ESSIGMUTTER

Mische etwa

- 100 ml naturtrüben Bio-Apfelessig,
- 100 ml sauberes Wasser (kein chlorhaltiges Leitungswasser, da Chlor Bakterien abtötet),
- 2 Esslöffel Zucker.

Gieße die Mischung in ein Glas mit großem Durchmesser, decke es lose mit einem sauberen Tuch, fixiert mit dem Gummiband, ab. Stelle es an einen warmen Ort (idealerweise 20–25 °C) für etwa vier Wochen. In dieser Zeit bildet sich die gallertartige Schicht, die Essigmutter. Sobald sie sichtbar ist, ist die Essigmutter fertig.

EXTRAKT

Schwierigkeitsgrad:	mittel
Zeit zum Ansetzen:	10 Minuten
Eindicken und Abseihen:	2 bis 4 Stunden
Abbinden und Trocknen:	8 bis 12 Stunden
Haltbarkeit:	Jahre
Anwendung:	akut bis chronisch

Als wir vor vielen Jahren vier oder fünf Harzige Lackporlinge fanden, waren wir sehr euphorisch. Unbedingt wollten wir diesen seltenen Fund zu vielen verschiedenen Heilmitteln verarbeiten. Die spagyrische Essenz aus dem Pilz haben wir noch heute, sie riecht noch immer nach Stracciatella-Eis. Wir versuchten uns auch an dem Pulver aus dem Harzigen, um das dann in Kapseln zu füllen. Keine Chance. Egal was wir versuchten, es wurde Fluff – Watte aus Pilzen.

Das führte dann zu unseren Experimenten, Extrakte aus Pilzen zu ziehen. Die Methode, die wir im Laufe der Zeit verfeinerten, hat sich bewährt, ist nicht kompliziert und kann mit normalen Hilfsmitteln aus jedem Haushalt hergestellt werden.

Wasserextrakte mit starker Wirkung

Mehrfach-Extrakte (Wasser, Alkohol etc.), wären theoretisch auch möglich, scheitern aber an den hohen Verlusten des Alkohols beim Trocknen. Industriell wird er wiedergewonnen. Zu Hause lässt sich das mit einem vertretbaren Aufwand nicht realisieren, es funktioniert daher „nur" eine Wasserextraktion mit anschließendem Trocknen und Abbinden mit einem Kräuterpulver. Das führt dann zu einem hochkonzentrierten Pulver, das leicht dosierbar ist und auch in Kapseln abgefüllt werden kann.

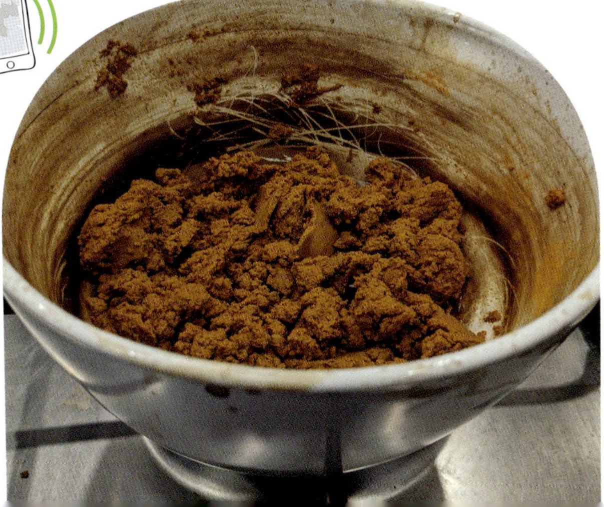

VORGEHENSWEISE

Zutaten

- 200 g Pilzpulver
- 4 Liter Wasser

Schnellübersicht

- Pilzpulver und Wasser in den Topf geben
- mindestens 1 Stunde quellen lassen, optimal über Nacht
- köcheln, bis die Wassermenge halbiert ist (1–3 Stunden)
- abseihen und auspressen
- Flüssigkeit in einen Topf geben
- weiterköcheln und eindicken
- so weit eindicken, dass es noch nicht anbrennt
- mit einem passenden Kräuterpulver abbinden
- die Masse trocknen
- pulverisieren und luftdicht abgefüllt lagern

Benötigte Küchenwerkzeuge

- Topf
- Herd
- Messbecher
- Küchenwaage
- Holzlöffel oder Ähnliches
- Sieb
- Leinentuch zum Auspressen
- Schüssel
- einen weiteren Topf zum zweiten Eindicken
- Behälter zum Abfüllen und kühl Lagern
- Standmixer oder Kaffeemühle

SCHRITT-FÜR-SCHRITT-ANLEITUNG

1. Wiege das Pilzpulver ab. Gib das Pilzpulver und das Wasser in den Topf und weich es mindestens eine Stunde, besser über Nacht in einem kühlen Raum, ein.

2. Stelle den Topf auf den Herd und bringe das Wasser ohne Deckel mit dem Pilzpulver zum Kochen. Sobald das Wasser kocht, reduziere die Hitze, sodass das Pilzpulver leicht köchelt. Rühre gelegentlich mit dem Holzlöffel um, damit nichts anbrennt. Reduziere so die Flüssigkeit, bis ungefähr die Hälfte verdampft ist.

3. Setze das Sieb in die Schüssel und lege es mit dem Leinentuch aus. Gieße den gesamten Topfinhalt vorsichtig in das Tuch. Drücke die Pulverreste aus. Nach einigen Minuten Abkühlzeit kannst du das Pulver im Tuch von Hand auspressen. Eine nochmalige Verwendung des Pulvers ist nicht sinnvoll, da es schon stark ausgekocht ist.

4. Gib die Flüssigkeit in den zweiten Topf, wieder köcheln und eindicken, bis nur noch ein Rest in dem Topf ist, der nicht anbrennt. Das ist meist etwas zwischen einer und einer halben Fingerbreite.

5. Nimm nun das Kräuterpulver und binde damit die Flüssigkeit ab. Die Masse dann im Backofen oder im Dörrautomaten trocknen. Mit Hilfe des Standmixers oder einer Kaffeemühle pulverisieren.

6. Das Pulver in luftdichte Gläser füllen, trocken und dunkel lagern.

Dieses Pulver kann für viele Anwendungen eingesetzt werden, insbesondere zur Herstellung von eigenen Kapseln mit Pilzpulver.

AUSWAHL DES PULVERS ZUM ABBINDEN

Bei dem Pulver zum Abbinden kannst du sehr kreativ sein. Der Pilz, den du zu einem Extrakt verarbeitest, hat Eigenschaften, die sich mit einem passenden Pulver als Trägermaterial sehr gut ergänzen lassen.

Du kannst Braunhirsemehl nehmen, um es möglichst neutral zu halten. Oder Kurkuma, um den Extrakt um die Eigenschaften zu ergänzen. Du kannst auch Artemisia nehmen, wenn das zum Pilz passt. Im Prinzip ist deine Auswahl die Ergänzung zu dem, was der Pilz schon mitbringt. Und wenn du die Leber mit dem Pilz stärken willst, dann nimm Mariendistelpulver. Du hast freie Wahl, kombiniere so, dass es sich gut ergänzt.

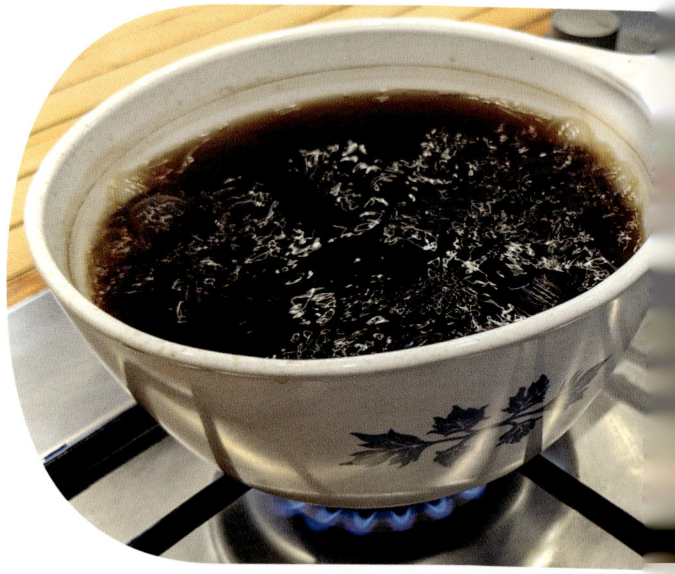

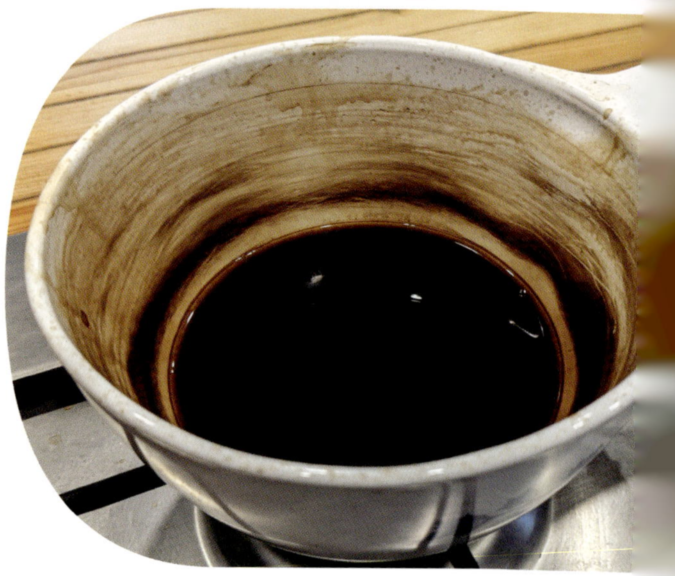

FERMENTATION KULINARISCH

Schwierigkeitsgrad:	leicht bis mittel
Zeit zum Ansetzen:	je nach Rezept
Haltbarkeit:	Tage bis Monate
Anwendung:	kulinarisch

Fermentierte Pilze sind sehr intensiv in den Fokus der Forschung gerückt, da das Potenzial der Anreicherung mit neuen Wirkstoffen viele gesundheitliche Vorteile bringt.

Für uns bereichert es auch geschmacklich unsere tägliche Ernährung. Fermente aus Pilzen ergänzen die gesunde Ernährung auf natürliche Weise, indem sie eine Fülle an bioaktiven Verbindungen liefern, die den Körper unterstützen, ohne dass man explizit an Heilmittel denkt.

Die Gesundheitsvorsorge geht so nahtlos in schmackhafte Gerichte oder Getränke ein, die den Alltag bereichern.

> „FERMENTATION VON PILZEN IST DIE KUNST, DIE GRENZEN ZWISCHEN ERNÄHRUNG UND MEDIZIN VERSCHWINDEN ZU LASSEN."
>
> Sissi & Tom, 2025

Wer täglich kleine Mengen in die Mahlzeiten einbaut, profitiert von einer natürlichen Ergänzung, die z. B. den Stoffwechsel optimiert, das Herz-Kreislauf-System schützt und sogar neuroprotektive Effekte entfalten kann.
Ein fermentierter Pilz zum deftigen Frühstück oder Brunch oder ein Gericht mit Klapperschwamm-Ferment zu Mittag sorgen für Wohlbefinden, ohne dass man an therapeutische Zwecke denkt.

VIELE REZEPTE MIT FERMENTATIONEN

Im Verlauf dieses Kapitels haben wir gesammelte Rezepte zusammengestellt, die in verschiedenen Teilen Europas entstanden sind. Ein weiteres Rezept ist das KimFungChi, unsere Eigenkreation auf Basis eines Kimchi-Rezepts.

Es gibt aber noch viel mehr mit Fermenten aus Pilzen, die nicht in diesem Kapitel hier „versteckt" sind, sondern eigene Kapitel bekommen haben. Tempeh und Koji mit Pilzen, Honig-Pilz-Fermente, Oxymel, Spagyrik, Essig selber machen und Co. sind alles Fermentationen, die Wirkstoffe anreichern und auch besser verfügbar machen.

Jedes dieser Rezepte ist ein weiteres Puzzlestück zur gesunden Ernährung, die schmeckt.

GEWICHT VERWENDEN

Auch wenn es nicht explizit genannt ist, sollte bei der Fermentation ein Gewicht verwendet werden, das die Pilze und Zutaten in die Lake drückt. Das beste Gewicht ist ein mit Wasser gefüllter Luftballon, der in einem Gefrierbeutel steckt, der luftdicht verschlossen ist.

Dieses Gewicht passt durch viele Glasöffnungen und schmiegt sich an. Es kann in der Größe angepasst werden und ist, wenn der Gefrierbeutel frisch verwendet wird, sehr sauber. Bitte bei jeder neuen Fermentation den Gefrierbeutel gegen einen neuen austauschen.

SALZFERMENTATION

Die Fermentation von Pilzen mit Salz kann genutzt werden, um eine flüssige Substanz zu erzeugen, die geschmacklich einer Sojasauce ähnelt.

Im Gegensatz zur traditionellen Konservierung von Pilzen liegt der Fokus hier auf der Extraktion der Flüssigkeit, während die festen Pilzreste entsorgt werden. Diese Methode ist inspiriert von Vorgehensweisen, wie sie bei der Herstellung von Sojasauce oder anderen fermentierten Würzmitteln verwendet werden.

FERMENTATION KULINARISCH

Unsere Empfehlung

Beginne nicht gleich mit den harten Baumschwämmen, das verlangt Übung. Starte am besten mit dem Pilz, den du überall bekommst. Nimm den Champignon, der kommt zwar nicht in diesem Buch vor, macht es dir aber leicht, das Rezept einmal zu testen.

REZEPT SALZFERMENTATION

Schritt 1: Pilze vorbereiten

Pilze gründlich reinigen, in kleine Scheiben schneiden. Optional zusätzlich zwei bis drei Minuten in heißem Wasser blanchieren, dann abkühlen lassen.

Schritt 2: Zutaten zusammenstellen

Einen Liter Pilze wiegen und 10 Gew.-% jodfreies Salz bereitstellen. Optional Gewürze wie Knoblauch oder Ingwer hinzufügen.

Schritt 3: im Glas schichten

In einem sterilisierten Ein-Liter-Glas Pilze und Salz schichten: Pilze, etwas Salz, wiederholen, bis alles verwendet ist. Schichten leicht andrücken, um Luftblasen zu entfernen.

Schritt 4: fermentieren lassen

Aus den Pilzen tritt nun das Wasser aus. Zum Schluss sind die Pilze davon bedeckt. Glas bei 15–20 °C dunkel lagern, drei bis acht Wochen fermentieren (je länger desto besser). Gelegentlich schütteln, um Salz zu verteilen. Unser letztes mit Champignon haben wir 24 Wochen fermentiert, der Geschmack war gigantisch gut.

Schritt 5: lagern

Flüssigkeit optional kurz kochen, abkühlen lassen, in Flasche füllen und im Kühlschrank lagern. Optional: abfiltern oder sieben. Hält mehrere Monate.

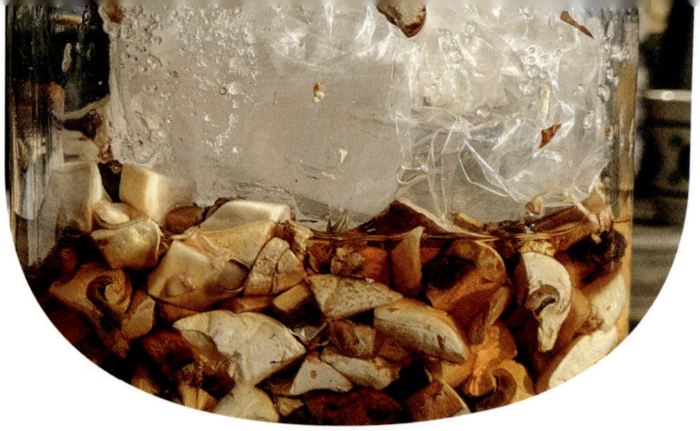

Intensiver Umami-Geschmack garantiert

Die Fermentation erhöht den Gehalt an natürlichem Glutamat, einem Aminosäure-Derivat, das für den charakteristischen Umami-Geschmack verantwortlich ist, ähnlich wie bei Sojasauce. Die Flüssigkeit kann als gesundes Würzmittel in Suppen, Saucen oder anderen Gerichten verwendet werden, um den Geschmack zu intensivieren.

KIMFUNGCHI

Die verwendeten Pilze sind Speisepilze und variabel.

Zutaten

» 1 Chinakohl, mind. 1 kg
» 60 g Meersalz in 2 l Salzlake
» ½ Zwiebel
» 2 bis 3 Knoblauchzehen
» 1 Stück Ingwer, daumengroß
» 2 EL feines Judasohrpulver (statt Reismehl)
» 1 kleiner Rettich ca. 250 g
» 1 kleine Stange Lauch
» 1 Karotte
» 2 Frühlingszwiebeln
» 1 EL Fischsauce
» 1–3 EL Koreanisches Chilipulver (Korean Red Pepper, Gochugaru)
» 100 g Judasohren und Klapperschwamm geschnitten (Pilze nach freier Wahl)

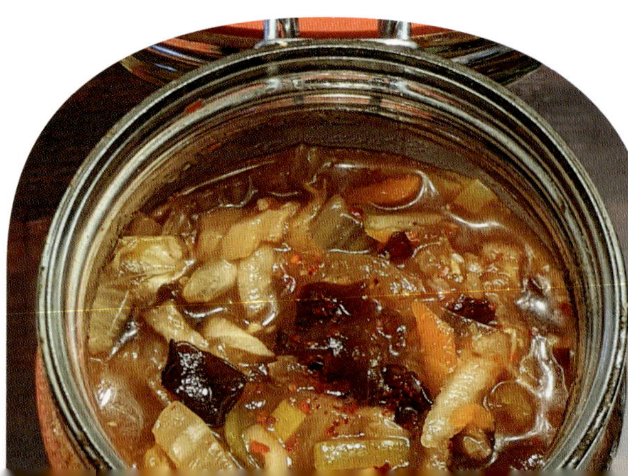

REZEPT KIMFUNGCHI

Schritt 1: Chinakohl entwässern

Chinakohl unten einschneiden und nach oben auseinanderreißen. Die Kohlviertel zerkleinern. Salzlake aus Meersalz und Wasser herstellen. Kohlstücke in eine große Schüssel geben und mit der Salzlake bedecken. Gelegentlich umrühren.

Schritt 2: Judasohrpulver-Paste

Auf 250 ml Wasser 2 EL Judasohrpulver geben und köcheln, bis es sämig wird. Dann 1 EL Rohrohrzucker, Zwiebel, Knoblauch, Ingwer und Chili dazugeben und noch einmal 3 Min. leicht köcheln lassen. Zur Seite stellen und abkühlen lassen. Mit dem Pürierstab zu einer Paste mixen.

Schritt 3: Gemüse schnibbeln

Während der Chinakohl in seiner Salzlake entwässert wird und die Judasohrpaste abkühlt, Gemüse zerkleinern: Rettich, Karotte und Lauch in kleine feine Streifen, Frühlingszwiebeln in feine Ringe schneiden.

Schritt 4: Chinakohl auswaschen

Den Chinakohl nach sechs Stunden sorgfältig auswaschen. Das erste Wasser auffangen. So oft das Wasser wechseln, bis der Salzgeschmack passt. Falls es zu wenig Salz ist, aus dem aufgefangenen Wasser etwas verwenden.

Schritt 5: Zutaten vermengen

Zum gewaschenen, leicht ausgedrückten Chinakohl alle anderen Zutaten hinzugeben. Alle Zutaten vermengen, sodass die Paste gut im Kimchi-Gemüse verteilt ist. Das Kimchi in ein Glas schichten (Achtung: keine Luftblasen).

Schritt 6: reifen lassen und lagern

Nach 14–21 Tagen sollte diese Fermentation im Dunkeln abgeschlossen sein (Zimmertemperatur). Bei gewünschtem Reifegrad im Kühlschrank lagern.

PILZFERMENT OSTEUROPA

Zutaten

- 1 kg frische Pilze
- 20 g Salz
- 1 Liter Wasser
- optional Gewürze

REZEPT PILZFERMENT OSTEUROPA

Schritt 1: Pilze und Lache vorbereiten

Die gereinigten Pilze in Scheiben von etwa 1 cm Dicke schneiden. Dann 20 g Salz in ca. 1 Liter Wasser auflösen. Die Beize mit dem Salzwasser kann auch zusätzlich nach Bedarf Gewürze enthalten wie Senf, Lorbeer, Pfeffer, Piment, Ingwer, Rosmarin, Wacholderbeeren, Nelke und Muskat.

Schritt 2: einfüllen

Die geschnittenen Pilze in ein sterilisiertes Glas oder einen Fermentationsbehälter füllen. Die Beize über die Pilze gießen, damit sie vollständig bedeckt sind. Das Glas verschließen.

Schritt 3: täglich öffnen

Den Deckel täglich öffnen, um den Gasaustausch zu ermöglichen. Bei Raumtemperatur (18–22 °C) ca. 1–2 Wochen fermentieren, dann kalt (< 10 °C) stellen. Der Zeitpunkt, wann die Pilze gut schmecken, muss ausprobiert werden. Das variiert von Pilz zu Pilz.

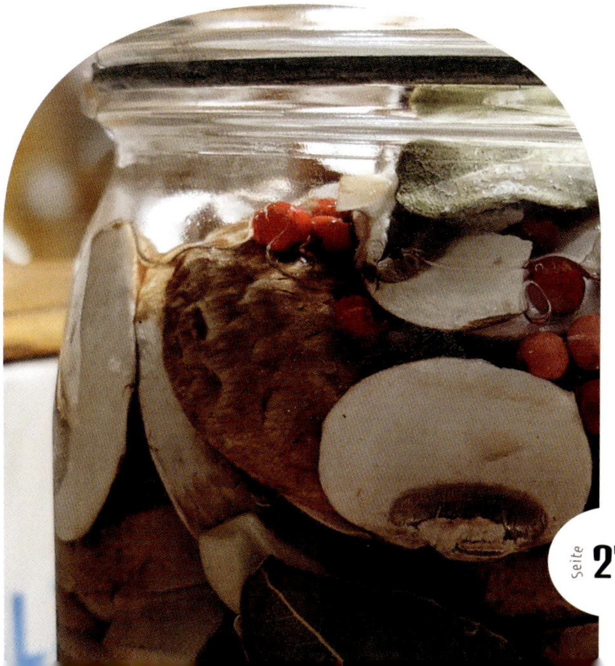

FERMENTATION KULINARISCH

PILZFERMENT MIT MILCHSÄUREBAKTERIEN

Das Originalrezept setzt auf wilde Fermentation, die uns mehrmals verschimmelt ist. Wir haben das abgewandelt und empfehlen die Verwendung von probiotischem Pulver (in Apotheken erhältlich, in kleinen Tüten oder Kapseln verpackt unter verschiedenen Handelsnamen).

Zutaten

(für ca. 500-ml-Glas)

» 200–250 g frische Pilze. Eigentlich gedacht für Speisepilze. Wir haben das mit der Schmetterlingstramete ausprobiert. Das war hervorragend.
» 1–2 Knoblauchzehen, geschält und zerdrückt
» 1–2 Zweige frischer Thymian oder Rosmarin (oder getrocknete Kräuter)
» 8 g Zucker (als Fermentationsnahrung)
» 5–8 g Salz (nicht jodiert, optional reduzierbar für salzarme Variante)
» 120–150 ml gefiltertes Wasser (chlorfrei)
» 1 Kapsel oder Tüte Probiotikum (Kapsel / Tüte öffnen und Pulver verwenden)

Die Rezepte mit Sauerkrautsaft oder Brottrunk, die wir getestet haben, schmecken nach Sauerkraut und Brottrunk, egal wie viele Pilze man hineingibt. Das hat uns nicht gefallen, deshalb lassen wir das aus.

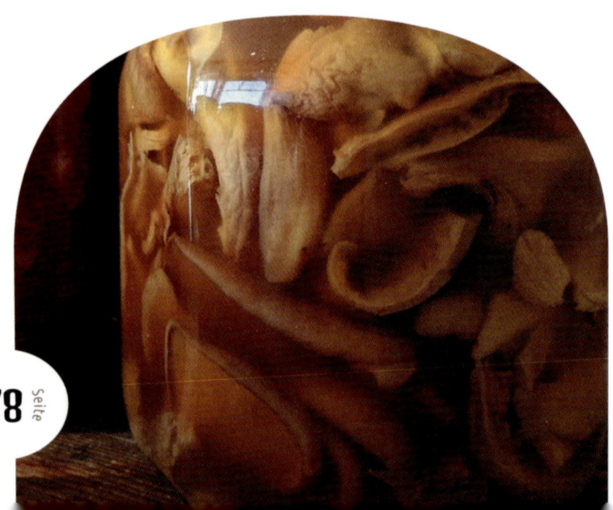

REZEPT PILZFERMENT MIT MILCHSÄUREBAKTERIEN

Schritt 1: Pilze reinigen

Die Pilze gründlich reinigen und die harten Stielenden entfernen.

Schritt 2: Lache vorbereiten

In einem Topf das Wasser mit Zucker und Salz mischen, bis sich alles auflöst. Das Probiotikum einrühren – dies liefert die Milchsäurebakterien als Starter, die den pH-Wert schnell senken und die Fermentation einleiten. Knoblauch und Kräuter hinzufügen.

Schritt 3: einlegen

Die zerkleinerten Pilze in das Glas schichten, dabei leicht andrücken, um Luftblasen zu vermeiden. Die Flüssigkeit mit dem Probiotikum darübergießen, bis die Pilze vollständig bedeckt sind (ca. 2 cm Flüssigkeit darüber). Ein Gewicht auflegen, um die Pilze unter der Flüssigkeit zu halten.

Schritt 4: verschließen

Das Glas mit einem lockeren Deckel verschließen (z. B. mit Tuch und Gummiband abdecken, um Gase entweichen zu lassen). Bei 18–22 °C dunkel lagern.

Schritt 5: täglich betreuen

Täglich schütteln oder umrühren, um die Säure zu verteilen. Den Deckel täglich anheben, um Druck abzubauen. Die Fermentation dauert 10–14 Tage oder länger; probiere ab Tag fünf – die Pilze sollten sauer und aromatisch sein. Sobald der gewünschte Säuregrad erreicht ist, das Glas fest verschließen und in den Kühlschrank stellen. So halten die Pilze drei bis vier Wochen oder länger. Wenn du lange genug Geduld hast, lässt sich nicht nur die Flüssigkeit des Fermentes genießen, sondern auch die Schmetterlingstramete.

TIPPS UND VARIATIONEN

» Wenn die Fermentation nicht anspringt, mehr Probiotikum hinzufügen.
» Für die salzfreie Version: Salz weglassen.
» Immer Hygiene beachten, um Kontamination zu vermeiden. Bei Schimmel die Charge verwerfen.

FUSSBAD

Schwierigkeitsgrad:	leicht
Zeit Herstellung Pilzauszug:	je nach Rezept
Zeit für das Fußbad:	5 bis 15 Minuten
Entspannungszeit danach:	15 Minuten
Anwendung:	2 bis 4 Mal pro Woche als Kur

Fußbäder haben eine lange Tradition in der Naturheilkunde und werden seit Jahrhunderten medizinisch eingesetzt, um das Wohlbefinden zu fördern und Beschwerden zu lindern.

Sie basieren auf den Prinzipien der Hydrotherapie, bei der Wasser und Temperaturwechsel die Durchblutung anregen und reflektorisch auf den gesamten Organismus wirken.

Die Wahl der Temperatur

Fußbäder mit warmer Temperatur von rund 34–38 °C bewirken eine Erweiterung der Blutgefäße in den Füßen und steigern so die örtliche Durchblutung.

Dies hat eine reflektorische Wirkung auf den vollständigen Kreislauf. Der Blutdruck nimmt kurzzeitig ab, das Herz wird entlastet und das parasympathische Nervensystem wird angeregt, was zu einer umfassenden Entspannung führt.

Ein Fußbad in kühlem Wasser von etwa 10–18 °C verursacht hingegen eine Gefäßverengung, unterstützt die natürlichen Abwehrkräfte und verbessert die Immunabwehr.

Die empfohlene Dauer umfasst normalerweise 5–15 Minuten. Kalte und warme Bäder lassen sich zu Wechselanwendungen verbinden, um die Immunabwehr noch intensiver zu aktivieren.

Bei Wechselbädern abwechselnd 5 Minuten warm und 10–20 Sekunden kalt baden, zwei bis drei Mal wiederholen und mit kalt enden.

FUSSBAD MIT ABKOCHUNG AUS PILZEN

Für ein Fußbad können viele Extrakte aus Pilzen verwendet werden. Von der Abkochung über Dekokt, Alkohol-Tinktur, Essig- und Glycerin-Auszug bis hin zu einer Zugabe des Öl-Auszugs, von dem am besten als Abschluss etwas in das Fußbad gegeben werden kann.
Pilzauszüge in Bädern werden sehr gut über die Haut aufgenommen, dabei lindern sie beispielsweise Schwellungen und fördern die Entgiftung. Pilzextrakte machen Fußbäder zu einer wohltuenden Ergänzung der therapeutischen Maßnahmen, sie können aber auch ein prophylaktisch wirksamer Teil eines eigenen Wellness-Konzepts sein.

Als Beispiel für das Wohlfühl-Fußbad nehmen wir die Abkochung, die Vorgehensweise zu den anderen Auszügen erfolgt analog.

Zutaten

» Abkochung, 1 Liter warm oder kalt
» Wasser zum Auffüllen, warm oder kalt

Schnellübersicht

» Abkochung nach Rezept
» Fußwanne füllen
» Handtuch bereitlegen
» Füße für 5–15 Minuten eintauchen
» Entspannungszeit danach gönnen

Benötigte Materialien

» siehe Abkochung
» Thermometer
» Fußwanne
» Handtuch

FUSSBAD

BEQUEM UND KEINE HEKTIK

Gieße deine kalte oder heiße Abkochung (1 Liter) in die Fußwanne und fülle den Rest mit Wasser auf, das die gleiche Temperatur hat. Die Wanne muss so groß sein, dass du bequem deine Füße eintauchen kannst, ohne irgendwo anzustoßen. Es muss so viel Flüssigkeit drin sein, dass deine Knöchel untertauchen.

Setze dich bequem hin, es ist sehr wichtig, dass du dabei eine entspannte Körperhaltung hast und du deine Füße bequem abstellen kannst.

Atme tief und rhythmisch durch und lass die Wärme oder Kälte wirken.

NACH DEM BAD

Trockne die Füße ab und gönne dir noch mindestens 15 Minuten weitere Entspannung, am besten im Liegen. Wiederhole das Fußbad zwei bis vier Mal pro Woche als Kur, aber starte langsam, um zu sehen, wie dein Körper insgesamt reagiert.

PFLEGE DANACH

Eine einfache, selbst gemachte Creme mit Pilzextrakten pflegt die Haut nach dem Bad intensiv und nutzt die regenerativen Eigenschaften von Pilzen. Die Sohlenhaut profitiert besonders von Pilzextrakten, da diese antioxidativ wirken und die Zellregeneration anregen.

Massiere die Creme nach dem Trocknen sanft ein. Eine regelmäßige Anwendung kann die Haut elastischer machen und bei Auswahl des passenden Pilzextrakts vor Pilzinfektionen schützen. Das Bad weicht Nagelhaut und Nägel auf, was die Pflege erleichtert. Trage eine Pilzcreme oder einen Öl-Auszug mit Pilzen auf, um die Nägel zu stärken und gegen Brüchigkeit vorzubeugen. Die bioaktiven Stoffe fördern die Keratinproduktion und manche können sogar bei Nagelpilz helfen, indem sie das Wachstum unerwünschter Mikroorganismen hemmen.

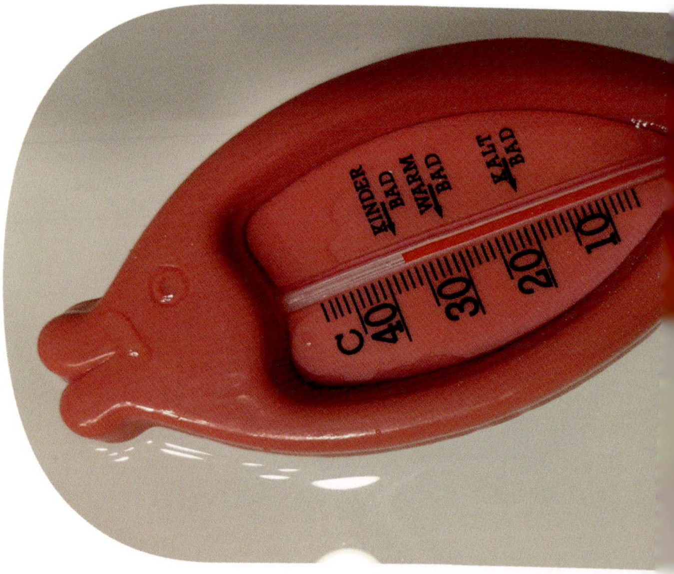

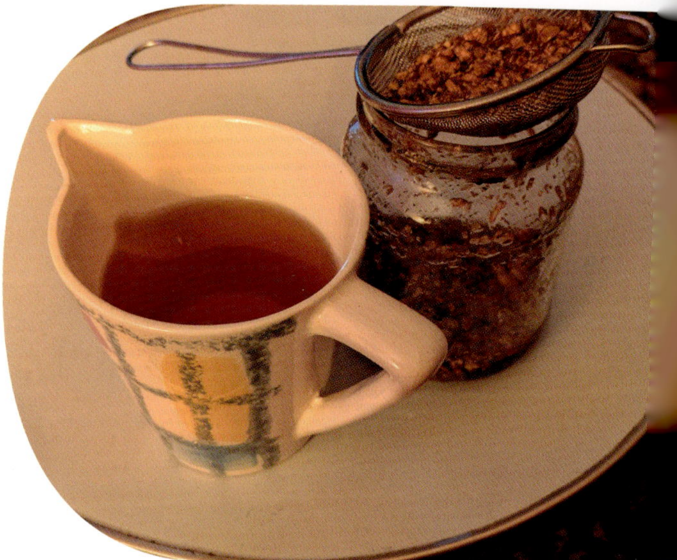

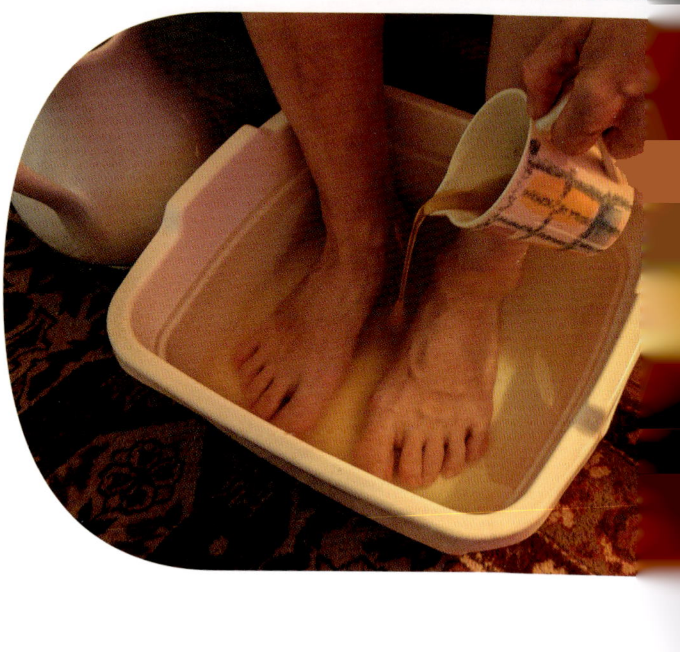

GLYCERIN-AUSZUG

Schwierigkeitsgrad:	leicht
Zeit zum Ansetzen:	10 Minuten
Zeit zum Ziehen:	4 bis 6 Wochen
täglich:	1 Minute verschlagen
Zeit zum Abseihen:	10 Minuten
Anwendung:	mehrere Monate

Glycerin ist ideal für alkoholfreie Extrakte, besonders für Kinder, Schwangere oder Menschen, die Alkohol meiden. Glycerin zählt zwar zu den Alkoholen, extrahiert jedoch bioaktive Verbindungen aus Pilzen ohne die bekannten Nebeneffekte des ethanolischen Alkohols.

Glycerin konserviert durch seine Viskosität und osmotische Wirkung, verhindert mikrobielles Wachstum und stabilisiert Antioxidantien, was die Haltbarkeit ohne Kühlung verlängert. Es eignet sich für moderat polare Verbindungen wie Flavonoide, ist aber weniger effizient als Ethanol.

In Kosmetik und Pharmazie sorgt Glycerin für angenehme Konsistenz und süßen Geschmack in Sirupen oder Tropfen.

Glycerin ist in der traditionellen Medizin beliebt, da es frei von Ethanol ist und ähnliche Wirkstoffe auslöst.

Glycerin im Vergleich zu Wasser und Ethanol

Um die Sinnhaftigkeit von Glycerin zu verstehen, ist ein Vergleich mit anderen Lösungsmitteln hilfreich.

- » Wasser hat einen Siedepunkt von 100 °C, mit niedriger Viskosität und geringer Konservierungswirkung.
- » Ethanol hat einen Siedepunkt von 78 °C, mit mittlerer Viskosität und mittlerer Konservierungswirkung.
- » Glycerin hat einen Siedepunkt von 290 °C, mit hoher Viskosität und hoher Konservierungswirkung.

Aus dieser Gegenüberstellung wird klar, dass Glycerin besondere Eigenschaften hat, die sich für die Herstellung von Heilmitteln aus Pilzen nutzen lassen.

GLYCERIN-AUSZUG ANSETZEN

Zutaten

- » 50 g Pilzpulver
- » 100–150 g pflanzliches Bio-Glycerin

Schnellübersicht

- » Pilzpulver in ein verschließbares Glas geben
- » mit Glycerin auffüllen
- » ein bis zwei Finger breit oben Luft lassen
- » Glas schließen und schütteln
- » täglich 10–20 Mal verschütteln
- » nach 4–6 Wochen abseihen
- » in saubere Flasche füllen, kühl und dunkel lagern

Benötigte Materialien

- » verschließbares Glas
- » eventuell Trichter
- » Sieb
- » Tuch
- » Küchenwaage
- » Schüssel

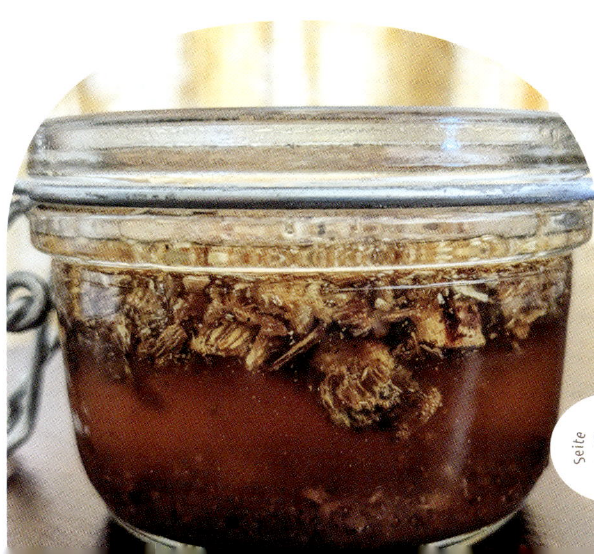

GLYCERIN-AUSZUG

SCHRITT-FÜR-SCHRITT ZUM GLYCERIN-AUSZUG

Schritt 1: einfüllen

Fülle das Glas zu einem Drittel mit Pilzpulver.

Für 50 g Pilze nimm ca. 100–150 ml Glycerin (Verhältnis 1:2 oder 1:3).

Gieße Glycerin über die Pilze, bis sie bedeckt sind, mit ein bis zwei Finger breit Platz nach oben.

Schritt 2: schließen und lagern

Verschließe das Glas fest und stelle es an einen kühlen, dunklen Ort (idealerweise 15–20 °C), um Oxidation zu vermeiden.

Schritt 3: täglich verschlagen

Lass es vier bis sechs Wochen ziehen, idealerweise sechs Wochen für bessere Extraktion.

Verschlage das Glas täglich, um die Extraktion zu fördern.

Schritt 4: abseihen

Lege das Sieb auf eine Schüssel und darin das Tuch und seihe das Glycerin durch ein Tuch ab.

Drücke die Pilze gut aus, um alle Flüssigkeit zu gewinnen (die Rückstände können kompostiert werden).

Schritt 5: abfüllen und beschriften

Fülle die Tinktur in eine dunkle Flasche, beschriften nicht vergessen.

GLYCERIN-AUSZUG KOMBINIEREN MIT ERWÄRMUNG

Ein ergänzendes Verfahren zur Herstellung von Glycerin-Tinkturen ist das Erhitzen, um die Extraktion zu verbessern.

Dabei gibt es ein paar Rahmenbedingungen zu beachten: Erhitzen bei niedriger Temperatur – die ideale Temperatur für die Anwendung bei Pilzen liegt zwischen 40 und 60 °C. Bei dieser Temperatur werden sowohl das Glycerin als auch die Inhaltsstoffe des Pilzes schonend behandelt.

Beachte dabei die Reihenfolge: erst Erwärmung, dann lange ziehen lassen.

Dauer der Erhitzung

Die Dauer der Erwärmung ist mit ein bis zwei Stunden vollkommen ausreichend.

Das Erhitzen kann die Zellwände des Materials aufweichen und damit die Löslichkeit der bioaktiven Verbindungen in Glycerin erhöhen, was zu einer effizienteren Extraktion führt.

Eine moderate Erwärmung erhöht die Ausbeute an Inhaltsstoffen, ohne hitzeempfindliche Komponenten stark zu beeinträchtigen.

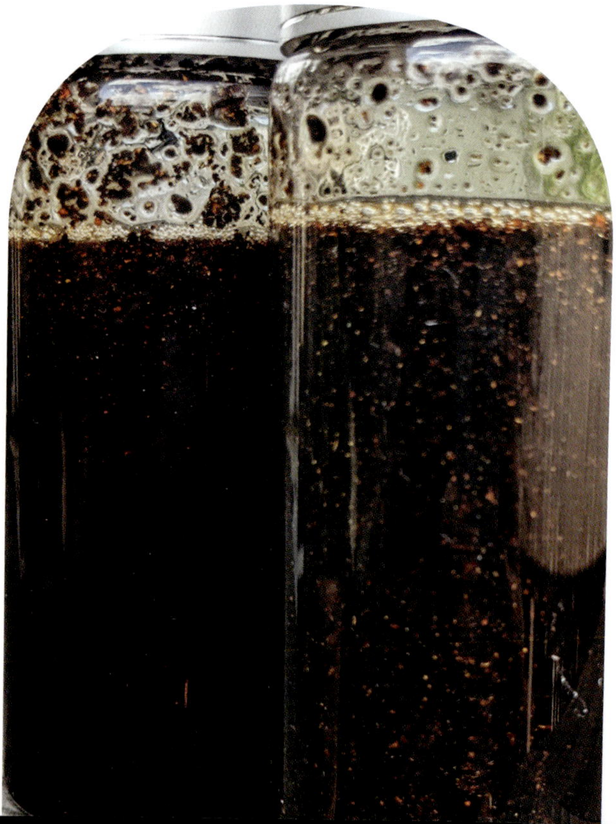

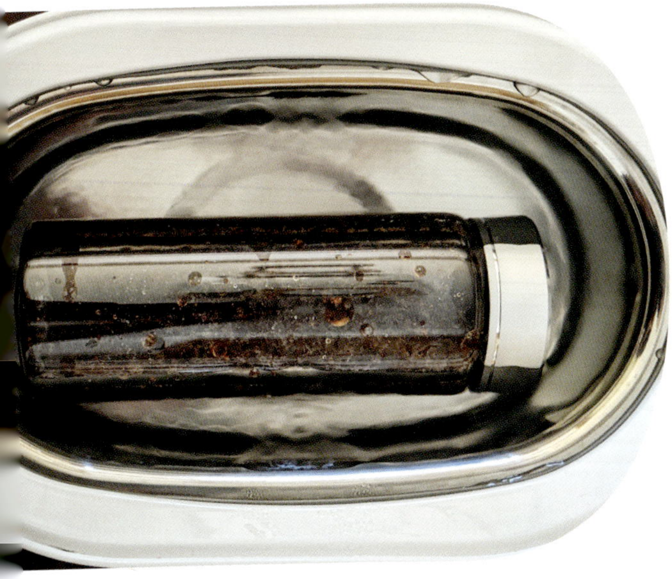

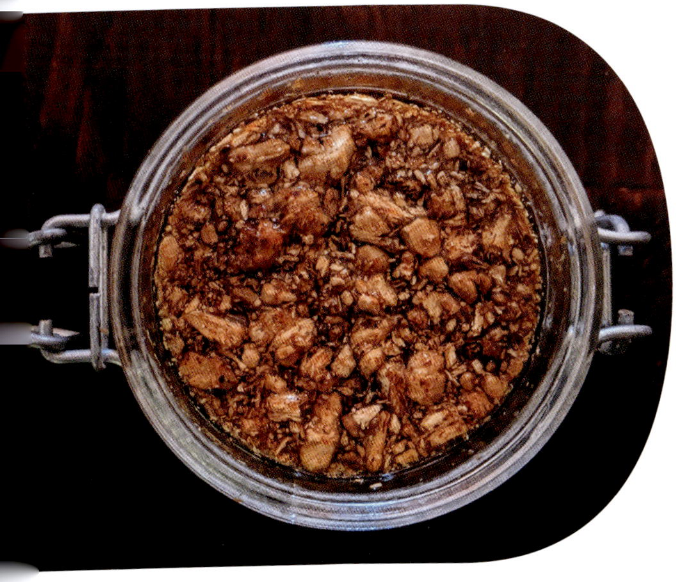

GLYCERIN-AUSZUG KOMBINIEREN MIT ULTRASCHALL

Wir verwenden für unsere Auszüge ein haushaltsübliches Ultraschallgerät zum Reinigen von Schmuck.

Die Schallwellen erzeugen winzige Gasbläschen im Glycerin. Diese Bläschen kollabieren schnell, was für Mikrosekunden lokale Druck- und Temperaturspitzen erzeugt. Der Kollaps führt zu mechanischen Effekten wie Turbulenzen und Scherkräften, die die Zellwände der Pilze aufbrechen und die Freisetzung von Inhaltsstoffen fördern.

Dauer der Ultraschall-Behandlung

Ultraschall beschleunigt also die Extraktion erheblich, ist schonend und führt zu höherer Ausbeute.

Studien zeigen, dass Ultraschall die Extraktionsausbeute von Wirkstoffen um 20–50 % steigern kann, im Vergleich zur klassischen Mazeration.

Das Ultraschallbad setzen wir für 20 Minuten ein, wobei das Gerät, um nicht überlastet zu werden, automatisch nur maximal fünf Minuten in einem Zyklus läuft. Diesen Zyklus wiederholen wir mit Pausen von fünf Minuten vier Mal.

Auch das Glycerinbad sollte zuerst durchgerührt werden, bevor die Mazerationszeit startet.

TIPPS FÜR DEN GLYCERIN-AUSZUG

Wir haben lange Zeit den normalen Auszug mit Glycerin gemacht, keine Erwärmung und kein Ultraschall. Im Laufe der Zeit hat uns unsere Experimentierfreude dann doch zu Ultraschall und zur Erwärmung mit anschließender Mazeration gebracht. Es ist ganz sicher kein „Muss", es ist nur etwas effektiver. Falls du das auch vorhast, dann spare dir einige der Umwege, die wir gegangen sind.

Das Praktischste, was du machen kannst in der Kombination Ultraschall, Erwärmung und Mazeration, ist die Verwendung einer kleinen Glas-Milchflasche für Muttermilchersatz, mit einem Babyflaschenwärmer und einem Haushalts-Ultraschallgerät.

Bis auf die Flasche mit Verschluss haben wir alles Secondhand gekauft, das gibt es wie Sand am Meer und ist meist sehr gepflegt.

Beachte dann unbedingt die Reihenfolge:

1. ULTRASCHALL
2. ERWÄRMUNG
3. MAZERATION
(MIT TÄGLICHEM VERSCHÜTTELN)

Erprobte Reihenfolge bei der Kombination von Ultraschall, Erwärmung und Mazeration

HOMÖOPATHIE ALLGEMEIN

SCHWIERIGKEITSGRAD

Schwierigkeitsgrad:	mittel
Zeit für Urtinktur:	10 Minuten
Zeit für Herstellung:	30 bis 90 Minuten
Haltbarkeit:	Jahre

Als Samuel Hahnemann das Prinzip der Homöopathie entwickelte, existierten in der Wissenschaft noch verschiedene Strömungen und Lehren in Europa. Allerdings erfand Hahnemann nicht das Prinzip der Potenzierung. Er entwickelte es weiter, basierend auf Verdünnung und Verschüttelung, die bereits seit mindestens 2000 Jahren in der Alchemie bekannt waren.

Die Chemie war gerade erst dabei, sich zu dem zu entwickeln, was sie heute ist. Die wissenschaftlichen Sichtweisen waren noch wenig vom „Nachmessen" geprägt, sondern mehr vom Beobachten.

Im Laufe der Zeit entwickelte sich insbesondere im 19. Jahrhundert ein neues Wissenschaftsparadigma, das die Welt als „messbar" und „nachweisbar" darstellt. Es wurden immer mehr Messgeräte und Messverfahren entwickelt, die für viele bisher unbekannte Vorgänge zum heutigen Grundverständnis der Welt und des Lebens beigetragen haben.

DIE WELT IST CHEMISCH, DER REST ZÄHLT WENIG

Nach und nach wurde dabei das ehemals ganzheitliche Weltbild der Metaphysik durch eine Sichtweise der Kontrollierbarkeit, der Messbarkeit und insbesondere der chemischen Reaktionsmuster ersetzt. Metaphysik galt zum Ausklang des 19. Jahrhunderts als überholtes Weltbild, stattdessen etablierte sich ein neues Wissenschaftsparadigma: Die Welt wird als chemisch und reaktiv chemisch gesehen, physikalische Vorgänge als zweitrangig. Selbst Emotionen werden heute als rein biochemische Vorgänge aufgefasst.

HOMÖOPATHIE UND DIE WAHL DER RICHTIGEN POTENZ

Wer in der Homöopathie das richtige Mittel für sich gefunden hat, muss sich schließlich auch für die passende Potenz entscheiden. Zwar lassen sich die richtige Potenz und das Mittel gar nicht voneinander trennen – erst die Potenz macht in der Homöopathie das Mittel richtig –, eine grobe Einteilung zur Orientierung kann dennoch gemacht werden.

DIE VERSCHIEDENEN POTENZEN

Ausgangsbasis für jedes Mittel ist eine Urtinktur. Die Urtinktur ist so etwas wie ein unverdünntes Mittel. Unverdünnt heißt nun aber nicht pur, sondern dass der Wirkstoff in einer Lösung (meist Alkohol) gelagert wird. Werden anorganische Substanzen verarbeitet, muss vor der Urtinktur eine Verreibung durchgeführt werden (z. B. für Steine, Salze, Metalle usw.). Die Verreibungssubstanz wird dann im Lösemittel (Alkohol) gelagert und ist somit die Urtinktur bei anorganischen Mitteln. Die Verreibung wird in einem gesonderten Kapitel vorgestellt.

Die D-Potenzen

Das Verfahren zur Herstellung wurde von C. Hering 1833 zum ersten Mal veröffentlicht. D-Potenzen werden bis zu einer Potenz von D1000 hergestellt. Wegen ihrer vergleichsweise geringen Verdünnung enthalten sie bis etwa D24 noch chemische Bestandteile der Ausgangssubstanz. Im angelsächsischen Raum werden D-Potenzen auch mit „x" bezeichnet (z. B. 30x).

Die C-Potenzen

Nachdem Hahnemann zu Beginn der Entwicklung der homöopathischen Methode mit Urtinkturen und verdünnten Substanzen arbeitete, erfand er ab etwa 1810 die Methode zur Herstellung von C-Potenzen.

Durch die Einglasmethode nach Korsakoff und die hinzugekommene Maschinenverschüttelung sind auch hohe Potenzierungen möglich. Diese werden mit dem Kürzel CK (C-Potenz nach Korsakoff) bezeichnet oder einfach nur mit römischen Zahlen: CK1'000 (M), CK10'000 (XM), CK50'000 (LM), CK100'000 (CM), CK1'000'000 (MM).

Die Q- und LM-Potenzen

Q-Potenzen entwickelte Hahnemann gegen Ende seines Lebens. Ihre Herstellung wurde erstmals in der 6. Auflage des Organon (erschienen 1922) beschrieben. Q-Potenzen sollen eine besonders sanfte Heilwirkung haben.

Q-Potenzen müssen von den LM-Potenzen unterschieden werden. Q-Potenzen werden grundsätzlich aus der Verreibung (C1 bis C3) des jeweiligen Ausgangsstoffes – Trituration genannt – hergestellt (siehe weiter unten im Buch unter Verreibung). LM-Potenzen dagegen werden zum größten Teil aus alkoholischen Auszügen der jeweiligen Grundsubstanz erzeugt.

Für einige Ausgangsstoffe ist die Herstellung der LM- und Q-Potenzen allerdings gleich. So wird *Aurum* (Gold) in jedem Fall für die C1 bis C3 verrieben, um es in Lösung zu bringen. Weiter sind die LM-Potenzen nicht zu verwechseln mit der Potenz C50'000.

WELCHE POTENZ IST NUN DIE RICHTIGE?

Es gibt Anwender von Homöopathie, die nach diesem Prinzip vorgehen:„Ich hab nur C200 in meiner Hausapotheke." Es hört sich so an wie „viel hilft viel", also weniger der Ansatz der Naturheilkunde. So vorzugehen, ist weit entfernt von einer sinnvollen Anwendung der Homöopathie. Potenzen richtig einzusetzen ist wichtig. Wie groß der Unterschied bei den Potenzen ist, wollen wir stellvertretend am Mittel *Latrodectus mactans*, Schwarze Witwe, zeigen.

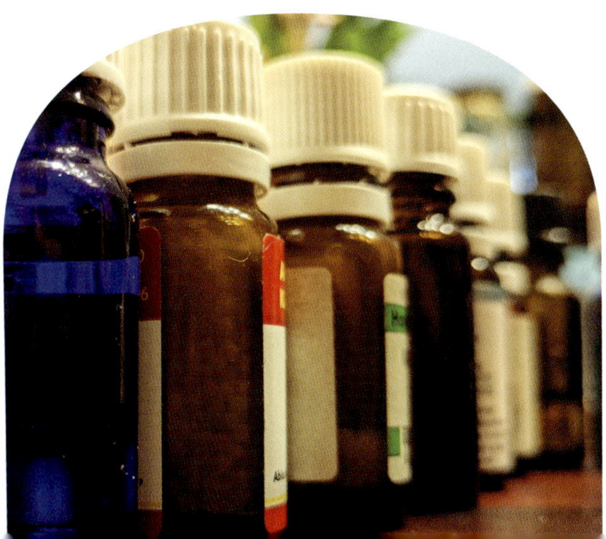

Potenzen wirken unterschiedlich

In den D-Potenzen ist es für Menschen, die zum Beispiel organische Nervenstörungen als Symptom haben. Eine Übertragung der Nervenimpulse findet nur mit Störungen statt und führt zu Fehlfunktionen der Extremitäten.

Dass dieses Mittel greift, hat etwas mit dem Gift der Schwarzen Witwe zu tun: Es lähmt/blockiert die Impulse an den Synapsen. Die Globuli in einer D-Potenz sollen daher die Synapsen reaktivieren.

In einer mittleren (C30) bis niedrigen (C6) C-Potenz wird das Mittel eingesetzt, wenn gleichzeitig zu den unter D-Potenzen beschriebenen Eigenschaften zusätzlich so etwas auftritt wie zappelnde Beine / Restless Legs. Das Mittel in diesen Potenzen greift also auch schon in den mentalen Bereich ein.

In einer hohen C-Potenz (C200 oder höher) hat das Mittel noch immer etwas mit den oben beschriebenen Symptomen zu tun.

Vorwiegend geht es bei den Hochpotenzen aber um die Signaturen der „Ausgangssubstanz", in diesem Fall der Schwarzen Witwe. Und die hat ein besonderes Paarungsverhalten: Erst wird das Männchen abgewiesen und muss dabei aufpassen nicht, getötet zu werden. Dann kommt es plötzlich zum heftigen Paarungsakt. Nach der erfolgten Befruchtung muss das Männchen flüchten oder es wird bekämpft oder sogar getötet.

Für das Mittel bedeutet das: Es ist besonders geeignet für Menschen, wenn es eine Nähe/Distanz-Problematik gibt. Nicht selten kommt es sogar nach mentaler oder körperlicher Nähe zu großer Distanz, die auch temporär von starker Ablehnung bis Aggression begleitet sein kann.

Von organisch zu mental

Deutlich zu sehen ist an diesem Vergleich: Mit den Potenzen verschiebt sich das Mittelbild von „Inhaltsstoffen", die symptomatisch wirken, zu „Signatur-Kennzeichen", die rein mental wirken. Da würde ein falsch gegebenes C200-Mittel einiges anrichten können.

HOMÖOPATHIE ALLGEMEIN

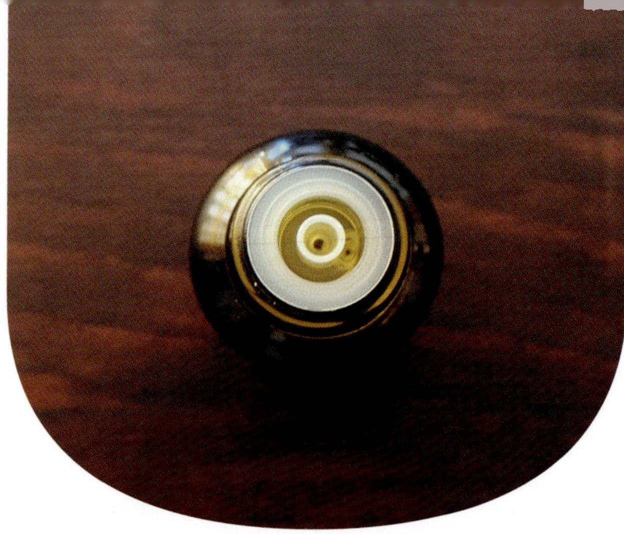

Würde jemand mit Nervenstörungen in den Beinen die C200 bekommen, dann würde sehr wahrscheinlich dieser Mensch während der Wirkung des Mittels eine Nähe/Distanz-Problematik bekommen. Es würde also beim Kranken das entstehen, was der Gesunde hat. Das ist eines der Prinzipien der Homöopathie. Schlechter Trost: Natürlich würden auch die Nervenstörungen besser.
Daher Vorsicht mit Hochpotenzen, diese wirken mental teilweise sehr intensiv. Dazu sind sie da.

NEUESTE FORSCHUNGEN ZUR HOMÖOPATHIE

Jüngsten Studien haben gezeigt, dass stark verdünnte und potenzierte homöopathische Lösungen (Potenzen) mit speziellen Farbstoffen reagieren, was sich in Veränderungen ihrer Farbspektren widerspiegelt.

Die Ergebnisse sind spannend. Zum Beispiel zeigte der Farbstoff Brooker's Merocyanin eine Interaktion mit dem homöopathischen Mittel Acidum arsenicosum in der Potenz 10M über mehrere Tage nach einer einmaligen Anwendung.

Diese neue Technik liefert vollkommen neue Hinweise auf die Natur der Interaktionen von homöopathischen Mitteln. Die langen Effekte deuten auf resonante Mechanismen hin, was das Verständnis homöopathischer Wirkungen um einen neuen Aspekt bereichert.
Es wird aber noch lange dauern, bis die Wirkungsweise der Homöopathie und ähnlicher Verfahren verstanden sein wird.

DIE VERBREITUNG DER HOMÖOPATHIE WELTWEIT

Weltweit berichten 170 Staaten von traditioneller Nutzung homöopathischer Praktiken, mehr als 200 Millionen Menschen nutzen regelmäßig homöopathische Arzneimittel.

In Europa ist Homöopathie traditionell stark verankert: In Deutschland, dem Ursprungsland, ist sie gesetzlich anerkannt. In Frankreich und der Schweiz ist sie Teil des öffentlichen Gesundheitswesens. Weitere Länder wie Belgien, Bulgarien, Ungarn, Lettland, Italien, Niederlande, Rumänien, Spanien und Schweden haben Homöopathie reguliert und praktizieren sie traditionell. In Dänemark, Norwegen, Finnland und Island ist sie populär und wird seit Langem genutzt.

Indien integriert sie seit dem frühen 19. Jahrhundert in das nationale Gesundheitssystem, mit eigenen Kliniken und Ausbildungen.

Pakistan erkennt sie als traditionelle Medizin an, ähnlich wie China.

In Lateinamerika ist Homöopathie traditionell. Brasilien, Chile, Mexiko, Kuba, Argentinien und Kolumbien haben sie in ihre Gesundheitssysteme eingebunden.

In Nordamerika und anderen Regionen wie Australien ist sie weniger traditionell, aber oft privat praktiziert.

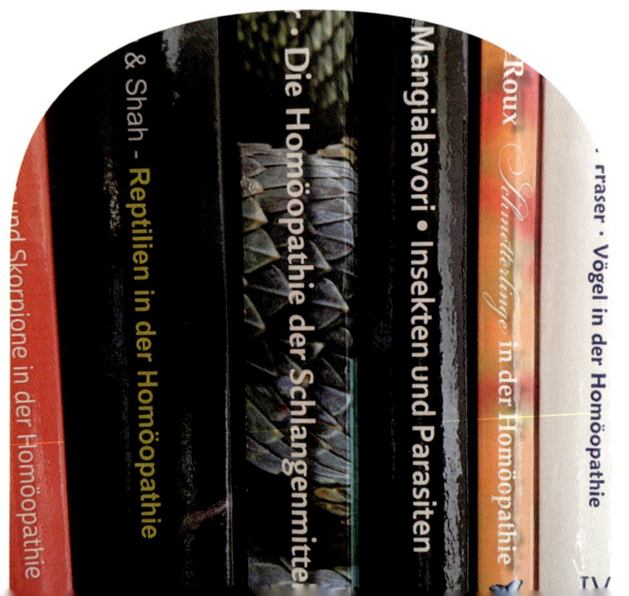

HOMÖOPATHISCHE DILUTION

Schwierigkeitsgrad:	mittel
Zeit für Urtinktur:	10 Minuten
Zeit für Herstellung Globuli:	30 Minuten
Zeit zum Trocknen:	30 bis 60 Minuten
Haltbarkeit:	Jahre

Das Herstellen einer homöopathischen Dilution ist nicht wirklich schwer, es unterscheidet sich nur in wenigen Punkten von der Vorgehensweise für Globuli. Da es aber für viele Neuland ist und wir vermeiden wollen, dass zwischen den Rezepten hin und her geblättert werden muss, wiederholen wir uns an einigen Stellen, aber du behältst die Übersicht.

Grundlage eines jeden homöopathischen Mittels ist eine Urtinktur. Was genau eine Urtinktur ist, haben wir in einem eigenen Kapitel „Urtinktur" beschrieben.

HERSTELLUNG DER URTINKTUR AUS EINEM PILZ

Zutaten

» kleine Stücke vom Pilz
» Alkohol mit 55–75 %

Schnellübersicht

» Pilzstück(e) in die Flasche geben
» mit Alkohol zu drei Vierteln auffüllen
» Flasche verschließen und verschlagen

Benötigte Materialien

» 10-ml-Apothekenflasche
» Tropfeinsatz

In ein 10-ml-Apothekenfläschchen wird etwas vom Pilz mit einem Volumen von ca. 1 bis 3 Erbsen hineingegeben. Die Flasche wird dann mit Alkohol aufgefüllt, bis alles gut bedeckt ist (minimal zu drei Vierteln). Den Tropfeinsatz in die Flasche geben. Die Flasche verschließen und ca. 20 Mal stark verschlagen. Damit ist die Urtinktur fertig.

HERSTELLUNG EINER DILUTION AUS EINER URTINKTUR

Zutaten

» Alkohol (55–75 %)
» Urtinktur

Benötigte Materialien

» 2 Stück Apothekenfläschchen in 10 ml mit Tropfeinsatz
» Unterlage zum Aufschlagen
» zwei Tropfverschlüsse für 10-ml-Flasche

In dieser Auflistung haben wir absichtlich die Schnellübersicht weggelassen, da eine kurze Darstellung mehr Verwirrung als Klarheit bringen würde.

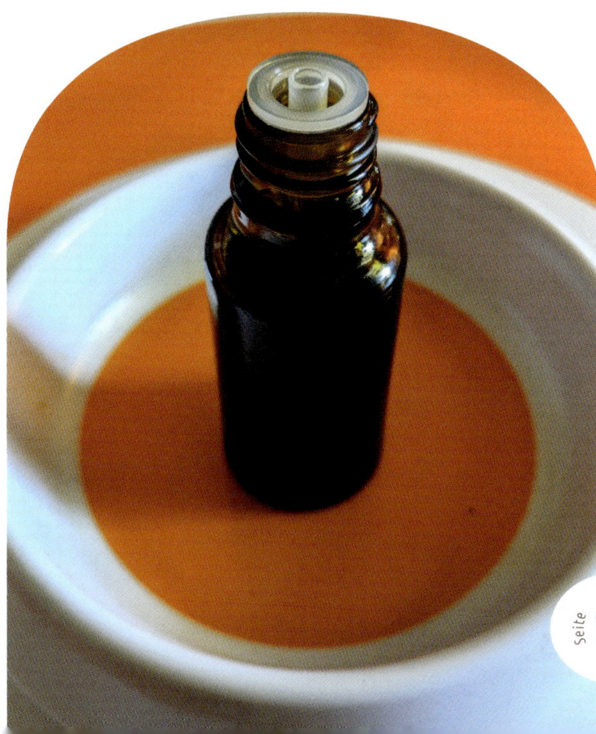

HOMÖOPATHISCHE DILUTION

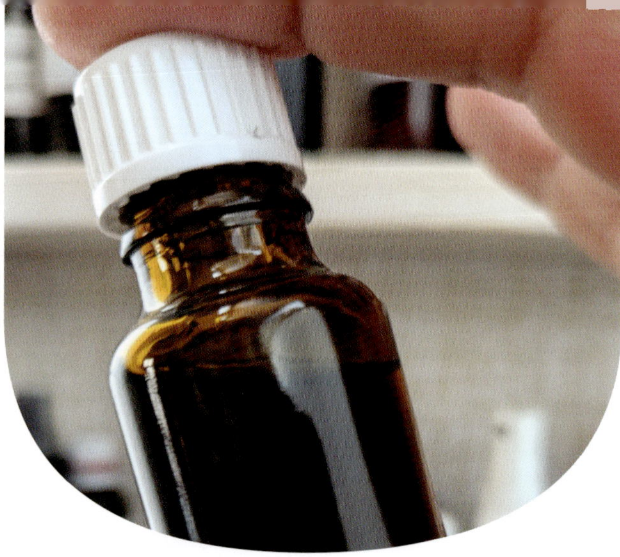

SCHRITT FÜR SCHRITT, DIE KORSAKOFF-METHODE AM BEISPIEL EINER C6

Es gibt verschiedene Methoden zu potenzieren und Dilutionen herzustellen. Hier wird die Einglasmethode, die Methode nach Semjon Nikolajewitsch Korsakoff beschrieben, da sie sehr wenig Material an Flaschen, Verschlüssen und Alkohol verbraucht.

Beschrieben wird die Herstellung von C-Potenzen. Im Beispiel wird die C6 beschrieben.

Schritt 1: Wasser einfüllen

10-ml-Apothekenflasche zu 2/3 mit Wasser füllen.

Schritt 2: Urtinktur dazu und schütteln

Drei Tropfen der Urtinktur in diese Flasche füllen, die Flasche ohne Tropfeinsatz verschließen und 20 Mal heftig aufschlagen (Potenzieren).
Nun ist eine Potenz „C1" entstanden. Die wird aber nur selten benötigt, daher geht's weiter.

Schritt 3: entleeren

Flasche entleeren. Es bleibt dabei immer ein Rest am Flaschenwand hängen, der ca. 3 Tropfen entspricht. Das entspricht laut Korsakoff einem Hundertstel (C-Potenz).

Schritt 4: auffüllen und potentieren

Flasche wieder zu 2/3 auffüllen. Flasche ohne Tropfeinsatz verschließen und 20 Mal heftig aufschlagen (Potenzieren).
Nun ist eine Potenz „C2" entstanden. Die wird aber nur selten benötigt, daher geht's weiter.

Schritt 5: wiederholen

Weiter so vorgehen, bis die „C5" hergestellt wurde.

Schritt 6: fixieren

Dann Flasche entleeren und mit Alkohol zu 2/3 füllen. Flasche mit Tropfeinsatz verschließen und 20 Mal heftig aufschlagen (Potenzieren).

Nun ist die gewünschte Potenz „C6" entstanden.

Die Dilution als C6 ist fertiggestellt. Die Dilution wird wie die Globuli eingenommen, jedoch statt der Globuli als Tropfen.

Da die Dilution Alkohol enthält, ist sie für Kinder und Schwangere und andere Personen weniger geeignet.

So kann beliebig lange fortgefahren werden, um alle klassisch verwendeten Potenzen (z. B. C6, C12, C30, C200) herzustellen. Spätestens nach der C30 wird es aber schmerzhafte Reaktionen geben. Das ist nämlich auf Dauer anstrengend.

VORGEHENSWEISE BEI D-POTENZEN

Statt der oben angegebenen Füllung von 2/3 die Flaschen nur zu 50 % füllen.

Statt der oben angegebenen drei Tropfen 20 Tropfen der Urtinktur zugeben.

Statt die Flasche zu entleeren, einen Bodensatz drinlassen und dann zu 50 % auffüllen.

Alle anderen Schritte sind identisch. Der Unterschied zwischen C und D ist: C ist 1/100 und D ist 1/10 in der Verdünnung.

HOMÖOPATHISCHE GLOBULI

Schwierigkeitsgrad:	mittel
Zeit für Urtinktur:	10 Minuten
Zeit für Herstellung Globuli:	30 Minuten
Zeit zum Trocknen:	30 bis 60 Minuten
Haltbarkeit:	Jahre

Das Herstellen eigener homöopathischer Mittel ist nicht wirklich schwer, es müssen jedoch einige grundlegende Arbeitsschritte durchgeführt und genau beachtet werden. Grundlage eines jeden homöopathischen Mittels ist eine Urtinktur. Was genau eine Urtinktur ist, haben wir in einem eigenen Kapitel „Urtinktur" beschrieben.

Für Pilze und andere organische Substanzen (Pflanzen, Tiermittel, ...) ist die Vorgehensweise zur Herstellung einer Urtinktur anders als bei anorganischen Materialien wie Steinen oder Mineralien oder Metallen. Auch bei der Verarbeitung von Sekreten und Erregern wird anders vorgegangen.

HERSTELLUNG DER URTINKTUR AUS EINEM PILZ

Zutaten

- » kleine Stücke vom Pilz
- » Alkohol mit 55–75 %

Schnellübersicht

- » Pilzstück(e) in die Flasche geben
- » mit Alkohol zu drei Vierteln auffüllen
- » Flasche verschließen und verschlagen

Benötigte Materialien

- » 10-ml-Apothekenflasche
- » Tropfeinsatz

Da es sich bei den Pilzen um organisches Material handelt, können wir die Urtinktur sehr leicht herstellen. In ein 10-ml-Apothekenfläschchen wird etwas vom Pilz mit einem Volumen von ca. 1 bis 3 Erbsen hineingegeben.

Die Flasche wird dann mit Alkohol aufgefüllt, bis alles gut bedeckt ist (minimal zu drei Vierteln). Den Tropfeinsatz in die Flasche geben. Die Flasche verschließen und ca. 20 Mal stark verschlagen. Damit ist die Urtinktur fertig.

HERSTELLUNG VON GLOBULI AUS EINER URTINKTUR

Zutaten

- » Alkohol (55–75 %)
- » Placeboglobuli / neutrale Globuli Größe 3
- » Urtinktur

Benötigte Materialien

- » drei Stück Apothekenfläschchen in 10 ml mit Tropfeinsatz
- » Unterlage zum Aufschlagen
- » Kunststoffdose zum Schütteln und Dotieren der Globuli
- » zwei Tropfverschlüsse für 10-ml-Flasche
- » ein Globuli-Verschluss für eine 10-ml-Flasche

In dieser Auflistung haben wir absichtlich die Schnellübersicht weggelassen, da eine kurze Darstellung mehr Verwirrung als Klarheit bringen würde.

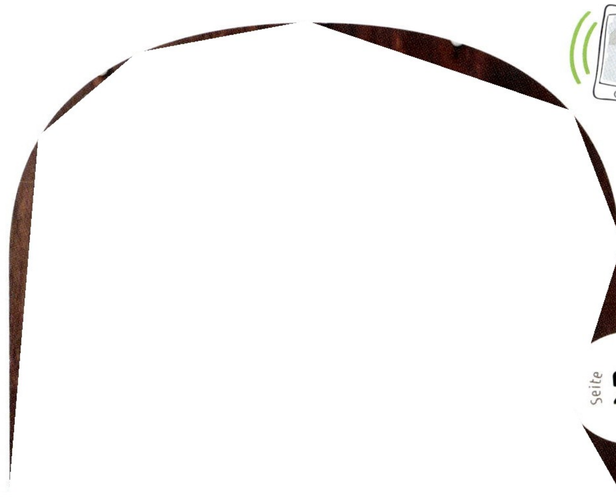

HOMÖOPATHISCHE GLOBULI

SCHRITT FÜR SCHRITT, DIE KORSAKOFF-METHODE AM BEISPIEL EINER C6

Es gibt verschiedene Methoden zu potenzieren und Dilutionen herzustellen. Hier wird die Methode nach Korsakoff beschrieben, da sie sehr wenig Material an Flaschen, Verschlüssen und Alkohol verbraucht. Dargestellt wird die Herstellung von C-Potenzen, im Beispiel die C6.

Schritt 1: Wasser einfüllen

10-ml-Apothekenflasche zu 2/3 mit Wasser füllen.

Schritt 2: Urtinktur dazu und schütteln

Drei Tropfen der Urtinktur in diese Flasche füllen und die Flasche ohne Tropfeinsatz verschließen und 20 Mal heftig aufschlagen (Potenzieren). Nun ist eine Potenz „C1" entstanden. Die wird aber nur selten benötigt, daher geht's weiter.

Schritt 3: entleeren

Flasche entleeren. Es bleibt dabei immer ein Rest am Flaschenwand hängen, der ca. 3 Tropfen entspricht. Das kommt laut Korsakoff einem Hundertstel (C-Potenz) gleich.

Schritt 4: auffüllen

Flasche wieder zu 2/3 auffüllen. Flasche ohne Tropfeinsatz verschließen und 20 Mal heftig aufschlagen (Potenzieren). Nun ist eine Potenz „C2" entstanden. Die wird aber nur selten benötigt, daher geht's weiter.

Schritt 5: wiederholen

Weiter so vorgehen, bis die „C5" hergestellt wurde.

Schritt 6: fixieren

Dann Flasche entleeren und mit Alkohol zu 2/3 füllen. Flasche mit Tropfeinsatz verschließen und 20 Mal heftig aufschlagen (Potenzieren). Nun ist die gewünschte Potenz „C6" entstanden, allerdings als Flüssigkeit.

So kann beliebig lange fortgefahren werden, um alle klassisch verwendeten Potenzen (z. B. C6, C12, C30, C200) herzustellen. Spätestens nach der C30 wird es aber schmerzhafte Reaktionen geben. Das ist nämlich auf Dauer anstrengend.

DIE GLOBULI-DOTIERUNG

Bis hierher war es recht leicht. Und es wird immer noch nicht schwer: versprochen. Zuerst wird die Menge der benötigten Globuli abgemessen. Am besten in eine der trockenen Apothekenflaschen füllen, dann hast du die passende Menge.

Diese abgemessenen Globuli in die Plastikdose geben. Dann ca. elf Tropfen (es muss feucht, aber nicht nass sein) der letzten Potenzierung auf die Globuli aufträufeln. In unserem Beispiel ist es die C6 in dem Apothekenfläschchen.

Deckel verschließen. Kreiselnd verschütteln, so, dass alles benetzt werden kann. Dann den Deckel wieder öffnen und verdunsten lassen. Vorgang des kreisenden Schüttelns ca. alle 10 Minuten wiederholen (Deckel vorher wieder drauf, danach wieder abnehmen).

Nach ausreichender Verdunstungszeit ist dann alles fertig. Die Globuli können in die Globuliflasche gefüllt werden. Zum Schluss noch ein Globuliverschluss draufgesetzt und die Globuli sind fertig. Nicht vergessen, das passende Schild draufzukleben, man vergisst so leicht, was man da zuvor hergestellt hat.

VORGEHENSWEISE BEI D-POTENZEN

Statt der oben angegebenen Füllung von 2/3 die Flaschen nur zu 50 % füllen.

Statt der oben angegebenen 3 Tropfen 20 Tropfen der Urtinktur zugeben.

Statt die Flasche zu entleeren, einen Bodensatz drinlassen und dann zu 50 % auffüllen.

Alle anderen Schritte sind identisch. Der Unterschied zwischen C und D ist: C ist 1/100 und D ist 1/10 in der Verdünnung.

HOMÖOPATHIE SPAGYRISCH

Schwierigkeitsgrad:	hoch
Herstellung spagyrisches Mittel:	3 bis 6 Monate
Zeit für Herstellung Globuli:	30 Minuten
Zeit zum Trocknen:	30 bis 60 Minuten
Haltbarkeit:	Jahre

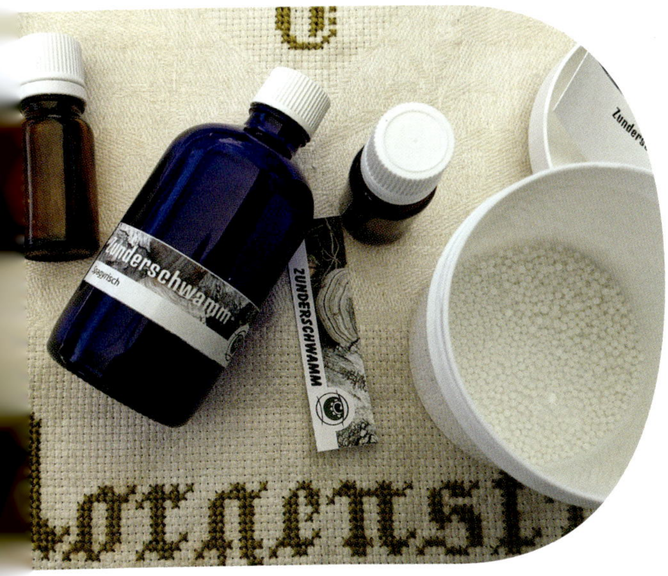

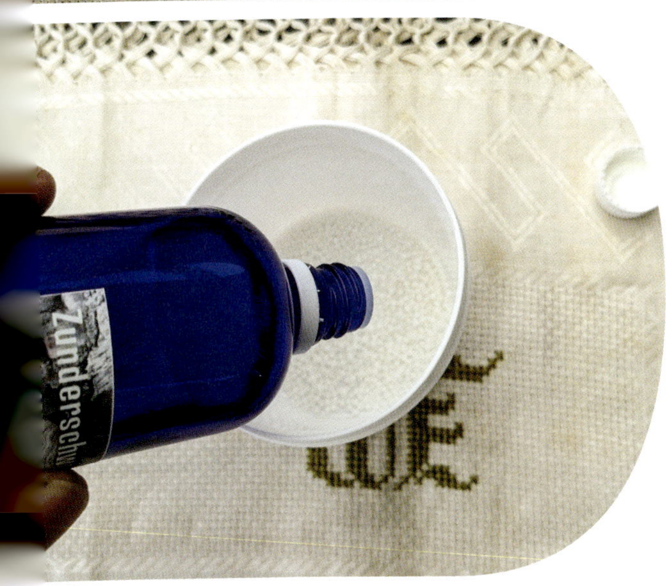

Wir haben schon sehr viele spagyrische Mittel für uns hergestellt, die durch ihre breite und intensive Wirkung begeistern. Auch aus Pilzen haben wir schon viele produziert.

Mehr zum Thema Spagyrik gibt es in dem eigenen Kapitel zur Spagyrik.

Durch den spagyrischen Herstellungsprozess dauert es deutlich länger, aber spagyrische Mittel kann man auch kaufen. Dann geht es ganz schnell.

Wir setzen jetzt in diesem Kapitel voraus, dass das spagyrische Mittel, ob gekauft oder selbst hergestellt, schon existiert.

ALLES EINE FRAGE DER URTINKTUR

Und ab da geht es sehr einfach. Um diese speziellen und sehr kraftvollen Homöopathika mit spagyrischen Essenzen zu erhalten, musst du bei den Rezepten „Homöopathische Dilution" oder „Homöopathische Globuli" nur die dort beschriebene Urtinktur austauschen gegen das spagyrische Mittel.

Alle anderen Schritte sind absolut identisch.

HONIG-FERMENTATION

SCHNELLÜBERSICHT

Schwierigkeitsgrad:	leicht
Zeit für Herstellung:	20 Minuten
Schütteln:	täglich
Zeit für Auszug:	1 bis 4 Wochen
Haltbarkeit:	bis zu 6 Wochen

In der Naturheilkunde wird Honig aufgrund seiner vielfältigen Inhaltsstoffe und seiner heilenden Wirkung eingesetzt.

Honig enthält Wasserstoffperoxid, das Bakterien abtötet und entzündliche Prozesse lindert. Dies macht ihn geeignet für die Behandlung von Wunden, Geschwüren und Infektionen. Er wird auch als Mittel zur Stärkung des Immunsystems eingesetzt, da er indirekt durch seine Antioxidantien die Aktivität von Immunzellen unterstützen kann.

VON GEWICHTSREDUKTION BIS HUSTEN

Auch bei der Gewichtsreduktion kann Honig unterstützend eingesetzt werden, da er die Insulinsensitivität verbessert und die Gewichtszunahme mindern kann.

Zur Reduzierung von Stress und Steigerung des Wohlbefindens trägt er bei, da seine entzündungshemmenden Eigenschaften indirekt die Produktion von Serotonin und Dopamin beeinflussen und Stresshormone mindern können.

Honig enthält Antioxidantien, darunter Flavonoide und Phenolsäuren, die Entzündungen reduzieren und damit das Risiko chronischer Krankheiten wie Herzkrankheiten senken können. Zudem hat er eine lindernde Wirkung bei Halsschmerzen und Husten.

VORTEILE DER FERMENTATION VON PILZEN MIT HONIG

Die Fermentation von Pilzen in Honig kombiniert die Vorteile von Pilzen und Honig und steigert sie durch die mikrobielle Umwandlung. Studien zeigen, dass die Fermentation den Gehalt an bioaktiven Verbindungen erhöht. Diese Verbindungen unterstützen die Zellgesundheit und reduzieren Entzündungen.

Fermentierte Pilze fördern die Darmgesundheit durch probiotische Bakterien, die das Wachstum nützlicher Darmbakterien unterstützen und die Verdauung verbessern.

HERSTELLUNG EINER HONIG-FERMENTATION

Zutaten

» 25 g Pilzpulver (alternativ 250 g frische Pilze)
» 250 g Bio-Honig
» wenig Wasser

Schnellübersicht

» Pilzpulver in etwas Wasser einweichen
» eine Stunde ziehen lassen
» Pilzpulver in ein Glas geben
» Honig auffüllen
» Glas verschließen und schütteln

Benötigte Materialien

» Glas mit Deckel
» Tuch
» Sieb
» Schüssel
» Glas zum Lagern im Kühlschrank

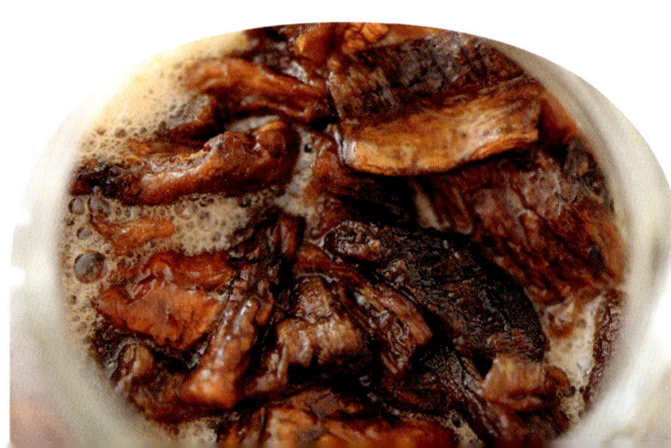

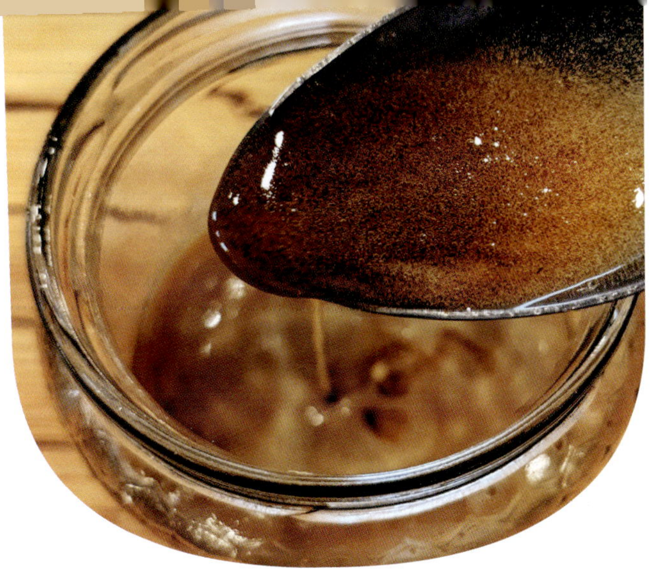

SCHRITT-FÜR-SCHRITT-ANLEITUNG

Schritt 1: Pilzpulver quellen lassen

25 g Pilzpulver in ein wenig Wasser geben und 1 Stunde oder länger quellen lassen. Das Pulver sollte möglichst das Wasser aufsaugen, denn Honig fermentiert erst bei einem Wassergehalt von mehr als 21 %. Es ist auch möglich, 250 g frische klein geschnittene Pilze zu verwenden, die den Wassergehalt schon mitbringen.

Schritt 2: einfüllen

Den Pilz mit dem Honig in ein steriles Glas geben.

Schritt 3: schichten

Im Glas abwechselnd Pilze und Honig schichten, mit Honig beginnen und enden. Pilze leicht andrücken, vollständig mit Honig bedecken, um Schimmel zu verhindern.

Schritt 4: abdecken und schütteln

Glas locker verschließen oder mit Tuch abdecken, bei 15–20 °C dunkel ein bis drei Wochen fermentieren. Täglich schütteln, damit die Pilze bedeckt bleiben. Aufsteigende Bläschen zeigen die Fermentation an. Die Fermentation kann stark verlangsamt werden, wenn der Honig im Kühlschrank gelagert wird.

Schritt 5: abfiltern

Das Honig-Ferment abfiltern, die Mischung durch ein Tuch gießen und die Pilze ausdrücken.

AUCH KULINARISCH NUTZEN

Wenn du Speisepilze verwendest, können die Pilze natürlich gegessen werden. Bewährt hat sich die Verwendung des Fermentes und der fermentierten Speisepilze auch in der Küche. Steinpilze (*Boletus edulis*) sind sogar ein schmackhafter Snack.

Einige Pilz-Fermente wie das vom Steinpilz und von der Herbsttrompete (*Craterellus cornucopioides*) sind hervorragende Beizen für Wildfleisch, aber auch für geschmortes Gemüse.

Nahezu alle Honig-Fermente können in Salaten das Dressing geschmacklich – und auch gesundheitlich – bereichern.

HONIG-VARIATIONEN

Auch bei Honig legen wir sehr großen Wert auf regionale Herkunft und auf Bio-Qualität. Es kann aber auch Situationen geben, wo aus therapeutischen Gründen ein besonderer Honig gefragt ist.

MANUKA-HONIG

Manuka-Honig ist ein spezieller Honig, der hauptsächlich aus Neuseeland stammt und von Bienen produziert wird, die Nektar der Manuka-Pflanze (*Leptospermum scoparium*) sammeln. Er zeichnet sich durch einzigartige bioaktive Verbindungen aus, die ihm starke gesundheitliche Vorteile verleihen.

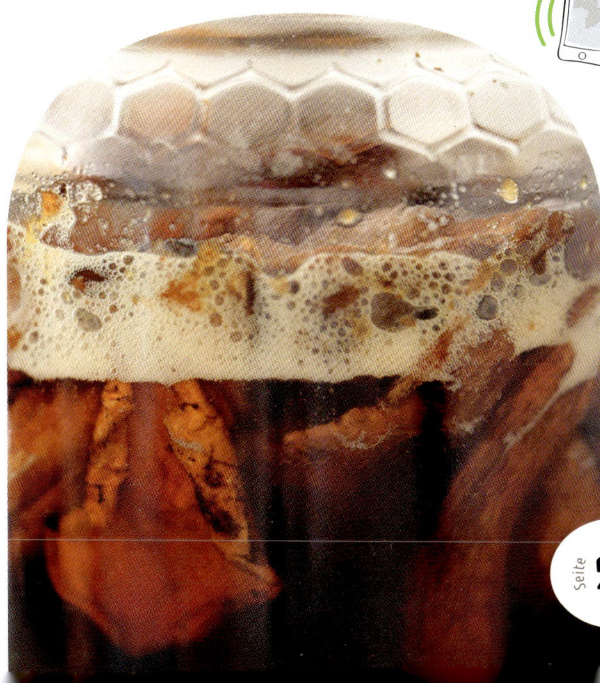

HYDROLAT

SCHNELLÜBERSICHT

Schwierigkeitsgrad:	mittel
Zeit zum Einweichen:	über Nacht
Zeitbedarf Hydrolat:	2 bis 4 Stunden
Zeit zum Abfüllen:	30 Minuten
Haltbarkeit:	bis zu 6 Monate

Dieses Verfahren wird angewendet, um aus Pilzen (aber auch Kräutern, Holz, Rinden, Gewürzen und vielen anderen Substanzen) die wasserdampflöslichen Inhaltsstoffe (in der Regel Aromate und Spuren von Ölen) in Wasser zu extrahieren.

Seit Tausenden von Jahren haben Hydrolate einen festen Platz in der traditionellen Heilkunde, etwa in der persischen Kultur, wo sie als funktionelle Getränke für Erkrankungen wie Hyperlipidämie genutzt werden, aber auch in der Aromatherapie und Kosmetik in Europa und dem Nahen Osten.

Das Besondere an der Wirkung von Hydrolaten liegt in der sanften, aber effektiven Kombination aus bioaktiven Verbindungen, die wasserlöslich sind und somit leichter vom Körper aufgenommen werden können als fettlösliche Öle. Hydrolate wirken oft antioxidant, antimikrobiell und entzündungshemmend, ohne die Intensität und potenziellen Reizungen ätherischer Öle zu haben.

HYDROLATE WERDEN VIELFÄLTIG EINGESETZT

In der Hautpflege als Tonika, Reiniger oder Feuchtigkeitsspender. Äußerlich helfen sie bei Wunden, Verbrennungen oder Insektenstichen, innerlich als Getränke zur Unterstützung der Verdauung, Immunstärkung oder Stressreduktion.

Wissenschaftlich ist über die Wirkungen bekannt, dass Hydrolate antioxidative Eigenschaften aufweisen, die oxidativen Stress reduzieren und das Risiko chronischer Erkrankungen wie Herzkrankheiten mindern können.

HERSTELLUNG EINES HYDROLATES

Zutaten

- 500 g Pilzpulver
- Wasser

Schnellübersicht

- Pilzpulver in die Destille geben
- in Wasser über Nacht einweichen
- Destille verschließen
- am nächsten Tag erhitzen
- Hydrolat auffangen
- wenn kein Aroma mehr kommt, beenden
- Hydrolat in eine Flasche geben
- kühl und dunkel lagern

Benötigte Materialien

- Destille
- Herd oder Heizquelle
- Behälter zum Auffangen des Hydrolats
- Behälter zum Lagern des Hydrolats

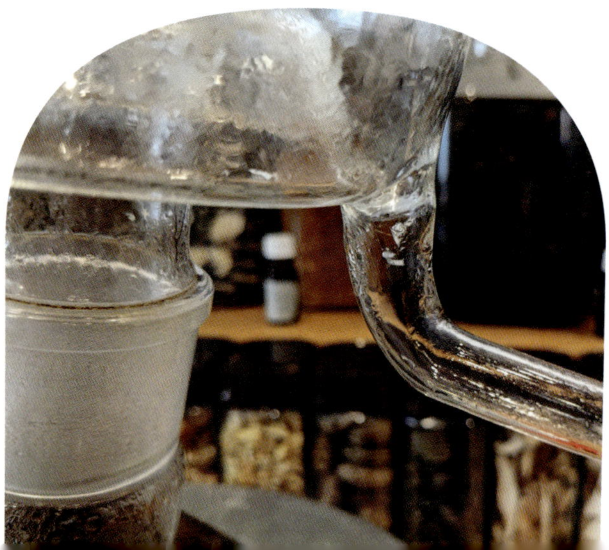

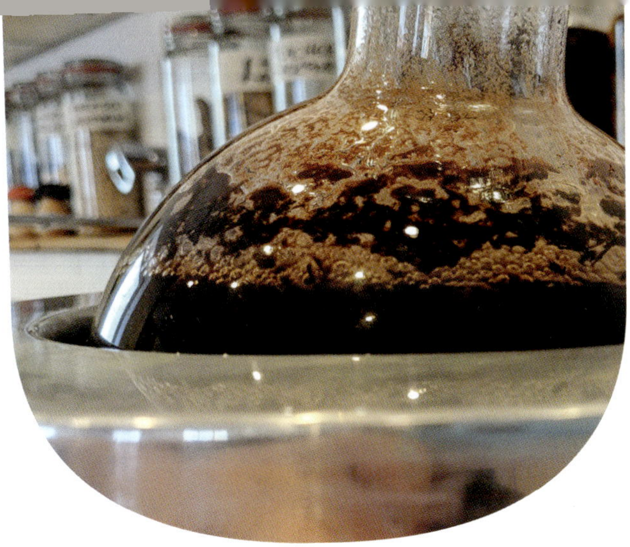

Hydrolate aus Pilzen können bei verschiedenen Erkrankungen unterstützend wirken, insbesondere wenn geistig-seelische Prozesse im Ungleichgewicht sind.

Hydrolate bieten vielfältige gesundheitliche Anwendungen, insbesondere bei emotionalen Störungen, Gemütsstörungen und in der Hautpflege. Ihre Wirkung wird vor allem mit beruhigenden, heilenden und antioxidativen Eigenschaften in Verbindung gebracht.

In der Aromatherapie werden Hydrolate zur Förderung von Entspannung und emotionalem Wohlbefinden eingesetzt.

SCHRITT-FÜR-SCHRITT-ANLEITUNG

Zuerst das Pulver in den Destillierkolben geben. Den Kolben bis maximal 50 % füllen, dabei das Material ruhig etwas niederdrücken. Dann das Wasser auffüllen, maximal bis 75 % des Kolbenvolumens. Den Helm aufsetzen und das Ganze über Nacht quellen lassen.

Am nächsten Tag auf die Heizstelle geben und gut erhitzen, bis es kocht. Dabei nicht zu stark kochen, es sollte leicht brodeln. Das aufgefangene Kondensat ist das Hydrolat. Den Vorgang so lange machen, bis kein Aroma mehr oder ein unangenehmes Aroma kommt. Dann den Vorgang sofort beenden.

DAS PRINZIP DER HERSTELLUNG EINES HYDROLATS

Durch die hohe Wassertemperatur werden die flüchtigen und die wasserdampflöslichen Inhaltsstoffe nach und nach herausgelöst und vom Dampf aufgenommen und „mitgenommen“. Dabei werden auch Öle und Harze in das Hydrolat gelangen. Zurück bleibt eine ausgekochte Maische, die nicht mehr benötigt wird.

HYDROLATE, DIE SANFTEN HELFER FÜR SEELE UND GEIST

Im Kontext des Körper-Geist-Seele-Prinzips konzentrieren sich die Wirkungen von Hydrolaten auf den geistig-seelischen und emotionalen Bereich. Sie sind flüchtig (symbolisch für den Geist), enthalten Öle und Harze (symbolisch für die Seele) und keine Salze (symbolisch für den Körper – nicht relevant).

INDUSTRIELL HERGESTELLTE HYDROLATE

Gekaufte Hydrolate werden etwas aufwändiger hergestellt. Dabei befinden sich die Substanzen – in unserem Fall der Pilz – nicht im Wasserbad, sondern in einem eigenen Behälter, in den dann der Dampf eintritt und kondensiert.

Die so hergestellten Hydrolate sind etwas „feiner“, aber der dafür zu Hause zu betreibende Aufwand ist für „Beginner“ zu hoch.

Wer öfter Hydrolate herstellen möchte, wird vielleicht nach und nach diese Methode anwenden. Wirkliche deutliche „Sprünge“ im Hydrolatinvestitions-Verhältnis sind abzuwägen.

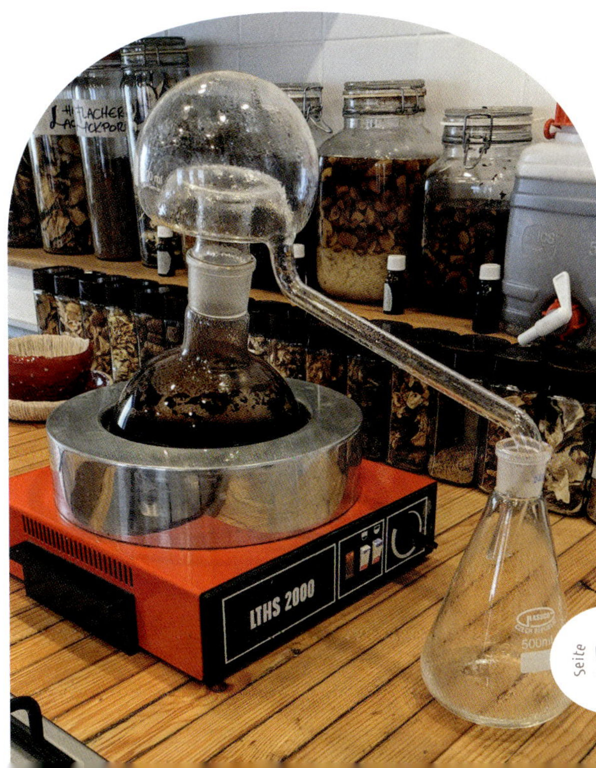

KAPSELN SELBST BEFÜLLEN

SCHWIERIGKEIT

Schwierigkeitsgrad:	leicht
Zeit für Pulver-Herstellung:	je nach Rezept
Zeitbedarf 120 Kapseln füllen:	30 Minuten
Haltbarkeit:	Jahre

Pilzpulver und Pilzextrakte sind fast schon ein klassisches Produkt geworden. Auch das Befüllen eigener Kapseln mit Pulvern aus Pilzen wird immer interessanter, denn es kann einige Vorteile haben. Ein Aspekt ist die freie Wahl des Pulvers.

Beim Selberfüllen nimmst du eigenes Pulver oder kaufst die Zutaten in Großpackungen – das kann einiges an Kosten einsparen, ohne dass die Qualität verloren ginge. Auch die volle Kontrolle über die Inhaltsstoffe ist damit leichter möglich. Unnötige Füllstoffe oder Bindemittel können vermieden werden; außerdem hat man dann die freie Wahl bei der Qualität der Kapsel. Es gibt auch pflanzliche Kapseln, die für Menschen, die sich vegetarisch und vegan ernähren, geeignet sind. Der Standard bei Kapseln ist die Gelatine und die ist fast immer tierischen Ursprungs.

HPMC ALS GUTE ALTERNATIVE

Pflanzliche Alternativen der Kapseln sind meist aus Hydroxypropylmethylcellulose (HPMC). HPMC, bekannt als E464, ist ein aus Holz gewonnener Stoff, der als Zusatzstoff für Lebensmittel und Arzneimittel zugelassen ist. Es bietet Vorteile wie Hitze- und Feuchtigkeitsbeständigkeit, einen niedrigen Eigenfeuchtigkeitsgehalt und Schutz vor Temperaturschwankungen, was es ideal für feuchtigkeitsempfindliche Inhaltsstoffe macht.

Trotz dieser positiven Eigenschaften bergen viele HPMC-Kapseln ein Problem: Sie können Zusatzstoffe wie Polyethylenglykol (PEG) und Carrageen enthalten, die gesundheitliche Risiken haben können. PEG und Carrageen müssen nicht deklariert werden. Neuere Erkenntnisse zeigen, dass Kapseln mit diesen Additiven bei regelmäßiger Einnahme bei einigen Menschen zu Darmstörungen, Darmentzündungen oder ungewöhnlichen Verläufen bei der Behandlung von Verdauungsproblemen führen können.

RISIKEN FÜR DIE GESUNDHEIT DURCH ADDITIVE

Eine Studie zu verschiedenen Kapseltypen zeigte, dass HPMC-Kapseln mit PEG und Carrageen eine höhere Zytotoxizität (Zellschädigung), geringeres regeneratives Potenzial für Zellen und stärkere entzündungsfördernde Wirkungen aufweisen als Varianten ohne diese Additive.

In Tests zur Wundheilung im Darm, Zytotoxizität und Entzündung schnitten reine HPMC-Kapseln deutlich besser ab, was auf die schädlichen Effekte der Zusatzstoffe hinweist. Eine weitere Untersuchung an Mäusen bestätigte, dass PEG400 die Darmmikrobiota stark verändert: Es erhöht den Anteil schädlicher Bakterien, was die Darmschleimhaut schädigt, Entzündungen fördert und zu Durchfall, Gewichtsverlust sowie Störungen im Lipid- und Energiestoffwechsel führt. Carrageen kann ähnlich entzündliche Prozesse im Darm auslösen, wie in zellbasierten Laboruntersuchungen beobachtet worden ist.

Es geht auch ohne Additive

Die in Studien berichteten Probleme der Additive werden sicher nicht auf alle Menschen zutreffen. Vorsorglich empfiehlt es sich, insbesondere für Menschen mit Darmstörungen (was nicht selten ein Grund ist, Kapseln mit Pilzextrakten zu nehmen), auf reine, additive-freie Kapseln umzusteigen, auch wenn diese teurer sind, um potenzielle gesundheitliche Risiken zu minimieren.

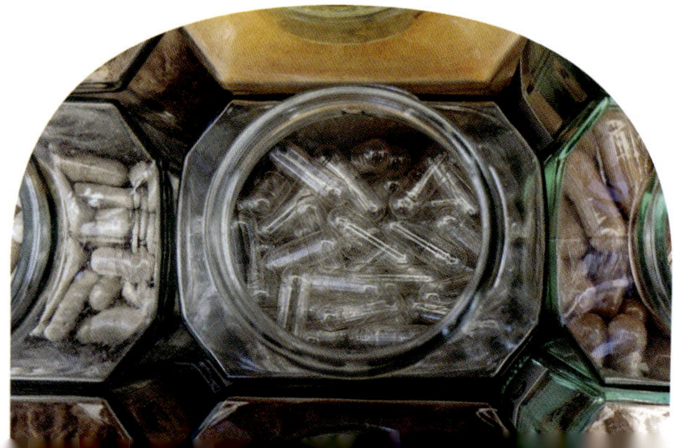

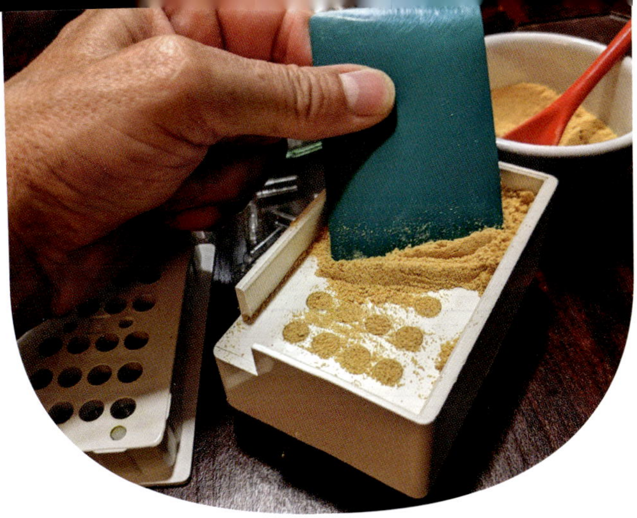

Es gibt verschiedene Kapselfüller am Markt. Das Prinzip ist immer das selbe. Wir bevorzugen kleinere Geräte mit einer Kapazität von 24 Kapseln pro Durchgang. Dann kann man auch mal „ganz schnell" für die nächsten Tage etwas fertig machen. Es funktioniert aber alles genauso gut mit größeren Kapselfüllmaschinen. Mit etwas Übung kannst du etwa 250 Kapseln pro Stunde herstellen, egal mit welchem Gerät. Denn das, was die meiste Zeit braucht, ist die Kapseln zu trennen und sorgfältig in die passenden Plätze zu drücken. Das sind bei allen Maschinen immer gleich viele Vorgänge.

ANLEITUNG ZUM KAPSELNBEFÜLLEN

Zutaten

» Pilzpulver

Schnellübersicht

» Kapselhülle trennen
» in die Kapselfüllmaschine geben
» auf Oberseite und Unterseite achten
» Pulver hinzugeben und verteilen
» nachdrücken und nochmals Pulver nachfüllen
» Oberfläche in der Kapselfüllmaschine abstreichen
» Hälften der Kapselmaschine zusammendrücken
» Kapseln herausdrücken
» Kapseln in luftdichtem Gefäß lagern

Benötigte Materialien

» Kapselfüllmaschine
» Pilzpulver oder Extrakt
» Leerkapseln
» Gefäß zum Lagern

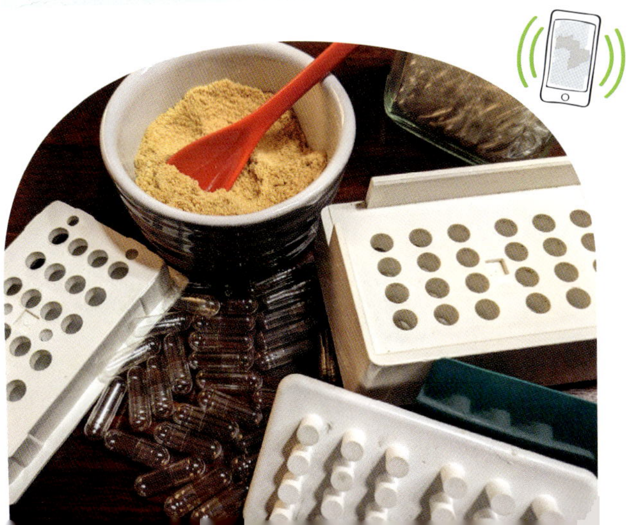

SCHRITT-FÜR-SCHRITT-ANLEITUNG

Schritt 1: vorbereiten

Kapselfüller Hälften nebeneinander legen. Kapseln in Ober- und Unterteil zerlegen und in die Plätze der passenden Hälfte eindrücken. Bewährt hat sich ein Licht von oben, dann spiegeln die Kapseln und man kann besser erkennen, in welchen Plätzen schon eine Kapselhülle steckt.

Schritt 2: Pulver einfüllen

Nun das Pulver auf die Platte der Kapselunterteile geben und gleichmäßig mit einem Schaber oder Löffel verteilen. Leichtes Schütteln oder Klopfen erleichtert das Füllen.

Schritt 3: andrücken

Das Stopfwerkzeug nehmen, um das Pulver in den Kapseln festzudrücken. Diese Schritte falls nötig wiederholen, bis die gewünschte Füllmenge erreicht ist. Dann überschüssiges Pulver entfernen.

Schritt 4: zusammendrücken

Kapseloberteile auf die gefüllte Unterseite setzen und gleichmäßig zusammendrücken.

Schritt 5: Kapseln entnehmen

Dann die Hälften auseinanderziehen und die Kapseln herausnehmen.

Schritt 6: lagern

In einem luftdichten Behälter an einem kühlen, dunklen Ort lagern.

KAPSELN SELBST BEFÜLLEN

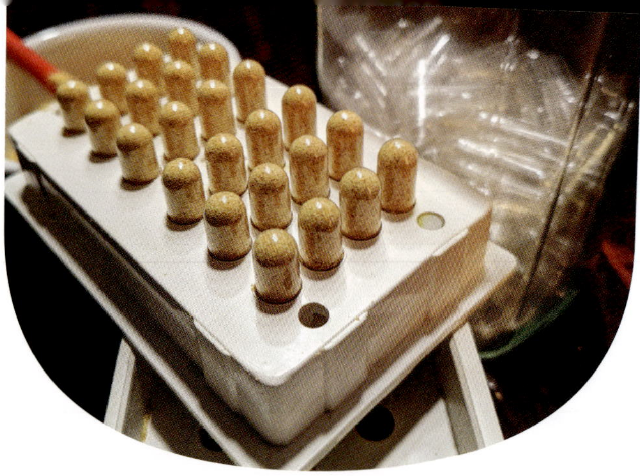

ERST KAPSELGRÖSSE WÄHLEN, DANN MASCHINE KAUFEN

Die Größen der Kapseln sind standardisiert numerisch bezeichnet, wobei die Zahl abnehmend die Kapsel kleiner macht. Die größte gängige Größe ist 000, die kleinste 5. Diese Standardisierung basiert auf pharmazeutischen Normen und berücksichtigt Füllvolumen, Abmessungen und Handhabung. Das Spektrum reicht von 0,13 ml bis 1,37 ml, was einer Füllmenge von etwa 50 mg bis 1600 mg entspricht. Hier eine Übersicht über die gängigen Größen, basierend auf etablierten Herstellungsstandards. Im Handel bei fertigen Produkten sind die gängigen Größen 00 und 0, die wir auch für unsere eigenen Kapseln bevorzugen:

» ***Größe 000:*** Die größte Standardkapsel mit einem Volumen von etwa 1,37 ml. Sie fasst je nach Dichte 800 bis 1600 mg und misst ca. 26 mm Länge bei 9,7 mm Durchmesser.

» ***Größe 00:*** Volumen ca. 0,95 ml, Füllmenge 600 bis 1200 mg, Abmessungen ca. 23 mm x 8,4 mm.

» ***Größe 0:*** Volumen ca. 0,68 ml, Füllmenge 400 bis 800 mg, Abmessungen ca. 21,6 mm x 7,5 mm.

» ***Größe 1:*** Volumen ca. 0,50 ml, Füllmenge 300 bis 600 mg, Abmessungen ca. 19,4 mm x 6,9 mm.

» ***Größe 2:*** Volumen ca. 0,37 ml, Füllmenge 200 bis 400 mg, Abmessungen ca. 17,5 mm x 6,3 mm.

» ***Größe 3:*** Volumen ca. 0,30 ml, Füllmenge 150 bis 300 mg, Abmessungen ca. 15,5 mm x 5,6 mm.

» ***Größe 4:*** Volumen ca. 0,21 ml, Füllmenge 100 bis 200 mg, Abmessungen ca. 14 mm x 5,1 mm.

» ***Größe 5:*** Die kleinste Standardgröße mit Volumen ca. 0,13 ml, Füllmenge 50 bis 100 mg, Abmessungen ca. 11 mm x 4,9 mm.

BITTE BEI DER AUSWAHL BERÜCKSICHTIGEN

Große Kapseln bieten mehr Wirkstoffe, lassen sich aber schlechter schlucken. Kleine Kapseln bieten hingegen die Möglichkeit feiner zu dosieren, haben aber weniger Wirkstoffe. Sie lassen sich leichter schlucken.

Wer hingegen ganz auf Kapseln verzichten möchte, kann das Pulver auch in den Joghurt, den Kefir oder das Müsli geben. Was Tom im Rahmen einer Kur besonders gut schmeckt, ist Skyr oder Schafmilchjoghurt mit untergerührtem Pilzpulver und einem guten Schuss Leinöl. Das sollte dann mindestens 10 Minuten quellen. Schmeckt herzhaft.

Wichtig

Pilzpulver ist ein Fungizeutikum, das nicht dazu geeignet ist, dauerhaft eingenommen zu werden. Pilzpulver ist in niedriger Dosierung und bei gezielter Auswahl im Rahmen einer zeitlich begrenzten Kur sehr gut geeignet. Die Anwendung bei akuten Fällen ist der zweite Hauptanwendungsbereich.

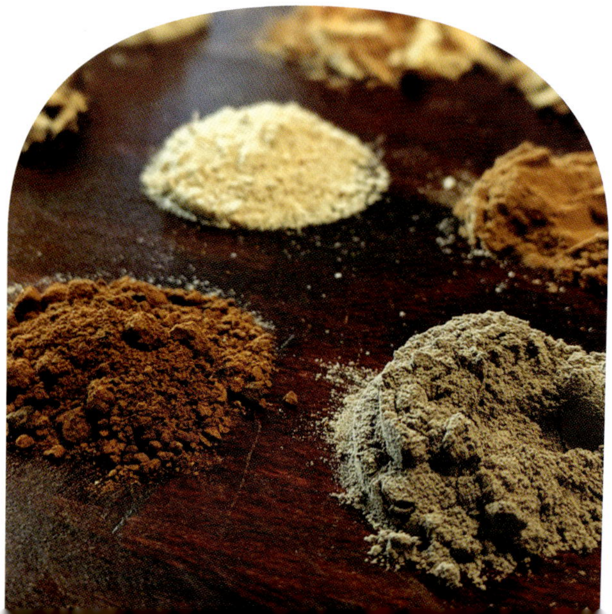

KOJI

Schwierigkeitsgrad:	mittel
Zeit Zubereitung Koji mit Pilzen:	1 Stunde
Fermentationszeit:	24 bis 50 Stunden
Anwendung:	Prophylaxe, kulinarisch

Koji, wissenschaftlich als *Aspergillus oryzae* bekannt, ist ein Schimmelpilz, der in Asien schon sehr lange für die Fermentierung verwendet wird. Koji verbindet heute traditionelle Kulinarik mit modernen gesundheitlichen Aspekten. Die Fermentierung mit Koji entstand vor etwa 3000 bis 2000 Jahren in China. Von dort wurde sie in der Yayoi-Periode (etwa 3. Jahrhundert v. Chr. bis 3. Jahrhundert n. Chr.) nach Japan importiert.

Der Pilz *Aspergillus oryzae* wurde erstmals 1876 isoliert und zunächst als Eurotium oryzae benannt. Koji wurde schon sehr früh aus natürlichen Vorkommen domestiziert, heute wird Koji industriell produziert.

Koji-Fermente sind etwas ganz Besonderes

Die besondere Wirkung von Koji liegt in seiner enzymatischen Aktivität und seinen bioaktiven Verbindungen. *Aspergillus oryzae* produziert eine Vielzahl von Enzymen wie Amylasen, Proteasen, Lipasen und Glucoamylasen, die komplexe Substrate wie Stärken und Proteine in einfachere Zuckerverbindungen und Aminosäuren abbauen. Dies ermöglicht nicht nur eine effiziente Fermentierung, sondern verbessert auch Geschmack, Textur und Nährstoffverfügbarkeit in Lebensmitteln.

Eine weitere Stärke der Fermentierung mit Koji ist der hohe Gehalt an Glycosylceramid, das als Prebiotikum wirkt und das Wachstum nützlicher Darmbakterien fördert. Koji wirkt zudem probiotisch, indem es die Darmmikrobiota moduliert, Entzündungen reduziert und die Nährstoffaufnahme verbessert.

Koji ist fast universell einsetzbar

Koji findet eine breite Anwendung in der Lebensmittelproduktion und Industrie. In der traditionellen japanischen Küche dient es als Starterkultur für fermentierte Produkte wie Sake (Reiswein), Miso (Sojabohnenpaste), Shoyu (Sojasauce), Mirin (süßer Reiswein), Amazake (süßes Reisgetränk), Essig und Salzkoji. Es wird auf Getreide wie Reis, Sojabohnen oder Weizen kultiviert, um Enzyme zu erzeugen, die Glucose und Aminosäuren freisetzen, die wiederum von Hefen oder Milchsäurebakterien für weitere Fermentierungen genutzt werden.

Moderne Anwendungen umfassen die Fermentierung von Tee (zur Reduktion von Bitterstoffen), Algen (für bessere Verdaulichkeit), Eiern (zur Erhöhung von Aminosäuren) und Käse (für mildere Aromen).

Industriell wird Koji für die Produktion von Enzymen wie Proteasen und Amylasen genutzt, die in der Brauerei, Bäckerei und Pharmazie eingesetzt werden.

Biotechnologisch dient es als Plattform für die Herstellung heterologer Proteine, rekombinanter Antikörper und Sekundärmetaboliten, einschließlich Anwendungen in der Kosmetik (z. B. Kojisäure für Hautaufhellung) und Tierfutter (zur Verbesserung der Verdauung).

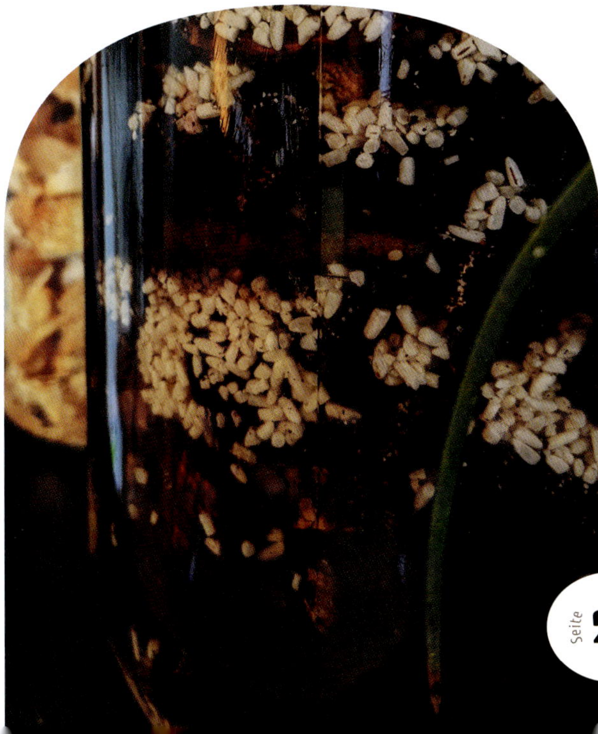

KOJI-FERMENTIERTE PILZE UNSERE UMAMI-PILZPASTE

Wir haben für uns auch die Koji-Fermentierung mit Pilzen entdeckt.

Zutaten

- 300 g frische Speisepilze, vorgegart
- 150 g gegarter Reis
- 30 g fertiger getrockneter Koji-Reis (Adressen siehe Anhang)
- 1 bis 2 EL Bio-Essig oder Zitronensaft
- Salz nach Bedarf

Schnellübersicht

- Reis über Dampf garen und auf unter 35 °C abkühlen lassen
- Pilze in kleine Stücke schneiden
- Reis, Koji-Reis, Pilzstücke und nach Bedarf Essig (Zitronensaft) und Salz mischen
- alles in ein steriles Glas füllen, mit Tuch abdecken
- nach 24 bis 50 Stunden pürieren
- eventuell nachreifen und salzen

Benötigte Materialien

- Dampfgarer oder Topf zum Dämpfen
- steriles Glas
- Thermometer
- steriles Tuch
- Pürierstab oder Mixer
- Glas zum Abfüllen

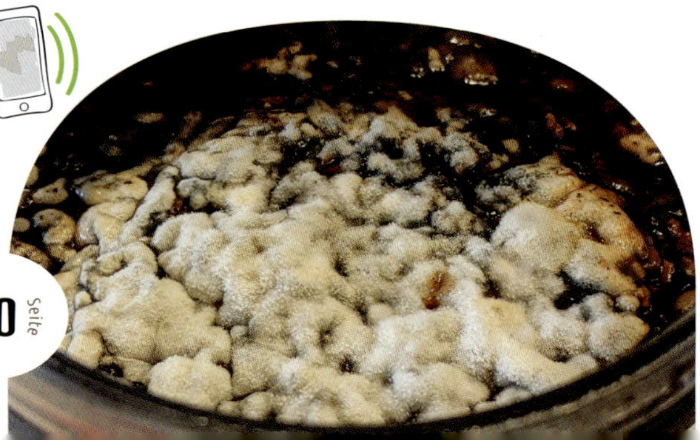

SCHRITT-FÜR-SCHRITT-ANLEITUNG

1. ***Reis waschen und einweichen:*** Den Reis waschen und 30 Minuten einweichen, dann dämpfen, bis er weich ist. Abkühlen lassen auf 30–35 °C.

2. ***Pilze zerkleinern:*** Die vorgegarten und gereinigten Pilze in kleine Stücke schneiden.

3. ***Vermischen:*** Den abgekühlten Reis mit dem selbst hergestellten oder gekauften Koji-Reis mischen und mit allen anderen Zutaten gleichmäßig vermengen.

4. ***Abfüllen:*** Die Mischung in das sterile Glasgefäß füllen, leicht andrücken, um Luftblasen zu entfernen, und mit einem sauberen Tuch abdecken. Bei 28–30 °C lagern. Da muss man etwas innovativ sein. Ein Heizungsraum könnte helfen oder der Backofen mit eingeschalteter Lampe und leicht geöffneter Tür. Bitte unbedingt die Temperatur messen, nicht schätzen.

5. ***Fermentation:*** 24–50 Stunden fermentieren lassen. Bei auffällig ungleichem Wachstum des Koji nochmals umrühren. Löffel unbedingt sterilisieren.

6. ***Masse pürieren und ev. nachfermentieren:*** Wenn ein süßlicher Duft entsteht und ein weiß-fluffiger Schimmel zu sehen ist, die Masse in einen Mixer geben oder einen Pürierstab nehmen und zu einer Paste pürieren. Bei Bedarf weitere 24 Stunden bei Raumtemperatur nachfermentieren, um Aromen zu intensivieren.

7. ***Abfüllen:*** Die Paste in ein sauberes Glas füllen, verschließen und im Kühlschrank aufbewahren. Hält einige Wochen, abhängig von der Sterilität der gesamten Herstellung. Für längere Haltbarkeit kann man es auch einfrieren, es leidet aber ein wenig das Aroma.

Wenn die Koji-Fermentierung fertig ist, hast du eine umami-reiche Paste, die als Würze für Suppen, Saucen, Aufstrich oder Dressings eingesetzt wird. Dieses Rezept kann auf jeden Speisepilz übertragen und natürlich auch variiert werden.

Wie hoch der Salzgehalt ist, von salzfrei bis klassisch hoch, kannst du an deine persönlichen Vorlieben anpassen und den Fokus auf Geschmack, Nährwert und Gesundheitsvorsorge durch eine schmackhafte Ernährung setzen, die nebenbei auch noch Wirkstoffe enthält.

KOMBUCHA

Schwierigkeitsgrad:	mittel
Zeit erster Ansatz:	30 Minuten
Wartezeit bis zum Genuss:	7 bis 14 Tage
Zeit je nachfolgender Ansatz:	30 Minuten
Umstellung auf Pilzsud:	4 bis 6 Ansätze

Kombucha hat seinen Ursprung in Ostasien. Der fermentierte Tee entstand wahrscheinlich zufällig, als Bakterien und Hefen in süßem Tee eine Symbiose eingingen und eine gelatinöse Schicht bildeten, die den Zucker in Säuren umwandelte.

Eine Überlieferung führt den Namen auf den japanischen Arzt Kombu zurück, der um 414 n. Chr. den kranken Kaiser Ingyō mit einem fermentierten Tee heilte, der als „Kombu-cha“ oder „Doktor Kombus Tee“ bekannt wurde.

In Japan könnte der Name auch vom Algentee „Kombucha“ abgeleitet sein, der jedoch nicht fermentiert ist und möglicherweise durch eine Verwechslung entstanden ist.

Samurai-Legenden aus dem 10. Jahrhundert berichten, dass Krieger Kombucha als Kraftquelle in Schlachten tranken, um Ausdauer und Gesundheit zu fördern.

Die Verbreitung von Kombucha erfolgte über die Seidenstraße, die das Getränk nach Russland und Osteuropa brachte. Dort wurde es als „Teepilz“ bezeichnet und in der Volksmedizin für die Verdauung und das Immunsystem genutzt. In Russland ist das fermentierte Teegetränk seit dem 19. Jahrhundert dokumentiert, wo es in Haushalten hergestellt und als „Teepilz“ bekannt wurde.

Kombucha, ein deutscher Arzt und die Hippies

Im 20. Jahrhundert gelangte Kombucha durch Reisende und Ärzte nach Westeuropa und Amerika: Ein deutscher Arzt brachte es in den 1960er Jahren aus Russland mit und untersuchte seine Wirkungen bei Erkrankungen wie Rheumatismus. In den USA und Europa erlebte es in den Hippie-Kulturen der 1960er und 1970er Jahre eine Renaissance als alternatives Heilmittel.

Der Kombucha-Pilz – oft SCOBY genannt, was für Symbiotic Culture of Bacteria and Yeast steht – ist eine gallertartige Masse, in der Bakterien und Hefen leben, zusammenarbeiten und durch Fermentation mit gesüßtem Tee das Getränk Kombucha herstellen.

Die in Kombucha enthaltenen Probiotika unterstützen die Darmgesundheit, indem sie die Mikrobiota diversifizieren und Entzündungen reduzieren.
Kombucha kann den Fettstoffwechsel verbessern. Außerdem hat das Getränk potenzielle Vorteile bei Verdauungsproblemen, Immunstärkung und Blutzuckerkontrolle.

KOMBUCHA MIT PILZ-ABKOCHUNG

Zutaten

- Abkochung
- Tee
- SCOBY, der „Kombucha Teepilz“
- Ansatzflüssigkeit
- Zucker

Schnellübersicht

- normalen Kombucha ansetzen und fertig stellen
- dann neuen Ansatz mit 10–20 % Abkochung machen
- dann neuen Ansatz mit 20–40 % Abkochung machen
- … etc.
- so oft wiederholen, bis maximal 80 % Pilz-Abkochung erreicht sind, der Rest bleibt Tee

Benötigte Materialien

- Gefäß für Ansatz (Glas oder Keramik)
- Gummiring und Abdecktuch (dicht gewebtes Geschirrtuch oder Mulltuch)

KOMBUCHA

SCHRITT FÜR SCHRITT DEN KOMBUCHA HERSTELLEN UND UMGEWÖHNEN

Die Herstellung von Kombucha ist unkompliziert.

Für einen Basisansatz brauchst du:

- 1 Liter Wasser,
- 8–10 g schwarzen oder grünen Tee,
- 70–100 g Zucker,
- einen SCOBY,
- und 10–20 % Ansatz- oder Starterflüssigkeit aus einem vorherigen Ansatz.

Schritt 1: Nährlösung vorbereiten

Koche das Wasser, brühe den Tee 10–15 Minuten auf, löse den Zucker darin auf und lass es auf Zimmertemperatur abkühlen.

Schritt 2: einfüllen

Gieße die Flüssigkeit in ein Glasgefäß, füge SCOBY und Starter hinzu, decke es luftdurchlässig mit einem Tuch ab.

Schritt 3: fermentieren lassen

Lass es bei 20–30 °C für 7–14 Tage fermentieren. Die tägliche Kostprobe hilft, den gewünschten Säuregrad zu kontrollieren – je länger, desto saurer und weniger süß.

Jetzt beginnt die Gewöhnung des SCOBY an die Abkochung.

Beginne mit einem Mischverhältnis von 50–70 % klassischem Tee (schwarz oder grün) und 30–50 % Pilz-Abkochung.

Erhöhe den Anteil der Pilz-Abkochung bei jedem neuen Ansatz schrittweise um 10–20 %, bis du bei 80 % Pilzsud bist – das kann vier bis sechs Ansätze dauern.

Eine Abkochung von Pilzen ist auch antifungal

Beobachte den SCOBY bei jedem Ansatz genau: Wenn das Wachstum stockt oder ungewöhnliche Gerüche auftreten, reduziere den Pilzanteil und behalte einen Reserve-SCOBY zur Sicherheit in schwarzem oder grünem Tee im Kühlschrank.

Falls du den Pilz wechseln möchtest, geht es schneller als bei der ersten Gewöhnung von Tee an Pilz, aber mach es besser wieder schrittweise. Nicht vergessen, viele Pilze sind antifungal. Und Kombucha ist auch ein Pilz. Da müssen sich beide daran gewöhnen, miteinander gut umzugehen. Haben sie dazu genug Zeit, werden sie ein unschlagbares gesundes Team.

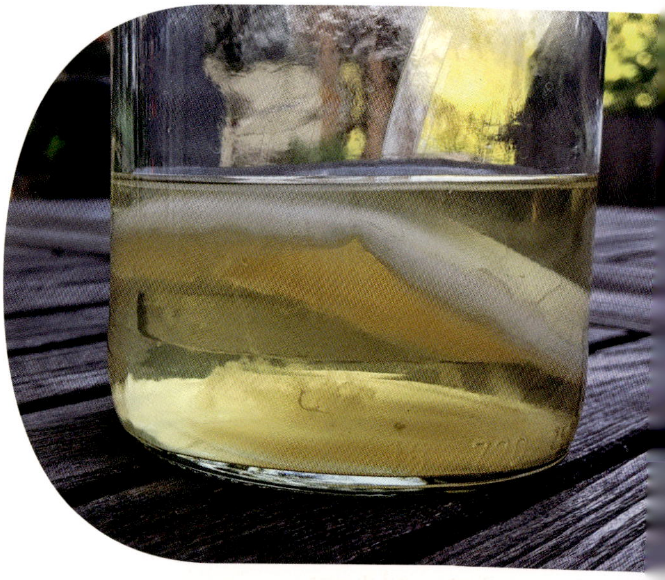

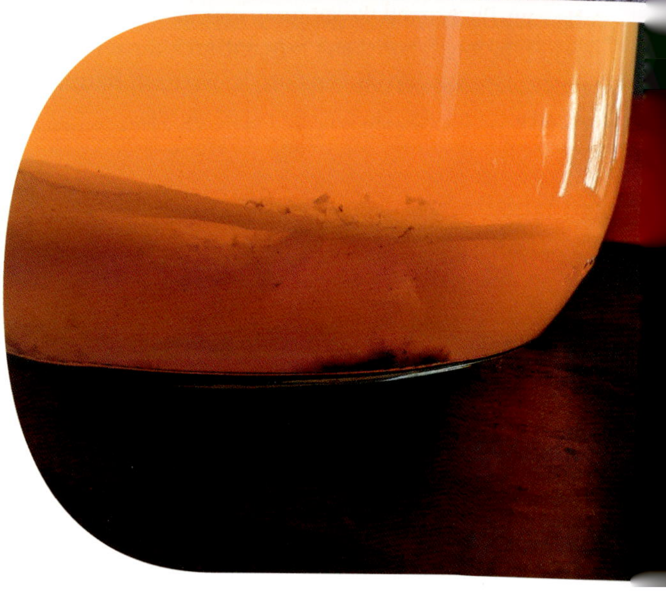

KOMPRESSE

Schwierigkeitsgrad: leicht
Zeit Zubereitung Heilmittel: siehe Rezepturen
Anfertigung der Kompresse: 5 Minuten
Kompresse auf dem Körper: abhängig von Wundheilung
Anwendung: akut

Eine Kompresse ist eine kleine Form der Auflage, die typischerweise aus einem sterilen oder sauberen Tuch besteht und feucht (z. B. mit Wasser, Alkohol oder Medikamenten getränkt) oder trocken auf eine Wunde, Entzündung oder schmerzende Stelle aufgelegt wird. Sie wird in der Wundversorgung als Primärverband, Polsterung oder Träger für Salben verwendet und kann kühlend (bei Verletzungen) oder wärmend (bei Verspannungen) wirken.

Kompressen sind oft Teil von Erste-Hilfe-Maßnahmen und sollten bei Bedarf fixiert werden, um eine gezielte Wirkung zu erzielen.

Die Wundbehandlung in akuten Fällen ist etwas für die Notfallmedizin. Die hier beschriebenen Anwendungen sind für Notfälle, in denen medizinische Fachkräfte nicht zur Verfügung stehen oder nicht erreichbar sind.

Als „Flüssigkeit" zum Tränken des Tuches können Abkochungen, Dekokte, Alkohol-Tinkturen, Essig-Auszüge oder Honig-Pilz-Fermente verwendet werden. Trockene Heilmittel aus Pilzen sind Pulver oder Extrakte.

Kompressen werden bei Bedarf auch um Pilzpflaster ergänzt. Siehe hierzu Pilzpflaster.

GRUNDSÄTZLICHE WIRKUNGSWEISE VON KOMPRESSEN

Handelt es sich um einen akuten Fall, um Blut zu stillen, unter Anleitung Blutung stillen weiterlesen.

Kompressen mit Heilmitteln aus Pilzen wirken lokal auf der Wunde. Damit können die Wirkstoffe des verwendeten Pilzes in Kombination mit den Heilpotenzialen der Trägerflüssigkeit (Essig, Honig ...) lokal angewendet ihre volle Kraft entwickeln.

Insgesamt wirken Kompressen wie eine natürliche Barriere, die desinfiziert, Wundheilung fördert, Schwellungen reduziert und die Hautbarriere stärkt – ähnlich wie ein Pflaster, aber mit aktiven Heilsubstanzen des ausgewählten Pilzes.

VORGEHENSWEISE

Zutaten

» Abkochung, Dekokt, Alkohol-Tinktur, Essig-Auszug, Honig-Ferment, Pilzpulver, Extrakt, Pilzpflaster

Schnellübersicht

» Unterlage verwenden
» Zutat auf ein steriles Tuch geben
» auf die betroffene Stelle legen
» je nach Wunde mehr oder weniger stark fixieren
» Handtuch bereitlegen
» für 10 Minuten bis zu mehreren Stunden auflegen
» bei Bedarf erneuern
» sehr auf Hygiene achten

Benötigte Materialien

» Zutat für Kompresse nach Rezept
» Unterlage
» steriles Tuch
» Verband zum Fixieren
» Handtuch

Bei der Wundbehandlung darauf achten, dass das Tuch steril ist. So weit wie möglich steril arbeiten.

KOMPRESSE

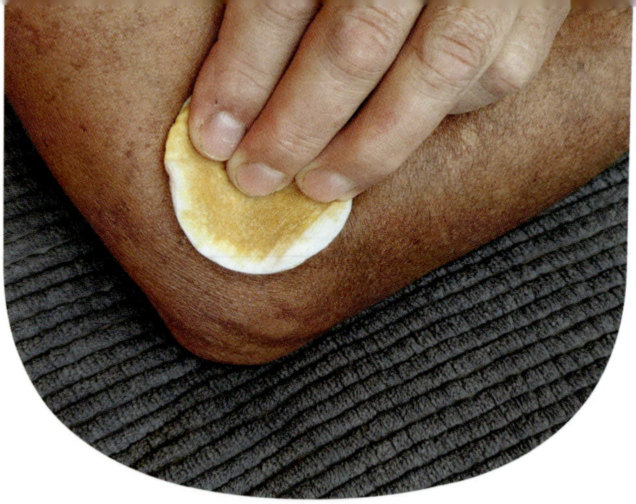

Die Zubereitung ist einfach.

Schritt 1: auflegen
Das Tuch tränken bzw. Pulver oder Extrakt fixieren und direkt auf die betroffene Stelle legen.

Schritt 2: fixieren
Fixiere es mit einem Verband, der bei Bedarf so anpresst, dass es die Wundheilung positiv unterstützt.

Schritt 3: wirken lassen
Die Kompresse jetzt so lange wirken lassen, wie es die Wundbehandlung erfordert. Die Anwendung kann auch mehrmals täglich sein, abhängig vom Anwendungsfall.

Bitte darauf achten, dass die Kompressen tropfen können und je nach Körperstelle der Wunde eine Unterlage verwendet werden sollte, um keine Flecken zu hinterlassen. Hilfreich ist auch ein Tuch, das bereitliegt, welches für die Hände oder Tropfen verwendet werden kann.

VARIANTEN DER KOMPRESSE

Neben Pilzpulver, trockenen Pilzextrakten und klassischen Abkochungen und Dekokten sind Essig-Auszüge, Alkohol-Tinkturen und Honig-Pilzfermente bei der Wundbehandlung sinnvoll.

ABKOCHUNG (S. 239)

Abkochungen sind die klassische Basis für Kompressen. Man verwendet die Flüssigkeit direkt und tränkt damit ein Tuch und legt es auf.

ALKOHOL-TINKTUR (S. 241)

Für Kompressen nur dann anwenden, wenn Alkohol förderlich für die Wunde ist.

DEKOKT (S. 260)

Dekokte sind eine intensivere Version der Abkochung. Man tränkt ein Tuch mit dem Dekokt und legt es auf. Die höhere Wirkkraft ist hilfreich, wenn eine starke, lokale Unterstützung benötigt wird.

ESSIG-AUSZUG (S. 268)

Essig-Auszüge sind besonders bei entzündlichen Vorgängen oder Wunden geeignet, wo antimikrobielle Effekte gewünscht sind, die kühlend und desinfizierend wirken sollen.

EXTRAKT (S. 273)

Der Extrakt aus Pilzen, der meist mit einem Kraut abgebunden wurde, muss schon fertig bereitstehen, damit er eingesetzt werden kann. Es wird keine Zeit zur Zubereitung bleiben in akuten Fällen. Wird wie Pulver eingesetzt.

HONIG-FERMENT (S. 292)

Pilzfermente in Honig sind eine innovative Variante, die die antimikrobiellen Eigenschaften von Honig mit den bioaktiven Stoffen der Pilze kombiniert. Die Wahl ist abhängig von der Art der Wunde.

PILZPULVER (S. 328)

Pilzpulver wird meist bei nässenden oder blutenden Wunden verwendet.

Weil es wirklich wichtig ist

Die Wundbehandlung in akuten Fällen ist etwas für die Notfallmedizin. Die hier beschriebenen Anwendungen sind für Notfälle, in denen medizinisches Fachpersonal nicht zur Verfügung steht. Heilungsverlauf bitte medizinisch begleiten lassen.

LICHT-THERAPIE

Schwierigkeitsgrad: leicht
Zeit für DIY Montage: 10 Minuten
Anwendungszeit: maximal 3 Minuten pro Einheit
Anwendung: prophylaktisch bis akut

Wir können nicht voraussetzen, dass sich alle gerne mit Licht und Strahlung auseinandergesetzt haben. Ehrlich gesagt, braucht man es auch nicht unbedingt, um zu überleben. Wir würden uns aber wünschen, dass du Lust bekommst, dass deine Neugierde geweckt ist, wenn wir zeigen, wie leicht die Lichttherapie umsetzbar ist. Und weil sich das banal anhören wird, wollen wir etwas Werbung machen. Für das Besondere am Licht. Wie sehr alles eine Welle, eine Frequenz ist und wie damit nicht nur Schall und Bilder übertragen werden können, sondern sogar Informationen, die unser Körper ganz speziell verarbeiten kann. Und wir wollen auch erklären, was Photonen damit zu tun haben.

Was dich vielleicht wundern wird: In jedem Haushalt gibt es heute Photonenschleudern. Einige davon sind sogar mobil nutzbar. Der folgende Text enthält Werbung für das Licht.

WISSENSWERTES ÜBER DAS LICHT

Licht ist sowohl Welle als auch Teilchen. Nach der Quantenphysik besteht ein Lichtstrahl aus Photonen. Dabei ist Licht wie jede elektromagnetische Strahlung zu verstehen. Licht unterscheidet sich von anderen Strahlungen zunächst nur durch die Sichtbarkeit für das menschliche Auge. Licht ist also der für Menschen sichtbare Teil der elektromagnetischen Strahlung.

Licht hat eine Geschwindigkeit von etwa 299.792 Kilometern pro Sekunde im Vakuum. Die Lichtgeschwindigkeit ist die höchste bekannte Geschwindigkeit und eine fundamentale Konstante in der Physik. Licht benötigt vom Mond bis zur Erde etwa 1,3 Sekunden. Das Licht der Sonne, die rund 150 Millionen Kilometer von der Erde entfernt ist, erreicht uns nach etwa 8 Minuten und 20 Sekunden. Das Licht der Venus reist etwa 2 Minuten und 13 Sekunden zu uns, bis zum Mars sind es rund 3 Minuten und 20 Sekunden, vom Merkur etwa 4 Minuten und 10 Sekunden und vom Jupiter erreicht uns das Licht erst nach etwa 35 bis 52 Minuten, je nach Position.

Um die Milchstraße zu durchqueren, braucht Licht etwa 100.000 Jahre. Die dabei zurückgelegte Strecke beträgt etwa 100.000 Lichtjahre, wobei ein Lichtjahr rund 9,46 Billionen Kilometer umfasst, also insgesamt etwa 9,46 x 10^{20} Kilometer. Bitte beachte, dass das Lichtjahr eine Angabe der Entfernung ist.

STRAHLUNG, FREQUENZEN UND WAHRNEHMUNG

Unsere Sinne erfassen nur einen kleinen Bereich des elektromagnetischen Spektrums. Bewusste Wahrnehmung erfolgt für sichtbares Licht über die Augen (Wellenlängen von etwa 380 bis 780 Nanometer), Wärmestrahlung (Infrarot) über die Haut und Schall über die Ohren. Im niederfrequenten Bereich umfassen Wellen unter anderem: 0 bis ca. 7 Hz (z. B. Erdbebenfrequenzen), 7 bis ca. 60 Hz (Schumann-Resonanzen, die mit Erdmagnetfeld-Schwingungen assoziiert sind, sowie Gehirnwellen wie Theta- und Alpha-Wellen), 20 Hz bis 20 kHz (hörbarer Schallbereich), 300 GHz bis 400 THz (Infrarot/Wärme) und 385 bis 789 THz (sichtbares Licht).

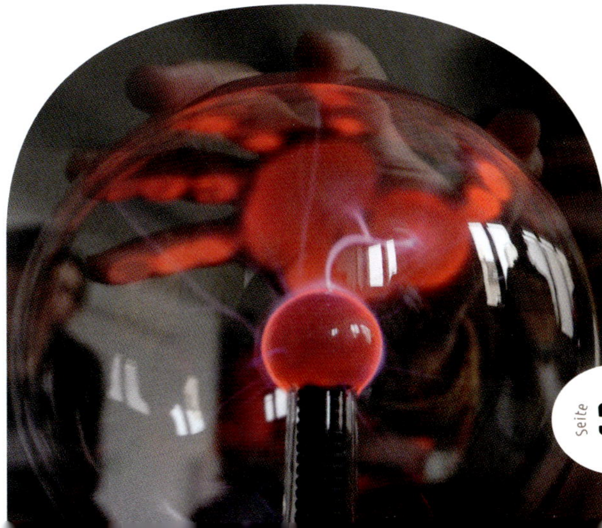

LICHT-THERAPIE

PHOTONEN MACHEN MEHR ALS „HELL"

Photonen vermitteln die elektromagnetische Kraft. Biophotonen, schwache Emissionen lebender Organismen, tragen Informationen, wie Fritz-Albert Popp behauptete, was auf sehr viel Kritik stieß. Photonen können in Medien abgebremst werden, z. B. durch Proteine. Heute ist klar, dass Photonen Informationen übertragen können, z. B. in Quantenoptik-Experimenten, wo verschränkte Photonen Bilder beamen oder Vibrationen induzieren.

DNA strahlt und Photonen regulieren auch Wachstum

Photonen können aber noch mehr. Eine der relevantesten und aktuellsten Veröffentlichungen ist die Studie Ultraweak photon emission from DNA aus November 2024. Hierbei wurde entdeckt, dass DNA unter bestimmten Bedingungen Licht emittiert. DNA scheint eine wichtige Quelle für ultra-schwache Biophotonen zu sein.

Eine weitere frische Arbeit aus Juli 2024, Unique algorithm for the evaluation of embryo photon emission and quality, untersucht Biophotonen bei Embryonen (z. B. von Fischen) und entwickelt einen Algorithmus, um die Photonenabstrahlung zu bewerten. Die Ergebnisse zeigen, dass Biophotonen das Wachstum beeinflussen können.

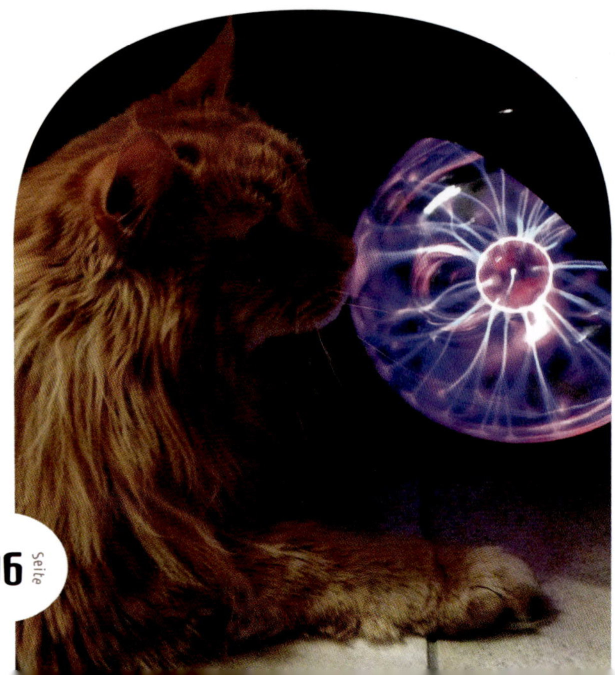

FRÜHER ESOTERIK, HEUTE WISSENSCHAFT

Zusätzlich gibt es eine Studie aus Januar 2025 zu Biophotonic Information Transfer through Water-Mediated Neural Resonance, die Biophotonen im Kontext von Karate-Praktiken und Wasser untersucht. Die Studie beleuchtet die Rolle von Biophotonen in asiatischen Praktiken wie Kyokushin-Karate, in denen nicht nur der Körper, sondern auch der Geist geschult wird. Die zentralen Ergebnisse zeigen, dass während solcher Übungen die Biophotonenemission stark ansteigt, insbesondere in den ersten 15 Sekunden, und eng mit neuronaler Aktivität korreliert. Wasser, das den Praktizierenden ausgesetzt ist, verändert seine Struktur und überträgt Informationen, was bei Empfängern zu messbaren Veränderungen in Gehirnaktivität und Herzfrequenz führt.

Wir möchten an dieser Stelle auf ein Buch verweisen. „Das Gedächtnis des Wassers: Homöopathie und ein spektakulärer Fall von Wissenschaftszensur" von Michel Schiff. Schiffs Buch ist ein Plädoyer für Benveniste und massive Kritik an der Wissenschaftsgemeinschaft. Es hat 260 Seiten, erschien 1997 im Zweitausendeins Verlag und hat die ISBN 978-3-86150-220-3. Das Buch ist leider nur noch im Antiquariat erhältlich.

NEUGIERIG GEWORDEN?

Falls du nun Lust bekommen hast, Licht zu erleben, da haben wir zwei einfache und erprobte Experimente für dich. Beide haben wir schon öfter mit vielen Menschen durchgeführt. Sowohl als Workshop-Leitung an der Kunstuniversität Linz, als auch auf der Ars Electronica 2014 und bei unseren Projekten rund um unser Vitallabor Nautikuss, das sich wünscht, wieder aufgebaut zu werden. Das Vitallabor ist eine Entwicklung von uns, es ist eine Abfolge von 7 Teststationen mit jeweils 7 Tests, die die menschlichen Sinne unterschwellig und kreativ ansprechen. Über zweitausend Menschen waren beim Gesundheitscheck der Sinne. Einer unserer prominentesten Besucher war Stefan Jonas, Regisseur von „Sturm der Liebe" (Foto Mitte rechts).

FARBEN SCHMECKEN

Mit einem Prisma oder auch mit einem LED-Farbband wird Wasser in jeweils einer eigenen Weißglasflasche mit den 7 Farben rot, orange, gelb, grün, türkis, blau und lila für 60 Minuten bestrahlt. Dann erfolgt eine Blindverkostung. Alle werden einen Unterschied schmecken. Ein Hinweis sei erlaubt: Das herb-bittere ist lila.

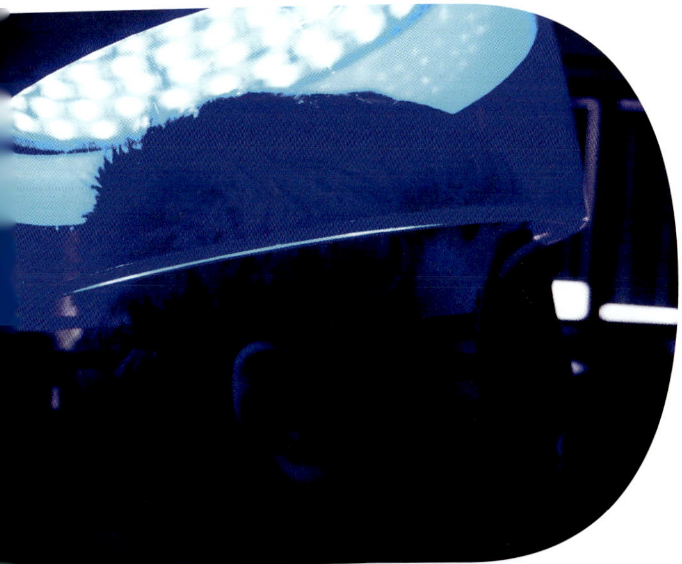

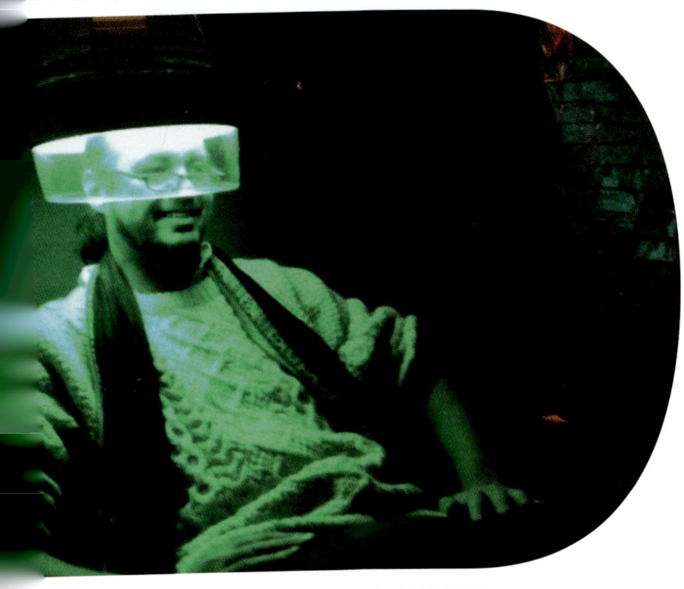

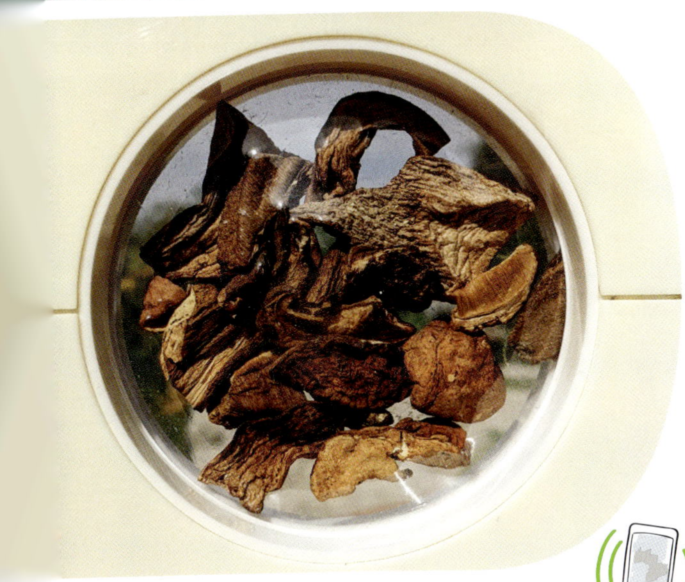

FARBEN FÜHLEN MIT VERBUNDENEN AUGEN

LED-Farbbänder so montieren, dass sie wie ein abstehender Helm über den Kopf gestülpt werden können. Wir haben dazu sowohl eine Trockenhaube als auch einen großen Lampenschirm verwendet. Beides klappt gut.

Damit der Versuch funktioniert, muss die gestestete Person eine dichte Augenbinde tragen, mit der Fernbedienung in der Hand die Farben wechseln und Empfindungen beschreiben, die von einer zweiten Person notiert werden.

Alternativ kannst du dich selbst mit einem Stativ und dem Handy filmen und den Film hinterher anschauen. Nach etwas Übung wirst du feststellen, dass du zwar nicht weißt, welche Farbe es ist, aber du erkennst, welche dir guttut, welche nichts macht und welche unangenehm ist. Das Ergebnis wird sogar reproduzierbar, wenn du nicht mit zu großem zeitlichen Abstand misst.

Du wirst auch feststellen, dass Farben deine Stimmungen beeinflussen können, selbst dann, wenn du die Farbe nicht siehst.

LICHTTHERAPIE

Es ist sehr einfach, diese Anwendung umzusetzen.

Zutaten

» ein oder mehrere Stücke oder Pulver eines Pilzes, frisch oder getrocknet

Schnellübersicht

» das Pilzmaterial vor einer LED-Taschenlampe fixieren
» das geht auch mit einem durchsichtigen Klebestreifen
» damit die betroffenen Körperstellen „ableuchten"
» nicht länger als 3 Minuten
» mehrmals täglich machen

Benötigte Materialien

» LED-Taschenlampe
» Klebestreifen

LICHT-THERAPIE

SCHRITT-FÜR-SCHRITT-ANLEITUNG

Schritt 1: positive Atmosphäre schaffen

Den Pilz auswählen, er sollte für die Anwendung positive Berichte haben. Falls der Rücken schmerzt als Beispiel, findest du die passenden Pilze in den Tabellen vorne im Buch.

Schritt 2: Lampe vorbereiten

Pilz vor einer LED-Taschenlampe fixieren, dazu ist auch ein Klebestreifen erlaubt.

Schritt 3: ableuchten

Körperregionen, die betroffen sind, ableuchten. Dabei ein wenig Abstand halten (ca. 5 cm). Auch wenn LED-Licht kalt ist, kann sich die abgeleuchtete Stelle warm anfühlen, ist sie aber nicht. Es können auch andere Signale auftreten wie ein leichtes Ziehen oder Ähnliches.

Schritt 4: probieren

Je stärker die LED-Lichtquelle, desto stärker die Wirkung.

Unsere Vermutung ist, wenn wir das gleich am Anfang als Erstes geschrieben hätten, wäre es für einige zu banal. Niemand hätte Lust, es auszuprobieren. Vom „Machen" her ist es das auch, aber der Hintergrund, das „Warum", ist es nicht.

Wir wünschen uns, dass wir das mit diesem Kapitel näher gebracht haben, ohne es letztendlich komplett erklären zu können. Das ist noch Neuland in der Biophysik und wird vermutlich noch einige Zeit so bleiben.

WEITERE PRAKTISCHE ANWENDUNGEN IN DER LICHTTHERAPIE

Wenn du es getestet hast und deine Neugier dich treibt, dann versuche weitere Anwendungen mit Kräutern, Mineralien, Steinen und Metallen etc. via LED-Übertragung. Mach deine eigenen Erfahrungen, aber beachte bitte unbedingt dabei, dass nach unseren eine Überdosierung (ab mehr als 3 Minuten) Unruhe verursachen kann.
Unsere Empfehlung ist, nie länger als 3 Minuten, besser weniger. Dafür mehrmals am Tag. Nie in die Augen leuchten, um Schäden zu vermeiden.

Nimm nur LED-Lampen, die nicht am Stromnetz hängen. Batteriebetriebene LEDs verwenden, um Frequenzstörungen durch Wechselstrom zu vermeiden, da deren Gleichrichter Restwellen erzeugen.

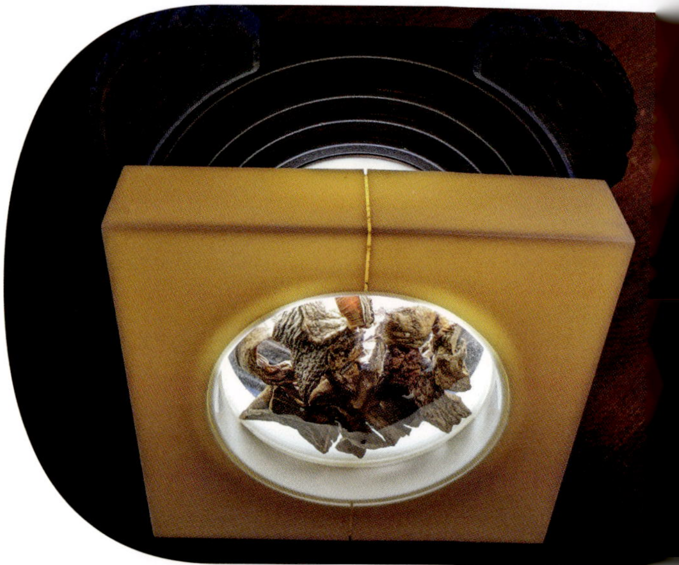

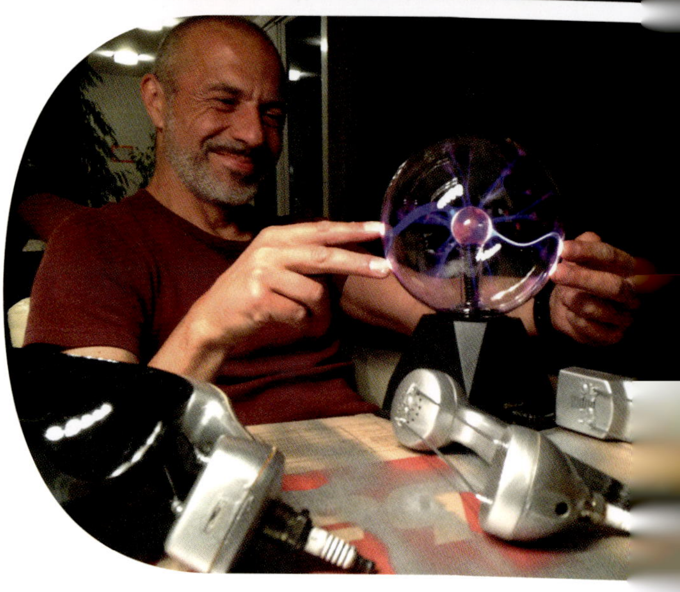

LIKÖR

Schwierigkeitsgrad:	leicht
Zeit für Ansatz:	20 Minuten
Auszugszeit:	4 bis 6 Wochen
Nachreife:	4 Wochen
Haltbarkeit:	Monate bis Jahre

Die Wurzeln des Likörs liegen in der antiken und mittelalterlichen Medizin, wo Mönche wie die Kartäuser oder Benediktiner Kräuter in Alkohol mazerieren ließen, um Wirkstoffe zu extrahieren. Dies basiert auf der Volksmedizin und frühen Pharmazie.

LIKÖR ALS FRÜHES MITTEL DER EUROPÄISCHEN NATURHEILKUNDE

Alkohol ist ein sehr gutes Lösungsmittel, um Wirkstoffe zu extrahieren, und konserviert sie auch gut. Der Zucker macht das Mittel angenehmer einzunehmen und mildert bittere Kräuter ab.
Im Vergleich zu wässrigen Aufgüssen oder Tinkturen war Likör praktischer für die Aufbewahrung und Verteilung. Man darf nicht vergessen, dass die Entwicklung von Kühlschränken noch nicht so lange her ist. Zudem diente der Alkohol selbst als Desinfektionsmittel und Stimmungsaufheller.

ANWENDUNGSGEBIETE VON LIKÖR IN DER NATURHEILKUNDE

- Liköre wie Chartreuse oder Bénédictine wurden bei Magenproblemen, Durchfall, Blähungen und Appetitlosigkeit verwendet. Die enthaltenen Kräuter wirkten verdauungsfördernd und krampflösend.
- Bei Husten, Erkältungen und Bronchialproblemen, z. B. durch Kräuter wie Alant oder Salbei, die schleimlösend und entzündungshemmend wirken.
- Äußerlich als Umschlag oder innerlich zur Linderung von Entzündungen.
- Als Tonikum für das Immunsystem, gegen Erschöpfung oder bei Epidemien, wo sie als prophylaktisches Mittel galten.
- Bei Kopfschmerzen, rheumatischen Beschwerden oder Schlafstörungen, da Alkohol und Kräuter schmerzlindernd und beruhigend wirken können.

DIE WAHL DES SÜSSUNGSMITTELS

Ob raffinierter Zucker, Rohzucker, Kandiszucker oder Honig in der Likörherstellung bevorzugt werden, ist nicht Zufall oder unbedeutend. Löslichkeit, Stabilität, Konservierung, Nährwert und gesundheitliche Effekte durch die Interaktion mit Alkohol und den anderen Zutaten beeinflussen die Wahl. Der Süßstoff beeinflusst auch die Viskosität und die Haltbarkeit.

Raffinadezucker

Die Herstellung von Raffininadezucker, also hochgereinigtem, weißem Kristallzucker durch mehrmaliges Auflösen und Kristallisieren, hat ihre Wurzeln in antiken und mittelalterlichen Techniken, wurde jedoch erst im 19. Jahrhundert in Europa industriell etabliert. Primitive Formen der Zuckerraffination, bei denen Zuckerrohrsaft gekocht und in Kegeln kristallisiert wurde, um unreine Melasse abzutrennen, wurden bereits um 600 n. Chr. von den Persern entwickelt.

Diese Methode erzeugt einen relativ reinen Zuckerhut, der als Vorläufer des heutigen Raffininadezuckers gilt. In Europa wurde Zuckerraffination ab dem 15. Jahrhundert durch arabische Einflüsse eingeführt, blieb aber handwerklich und auf importierten Rohzucker beschränkt.

Heutiger Raffininadezucker ist hochgereinigt (bis zu 99,95 % Sucrose) und löst sich schnell und vollständig in Alkohol auf, was für eine klare, homogene Konsistenz in Likören sorgt. Er ist geschmacksneutral und verändert nicht das Aroma, was ihn ideal für industrielle oder standardisierte Produktionen macht, bei denen Reinheit und Konsistenz priorisiert werden.

In Anwendungen, wo Kristallisation vermieden werden soll (z. B. in kühlen Lagern), ist er von Vorteil, da er keine Inhaltsstoffe enthält, die Kristallbildung fördern könnten.

LIKÖR

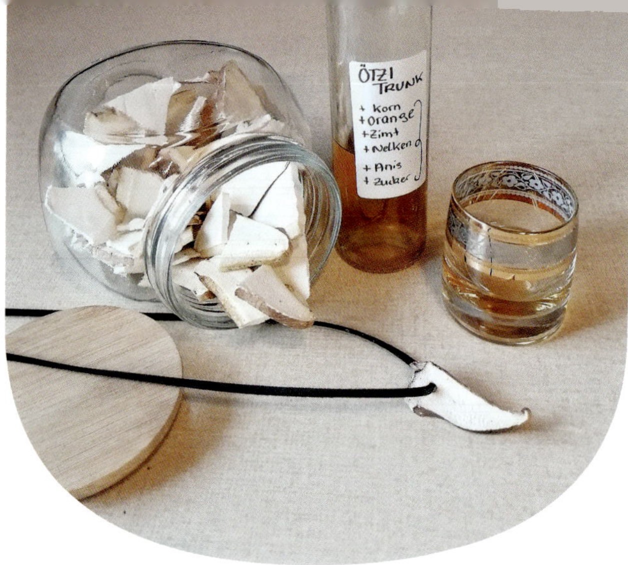

Raffininadezucker kann bei hohem Verzehr gesundheitliche Risiken bergen, weshalb er in naturheilkundlichen Likören nur dann geeignet ist, wenn der Likör nicht häufig angewendet wird.

Rohzucker

Rohzucker enthält Restanteile wie Melasse (ca. 3 %), die Mineralien (z. B. Kalium, Eisen) und bioaktive Verbindungen beinhalten, was ihn nährstoffreicher macht als Raffininadezucker.

In Likören bringt er seinen Eigengeschmack ein, eine leichte Karamell- oder Melassenote, die die Komplexität des Geschmacks verschiebt – das kann gewünscht sein, aber auch stören.

Naturheilkundlich ist er zu bevorzugen, wenn eine leichte antioxidative Wirkung gewünscht ist, da Rohzucker auch oxidativen Stress reduzieren kann.

Bei naturheilkundlichen Likören gegen Verdauungsprobleme oder zur allgemeinen Stärkung ist der Rohzucker förderlich. Er ist aber nicht einzusetzen für ungetrübte Liköre, da er die Farbe verdunkelt. Außerdem muss bedacht werden, dass die Auflösung langsamer ist.

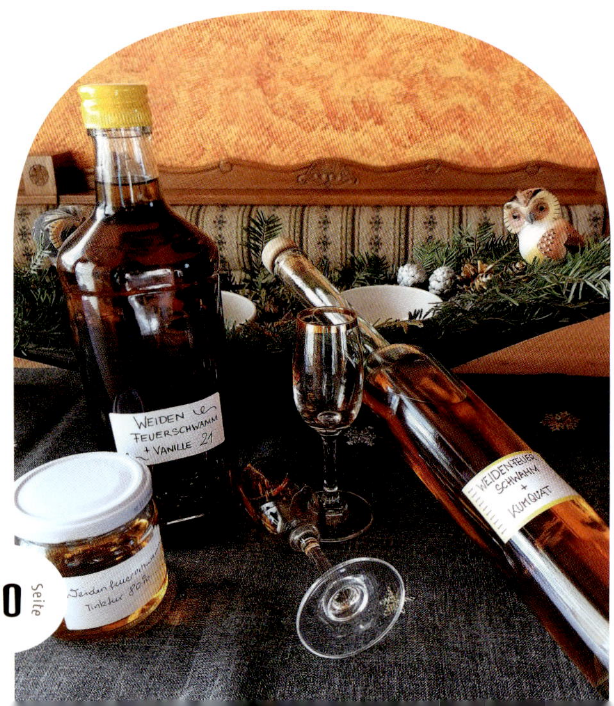

Kandiszucker

Kandiszucker ist kristallisiert und löst sich langsam auf, was eine kontrollierte Süßung ermöglicht und Kristallisation in der fertigen Likörmischung verhindert. Er ist hochrein und widerstandsfähig gegen Zerfall bei hohen Temperaturen, was die Haltbarkeit und Stabilität verbessert.

In Likören wird er bevorzugt, wenn eine klare, transparente Optik gewünscht ist, da er keine Trübung verursacht. Kandiszucker ist ideal bei Likören, bei denen lange Lagerung und Stabilität entscheidend sind. Er ist nicht geeignet für schnelle Rezepte, da die Auflösung Zeit braucht.

Honig

Honig ist bei einem gesundheitlichen Anspruch vorteilhaft, da er den Blutzuckerspiegel stabiler hält. Er enthält Enzyme, Antioxidantien, Vitamine (z. B. B-Vitamine) und Mineralien, die antioxidative und entzündungshemmende Effekte bieten – ideal für naturheilkundliche Anwendungen wie bei Verdauungsstörungen, Atemwegserkrankungen oder als Immunstärkung. Seine antibakteriellen Eigenschaften (durch Wasserstoffperoxid und niedrige Wasseraktivität) verlängern die Haltbarkeit von Likören, indem sie mikrobielles Wachstum hemmen.

Geeignet ist er in Likören, in denen Honig mit seiner komplexen, leicht floralen Note die Aromen positiv ergänzt. Honig verbessert auch die typische eher leicht zähe Likör-Viskosität, ohne eine Kristallisation zu verursachen.

In medizinischen oder prophylaktischen Likören kann er die beste Wahl sein, da er prebiotisch wirkt und nützliche Bakterien fördert. Allerdings sollte dann die Aromenkomposition ein harmonisches Zusammenspiel erzeugen.

LIKÖR ANSETZEN

Zutaten

- 350 g Pilzpulver
- Süßungsmittel, Menge nach Vorliebe, maximal 250 g
- 650 ml hochprozentiger Alkohol 40–60 %

Schnellübersicht

- Pilzpulver und Süßungsmittel in großes Glasgefäß geben
- Alkohol darüber gießen
- Gefäß verschließen
- bei Zimmertemperatur 4–6 Wochen ziehen lassen
- nicht in die Sonne stellen
- täglich schütteln
- abseihen
- in saubere Flasche abfüllen und mehr als 1 Monat reifen lassen
- hält sich – ohne Konsum – mehrere Monate bis Jahre

Benötigte Materialien

- Glas zum Mazerieren
- Tuch
- Sieb
- Schüssel
- Flasche zum Abfüllen

Tipp

Likör machen ist eine Frage des Geschmacks und der Experimentierfreude. Experimente mit Gewürzen, Früchten und Kräutern sind oft überraschend gut und der eigenen Kreativität sind keine Grenzen gesetzt. Eine Fülle von A bis Z kommt gerne zum Einsatz – von A wie Alant, Anis, Artemisia annua, Bärwurz, Eberraute, Fenchel, Koriander, Kreuzkümmel, Kumquat, Kümmel, Orange, Nelken bis Z wie Zimt und Zitrone und viele mehr.

SCHRITT-FÜR-SCHRITT-ANLEITUNG

Ein klassisches Rezept für Likör basiert auf einer einfachen Grundmischung aus Pilzen, Zucker und hochprozentigem Alkohol. Dieses Rezept kann mit verschiedenen Pilzen variiert werden. Nach unserer Erfahrung haben gerade die harten Baumpilze das beste Potenzial.

Vorab

Verwende ausschließlich gesunde und unbewohnte Pilze ohne Schimmel – auch Kräuter und Früchte bitte nur in frischem und unverlaustem Zustand.

Schritt 1: mischen und mit Alkohol bedecken

Das Pilzpulver und das Süßungsmittel zusammen in ein großes Glasgefäß geben und miteinander vermischen. Dann den Alkohol darüber gießen.

Schritt 2: gut verschließen und ziehen lassen

Das Gefäß fest verschließen und bei Zimmertemperatur für 4–6 Wochen ziehen lassen. Dabei nicht in die Sonne stellen.

Schritt 3: täglich schütteln

Wie auch bei allen anderen Mazerationen, unbedingt täglich schütteln und verrühren.

Schritt 4: abseihen

Nach der Auszugszeit das Tuch in ein Sieb geben, das in einer Schüssel hängt. Dann abseihen und auspressen.

Schritt 5: abfüllen

Zum Schluss in eine saubere Flasche abfüllen und mehr als 1 Monat reifen lassen. Der Likör hält sich – ohne Konsum – mehrere Monate bis Jahre.

Alkohole ohne besonderen Eigengeschmack wie Korn und Wodka sind gut für die meisten Ansätze. Geschmackliche Bereicherungen wirst du mit Chaga, Eichenfeuerschwamm, Fenchelporling, Grauem Feuerschwamm, Kupferrotem Lackporling, Lärchenschwamm, Zottigem Schillerporling und Zunderschwamm erleben.

LIKÖR

GUTE ZUSATZINFOS AUS UNSEREM NETZWERK

Unsere Freunde Monika und Hermann von den Naturdetektiven in Oberösterreich begeistern uns und andere nicht nur als Pilz-Koryphäen, die ihr Wissen und ihre Leidenschaft genial weitergeben, sie verwöhnen alle auf ihren Wanderungen mit selbst gemachten Köstlichkeiten. Durch Monikas Informationen wissen wir zu berichten, dass Obstler dann richtig ist, wenn kräftiger Geschmack gewünscht wird (Birkenporling). Gin sollte dann eingesetzt werden, wenn es harzig wird (Harziger Lackporling und Rotrandiger Baumschwamm). Aber auch Rum und Cognac passen gut zu Pilzen. Alles darf probiert werden, um herauszufinden, was am besten schmeckt.

Die anderen Pilze des Buches machen nur dann Sinn, als Likör verarbeitet zu werden, wenn es aus gesundheitlichen Gründen begleitend sinnvoll ist. Geschmacklich brauchen sie etwas mehr Nachhilfe mit Kräutern und Gewürzen. Dann wird so manch anderer dieser Pilze einen schmackhaften Likör aus sich zaubern lassen.

Liköre können gut als prophylaktischer, kulinarischer Genuss in Maßen eingesetzt werden, aber auch als akute Medizin.

GAUMENFREUDEN-REZEPTTIPPS AUS MONIKAS PILZ-LIKÖR-SCHRÄNKCHEN

CHAGA – X-MAS EDITION

Zutaten

- Chaga getrocknete Würfel (ca. 30 g)
- 100 g Kandiszucker
- ¾ Liter Wodka
- ¼ Liter Rum
- Zimt, Nelken, Orangenscheiben

Zubereitung

- getrocknete Chaga-Würfel mit Zimt, Nelken, Orangenscheiben, Kandiszucker, Wodka und Rum in ein Glas geben
- für mindestens vier Wochen – auch sechs Wochen – an einem hellen Ort stehen lassen
- ab und zu schütteln
- abseihen und dunkel und kühl lagern
- mindestens noch ein Monat nachreifen lassen, der Likör wird immer besser

Tipp

Wenn du das feine Tröpfchen zu Weihnachten verschenken oder zu den Feiertagen genießen möchtest: rechtzeitig (Ende Oktober/Anfang November) ansetzen.

WEIDENFEUERSCHWAMM-LIKÖR

Zutaten

- Weidenfeuerschwamm frische Stücke (ca. 30 g)
- 150 g Rohrzucker
- 1 Liter Korn
- Zimt

Zubereitung

- Weidenfeuerschwamm frisch in Stücke schneiden und mit Zimt, Rohrzucker und Korn ansetzen
- für mindestens vier Wochen – auch sechs Wochen – an einem hellen Ort stehen lassen
- ab und zu schütteln
- abseihen und dunkel und kühl lagern
- mindestens noch ein Monat nachreifen lassen, der Likör wird immer besser

Hat eine tolle Farbe und eine unwiderstehlich feine Schokonote.

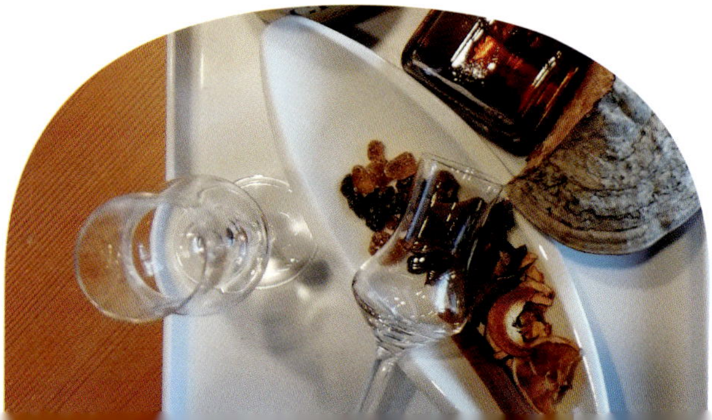

MASSAGEÖL

Schwierigkeitsgrad:	mittel
Zeit für Öl-Auszug:	siehe Rezept
Zeit für Mischung:	30 Minuten
Haltbarkeit:	einige Monate

Bio-Massageöle basieren in der Regel auf pflanzlichen Basisölen, die mit ätherischen Ölen angereichert sein können. Zusätzlich werden sie als Pilz-Massageöl auch mit den Inhaltsstoffen von einem Pilz angereichert. Hier beziehen wir uns nur auf Massageöle ohne Emulgatoren, da andere Massageöle den Rahmen hier sprengen würden. Zu den vielen Varianten und Möglichkeiten ist eine weitere Veröffentlichung über die Kosmetika mit Pilzen in Vorbereitung. Bio-Massageöle ohne Emulgatoren sind auch für sensible Haut sehr gut geeignet und vermeiden potenzielle Reizstoffe. Emulgatorfreie Massageöle setzen sich aus einem oder mehreren Trägerölen, etwaigen Funktionsölen und wahlweise auch ätherischen Ölen zusammen. Bei unserem Massage-Öl werden die Trägeröle zusätzlich auch mit Wirkstoffen von Pilzen angereichert.

Typische Trägeröle (Basisöle)

Diese bilden die Hauptbasis und dienen als Träger für andere Komponenten. Sie sind in der Regel kalt gepresste pflanzliche Öle mit hohem Anteil an Fettsäuren. Typische Basisöle für Massageöle sind Aprikosenkernöl, Brokkolisamenöl, Haferkernöl, Jojobaöl, Macadamiaöl, Mandelöl, Olivenöl, Pflaumensamenöl, Schwarzes-Johannisbeersamenöl, Sonnenblumenöl (alphabetische Reihenfolge).

Typische Zusatzöle oder Extrakte

Dies umfasst pflegende Zusätze, Extrakte oder Antioxidantien, die nicht primär als Basis oder Duft dienen, sondern ergänzende Wirkungen bieten. Typische Zusatzöle oder Extrakte sind Aloe vera, Johanniskrautöl, Rosmarinextraktöl und Vitamin E. Vitamin E als Zusatz in Hautölen kann die Haltbarkeit verlängern, da es als starkes Antioxidans wirkt und die Oxidation der Öle verzögert, was Ranzigkeit verhindert. Dies ist besonders bei rein ölbasierten Produkten effektiv, wie vielen Hautölen, und wird typischerweise in einer Konzentration von etwa 0,5 % empfohlen. Allerdings ist Vitamin E kein vollwertiger Konservierungsstoff gegen mikrobielle Verunreinigungen.

Oft verwendete ätherische Öle

Hochkonzentrierte, duftende Öle aus Pflanzen, die für aromatherapeutische Effekte hinzugefügt werden. Typischerweise werden diese in Massageöl verwendet: Grapefruitöl, Latschenkieferöl (Pinus mugo), Myrtenöl, Orangenöl, Rosmarinöl, Rosenöl, Wacholderbeerenöl, Wintergrünöl, Zitronenöl.

MASSAGEÖL ANSETZEN

Zutaten

» Trägeröl(e)
» Pilzpulver
» Zusatzöl oder Extrakt
» ätherisches Öl

Schnellübersicht

» Pilzpulver in das Trägeröl geben
» Öl-Auszug wie unter „Öl-Auszug" beschrieben mit dem Trägeröl durchführen
» fertigen Öl-Auszug mit den Zusatzölen und Extrakten und den ätherischen Ölen mischen
» in ein sauberes Gefäß abfüllen
» kühl und dunkel lagern.

Benötigte Materialien

» Für den Öl-Auszug siehe Rezept unter Öl-Auszug
» Schüssel zum Mischen der Zutaten
» Kunststofflöffel oder Keramik- oder Edelstahllöffel
» Trichter
» Flasche zum Abfüllen

MASSAGEÖL

SCHRITT-FÜR-SCHRITT-ANLEITUNG

MASSAGEÖL FÜR NACKEN UND SCHULTER

Das Rezept eignet sich hervorragend als Massageöl für den Nackenbereich und die Schultern, um Spannungen zu lösen. Es ist einfach herzustellen und basiert auf natürlichen Komponenten ohne Emulgatoren. Der Pilz, der zum Auszug verwendet werden könnte, findet sich für dieses Öl unter den Pilzen, die die Nerven beruhigen und den Stress abbauen.

Schritt 1: Basisöl zubereiten

Das Trägeröl besteht aus 25 ml Jojobaöl sowie 25 ml Mandelöl. Dieses wird mit 10 g Pilzpulver gemischt und wie unter Öl-Auszug beschrieben behandelt. Das daraus gewonnene Öl dient als Basisöl.

Schritt 2: mischen

Sobald das Basisöl zubereitet ist, wird es mit 2 bis 3 ml Vitamin E und 6 Tropfen Rosmarinöl sowie 4 Tropfen Zitronenöl vermischt.

Schritt 3: abfüllen

Die Mischung dann in eine Spenderflasche füllen und nochmals schütteln.

Schritt 4: ziehen lassen

Kühl und dunkel lagern. Mindestens einen Tag durchziehen lassen, damit sich die Komponenten am besten entfalten können.

Das Öl ist jetzt bei hygienischer Zubereitung einige Monate haltbar.

MASSAGEÖL ZUR MUSKELENTSPANNUNG UND DURCHBLUTUNG

Die Wirkung von Johanniskrautöl auf Muskelverspannungen und Durchblutung ist in Studien zur Phytotherapie beschrieben, wo es entzündungshemmende Eigenschaften zeigt.

Als Trägeröl werden 20 ml Aprikosenkernöl und 20 ml Olivenöl verwendet. Dieses wird mit 10 g Pilzpulver gemischt und wie unter Öl-Auszug beschrieben behandelt. Das daraus gewonnene Öl dient als Basisöl. Das passende Pilzpulver ist sicher in der Tabelle Bewegungsapparat zu finden.

Schritt 1: Basisöl zubereiten

20 ml Johanniskrautöl dient als pflegende Ergänzung mit entzündungshemmenden und durchblutungsfördernden Eigenschaften.

Schritt 2: mischen

10 Tropfen Latschenkieferöl werden für wärmende und entspannende Effekte eingerührt.

Schritt 3 und 4 siehe Massageöl für Nacken und Schulter.

Die Menge der ätherischen Öle ist sehr stark abhängig vom Menschen, für den es gedacht ist. Die hier dokumentierten Mengen sind bei empfindlichen Hauttypen zu reduzieren.

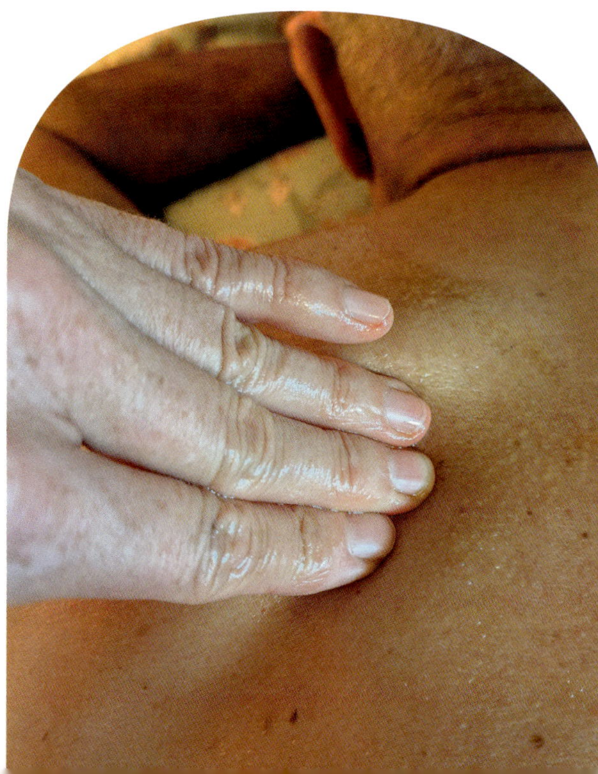

MUNDWASSER

Schwierigkeitsgrad:	leicht
Zeit für Auszug:	siehe jeweiliges Rezept
Zeit zum Ansetzen:	5 Minuten
Haltbarkeit:	1 Woche

Die Geschichte der Mundpflege mit Spülungen reicht weit zurück, doch wenn von „Mundwasser" als spezifischem Produkt die Rede ist, muss man zwischen antiken Vorläufern und modernen, kommerziellen Formulierungen unterscheiden.

Antike Kulturen wie die Chinesen oder Inder verwendeten bereits um 2700 v. Chr. pflanzliche oder salzhaltige Lösungen zur Behandlung von Zahnfleischentzündungen. Ähnlich nutzten die Römer im 1. Jahrhundert n. Chr. Mischungen aus Essig, Salz oder sogar Urin als desinfizierende Mundspülungen.

Kommerzielle Mundwasser ab 1879

Das erste historisch belegte und kommerziell hergestellte Mundwasser ist Listerine, das 1879 von dem Chemiker Dr. Joseph Lawrence in St. Louis, USA, entwickelt wurde. Es basierte auf einer antiseptischen Formel mit ätherischen Ölen und Alkohol, ursprünglich als chirurgisches Desinfektionsmittel konzipiert, und wurde nach dem britischen Chirurgen Joseph Lister benannt, der Pionier der Antisepsis war. Ab 1895 wurde es speziell für die orale Pflege vermarktet und 1914 als erstes rezeptfreies Mundwasser in den USA zugelassen.

In Deutschland wird oft Odol aus dem Jahr 1892 als erstes Mundwasser genannt, erfunden von Karl August Lingner in Dresden, doch chronologisch geht Listerine voraus.

Heutige und frühere naturheilkundliche Mundwasser basieren oft auf Extrakten, die antimikrobielle, entzündungshemmende oder erfrischende Eigenschaften haben. Sie werden zur Unterstützung der Mundhygiene angewendet, etwa bei Entzündungen oder zur Verbesserung des Atemgeruchs.

MUNDWASSER ANSETZEN

Zutaten

- fertiger Pilzauszug (Abkochung, Alkohol-Tinktur oder Essig-Auszug)
- Wasser

Schnellübersicht

- fertigen Auszug mit dem Wasser mischen
- in eine saubere Flasche abfüllen
- schütteln
- nicht lange lagern, aufbrauchen und bei Bedarf frisch ansetzen

Benötigte Materialien

- für den Auszug siehe Rezept
- Gefäß zum Mischen der Zutaten
- Flasche zum Abfüllen

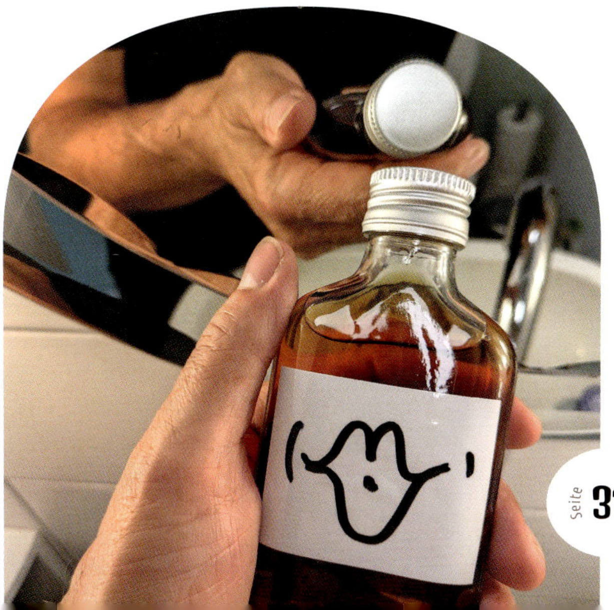

MUNDWASSER

SCHRITT-FÜR-SCHRITT-ANLEITUNGEN

Wir haben drei verschiedene Rezepte, die sich bewährt haben, zusammengetragen.

MUNDWASSER MIT ALKOHOL-TINKTUR-ANTEIL

Dieses Rezept orientiert sich an einer Studie zu einer Mundspülung, die eine ethanolbasierte Tinktur verwendet, um orale Bakterien wie *Streptococcus mutans* (Karies) zu reduzieren und antioxidative Effekte zu erzielen. Die Tinktur wird durch Mazeration des Pilzes oder der Pilze in Alkohol hergestellt.

Zutaten

» 10 ml Alkohol-Tinktur (50 %) aus einem oder mehreren Pilzen, die in Tabelle 2 unter *Streptococcus mutans* (Karies) positiv gekennzeichnet sind

» sauberes Wasser zur Verdünnung (bis 100 ml), um den Alkoholgehalt auf ca. 5 % zu senken

Zubereitung

1. Alkohol-Tinktur wie im Rezept angegeben zubereiten.
2. Tinktur(en) in einem Glasgefäß mit dem Wasser mischen.
3. In eine dunkle Flasche füllen und kühl lagern.
4. Haltbarkeit ist bei dieser Alkoholkonzentration gering, maximal 1 Woche.

Die Konzentration des Alkohols ist individuell einzustellen. Wir empfehlen geringe Konzentrationen, um keine Reizungen hervorzurufen. Es gibt aber auch Quellen, die gehen von bis zu 70 % Alkohol aus, was in schweren Fällen auch angebracht sein kann.

30 Sekunden kräftig spülen und gurgeln, dann ausspucken. 2–3 Mal täglich anwenden, nicht schlucken.
Für sensible Personen den Alkoholgehalt reduzieren.

Bitte unbedingt bedenken, dass in den ersten Minuten nach der Mundspülung der Atem leicht alkoholhaltig ist, was zu falsch-positiven Alkohol-Schnelltests führen könnte.

MUNDWASSER MIT ESSIG-AUSZUG

Dieses Rezept basiert auf historischen, phytotherapeutischen Anwendungen, in denen essigbasierte Auszüge für die Mundhygiene empfohlen werden. Essig dient als Lösungsmittel und konserviert.

Zutaten

» 100 ml Apfelessig-Auszug aus einem Pilz nach Wahl

» 50 ml Kamillenabkochung

Zubereitung

1. Essig-Auszug wie im Rezept angegeben zubereiten.
2. Eine Abkochung mit Kamille zubereiten.
3. Zutaten in einem Glasgefäß mischen.
4. In eine dunkle Flasche füllen und kühl lagern.
5. Haltbarkeit ist bei dieser Mischung gering, maximal eine Woche.

30 Sekunden kräftig spülen und gurgeln, dann ausspucken.
2–3 Mal täglich anwenden, nicht schlucken.
Für sensible Personen den Essiggehalt reduzieren.

MUNDWASSER AUF BASIS EINER ABKOCHUNG

Dieses Rezept stützt sich auf Empfehlungen aus einer phytotherapeutischen Übersicht zu Mukositiden, unterstützt durch Studien zur entzündungshemmenden Wirkung von Pilzen.

Zutaten

» 100 bis 200 ml einer Abkochung aus einem oder mehreren Pilzen (geeignete Pilze finden sich in der Tabelle)

Zubereitung

1. Die Pilze in einem Topf mit dem Wasser übergießen.
2. Aufkochen und 10–15 Minuten simmern lassen (Abkochung für intensiven Auszug).
3. Abkühlen lassen, filtern und in eine Flasche füllen.
4. Im Kühlschrank lagern; Haltbarkeit 2–3 Tage.

30 Sekunden spülen und gurgeln, dann ausspucken.
3–4 Mal täglich, besonders bei Entzündungen.
Oft frisch zubereiten für die beste Wirkung.

ÖL-AUSZUG

Schwierigkeitsgrad:	leicht
Zeit zum Ansetzen:	15 Minuten
Dauer bis zum Abseihen:	4 bis 6 Wochen
Zeit zum Abseihen:	15 Minuten
Haltbarkeit:	4 bis 6 Monate
Anwendung:	kulinarisch, prophylaktisch, akut

Für den Auszug können grundsätzlich alle Öle verwendet werden, die für die Ernährung oder für Kosmetika geeignet sind. Der Öl-Auszug eignet sich für innere (nur wenn das Öl auch Lebensmittelqualität hat) und äußere Anwendungen und berücksichtigt traditionelle sowie wissenschaftliche Erkenntnisse gleichermaßen.

Die ideale Menge des Auszugs orientiert sich daran, was du damit vorhast. Wenn du ihn gesundheitlich anwenden möchtest, zum Beispiel für Einreibungen, wirst du mehr benötigen. Möchtest du ihn lediglich als Salatöl verwenden, reicht eine kleinere Menge aus. Wir selbst stellen lieber öfter einen frischen Öl-Auszug her und haben zwei, meist drei Pilzöle mit 0,33 Litern in der Küche parat für ihren Einsatz im Salat. Wird eines davon leer, setzen wir ein neues Pilzöl an.

ÖL-AUSZUG ANSETZEN

Zutaten

- » Pflanzenöl
- » Pilzpulver

Schnellübersicht

- » Pilzpulver in Glasgefäß füllen
- » mit Pflanzenöl auffüllen
- » Gefäß verschließen und kräftig schütteln
- » täglich schütteln
- » 4–6 Wochen ziehen lassen, kühl und dunkel lagern
- » dann abseihen
- » in saubere Flasche füllen, kühl und dunkel lagern

Benötigte Materialien

- » Glasgefäß

Nach der Mazerationszeit (Ziehzeit)

- » Sieb
- » Tuch
- » Schüssel
- » Flasche
- » Ergänzungen für Fortgeschrittene
- » Ultraschallbad
- » Babyflaschenwärmer
- » Glas-Babyflasche

SCHRITT-FÜR-SCHRITT-ANLEITUNG

1. Fülle das Glasgefäß zu 20 % mit Pilzpulver.
2. Dann mit dem Öl auffüllen. Unbedingt ein bis zwei Fingerbreite Platz nach oben lassen. Gut schütteln.
3. Zur Steigerung der Wirkung wird der Ansatz täglich geschüttelt.
4. Dunkel und bei Zimmertemperatur lagern, kein Sonnenlicht.
5. Mindestens 4 Wochen, besser 6 Wochen, ziehen lassen.
6. Dann abseihen, auspressen, in eine Glasflasche abfüllen und dunkel lagern.
7. Drücke die Pilzreste gut aus, um so viel Öl wie möglich zu gewinnen.

Mit diesem Öl-Auszug bekommst du hervorragendes Speiseöl, angereichert mit Wirkstoffen aus Pilzen.

Weiter unten haben wir eine kleine Auswahlhilfe für das Speiseöl zusammengestellt.

ÖL-AUSZUG

FUNGIZEUTIKUM_O

VORGEHENSWEISE (FORTGESCHRITTENE)

Es gibt ergänzende Methoden, den Öl-Auszug noch mehr zu optimieren. Die Methoden stammen aus industriellen Anwendungen, die wir mit Haushaltsgeräten umgesetzt haben. Nach wie vor gilt: Kreativität statt hohe Kosten. Was du brauchst ist ein Babyflaschenwärmer, eine Babyflasche mit Verschluss, ein Haushalts-Ultraschallbad. Die Langversion findest du auch unter Ultraschall.

1. Eine kleine Glas-Milchflasche für Muttermilchersatz zu maximal 20 % mit Pilzpulver füllen.
2. Dann die Flasche zu 90 % mit dem Öl auffüllen und schütteln.
3. Gib die Flasche in ein mit Wasser gefülltes Ultraschallbad. Mindestens 5 Minuten bis zu 20 Minuten das Ultraschallbad durchführen.
4. Danach die Flasche für 1 bis 2 Stunden bei 35 °C (max. 40 °C) im Babyflaschenwärmer warm halten.
5. Nun mindestens 4 Wochen, besser 6 Wochen, bei Zimmertemperatur und im Dunkeln ziehen lassen.
6. Zur Steigerung der Wirkung wird die Flasche in dieser Zeit täglich geschüttelt.
7. Dann abseihen, auspressen, in eine Glasflasche abfüllen und dunkel lagern.
8. Altes Wissen trifft moderne Forschung: Wissenschaftliche Studien über Öl-Auszüge von Pilzen haben nachgewiesen, dass die Auszüge erhebliche gesundheitliche Vorteile bieten.

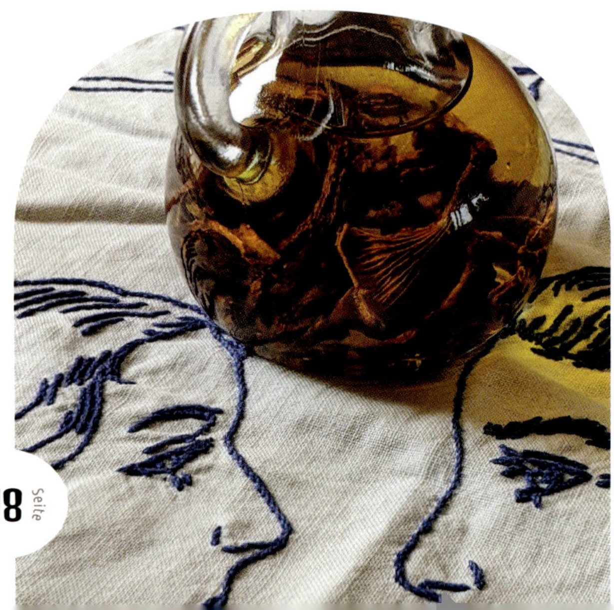

Tipp

Öl-Auszüge aus Reishi (oder Pfifferling / Eierschwammerl oder Champignon oder Judasohr) schmecken super als Salatöl und sind gleichzeitig auch ein sehr gutes Mittel für die Augengesundheit.

Augenpflege beginnt dann schon beim Salatessen. Der Tag kann zusätzlich mit einem Hauch vom Öl auf die äußeren Augenlider zu Ende gehen.

ÜBERBLICK ÜBER DIE LÖSLICHKEIT DER PILZ-INHALTSSTOFFE IN ÖL

Das gesundheitliche Potenzial zeigt sich in der hervorragenden Extraktion von Sterolen, Fettsäuren und fettlöslichen Vitaminen sowie den teilweise extrahierbaren Terpenoiden und phenolischen Verbindungen. Auf jeden Fall wird dein ganz persönliches Pilzöl reichhaltige Wirkstoffe vom Pilz enthalten, egal welchen Heilpilz du extrahierst.

Hohe Löslichkeit in Öl:
Sterole, Fettsäuren, fettlösliche Vitamine

Gesundheitliche Effekte:
Antioxidativ, Cholesterinsenker, entzündungshemmend, immunmodulierend, kardioprotektiv, Knochengesundheit

Teilweise löslich in Öl:
Terpenoide, phenolische Verbindungen

Gesundheitliche Effekte:
Anti-atherosklerotisch, antioxidativ, entzündungshemmend, tumorhemmend, Vitamin-D2-Synthese

Niedrige Löslichkeit in Öl:
Polysaccharide, Proteine, Mineralien, wasserlösliche Vitamine

OLIVENÖL, SONNENBLUMENÖL UND RAPSÖL

Olivenöl, Sonnenblumenöl und Rapsöl in Bio-Qualität unterscheiden sich in ihren Inhaltsstoffen und gesundheitlichen Wirkungen. Alle Angaben beziehen sich auf kalt gepresste oder native Varianten, da diese in Bio-Qualität üblich sind.

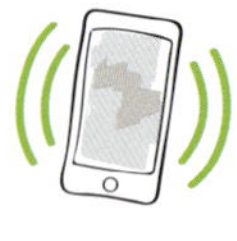

Vergleich der Nährwerte und Inhaltsstoffe

Die Nährwerte pro 100 g sind ähnlich kalorienreich (ca. 880 kcal), da Öle fast rein aus Fetten bestehen. Der Hauptunterschied liegt in der Fettsäurezusammensetzung und sekundären Inhaltsstoffen wie Vitaminen und Antioxidantien. Rapsöl hat das günstigste Omega-3/Omega-6-Verhältnis, Olivenöl ist reich an Polyphenolen und Sonnenblumenöl an Vitamin E.

GESUNDHEITLICHE VOR- UND NACHTEILE IM VERGLEICH

Alle drei Öle sind gesünder als gesättigte Fette (z. B. Butter). Bei moderatem Verzehr (z. B. 20–30 ml/Tag) können sie das Risiko für Herz-Kreislauf-Erkrankungen mindern.

OLIVENÖL

Vorteile:
Starke antioxidative und entzündungshemmende Wirkung durch Polyphenole, die Herzschutz bieten, Blutzucker stabilisieren und Krebsrisiken senken. Gegenüber Sonnenblumenöl ist Olivenöl besser zur Thrombose-Prävention.

Nachteile:
Niedrigerer Omega-3-Gehalt als Rapsöl.

SONNENBLUMENÖL

Vorteile:
Hoher Vitamin-E-Gehalt schützt Zellen vor oxidativem Stress und unterstützt das Immunsystem.

Nachteile:
Hohes Omega-6-Verhältnis kann bei Überkonsum Entzündungen fördern und das Omega-6/Omega-3-Gleichgewicht stören, was Herzrisiken erhöht. Sonnenblumenöl ist weniger stabil beim Erhitzen und bildet bei hoher Temperatur mehr schädliche Verbindungen als Olivenöl.

RAPSÖL

Vorteile:
Bestes Fettsäureverhältnis, senkt Cholesterin effektiver als Olivenöl oder Sonnenblumenöl schützt am besten vor Herzinfarkt/Schlaganfall und reduziert oxidativen Stress.

Nachteile:

Weniger Polyphenole als Olivenöl, daher schwächere antioxidative Effekte. Rapsöl übertrifft Olivenöl in der Fettsäurebalance und bei der Cholesterinsenkung, Olivenöl übertrifft das Rapsöl bei den Antioxidantien. Das Sonnenblumenöl ist am schwächsten bei Entzündungsschutz, aber vitaminreich, hat aber den Nachteil der schnellen Oxidation (es wird schneller ranzig).

OPTIMALES MISCHUNGSVERHÄLTNIS DER DREI ÖLE

Du kannst jedes der Pflanzenöle für deine Öl-Auszüge verwenden. Falls du überlegst, die Öle so zu mischen, dass du die optimalen Eigenschaften in dem Mischöl vereinigst, gibt es eine weitere kleine Hilfestellung.
Das optimale Mischungsverhältnis von Olivenöl, Sonnenblumenöl und Rapsöl hängt von den gewünschten gesundheitlichen Zielen ab. Wissenschaftliche Empfehlungen priorisieren ein niedriges Omega-6/Omega-3-Verhältnis. Sonnenblumenöl verschlechtert dieses Verhältnis aufgrund seines hohen Omega-6-Gehalts, während Olivenöl einfach ungesättigte Fettsäuren (MUFA) und Antioxidantien beisteuert und Rapsöl Omega-3 anhebt.

Variante 1
Eine Mischung aus 75 % Olivenöl, 0 % Sonnenblumenöl und 25 % Rapsöl. Dies erreicht ein Omega-6/Omega-3-Verhältnis von etwa 4:1, was nah am Idealwert liegt, bei hohem MUFA-Gehalt (70,5 %) und moderatem Vitamin-E-Gehalt (13,75 mg/100 g).

Variante 2
Wenn alle drei Öle einbezogen werden sollen, ist ein angepasstes Verhältnis von 60 % Olivenöl, 10 % Sonnenblumenöl und 30 % Rapsöl sinnvoll, mit einem Omega-6/Omega-3-Verhältnis von ca. 5:1.

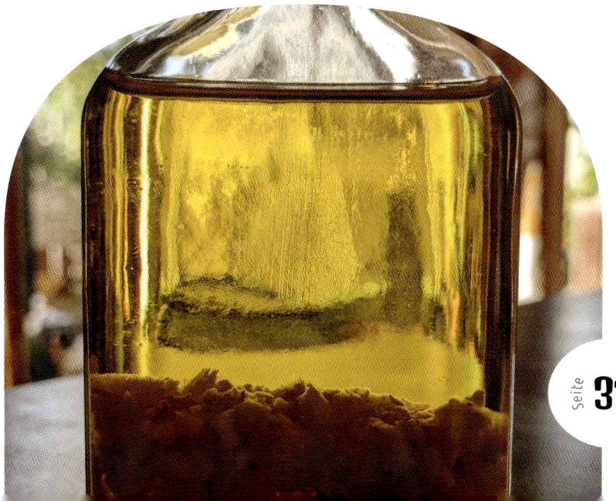

ÖLZIEHEN

SCHWIERIGKEITSGRAD ÜBERSICHT

Schwierigkeitsgrad: leicht
Zeit für Öl-Auszug: siehe Rezept
Zeit für Ölziehen: 5 Minuten (traditionell bis 20 Minuten)
Anwendung: prophylaktisch, akut

Ölziehen, auch als „Kavala“ oder „Gandusha“ bekannt, ist eine traditionelle Methode der Mundpflege, bei der man ein pflanzliches Öl im Mund spült, um Bakterien zu reduzieren und die Mundhygiene zu verbessern. Diese Praxis wird seit Jahrhunderten angewendet und gewinnt in der modernen Zeit zunehmend an Popularität als natürliche Ergänzung zur täglichen Zahnpflege.

TRADITIONELLE HERKUNFT DES ÖLZIEHENS

Die Wurzeln des Ölziehens liegen in der ayurvedischen Medizin. Schon in den antiken Texten der Charaka Samhita und der Sushruta Samhita, die als Grundlagenwerke des Ayurveda gelten, wird es beschrieben. Dort wird Ölziehen als tägliches Ritual empfohlen, um den Mund zu reinigen, das Zahnfleisch zu stärken und das Gleichgewicht der Doshas (Lebensenergien) zu fördern. Traditionell wurde Sesamöl oder Kokosöl verwendet, da diesen Ölen antibakterielle und entzündungshemmende Eigenschaften zugeschrieben werden. Wir empfehlen Öl-Auszüge von Pilzen, wie sie in den Rezepten beschrieben sind.

NICHT NUR MUNDHYGIENE

In der ayurvedischen Tradition dient Ölziehen nicht nur der lokalen Mundpflege, sondern soll auch systemische Effekte haben. Es soll auch zur Vorbeugung von über 30 Erkrankungen empfohlen worden sein, darunter Kopfschmerzen, Migräne, Atemwegserkrankungen wie Asthma, Verdauungsstörungen und sogar chronische Krankheiten wie Diabetes.

Die Praxis breitete sich von Indien auch in andere Teile Südasiens aus und wurde in der Volksheilkunde als einfache, kostengünstige Methode zur Entgiftung und Harmonisierung des Körpers genutzt. In der westlichen Welt wurde sie in den 1990er Jahren durch Berichte in den Medien populär, die sie als ergänzende Therapie vorstellten.

GESUNDHEITLICHER NUTZEN

Der gesundheitliche Nutzen des Ölziehens basiert hauptsächlich auf seiner Wirkung auf die Mundflora. Durch das Spülen mit Öl entsteht eine emulgierende und verseifende Reaktion, die Bakterien bindet und aus dem Mund entfernt. Studien haben gezeigt, dass regelmäßiges Ölziehen die Anzahl schädlicher Bakterien wie *Streptococcus mutans* – verantwortlich für Karies – um bis zu 30 Prozent reduzieren kann. Es fördert eine bessere Mundhygiene, indem es Plaque (Zahnbelag) verringert und das Zahnfleisch stärkt.

ANGENEHME MUNDFLORA

Zusätzlich wird Ölziehen mit einer Verbesserung der allgemeinen Mundgesundheit in Verbindung gebracht, wie der Reduktion von Mundgeruch (Halitosis), Trockenheit im Mund und Zahnfleischblutungen. Es gibt auch sehr vereinzelt Berichte über kosmetische Vorteile, wie hellere Zähne oder glattere Lippen. Die systemischen Vorteile, wie die Linderung von Kopfschmerzen oder die Unterstützung bei Verdauungsproblemen, beruhen jedoch nur auf traditionellen Überlieferungen. Insgesamt gilt Ölziehen als sichere und natürliche Methode, die die Mundpflege sinnvoll ergänzt, ohne Nebenwirkungen zu verursachen.

MEDIZINISCHE ANWENDUNGSBEREICHE

In der modernen Medizin wird Ölziehen primär als ergänzende Maßnahme in der Zahnheilkunde betrachtet. Klinische Studien und Meta-Analysen haben gezeigt, dass es bei der Behandlung von Gingivitis (Zahnfleischentzündung) und Parodontitis wirksam sein kann, vergleichbar mit herkömmlichen Mundspülungen. In der Präventivmedizin wird Ölziehen zur Vorbeugung von Karies und Mundinfektionen empfohlen. Untersuchungen konnten zeigen, dass es die bakterielle Belastung im Mund reduziert.

Allerdings ist dieser Zusammenhang noch kein Beleg dafür, dass Ölziehen, wie traditionell angenommen, auch anderen Krankheiten, beispielsweise Diabetes, vorbeugt. Ölziehen ist aber unbestritten eine wirksame und nebenwirkungsfreie Option in der integrativen Zahnmedizin.

ÖLZIEHEN DURCHFÜHREN

Zutaten

» zubereiteter Öl-Auszug

Schnellübersicht

» optional: Zähne putzen
» Öl-Auszug in den Mund nehmen
» Ölziehen
» ausspucken
» Mund ausspülen
» Zähne putzen

SCHRITT-FÜR-SCHRITT-ANLEITUNG

Ölziehen sollte idealerweise morgens auf nüchternen Magen durchgeführt werden, um die beste Wirkung zu erzielen. Hier eine einfache Anleitung:

1. Verwende einen Öl-Auszug mit einem Pilz, der die passenden Eigenschaften hat. Für die Immunstärkung findest du unter „Immunsystem" in den Tabellen die passenden Pilze, für Erreger und andere potentielle Ursachen ist alles Weitere in den anderen Tabellen vorhanden.
2. Beginne mit einem Teelöffel (ca. 5–10 ml), um dich an das Gefühl zu gewöhnen; später kannst du auch mehr nehmen und auf einen Esslöffel erhöhen.
3. Nimm das Öl in den Mund, ohne etwas getrunken oder gegessen zu haben. Hinweis: Etwaige Zahnprothesen vorher entfernen.
4. Spüle das Öl 5 Minuten lang (traditionell sogar bis zu 20 Minuten) im Mund hin und her. Ziehe es dabei durch die Zahnzwischenräume, sauge und schlürfe es im Mund, ohne zu schlucken oder zu gurgeln.
5. Dabei wird das Öl allmählich dünnflüssiger und milchig-weiß.
6. Wenn du fertig bist mit dem Ölziehen, spucke das Öl aus.
7. Unbedingt das Schlucken vermeiden, da es jetzt auch Bakterien enthält.
8. Spüle den Mund mehrmals mit warmem Wasser aus. Putze anschließend wie gewohnt die Zähne.

Am besten fängst du mit kürzeren Zeiten an und steigerst dich dann nach und nach. Damit es wirkt, musst du es täglich durchführen, aber nicht öfter als drei Mal am Tag.

VERGLEICH DER VERSCHIEDENEN MITTEL FÜR DIE MUNDHYGIENE

ÖLZIEHEN MIT ÖL-AUSZUG

Ölziehen eignet sich für tägliche Routinen und verstärkt die Effekte von Mundspülungen, da es lipophile Pathogene bekämpft, die wässrige Extrakte weniger effektiv erreichen.

MUNDWASSER MIT EINER ABKOCHUNG

Sie ergänzen Ölziehen, indem sie wasserlösliche Komponenten abdecken, und sind weniger reizend als alkoholische Varianten, was eine Kombination für umfassende Pflege ermöglicht.

MUNDWASSER MIT EINER ALKOHOL-TINKTUR

Ergänzt Ölziehen durch schnellere Effekte und wässrige Extrakte durch breitere Abdeckung, ideal für abwechselnde Anwendungen.

MUNDWASSER MIT EINEM ESSIG-AUSZUG

Ergänzt Ölziehen durch desinfizierende Effekte und alkoholische Extrakte durch mildere Säure, geeignet für sensible Haut oder als Alternative bei Reizungen.

FAZIT

» Ölziehen ist ideal für lang anhaltende, sanfte Pflege.
» Wässrige Extrakte stehen für milde Mundhygiene.
» Alkoholische Tinkturen im Mundwasser sind stark bei akuten Infektionen.
» Essighaltige Mundwässer sind ideal für vorbeugende Desinfektion.

Die verschiedenen Methoden ergänzen sich, da eine Kombination (z. B. Ölziehen täglich, Mundspülung je nach Bedarf auch täglich anschließen) eine umfassende orale Gesundheit fördert.

OXYMEL

SCHNELLÜBERSICHT

Schwierigkeitsgrad:	leicht
Zeit zum Ansetzen:	20 Minuten
Dauer bis zum Abseihen:	1 bis 4 Wochen
Zeit zum Abseihen:	15 Minuten
Haltbarkeit:	2 bis 3 Monate (Kühlschrank)
Anwendung:	prophylaktisch, akut

Oxymel, ein Begriff aus dem Griechischen („oxys" für Säure und „meli" für Honig), ist eine traditionelle Zubereitung aus Honig und Essig, um Inhaltsstoffe aus Pflanzen und bei uns auch aus Pilzen zu extrahieren.

Wir haben immer wieder erlebt, wie erste Abwehrreaktionen hochkommen, bei dem Gedanken, Honig mit Essig und Pilzen zu kombinieren. Wir können nur raten, es einmal mit einer kleinen Menge zu versuchen. Es erzeugt angenehme und spannende Aromen. Es erzeugt sogar einen Geschmack, den viele Kinder lieben. Das Oxymel soll helfen, aber es soll auch gut schmecken. Dann schauen wir uns einmal die Vorteile an.

Breitere Extraktion bioaktiver Verbindungen

Im Vergleich zu reinen Essig- oder Honig-Auszügen bietet Oxymel aus Pilzen mehrere potenzielle Vorteile, die auf der breiteren Extraktion bioaktiver Verbindungen und den kombinierten Eigenschaften von Honig und Essig beruhen.

Reine Essig-Auszüge extrahieren vorwiegend wasserlösliche und säurestabile Verbindungen wie Polysaccharide und phenolische Stoffe, die antioxidativ und entzündungshemmend sind. Honig-Auszüge hingegen ziehen eher zucker- oder fettlösliche Komponenten wie Terpene und Sterole heraus, die kardioprotektiv und entzündungshemmend wirken.

Oxymel kombiniert beide. Studien zeigen, dass diese Kombination eine höhere Konzentration an Antioxidantien und Polyphenolen ergibt, was die antioxidative Kapazität steigert – im Vergleich zu Einzel-Extrakten kann dies bis zu einer synergistischen Verdopplung der Wirkung führen, z. B. bei der Hemmung oxidativen Stresses. Viele Verbindungen werden in Oxymel effektiver extrahiert, was auch zu stärkeren immunstimulierenden Effekten führt.

Es gibt aber auch Vorteile der Einzelauszüge

Ein Essig-Auszug und auch ein Honig-Auszug bzw. ein Honig-Ferment hat viele Einsatzmöglichkeiten. Von der kulinarischen Anwendung bis zu äußeren wie inneren medizinischen Anwendungen. Ein Oxymel hingegen wird meist nur innerlich angewendet.

OXYMEL ANSETZEN

Zutaten

- 2 Teile Honig
- 2 Teile Essig
- 1 Teil Pilzpulver

Schnellübersicht

- Honig in Glasgefäß füllen
- Essig hinzugeben, Honig auflösen
- Pilzpulver hinzugeben
- Gefäß verschließen und kräftig schütteln
- täglich schütteln
- 1–4 Wochen ziehen lassen, kühl und dunkel lagern
- dann abseihen
- in saubere Flasche füllen, kühl und dunkel lagern

Benötigte Materialien

- Glasgefäß

Nach der Mazerationszeit

- Sieb
- Tuch
- Schüssel
- Flasche

SCHRITT-FÜR-SCHRITT-ANLEITUNG

Schritt 1: Honig einfüllen

Fülle in ein sauberes Glas 2 Teile Honig.

Schritt 2: Essig darin auflösen

Fülle dann mit 2 Teilen Apfelessig auf. Nun gut umrühren oder kräftig schütteln, damit der Honig anfängt, sich im Essig aufzulösen.

Schritt 3: Pilzpulver einfüllen

Füge 1 Teil Pilzpulver hinzu.

Schritt 4: vermischen

Schüttle das Glas, bis sich der Honig vollständig auflöst und alles gut vermischt hat.

Schritt 5: schütteln

Täglich schütteln.

Schritt 6: ziehen lassen

Lasse die Mischung 1–4 Wochen an einem kühlen Ort ohne direktes Sonnenlicht ziehen.

Schritt 7: abseihen

Lege das Tuch in das Sieb und trenne die Flüssigkeit ab.

Schritt 8: abtrennen

Je feiner du den Pilz abtrennst, desto länger hält das Oxymel.

Schritt 9: aufbewahren

Bewahre sie in einer luftdichten Flasche auf, am besten im Kühlschrank.

Wenn du das Rezept mit Speisepilzen machst, dann probiere auch einmal die Variante mit getrockneten Scheiben.

Viele Speisepilze schmecken wirklich gut aus dem Oxymel und passen auch gut zu einigen Salaten.

WARUM WIR GETROCKNETES PILZPULVER VERWENDEN

Getrocknetes Pilzpulver bietet bei der Herstellung eines Oxymels mehrere Vorteile.

Effizientere Extraktion

Zunächst erhöht das Pulver der getrockneten Pilze die Oberfläche des Materials erheblich, was eine effizientere Extraktion der wertvollen Inhaltsstoffe ermöglicht. Durch die feine Zerkleinerung wird der Kontakt mit der Mischung aus Essig und Honig maximiert, was zu einem intensiveren und vollständigeren Auszug führt.

Vermeidung von Schimmelbildung

Ein weiterer entscheidender Vorteil liegt in der Vermeidung unerwünschter Wasseranreicherung. Frische Pilze enthalten typischerweise 80–90 % Wasser, was bei der Einbringung in Oxymel die Gesamtfeuchtigkeit der Zubereitung erhöht.

Diese zusätzliche Feuchtigkeit verändert die Konservierungseigenschaften des Oxymels nachteilig. Das Risiko einer Schimmelbildung steigt deutlich, da mit der Verdünnung durch das Wasser ein günstiges Milieu für mikrobielles Wachstum geschaffen wird.

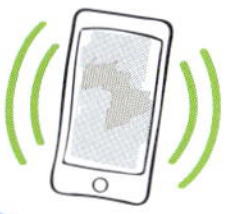

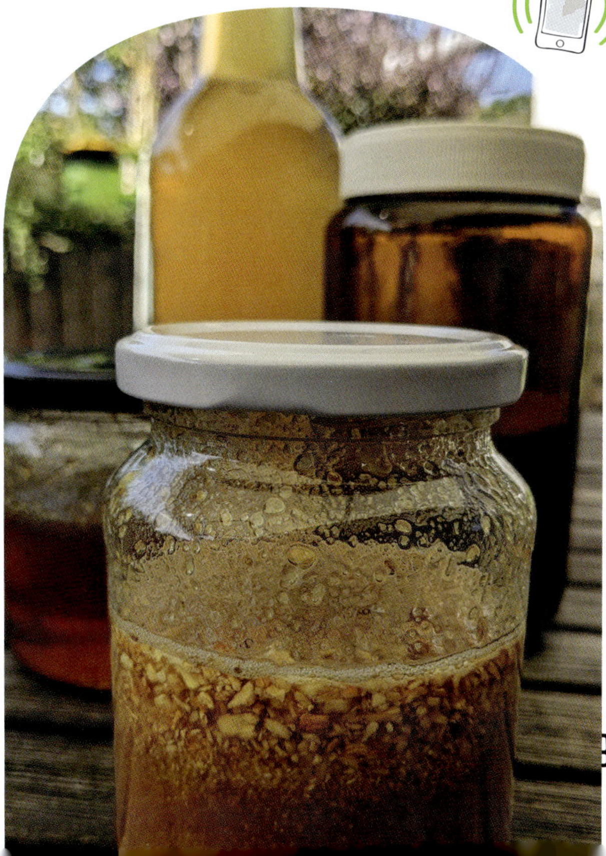

PILZBITTER

SCHNELLÜBERSICHT

Schwierigkeitsgrad:	leicht
Zeit zum Herstellen:	30 Minuten
Haltbarkeit:	Jahre
Anwendung:	kulinarisch, prophylaktisch

Bitterschnäpse wurden schon in der antiken und mittelalterlichen Heilkunde bei leichten Magen-Darm-Beschwerden und nach oder vor dem Verzehr fettiger Speisen getrunken. In Griechenland im 1. Jahrhundert n. Chr. wurden bittere Pflanzenextrakte in Alkohol als Mittel zur Förderung der Verdauung und gegen Appetitlosigkeit beschrieben.

Im Mittelalter wurden in europäischen Klöstern verschiedene Kräuterliköre hergestellt, die als *Aqua vitae* oder Heiltränke galten. Diese dienten nicht nur als Genussmittel, sondern als therapeutische Präparate gegen Verdauungsstörungen, Blähungen und Übelkeit. Im 18. und 19. Jahrhundert wurden sie in Apotheken als offizielle Arzneimittel vermarktet, um die Sekretion von Magensaft, Galle und Pankreassaft anzuregen. In der traditionellen chinesischen und ayurvedischen Medizin finden sich ähnliche Ansätze mit bitteren Substanzen zur Harmonisierung des Verdauungssystems.

BITTERE BAUMPILZE

Der Brauch, Bitterschnäpse nach schweren Mahlzeiten zu trinken, etablierte sich besonders in der bürgerlichen Küche des 19. Jahrhunderts, wo sie als „Verdauungshilfe" populär wurden. Zu einigen Pilzen existieren sogar historische Rezepte.

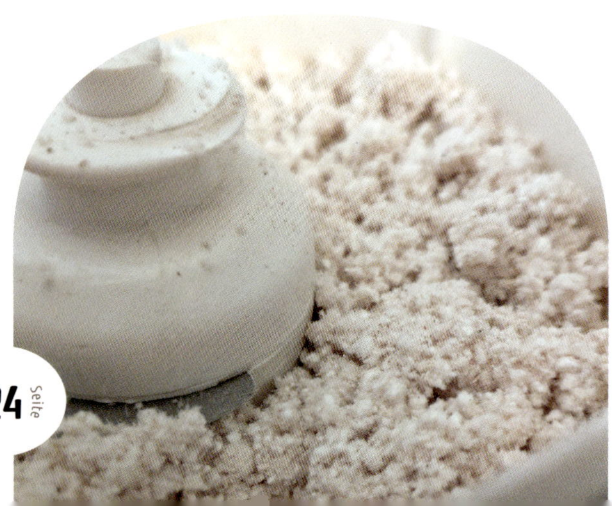

REZEPT DER SLAWISCHEN VOLKSMEDIZIN MIT BIRKENPORLING

Die erste Erwähnung eines Birkenporlings als Bitter findet sich in der slawischen und osteuropäischen Volksmedizin des 19. Jahrhunderts, wo der Pilz in Weinbrand oder Wodka eingelegt wurde. Auch in russischen Pharmakopöen des 20. Jahrhunderts ist der Birkenporling als Pilzbitter zu finden, nicht als Rezept, sondern als Verweis auf übliche Praxis in der Volksheilkunde bei Magenleiden.

Zutaten

(für ca. 0,7 Liter)

- 50 g getrocknetes Birkenporling-Pulver
- 700 ml neutraler Schnaps (z. B. Wodka oder Korn mit 40–50 % Alkohol).
- optional: 1–2 TL Honig oder Zucker

Zubereitung

1. Das Pulver in eine große Glasflasche geben und mit dem Schnaps übergießen, bis alles bedeckt ist. Nach oben Platz lassen zum Schütteln.
2. Die Flasche verschließen und an einem dunklen, kühlen Ort 4–6 Wochen ziehen lassen.
3. Täglich schütteln, um die Extraktion zu fördern.
4. Nach der Ziehzeit durch ein feines Sieb und ein Tuch filtern.
5. In einer dunklen Flasche lagern.
6. Mindestens 1 Monat reifen lassen.

Der Birkenporling-Bitter ist mehrere Jahre haltbar.

VOLKSKUNDLICHE REZEPTUR AUS RUSSLAND FÜR LÄRCHENSCHWAMM-BITTER

Ein Rezept für einen Bitter-Schnaps aus dem Lärchenschwamm wird erstmals im 18. Jahrhundert in europäischen Apothekenrezepten erwähnt, etwa in Form von „Heiligenbitter" oder ähnlichen Likören, die in Klöstern hergestellt wurden.

Eine detaillierte Rezeptur findet sich in historischen russischen Pharmakopöen des 19. Jahrhunderts, die den Pilz in Alkohol extrahierten.

Zutaten

(für ca. 0,5 Liter)

- » 30–40 g Lärchenschwamm-Pulver
- » 500 ml Schnaps (40–50 % Alkohol, z. B. Wodka oder Korn)
- » 2 Nelken, eine Prise Ingwer, eine Prise Lavendel

Zubereitung

1. Das Pulver in eine große Glasflasche geben und mit dem Schnaps übergießen, bis alles bedeckt ist. Nach oben Platz lassen zum Schütteln.
2. Die Flasche verschließen und an einem dunklen, kühlen Ort 4–6 Wochen ziehen lassen.
3. Täglich schütteln, um die Extraktion zu fördern.
4. Nach der Ziehzeit durch ein feines Sieb und ein Tuch filtern.
5. In einer dunklen Flasche lagern.
6. Mindestens 1 Monat reifen lassen.

Der Lärchenschwamm-Bitter ist vermutlich mehrere Jahre haltbar. Allerdings haben wir das noch nie erlebt, da bisher kein Pilzbitter viele Jahre überdauert hat.

EIN WEITERES HISTORISCHES REZEPT: REISHI-SCHNAPS

Dieses traditionelle Rezept für einen Reishi-Schnaps basiert auf historischen Methoden aus der TCM. Er dient als Verdauungshilfe oder Tonikum, ähnlich wie die zuvor genannten Bitter-Schnäpse.

Zutaten

(für ca. 0,5 Liter)

- » 50 g getrockneter Reishipulver
- » 500 ml hochprozentiger Alkohol (historisch ist es Reisschnaps mit 40–50 % Alkohol)
- » Optional: 1–2 TL Honig

Zubereitung

1. Das Pulver in eine große Glasflasche geben und mit dem Schnaps übergießen, bis alles bedeckt ist.Nach oben Platz lassen zum Schütteln.
2. Die Flasche verschließen und an einem dunklen, kühlen Ort 4–6 Wochen ziehen lassen.
3. Täglich schütteln, um die Extraktion zu fördern.
4. Nach der Ziehzeit durch ein feines Sieb und ein Tuch filtern.
5. In einer dunklen Flasche lagern.
6. Mindestens 1 Monat reifen lassen.

Nach TCM-Praktiken wird Reishi in alkoholischen Mitteln für die Qi-Stärkung eingesetzt. Mittel zur Qi-Stärkung zielen darauf ab, die Lebensenergie (Qi) zu fördern und zu stärken.

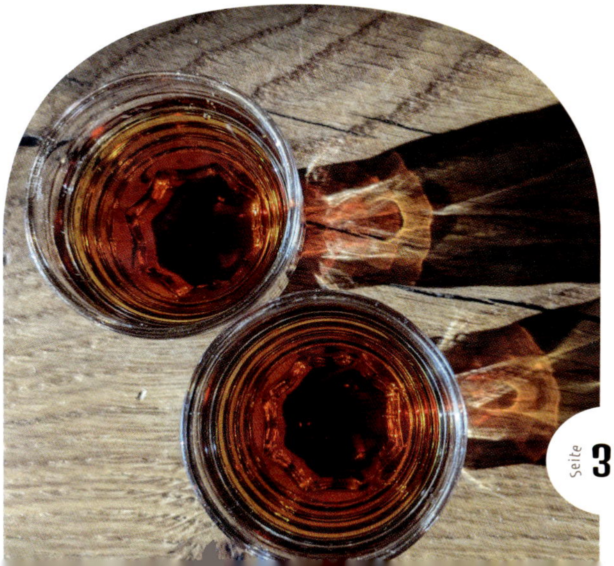

PILZPFLASTER

SCHNELLÜBERSICHT

Schwierigkeitsgrad:	schwer
Zeit zum Herstellen:	30 Minuten
Haltbarkeit:	Jahre
Anwendung:	akut

In der traditionellen Volksmedizin Transsilvaniens, des Balkans und Westsibiriens wurden Fruchtkörper vom Zunderschwamm zu dünnen Scheiben geschnitten und als Pilzpflaster auf flächige Verletzungen aufgelegt, um die Wunde zu verschließen und die Heilung zu fördern.

Das Pilzpflaster wird mit einer Kompresse oder einem Wickel fixiert.

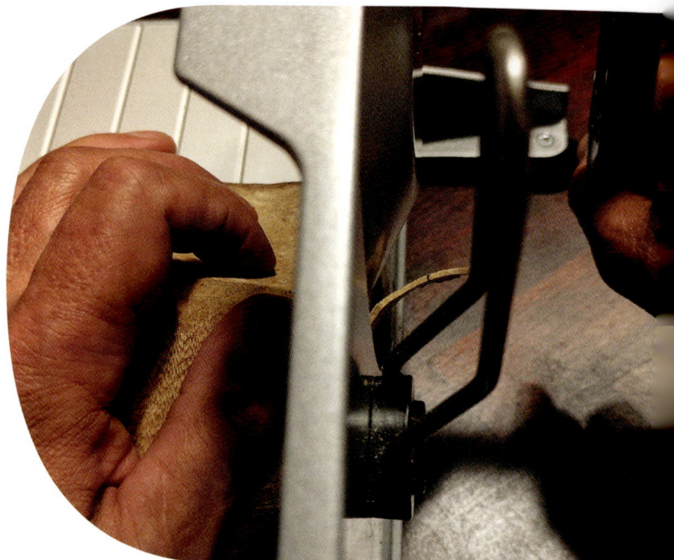

Wir schneiden unsere Pilzpflaster aus den großen Fruchtkörpern von Zunderschwamm, Lärchenschwamm und Rotrandigem Baumschwamm mit einer Brotschneidemaschine. Dadurch können wir Scheiben von ca. 1 mm und manchmal auch noch dünner schneiden.

Je dünner die Scheiben sind, desto leichter schmiegen sie sich mit der Kompresse oder dem Wickel an den Körper an.

Für weniger stark blutende Verletzungen – meist Schürfwunden – haben wir diese Methode schon an uns selbst ausprobiert und sind mit den Ergebnissen der Schmerzlinderung, Wundheilung und Desinfektion sehr zufrieden.

Pilze wie Chaga oder Feuerschwamm lassen sich nicht in Scheiben schneiden, da sie sofort brechen.

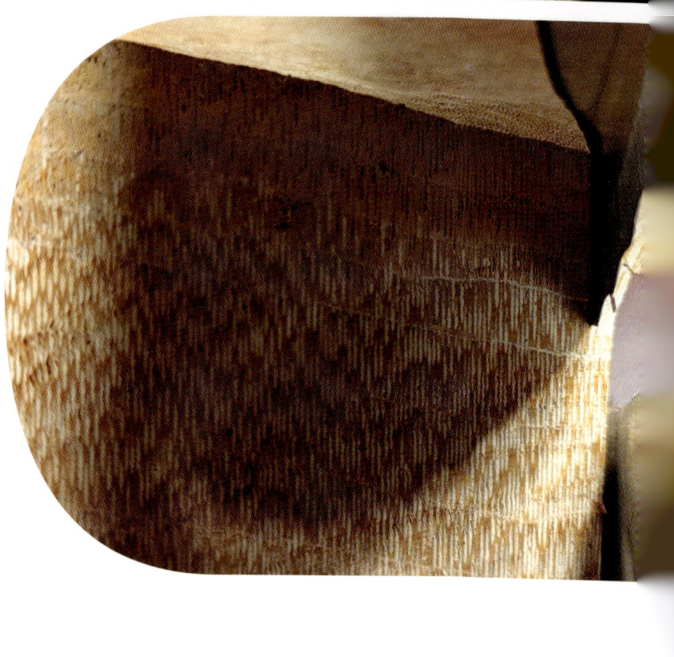

Geeignet zum Verarbeiten in Scheiben sind:

» Birkenporling
» Flacher Lackporling
» Harziger Lackporling
» Kupferroter Lackporling
» Lärchenschwamm
» Rotrandiger Baumschwamm
» Wulstiger Lackporling
» und Zunderschwamm

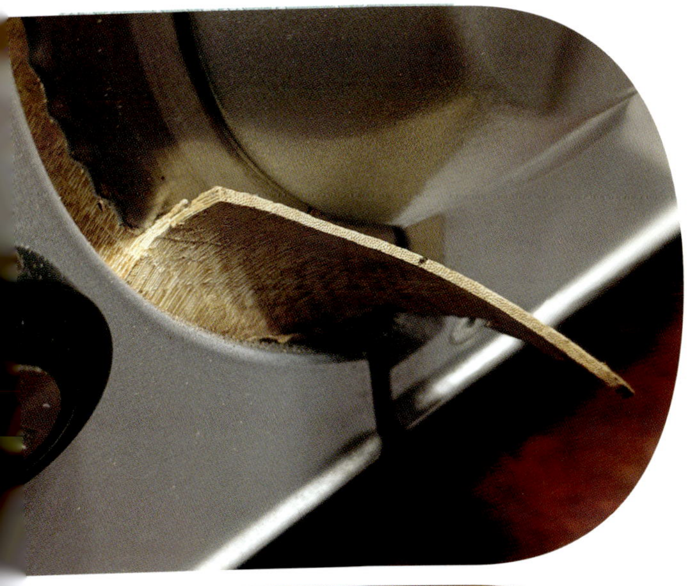

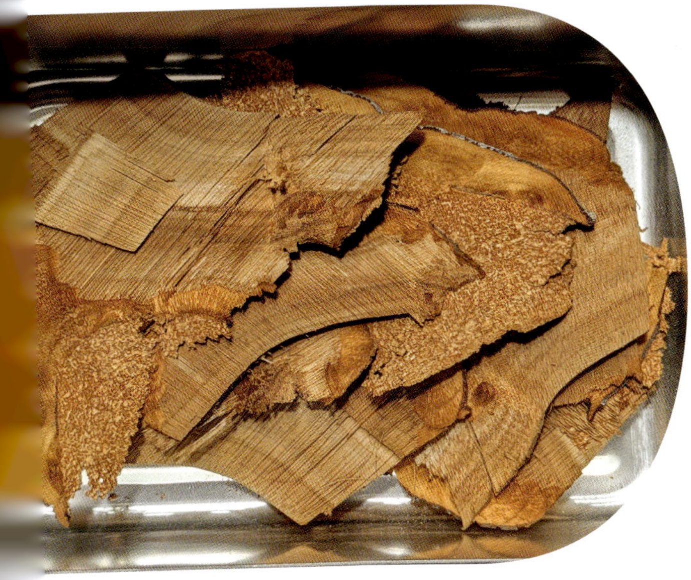

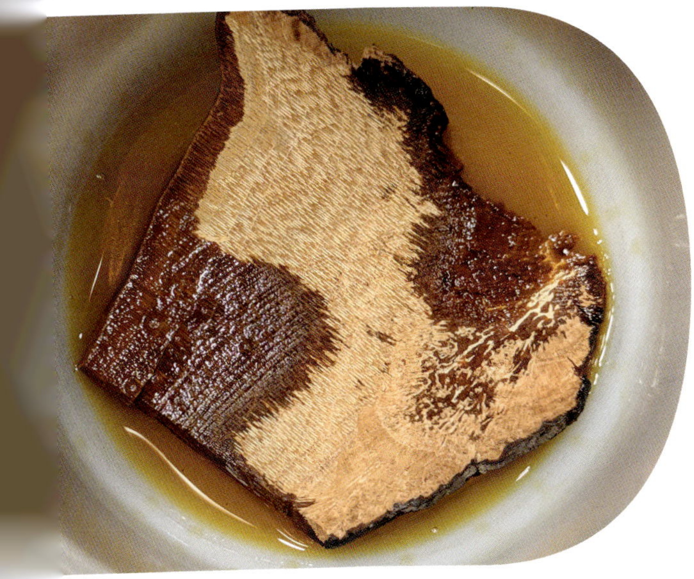

PILZPFLASTER SCHNEIDEN

Zutaten

- Baumschwamm

Schnellübersicht

- Baumschwamm in der Mitte durchschneiden
- dünne Scheiben abschneiden
- Scheiben trocknen
- in ein sauberes Gefäß geben
- trocken lagern

Benötigte Materialien

- scharfes Wellenschliffmesser
- schnittfeste Handschuhe (empfohlen)
- gute Brotschneidemaschine (ideal eine manuelle)
- Backofen oder Dörrautomat
- Behälter zum Aufbewahren

ANLEITUNG

Das Schwierigste ist, den Pilz in der Mitte zu teilen. Es braucht nicht unbedingt Kraft, sondern je nach Pilz die richtige Technik. Nicht zu sehr „schneiden", lieber kurze Wege hin und her, das geht leichter.

Wenn es mit dem Brotmesser zu schwer geht, dann schneiden wir den gesamten Pilz mit der Brotschneidemaschine in dünne Scheiben und nehmen dann nur die großen als Pilzpflaster. Empfehlungen zu Brotschneidemaschinen gibt es im Anhang.

Nach dem Schneiden alles zum Trocknen in den Backofen oder in den Dörrautomat geben und bei maximal 40 °C trocknen. Die Scheiben, die als Pilzpflaster geeignet sind, müssen trocken gelagert werden (Glas oder Gefrierbeutel). Unbedingt dunkel lagern.

Der restliche Pilz wird zu Pulver verarbeitet. Die Anleitung dazu findest du unter Pulver selber machen.

PULVER SELBST MACHEN

SCHNELLÜBERSICHT

Schwierigkeitsgrad:	mittel
Zeit zum Zerkleinern:	variabel je nach Pilz
Trocknungszeit:	12 Stunden
Zeit zum Pulverisieren:	1 Stunde
Haltbarkeit:	mehrere Jahre

Im Einführungsteil dieses Kapitels wurde das Thema schon diskutiert. Da es sehr wichtig ist, werden hier noch einmal die Arbeitsschritte in übersichtlicher Reihenfolge dargestellt.
Verarbeite alle Pilze immer frisch, da getrocknete oder harte Pilze schwieriger zu handhaben sind. Wir empfehlen, beim Schneiden von Baumpilzen unbedingt Schnittschutzhandschuhe zu benutzen. Die Handschuhe haben uns schon sehr viel Zunderschwammpulver erspart.

SCHRITT-FÜR-SCHRITT-ANLEITUNG

SCHRITT 1: PILZE ZERKLEINERN ZU SCHEIBEN ODER STÜCKEN

1. Das passende Werkzeug

» Für harte Pilze (z. B. Zunderschwamm): Verwende ein scharfes Wellenschliffmesser oder ein normales Brotmesser.
» Für weichere Speisepilze: Ein normales Messer mit glattem Schliff reicht, aber es muss scharf sein.
» Optimal: Eine scharfe, fein einstellbare manuelle Brotschneidemaschine mit Handkurbel. Vermeide elektrische Modelle, da manuelle besser kontrollierbar sind (du spürst Druck und Geschwindigkeit).

2. Pilze frisch zerkleinern

» Schneide die Pilze in Scheiben, je dünner desto besser (maximal 1 cm dick). Dünne Scheiben erleichtern die Weiterverarbeitung.
» Bei harten Pilzen: Schneide die Scheiben gleich in kleinere Stücke. Die Größe hängt von deinem Mixer ab – starke Mixer vertragen gröbere Stücke, schwächere brauchen kleinere.
» Tipp für harte, trockene Pilze: Wenn sie sich nicht leicht schneiden lassen, verwende Werkzeuge wie eine Astzange, Flex, Kreissäge oder Elektrofuchsschwanz.
Aber: Verarbeite immer frisch, um das zu vermeiden! Und falls du ein derartiges Werkzeug einsetzen musst: unbedingt absolut sauber arbeiten! Werkzeug vorher reinigen und desinfizieren! Besser, du lässt es nicht dazu kommen.

Zusatztipp

Mit einer guten Brotschneidemaschine kannst du sehr dünne Scheiben für Pilzpflaster (z. B. für Wundauflagen) schneiden.

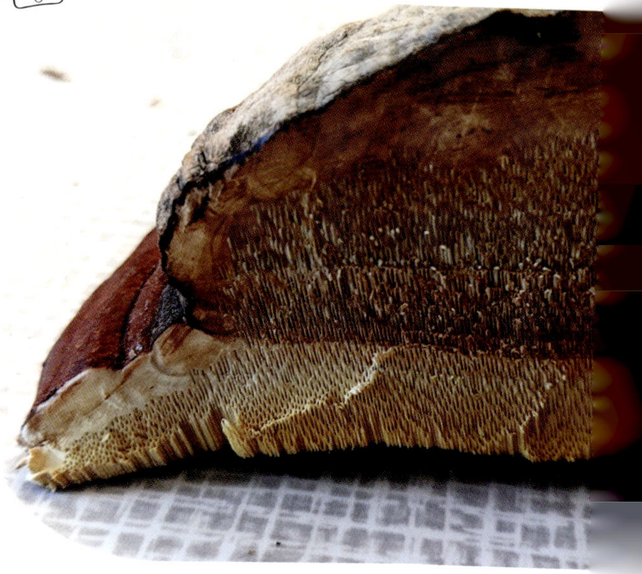

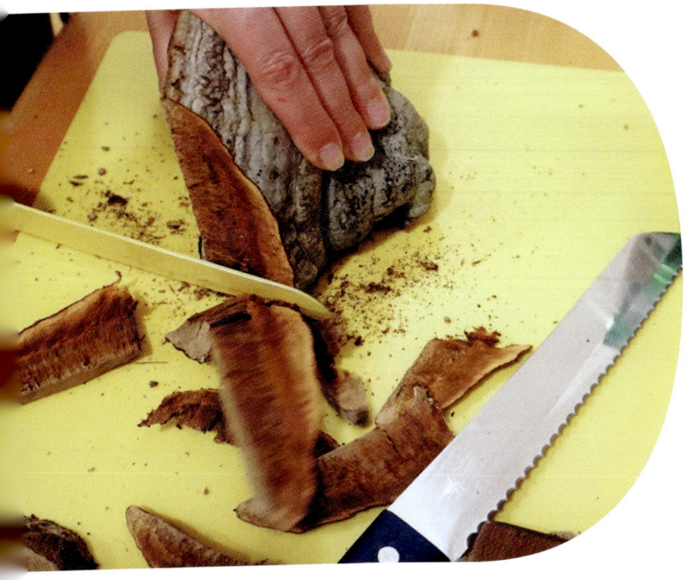

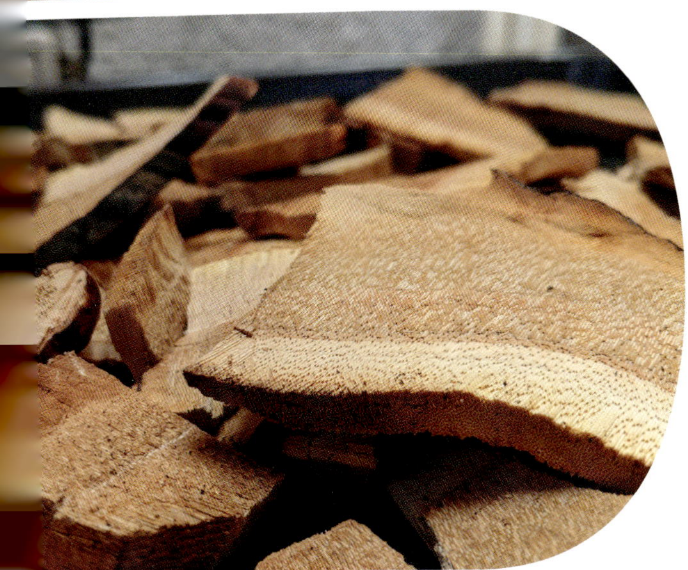

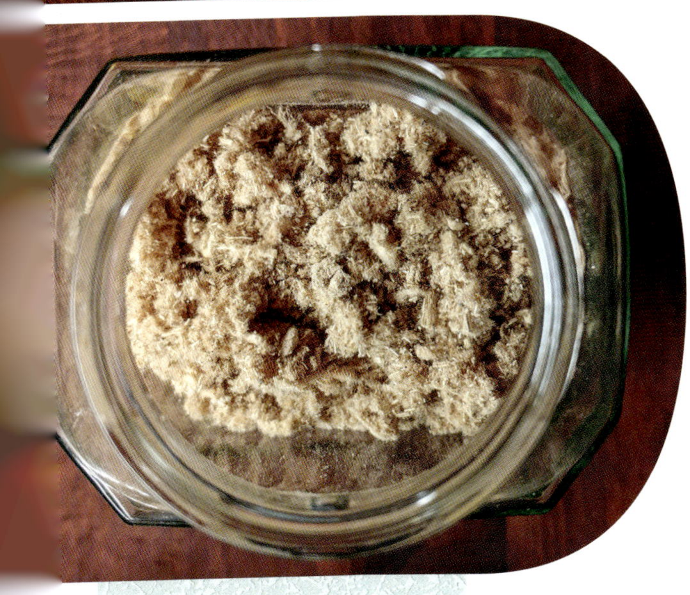

SCHRITT 2: PILZE RICHTIG TROCKNEN

1. Vorbereitung

Lege die zerkleinerten Scheiben oder Stücke auf Roste oder Bleche mit Backpapier oder Butterbrotpapier.

2. Trockne die zerkleinerten Pilze im Backofen oder Dörrautomaten

Im Backofen:

1. Stelle den Ofen auf die niedrigste Stufe (idealerweise unter 50 °C) und schalte Umluft ein.
2. Lasse die Ofentür einen Spalt offen (z. B. mit einem Kochlöffel), damit Feuchtigkeit entweichen kann.
3. Trockne die Pilze 12 Stunden oder länger, bis sie vollständig trocken sind. Diese Methode schont Inhaltsstoffe, verhindert Überhitzung und bewahrt Aromen.

Alternative: Im Dörrautomaten:

1. Verwende einen Dörrautomaten. Alle Dörrautomaten-Arten sind geeignet und effizient.
2. Stelle die Temperatur auf 35 °C (niedrigst mögliche, mit Luftzufuhr). Das erhält das volle Aroma, sogar bei Steinpilzen (*Boletus edulis*). Höhere Temperaturen schädigen Aromen – Studien zu Pilzen bestätigen das.

Nach dem Trocknen kannst du die Pilze bereits lagern, aber empfohlen ist, sie direkt zu Pulver oder Fluff weiterzuverarbeiten. Dann sind die Pilze gleich für die optimale Nutzung in allen Rezepten vorbereitet.

SCHRITT 3: ZERKLEINERUNG ZU PULVER ODER FLUFF

1. Vorbereitung

- Brich Scheiben von Hand in kleine Stücke (je kleiner, desto besser). Schneide nicht brechbare Teile nach.

2. Das passende Gerät:

- Verwende einen starken Standmixer (Secondhand-Geräte empfohlen, da der Prozess anspruchsvoll ist und schwache Geräte schnell leiden).
- Für feineres Pulver: Ergänze mit einer Kaffeemühle oder ähnlichen Zerkleinerern.

PULVER SELBST MACHEN

3. Mixe zu Pulver oder Fluff

» Fülle den Mixer liegend (nicht stehend), damit die Messer frei bleiben und nichts blockiert.
» Setze den Deckel auf, schalte auf die mittlere Drehzahl ein und stelle den Mixer langsam auf.
» Halte den Mixer schräg und mixe bei mittlerer Drehzahl zu Pulver. Wiederhole die schräge Lage des Mixers, um die Arbeit zu erleichtern.
» Hinweis: Bei Hochleistungs-Mixern kannst du stehend füllen. Achte auf die Temperatur beim Zerkleinern – das Pulver darf nicht heiß werden, um Qualität zu erhalten.
» Ergebnis: Harte Pilze werden fluffig (wie Watte), weiche fein. Diese Methode ist nicht so fein wie Shell-broken-Verfahren, bewahrt aber Aromen und vermeidet Bitterkeit.

SCHRITT 4: LAGERUNG DES PILZPULVERS ODER FLUFFS

1. Luftdicht verpacken

» Schütze vor Feuchtigkeit mit luftdichten Behältern.

2. Vor Licht und Wärme schützen

» Verwende Braun-, Blau- oder Schwarzglas (ideal). Weißes Glas geht, wenn es dunkel gelagert wird.
» Kühl lagern (nicht über Zimmertemperatur) in einem dunklen Raum oder Schrank.
» Praktischer Tipp für den Alltag: Nutze Gefrierbeutel mit Zipp-Verschluss beim Arbeiten. Danach wieder umfüllen in Gläser. So hält das Pulver lange und behält seine Qualität.

PILZE SIND MEDIZIN, DIE SCHMECKT

Unter unseren 22 Pilzen sind auch ein paar Speisepilze, die mit dieser Methode zu einem schönen, feinen Pulver verarbeitet werden können. Eine kleine Erinnerung noch einmal zum Schwefelporling (*Laetiporus sulphureus*): erst zerkleinern, dann kochen und Wasser wegschütten, dann trocknen, dann Pulver herstellen und lagern.
Jetzt soll es auch um die Kulinarik gehen, um das spielerische Integrieren der Pilze in die tägliche Ernährung.

Falls du es einmal ganz eilig hast beim Kochen, du also etwas ganz schnell auf den Tisch bringen musst, dann haben wir ein Rezept für dich, das du auf alle Speisepilze übertragen kannst. Wenn du alle Zutaten zu Hause hast, ist innerhalb von 20–30 Minuten das Essen auf dem Tisch.

REZEPT SCHNELLE PILZSUPPE

Zutaten für 1 Liter Suppe

» 25 g Pilzpulver eines Speisepilzes
» 50–100 g frische Zwiebeln
» 1 bis 3 Knoblauchzehen
» 100 g Sauerrahm
» etwas Fett (Öl, Butter …)
» 1 bis 2 mittelgroße Kartoffeln
» Salz und Pfeffer nach eigenem Geschmack
» Gewürze (klassisch)
» Majoran

Schnellübersicht

» Fett erhitzen
» klein gehackte Zwiebeln und Knoblauch anschmoren

» Kartoffeln in Würfel schneiden und dazugeben
» Majoran dazugeben (mindestens 1 EL)
» kurz mitschmoren, dann das Wasser dazugeben
» 5 Minuten köcheln, dann Pilzpulver dazugeben
» weitere 5 Minuten köcheln
» Topf vom Herd nehmen und Sauerrahm unterrühren
» mit Pürierstab alles pürieren
» mit Salz und Pfeffer abschmecken
» bei Bedarf noch einmal kurz erhitzen (optional)

Benötigte Materialien

» Schneidbrett und Messer
» Topf
» Kochlöffel
» Pürierstab

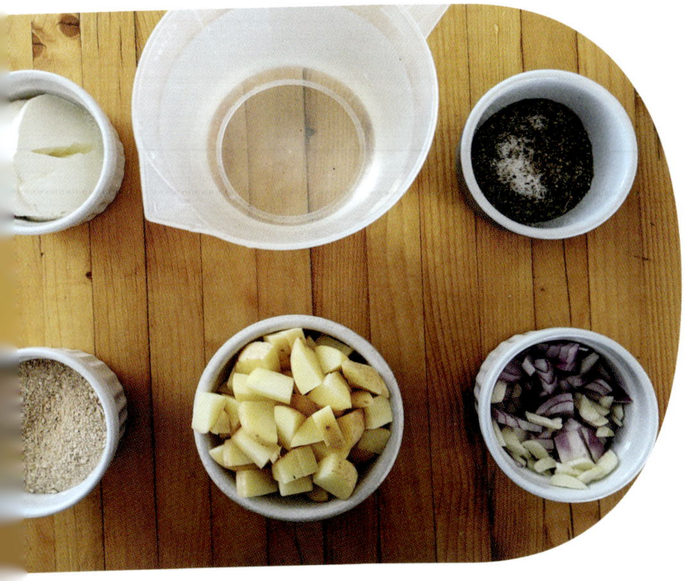

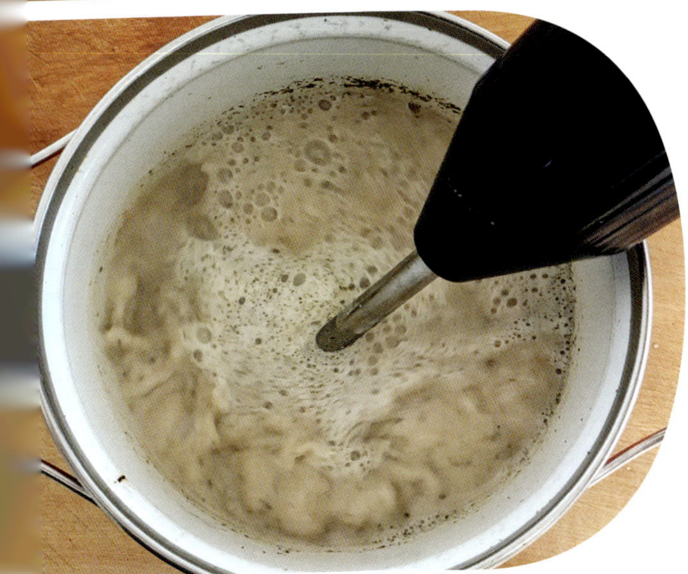

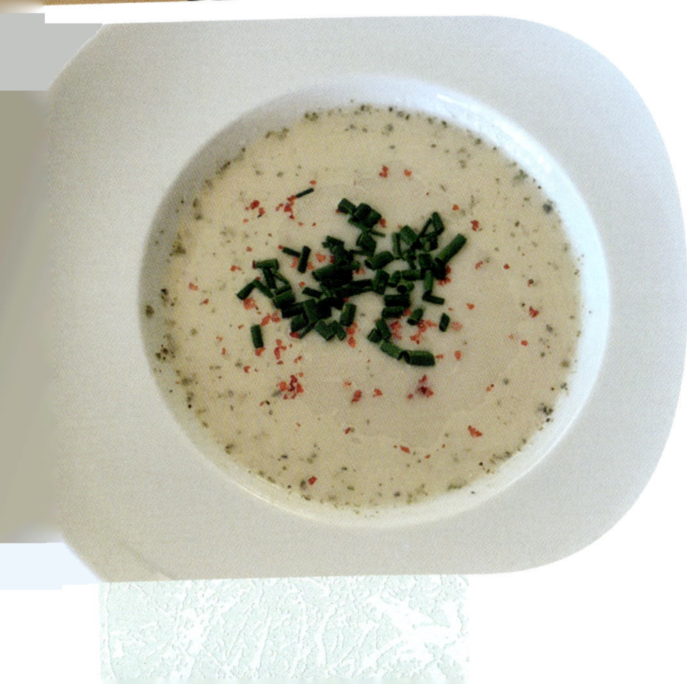

SCHRITT-FÜR-SCHRITT-ANLEITUNG

1. Erhitze etwas Fett in einem Topf bei mittlerer Hitze, bis es heiß ist.
2. Hacke die Zwiebeln und den Knoblauch klein und gib sie in den Topf. Schmore sie an, bis sie glasig sind. Rühre dabei um, damit nichts anbrennt.
3. Schäle die Kartoffeln, schneide sie in Würfel und gib sie zu den Zwiebeln und dem Knoblauch in den Topf.
4. Füge mindestens 1 EL Majoran hinzu (du kannst mehr nehmen, je nach Geschmack).
5. Schmore alles kurz für 1–2 Minuten, während du rührst.
6. Gieße 1 Liter Wasser hinzu. Bringe alles zum Kochen.
7. Lass die Suppe 5 Minuten köcheln, bis die Kartoffeln beginnen weich zu werden.
8. Gib das Pilzpulver dazu und rühre gut um.
9. Lasse weitere 5 Minuten köcheln, damit sich die Aromen verbinden.
10. Nimm den Topf vom Herd und rühre den Sauerrahm unter, bis er sich aufgelöst hat.
11. Nimm den Pürierstab und püriere alles zu einer cremigen Suppe. Achte darauf, dass keine Klümpchen bleiben.
12. Würze mit Salz und Pfeffer nach deinem Geschmack.
13. Wenn die Suppe zu kühl geworden ist, erhitze sie optional noch einmal kurz, aber lass sie nicht kochen, damit der Sauerrahm nicht leidet.

Dazu passt gut frischer Schnittlauch, frische Petersilie oder frischer Bärlauch.

OPTIONALE ZUTATEN

Du kannst der Suppe auch asiatisches Flair geben. Viele Speisepilze harmonieren mit den typischen Gewürzen Asiens sehr gut. Eine Kombination aus Curry, Ingwer und Kardamom sowie etwas Chili (auch koreanisches Chili für mehr Fruchtaroma und weniger Schärfe) harmoniert mit vielen Pilzen. Dazu passt dann sehr gut Kokosmilch statt des Sauerrahms. Frischer Koriander (für die, die ihn lieben) rundet die Suppe ab.

Wenn du frische Pilze als Einlage zur Hand hast, werten diese die Suppe noch sehr schön auf.

RÄUCHERN

SCHNELLÜBERSICHT

Schwierigkeitsgrad:	leicht
Zeit zum Räuchern:	variabel
Zeit zum Entspannen danach:	variabel

Das Räuchern ist eine der ältesten rituellen Praktiken der Menschheit. Es gab schon immer nicht nur praktische Zwecke, wie die Konservierung von Lebensmitteln oder die Abwehr von Insekten, sondern vor allem spirituelle und heilende Anwendungen. Rauch aus Pflanzen, Harzen oder Pilzen wurde schon seit Urzeiten verwendet, um Räume zu reinigen, böse Geister zu vertreiben, Heilungsprozesse zu unterstützen oder Bewusstseinszustände zu verändern.

Diese Methode findet sich in Kulturen weltweit, von Völkern in Amerika über Asien bis Europa, Räuchern reicht bis in prähistorische Zeiten zurück.

Das Räuchern speziell von Pilzen ist weniger häufig dokumentiert als das Räuchern von Pflanzen, aber es gibt klare ethnomykologische Überlieferungen. Der Zunderschwamm wurde seit der Jungsteinzeit (ca. 5.000 v. Chr.) als Zunder zum Feuermachen und Räuchern verwendet. Archäologische Funde zeigen, dass Pilze getragen und verbrannt wurden, es wird allgemein angenommen, auch für medizinische und rituelle Zwecke.

In europäischen, sibirischen und nordamerikanischen Kulturen wurde der Fliegenpilz geräuchert und auch geraucht, um halluzinogene Effekte zu erzielen, dies ist schon aus der Zeit des 1. Jahrhunderts v. Chr. überliefert. Auch in Costa Rica und Mittelamerika wurden schon seit 1.000 v. Chr. psychoaktive Pilze rituell beim Räuchern verwendet.

Ob zur spirituellen Reinigung, um negative Energien zu vertreiben, Ahnen zu ehren; als Heilmethode gegen Krankheiten, Bewusstseinserweiterung oder zur Linderung von Schmerzen: In allen Kulturen wurden Pilze zum Räuchern verwendet.

DAS KÖRPER-GEIST-SEELE-PRINZIP DES RÄUCHERNS

Im ganzheitlich-holistischen Weltbild der Naturheilkunde ist in allem Körper, Geist und Seele vorhanden. Natürlich auch in Pilzen. Beim Räuchern mit Pilzen findet ein Prozess statt, der sich sicher auch in physikalischen und chemischen Reaktionen beschreiben lässt. Das überlassen wir gern anderen. Denn kaum etwas bietet einen so leichten Zugang zum Verständnis des Körper-Geist-Seele-Prinzips wie das Räuchern.

DER KÖRPER IN DER ASCHE

Ganz zum Schluss, wenn alles verglüht ist, bleibt nur die Asche. In der Asche ist der Körper enthalten, repräsentiert durch die Mineral- und Metallsalze. Wenn du den gereinigten Körper einmal sehen möchtest, dann löse die Asche in Wasser auf (ideal ist destilliertes Wasser) und lasse es über Nacht ziehen. Am nächsten Tag filtere die Asche ab (Kaffeefilter ist sehr gut dafür), dabei unbedingt das Wasser auffangen, um das geht es. Den Kaffeefilter mit der ausgewaschenen Asche kannst du entsorgen.

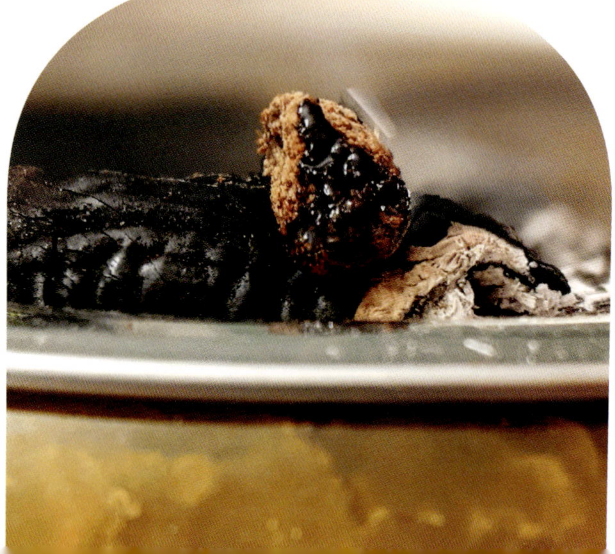

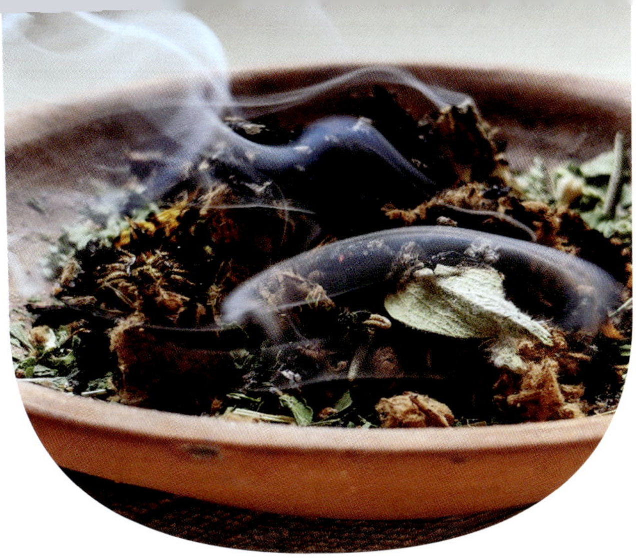

Nun wird das Wasser mit den darin enthaltenen Salzen langsam verdampft. Am schönsten ist es, wenn du es in einem feuerfesten Glas machen kannst, es geht aber für diesen Versuch ein normaler (kleiner) Topf. Das, was nach dem Verdampfen übrig bleibt, ist in der Alchemie der gereinigte Körper. Je mehr Asche du hast, desto mehr weißlich-graues Mikropulver wirst du sehen. Weiter vorne im Buch haben wir schon angesprochen, dass dieses Salz in dieser Zusammensetzung nur dieser Pilz enthält. Wenn wir nichts über den Pilz wüssten und wir hätten nur dieses Salz, wäre es dennoch eindeutig dieser Pilzart zuzuordnen.

DER GEIST IST FLÜCHTIG, DIE SEELE VERTEILT IHRE AROMEN

Die Asche ist aber das Ende des Räucherns, fangen wir vorne an. Dein Pilzstück oder der Fluff fängt an zu glühen. Es bildet sich der erste aufsteigende Rauch. Langsam breitet sich ein intensiver Geruch aus. Nach und nach bildet sich eine stehende Schicht des Rauchs im Raum, alles ist erfüllt und du entspannst dich.

Wenn du jetzt beobachtest, wie sich der Pilz verglühend in die Luft bewegt, dann siehst du die Freiheit, die der Geist bekommt, du siehst, wie er wieder in den Äther übergeht. Er war fixiert im Pilz – jetzt erfüllt er den Raum, in dem du gerade bist und ihn einatmest.

Das, was du auf deiner Zunge schmeckst, was deine Lunge und Nase mit Aromen füllt, ist die Seele des Pilzes. Sie bewegt sich jetzt frei im Raum, um dich herum. Und wenn du tief einatmest, nimmst du einen Teil davon auf. Zusammen mit Teilen vom Geist.

PILZKRÄFTE FÜR DEINEN GEIST UND DEINE SEELE

Der Geist des Pilzes wirkt jetzt auf deinen Geist. Die Seele des Pilzes wirkt jetzt auf deine Seele. Dein Körper ist ebenso wie der Körper des Pilzes zwar beteiligt, spielt aber nicht die Hauptrolle. Verstehe das Räuchern als einen Prozess, um die Kräfte des Geistes und der Seele des einen Pilzes, der gerade in Rauch übergeht, für dich zu nutzen.

Deshalb wähle deinen Pilz bewusst aus, wenn du räuchern möchtest. In den Pilz-Porträts haben wir auch zu diesem Zweck in der Schnellübersicht die Planetenkräfte eines jeden Pilzes aus der Signatur abgeleitet und zusammengestellt.

In einem weiteren Exkurs haben wir in Kurzform die Bezüge zwischen Signatur, Planeten, Metallen und Organen beschrieben. Mit Hilfe der dort gemachten Informationen wird dir deine Auswahl leichter fallen.

PRAKTISCHE ÜBERLEGUNGEN

Unter unseren Pilzen befinden sich einige, die wegen ihrer Eigenschaften als „Feuer"-Schwamm oder „Zunder"-Schwamm sehr gut für das Räuchern geeignet sind. Diese Pilze sollten nicht zu Pulver verarbeitet werden, sie eignen sich besonders gut als Pilzstück (maximal 1 cm dick, 1 bis 3 cm lang und hoch). Wenn sie angefangen haben zu glimmen, werden sie auf dem Stövchen komplett verglühen.

Zu diesen Pilzen gehören Birkenporling, Eichenfeuerschwamm, Flacher Lackporling, Gemeiner Feuerschwamm, Harziger Lackporling, Kupferroter Lackporling, Lärchenschwamm, Rotrandiger Baumschwamm, Wulstiger Lackporling und der Zunderschwamm.

Bitte beachte auch, dass der Harzige Lackporling und der Rotrandige Baumschwamm am meisten Harze enthalten, was zu stärkerer Rauchbildung führen wird.

Alle hier aufgelisteten Pilze eignen sich auch als Ersatz für Räucherkohle, um andere Pilze oder Kräuter auf den glühenden Stücken zu räuchern.

RÄUCHERN

RÄUCHERN MIT PILZEN

Wir bevorzugen beim Räuchern die Variante, die mit einem Stövchen und einer Kerze auskommt, da wir persönlich keine Aromen durch die Räucherkohle beimischen möchten. Es funktioniert aber genauso mit der Räucherkohle.

Zutaten

» getrockneter Pilz in Stücken oder als Fluff

Schnellübersicht

» Kerze im Stövchen anzünden
» Pilzstück oder Pilzfluff auflegen, Pilzstück vorher anzünden
» entspannen oder meditieren

Benötigte Materialien

» Stövchen mit Kerze
» Streichhölzer oder (Stab-)Feuerzeug
» einen Raum ohne Rauchmelder (alternativ im Freien räuchern)
» feuerfeste Unterlage

SCHRITT-FÜR-SCHRITT-ANLEITUNG

1. Wähle einen ruhigen Ort ohne Rauchmelder oder gehe ins Freie. Stelle das Stövchen auf eine feuerfeste Unterlage.
2. Nimm Streichhölzer oder ein Feuerzeug und zünde die Kerze an. Lass sie ein paar Sekunden brennen, bis die Flamme stabil ist.
3. Nimm ein Stück des getrockneten Pilzes oder Pilzfluff und lege es auf das Stövchen. Wenn du ein größeres Pilzstück verwendest, zünde es vorher kurz an, damit es besser glimmt und Rauch entwickelt.
4. Warte, bis der Pilz zu glühen beginnt und Rauch aufsteigt. Der Duft breitet sich aus – lasse die Aromen wirken.
5. Setze dich bequem hin, schließe die Augen und entspanne dich. Nutze die Zeit für Meditation, um die spirituellen oder heilenden Effekte des Rauchs zu spüren. Lasse es wirken, solange es für dich angenehm ist.
6. Wenn du in einem Raum räucherst, lüfte danach.

WEITERE RÄUCHER-ANWENDUNGEN

EIGENE ERFAHRUNGEN MIT MIGRÄNE

In unseren Seminaren ist Räuchern mit Pilzen fester Bestandteil. Oft beobachteten wir, wie der Rauch Kopfschmerzen und Migräne lindert: Er beruhigt angenehm, schafft innere Ruhe und klärt den Kopf. Er lindert nicht nur Kopfschmerzen, sondern beseitigt meist alle Migränesymptome. Zudem wirkt er vorbeugend: Bei Vorboten einer Attacke kann Räuchern die Migräne verhindern.

RITUELLES RÄUCHERN ZUR HAUSREINIGUNG

Räuchern kann auch zur energetischen Reinigung von Räumen und Abwehr negativer Einflüsse eingesetzt werden. Statt der meditativen Vorgehensweise wird bei dieser Art jeder Raum bis hin zu den Außenflächen mit Rauch gereinigt. Es ist sehr hilfreich, sich dabei auf das Reinigen und was genau gereinigt werden soll, zu konzentrieren.

BEGLEITUNG BEI STERBEPROZESSEN

In sibirischen Kulturen räucherte man Zunderschwamm bei Sterbeprozessen und Begräbnissen. Seine Saturn-Signatur symbolisiert Leben-Tod-Zyklus, Ernte, Vergänglichkeit und Transformation. Er ist Hüter der Pforten zwischen den Welten. Der Rauch schenkt Ruhe und unterstützt das Loslassen, wie wir bei Mensch und Tier erleben durften. Unser 17-jähriger Kater entspannte sich während des Sterbeprozesses unmittelbar durch Räuchern und verstarb friedlich. Ähnliches beobachteten wir bei der Sterbebegleitung von Menschen. Bei Begräbnissen hatte er auch beruhigende Wirkungen auf die Trauernden.

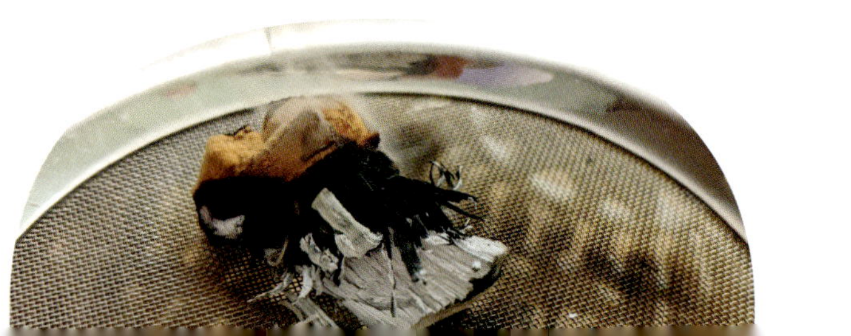

ROTWEIN-AUSZUG

Schwierigkeitsgrad: leicht
Zeit zum Ansetzen: 10 Minuten
Zeit zum Ziehen: 1 bis 2 Wochen
täglich verschlagen: 1 Minute
Zeit zum Abseihen: 10 Minuten
Haltbarkeit: mehrere Monate

In der Traditionellen Chinesischen Medizin (TCM), der Naturheilkunde und der Klostermedizin war Rotwein kein Genussmittel, sondern ein Träger von heilenden Inhaltsstoffen und ein beliebtes Extraktionsmittel.

In der TCM ist die Nutzung alkoholischer Getränke als Auszugsmittel seit etwa 4000 Jahren dokumentiert. Frühe Rezepte, wie im „Ershiwu bingfang" aus der vor-Qin-Zeit (vor 221 v. Chr.), beschreiben die Mazeration von Kräutern in Wein zur Behandlung von Krankheiten.

In der europäischen Naturheilkunde und Klostermedizin taucht Wein als Auszugsmittel ebenfalls früh auf: Schon im 9. Jahrhundert beschreibt der Mönch Walafried Strabo in seinem „Hortulus" (um 840 n. Chr.) Weinmischungen mit Kräutern gegen Husten. Besonders prominent wurde es durch Hildegard von Bingen (1098–1179), die in ihren Werken wie „Physica" und „Causae et Curae" zahlreiche Rezepte mit Wein als Basis für Heilmittel angibt, etwa gegen Herzbeschwerden oder Verdauungsprobleme. Im Mittelalter (ab dem 12. Jahrhundert) etablierte sich diese Praxis in Klöstern als Teil der galenischen Medizin, wo Wein als „Panazee" gegen kalte und feuchte Krankheiten galt.

DIE GESUNDHEITLICHEN VORTEILE VON ROTWEIN

Rotwein war aufgrund seines Alkoholgehalts ein gern genutztes Lösungsmittel, denn Rotwein löst viele Inhaltsstoffe und ist gleichzeitig konservierend. In der Naturheilkunde und Klostermedizin galt Rotwein als wärmend und trocknend (nach galenischen Prinzipien: „contraria contrariis curantur"). Zudem enthält Rotwein natürliche Antioxidantien, die entzündungshemmend und herzstärkend wirken. Betrachten wir Rotwein nur von der pragmatischen Seite, dann ermöglichte er die Herstellung von Tinkturen, die leicht dosierbar und haltbar waren.

TRADITIONELLE REZEPTE MIT PILZEN

Zwar wurden Kräuter häufiger mit Rotwein verarbeitet, es gibt jedoch einige hochwirksame Pilz-Wein-Rezepte, die in der Heilkunde Klassiker waren.

AGARIKON-WEIN

Der Lärchenschwamm (*Laricifomes officinalis*) wurde in der antiken Pharmazie als „Agaricum" gegen Magenbeschwerden und als Antidot verwendet. Das Agaricum ist ein klassisches Apothekenrezept zur Stärkung des Magens und zur Linderung von Verdauungsproblemen.

Zutaten

(für ca. 0,5 Liter)

- 20–30 g getrockneter Lärchenschwamm zerkleinert
- 0,5 Liter trockener Rotwein
- ein TL frischer Ingwer, gerieben (oder 0,5 TL Ingwerpulver)

Zubereitung

1. Den zerkleinerten Pilz in eine Glasflasche geben und mit dem Rotwein übergießen.
2. Den Ingwer hinzufügen und die Flasche verschließen.
3. 7–14 Tage an einem dunklen, kühlen Ort ziehen lassen, täglich schütteln.
4. Abseihen und in Flaschen füllen.

Historische Einnahmeempfehlung:
Täglich 1–2 EL, verdünnt mit Wasser, einnehmen.

ROTWEIN-AUSZUG

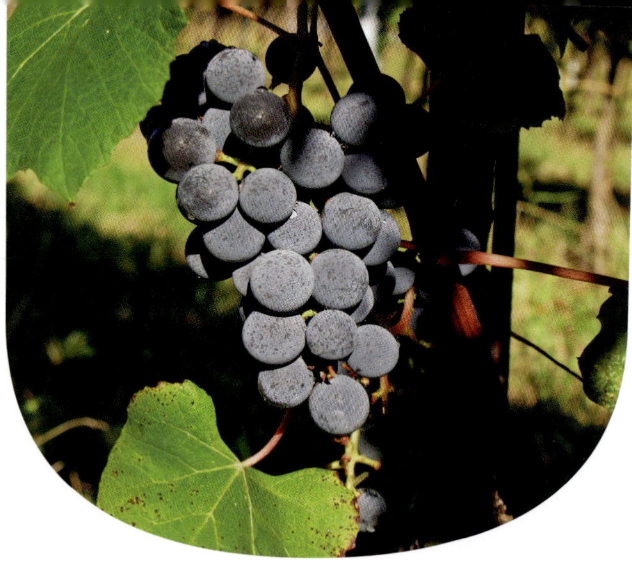

SANGHUANG-WEIN

Zottiger Schillerporling (*Inonotus hispidus*), in der TCM trägt er den Namen Sanghuang, wird auch heute noch wegen seiner antitumoralen und blutkreislauffördernden Eigenschaften genutzt. Dieses Rezept basiert auf traditionellen Verarbeitungsmethoden.

Zutaten

(für ca. 1 Liter)

- 50 g getrockneter Zottiger Schillerporling in Stücke gebrochen
- ein Liter Rotwein (oder auch Reiswein)
- optional: 20 g Goji-Beeren für zusätzliche Qi-Stärkung

Zubereitung

1. Den Pilz dämpfen, bis er weich ist (ca. 20 Minuten), dann abkühlen lassen.
2. In eine Flasche geben, mit Wein übergießen und optional Goji-Beeren hinzufügen.
3. 10–14 Tage ziehen lassen, täglich schütteln.
4. Abseihen und lagern.

Historische Einnahmeempfehlung:
Täglich 20–30 ml trinken.

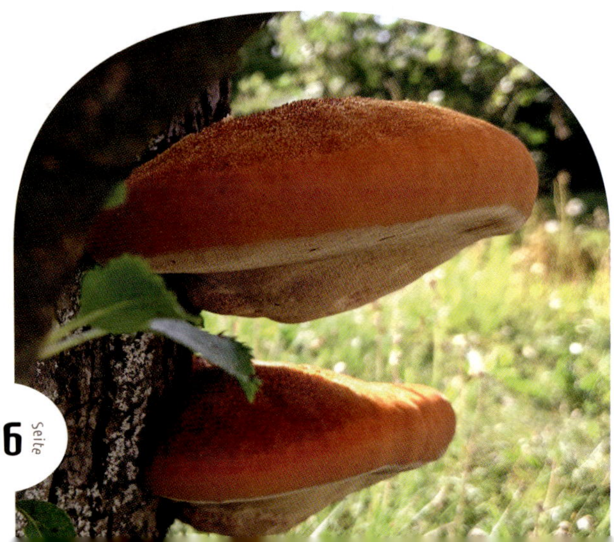

MITTELALTERLICHES PILZ-WEIN-ELIXIER

Ein Elixier mit gemischten Pilzen in Wein zur allgemeinen Vitalisierung. Historisch gegen Schwäche und als Tonikum verwendet.

Zutaten

(für ca. 0,75 Liter)

- 30 g gemischte getrocknete Pilze
- 0,75 Liter Rotwein
- 1 EL Honig

Zubereitung

1. Pilze zerkleinern und in Wein einweichen.
2. Sieben Tage ziehen lassen, dann Honig einrühren.
3. Abseihen.

Historische Einnahmeempfehlung:
Täglich 1 Glas trinken.

Zwar stammen die Rezepte aus unterschiedlichen Zeiten und aus verschiedenen Kulturkreisen, sie haben jedoch gemeinsam, dass sie auch in eigenen Varianten als Abkochung angeboten wurden. Vermutlich sollten damit die Rotwein-Auszüge auch für Menschen zugänglich werden, die Alkohol nicht vertragen oder bei denen Alkohol eher schädlich ist.

Dazu wurde der Rotwein-Auszug kurz vor der Einnahme abgekocht (siehe Rezept Abkochung) und abgekühlt wie oben beschrieben eingenommen.

ROTWEIN-AUSZUG HERSTELLEN

Heute sind die Rotwein-Zubereitungen fast schon in Vergessenheit geraten. Zeit, sie wieder in die Hausapotheke zurückzuholen. Für einen Auszug mit Rotwein sind grundsätzlich alle Pilze geeignet.

Zutaten

- 25 g getrocknetes Pilzpulver
- 500 ml trockener Rotwein
- 1 EL Honig (optional)

Schnellübersicht

- Pilzpulver in eine Flasche geben
- Rotwein darüber gießen
- Flasche verschließen und schütteln
- täglich verschütteln
- kühl und dunkel lagern
- nach ein bis zwei Wochen abseihen
- in eine saubere Flasche füllen

Benötigte Küchenwerkzeuge

- Flasche
- Trichter
- Küchenwaage

Nach der Mazerationszeit

- Sieb
- Leinentuch zum Auspressen
- Schüssel
- Trichter
- Flasche zum Abfüllen und kühlen Lagern

Zubereitung

Wiege das Pilzpulver ab und gib es am besten mit Hilfe des Trichters in die Flasche. Falls der Trichter verstopft, schiebe mit dem Stiel vom Kochlöffel nach. Fülle dann den Rotwein in die Flasche und lass oben ca. zwei Fingerbreit unterhalb vom Flaschenhals frei. Jetzt die Flasche gut verschließen und kräftig schütteln.
Zur Steigerung der Wirkung wird die Flasche täglich mit 10 bis 20 Schlägen verschüttelt. Auch in dieser Zeit sollte die Flasche dunkel und nicht über Zimmertemperatur gelagert werden. Das Ganze mindestens ein bis zwei Wochen ziehen lassen. Ist die Tinktur lang genug gezogen, wird abgeseiht. Setze dazu das Sieb in die Schüssel und lege es mit dem Leinentuch aus. Gieße den gesamten Inhalt der Flasche in das Tuch. Drücke die Pilzreste mit dem Tuch von Hand aus. Unbedingt pressen, bis nichts mehr kommt.

Nun eine saubere Flasche nehmen, den Trichter einsetzen und die Tinktur abfüllen. Die Flasche gut verschließen und nicht über Zimmertemperatur, ohne dass die direkte Sonne auf die Flasche fallen kann, lagern. Die Pilzreste kannst du kompostieren.

ZUGABE: HILDEGARD VON BINGEN-DATTELWEIN

Zutaten

- 750 ml trockener Rotwein
- 100 g gehackte Datteln
- 2 Handvoll getrocknete Schafgarbe
- kleine Handvoll getrocknete Rosenknospen
- ½ TL Tonkabohne
- 1 Zimtstange
- 10 Kardamomkapseln
- 1 Vanilleschote (Mark und gehackte Schote)
- ½ TL gemahlener Galgant

Zubereitung

1. Alle Kräuter und Gewürze möglichst klein hacken und stoßen, dann in die Flasche geben.
2. Den trockenen Rotwein darüber gießen.
3. Die Mischung 3–4 Wochen ziehen lassen, dabei die Flasche täglich schütteln, um die wertvollen Inhaltsstoffe zu verteilen.
4. Nach der Ziehzeit den Wein durch ein feines Sieb und Tuch abseihen.
5. Der Kräuterwein ist nun gebrauchsfertig.

Bei Verdauungsproblemen oder nach einer schweren, fetten Mahlzeit einnehmen.

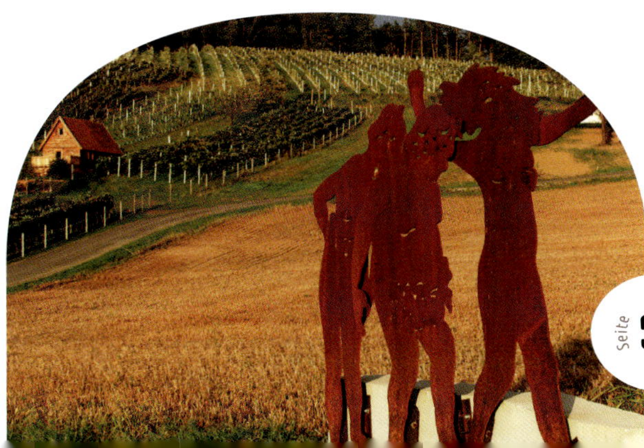

SALBE

SCHNELLÜBERSICHT

Schwierigkeitsgrad:	mittel
Zeit für Flüssigkeit / Extrakt:	30 Minuten bis Wochen
Zeit zum Zubereiten:	60 Minuten
Anwendung:	täglich möglich
Haltbarkeit im Kühlschrank:	6 bis 12 Monate

Salben sind schwerer und fetthaltiger als Cremes. Allgemein sind sie eher ölbasiert und enthalten eine höhere Konzentration an Wirkstoffen als Cremes. Sie bleiben eine längere Zeit auf der Haut und eignen sich dadurch für alles, das nicht sofort in die Haut einziehen soll, z. B. Pflege für trockene, rissige, raue, gereizte Haut und spezifische Hauterkrankungen wie z. B. Ekzeme und Psoriasis.

Salben versorgen die Haut intensiv mit Feuchtigkeit, bilden einen Schutzfilm und damit eine Barriere auf der Haut, die Feuchtigkeit einschließt und das Eindringen von schädlichen Bakterien und Viren verhindert.

Es gibt viele Möglichkeiten und Rezepte, um Pilze in Salben einzuarbeiten. Wir können das Thema nicht in der Breite vorstellen, wie es möglich wäre. Es gäbe dabei zudem sehr viele Überschneidungen mit Kosmetik, Wellness und klassischen Drogerie-Rezepten, wofür wir ein eigenes Buch mit diesen Themen vorgesehen haben.

EINE SALBE MIT PILZEXTRAKTEN HERSTELLEN

Salben auf Basis von Pilzen oder Kräutern sind in der Naturheilkunde und Klostermedizin eine einfache, fettbasierte Zubereitung ohne Wasserphase, die sich von Cremes unterscheidet. Während Cremes als Emulsionen aus Öl und Wasser kühlend und leichter wirken, bieten Salben einen schützenden Fettfilm, der ideal für trockene, rissige Haut oder zur lang anhaltenden Pflege ist.

Die Zubereitung erfolgt durch Erhitzen von Öl und Wachs, um eine homogene Masse zu erzeugen – eine Methode, die seit der Antike in Apotheken und Klöstern genutzt wurde, um heilende Stoffe aus Pilzen wie dem Zunderschwamm zu extrahieren.

SALBEN-BASISREZEPT

Zutaten

- 100 ml Öl-Auszug mit einem beliebigen Pilz
- 10–20 g Bienenwachs oder andere Konsistenzgeber wie Kokosöl, Shea- oder Kakaobutter
- optional: einige Tropfen ätherisches Öl für Duft und zusätzliche Pflegewirkung

Schnellübersicht

- Wasserbad im breiten Topf erhitzen
- Pflanzenöl und Bienenwachs in einem Glas in das Wasserbad geben
- häufig umrühren, bis das Wachs schmilzt
- ätherisches Öl hinzugeben (optional)
- in saubere Tiegel füllen und abkühlen lassen

Benötigte Materialien

- Ein Glas, hitzebeständig
- Topf für Wasserbad
- Wasser für Wasserbad
- Ofen oder Herd
- wasserfestes Thermometer
- Rührlöffel oder Schneebesen
- Tiegel

Salben-Tipp

Optional kannst du z. B. 1–3 Tropfen einer Tinktur oder Vitamin E zufügen, oder einen Teil des Olivenöls durch andere Fette ersetzen. So machen z. B. 5 g Kakaobutter die Salbe geschmeidiger.

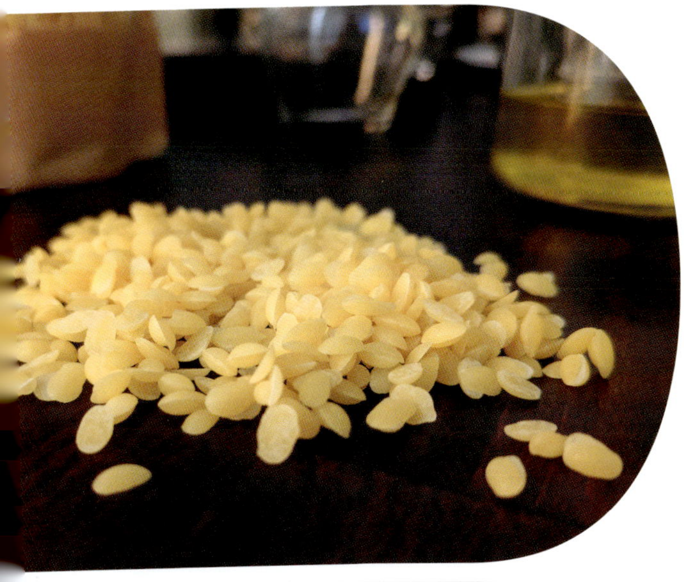

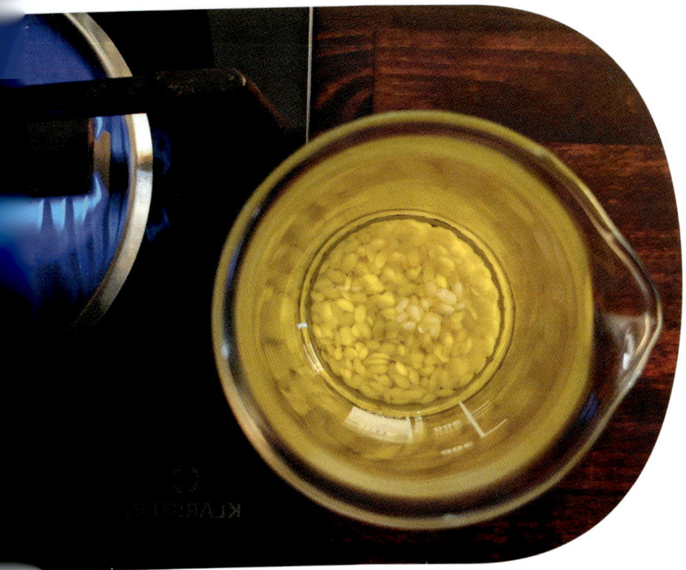

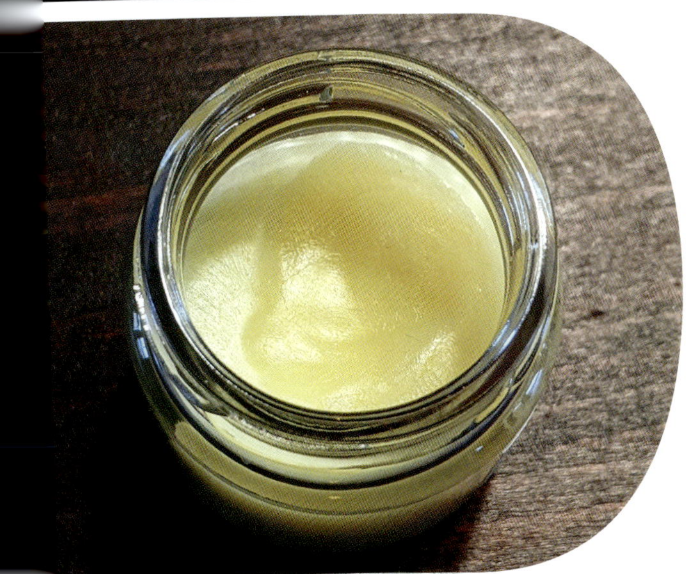

SCHRITT-FÜR-SCHRITT-ANLEITUNG

Schritt 1: Extrakt auswählen

Wähle einen Öl-Auszug aus dem gewünschten Pilz. Grundsätzlich eignen sich alle Pilze, Zunderschwamm ist ein Klassiker in der historischen Heilkunde.

Schritt 2: Wasserbad vorbereiten

Fülle einen Topf mit Wasser und erhitze es auf mittlere Temperatur, sodass ein hitzebeständiges Glas darin platziert werden kann, ohne vollständig einzutauchen.

Schritt 3: Bienenwachs schmelzen

Gib das Öl und das Bienenwachs in das Glas und erhitze es im Wasserbad auf kleiner Flamme. Lass die Mischung zehn Minuten ziehen, rühre häufig um und achte darauf, dass die Temperatur nur so hoch ist, dass das Wachs gerade schmilzt (60–70 °C) – verwende ein Thermometer, um Überhitzung zu vermeiden.

Schritt 4: optionale Zusätze ergänzen

Füge bei Bedarf ein bis drei Tropfen einer Tinktur, Vitamin E oder ätherisches Öl hinzu, um die Haltbarkeit oder Wirkung zu verbessern.

Schritt 5: rühren und abkühlen lassen

Beim Abkühlen im Glas immer weiter rühren, bis die Salbe dickflüssig wird.

Schritt 6: abfüllen

Gieße die fertige Salbe in vorbereitete, saubere, sterilisierte Tiegel, möglichst randvoll, um Luftkontakt zu minimieren und die Haltbarkeit zu verlängern.

Schritt 7: kennzeichnen

Beschrifte die Behälter mit Inhalt und Herstellungsdatum.

Schritt 8: abkühlen und lagern

Lass die Salbe bei Raumtemperatur abkühlen, bevor du den Deckel schließt. Kühl und dunkel gelagert hält sie ca. sechs bis zwölf Monate. Zeigen sich Veränderungen im Aussehen oder Geruch, dann sollte sie nicht mehr verwendet werden.

SCHNUPFPULVER

SCHNELLÜBERSICHT

Schwierigkeitsgrad:	leicht
Zeit Zubereitung Pulver:	siehe Pulver machen
Zeit zum Zubereiten:	2 Minuten
Anwendung:	experimentell

Die frühesten Belege für den Konsum von Tabak in pulverisierter Form stammen aus den indigenen Kulturen Amerikas, weit vor dem 15. Jahrhundert, also vor der Einwanderung der Europäer. Archäologische Funde von Pfeifen und Artefakten aus dem Inneren Nordamerikas zeigen, dass Tabak schon vor über 3000 Jahren geraucht und geschnupft wurde. Columbus und später auch andere Europäer brachten den Tabak nach Europa, wo der Schnupftabak ab dem 16. Jahrhundert populär wurde.

In Schweden entwickelte sich ab dieser Zeit eine eigene Tradition des feuchten Tabaks, der zunächst oral, später auch nasal konsumiert wurde. Die große Verbreitung in Europa erfolgte im 17. und 18. Jahrhundert, insbesondere in Frankreich und England, wo er als luxuriöses Genussmittel galt.

Der Zweck des Schnupftabaks war vielfältig. In indigenen Kulturen Amerikas diente er primär rituellen Handlungen, um spirituelle Zustände zu erzeugen, sowie medizinischen Zwecken, wie der Linderung von Schmerzen, Kopfschmerzen oder Atemwegserkrankungen.

Der Nikotingehalt sorgte für eine stimulierende Wirkung, die als belebend empfunden wurde. In Europa wurde er als Alternative zum Rauchen eingeführt, um Nikotin ohne Rauchinhalation aufzunehmen. Historisch wurde Schnupftabak auch als Mittel gegen Erkältungen, Migräne oder Verdauungsprobleme empfohlen.

DIE SCHNUPFPULVER-PILZE

Diese Tradition des Schnupfens von Tabakpulver war der Vorreiter für ähnliche Praktiken mit Pilzen, die ebenfalls in vielen Kulturen als „Schnupftabak"-Äquivalente genutzt wurden.

BIRKENPORLING

In Österreich wurde ein Pulver aus den Fruchtkörpern hergestellt und als nasales Schnupfpulver konsumiert, indem der getrocknete Pilz fein gemahlen und durch die Nase inhaliert wurde. In Sibirien und Nordamerika diente die Asche des Pilzes, sowohl ohne als auch mit Tabak gemischt, um die Wirkung des Schnupfpulvers zu verstärken. In der Literatur findet sich keine Dokumentation zu den damit verbundenen Wirkungen. Die Angaben sind meist spekulativ und richten den Fokus auf nicht näher beschriebene schamanische Prozesse.

Aus Eigenversuchen, unserem persönlichen Umfeld und auch von neugierigen Teilnehmern unserer Lehrgänge haben wir die – voneinander unabhängige – Rückmeldung, dass das Pulver leichte Veränderungen in der Sinneswahrnehmung erzeugen und leichte bewusstseinsverändernde Wirkungen hat.

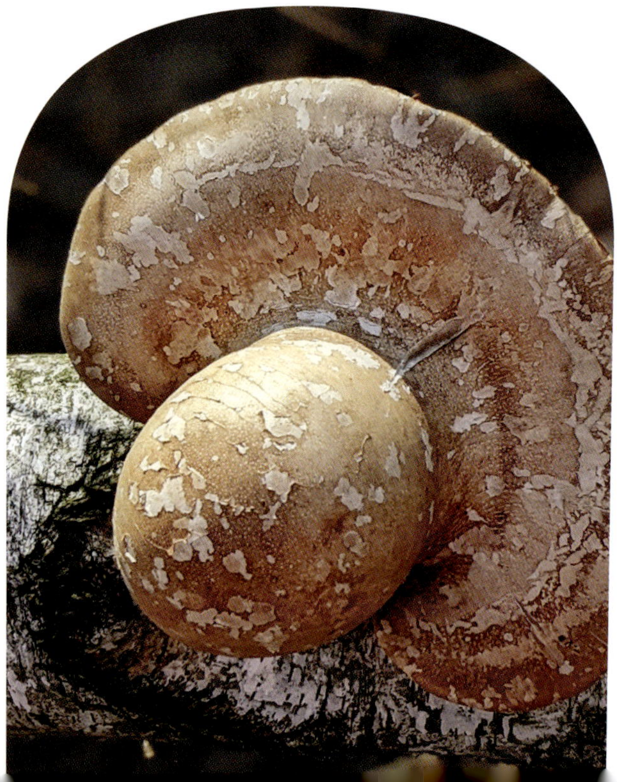

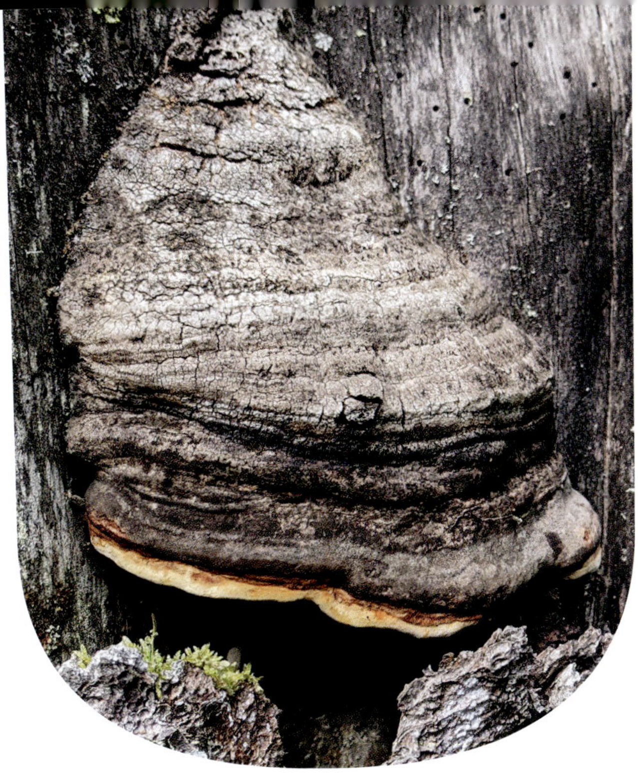

CHAGA / SCHIEFER SCHILLERPORLING

Bei den Khanty (ehemals Ostyaken) in Westsibirien sowie bei den Gitksan in Nordwest-British Columbia (Kanada) wurde das getrocknete und gemahlene Sklerotium als Schnupfpulver genutzt, es wurde nasal inhaliert. Auch für den Chaga sind Kombinationen bekannt, das pulverisierte Sklerotium oder die daraus gewonnene Asche allein oder zusammen mit anderen Substanzen zu verwenden. Warum der Chaga so verwendet wurde, ist nicht bekannt.

GEMEINER FEUERSCHWAMM

Zur Nutzung des Gemeinen Feuerschwamms als Schnupfpulver werden die Fruchtkörper zunächst verbrannt. Die Asche wird dann mit getrockneten Tabakblättern gemischt, um einen Tabak („Iqmik") herzustellen. Diese Mischung wird jedoch nicht nasal als Schnupfpulver inhaliert, sondern gekaut oder unter die Lippe gelegt. Diese Praxis ist beispielsweise von den Blackfoot und Kwakiutl aus Alaska und Kanada bekannt. Der Zweck liegt in der Potenzierung der Tabakwirkung.

Das Pulver des Gemeinen Feuerschwamms wird also nicht als Schnupfpulver verwendet, sondern zusammen mit Tabak als Kautabak mit verstärkter Wirkung.

LÄRCHENSCHWAMM

Es gibt sehr allgemeine Berichte über die Verwendung des Pilzes als Schnupfpulver. Schamanen haben es pulverisiert inhaliert, in der Art und Weise wie die anderen Pilzpulver auch. Der Zweck war primär spirituell und soll zur Erreichung veränderter Bewusstseinszustände verwendet worden sein. Es ist aus den Berichten nicht abzuleiten, ob das Pulver pur oder mit Mischungen eingenommen worden ist und welche Reaktionen es genau hervorrufen soll.

ROTRANDIGER BAUMSCHWAMM

Auch zu diesem Pilz gibt es zwar Berichte über die Nutzung als Schnupfpulver, auch die Zubereitungen werden analog zu den anderen Pilzen durchgeführt, teilweise auch mit Tabak gemischt. Berichte gibt es aus Alaska, aus Sibirien und auch aus Europa. Meistens wurde er in schamanischen Ritualen genutzt. Aus Österreich sind auch Anwendungen als Schnupfpulver zur Behandlung von Kopfschmerzen historisch dokumentiert. Das hat uns neugierig gemacht, wir können die Linderung von Kopfschmerzen bestätigen.

ZUNDERSCHWAMM

Die Zubereitung des Zunderschwamms zu Schnupfpulver ist identisch mit der Vorgehensweise bei den anderen Pilzen. Für den Zunderschwamm sind stimulierende Eigenschaften genannt, die aber nicht spezifisch beschrieben werden. Ob er zusätzlich auch zur Schmerzlinderung verwendet worden ist – etwa bei Kopfschmerzen oder Migräne – ist nicht beschrieben und bleibt spekulativ. Die Wirkung des Zunderschwamms als Schnupfpulver ist vergleichbar mit der Wirkung des Birkenporlings, auch dazu haben wir eigene Erfahrungen und Rückmeldungen aus dem Umfeld.

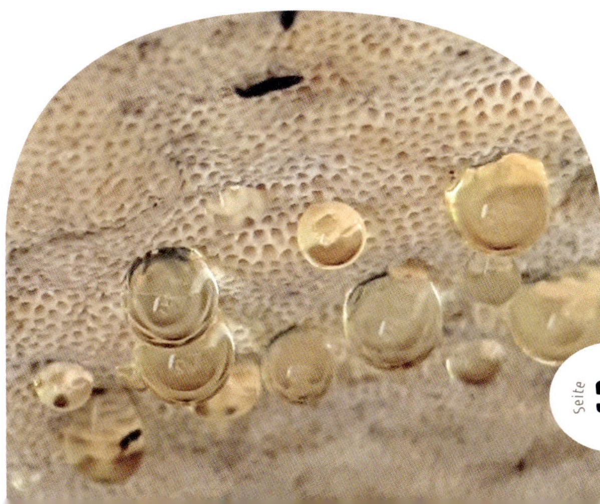

SCHNUPFPULVER

ZUSAMMENFASSUNG

Es gibt viele Berichte über die Nutzung verschiedener Pilze als Schnupfpulver, die Rezepte sind alle sehr ähnlich. Die meisten Quellen beschreiben die Nutzung als Schnupfpulver (oder Kautabak) im Zusammenhang mit rituellen und schamanischen Handlungen, mit Hinweisen auf bewusstseinsverändernde Wirkungen. Eine genaue Beschreibung der Formen der Bewusstseinsveränderungen gibt es jedoch nicht.

Auch wenn es spekulativ ist, können wir uns nur drei Gründe vorstellen, warum Menschen aus unterschiedlichen Kulturen und von unterschiedlichen Kontinenten Pilzpulver in schamanischen Prozessen einsetzen. Entweder haben diese Pilzpulver eine bewusstseinsverändernde Wirkung, oder sie verstärken die Wirkungen von ebenfalls verwendeten Kräutern oder sie können beides gleichzeitig.

Damit bleibt eine Nutzung des Schnupfpulvers experimentell, da wir nur durch eigene Erfahrungen und persönliche Berichte die leichte, bewusstseinsverändernde Wirkung kennen.

Zusätzlich können wir aus unseren Erfahrungen und den Rückmeldungen sagen, dass Schnupfpulver aus den oben genannten Pilzen die Nerven beruhigt, Kopfschmerzen lindert oder zumindest reduziert, sehr hilfreich ist bei Migräne (insbesondere Zunderschwamm und Birkenporling) und nicht zuletzt Stress reduziert.

In den Tabellen am Ende des Buches wird von uns deutlich gemacht, dass diese Aussagen als Berichte aus wenigen experimentellen Anwendungen sind und keine allgemeine Gültigkeit haben.

EXPERIMENTELLE ZUBEREITUNG DES SCHNUPFPULVERS

Zur Zubereitung lässt sich aus den vorliegenden Quellen wenig ableiten, außer die Varianten mit der Asche vom Pilz und dem Tabak. Da wir aber keinen Tabak konsumieren wollen, haben wir diese Variante noch nicht erprobt, mehr als die Beschreibung oben im Text geben die Quellen nicht her.

EINFACHES SCHNUPFPULVER-REZEPT

Das einfache Rezept wäre also: Verglühe einen Fruchtkörper des Pilzes oder Teile des Pilzes und vermische die Asche mit gemahlenem Tabak. Verwende die Mischung als Schnupfpulver oder als Kautabak.

Für unsere eigenen Experimente haben wir vorhandenes Pulver der Pilze verwendet. Beim Birkenporling, Lärchenschwamm, Rotrandigem Baumschwamm und Zunderschwamm verwenden wir das fluffige Pulver und feuchten es mit wenig Wasser an. Bei Chaga und Gemeinem Feuerschwamm ist beides möglich, das feine Pulver zu verwenden oder leicht anfeuchten.

Dann wird es in die Nasenlöcher gedrückt. Es ist individuell, wann eine Wirkung zu spüren ist. Aus der Summe der Berichte ergibt sich eine Zeit von maximal 30 Minuten, bis man etwas wahrnimmt.

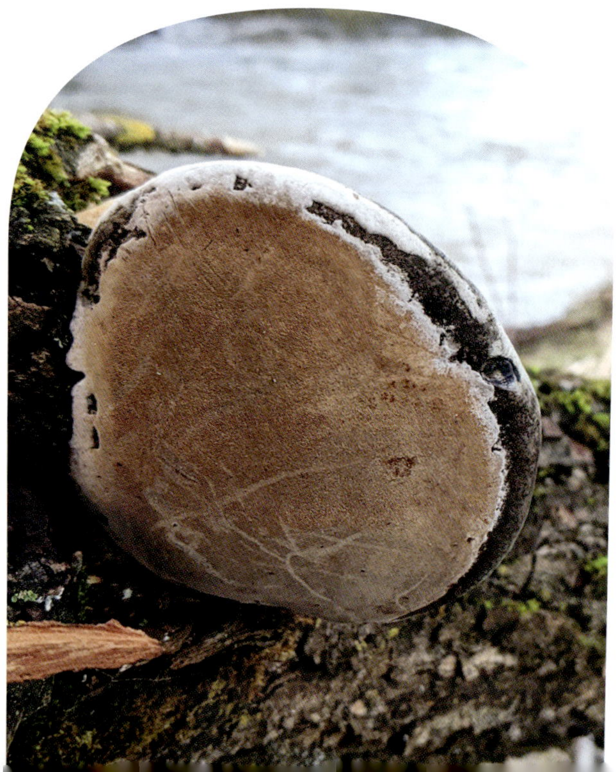

SITZBAD

Schwierigkeitsgrad:	leicht
Zeit zum Zubereiten:	30 Minuten
Vorbereitung Bad:	5 Minuten
Badezeit:	15 bis 30 Minuten
Entspannungszeit:	minimal 15 Minuten
Anwendung:	akut

Der Hauptzweck von Sitzbädern liegt in der traditionellen Naturheilkunde in der gesundheitlichen Wirkung bei akuten Krankheiten wie der Behandlung von Hämorrhoiden oder urologischen bis zu gynäkologischen Problemen. Auch lokal beschränkte Hautkrankheiten lassen sich mit einem Sitzbad gut behandeln.

In der modernen Medizin wird das Sitzbad insbesondere in der Gynäkologie, Proktologie und der Nachsorge eingesetzt. Es wird häufig bei Hämorrhoiden, Analfissuren, postoperativen Wunden, Vaginalinfektionen, Prostataentzündungen oder zur Linderung von Schmerzen nach der Geburt empfohlen.

Das warme Wasser entspannt den Schließmuskel, verbessert die Durchblutung, reduziert Schwellungen und fördert die Wundheilung. Zusätze wie Salz können hinzugefügt werden. Bitte auf die Hinweise zu den potenziellen Nebenwirkungen achten – siehe Seite 228 – insbesondere auf die Hinweise zur Menstruation (Nicht kurz davor und währenddessen!).

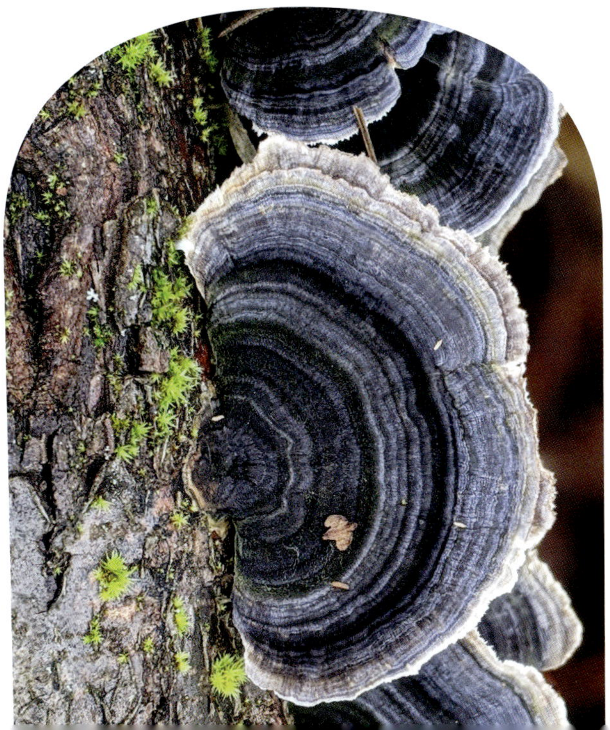

VORGEHENSWEISE

Zutaten

- Abkochung
- Wasser

Schnellübersicht

- Badewanne oder Sitzwanne mit Wasser (37–39 °C) füllen
- während des Füllens die Abkochung hinzugeben
- 15 bis 30 Minuten Badezeit
- 15 Minuten (besser mehr) Ruhephase danach

Benötigte Materialien

- Abkochung nach Rezept
- Handtuch

Das Anekdotische unserer Recherche zu Sitzbädern mit Abkochungen aus Pilzen ist: Sitzbäder bei Pilzinfektionen sind in großer Breite dokumentiert. Die Verwendung von Abkochungen aus Pilzen gegen Infektionen in Sitzbädern hat jedoch keine Quelle hervorgebracht. So bleibt es, aus eigenen Erfahrungen zu berichten. Wir sind bei einem derart häufig auftretenden Krankheitsbild wie z. B. „Harnwegsentzündung" oder „Blasentzündung" nicht davon ausgegangen, dass unsere Erfahrungen mit Heilpilzen als Bestandteil von Sitzbädern derart selten sind. In unserem Netzwerk gilt das als normal, aber Netzwerk ist halt auch nur „Blase".

Daher der Hinweis: Es gibt keine Evidenz, es gibt nur Erfahrungsberichte. Die Pilze, die dafür experimentell in Frage kommen, findest du ganz sicher über die Quickfinder-Tabellen am Anfang und am Ende des Buches.

SPAGYRISCHE ESSENZ

SCHNELLÜBERSICHT

Schwierigkeitsgrad:	schwer
Anzahl der Rezepte:	zwei
Anwendung:	prophylaktisch bis akut

Es gibt viele Wege, dazu muss man noch nicht einmal irgendetwas mit Rom zitieren. Auch bei der Herstellung von spagyrischen Essenzen gibt es nicht DEN Weg, sondern viele, die alle zum selben Ziel führen: dem erstklassigen Heilmittel mit besonderen Heilkräften. In der Sprache der Alchemisten ist dies die „Quintessenz".

Wir möchten in diesem Buch nur zwischen zwei Wegen, der spagyrischen Essenz aus einer Tinktur und einer Fermentation, unterscheiden. Es gibt aber weitaus mehr Möglichkeiten zur Herstellung der begehrten Quintessenz.
Bei der Beschreibung werden wir uns mit alchemistischen Bezeichnungen und Beschreibungen, soweit es nicht zum Verständnis dringend erforderlich ist, zurückhalten. Das ist ein Pilzbuch und soll es auch bleiben.

KURZFASSUNG DES HINTERGRUNDES EINER SPAGYRISCHEN ESSENZ

Spagyrik ist eine traditionelle Heilmethode, die auf alchemistischen Prinzipien basiert und von Paracelsus im 16. Jahrhundert intensiv praktiziert wurde. Der Name leitet sich von den griechischen Wörtern „spao" (trennen) und „ageiro" (vereinigen) ab und beschreibt den Prozess, bei dem pilzartige, pflanzliche, mineralische oder tierische Substanzen zerlegt, gereinigt und wieder vereint werden, um ihre heilende Essenz zu entfalten.

Alchemistisch gesehen orientiert sie sich an den drei fundamentalen Prinzipien: Sal (der Körper), Mercurius (die Seele) und Sulfur (der Geist), die durch Destillation, Fermentation und andere Verfahren extrahiert werden, um ein „veredeltes" Arzneimittel zu schaffen.

Holistisch betrachtet zielt Spagyrik auf die Ganzheit des Menschen ab, indem sie nicht nur körperliche Symptome behandelt, sondern auch geistige und seelische Ebenen anspricht, um Harmonie und Balance herzustellen.

Die alchemistischen Bezeichnungen Sulfur, Mercurius und Sal stehen nicht für die chemischen Sichtweisen, es handelt sich dabei also nicht um den chemischen Schwefel, auch nicht um das Quecksilber und auch nicht um die Salze an sich. Die Bezeichnungen werden als Beschreibung der Wesensform und deren Prinzipien benutzt.

EIGENSCHAFTEN VON MERCURIUS, SULFUR UND SAL

Mercurius (oft im Alkohol)

Die Kraft oder Idee für das, was sich daraus bilden kann. Der (Lebens-)Geist, Lebensprinzip, Lebenskraft, das Flüchtige, das Ätherische. Er ist anonym und unbewusst und beschreibt das passive und das weibliche Prinzip.

Sulfur (die Öle, das Ätherische und Harzige)

Die Kraft es zu bilden und in Form zu bringen. Die individuelle Seele, das Leuchtende, das Feurige, das männliche oder aktive Prinzip.

Sal (die Mineralien und Salze)

Die Kraft, was geformt und gebildet wurde, zu erhalten. Die Materie, das Feste, der Körper.

Mercurius, Sulfur und Sal (Alkohol, Öle und Harze sowie Salze) müssen zunächst voneinander getrennt werden (Separation) und jeweils einem Reinigungsprozess unterzogen werden (Purifikation). Nach der Reinigung werden sie wieder vereint (Kohobation, spagyrische oder chymische Hochzeit). Die vereinigten Prinzipien ergeben dann das spagyrische Mittel (spagyrische Hochzeit).

Nun haben wir einmal die Begriffe verwendet, um Zuordnungen zu treffen, in den weiteren Texten werden wir

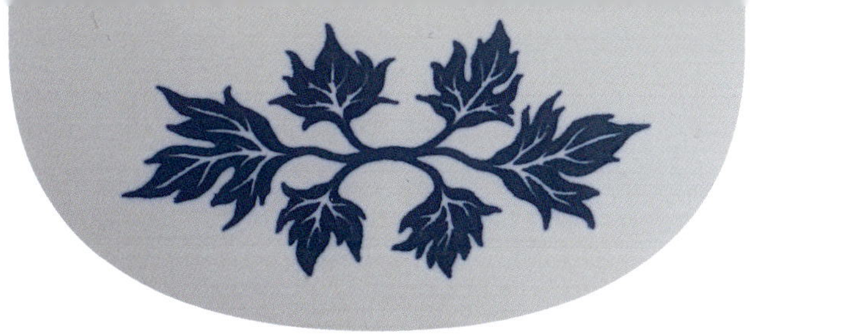

wenig Gebrauch davon machen. Wir wollen den Zugang zu diesem wertvollen Weltbild nicht durch eine ungewohnte Sprache verstellen. Wer dann neugierig geworden ist, findet weiterführende Literatur im Anhang.

WERKZEUGE IN ALCHEMIE UND SPAGYRIK

In der Alchemie, insbesondere auch in der Spagyrik, wird großer Wert auf Qualität und Art der Materialien für Werkzeuge und Apparate gelegt. Historisch und philosophisch werden Metalle weitgehend vermieden, während Glas, Keramik oder Holz bevorzugt werden, um die Reinheit und Wirksamkeit der Präparate zu gewährleisten.

CHEMISCHE REAKTIONEN UND VERUNREINIGUNGEN

Metalle wie Kupfer, Eisen oder Quecksilber können mit den extrahierten Substanzen (z. B. Alkoholen, Säuren oder ätherischen Ölen) reagieren und unerwünschte Verunreinigungen einführen. In der Spagyrik, die oft mit empfindlichen pflanzlichen Extrakten arbeitet, würde dies die Reinheit der „drei Prinzipien" stören. Stattdessen wird Labor-Glas verwendet.

PLANETARISCHE ZUORDNUNG DER METALLE

Einer der Hauptgründe, warum Metalle in Werkzeugen oder Destillationsapparaten vermieden werden, ist tatsächlich ihre enge Verbindung zu den Planeten und den damit assoziierten Prinzipien (Mercurius/Geist, Sulfur/Seele, Salt/Körper). Hier die Entsprechungen:

- ***Sonne: Gold***
- ***Merkur: Quecksilber***
- ***Venus: Kupfer***
- ***Mond: Silber***
- ***Mars: Eisen***
- ***Jupiter: Zinn***
- ***Saturn: Blei***

Diese Zuordnungen dienen nicht nur symbolisch, sondern auch praktisch: Metalle werden als Träger von Energien betrachtet, die auf Mensch und Materie einwirken. In der Spagyrik könnte ein Metall die planetarische Balance eines Präparats stören.

Beispiel

Würde ein Pilzwein wie der Chaga, der die Signaturen von Saturn, Jupiter, Sonne und Mond in sich trägt, in einer Kupferdestille destilliert, würde die Venus (= Kupfer) mit ihrer Kraft auch im Destillat enthalten sein. Damit wäre die Essenz unsauber gearbeitet und würde nicht gut wirken können.

VERASCHEN - KALZINIEREN

Für das Veraschen gibt es im Laborhandel sogenannte Muffelöfen. Damit lässt sich sehr komfortabel jedes organische Material kalzinieren (zu Asche verglühen, bis kein organischer Anteil übrig bleibt). Nachteil: Die Anschaffung und auch der Betrieb sind recht kostenintensiv. Daher ist es sinnvoll, andere Wege zu gehen.

Das zunächst wichtigste Werkzeug beim Kalzinieren ist das Gefäß, in dem alles zu Asche verarbeitet werden soll. Im Laborhandel gibt es auch da reichlich Auswahl, nur sind diese Behälter sehr teuer, viele von ihnen enthalten Metalle (als Legierung der Keramik) und sind damit für die Spagyrik oder Alchemie nicht verwendbar, denn da geht es um Prozesse, die frei sein müssen von Metallen.

Hervorragend geeignet sind die Behälter aus der Pyroflam-Serie, ideal sind die alten (siehe Foto oben).
Kaufen kann man diese Töpfe auf Secondhand-Portalen.

Dann kommt es noch auf die Hitzequelle an. Wir haben schon vieles ausprobiert, für viele funktioniert ein Grill recht gut, der eine Standsäule hat, durch die Luft angesaugt werden kann. Damit kann die Temperatur deutlich höher gefahren werden als bei einem normalen Kohlegrill. Im Handel heißen die oft Trichtergrill.

Bewährt hat sich auch der Gasbrenner mit ca. 7 kW für große Töpfe. Den haben wir schon für Veraschungen verwendet. Die höchsten Temperaturen erreicht aber der Schmiedebrenner. Der wird immer dann eingesetzt, wenn es schnell gehen soll oder das Kalzinat Schwierigkeiten bereitet und nicht veraschen will.
Egal welcher eingesetzt wird, am Ende erhält man weißgraue Asche, die dann weiterverarbeitet werden muss.

SPAGYRISCHE ESSENZ AUS EINER TINKTUR

SCHNELLÜBERSICHT

Schwierigkeitsgrad:	schwer
Mazerationszeit:	4 bis 6 Wochen
Zeit für das Destillieren:	1 Tag
Zeit für das Trennen der Salze:	1 Tag
Haltbarkeit:	viele Jahre
Anwendung:	prophylaktisch bis akut

Der erste Schritt zur Herstellung einer spagyrischen Essenz in dieser Variante ist das Ansetzen einer Tinktur. Grundsätzlich kann jeder Pilz so verarbeitet werden. Wir empfehlen jedoch für die harzhaltigen und ölhaltigen Pilze den Weg über die zweite Variante, die Essenz über den Weg der Fermentation.

Im ersten Schritt der Herstellung wie bei der „klassischen Tinktur". Aus unseren Baumpilzen wären der Harzige Lackporling und auch der Kupferrote Lackporling sowie der Rotrandige Baumschwamm sichere Träger von Ölen und Harzen. Alle anderen enthalten so wenig davon, dass der Weg über die Tinktur angebracht ist.

Für das Ansetzen einer Tinktur bitte wie im Rezept Alkohol-Tinktur beschrieben vorgehen. Nach der Auszugszeit wird die Tinktur aber sehr intensiv weiterverarbeitet. Allerdings wird der abgeseihte Pilz nicht kompostiert oder weggeworfen, sondern so wie hier beschrieben weiterverarbeitet.

Zutaten

- 2 Liter Tinktur, noch nicht abgeseiht
- ca. 500 ml destilliertes Wasser (Apothekenqualität)

Benötigte Materialien

- Sieb
- feines Tuch
- zwei feuerfeste Gefäße (nicht aus Metall)
- Glasdestille (nicht aus Metall)
- Grill oder Muffelofen oder Brenner zum Aschemachen
- Ofen oder Herd
- zwei dichte Flaschen zur Herstellung der spagyrischen Essenz aus der Tinktur

HERSTELLUNG DER SPAGYRISCHEN ESSENZ AUS DER TINKTUR

Schritt 1: abseihen

Die Tinktur durch ein feines Tuch abseihen und auspressen.

Schritt 2: Feststoffe vorbereiten

Die ausgepressten Feststoffe in eine feuerfeste Form geben.

Schritt 3: kalzinieren

Nun werden die Feststoffe verascht (kalziniert).

1. Wenn die Feststoffe nur noch grau-weiße Asche sind, wird die Asche mit destilliertem Wasser vermischt und für zwei bis vier Stunden erwärmt.

2. Die Flüssigkeit wird nun fein gefiltert (Kaffeefilter) und aufgefangen. Der Kaffeefilter wird zusammen mit der aufgefangenen Asche entsorgt.

3. In der Flüssigkeit befinden sich die Salze, daher wird jetzt das Wasser erwärmt und verdunstet. Nicht anbrennen lassen, sonst ist alles hin.

4. Zum Abschluss dieses Schrittes bleibt ein weißes Pulver zurück. Das ist das Sal, der gereinigte Körper. Das muss unbedingt aufgehoben werden. Am besten in dem Behälter, in dem es nach dem Verdunsten des Wassers als Pulver zum Vorschein kam.

Schritt 4: destillieren

Die gefilterte Tinktur wird jetzt destilliert. Dabei langsam destillieren, je besser die Trennung zwischen Wasser und Alkohol ist, desto perfekter wird die Essenz.

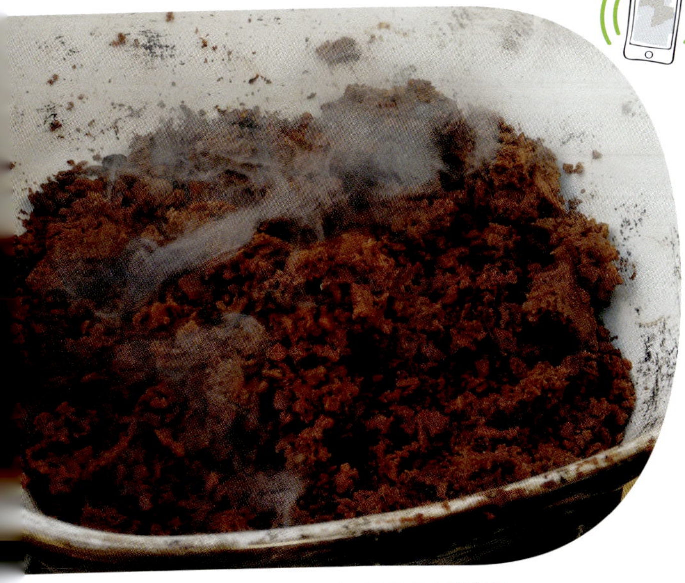

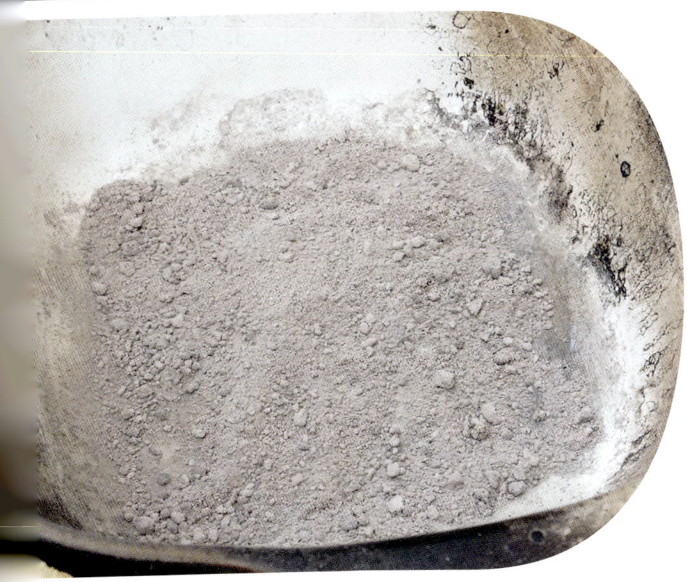

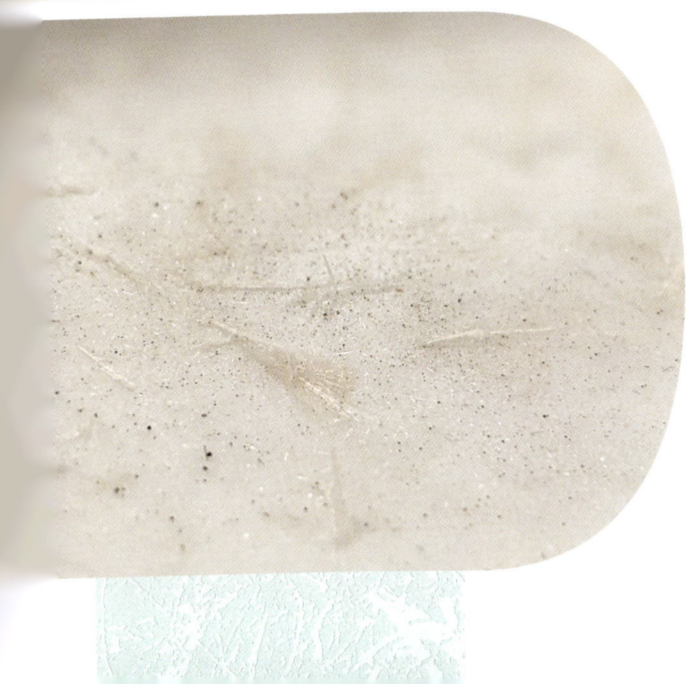

» Der separat aufgefangene Alkohol wird in einer dichten Flasche aufbewahrt. Dieser so gewonnene Alkohol repräsentiert den Geist (Mercurius).

Schritt 5: Rest weiterverarbeiten

Der Rest, also die Flüssigkeit in der Destille, wird weiter verarbeitet, nicht wegwerfen.

1. Nun wird die Restflüssigkeit verascht. Das wird brodeln und zwischendurch wie sehr zähe Lava aussehen.

2. Wenn nur noch grau-weiße Asche zu sehen ist, wird die Asche mit destilliertem Wasser vermischt und für zwei bis vier Stunden erwärmt.

3. Die Flüssigkeit wird nun fein gefiltert (Kaffeefilter) und aufgefangen. Der Kaffeefilter wird zusammen mit der aufgefangenen Asche entsorgt.

4. In der Flüssigkeit befinden sich wieder Salze, daher wird jetzt das Wasser erwärmt und verdunstet. Nicht anbrennen lassen, sonst ist alles hin.

5. Zum Abschluss dieses Schrittes bleibt ein weißes Pulver zurück. Das ist ein anderes Salz, es ist das Salz des flüchtigen Sulfur, die gereinigte Seele. Es ist ein guter Hilfsprozess, um auch bei Pilzen ohne Öle und Harze den Sulfur darzustellen. Das muss unbedingt aufgehoben werden. Am besten in dem Behälter, in dem es nach dem Verdunsten des Wassers als Pulver zum Vorschein kam.

Schritt 6: vereinigen

Nun sind alle Prinzipien getrennt und gereinigt. Der Körper (Schritt 3.4.), die Seele (Schritt 5.5.) und der Geist (Schritt 4.1.) werden nun miteinander vereinigt (nennt sich spagyrische Hochzeit).
Du darfst da ganz pragmatisch vorgehen und die Gefäße der Salze mit dem Alkohol (Geist) ausspülen.

Schritt 7: abfüllen

Alles zusammen in eine dichte Flasche füllen.

Schritt 8: reifen lassen

Mindestens vier Wochen reifen lassen, dann ist die spagyrische Essenz fertig.

SPAGYRISCHE ESSENZ AUS EINER FERMENTATION

SCHNELLÜBERSICHT

Schwierigkeitsgrad:	schwer
Gärzeit:	3 bis 4 Monate
Zeit für das Destillieren:	1 Tag
Zeit für das Trennen der Salze:	1 Tag
Haltbarkeit:	viele Jahre
Anwendung:	prophylaktisch bis akut

Der erste Schritt zur Herstellung einer spagyrischen Essenz in dieser Variante ist die Herstellung eines Hydrolats. Wir empfehlen diese Variante für die harzhaltigen und ölhaltigen Pilze. Aus unseren Baumpilzen wären der Harzige Lackporling und auch der Kupferrote Lackporling sowie der Rotrandige Baumschwamm mit dieser Variante herzustellen.

Für das Herstellen eines Hydrolats bitte wie im Rezept Hydrolat beschrieben vorgehen. Das Hydrolat sollte, wenn es fertig ist, aus diesen Teilen bestehen:

- » Hydrolat
- » Öle und Harze, vom Hydrolat abgetrennt und in einem dichten Gefäß
- » Maische

Mit diesen Komponenten kann dann die spagyrische Essenz mit einer Fermentation angesetzt werden.

Zutaten

- » 2 Liter fertiges Hydrolat
- » die abgeschiedenen Öle aus dem Hydrolat
- » die Feststoffe aus der Herstellung des Hydrolats
- » 300 g Zucker (weiß, raffiniert)
- » Bio-Gärhefe (½–1 TL)

Benötigte Materialien

- » Gärbehälter
- » Gärverschluss
- » Sieb
- » feines Tuch
- » 2 feuerfeste Gefäße (nicht aus Metall)
- » Glasdestille (nicht aus Metall)
- » Grill oder Muffelofen oder Brenner zum Aschemachen
- » Ofen oder Herd
- » 2 dichte Flaschen

HERSTELLUNG DER SPAGYRISCHEN ESSENZ AUS DER FERMENTATION

Schritt 1: Abgeschiedenes aufbewahren

Die abgeschiedenen Öle und Harze aufbewahren. Das ist die gereinigte Seele, der Sulfur.

Schritt 2: einfüllen

Die Maische zusammen mit dem Hydrolat in einen Gärbehälter füllen.

Schritt 3: Zucker auflösen

Den Zucker in den Behälter füllen und in der Flüssigkeit auflösen.

Schritt 4: Hefe hinzutun

Dann die Hefe dazugeben. Manche Hefen müssen auch vorher angesetzt werden, Produktanleitung beachten.

Schritt 5: verschließen

Mit dem Gärverschluss verschließen.

Schritt 6: kontrollieren

Immer wieder kontrollieren, insbesondere das Gärrohr nicht austrocknen lassen.

Schritt 7: schütteln

Sobald die Gärung abgeschlossen ist (nach drei bis vier Monaten), wird die Flasche gut geschüttelt, damit sich der Bodensatz löst.

Schritt 8: abseihen

Der gesamte Ansatz wird mit einem feinen Tuch abgeseiht.

Schritt 9: Feststoffe aufbewahren

Die ausgepressten Feststoffe aufbewahren, nicht wegwerfen.

Schritt 10: destillieren

Die gefilterte alkoholhaltige Gärflüssigkeit (der Pilzwein) wird jetzt destilliert. Dabei langsam destillieren, je besser die Trennung zwischen Wasser und Alkohol ist, desto perfekter wird die Essenz.

- » Der separat aufgefangene Alkohol wird in einer dichten Flasche aufbewahrt. Dieser so gewonnene Alkohol repräsentiert den Geist (Mercurius).

Schritt 11: Rest aufbewahren

Der Rest, also die Flüssigkeit in der Destille, wird weiterverarbeitet, nicht wegwerfen.

Schritt 12: veraschen

Die Restflüssigkeit wird zusammen mit den aufbewahrten Feststoffen in eine feuerfeste Form gegeben.

- » Nun wird alles zusammen verascht. Das wird brodeln und zwischendurch wie sehr zähe Lava sein und es wird mehr oder weniger stark rauchen – ehrlich gesagt wird es mehr sein, das Rauchen. Wenn du viel Glück hast, kann es farblich sehr spannend werden. Manchmal zeigt sich ein Farbspiel, das einer Pfauenfeder ähnelt. Es wird dann sehr intensiv blau werden und eine dünne Haut bilden, die sich wieder auflöst.
- » Wenn nur noch grau-weiße Asche zu sehen ist, wird die Asche mit destilliertem Wasser vermischt und für zwei bis vier Stunden erwärmt.
- » Die Flüssigkeit wird nun fein gefiltert (Kaffeefilter) und aufgefangen. Der Kaffeefilter wird zusammen mit der aufgefangenen Asche entsorgt.
- » In der Flüssigkeit befinden sich wieder Salze, daher wird jetzt das Wasser erwärmt und verdunstet. Nicht anbrennen lassen, sonst ist alles hin.
- » Zum Abschluss dieses Schrittes bleibt ein weißes Pulver zurück. Das ist das Sal, der gereinigte Körper. Das muss unbedingt aufgehoben werden. Am besten in dem Behälter, in dem es nach dem Verdunsten des Wassers als Pulver zum Vorschein kam.

Schritt 13: vereinigen

Nun sind alle Prinzipien getrennt und gereinigt. Der Körper (12.5.), die Seele (1.) und der Geist (10.1.) werden nun miteinander vereinigt (nennt sich spagyrische Hochzeit).

Schritt 14: ausspülen

Du darfst da ganz pragmatisch vorgehen und die Gefäße der Salze und des Öls mit den Harzen mit dem Alkohol (Geist) ausspülen.

Schritt 15: abfüllen

Alles zusammen in eine dichte Flasche füllen.
Mindestens 4 Wochen reifen lassen, dann ist die spagyrische Essenz fertig.

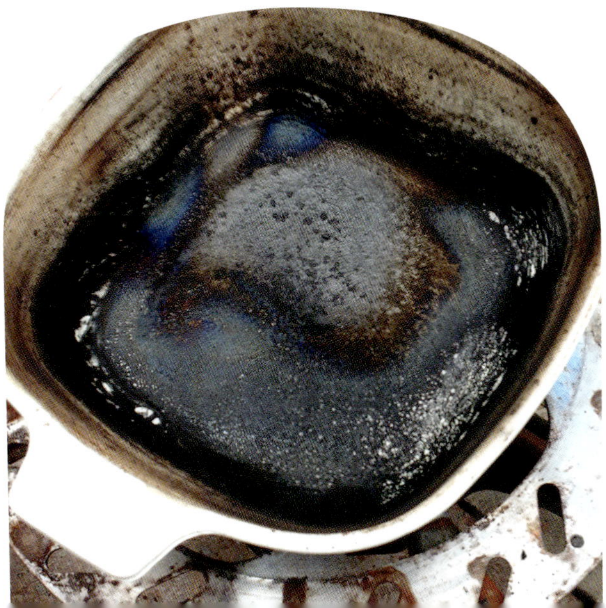

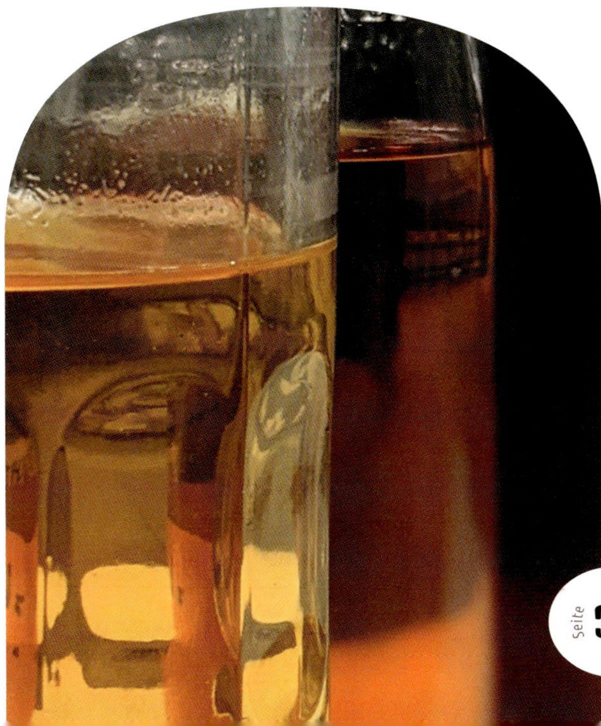

SÜSSES MIT PILZEN

SCHNELLÜBERSICHT

Schwierigkeitsgrad:	mittel
Zeit zum Zubereiten:	variabel
Anwendung:	kulinarisch, prophylaktisch

Speisepilze können wirklich schmackhaft in Nachspeisen, Desserts, Eis und Süßigkeiten verwendet werden. Hört sich wahrscheinlich schräg an, empfiehlt sich, auszuprobieren, um das zu verstehen und zu schmecken.

Pilze so zu verarbeiten, ist nicht nur eine kreative Möglichkeit, um den speziellen Geschmack von Pilzen mit Süße zu kombinieren, sondern kann auch helfen, Kindern Pilze spielerisch näherzubringen – vor allem durch maskierende Aromen wie Schokolade und Ahornsirup und Beigaben wie Pistazien und Nüsse, Früchte oder kandierte Blüten.

CHAGA-CHOCOLATE

Zutaten

» 100 g Kakaobutter
» 7 EL Kakaopulver
» 2 EL Honig oder (Ahorn-)Sirup
» 1–2 EL fein gemahlenes Chaga-Pulver nach Geschmack und Intensität
» 1–2 Tropfen ätherisches Öl nach Geschmack (Orange …)
» optional: karamellisierte Austernseitling-Stückchen (mit Rosenblüten-Zucker karamellisiert)

Zubereitung

1. Kakaobutter im Wasserbad schmelzen.
2. Alle weiteren Zutaten dazumischen.
3. In (Silikon-)Formen einfüllen.
4. Auskühlen lassen, bis die Schokolade fest ist – ideal bei ca. 12–18 °C – wenn's schnell gehen muss, ab in den Kühlschrank.
5. Aus den Formen lösen und …

FUNGI-JELLIES

Zutaten

» 1 Tasse / 240 ml Dekokt, z. B. Fenchelporling oder Judasohr
» 2 EL Ahornsirup
» 1 EL Agar-Agar-Pulver

Zubereitung

1. Alle Zutaten zusammen in einem Topf am Herd so lange verrühren, bis sich das Agar-Agar aufgelöst hat.
2. Unter kräftigem Rühren 3 Minuten köcheln lassen und weiterrühren, um Klumpenbildung zu vermeiden.
3. Vom Herd nehmen und 5 Minuten abkühlen lassen.
4. In (Silikon-)Formen gießen und für zehn Minuten in den Gefrierschrank geben.
5. Fertig zum sofortigen Genuss. Im Kühlschrank aufbewahren und innerhalb von ein paar Tagen essen.

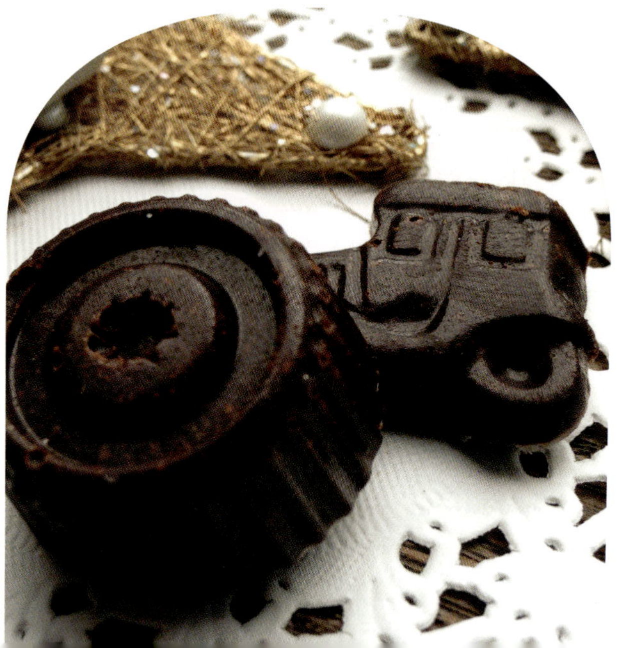

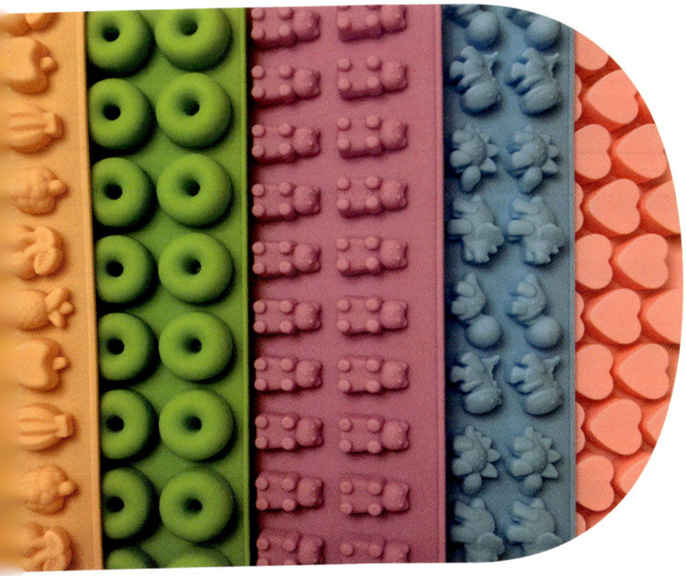

Tipp

Schokolade und Jellies machen ist eine lustvolle Beschäftigung und wird von Groß und Klein geliebt – das (miteinander) Machen und Als-Geschenk-Bekommen.

Der Fantasie sind kaum Grenzen gesetzt. Einmal die geschmackliche Eigenschaft des Pilzes erkundet, eröffnet sich eine Reise durch Kombinationsmöglichkeiten mit ihm und einer Vielzahl an Lebensmitteln – auch Resteverwertung.

Kinder lieben es besonders, wenn die Süßlis in lustige Formen gefüllt und so Sternchen und Dinosaurier vernascht werden können.

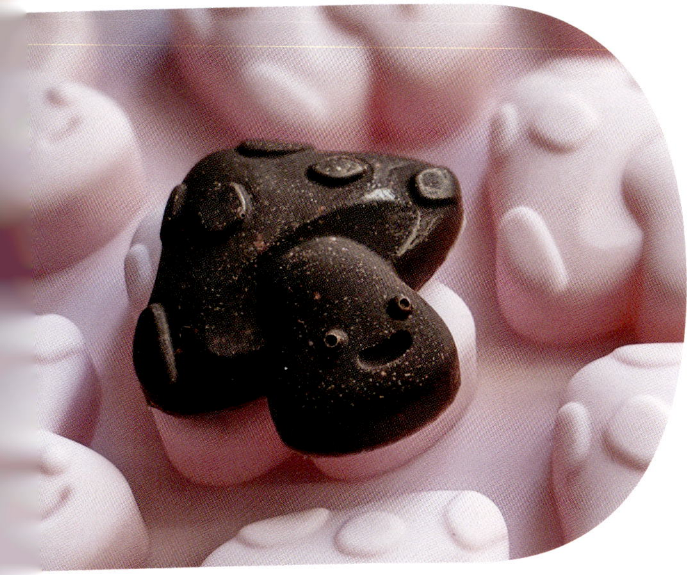

REISHI-SCHOKOLADE / TRINKSCHOKOLADE

Zutaten

- 300 ml Mandelmilch (oder Milch deiner Wahl)
- 1 TL Kakaopulver
- 1 TL Reishi-Pulver
- 2 TL Kokosöl
- eine kleine Prise Salz
- eine Prise Vanille
- 1 TL Honig

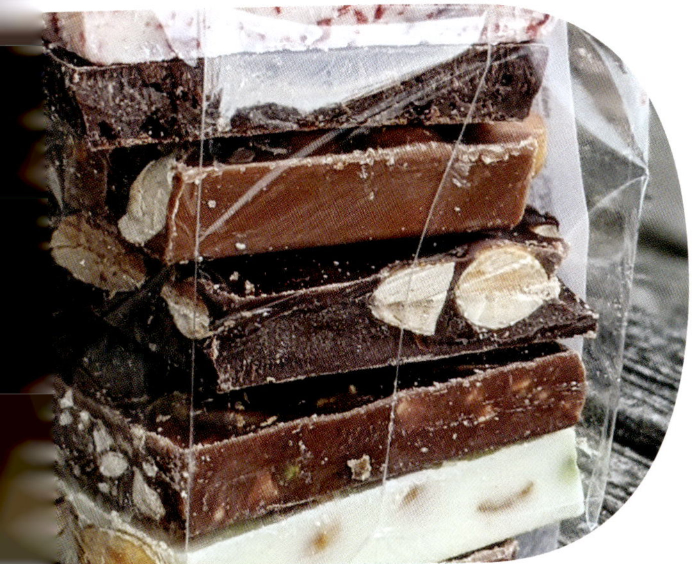

Zubereitung

1. Gib die Milch in einen Topf und Reishi und Kakao hinzu.
2. Verrühre alles gleichmäßig, damit keine Klumpen mehr vorhanden sind.
3. Füge Salz, Vanille und Kokosöl hinzu und, wenn du magst, etwas Süße.
4. Erwärme die Reishi-Schokolade vorsichtig und genieße sie warm, am besten in vorgewärmten Bechern. Dazu die Trinkschokolade durch ein Sieb in die Becher gießen.

TEE

Schwierigkeitsgrad: leicht
Zeit zum Zubereiten: 15 Minuten
Anwendung: kulinarisch, prophylaktisch, akut

Die Idee, dass Nahrung nicht nur der Sättigung dient, sondern auch eine heilende Wirkung entfalten kann und dabei genussvoll sein sollte, hat tiefe Wurzeln in verschiedenen Kulturen. In unserer durchorganisierten Arbeitswelt bleibt dafür immer weniger Platz, außer man nimmt sich den Platz wieder und gestaltet diesen selbst. Das ist sicher nicht leicht, daher geht es um Wege und Möglichkeiten, die auch in den Alltag integriert werden können.

Ziel ist es, Essen und Gesundheit zu einer Einheit zu verbinden. Nahrung und Medizin sind in der westlichen Welt schon viel zu lange getrennt betrachtet und gelebt worden. Dabei sind Lebensmittel eine natürliche Prävention vor Krankheiten. Voraussetzung ist, dass sie Genuss bringen.

Vielleicht kennst du auch noch den Spruch aus der Kindheit, dass Medizin, die schlecht schmeckt, besonders gut wirke. Treffender kann nicht beschrieben werden, was nicht funktioniert. Innere Abscheu ist ein negatives Gefühl, das kann nicht ganzheitlich helfen.

In Europa reicht die Philosophie, Nahrung als Medizin zu sehen, bis in die Antike zurück und wurde in der Renaissance weiterentwickelt. Heute gewinnt diese Idee durch eine Wertschätzung der traditionellen Heilkunde neue Bedeutung. Gesunde Ernährung wird immer mehr als der genussvolle Weg zur Gesundheit angesehen. Eine regelmäßige Auszeit mit einem köstlichen Tee, der gesund ist, ist ein Teil des Puzzles.

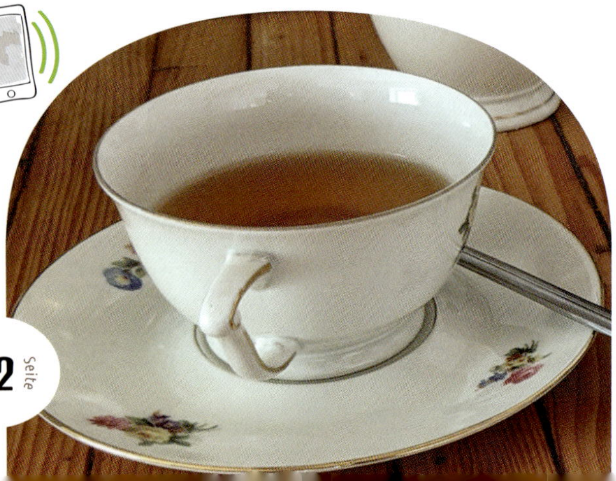

TEE AUS PILZEN

Wir haben alle Pilze des Buches ausprobiert mit dem Rezept. Es gibt persönliche Favoriten, wir haben gemeinsame Klassiker und das Schöne ist, es wechselt.

Geschmacklich haben wir einige Überraschungen erlebt, dem Klapperschwamm haben wir zum Beispiel nicht dieses breite Aroma zugetraut und dem Schwefelporling nicht diesen leicht rauchigen Unterton. Probier selbst, du wirst auch deine Lieblingspilze für Tee finden.

Zutaten

» 1–2 g getrockneter Pilz in kleinen Stücken (bei Speisepilzen unbedingt mundgerechte Stücke)

Zubereitung

1. Gib die getrockneten Pilzstücke in eine Teekanne oder einen kleinen Topf, am besten aus Keramik oder Glas. Wir verwenden dazu gern unser Pyroflam-Geschirr.
2. Füge 200 bis 250 ml kaltes Wasser hinzu und bring es bei hoher Hitze zum Kochen.
3. Reduziere die Hitze auf ganz niedrig und lass es 10–15 Minuten ziehen, damit du einen leichten Tee bekommst.
4. Wenn die Pilzstücke stören, leere die Flüssigkeit durch ein feines Sieb, um die Stücke zu entfernen. Wir lassen sie einfach drin, die Speisepilze essen wir auch gern.
5. Trink den Tee „angenehm heiß“, in einer Kur auch bis zu zwei Mal täglich.

Einer unserer Lieblingstees ist unter Yamabushitake zu finden. Er war der Türöffner für diese Art der Zubereitung. Er ist ein perfekter Anti-Stress-Tee. Nicht sofort, aber schon nach wenigen Tagen.

TEMPEH MIT PILZEN

Schwierigkeitsgrad:	mittel
Kochzeit:	30 Minuten
Zeit Fermentation ansetzen:	15 Minuten
Fermentationszeit:	2 bis 4 Tage
Haltbarkeit:	maximal 1 Woche
Anwendung:	kulinarisch, prophylaktisch

Die Herstellung von Tempeh hat ihren Ursprung in Indonesien, wo es bereits im 12. Jahrhundert traditionell entwickelt wurde.

Für Tempeh werden hauptsächlich Rhizopus-Pilze wie *Rhizopus oligosporus* oder *Rhizopus oryzae* verwendet. Optisch sieht Tempeh während der Herstellung einem Schimmelpilz sehr ähnlich, duftet aber recht angenehm.

Erhöhter Vitamin-B12-Gehalt

Durch die Fermentation entsteht qualitativ hochwertiges Protein, ebenso wird der Gehalt an B-Vitaminen, insbesondere Vitamin B12, erhöht. Weitere Nährstoffe sind essenzielle Aminosäuren, Fettsäuren, Isoflavone, Saponine, Phytosterole und Gamma-Aminobuttersäure (GABA).

Gesundheitsfördernd durch Fermentation

Die Enzyme der Rhizopus-Pilze wandeln Isoflavone um, die dadurch eine starke antioxidative Wirkung erhalten. Bei Adipositas und Diabetes verbessern Isoflavone die Insulinsensitivität, fördern die Glukoseaufnahme und regulieren die Lipidproduktion, was zu einer Reduktion des Typ-2-Diabetes-Risikos führt.

Herz-Kreislauf-Erkrankungen werden durch Verbindungen vorgebeugt, die Cholesterin senken und antioxidativ wirken. Neuroprotektive Effekte schützen vor neurodegenerativen Erkrankungen, während Anti-Aging-Wirkungen allgemein gesundheitsfördernd sind. GABA trägt zur Blutdrucksenkung und Entspannung bei, Saponine bieten antivirale und antitumorale Eigenschaften, und die allgemeine Verbesserung der Darmmikrobiota durch kurzkettige Fettsäuren unterstützt die Darmgesundheit, reduziert Cholesterin und stärkt das Immunsystem.

Das alles kann Tempeh schon für sich allein.

MIT TEMPEH SPEISEPILZE FERMENTIEREN

Wir haben in unserem Rezept Tempeh nicht nur mit Sojabohnen gefüttert, wir geben ihm auch Speisepilze dazu, die dann ebenfalls fermentiert werden. Und das Beste daran ist, es schmeckt köstlich.

Der Fermentationsprozess bleibt grundsätzlich gleich, durch die Fermentation mit hinzugefügten Pilzen entstehen aber signifikante Verbesserungen der Nährstoffe und Wirkstoffe. Welche das sind, hängt natürlich vom Speisepilz ab.

Egal welchen Speisepilz du einsetzt, Tempeh als Fermentation und dein Speisepilz werden ein kraftvolles Duo sein.

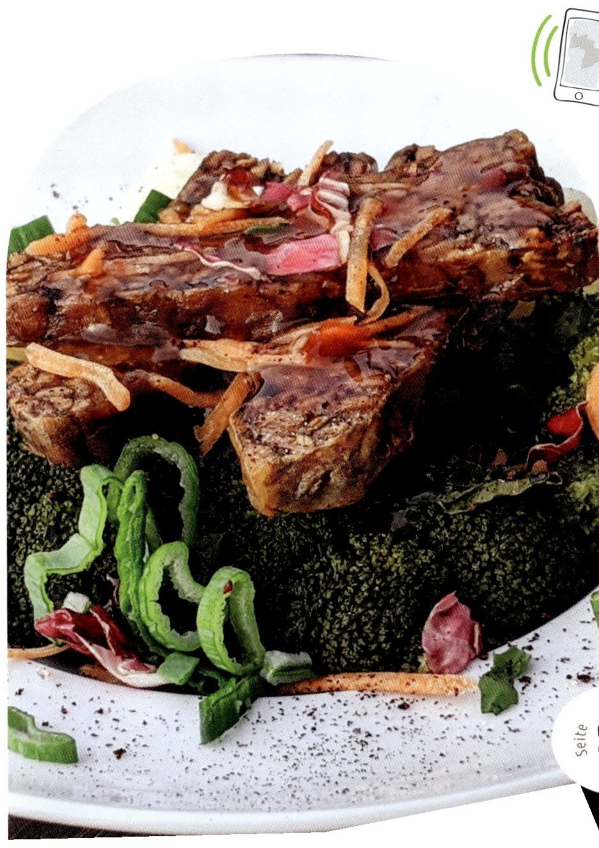

TEMPEH MIT PILZEN

VORGEHENSWEISE

Zutaten

» geschälte Sojabohnen
» frische Pilze
» Tempeh-Starter
» Essig

Schnellübersicht

» Bohnen garen, dann abgießen
» gehackte Pilze und den Essig unterrühren
» auf 30 °C abkühlen, Masse trocken tupfen
» Tempeh-Starter unterrühren
» in Gefrierbeutel geben und flach drücken
» auf beiden Seiten 20 Löcher in die Folie stechen
» bei 30–35 °C warm halten und zwei bis vier Tage fermentieren

Benötigte Materialien

» Gefrierbeutel
» Backofen oder Dörrautomat oder warmer Ort
» Zahnstocher
» Thermometer

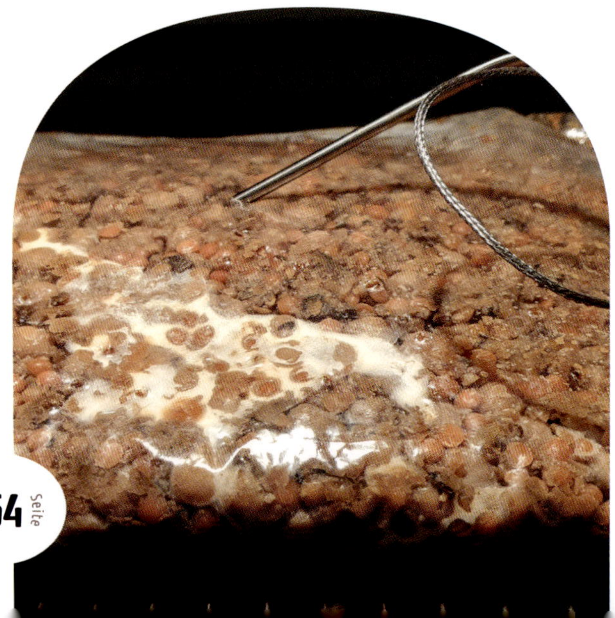

SCHRITT-FÜR-SCHRITT-ANLEITUNG

Wir verwenden als Zutaten ausschließlich Bio-Qualität.

» 350 g Sojabohnen geschält (alternativ Reis oder Hirse usw.)
» 150 g frische Pilze, vorgegart
» 5 g Tempeh-Starter (Bezugsadressen im Anhang)
» 1 EL Essig (Apfelessig oder einen anderen)

Schritt 1: Sojabohnen kochen

Die Sojabohnen nach Anleitung gar kochen.

Schritt 2: vorgegarte Pilze zerkleinern

Die vorgegarten Pilze klein hacken (3–5 mm Stücke).

Schritt 3: mischen

Sobald die Bohnen gar sind, abgießen. Die Pilzstücke sofort unterrühren, Essig dazugeben und gut mischen.

Schritt 4: abkühlen lassen

Nachdem die Masse auf mindestens 30 °C bis maximal 35 °C abgekühlt ist, bei Bedarf die gesamte Masse abtrocknen, es darf auf keinen Fall Nässe vorhanden sein.

Schritt 5: Tempeh-Starter einarbeiten

Dann den Tempeh-Starter unterrühren. Wirklich gut vermischen. Und wenn du denkst, es ist gut vermischt, dann nochmals mischen.

Schritt 6: Masse abfüllen

Die Masse in verschließbaren Gefrierbeutel geben (ca. 2-Liter-Beutel). Die Masse gut flach drücken (ca. 3 cm) und möglichst eng in die Tüte füllen.

Schritt 7: Tüte perforieren

Auf jeder Seite ca. 20 Löcher mit einem Zahnstocher in die Tüte stoßen.

Schritt 8: fermentieren lassen

Dann bei ca. 30 °C fermentieren lassen.

Schritt 9: warten

Nach zwei bis vier Tagen ist der Pilz-Tempeh fertig.

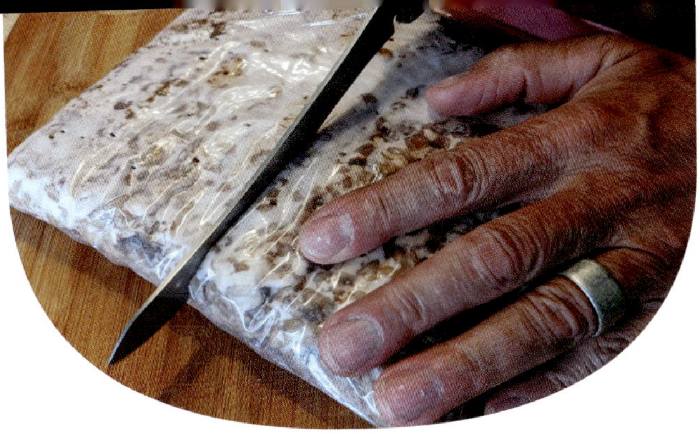

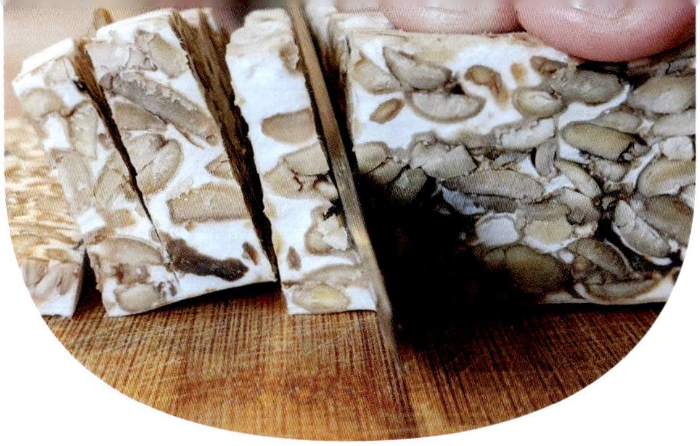

VERWENDUNG VON TEMPEH

Traditionell wird Tempeh hauptsächlich gebraten oder frittiert. Er wird in Scheiben geschnitten und in Öl knusprig ausgebacken, oft als Beilage zu Reisgerichten oder Gemüse serviert.

Eine gängige Variante ist das Frittieren in Würfeln oder Streifen, was eine krosse Außenschicht erzeugt. Zutaten wie Sojasauce, Knoblauch und Ingwer ergänzen den Eigengeschmack. Wir lieben sowohl das krosse Anbraten als auch das Einlegen in Marinaden vor oder nach dem Braten.

Unsere Lieblingsmarinade

- 2 EL Sojasauce
- 1 EL Ahornsirup
- 1 EL Apfelessig
- 2 Zehen gepresster Knoblauch
- 1 TL Geräucherter Paprika
- ½ TL Schwarzer Pfeffer, gemahlen
- ¼ TL Chiliflocken (wir nehmen am liebsten den koreanischen Chili, der ist fruchtig-scharf)
- 1 TL Sesamöl

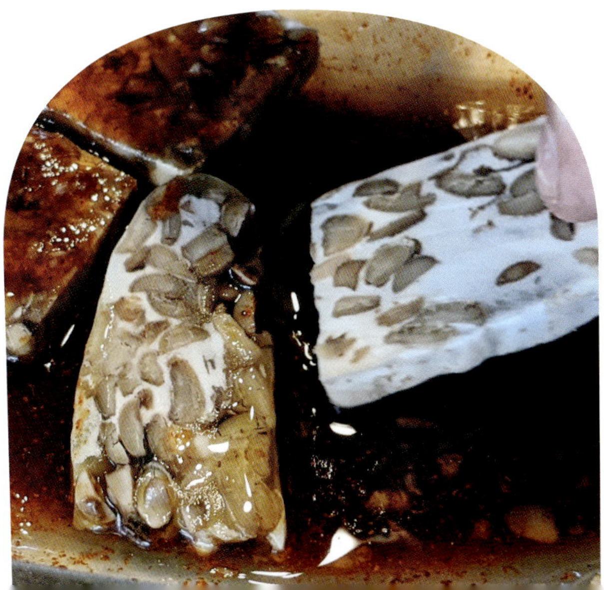

Zubereitung

Schritt 1: Tempeh zerkleinern

Den Tempeh in Scheiben oder Würfel schneiden.

Schritt 2: Marinade anrühren

Alle Marinade-Zutaten in einer Schüssel gründlich vermischen.

Schritt 3: einlegen

Den geschnittenen Tempeh in die Marinade geben und sicherstellen, dass alle Stücke gleichmäßig bedeckt sind.

Schritt 4: in Marinade ziehen lassen

Den Tempeh mindestens 20 Minuten marinieren lassen, für intensiveren Geschmack auch über Nacht im Kühlschrank.

Schritt 5: essfertig verarbeiten

Den marinierten Tempeh nach Belieben braten, grillen oder backen, bis er goldbraun und knusprig ist.

Von unseren Pilzen im Buch haben wir bisher Austernseitling, Klapperschwamm und Schwefelporling verarbeitet, alle sehr köstlich.

Für das Buch über die Speisepilze haben wir schon einige weitere getestet. Das kommt dann nächstes Jahr als gesunde Rezeptvielfalt, natürlich mit der Erweiterung der Hausapotheke. So viel sei schon verraten, die Herbsttrompete ist ein Traum als Pilz-Tempeh.

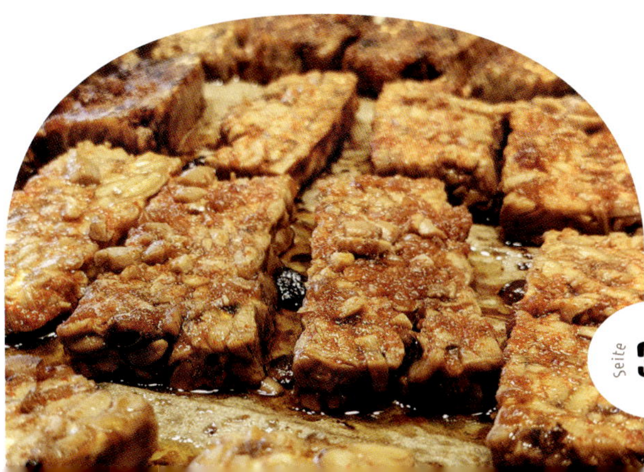

TROCKEN-DESTILLATION

Schwierigkeitsgrad:	schwer
Zeit für das Trockendestillat:	3 Stunden
Zeit für das Reinigen des Pechs:	3 bis 4 Stunden
Haltbarkeit:	viele Jahre
Anwendung:	akut

Dieses Verfahren wird angewendet, wenn insbesondere aus festen Stoffen wie beispielsweise Steinen, Holz oder Rinde die enthaltenen Öle, Teere oder andere Inhaltsstoffe extrahiert werden sollen. Es ist aber auch möglich, die Harze und Öle aus Pilzen über diesen Weg zu destillieren, wenn genug im Pilz vorhanden ist. Einer dieser Pilze ist der Rotrandige Baumschwamm. Als Ergebnis wirst du ein schwarzes Baumschwamm-Pech erhalten (ähnliche Konsistenz wie Birkenpech, das auch über diesen Weg gewonnen werden kann).

EINE TROCKENDESTILLATION MIT EINEM PILZ

Im Prinzip kann man mit Laborglas arbeiten, bewährt hat sich aber eine etwas brachiale Methode, ähnlich wie es schon in der Steinzeit gemacht wurde. Der Aufwand der Reinigung der Geräte wäre sonst zu hoch.

Benötigtes Arbeitsmaterial

(am Beispiel des Rotrandigen Baumschwamms)

» Blechdose (leere, saubere, neue Farbdose mit Deckel)
» zerkleinerter Fruchtkörper in Stücken, um die Dose damit zu füllen
» einen feuerfesten Auffangbehälter
» Holz und Holzkohle
» Anzünder
» ein Erdloch
» Metallbohrer / Bohrmaschine

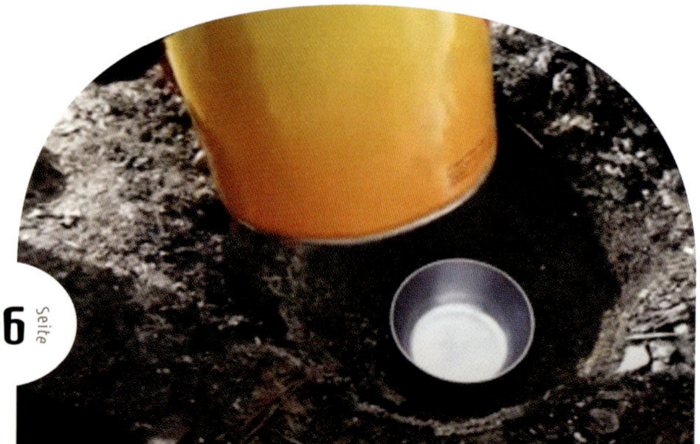

VORGEHENSWEISE

Schritt 1: Erdloch und Dose vorbereiten

In den Boden der Blechdose ein Loch mit ca. 8 mm Durchmesser bohren. Dann den Boden etwas nach außen ausbeulen, sodass Flüssigkeiten herausfließen können.
Die Blechdose nun sehr gut mit den Pilzstücken füllen. Dann den Deckel gut verschließen. Ein Erdloch ausheben, sodass unten das Auffanggefäß stehen kann und oben drauf die Blechdose mit dem Loch nach unten mittig steht.

Schritt 2: Glut erzeugen

Den unteren Bereich mit Erde abdecken, um die Dose herum, aber nach oben ca. 50 % der Höhe freilassen. In diesem oberen Bereich wird das Holz und die Holzkohle geschichtet. Nun mit dem Anzünder anzünden und die Holzkohle nur kurz zum Glühen bringen. Nach fünf Minuten die Kohlen von der Dose entfernen, damit sie nicht zu heiß wird.

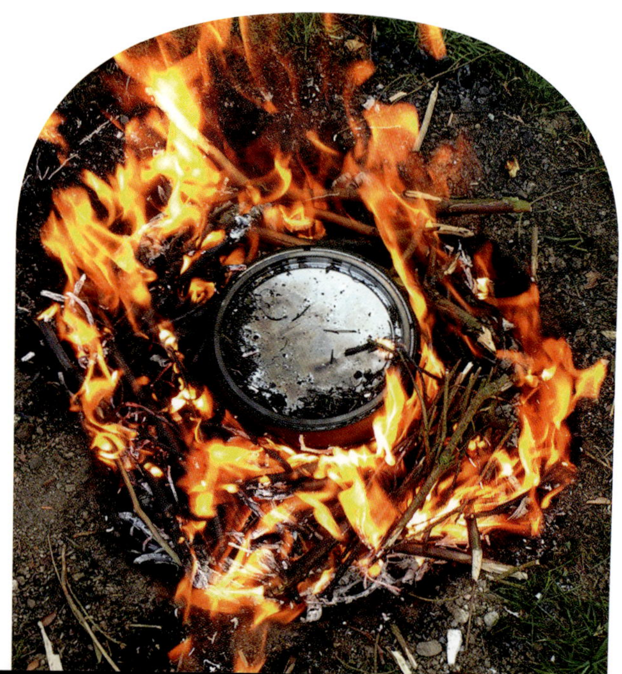

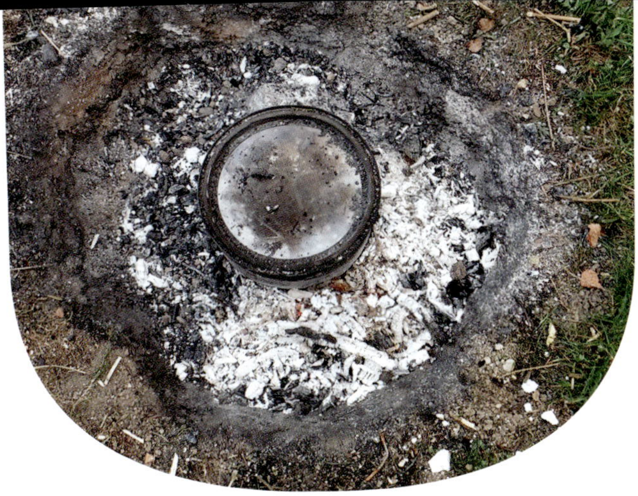

Schritt 3: abkühlen lassen

Dann die Dose auskühlen lassen. Wenn sie nur noch handwarm ist, herausheben und darauf achten, dass keine Erde in den Auffangbehälter kommt. In dem Auffangbehälter befindet sich nun das zähe Baumschwamm-Pech. In der Blechdose befindet sich verkohlter Pilz.

WAS IM INNERN DER DOSE VORGEGANGEN IST

Die in dem Pilz enthaltenen Inhaltsstoffe haben einen anderen Schmelzpunkt als die Zellwände. Durch die hohe Hitze der Glut (in der Dose wird es möglichst nicht heißer als 250 °C) werden diese Inhaltsstoffe flüssig, während die Pilzstücke unter Sauerstoffabschluss verkohlen (also nicht verbrennen).
Nach dem Abkühlen wird das Baumschwamm-Pech sehr zähflüssig bis fest. Um den Wassergehalt im Pech zu reduzieren, die Schale mit dem Pech weiter erwärmen (auf dem Ofen oder in der Restglut) und immer wieder umrühren. Dafür aber nicht das beste Küchenbesteck nehmen – es klebt sehr!

Wichtig: Nicht den Rauch einatmen, der beim Öffnen der Dose entstehen könnte. Besser die Dose vollständig abkühlen lassen.

HISTORISCHES

Neandertaler und frühe Homo sapiens haben vor etwa 200.000 Jahren mit einfacheren Werkzeugen aber über dieselbe Methode Birkenpech hergestellt. Das Pech wurde nicht nur als Klebstoff verwendet, sondern auch als Kaugummi benutzt. Archäologische Funde zeigen, dass sie die antibakterielle Wirkung für Hauterkrankungen wohl gekannt haben.

TROCKENDESTILLATE IN DER PRAXIS

Das ist ein sehr umfangreiches Thema mit vielen Anwendungsgebieten. Aber es erfordert Übung, denn nicht immer müssen so hohe Temperaturen wie beim Rotrandigen Baumschwamm angewendet werden, manchmal aber auch deutlich höhere.
Die Hauptanwendungsbereiche sind oft äußerlich. Vieles davon sind gute Hautmittel, deren Wirkung jedoch von der Ausgangssubstanz abhängt. Daher ist eine Verarbeitung in Cremes und Kosmetika sehr hilfreich.

Dazu wird das Baumschwamm-Pech mehrfach in wenig Pflanzenöl erwärmt und gefiltert, bis es sauber ist. Das so gewonnene Öl kann dann in Salben eingearbeitet werden. Weitere Stoffe, die über Trockendestillation verarbeitet werden können (Beispiele): Steine zu Steinöl, Schiefer zu Schieferöl, Bernstein zu Bernsteinöl, alle Baumrinden usw.

EINE FACKEL BAUEN

Und wenn du einfach nur neugierig warst und nun Pech hast, und du weißt nicht, was du damit machen sollst, dann kannst du jetzt für einen Abend Indiana Jones sein. Nimm einen Ast und alte Leinen- oder Baumwolltücher und zerreiße sie in Streifen. Tränke sie im Pech und wickel sie um den oberen Teil des Holzstabes. Dann aushärten lassen.

Wenn du die getränkten Stoffe am oberen Teil anzündest, dann brennt die Fackel, bis alles verbrannt ist. Falls du das nicht möchtest: einfach in Wasser eintauchen.

Bitte aufpassen, es kann auch heruntertropfen. Das ist heiß.

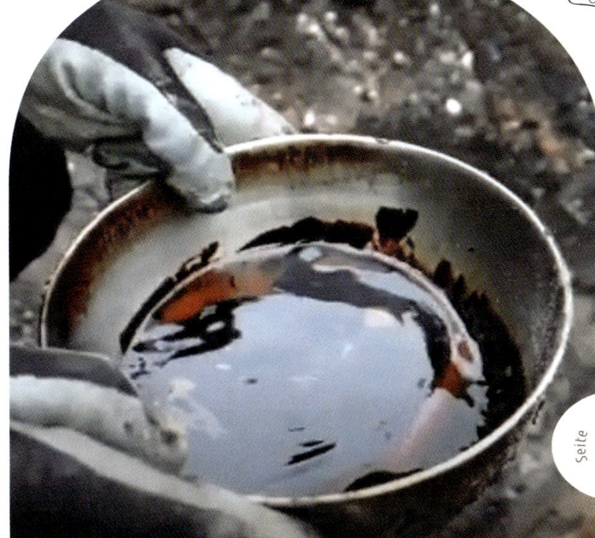

ULTRASCHALL

SCHNELLÜBERSICHT

Schwierigkeitsgrad:	leicht
Dauer Ultraschallbad:	20 bis 30 Minuten
Für welche Auszüge empfohlen:	Glycerin, Öl (und Honig)
Anwendung:	bei der Herstellung von Auszügen

Die Ultraschall-Extraktion ist eine moderne Technik zur Gewinnung bioaktiver Verbindungen aus festen Materialien wie Pflanzen, Kräutern oder Pilzen. Sie basiert auf der Anwendung hochfrequenter Schallwellen.

Diese Ultraschallwellen (typischerweise im Frequenzbereich von 20–100 kHz) erzeugen in einer Flüssigkeit Kavitation. Das bedeutet:

- » Die Schallwellen erzeugen winzige Gasbläschen in der Flüssigkeit (z. B. in Glycerin).
- » Diese Bläschen kollabieren schnell, was lokale Druck- und Temperaturspitzen (bis zu 5000 K und 1.000 bar, aber nur für Mikrosekunden) erzeugt.
- » Der Kollaps führt zu mechanischen Effekten wie Mikrostrahlen, Turbulenzen und Scherkräften, die die Zellwände der Pilze aufbrechen und die Freisetzung von Inhaltsstoffen fördern.

Im Vergleich zu traditionellen Methoden wie Mazeration (Einweichen) oder Heißextraktion ist Ultraschall schneller.

Für häusliche Anwendungen eignen sich einfache Ultraschallreiniger, wie sie für Schmuck oder Brillen genutzt werden, da sie ausreichen, um kleine Mengen zu bearbeiten.

VORTEILE DER ULTRASCHALL-EXTRAKTION BEI PILZEN

Bei der Extraktion von getrockneten Pilzen bietet Ultraschall besondere Vorteile, da Pilze eine robuste Chitinhülle haben, die herkömmliche Methoden erschweren. Studien zeigen, dass Ultraschall die Bioverfügbarkeit dieser Verbindungen verbessert, sodass der Körper sie leichter aufnimmt – ideal für Tinkturen in Öl, Glycerin oder Honig.

Mit Ultraschall ist es effektiver

- » Effizienz: Ultraschall beschleunigt die Extraktion erheblich.
- » Schonend: Da keine hohen Temperaturen nötig sind, werden Inhaltsstoffe geschont.
- » Tiefere Penetration: Die Mikrostrahlen verbessern die Durchdringung des Glycerins in das Pilzmaterial.
- » Höhere Ausbeute: Studien zeigen, dass Ultraschall die Extraktionsausbeute von Wirkstoffen (z. B. Beta-Glucane) um 20–50 % steigern kann im Vergleich zur klassischen Mazeration.

DAUER DER ULTRASCHALL-BEHANDLUNG

Ultraschall beschleunigt also die Extraktion erheblich, ist schonend und führt zu höherer Ausbeute. Das Ultraschallbad setzen wir für 20 bis 30 Minuten ein, wobei das Gerät, um nicht überlastet zu werden, automatisch nur maximal fünf Minuten in einem Zyklus läuft. Diesen Zyklus wiederholen wir mit Pausen von fünf Minuten vier bis sechs Mal. Ultraschall setzen wir bei dem Öl-Auszug und dem Glycerin-Auszug ein. Wenn es beim Honig schnell gehen soll, dann auch beim Honig-Auszug. Der ist dann aber nur kurz haltbar.

Wir ergänzen die Ultraschall-Behandlung auch immer um eine Wärmebehandlung, die zwischen ein bis zwei Stunden dauert.

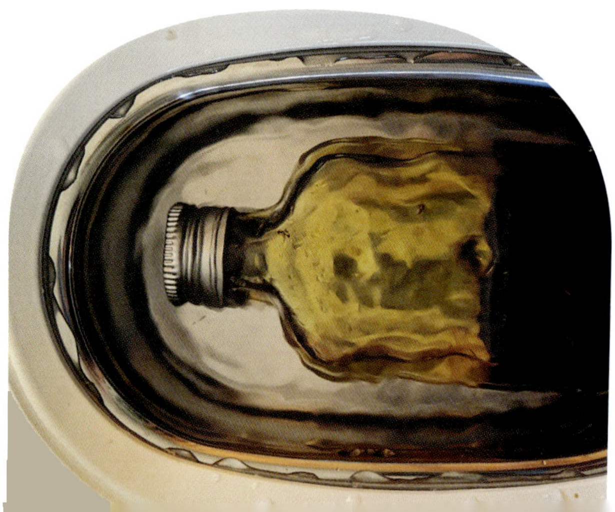

UMSCHLAG

Schwierigkeitsgrad: leicht
Zeit Zubereitung der Flüssigkeit: siehe Rezepturen
Anfertigung des Umschlags: 10 Minuten
Umschlag auf dem Körper: solange er guttut
Anwendung: akut

Ein Umschlag (Wickel) ist eine erweiterte Form der Auflage, bei der das getränkte Tuch oder Material um einen gesamten Körperteil (z. B. Hals, Brust, Bauch oder Gliedmaßen) gewickelt wird, oft in mehreren Schichten (Innenschicht feucht, Außenschicht isolierend).

Für Anleitungen, Wirkungsweise und weitere Varianten bitte bei Wickel nachschlagen.

URTINKTUR

Schwierigkeitsgrad: leicht
Zeit zum Ansetzen: 15 Minuten
Haltbarkeit: viele Jahre
Anwendung: zur Herstellung von Homöopathie

In der Medizin, insbesondere im Bereich der Homöopathie, versteht man unter einer Urtinktur eine hochkonzentrierte, flüssige Zubereitung, die als Ausgangsstoff für homöopathische Arzneimittel dient. Es gibt aber auch eine davon abweichende Urtinktur in der traditionellen Naturheilkunde.

TRADITIONELLE NATURHEILKUNDE

Naturheilkundlich wird die Urtinktur als grundlegende Tinktur aus natürlichen Stoffen verstanden. Hier dient sie als Basis für Therapien, bei denen die konzentrierten Wirkstoffe durch Einweichen in Alkohol extrahiert werden. Im Unterschied zur Homöopathie wird in der Naturheilkunde die Urtinktur häufig unverdünnt oder nur leicht verdünnt eingesetzt.

HOMÖOPATHIE

In der Homöopathie wird die Urtinktur durch Extraktion pflanzlicher, tierischer oder mineralischer Rohstoffe mit Alkohol oder Alkohol-Wasser-Gemischen hergestellt und stellt die unverdünnte, nicht potenzierte Form des Heilmittels dar. Diese Methode basiert auf den Prinzipien von Samuel Hahnemann, dem Begründer der Homöopathie, und zielt darauf ab, das Ausgangsmaterial im Sinne der homöopathischen Resonanzen zu konservieren, bevor sie in höheren Potenzen verwendet werden.

Die Urtinktur wird als apothekenpflichtiges Arzneimittel betrachtet, das lokal oder systemisch angewendet werden kann. Sie unterliegt strengen Herstellungsrichtlinien wie dem Homöopathischen Arzneibuch.

URTINKTUR

VARIANTEN DER URTINKTUREN IN DER HOMÖOPATHIE

In der Homöopathie ist das Ausgangsmaterial entscheidend, mit welchem Auszugsmedium die Urtinktur hergestellt wird. Es gibt organische Ausgangsstoffe, in denen Sekrete und Erreger eine Sonderrolle haben, sowie anorganische Ausgangsstoffe.

VARIANTE 1: DAS MATERIAL IST ORGANISCH, ABER KEIN SEKRET UND KEIN ERREGER

Trifft zu für bspw. alle Pflanzen, alle Pilze, alle Schleimpilze, alle Flüssigkeiten (Wein, Bier, Quellwasser, Heilquellen etc.).

» In ein 10-ml-Apothekenfläschchen wird das Material eingefüllt. Benötigte Menge: Das Volumen von ca. ein bis drei Erbsen.
» Flasche mit Alkohol auffüllen, bis alles gut bedeckt ist (Minimum zu ¾). Flasche, wie weiter unten beschrieben, 20 Mal stark verschütteln.

Nun ist die Urtinktur fertig.

VARIANTE 2: DAS MATERIAL IST SEKRET ODER EIN ERREGER

Trifft zu für bspw. Blut, Fleisch, Knochen, Organmaterial, Eiter, Muttermilch, Abstriche von Wunden etc.

» In ein 10-ml-Apothekenfläschchen wird das Material eingefüllt. Benötigte Menge: Das Volumen von ca. ein bis drei Erbsen.
» Flasche mit Glycerin auffüllen, bis alles gut bedeckt ist (Minimum zu ¾). Flasche 20 Mal stark verschütteln.

Nun ist die Urtinktur fertig.

VARIANTE 3: DAS MATERIAL IST ANORGANISCH ODER HAT HOHE ANORGANISCHE ANTEILE

Trifft zu für bspw. alle Steine, alle Mineralien, alle Salze, alle Metalle, aber auch für scheinbar organisches Material wie Knochen, Zähne, Muschelschalen, Insekten mit Chitinpanzer etc.

» Hierfür muss eine Verreibung durchgeführt werden.
» Das Material wird mit Milchzucker im Mörser verrieben und dann in Alkohol als Urtinktur aufgelöst.

Mehr Informationen unter der Anleitung Verreibung.

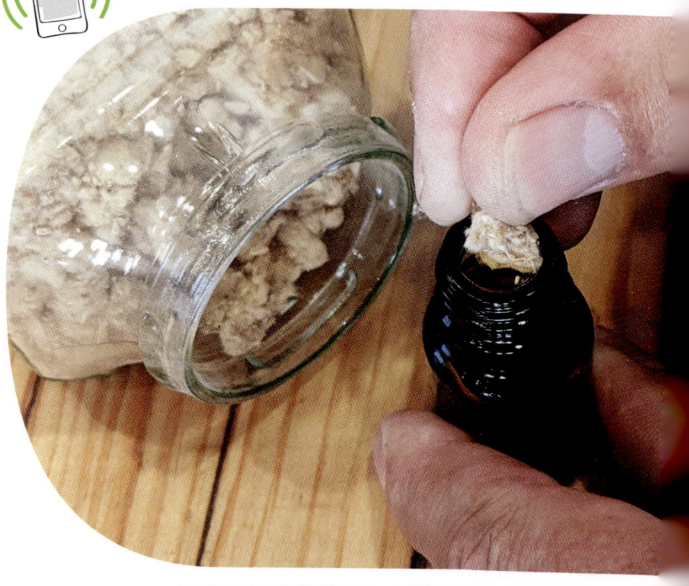

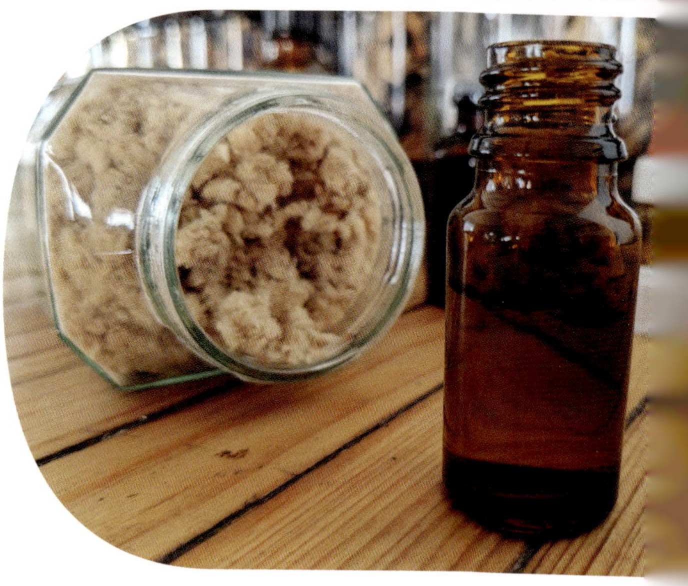

VERREIBUNG

Schwierigkeitsgrad:	schwer
Verreibezeit:	je Stufe 1 Stunde
Anzahl der Stufen:	bis zu 4
Zeitbedarf je Verreibung gesamt:	90 Minuten
Haltbarkeit:	viele Jahre
Anwendung:	akut

Die Verreibung, auch Trituration genannt, ist ein zentraler Herstellungsprozess in der Homöopathie, der vor allem für unlösliche oder trockene Ausgangsstoffe wie Mineralien, Metalle oder tierische Materialien angewendet wird. Sie dient der Potenzierung der Substanzen, um ihre vermeintliche energetische Wirkung zu entfalten.

Basierend auf den Prinzipien von Samuel Hahnemann wird die Verreibung in Anlehnung an das Homöopathische Arzneibuch (HAB) durchgeführt und erfolgt durch das intensive Reiben der Ausgangssubstanz mit Milchzucker (Lactose) in einem Porzellanmörser.

EINE VERREIBUNG DURCHFÜHREN

MATERIALIEN UND WERKZEUGE

» Mörser aus Porzellan (andere Materialien sind ungeeignet).
» Pistill aus Porzellan in passender Größe. Mörser wie auch Pistill müssen beide an ihrer Kontaktfläche fein rau sein.
» Ca. 1 g Ausgangsstoff in eindeutiger definierter Qualität und Zusammensetzung. Wer ganz genau sein will, kann auch das Homöopathische Arzneibuch (HAB) zur Hand nehmen, denn manche Stoffe werden nur aus einem bestimmten Teil der Pflanze oder des Tieres hergestellt. Ist aber aus unserer Sicht eher historisch zu sehen oder wenn eine bestimmte, auf den Ausgangsstoff bezogene Wirkung zu erzielen ist.
» Apothekenreiner Milchzucker (Lactose, gibt es in jeder Apotheke). Alternativ: Fruchtzucker (Abweichung von der Vorschrift! … Geht aber auch).
» Ein kleines Gefäß zum Abfüllen des Milchzuckers (ca. 99 g für eine C-Stufe).
» Ein sogenannter Porzellan-Spatel. Damit kannst du den fest gepressten Milchzucker vom Mörser abkratzen. Er ist aber nicht ganz billig und schwer zu bekommen (Laborhandel). Auch ein Keramikmesser, das überall erhältlich ist, macht sich ganz gut als Alternative.
» Wer das möchte: andere Personen, die mit dir gemeinsam verreiben. So kannst du deine Ergebnisse mit ihren vergleichen. Man kann auch gemeinsam mit einer zweiten Person abwechselnd im selben Mörser verreiben. Dadurch kannst du jeweils zehn Minuten lang konzentriert in dich hineinspüren, während der/die andere gerade verreibt. Anschließend wechselt man.
» Eine Uhr, am besten mit Sekundenzeiger oder einer Digitalanzeige.
» Schreibmaterial, um die eigenen Empfindungen zu notieren.

SO WIRD VERRIEBEN

Im Folgenden beschreiben wir die Herstellung einer C-Stufe in Anlehnung an das HAB, was für Eigenanwendungen vollkommen ausreicht. Dieser Ablauf wiederholt sich also für die Herstellung einer C4 aus der Ursubstanz insgesamt vier Mal (bei einer C2 also 2 Mal und bei einer C3 drei Mal wiederholen). Da die Herstellung jeder Stufe nach dieser Vorschrift genau eine Stunde lang ist, benötigst du folglich für eine C4 insgesamt vier Stunden Arbeitszeit.

Das sollte aber nicht am selben Tag erfolgen, am besten immer Zeit vergehen lassen, um die Wirkung der Stufen auch zu spüren. Bedeutet, zuerst die C1 verreiben. Dann mindestens einen Tag Pause. Dann die C2 verreiben, wieder Pause. Dann die C3 verreiben, wieder Pause. Und zum Schluss die C4.

VERREIBUNG

Die Milchzucker-Dosierung

Die Menge des Milchzuckers wird in der ersten Verreibung stufenweise erhöht. Man beginnt also mit einem Drittel der Milchzuckermenge (etwa 33 g). Dieses wird zwei Zyklen (2 Mal 6 Minuten) lang verrieben. Dann wird das nächste Drittel (33 g) hinzugegeben und wieder werden zwei Zyklen (also 2 Mal 6 Minuten) verrieben. Schließlich erfolgt die Zugabe des letzten Drittels (33 g), so dass sich nun die Gesamtmenge des Milchzuckers im Mörser befindet. Auch diese Gesamtmenge wird nochmals zwei Zyklen (2 Mal 6 Minuten) verrieben.

Die 6 Verreibezyklen je Stufe

Eine C-Stufe besteht also aus insgesamt sechs Verreibezyklen zu je 6 Minuten plus jeweils vier Minuten Pause mit Abkratzen. Damit dauert die Herstellung einer C-Potenz genau eine Stunde.

Ein Zyklus (10 Minuten) selbst besteht immer aus 6 Minuten Verreiben und 4 Minuten Erholungszeit. In dieser Zeit kratzt man mit dem Spatel oder dem Porzellanmesser den festen Milchzucker vom Rand des Mörsers, wo er sich abgesetzt hat. Man hat hier auch Gelegenheit, die eigenen Gedanken und Erlebnisse aufzuschreiben, die man während der Verreibung hat.

Der Ablauf einer C-Stufe in Stichworten zusammengefasst:

» Nur bei Beginn der C1: Erstes Drittel Milchzucker einfügen, den leeren Zucker einige Minuten im Mörser verrühren, so dass sich die Poren im Porzellan mit Milchzucker füllen.
Dann die Ursubstanz (1 g) einstreuen.

» 6 Minuten reiben, 4 Minuten abkratzen
» 6 Minuten reiben, 4 Minuten abkratzen
danach das zweite Drittel Milchzucker hinzugeben
» 6 Minuten reiben, 4 Minuten abkratzen
» 6 Minuten reiben, 4 Minuten abkratzen
danach das dritte Drittel Milchzucker hinzugeben
» 6 Minuten reiben, 4 Minuten abkratzen
» 6 Minuten reiben, 4 Minuten abkratzen

Die Verreibung der C2 bis C4 Stufe

Zunächst den Mörser auspinseln. Das Pulver der vorherigen Verreibung in ein braunes Apothekerfläschchen abfüllen.

Zu Beginn 33 g Milchzucker einfügen. Es muss keine Substanz aus der vorhergehenden C-Stufe hinzugegeben werden. In den Poren des Mörsers befindet sich genug Ausgangsmaterial aus der letzten Stufe. Dann so vorgehen wie bei der ersten Verreibung, allerdings ohne weiteren Milchzucker hinzuzugeben.

BIS ZU WELCHER POTENZ VERREIBEN?

Für die Herstellung einer Urtinktur reicht es vollkommen aus, nur bis zur C3 zu verreiben, da unlösliche Stoffe in Anlehnung an das HAB bis C3 verrieben werden, bevor sie in Alkohol gelöst werden.

» Dazu wird das Material aus der C3 in ein 10-ml-Apothekerfläschchen eingefüllt.
» Benötigte Menge des verriebenen Milchzuckers und Materials ist das Volumen von ca. ein bis drei Erbsen.
» Flasche mit Alkohol auffüllen, bis alles gut bedeckt ist.
» Nun wird die Flasche stark verschüttelt.
» Jetzt ist die Urtinktur fertig.

REINIGUNG DES MÖRSERS

Das macht man dann, wenn für die Ursubstanz die letzte gewünschte Verreibung fertig ist. Mit heißem Wasser gut ausspülen und ausbürsten. Im Sonnenlicht mindestens einen Tag trocknen und durch das Sonnenlicht auch energetisch reinigen.

VERREIBUNG IST KEIN SPIELZEUG

Wer eine homöopathische Verreibung durchführt, durchlebt im Kleinen eine Arzneimittelprüfung. Dabei stellen sich während des Herstellens der C1 meist körperliche Empfindungen ein und in der C2 taucht Emotional-Mentales auf. Die C3 ist oftmals geprägt von mentalen Reflektionen. Meist während des Verreibens zur C4 erlebt man eine Klärung des Arznei-Themas, die meist deutlich wahrnehmbar ist.

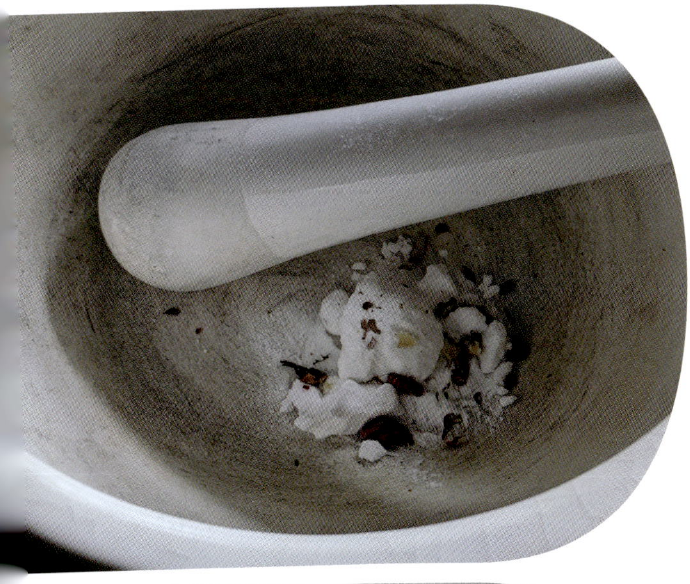

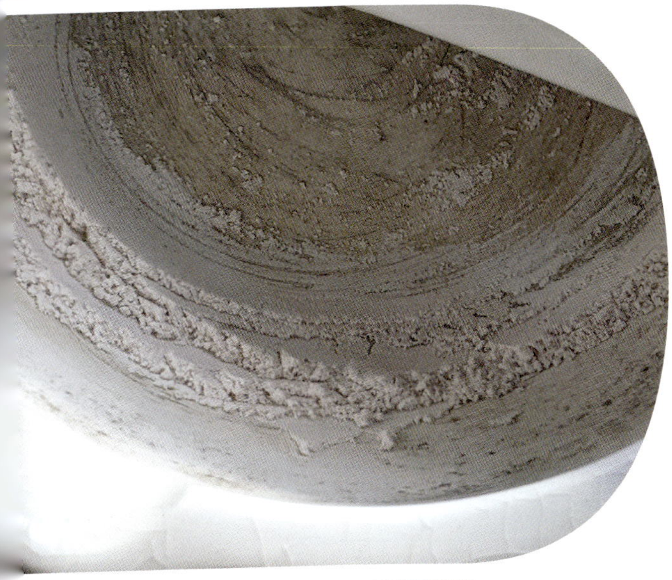

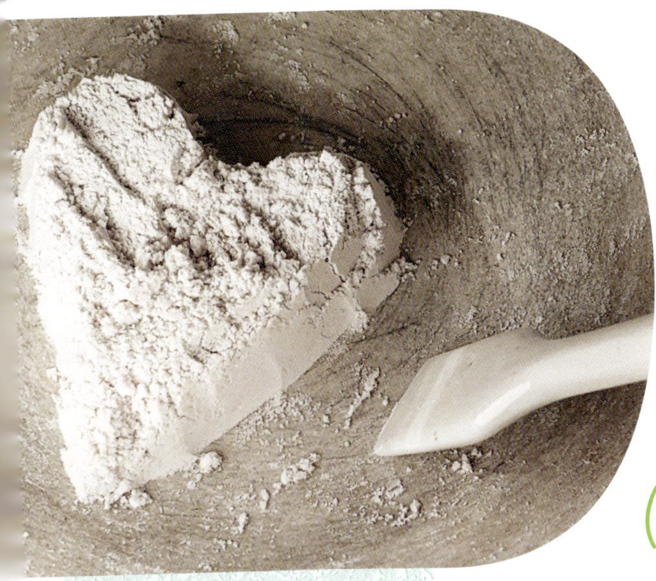

ERGEBNISSE EINES VERREIBUNGSPROJEKTES ALS BEISPIEL

In einem eigenen Projekt haben wir zusammen mit acht lieben Menschen mehrere Verreibungen von Pilzen durchgeführt. Unabhängig voneinander haben wir unsere Eindrücke dokumentiert. Während der Verreibung wurde auch nicht über die Gefühle und Gedanken und körperlichen Symptome kommuniziert. Das Ziel war, unabhängige Eindrücke zu sammeln und auszuwerten.

Die Auswertung erfolgt über einen Vergleich der Aufzeichnungen und Beschreibungen aller, die teilgenommen haben. Sie ergab sehr viele Gemeinsamkeiten in den Themen, die Pilze über die Verreibung zeigen. Die Häufigkeit der Gemeinsamkeiten ist dabei ein Hinweis auf die Wirkung als homöopathisches Mittel. Es gibt sehr viele Infos in den Unterlagen. Da das Verreibungsprojekt noch nicht abgeschlossen ist, hier nur die Kernthemen jeder Verreibungsstufe nach dem jetzigen Stand.

Kernthemen sind Aussagen, die von mindestens acht der zehn Personen dokumentiert wurden, ohne dass darüber kommuniziert worden ist.

C1 Kernthema:
Das starke Gefühl von Erschöpfung, körperlich wie geistig.

C2 Kernthema:
Wo ist der Sinn von dem, was ich tue? Gefühl von absoluter Sinnlosigkeit.

C3 Kernthema:
Zuerst Gefühl von Perspektive, dann mit Zuversicht und kraftvoll.

C4 Kernthema:
Zufriedenheit steigt innerlich auf. Demut, Freude und kreative Ideen.

Die vielen Emotionen (und auch körperlichen Symptome), die sich bei Verreibungen einstellen können (nicht müssen), sind oft sehr intensiv. Daher bitte verantwortlich damit umgehen. Das ist kein Spielzeug!

WASSERAUSZUG

Schwierigkeitsgrad:	leicht
Zeit zum Ansetzen:	10 Minuten
Kochzeit:	30 Minuten
Dauer bis zum Abseihen:	0 bis 2 Stunden
Zeit zum Abseihen:	10 Minuten
Haltbarkeit:	3–4 Tage

Ein Wasserauszug aus Pilzen ist eine Zubereitung, bei der bioaktive Inhaltsstoffe aus Pilzen durch Extraktion mit Wasser gewonnen werden. Dies erfolgt typischerweise mit heißem Wasser.

Reine Kaltwasserauszüge aus Pilzen sind nicht wirksam, da kaum Inhaltsstoffe ausgelöst werden können.

Für Rezepte und Anleitungen zu Wasserauszügen bitte unter Abkochung, Dekokt, Extrakt, Hydrolat oder Tee nachschlagen.

WEISSWEIN-AUSZUG

Schwierigkeitsgrad:	leicht
Zeit zum Ansetzen:	10 Minuten
Zeit zum Ziehen:	1 bis 2 Wochen
täglich verschlagen:	1 Minute
Zeit zum Abseihen:	10 Minuten
Haltbarkeit:	mehrere Monate

Der Weißwein-Auszug und der Rotwein-Auszug sind in den Rezepten, Anwendungsbereichen und der Herstellung identisch. Der einzige, aber wesentliche Unterschied liegt in der Betonung der Weineigenschaften.
Rotwein entsteht durch Gärung mit Traubenschalen, was ihm einen höheren Gehalt an Tanninen, Polyphenolen und Antioxidantien verleiht – diese machen ihn robuster und wärmender, ideal für blutbewegende und tonisierende Effekte.

Weißwein ist milder und kühlender, mit weniger Antioxidantien, aber höherem Säuregehalt, der die Harmonisierung von Säuren fördert und ihn für digestive oder kühlende Anwendungen geeignet macht, wie bei Entzündungen oder Hitze-Syndromen.

In Studien zeigt sich, dass Rotwein mehr Vitamine und Mineralien (z. B. für das Herz) enthält, während Weißwein in der Naturheilkunde oft für leichtere, erfrischende Zubereitungen genutzt wurde. Hildegard von Bingen bevorzugte oft Rotwein für stärkende Elixiere, Weißwein hingegen für mildere Tränke.

Für die Herstellung eines Weißwein-Auszugs bitte die Methodik unter Rotwein-Auszug nachschlagen.

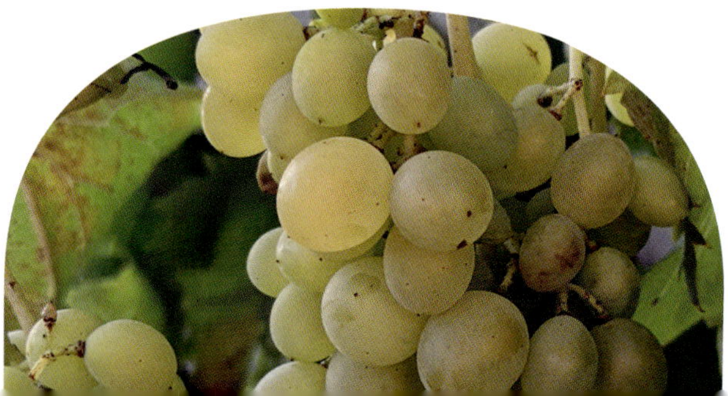

WICKEL

Schwierigkeitsgrad:	leicht
Zeit Zubereitung der Flüssigkeit:	siehe Rezepturen
Anfertigung der Wickel:	10 Minuten
Wickel auf dem Körper:	solange er guttut
Anwendung:	akut

Der Einsatz von Pilzen in medizinischen Wickeln wurzelt in alten Traditionen, besonders in der Traditionellen Chinesischen Medizin und japanischen Kampo-Medizin, wo Pilze schon seit langer Zeit medizinisch verwendet werden.

Die medizinischen Wickel ergänzen auch innere Anwendungen wie beispielsweise Tees und Kapseln, indem der Körper gleichzeitig von außen und innen unterstützt wird.

Grundsätzliche Wirkungsweise von Wickeln

Medizinische Wickel mit Heilmitteln aus Pilzen wirken sowohl lokal auf der Haut als auch durch die Haut, indem sie die Inhaltsstoffe durch die Poren eindringen lassen. Damit können die Wirkstoffe des verwendeten Pilzes, in Kombination mit den Heilpotenzialen der Trägerflüssigkeit lokal angewendet, ihre volle Kraft entwickeln.

Insgesamt wirken medizinische Wickel ähnlich wie ein Pflaster, aber mit aktiven Heilsubstanzen des ausgewählten Pilzes. Im Unterschied zur Auflage oder Kompresse umschließt der Wickel den Bereich vollständig und sollte nach einer bestimmten Zeit entfernt werden, um Hautirritationen zu vermeiden.

Schnellübersicht

- » Unterlage verwenden
- » Flüssigkeit auf ein Tuch geben
- » um die betroffene Stelle wickeln
- » mit Tuch oder Folie abdecken
- » fixieren
- » Handtuch bereitlegen
- » für zehn Minuten bis zu mehreren Stunden einwirken lassen
- » je nach Variante abwaschen oder trocknen

Benötigte Materialien

- » Pilz-Auszug für Wickel nach Rezept
- » Unterlage
- » Tuch oder Folie zum Abdecken
- » Verband zum Fixieren (optional)
- » Handtuch

Die Zubereitung ist einfach. Eine zur Anwendung passende Temperatur sollte die Flüssigkeit/Wirksubstanz haben, entweder warm (ca. 37–40 °C) für durchblutungsfördernde Effekte oder kalt für kühlende Wirkung.

VORGEHENSWEISE

Zutaten

- » Abkochung, Dekokt, Alkohol-Tinktur, Glycerin-Auszug, Essig-Auszug, Öl-Auszug, Honig-Ferment, Salbe (zu jeder Zubereitungsart gibt es im Buch eine eigene Beschreibung unter ihrem Anfangsbuchstaben bei den Fungizeutika von A bis Z)
- » bei Bedarf steriles Wasser zum Verdünnen

Grundregeln

Kalte Flüssigkeit nicht auf kalte Haut.

Je mehr die Temperatur der Wirksubstanz von der Körpertemperatur abweicht, desto höher die Reizstärke. Starke Reize mit medizinischer Fachkraft absprechen.

Anwendung bei unangenehmem Körpergefühl oder irritierender Hautreaktion sofort beenden.

WICKEL

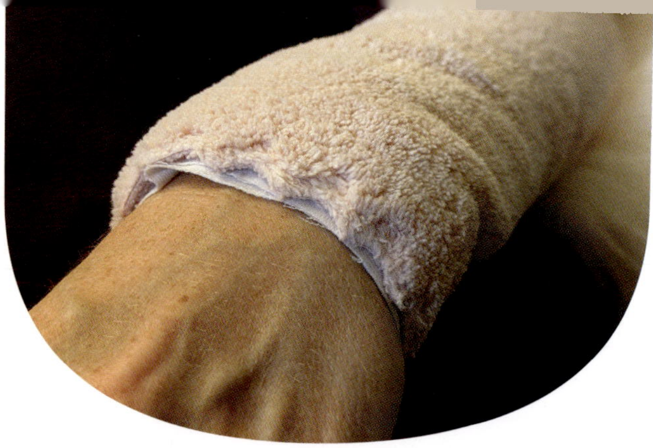

SCHRITT-FÜR-SCHRITT-ANLEITUNG

Bewährt hat sich ein dreilagiger, mindestens zweilagiger, Wickelaufbau mit einem Innen- und einem Außen- sowie einem zusätzlichem Zwischentuch.

Schritt 1: positive Atmosphäre schaffen

Gute Atmosphäre schaffen und alle Materialien bereitlegen.

Schritt 2: Innentuch anfeuchten

Das Innentuch (ideal aus Leinen oder Baumwolle) tränken, eventuell leicht auswringen, damit es feucht, aber nicht tropfend ist.

Schritt 3: Innentuch anbringen

Nun das getränkte Tuch direkt – faltenfrei und straff – um die betroffene Stelle wickeln.

Schritt 4: Zwischentuch befestigen

Mit dem Zwischentuch aus Baumwolle oder Heilwolle für warmen Wickel – optional mit einer Folie – abdecken, um Feuchtigkeit und Wärme zu halten oder zu kühlen. Das sorgt auch dafür, dass die Fixierung (Außentuch oder Verband) länger trocken bleibt.

Schritt 5: Außentuch fixieren

Es mit dem Außentuch aus Wolle oder kuscheliger Baumwolle (optional einem Verband – Nachteil von elastischer Binde sind die Gummifasern, die die Haut rascher abkühlen oder schwitzen lassen) befestigen. Das Außentuch sichert den Wickel, verhindert Nässe und gibt ein angenehmes Gefühl, gut umhüllt zu sein.

Schritt 6: wirken lassen

Den Wickel jetzt einige Minuten oder mehrere Stunden – solange er guttut – wirken lassen.

Die Anwendung kann auch mehrmals täglich sein, je nach Anwendungsfall. Nach der Entfernung des Wickels die Haut sanft abspülen oder nur abtupfen und trocknen lassen.

Bitte darauf achten, dass der Wickel tropfen kann und je nach Körperstelle des Wickels eine Unterlage verwendet werden sollte, um keine Flecken zu hinterlassen. Hilfreich ist auch ein Tuch, das bereitliegt und für die Hände oder Tropfen verwendet werden kann.

Literaturempfehlung zu Wickel im Anhang.

VARIANTEN DER MEDIZINISCHEN WICKEL

Neben klassischen Abkochungen und Dekokten sind Essig-Auszüge, Alkohol-Tinkturen (inkl. Wein-Auszügen), Glycerin-Tinkturen, Honig-Pilzfermente oder Ölauszüge und Salben aus Heilpilzen eine sinnvolle Ergänzung für medizinische Wickel. Diese Varianten bieten zusätzliche Effekte, die einerseits aus den extrahierten Stoffen resultieren, anderseits auf die ergänzende Wirkung des Trägermaterials zurückzuführen sind.

ABKOCHUNG (S. 239)

Abkochungen sind die klassische Basis für medizinische Wickel. Man verwendet die Flüssigkeit direkt und tränkt damit ein Tuch und wickelt es um – warm für durchblutungsfördernde Effekte oder kalt für Kühlung.

ALKOHOL-TINKTUR & WEIN-AUSZÜGE (S. 241)

Für medizinische Wickel verdünnt man die Tinktur mit Wasser, tränkt ein Tuch und wickelt es um – oft warm für bessere Absorption. Der Alkohol öffnet die Hautporen, was die Inhaltsstoffe tief eindringen lässt. Alkohol kann die Haut austrocknen oder reizen, besonders bei höheren Konzentrationen; daher immer verdünnen. Ein Wickel mit Alkohol ist wegen der starken Reizung nicht für empfindliche Bereiche wie Schleimhäute geeignet.

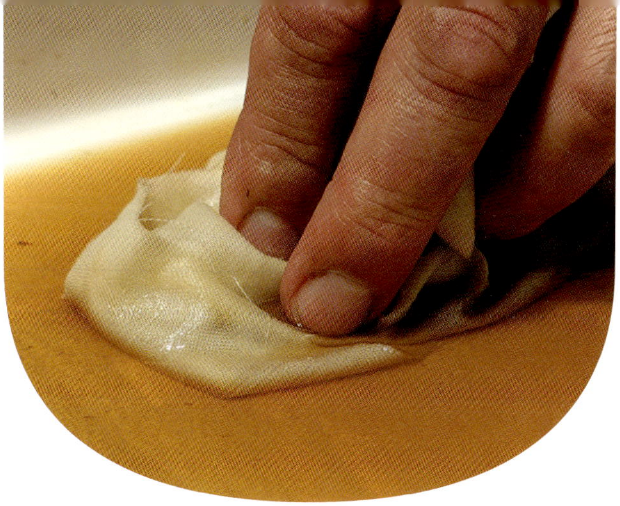

DEKOKT (S. 260)

Dekokte sind eine intensivere Version der Abkochung. Man tränkt ein Tuch mit dem Dekokt und wickelt es um. Die höhere Wirkkraft ist hilfreich, wenn eine starke, lokale Unterstützung benötigt wird.

ESSIG-AUSZUG (S. 268)

Essig-Auszüge sind besonders bei entzündlichen Vorgängen oder Wunden geeignet, wo antimikrobielle Effekte gewünscht sind, die kühlend und desinfizierend wirken sollen.

Essig fördert die Hautpenetration und reduziert den pH-Wert für eine saure Barriere gegen Infektionen. Die Säure kann reizen, daher sollte der Essig verdünnt verwendet werden. Essig eignet sich auch gut für hautpflegende Wickel.

GLYCERIN-TINKTUR (S. 281)

Glycerin-Tinkturen sind eine sanfte Option, besonders für trockene oder sensible Haut, da Glycerin feuchtigkeitsspendend wirkt. Die Vorgehensweise ist gleich wie bei den anderen Varianten. Man tränkt ein Tuch und wickelt es um. Glycerin bindet Wasser, verhindert Trockenheit und ist auch für Menschen geeignet, die keinen Alkohol vertragen. Perfekt für Anti-Aging-Wickel oder auch bei Psoriasis, wo Feuchtigkeit eine zentrale Rolle spielt.

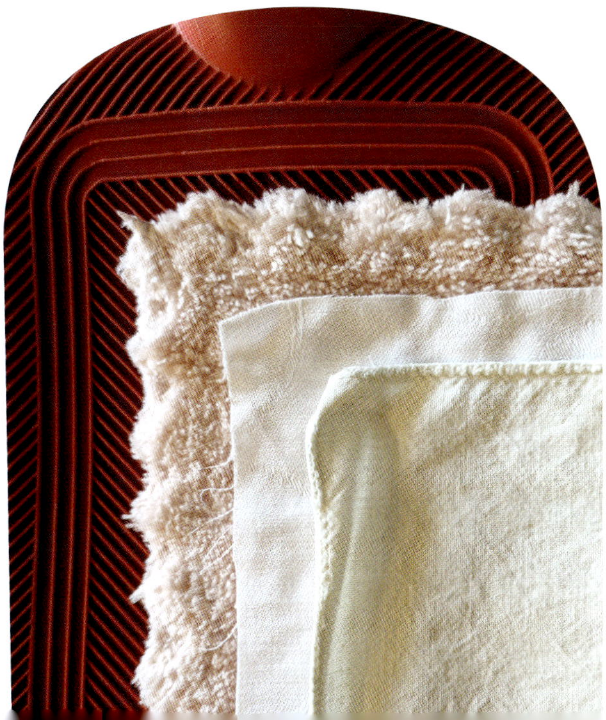

HONIG-FERMENT (S. 292)

Pilzfermente in Honig sind eine innovative Variante, die die antimikrobiellen Eigenschaften von Honig mit den bioaktiven Stoffen der Pilze kombiniert. Das fermentierte Produkt pur oder mit Wasser verdünnt auf ein Tuch auftragen und um die betroffene Stelle wickeln.

ÖL-AUSZUG (S. 317)

Ölauszüge sind hervorragend für trockene oder gereizte Haut, da Öle die Haut nähren. Bitte auf den eigenen Hauttyp achten, ob ein Öl-Auszug geeignet ist. Ideal auch für die Narbenpflege oder wenn die Regeneration der Haut im Vordergrund steht.

SALBE (S. 338)

Eine Salbe ist eine konzentrierte und fettende Variante, die für einige Anwendungen sinnvoll ist. Insbesondere wenn die Abgabe der Wirkstoffe stetig sein soll und die Haut nicht trocknen soll.

DIESE ALTERNATIVEN ERGÄNZEN DIE WASSER-DEKOKTE IDEAL:

» Essig für antimikrobielle Power,
» Alkohol für tiefe Extraktion,
» Glycerin für sanfte Pflege,
» Honig-Fermente für schützende Feuchtigkeit
» und Ölauszüge und Salben für nährende Regeneration.

Sie erweitern die Anwendungsmöglichkeiten, je nach Hauttyp und Beschwerde.

YAMABUSHITAKE

SCHNELLÜBERSICHT

Schwierigkeitsgrad:	leicht
Zeit zum Zubereiten:	15 Minuten
Anwendung:	kulinarisch, prophylaktisch, akut

Auf die japanischen Legenden um den Igelstachelbart trafen wir während der ersten Recherchen zur medizinischen Bedeutung und Wirksamkeit dieses ganz besonderen Pilzes. Leider ist der Hericium bei uns nur noch sehr selten zu finden, da ist es gut, dass er auch gezüchtet werden kann. Der wissenschaftliche Name des Pilzes ist *Hericium erinaceus*, auf Deutsch bekannt als Igelstachelbart.

Auch wenn er nicht zu unseren Baumpilzen des Buches gehört, gebührt ihm ein Ehrenplatz im Buch. Er hat uns durch seine traditionelle Bedeutung in Japan so neugierig gemacht, dass wir alles ausprobiert haben, was wir gefunden haben. So auch das Rezept des traditionellen Yamabushitake-Tees, um den es hier geht.

Dieser Pilz und insbesondere dieser Tee hat uns dann inspiriert, mit allen Pilzen diese Zubereitungsmethode auszuprobieren. Die Geschmäcker und unterschwelligen Wirkungen haben uns so nachhaltig beeindruckt, dass daraus ein fester Bestandteil unseres täglichen Lebens geworden ist. Irgendeinen Tee mit Pilzen trinken wir jeden Tag, mit sehr wenigen Ausnahmen.

DER URSPRUNG DES YAMABUSHITAKE-TEES

Der Name Yamabushitake leitet sich von den Yamabushi-Mönchen ab und bedeutet „Bergpriesterpilz". Die Yamabushi-Mönche sind asketische Praktiker des Shugendo, einer synkretistischen Tradition, die Elemente des Shintoismus und des Buddhismus verbindet.

Nach traditionellen Erzählungen soll der Yamabushitake von den Mönchen zur Verbesserung der Gehirnleistung und Konzentration während der Meditation genutzt worden sein. Die Mönche führen ein Leben der Enthaltsamkeit und spirituellen Disziplin. Sie unterziehen sich rigorosen Übungen wie langen Wanderungen in unwegsamem Gelände, Fastenperioden und Meditationen in der Natur, um Erleuchtung zu erlangen.

Es heißt, die Mönche hätten den getrockneten Pilz als Pulver nasal eingenommen oder als Tee zubereitet, um geistige Klarheit zu fördern und die Sinne zu schärfen. Auch soll die Wirkung helfen, sehr lange Meditationssitzungen durchzuhalten. Weiters sind die Yamabushi bekannt für ihre asketischen Meditationen in einem Wasserfall, einer Übung namens Takigyo, bei der sie unter eiskaltem Wasser stehen, um den Geist zu reinigen und Widerstandsfähigkeit aufzubauen.

EIGENE ERFAHRUNGEN

Wir können jetzt auf einen längeren Zeitraum mit dem täglichen Tee als genussvolles Ritual zurückblicken. Das, was aus den traditionellen Überlieferungen der Mönche als Wirkung bekannt ist, können wir uneingeschränkt bestätigen. Der Tee aus dem Igelstachelbart bringt Klarheit und innere Ruhe, er macht konzentrierter, ohne die Emotionen zu überdecken. Wir stellen uns jetzt allerdings nicht unter eiskalte Wasserfälle, das ist keine Wirkung des Pilzes.

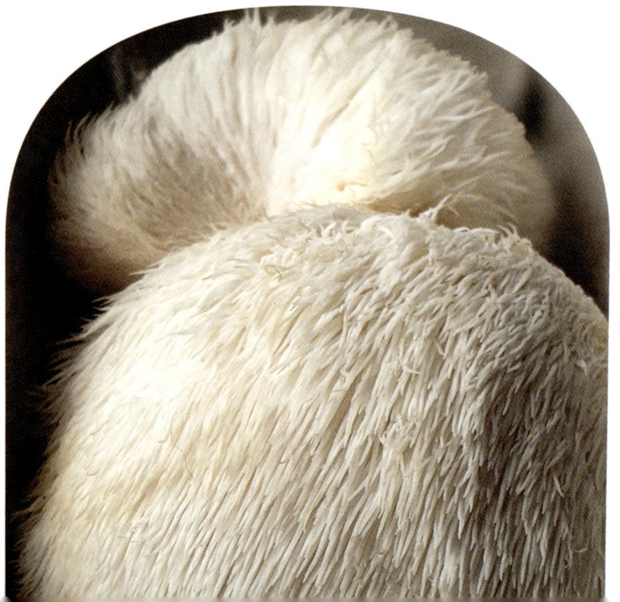

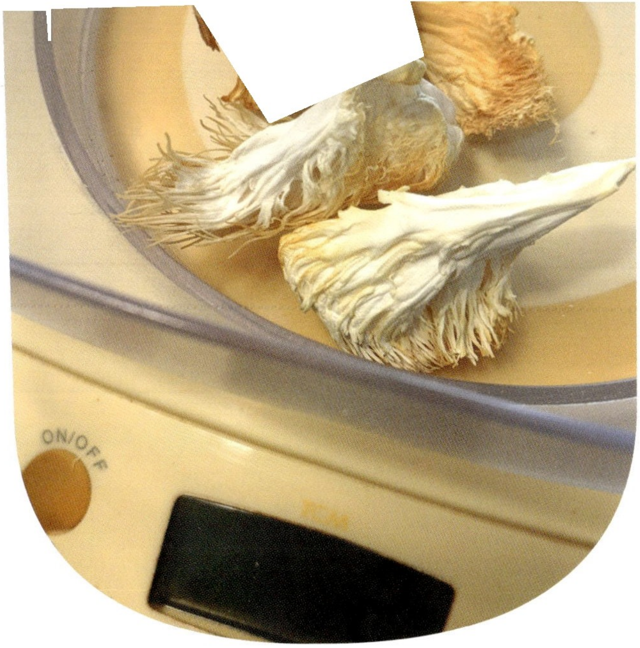

Mittlerweile hat sich eine nennenswerte Anzahl an Menschen in unserem Umfeld auch vom Yamabushitake „anstecken" lassen. Auch sie bestätigen diese Wirkungen. Aus unseren Recherchen zum Pilz wissen wir, dass es mittlerweile wissenschaftlich bestätigte Wirkungen des Pilzes sind. Dass die sogar über den regelmäßigen Genuss des leichten Tees wirken, ist eine sehr angenehme Überraschung.

JAPANISCHES REZEPT FÜR YAMABUSHITAKE-TEE

Zutaten

» 1–2 g getrockneter *Hericium erinaceus* (Yamabushitake, Igelstachelbart)
» Wasser

Zubereitung

1. Gib den getrockneten Pilz in eine Teekanne oder einen kleinen Topf, am besten aus Keramik oder Glas.
2. Füge 200 ml kaltes Wasser hinzu und bring es bei hoher Hitze zum Kochen.
3. Reduziere die Hitze auf niedrig und lass es 10–15 Minuten ziehen, damit du einen leichteren Tee bekommst, der zur japanischen Teekultur passt.
4. Leere die Flüssigkeit durch ein feines Sieb oder ein Teesieb, um die festen Partikel zu entfernen.
5. Serviere den Tee heiß und trink ihn einmal bis zwei Mal täglich.

Diese Methode spiegelt die japanische Präferenz für leichtere Infusionen wider und passt sich an die niedrigeren Dosierungen an, die in klinischen Studien verwendet werden.

DIE BEDEUTUNG DES Y

Ehrlich gesagt, gab es auch noch einen weiteren Grund, den Yamabushitake in das Buch aufzunehmen. Er ist das Ypsilon, das sonst nicht belegt worden wäre. Und ein Buch von A bis Z ohne Y geht gar nicht.

Denn das Symbol „Y" bedeutet in den verschiedenen Kulturen so etwas wie Wahl, Dualität, Schutz oder kosmische Verbindung. In der griechischen Kultur symbolisiert das Y Schönheit und Harmonie.

Historisch wurde es in der Philosophie und Mathematik verwendet, um Konzepte der Symmetrie und des Gleichgewichts darzustellen.

In germanischen und nordischen Kulturen spielt das „Y" eine mythologische Rolle, in der diese Rune Schutz vor Unheil, spirituelle Stärke und die Verbindung zur Natur und dem Weltenbaum Yggdrasil symbolisiert, der auch die Achse der Welt ist.

Für uns gab es also genug Gründe, dem Yamabushitake einen gebührenden Platz zu geben. Wir wünschen dir viel Genuss, Inspiration und Klarheit mit dem Pilz.

ZAHNFLEISCH-PFLEGE

Schwierigkeitsgrad:	leicht
Zeit für Pilz-Auszug:	siehe Rezept
Zeit für Zahnfleischpflege:	5 bis 20 Minuten
Anwendung:	prophylaktisch, akut

Der Mund ist weit mehr als nur eine Öffnung, durch die wir Essen aufnehmen – er ist der Ausgangspunkt, an dem gesunde Ernährung und körperliche Gesundheit beginnen.

Hier startet der Verdauungsprozess und die Mundgesundheit beeinflusst nicht nur unser Lächeln, sondern das gesamte Wohlbefinden.

Wissenschaftliche Untersuchungen zeigen, dass ein gesunder Mund eine Barriere gegen Krankheiten darstellt und sogar das Risiko für systemische Erkrankungen mindern kann.

Eine hervorragende Pflege als Ergänzung deiner täglichen Routine findest du unter Mundwasser und Ölziehen mit den passenden Rezepten.

ZÄPFCHEN

Schwierigkeitsgrad:	mittel
Zeit für Auszug:	siehe Rezept
Zeit für Zäpfchen anrühren:	1 Stunde
Haltbarkeit (Kühlschrank):	1 bis 2 Monate
Anwendung:	akut

Medizinische Zäpfchen, auch Suppositorien genannt, sind feste, kegelförmige oder zylinderförmige Darreichungsformen für Medikamente, die rektal oder vaginal eingeführt werden. Sie bestehen aus einem Basisstoff, wie Kakaobutter oder synthetischen Fetten, in die Wirkstoffe eingearbeitet sind.

Bei Körpertemperatur schmelzen sie und geben die Wirkstoffe frei, die über die Schleimhaut resorbiert werden. Diese Form der Medikamentengabe ist besonders nützlich, wenn orale Einnahme nicht möglich oder nicht sinnvoll ist, und wird seit Jahrhunderten in der Medizin eingesetzt.

ZÄPFCHEN IN DER NATURHEILKUNDE

Die Geschichte der Zäpfchen reicht bis in die Antike zurück. Bereits in ägyptischen Papyri aus dem 16. Jahrhundert v. Chr., wie dem Papyrus Ebers, werden rektale Anwendungen mit honigbasierten Zubereitungen beschrieben, die zur Behandlung von Darmbeschwerden dienten. In der griechischen Medizin wurden Suppositorien aus Woll- oder Leinenbäuschen mit Heilmitteln getränkt und rektal eingeführt, um Verstopfung oder Entzündungen zu lindern.

Im Mittelalter und in der Renaissance wurden sie weiterentwickelt und für gynäkologische oder hämorrhoidale Beschwerden genutzt. In der Traditionellen Chinesischen und ayurvedischen Medizin fanden ähnliche Formen Anwendung, oft mit pflanzlichen Extrakten. Historisch dienten sie primär zur lokalen Behandlung von Darm- und Beckenbodenproblemen, aber auch zur systemischen Wirkstoffaufnahme, da die rektale Schleimhaut eine gute Durchblutung aufweist.

MODERNE NATURHEILKUNDLICHE VERWENDUNG

Ein zentraler Anwendungsbereich ist die gynäkologische Naturheilkunde. Hier werden vaginale Zäpfchen mit Pflanzen wie *Viola odorata* (Duftveilchen) eingesetzt, um menopausale Symptome wie vaginale Trockenheit zu lindern. Ähnlich werden Zäpfchen mit Knoblauch-Extrakten in der alternativen Medizin gegen Infektionen verwendet, die durch die gezielt lokale Anwendung sehr wirksam sind.

In der Gastroenterologie spielen natürliche Zäpfchen eine Rolle bei Verdauungsstörungen. Für chronische Verstopfung werden Varianten mit Weihrauch oder Glycerin aus pflanzlichen Quellen empfohlen, die sanfte Darmbewegungen fördern und Entzündungen reduzieren. Meta-Analysen in der komplementären Medizin bestätigen, dass diese Ansätze bei Kindern und Erwachsenen die Symptome lindern können, ohne die Darmflora stark zu stören.

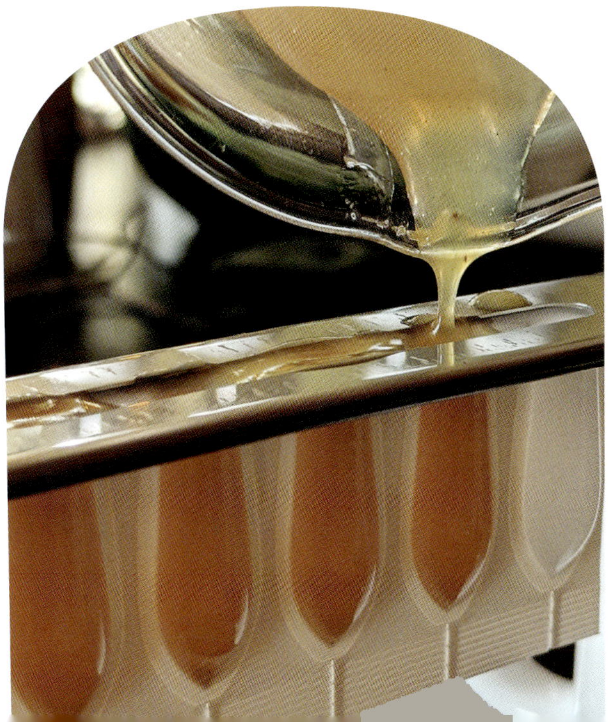

PILZEXTRAKTE IN ZÄPFCHEN

Historisch gesehen finden sich in traditionellen Medizinsystemen wie der chinesischen oder persischen Heilkunde nur indirekte Hinweise auf Pilzverwendungen in lokalen Applikationen. Obwohl keine direkten Rezepturen für Zäpfchen aus antiken Texten überliefert sind, gibt es viele Hinweise, dass Pilzpräparate in honig- oder fettbasierten Trägern für rektale Behandlungen verwendet wurden.

REKTALE ZÄPFCHEN

In der modernen Naturheilkunde und Phytotherapie gibt es konkrete Rezepturen und Formulierungen mit Pilzextrakten in Zäpfchen. Diese basieren auf evidenzbasierten Ansätzen und zielen auf lokale oder systemische Effekte ab. Ein Beispiel ist die Verwendung von *Ganoderma lucidum*-Extrakten in rektalen Zäpfchen für die Behandlung von entzündlichen Darmerkrankungen oder zur Immunstärkung. Klinische Studien zeigen, dass solche Präparate antimikrobielle und antiinflammatorische Wirkungen haben, die über die Schleimhaut resorbiert werden.

VAGINALE ZÄPFCHEN

In gynäkologischen Anwendungen werden vaginale Zäpfchen mit Pilzextrakten wie aus *Lentinula edodes* (Shiitake) oder *Agaricus blazei* für die Unterstützung bei Infektionen oder HPV-assoziierten Problemen entwickelt, oft in Kombination mit anderen Komponenten. Moderne Rezepturen umfassen typischerweise eine Basis aus Kakaobutter oder Kokosöl (ca. 80–90 %), ergänzt um 5–10 % Pilzextrakt (z. B. standardisierter Reishi-Extrakt mit 30 % Polysacchariden) und optionale Zusätze wie Aloe Vera für Feuchtigkeit.

DER NUTZEN VON ZÄPFCHEN

Der gesundheitliche Nutzen von Zäpfchen liegt in ihrer effizienten Wirkstofffreisetzung. Im Vergleich zu Tabletten umgehen sie den Magen-Darm-Trakt, was Übelkeit, Erbrechen oder Magenschleimhautreizungen vermeidet. Die Aufnahme über die rektale Vene führt zu einer teilweisen Umgehung des Leber-First-Pass-Effekts, was die Bioverfügbarkeit einiger Wirkstoffe erhöht und die Dosis senken kann.

ZÄPFCHEN

UMGEHUNG DER LEBER

Der Mechanismus des Leber-First-Pass-Effekts funktioniert so: Nach der Einnahme eines Medikaments wird es im Darm resorbiert und über die Pfortader direkt zur Leber transportiert. Dort wird es durch Enzyme der Leber metabolisiert, also umgewandelt oder abgebaut, oft zu inaktiven Metaboliten, die dann über die Galle ausgeschieden werden. Dadurch erreicht nur ein Bruchteil des ursprünglichen Wirkstoffs den allgemeinen Kreislauf. Der Effekt kann auch in der Darmschleimhaut beginnen, ist aber hauptsächlich hepatisch, also leberbedingt.
Evidenzbasierte Studien zeigen, dass Zäpfchen bei Kindern und älteren Patienten besonders vorteilhaft sind.

ZÄPFCHEN REZEPT 1

Zutaten

- » Alkohol-Tinktur
- » Öl-Auszug
- » Kakaobutter

Schnellübersicht

- » Basis schmelzen
- » Pilz-Auszug einmischen
- » in Formen gießen
- » kühlen lassen
- » entformen
- » lagern

Benötigte Materialien

- » Zäpfchenformen (aus Silikon)
- » Topf für Wasserbad
- » Rührstab
- » Handschuhe
- » optional: Halterung und Einfüllhilfe für Zäpfchenformen

SCHRITT-FÜR-SCHRITT-ANLEITUNG

Zutaten

bezogen auf 20 g Kakaobutter

- » 20 g Kakaobutter (Basis für Festigkeit und Schmelzpunkt bei 34–37 °C)
- » 2–4 ml Öl-Auszug
- » 1–2 ml Alkohol-Tinktur (40–60 % ethanolische Tinktur eines Pilzextrakts)

Vorgehensweise

1. Erhitze die Kakaobutter im Wasserbad bei niedriger Temperatur (ca. 35–40 °C), bis sie vollständig schmilzt. Rühre langsam um, um Überhitzung zu vermeiden.
2. Füge den Öl-Auszug hinzu und mische es gründlich, bis eine homogene Masse entsteht.
3. Die Alkohol-Tinktur unter ständigem Rühren hinzugeben. Wenn der Alkoholanteil hoch ist, lasse die Mischung kurz ruhen, damit überschüssiger Alkohol verdampft (ca. 5–10 Minuten bei Raumtemperatur).
4. Gieße die flüssige Masse in Zäpfchenformen (z. B. Silikonformen für 2–3 g pro Stück). Klopfe leicht, um Luftblasen zu entfernen. Eine Halterung für Zäpfchen-Gießformen plus Einfüllhilfe stabilisieren und erleichtern das Einfüllen.
5. Stelle die Formen in den Kühlschrank für 30–60 Minuten, bis die Zäpfchen aushärten.
6. Entforme die Zäpfchen und lagere sie kühl und dunkel in einem luftdichten Behälter (Haltbarkeit: 1–2 Monate).

Diese Verhältnisse gewährleisten eine stabile Emulsion: Das Pflanzenöl verhindert Kristallisation und die Alkohol-Tinktur sorgt für eine gleichmäßige Verteilung der Wirkstoffe. Passe die Mengen je nach gewünschter Härte an – teste eine Probe auf Schmelzverhalten.

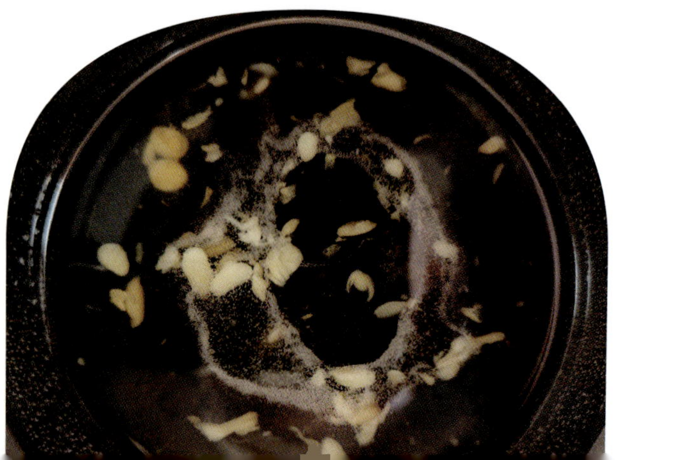

ZÄPFCHEN REZEPT 2

Zutaten

- Alkohol-Tinktur
- Öl-Auszug
- Kakaobutter
- Bienenwachs

Schnellübersicht

- Basis schmelzen
- Pilz-Auszug einmischen
- in Formen gießen
- kühlen lassen
- entformen
- lagern

Benötigte Materialien

- Zäpfchenformen (aus Silikon)
- Topf für Wasserbad
- Rührstab
- Handschuhe
- optional: Halterung und Einfüllhilfe für Zäpfchenformen

SCHRITT-FÜR-SCHRITT-ANLEITUNG

Zutaten

bezogen auf 20 g Kakaobutter

- 20 g Kakaobutter
- 1 g Bienenwachs
- 4 ml Öl-Auszug
- 1–2 ml Alkohol-Tinktur (40–60 % ethanolische Tinktur eines Pilzextrakts)

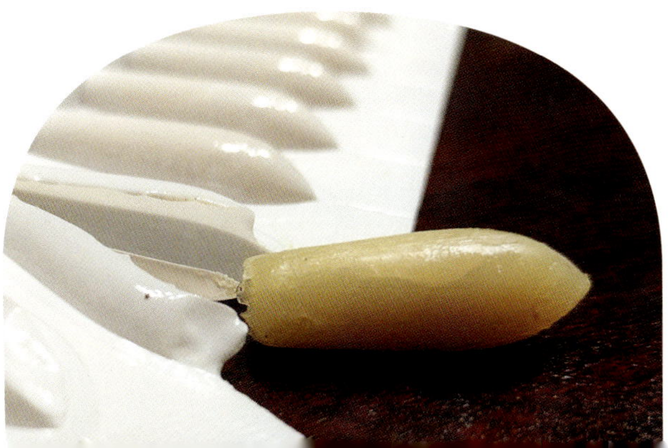

Vorgehensweise

1. Verwende Zäpfchenformen (aus Silikon, für 1–2 g pro Zäpfchen), einen Topf für das Wasserbad, einen Rührstab und Handschuhe. Stelle sicher, dass alles steril ist (desinfiziere mit Alkohol).
2. Erhitze die Kakaobutter und das Bienenwachs im Wasserbad bei niedriger Temperatur (35–40 °C), bis alles vollständig geschmolzen ist. Vermeide direkte Hitze, um Überhitzung zu verhindern.
3. Füge den Öl-Auszug zur geschmolzenen Masse hinzu und rühre gründlich um, bis eine homogene Mischung entsteht.
4. Gib die Alkohol-Tinktur hinzu und rühre energisch, um eine stabile Emulsion zu bilden (Wasser-in-Öl). Die Tinktur sollte langsam eingearbeitet werden, um Trennung zu vermeiden.
5. Fülle die flüssige Masse in die Zäpfchenformen bis zum Rand und klopfe leicht, um Luftblasen zu entfernen. Eine Halterung für Zäpfchen-Gießformen plus Einfüllhilfe stabilisieren und erleichtern das Einfüllen.
6. Stelle die Formen in den Kühlschrank für 30–60 Minuten, bis die Zäpfchen fest sind. Vermeide das Gefrierfach, da dies die Konsistenz verändern kann.
7. Drücke die Zäpfchen vorsichtig aus den Formen und lagere sie kühl und dunkel in einem luftdichten Behälter für maximal 1–2 Monate.

Diese Verhältnisse gewährleisten eine festere Form, was das Einführen erleichtert. Passe die Mengen je nach gewünschter Härte an – teste eine Probe auf Schmelzverhalten.

MENGEN FÜR BEIDE REZEPTE MESSEN

Bei so kleinen Mengen wie in den beiden obigen Rezepten ist es unbedingt notwendig, mit einer Feinwaage zu arbeiten. Die Investition liegt für Waagen mit einem Wiegebereich von 0,01 bis 50 g oder 100 g bei 20 bis 30 Euro.

Du kannst aber auch alternativ vorgehen. Dazu benötigst du Tropfflaschen mit einem Tropfeinsatz für Alkohol und einem Tropfeinsatz für Öl. Gibt es in jeder Apotheke und in jedem Handel für Kosmetika.

Für 1 Milliliter tropfst du ca. 15–20 Tropfen ein.
Für 1 Milliliter tropfst du ca. 20 Tropfen ein.

WAS UND WOFÜR

- ABKOCHUNG ODER ABSUD
- ALKOHOL-TINKTUR
- ARMBAD
- AUFLAGE
- BACHBLÜTENMETHODE
- BADEZUSATZ
- BLUTUNG STILLEN
- CREME
- DEKOKT
- DUALAUSZUG
- EISWÜRFEL
- ESSIG-AUSZUG
- EXTRAKT
- FERMENTATION
- FUSSBAD
- GLYCERIN-AUSZUG
- HOMÖOPATHISCHE DILUTION
- HOMÖOPATHISCHE GLOBULI
- HOMÖOPATHIE SPAGYRISCH
- HONIG-FERMENT
- HYDROLAT
- KAPSELN
- KOJI
- KOMBUCHA

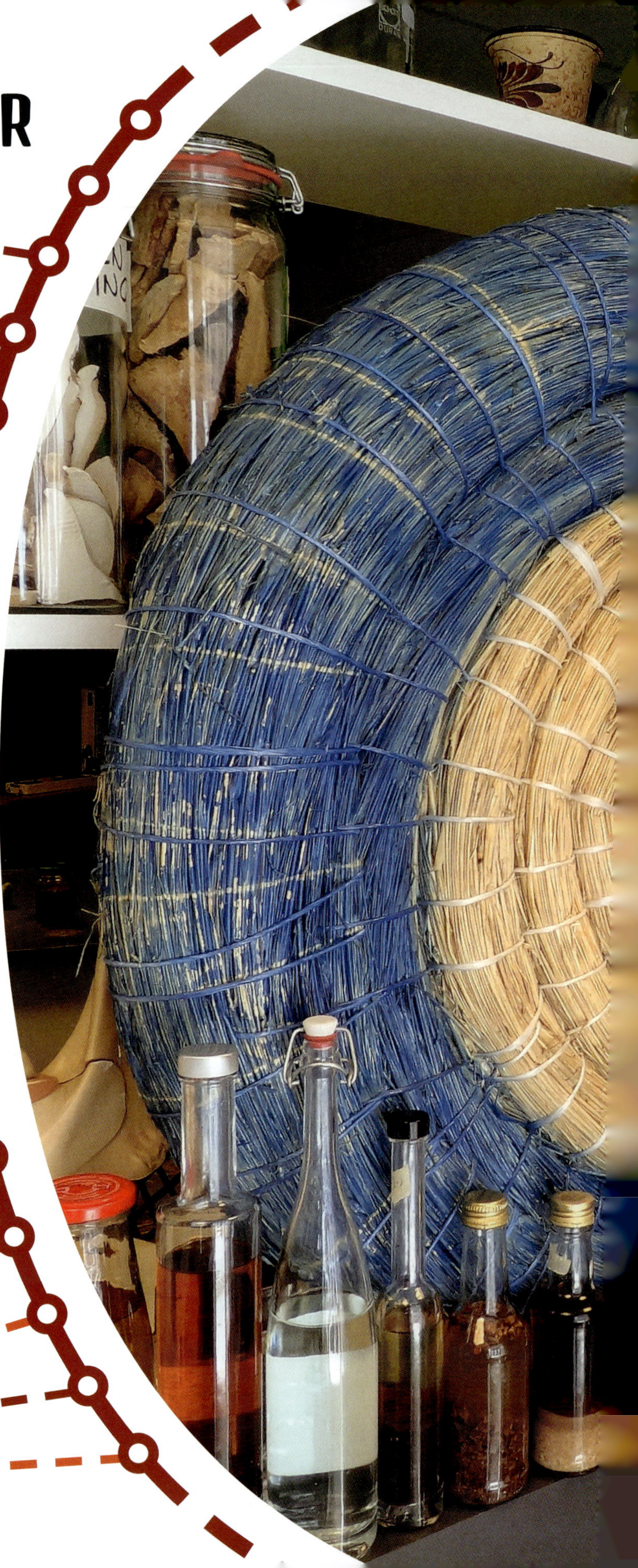

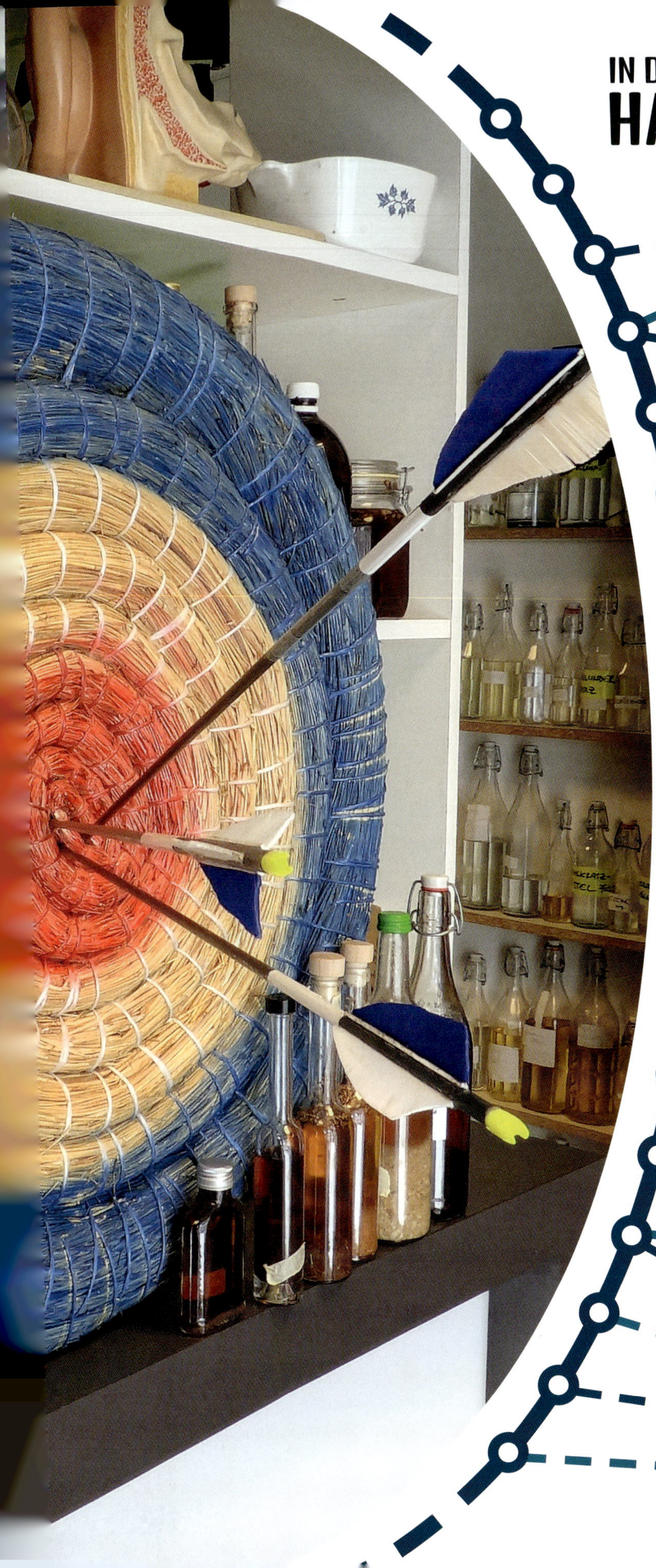

IN DER HAUSAPOTHEKE

- KOMPRESSE
- LICHT-THERAPIE
- LIKÖR
- MASSAGEÖL
- MUNDWASSER
- ÖL-AUSZUG
- ÖLZIEHEN
- OXYMEL
- PILZBITTER
- PILZPFLASTER
- PULVER
- RÄUCHERN
- ROTWEIN-AUSZUG
- SALBE
- SCHNUPFPULVER
- SITZBAD
- SPAGYRISCHE ESSENZ
- SÜSSES MIT PILZEN
- TEE
- TEMPEH MIT PILZEN
- WEISSWEIN-AUSZUG
- WICKEL
- ZAHNFLEISCHPFLEGE
- ZÄPFCHEN

QUICKFINDER DER ANWENDUNGEN BEI KRANKHEITEN

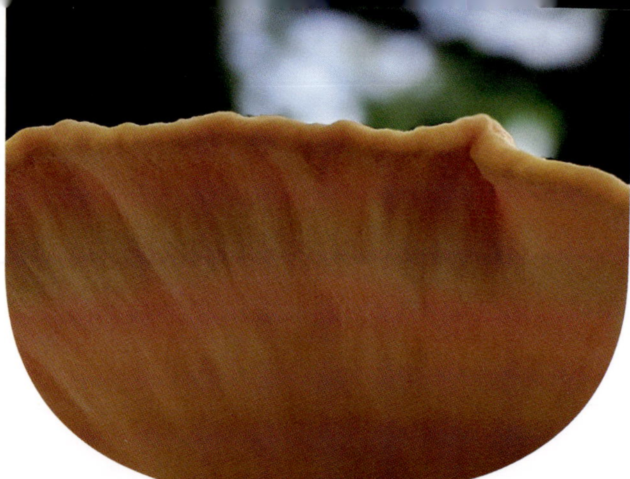

Auf den folgenden Seiten erwarten dich 34 Tabellen, in denen alle Rezepte und Anwendungen mit den 214 Krankheiten verbunden sind. Du wirst auf einen Blick erkennen können, welche Anwendungen beispielsweise bei einer Blasenentzündung in Frage kommen. Das sind für dieses Beispiel Badezusätze, Sitzbäder, Tees und Zäpfchen. Die werden – das kannst du auch den Tabellen entnehmen – mit Auszügen aus Abkochungen oder Dekokten hergestellt. Alkohol und andere Arten der Auszüge werden nicht empfohlen, da sie die Schleimhäute reizen können. Daher sind diese bei Blasenentzündungen nicht hervorgehoben.

Eigenverantwortliche Auswahl

In den Tabellen der Pilze in der Hausapotheke am Buchanfang werden Birkenporling, Eichhase, Flacher Lackporling, Judasohr, Rotrandiger Baumschwamm, Schmetterlingstramete und Zunderschwamm bei Blasenentzündung genannt. Nun liegt es an dir, zusammen mit deiner therapeutischen Fachperson, die Auswahl zu treffen. Jeden Tag ein Sitzbad aus einem der genannten Pilze oder einer Mischung von mehreren Pilzen, bis die Beschwerden weg sind. Oder – als weiteres Beispiel – eine Kombination aus der Schmetterlingstramete als Sitzbad, dem Eichhasen als Zäpfchen, dem Birkenporling als Tee und einem Wohlfühlbad am Abend mit Zunderschwamm.

Was du von den Möglichkeiten wählst und ob und wie viele du davon kombinierst, kann und soll nur von dir, zusammen mit deiner therapeutischen Beratung, entschieden werden. Es richtet sich natürlich auch nach dem, was an Pilzen verfügbar ist.

Auch Speisepilze wirken

Was du auf keinen Fall unterschätzen solltest, ist die Kraft der Pilze in der Ernährung. Um im Beispiel Blasenentzündung zu bleiben, sind von den genannten Pilzen der Eichhase und das Judasohr Speisepilze. Du kannst jetzt zur Unterstützung auch Speisen mit Pilzen zubereiten, denn auch durch die Ernährung kommt gerade bei den Stoffwechselorganen direkt oder indirekt etwas von den Wirkstoffen zu den Organen und zur Blase.

Wenn du die Auszüge von Pilzen des Buches mit Essig, Honig und Öl in deine tägliche Ernährung integrierst, ist das natürlich eine kulinarische Bereicherung. Gleiches gilt für die vielen Varianten der Fermente. Viele haben einen hervorragenden Geschmack, wirken aber gleichzeitig auch als Gesundheitsvorsorge.

Gute Ernährung hat nichts mit Leistung zu tun

Ganz wichtig ist dabei, alles entspannt und mit Spaß zu machen. Verbissenheit ist ungesund, es muss leicht gehen und positiv besetzt sein. Alles, was mit „ich muss noch …" anfängt, sollte bei gesunder Ernährung keinen Platz haben.

Falls du noch wenig Übung hast mit „selbst machen", schau auf die Schnellübersicht im Kapitel mit den Rezepten und Anleitungen, und fang erst mit den Rezepten an, die mit „leicht" gekennzeichnet sind. Wenn du mit irgendeinem leichten Rezept beginnst, wünschen wir dir die Neugierde und auch den Mut, nach und nach auch die mittelschweren anzugehen. Aber selbst das hat nur dann Sinn, wenn es dir Spaß macht.

LEBENSREALITÄT HAT AUSWIRKUNGEN AUF BUCHINHALTE

Bis vor wenigen Jahren haben wir ganz ernsthaft geglaubt, wir gehören zu den wenigen Generationen der Menschheit, die ein Leben ohne massive gesellschaftliche Einschnitte leben können. Von der Geburt bis zum Tod. Wir möchten nicht alles aufzählen, was geschehen ist, was wir für undenkbar gehalten haben und was wir glaubten, was, in die Zukunft gerichtet, undenkbar sein würde.

Selbst die Stromversorgung, über die sich in Mitteleuropa früher niemand Gedanken machte, kann heute temporär ausfallen. Das, was wir früher als sicher glaubten, ist mittlerweile der Ernüchterung gewichen und wir wissen, dass vieles innerhalb kurzer Zeit auch anders sein kann.

NOTFALL OHNE TELEFONNETZ UND INTERNET

Das hat auch Auswirkungen auf die Inhalte dieses Buches. Neben ganz alltäglichen Überlegungen, gut vorbereitet zu sein, wenn man abseits der Zivilisation unterwegs ist (wir haben dann immer Pilzpulver und Verbandszeug dabei, um Verletzungen in einer Notlage behandeln zu können), haben wir im Buch berücksichtigt, auch in anderen Lebenslagen ohne Telefon und ohne Internet sein zu können. Die Notfälle machen ja leider keine Pause. Und auch darauf wollen wir Antworten geben. Nicht im Detail, sondern in einer Form der Auswahl an Möglichkeiten. Das führt dazu, dass auch schwerwiegende Erkrankungen und Notfallsituationen unter den 214 Erkrankungen zu finden sind. Wenn eine Hotline ausfällt und das Internet nicht zur Verfügung steht, funktioniert dieses Buch immer. Es ist gedruckt.

In allen anderen Lebenssituationen kümmerst du dich um die Stabilisierung bei Notfällen und wählst dann sofort die Notfallnummer deiner Region. Die Versorgung überlässt du dann den Profis. Und genau so sind die folgenden Tabellen auch zu lesen.

ZUSATZINFORMATIONEN ZU DEN TABELLEN

Für die Tabellen zu den Rezepten und Anwendungen mit den 214 Krankheiten gibt es einige wichtige Ergänzungen, die sich in den Tabellen nicht darstellen lassen.

ANWENDUNGEN FÜR AKUTE ZUSTÄNDE

Sehr viele Rezepte und Anwendungen erzeugen Fungizeutika mit hohen oder erhöhten Konzentrationen von Inhaltsstoffen. Das ist so gewollt. Der Zweck dieser Mittel liegt in der Anwendung bei akuten Krankheitszuständen. Diese Konzentrate aus Pilzen sind nicht für die tägliche oder dauerhafte Einnahme gedacht, sondern ganz gezielt bei Krankheiten. Klingt die Krankheit ab, werden die Mittel nach und nach abgesetzt.

Zu den Fungizeutika für akute Zustände gehören Abkochung oder Absud, Alkohol-Tinktur, Dekokt, Dualauszug, Essig-Auszug, Extrakt, Glycerin-Auszug, Honig-Ferment, Hydrolat, Kapseln, Öl-Auszug, Oxymel, Pulver und Zäpfchen.

FUNGIZEUTIKA ALS KOMPONENTEN IN ANWENDUNGEN

In den Tabellen ist außerdem erkennbar, dass einige Mittel überwiegend als „Rohstoff" eingesetzt werden. Auch diese Fungizeutika sind vorwiegend die mit hohen Konzentrationen. Eine Alkohol-Tinktur beispielsweise hat in der therapeutischen Verwendung eine sehr große Bedeutung, die Anwendung als pures, unverdünntes Getränk ist aber eher selten.

Viel öfter wird die Alkohol-Tinktur als Bestandteil von Auflagen, Cremes, Fußbädern, Kompressen, Mundwässern, Massageölen, Salben, Wickeln oder Zäpfchen verwendet. Vergleichbares gilt für die anderen Mittel, die in den Tabellen als „Rohstoff" gekennzeichnet sind.

ENERGETISCHE MITTEL SIND SANFT, ABER NICHT HARMLOS

Auch die energetischen Mittel sind keine Fungizeutika des täglichen Bedarfs. Zwar zählen sie zu den Mitteln, die bei richtiger Anwendung wenig bis keine Nebenwirkungen haben, aber das gilt eben auch nur bei richtiger Anwendung. Zu diesen Mitteln zählen Bachblütenmethode, homöopathische Dilution, homöopathische Globuli, spagyrische Homöopathie, Licht-Therapie und die spagyrische Essenz.

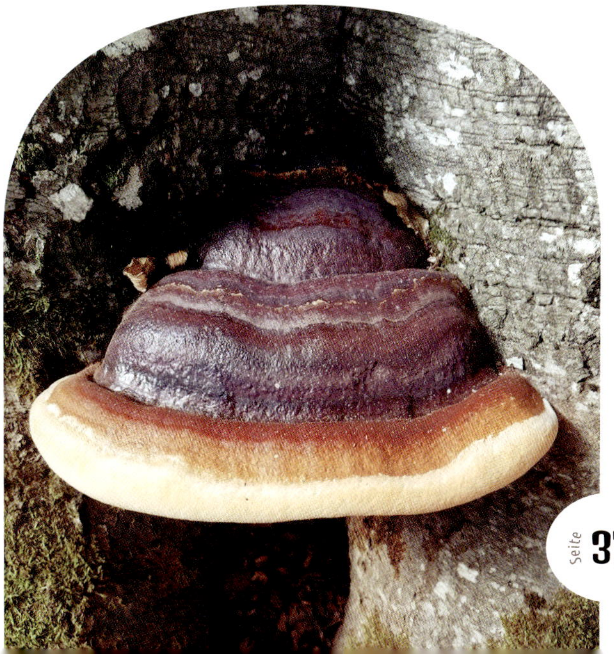

Eine falsche Anwendung ist beispielsweise die tägliche Einnahme einer Essenz nach Bachblütenmethode aus Neugierde oder prophylaktischen Überlegungen. Auch die vorsorgliche Anwendung der Licht-Therapie sollte ohne Erkrankung nicht eingesetzt werden.
Auch wenn es sich bei diesen Methoden um sogenannte sanfte Verfahren handelt, bedeutet das nicht, dass es harmlose Mittel sind.

MITTEL DER PROPHYLAXE

In den Tabellen befinden sich aber auch viele Mittel, die vorsorglich und regelmäßig Verwendung finden dürfen. Dazu gehören Badezusatz, Fermentationen, Kombucha, Koji, Süßes mit Pilzen (sofern sie anstatt anderer Süßigkeiten gegessen werden), Tee und Tempeh mit Pilzen.

Was hier für die prophylaktische Verwendung ergänzt werden muss, sind auch der Öl-Auszug und der Essig-Auszug (beide z. B. für Salat), sowie die Honig-Fermente, das Pulver (Soßen, Aufläufe und Suppen) und manchmal sogar die Abkochung (Suppe oder Soße) zur Verwendung in der Küche.

REZEPTE, DIE NICHT IN DEN TABELLEN GENANNT SIND

Der Vollständigkeit halber sei noch erwähnt, dass es auch Rezepte gibt, die nicht in den Tabellen angeführt sind. Das sind Eisdestillation, Essig-Vergärung, Trockendestillation, Ultraschall, Urtinktur, Verreibung und Yamabushitake.

Dabei handelt es sich zum einen um wichtige Verfahren, die für andere Rezepturen erforderlich sind. Zum anderen sind es die beiden Verweise Umschläge und Wasserauszug, die auf die Haupteinträge Wickel und Abkochung verweisen.

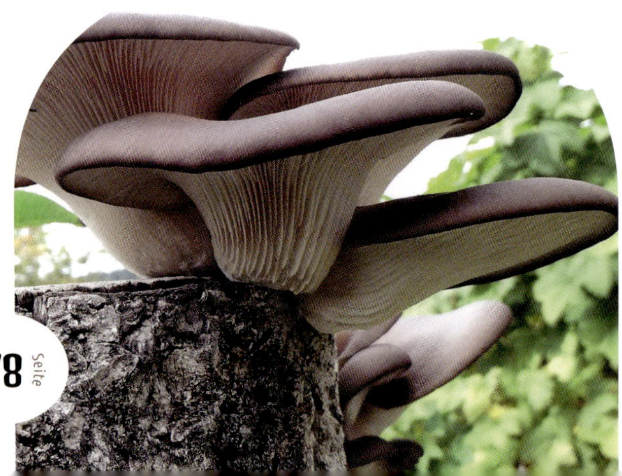

TABELLEN DER KRANKHEITSBEREICHE

Es gibt insgesamt 16 Krankheitsbereiche, die vom Verständnis leicht zugänglich sind. Um Missverständnisse vorsorglich auszuräumen, stellen wir für einige Tabellen zum ergänzenden Verständnis Zusatzinformationen bereit. Alle nicht genannten Tabellen sind auch ohne weitere Hinweise selbsterklärend.

ALLGEMEINE BESCHWERDEN

Die unter Armbad, Fußbad und Sitzbad angegebenen Einsatzbereiche beziehen sich auf den Arm, den Fuß und den Bereich des Unterleibs. Dass dort beispielsweise eine Verwendung bei Schmerzen angegeben ist, bezieht sich nur auf den Arm, den Fuß oder den Unterleib und nicht auf den ganzen Körper. Analog gilt das für die Angaben beim Mundwasser, Ölziehen und der Zahnfleischpflege.

AUGE

Unter den 22 Baumpilzen gibt es keinen, der auch bei Glaukom anwendbar ist. Daher haben wir schon in den Tabellen am Anfang des Buches auf den Champignon hingewiesen. Nach und nach wird die Anzahl der einsetzbaren Pilze größer werden, unter den aktuellen 22 Pilzen gibt es aber nur zwei, die Erkenntnisse zur Augengesundheit liefern. Die aktuellen Recherchen zum nächsten Projekt der Speisepilze zeigen aber, dass es weitere hilfreiche Pilze für die Augen gibt. Als Vorabinfo schon einmal genannt: der Pfifferling / das Eierschwammerl, die Herbsttrompete und der Champignon.

BEWEGUNGSAPPARAT

Die Auszüge sind dort mehrheitlich als „Rohstoff" für andere Rezepte eingeordnet. Natürlich kann im Einzelfall auch beispielsweise eine Alkohol-Tinktur direkt auf die Gelenke oder Muskulatur einmassiert werden, das ist aber nicht die Regel, sondern die Ausnahme. Meist werden Wickel oder Auflagen verwendet.

HERZ-KREISLAUF-SYSTEM

Gerade das Herz-Kreislauf-System ist ein sehr gutes Beispiel für die Möglichkeiten der Gesundheitsvorsorge.

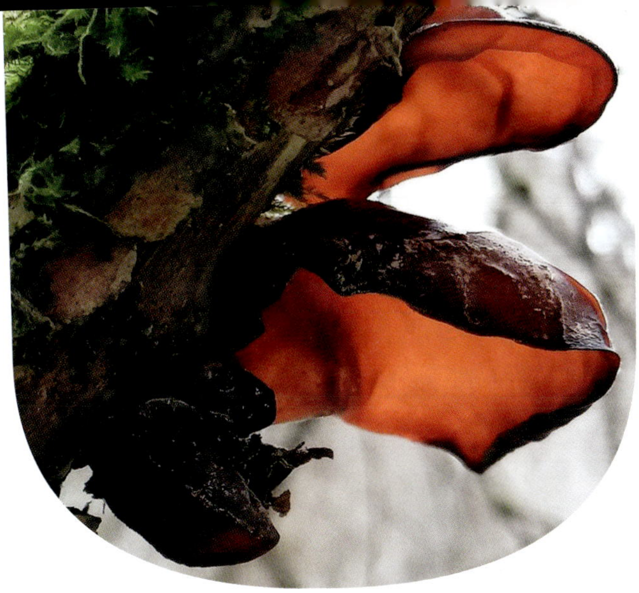

Ein Teil davon ist die Ernährung. Andere sind Bewegung, Stressminimierung und einiges mehr.

Der Anteil der durch Vermeidung dieser durch Risikofaktoren bedingten Herz-Kreislauf-Erkrankungen (HKE) beträgt laut Datenlage ca. 80–90 %. In vielen Studien wird betont, dass der Großteil der Erkrankungen und auch der Sterbefälle durch ungünstigen Lebensstil oder äußere Einflüsse erklärbar ist.

Das zeigt, wie hoch das Potenzial ist, das eigene Herz und den Kreislauf gesund zu erhalten.

Eine Möglichkeit von vielen ist die Ernährung mit Pilzen. Deshalb sind in der Tabelle auch alle kulinarischen Varianten als prophylaktische Anwendung hervorgehoben.

Ergänzend sei noch die kulinarische Nutzung von Öl-Auszug und Essig-Auszug genannt.

Pilze machen Nahrung zur genussvollen Medizin.

IMMUNSYSTEM

In der Tabelle ist auch die Anwendung bei Parasitenbefall aufgeführt. Dazu bedarf es der Klärung, bei welchen Parasiten eine Anwendung überhaupt in Frage kommt.

Da dieser Oberpunkt sehr allgemein formuliert werden muss, vermischen sich bei dem Krankheitsbegriff Parasiten, die den Menschen befallen können, mit Parasiten, die Mensch und Tier befallen können, aber auch mit den Parasiten, die nur Tiere befallen können.

AUSTERNSEITLING

- Bekämpfung von Magen-Darm-Nematoden bei Schafen (*Haemonchus contortus*)
- Bekämpfung von Wurzelgallennematoden (*Meloidogyne* spp.)
- Kontrolle von Bananennematoden (*Radopholus similis*)

BIRKENPORLING

Der Birkenporling weist antiparasitäre Eigenschaften gegen den Peitschenwurm (*Trichuris trichiura*) auf, die aus historischen und volksmedizinischen Kontexten bekannt sind. Moderne Studien bestätigen antiparasitäre Aktivitäten gegen diese Parasiten und auch gegen die Schlafkrankheit (*Trypanosomen*).

CHAGA / SCHIEFER SCHILLERPORLING

Inonotus obliquus wird traditionell in Sibirien und anderen Regionen als Volksmedizin gegen verschiedene Parasiten eingesetzt, darunter auch Helminthen (Würmer). Moderne Studien haben antiparasitäre Effekte auch gegen Protozoen wie *Toxoplasma gondii* bestätigt. Diese Effekte umfassen Immunmodulation, Schutz vor Organschäden und Hemmung der Parasitenvermehrung.

EICHHASE

Moderne Studien haben eine Aktivität gegen *Plasmodium falciparum* (Malaria) bestätigt. Diese Wirkung basiert auf präklinischen Tests, die eine Hemmung des Parasitenwachstums zeigen.

Ein Patent in der Tiermedizin beschreibt Wasser-/Ethanol-Extrakte von *Polyporus umbellatus* als potenziell stark antimalarial wirksam, aber es handelt sich um ein Patent ohne dokumentierte praktische Umsetzung.

FLACHER LACKPORLING

Ganoderma applanatum weist in wissenschaftlichen Untersuchungen anticoccidiale Effekte gegen *Eimeria* spp. auf, die Erreger der Kokzidiose bei Tieren sind.

Eimeria-Arten sind primär tierpathogene Protozoen und verursachen selten Infektionen beim Menschen, meist nur bei immungeschwächten Personen.

LÄRCHENSCHWAMM

Moderne Studien haben eine Aktivität gegen *Trypanosoma congolense* nachgewiesen, einem Erreger der Nagana-Krankheit bei Tieren.

Beim Menschen gibt es keine dokumentierten Anwendungen von *Laricifomes officinalis* speziell gegen *Trypanosoma congolense* oder humane Trypanosomiasis. Der Erreger ist aber eng verwandt mit dem Erreger der Schlafkrankheit (*Trypanosoma brucei*).

REISHI / GLÄNZENDER LACKPORLING

Ganoderma lucidum weist in wissenschaftlichen Untersuchungen antiparasitäre Effekte gegen *Plasmodium falciparum* (Malaria) und Nematoden wie *Heterodera glycines* (Sojabohnenzystennematode) auf.

In der Landwirtschaft zeigt *Ganoderma lucidum* das größte Potenzial als biologisches Bekämpfungsmittel gegen pflanzenparasitäre Nematoden.

SCHMETTERLINGSTRAMETE

Trametes versicolor weist in wissenschaftlichen Untersuchungen antiparasitäre Effekte gegen *Toxoplasma gondii* auf, einen Protozoon, der zoonotische Infektionen bei Menschen und Tieren verursacht.

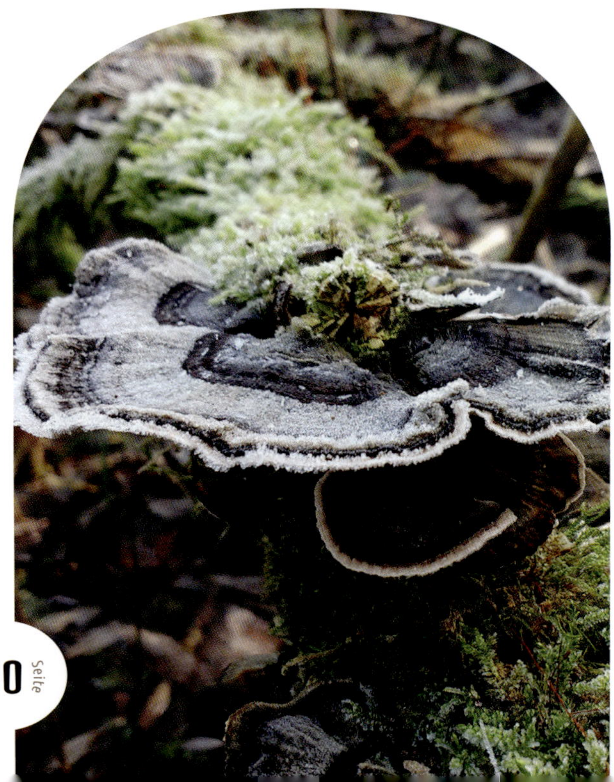

NERVENERKRANKUNGEN

Das Räuchern und auch das Schnupfpulver sind wegen der Überlieferungen aus traditionellen Anwendungen als experimentelle Möglichkeit gekennzeichnet. Wir möchten betonen, dass es dazu keine wissenschaftlichen Erkenntnisse gibt und auch keine schriftlichen Überlieferungen der traditionellen Medizin.

Die etwaige Anwendung ist, wie auch alle anderen Anwendungen, eine eigenverantwortliche Entscheidung, jedoch mit den hier gemachten Zusatzhinweisen zum Fehlen von schriftlichen Dokumentationen.

SEXUALITÄT UND LIBIDO

Unter den 22 Baumpilzen gibt es nur 2 Pilze für diesen Einsatzbereich. Nach und nach wird die Anzahl der einsetzbaren Pilze größer werden. Die aktuellen Recherchen zum nächsten Projekt der Speisepilze zeigen aber, dass es weitere hilfreiche Pilze für Sexualität und Libido gibt. Als Vorabinfo schon einmal genannt: der Champignon und der Schopftintling.

VERDAUUNGSSYSTEM

Die gekennzeichneten Anwendungen betonen den Verzicht auf jegliche (ethanol-) alkoholische Rezeptur, da Alkohol in allen Varianten bei Magen- und Darmerkrankungen negativ für den Gesundheitsverlauf ist.

Davon müssen Anwendungen wie bspw. „Pilzbitter" nach dem Essen abgegrenzt werden. Das ist keine Behandlung bei Krankheiten, sondern ist als Steigerung des allgemeinen Wohlbefindens gedacht.

ZUSATZTABELLEN KREBSVORSORGE

Die Tabelle umfasst alle im Buch diskutierten Vorsorge-Potenziale. Was die Tabellen nicht leisten können, sind Einnahmeempfehlungen bei einer aktiven Krebserkrankung. Dazu braucht es im Gesamtkontext der Erkrankung eine enge Abstimmung im Rahmen der medizinischen Therapie.

ANWENDUNGEN BEI KRANKHEIT, KUR UND VORSORGE

Ob bei Krankheit, gezielter Kur oder Vorsorge, die Anwendungen unterscheiden sich grundlegend in Bezug auf Dosierung, Einnahmeform, Dauer und Strategie. Akute Erkrankungen brauchen höhere Konzentrationen, Kuren zielen auf Regeneration ab und präventive Maßnahmen sehen die langfristige Balance als Ziel.

ZUR BEHANDLUNG EINER KRANKHEIT

Bei akuten oder chronischen Erkrankungen werden Fungizeutika in höheren Dosen eingesetzt, um eine schnelle und intensive Wirkung zu erzielen. Hier kommen vor allem konzentrierte Auszüge und Extrakte oder Pulver zum Einsatz.

Dosierungen sind typischerweise zwei bis drei Mal höher als bei präventiven Anwendungen. Strategisch wird oft auf Kombinationen gesetzt: Verschiedene Pilze und verschiedene Rezepturen parallel anzuwenden, steigert die Effektivität.

ALS KUR

Eine gezielte Kur, wie z. B. eine Darmsanierung oder Leberstärkung, dient der Regeneration und Balance des Körpers nach Belastungen oder auch als klassische Vorbereitung auf einen Jahreszeitenwechsel. Hier liegen die Dosierungen im mittleren Bereich, um eine sanfte, aber effektive Wirkung über einen festen Zeitraum zu erzielen. Die Strategie basiert auf einer systematischen Aufbau-Phase, oft kombiniert mit Ernährungsumstellungen.

Auch hier wird strategisch auf Kombinationen gesetzt: verschiedene Pilze und verschiedene Rezepturen parallel anzuwenden und bei einer längeren Kur auch zu wechseln. Dann gibt es auch keine Gewöhnungseffekte.

ALS GESUNDHEITSVORSORGE

Präventiv dienen regelmäßig und in niedrigen Dosen eingenommene Heilpilze der allgemeinen Stärkung zur Vorbeugung von Erkrankungen. Die Strategie ist integrativ: Pilze werden als Teil der Ernährung verwendet, um Körper, Geist und Seele im Gleichgewicht zu halten, ohne eine therapeutische Intensität zu verfolgen. Im Prinzip ist es das, was wir unter Fungitarier verstehen.

Zur Ernährung gehören auch die regelmäßigen Tees, die wechseln sollten, ebenso wie Speisepilze als Teil der Ernährung in allen Varianten bis hin zu Öl und Essig auf Pilzbasis.

Strategisch wird auf Vielfalt gesetzt. Pilze als Bestandteil der Ernährung, auch und besonders als Fermente, denn diese sind besonders gesund. Ziel ist eine natürliche Integration in die tägliche Ernährung.

HINWEIS

Wichtig ist, dass Heilpilze keine Arzneimittel ersetzen, sondern ergänzend wirken – immer unter Beratung medizinischer und therapeutischer Fachkräfte, um Wechselwirkungen zu vermeiden, bestmögliche Begleitung bei Krankheit sicherzustellen und optimale Gesundheitsvorsorge zu gewährleisten.

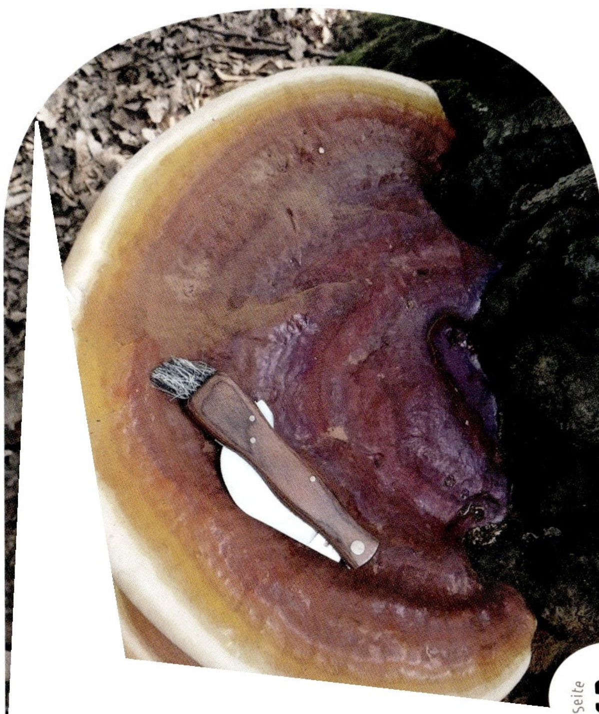

ANWENDUNG

ALLGEMEINE BESCHWERDEN 1

	Allergien	Blutende Wunde	Entzündliche Erkrankungen	Fibromyalgie	Kopfschmerzen	Krebs allgemein	Migräne	Ödem	Rückenschmerzen	Schmerzen	Sehnenbeschwerden	Übelkeit	Wunde
Abkochung oder Absud	Rohstoff	ohne Empfehlung	Rohstoff	Rohstoff	Rohstoff	Rohstoff	Rohstoff	Rohstoff	Rohstoff	Rohstoff	Rohstoff	Rohstoff	Rohstoff
Alkohol-Tinktur	Rohstoff	ohne Empfehlung	Rohstoff	Rohstoff	Rohstoff	Rohstoff	Rohstoff	Rohstoff	Rohstoff	Rohstoff	Rohstoff	Rohstoff	Rohstoff
Armbad	ohne Empfehlung	ohne Empfehlung	prophylaktisch und akut	ohne Empfehlung	ohne Empfehlung	ohne Empfehlung	ohne Empfehlung	prophylaktisch und akut	ohne Empfehlung	akut	akut	ohne Empfehlung	ohne Empfehlung
Auflage	ohne Empfehlung	akut	akut	akut	akut	ohne Empfehlung	akut	akut	akut	akut	akut	ohne Empfehlung	akut
Bachblütenmethode	ohne Empfehlung	ohne Empfehlung	ohne Empfehlung	ohne Empfehlung	akut	ohne Empfehlung	akut	ohne Empfehlung	ohne Empfehlung	ohne Empfehlung	ohne Empfehlung	ohne Empfehlung	ohne Empfehlung
Badezusatz	prophylaktisch und akut	ohne Empfehlung	prophylaktisch und akut	prophylaktisch und akut	akut	prophylaktisch	akut	prophylaktisch und akut	akut	akut	akut	ohne Empfehlung	ohne Empfehlung
Blutung stillen	ohne Empfehlung	akut	ohne Empfehlung	ohne Empfehlung	ohne Empfehlung	ohne Empfehlung	ohne Empfehlung	ohne Empfehlung	ohne Empfehlung	ohne Empfehlung	ohne Empfehlung	ohne Empfehlung	akut
Creme	ohne Empfehlung	ohne Empfehlung	prophylaktisch und akut	prophylaktisch und akut	akut	ohne Empfehlung	ohne Empfehlung	prophylaktisch und akut	akut	akut	akut	ohne Empfehlung	ohne Empfehlung
Dekokt	Rohstoff	ohne Empfehlung	Rohstoff	Rohstoff	Rohstoff	Rohstoff	Rohstoff	Rohstoff	Rohstoff	Rohstoff	Rohstoff	Rohstoff	Rohstoff
Dualauszug	Rohstoff	ohne Empfehlung	Rohstoff	Rohstoff	Rohstoff	Rohstoff	Rohstoff	Rohstoff	Rohstoff	Rohstoff	Rohstoff	Rohstoff	Rohstoff
Eiswürfel	Rohstoff	ohne Empfehlung	akut	Rohstoff	akut	Rohstoff	Rohstoff	akut	akut	akut	Rohstoff	Rohstoff	akut
Essig-Auszug	Rohstoff	ohne Empfehlung	Rohstoff	Rohstoff	Rohstoff	Rohstoff	Rohstoff	Rohstoff	Rohstoff	Rohstoff	Rohstoff	Rohstoff	Rohstoff
Extrakt	Rohstoff	ohne Empfehlung	Rohstoff	Rohstoff	ohne Empfehlung	ohne Empfehlung	ohne Empfehlung	Rohstoff	Rohstoff	Rohstoff	ohne Empfehlung	ohne Empfehlung	ohne Empfehlung
Fermentation	prophylaktisch	ohne Empfehlung	prophylaktisch	prophylaktisch	ohne Empfehlung	prophylaktisch	ohne Empfehlung	prophylaktisch	ohne Empfehlung	ohne Empfehlung	ohne Empfehlung	ohne Empfehlung	ohne Empfehlung
Fußbad	ohne Empfehlung	ohne Empfehlung	prophylaktisch und akut	ohne Empfehlung	ohne Empfehlung	ohne Empfehlung	ohne Empfehlung	prophylaktisch und akut	ohne Empfehlung	akut	akut	ohne Empfehlung	ohne Empfehlung
Glycerin-Auszug	Rohstoff	ohne Empfehlung	Rohstoff	Rohstoff	Rohstoff	Rohstoff	Rohstoff	Rohstoff	Rohstoff	Rohstoff	Rohstoff	Rohstoff	Rohstoff
Homöopathische Dilution	akut	ohne Empfehlung	akut	akut	akut	ohne Empfehlung	akut	akut	akut	akut	akut	akut	akut
Homöopathische Globuli	akut	ohne Empfehlung	akut	akut	akut	ohne Empfehlung	akut	akut	akut	akut	akut	akut	akut
Homöopathie spagyrisch	akut	ohne Empfehlung	akut	akut	akut	ohne Empfehlung	akut	akut	akut	akut	akut	akut	akut
Honig-Ferment	Rohstoff	ohne Empfehlung	Rohstoff	Rohstoff	ohne Empfehlung	prophylaktisch	ohne Empfehlung	Rohstoff	Rohstoff	Rohstoff	Rohstoff	Rohstoff	Rohstoff
Hydrolat	prophylaktisch und akut	ohne Empfehlung	ohne Empfehlung	ohne Empfehlung	akut	ohne Empfehlung	akut	ohne Empfehlung	ohne Empfehlung	akut	ohne Empfehlung	akut	ohne Empfehlung
Kapseln	akut	ohne Empfehlung	akut	akut	akut	ohne Empfehlung	akut	akut	akut	akut	ohne Empfehlung	akut	ohne Empfehlung
Koji	prophylaktisch	ohne Empfehlung	prophylaktisch	prophylaktisch	ohne Empfehlung	prophylaktisch	ohne Empfehlung	prophylaktisch	ohne Empfehlung	ohne Empfehlung	ohne Empfehlung	ohne Empfehlung	ohne Empfehlung
Kombucha	prophylaktisch	ohne Empfehlung	prophylaktisch	prophylaktisch	ohne Empfehlung	prophylaktisch	ohne Empfehlung	prophylaktisch	ohne Empfehlung	ohne Empfehlung	ohne Empfehlung	ohne Empfehlung	ohne Empfehlung

prophylaktisch · akut · prophylaktisch und akut · ohne Empfehlung · experimentell · Rohstoff

ANWENDUNG

ALLGEMEINE BESCHWERDEN 2

	Allergien	Blutende Wunde	Entzündliche Erkrankungen	Fibromyalgie	Kopfschmerzen	Krebs allgemein	Migräne	Ödem	Rückenschmerzen	Schmerzen	Sehnenbeschwerden	Übelkeit	Wunde
Kompresse	ohne Empfehlung	akut	akut	ohne Empfehlung	ohne Empfehlung	ohne Empfehlung	ohne Empfehlung	ohne Empfehlung	akut	akut	akut	ohne Empfehlung	akut
Licht-Therapie	akut	ohne Empfehlung	akut	akut	akut	ohne Empfehlung	akut	akut	akut	akut	akut	akut	akut
Likör	prophylaktisch und akut	ohne Empfehlung	prophylaktisch und akut	prophylaktisch und akut	ohne Empfehlung	prophylaktisch	ohne Empfehlung	ohne Empfehlung	akut	akut	akut	akut	ohne Empfehlung
Massageöl	prophylaktisch	ohne Empfehlung	akut	akut	akut	ohne Empfehlung	akut	akut	akut	akut	akut	ohne Empfehlung	ohne Empfehlung
Mundwasser	ohne Empfehlung	ohne Empfehlung	prophylaktisch und akut	ohne Empfehlung	ohne Empfehlung	ohne Empfehlung	ohne Empfehlung	ohne Empfehlung	ohne Empfehlung	akut	ohne Empfehlung	ohne Empfehlung	akut
Öl-Auszug	Rohstoff	ohne Empfehlung	Rohstoff	Rohstoff	Rohstoff	Rohstoff	Rohstoff	Rohstoff	Rohstoff	Rohstoff	Rohstoff	Rohstoff	Rohstoff
Ölziehen	ohne Empfehlung	ohne Empfehlung	prophylaktisch und akut	ohne Empfehlung	ohne Empfehlung	ohne Empfehlung	ohne Empfehlung	ohne Empfehlung	ohne Empfehlung	akut	ohne Empfehlung	ohne Empfehlung	akut
Oxymel	prophylaktisch und akut	ohne Empfehlung	prophylaktisch und akut	prophylaktisch und akut	akut	prophylaktisch	akut	prophylaktisch und akut	ohne Empfehlung	ohne Empfehlung	ohne Empfehlung	ohne Empfehlung	ohne Empfehlung
Pilzbitter	prophylaktisch und akut	ohne Empfehlung	prophylaktisch und akut	prophylaktisch und akut	akut	prophylaktisch	akut	ohne Empfehlung	ohne Empfehlung	ohne Empfehlung	ohne Empfehlung	akut	ohne Empfehlung
Pilzpflaster	ohne Empfehlung	akut	ohne Empfehlung	ohne Empfehlung	ohne Empfehlung	ohne Empfehlung	ohne Empfehlung	ohne Empfehlung	ohne Empfehlung	ohne Empfehlung	ohne Empfehlung	ohne Empfehlung	akut
Pulver	Rohstoff	ohne Empfehlung	Rohstoff	Rohstoff	Rohstoff	Rohstoff	Rohstoff	Rohstoff	Rohstoff	Rohstoff	Rohstoff	Rohstoff	Rohstoff
Räuchern	akut	ohne Empfehlung	akut	akut	akut	ohne Empfehlung	akut	ohne Empfehlung	akut	akut	ohne Empfehlung	akut	ohne Empfehlung
Rotwein-Auszug	Rohstoff	ohne Empfehlung	Rohstoff	Rohstoff	Rohstoff	Rohstoff	Rohstoff	Rohstoff	Rohstoff	Rohstoff	Rohstoff	Rohstoff	Rohstoff
Salbe	akut	ohne Empfehlung	akut	akut	akut	ohne Empfehlung	akut	akut	akut	akut	akut	ohne Empfehlung	akut
Schnupfpulver	ohne Empfehlung	ohne Empfehlung	ohne Empfehlung	ohne Empfehlung	experimentell	ohne Empfehlung	experimentell	ohne Empfehlung	ohne Empfehlung	experimentell	ohne Empfehlung	ohne Empfehlung	ohne Empfehlung
Sitzbad	ohne Empfehlung	ohne Empfehlung	akut	ohne Empfehlung	ohne Empfehlung	ohne Empfehlung	ohne Empfehlung	ohne Empfehlung	ohne Empfehlung	akut	ohne Empfehlung	ohne Empfehlung	akut
Spagyrische Essenz	akut	ohne Empfehlung	akut	akut	akut	ohne Empfehlung	akut	akut	akut	akut	akut	akut	akut
Süßes mit Pilzen	prophylaktisch	ohne Empfehlung	prophylaktisch	prophylaktisch	ohne Empfehlung	prophylaktisch	ohne Empfehlung	prophylaktisch	ohne Empfehlung	ohne Empfehlung	ohne Empfehlung	ohne Empfehlung	ohne Empfehlung
Tee	prophylaktisch und akut	ohne Empfehlung	prophylaktisch und akut	prophylaktisch und akut	prophylaktisch und akut	prophylaktisch	prophylaktisch und akut	prophylaktisch und akut	akut	akut	ohne Empfehlung	akut	ohne Empfehlung
Tempeh mit Pilzen	prophylaktisch	ohne Empfehlung	prophylaktisch	prophylaktisch	ohne Empfehlung	prophylaktisch	ohne Empfehlung	prophylaktisch	ohne Empfehlung	ohne Empfehlung	ohne Empfehlung	ohne Empfehlung	ohne Empfehlung
Weißwein-Auszug	Rohstoff	ohne Empfehlung	Rohstoff	Rohstoff	Rohstoff	Rohstoff	Rohstoff	Rohstoff	Rohstoff	Rohstoff	Rohstoff	Rohstoff	Rohstoff
Wickel	ohne Empfehlung	akut	akut	akut	akut	ohne Empfehlung	ohne Empfehlung	akut	akut	akut	akut	ohne Empfehlung	akut
Zahnfleischpflege	ohne Empfehlung	ohne Empfehlung	prophylaktisch und akut	ohne Empfehlung	ohne Empfehlung	ohne Empfehlung	ohne Empfehlung	ohne Empfehlung	ohne Empfehlung	akut	ohne Empfehlung	ohne Empfehlung	akut
Zäpfchen	akut	ohne Empfehlung	akut	akut	akut	ohne Empfehlung	akut	akut	akut	akut	ohne Empfehlung	akut	ohne Empfehlung

Legende: prophylaktisch · akut · prophylaktisch und akut · ohne Empfehlung · experimentell · Rohstoff

ANWENDUNG

ATEMWEGE 1

	Alveolitis	Asthma	Bronchitis	COPD	Halsschmerzen	Husten	Kehlkopfentzündung	Krupp	Kurzatmigkeit	Lungenentzündung	Mukolytisch	Rhinitis (allergische)	Sinusitis	Trockenheit der Atemwege	Tuberkulose
Abkochung oder Absud	Rohstoff	Rohstoff	akut	Rohstoff	akut	akut	akut	Rohstoff	akut	akut	akut	akut	akut	akut	akut
Alkohol-Tinktur	Rohstoff	Rohstoff	Rohstoff	Rohstoff	Rohstoff	Rohstoff	Rohstoff	Rohstoff	Rohstoff	Rohstoff	Rohstoff	Rohstoff	Rohstoff	Rohstoff	Rohstoff
Armbad	ohne Empfehlung	ohne Empfehlung	ohne Empfehlung	ohne Empfehlung	ohne Empfehlung	ohne Empfehlung	ohne Empfehlung	ohne Empfehlung	ohne Empfehlung	ohne Empfehlung	ohne Empfehlung	ohne Empfehlung	ohne Empfehlung	ohne Empfehlung	ohne Empfehlung
Auflage	akut	akut	akut	akut	akut	akut	akut	akut	akut	akut	akut	akut	akut	akut	akut
Bachblütenmethode	ohne Empfehlung	ohne Empfehlung	ohne Empfehlung	ohne Empfehlung	ohne Empfehlung	ohne Empfehlung	ohne Empfehlung	ohne Empfehlung	ohne Empfehlung	ohne Empfehlung	ohne Empfehlung	ohne Empfehlung	ohne Empfehlung	ohne Empfehlung	ohne Empfehlung
Badezusatz	akut	akut	akut	akut	ohne Empfehlung	akut	ohne Empfehlung	ohne Empfehlung	akut	ohne Empfehlung	akut	akut	akut	akut	akut
Blutung stillen	ohne Empfehlung	ohne Empfehlung	ohne Empfehlung	ohne Empfehlung	ohne Empfehlung	ohne Empfehlung	ohne Empfehlung	ohne Empfehlung	ohne Empfehlung	ohne Empfehlung	ohne Empfehlung	ohne Empfehlung	ohne Empfehlung	ohne Empfehlung	ohne Empfehlung
Creme	ohne Empfehlung	ohne Empfehlung	ohne Empfehlung	ohne Empfehlung	ohne Empfehlung	ohne Empfehlung	ohne Empfehlung	ohne Empfehlung	ohne Empfehlung	ohne Empfehlung	ohne Empfehlung	ohne Empfehlung	ohne Empfehlung	ohne Empfehlung	ohne Empfehlung
Dekokt	Rohstoff	Rohstoff	akut	Rohstoff	akut	akut	akut	Rohstoff	akut	akut	akut	akut	akut	akut	akut
Dualauszug	akut	akut	akut	akut	akut	akut	akut	akut	akut	akut	akut	akut	akut	akut	akut
Eiswürfel	Rohstoff	Rohstoff	Rohstoff	Rohstoff	Rohstoff	Rohstoff	Rohstoff	Rohstoff	Rohstoff	Rohstoff	Rohstoff	Rohstoff	Rohstoff	Rohstoff	Rohstoff
Essig-Auszug	Rohstoff	Rohstoff	Rohstoff	Rohstoff	Rohstoff	Rohstoff	Rohstoff	Rohstoff	Rohstoff	Rohstoff	Rohstoff	Rohstoff	Rohstoff	Rohstoff	Rohstoff
Extrakt	Rohstoff	Rohstoff	Rohstoff	Rohstoff	Rohstoff	Rohstoff	Rohstoff	Rohstoff	Rohstoff	Rohstoff	Rohstoff	Rohstoff	Rohstoff	Rohstoff	Rohstoff
Fermentation	prophylaktisch	prophylaktisch	ohne Empfehlung	prophylaktisch	ohne Empfehlung	ohne Empfehlung	ohne Empfehlung	prophylaktisch	prophylaktisch	prophylaktisch	ohne Empfehlung	prophylaktisch	ohne Empfehlung	ohne Empfehlung	ohne Empfehlung
Fußbad	ohne Empfehlung	ohne Empfehlung	ohne Empfehlung	ohne Empfehlung	ohne Empfehlung	ohne Empfehlung	ohne Empfehlung	ohne Empfehlung	ohne Empfehlung	ohne Empfehlung	ohne Empfehlung	ohne Empfehlung	ohne Empfehlung	ohne Empfehlung	ohne Empfehlung
Glycerin-Auszug	Rohstoff	Rohstoff	Rohstoff	Rohstoff	Rohstoff	Rohstoff	Rohstoff	Rohstoff	Rohstoff	Rohstoff	Rohstoff	Rohstoff	Rohstoff	Rohstoff	Rohstoff
Homöopathische Dilution	akut	akut	akut	akut	akut	akut	akut	akut	akut	akut	akut	akut	akut	akut	akut
Homöopathische Globuli	akut	akut	akut	akut	akut	akut	akut	akut	akut	akut	akut	akut	akut	akut	akut
Homöopathie spagyrisch	akut	akut	akut	akut	akut	akut	akut	akut	akut	akut	akut	akut	akut	akut	akut
Honig-Ferment	Rohstoff	Rohstoff	Rohstoff	Rohstoff	Rohstoff	Rohstoff	Rohstoff	Rohstoff	Rohstoff	Rohstoff	Rohstoff	Rohstoff	Rohstoff	Rohstoff	Rohstoff
Hydrolat	akut	akut	ohne Empfehlung	akut	ohne Empfehlung	akut	ohne Empfehlung	akut	akut	ohne Empfehlung	ohne Empfehlung	akut	ohne Empfehlung	akut	ohne Empfehlung
Kapseln	akut	akut	akut	akut	akut	akut	akut	akut	akut	akut	akut	akut	akut	akut	akut
Koji	prophylaktisch	prophylaktisch	ohne Empfehlung	prophylaktisch	ohne Empfehlung	ohne Empfehlung	ohne Empfehlung	prophylaktisch	prophylaktisch	prophylaktisch	ohne Empfehlung	prophylaktisch	ohne Empfehlung	ohne Empfehlung	ohne Empfehlung
Kombucha	prophylaktisch	prophylaktisch	ohne Empfehlung	prophylaktisch	ohne Empfehlung	ohne Empfehlung	ohne Empfehlung	prophylaktisch	prophylaktisch	prophylaktisch	ohne Empfehlung	prophylaktisch	ohne Empfehlung	ohne Empfehlung	ohne Empfehlung

- prophylaktisch
- akut
- prophylaktisch und akut
- ohne Empfehlung
- experimentell
- Rohstoff

ANWENDUNG

ATEMWEGE 2

ANWENDUNG	Alveolitis	Asthma	Bronchitis	COPD	Halsschmerzen	Husten	Kehlkopfentzündung	Krupp	Kurzatmigkeit	Lungenentzündung	Mukolytisch	Rhinitis (allergische)	Sinusitis	Trockenheit der Atemwege	Tuberkulose
Kompresse															
Licht-Therapie															
Likör			akut		akut	akut	akut		akut	akut	akut		akut	akut	akut
Massageöl															
Mundwasser							prophylaktisch und akut								
Öl-Auszug	Rohstoff	Rohstoff	Rohstoff	Rohstoff	Rohstoff	Rohstoff	Rohstoff	Rohstoff	Rohstoff	Rohstoff	Rohstoff	Rohstoff	Rohstoff	Rohstoff	Rohstoff
Ölziehen							prophylaktisch und akut								
Oxymel			akut		akut	akut	akut		akut	akut	akut		akut	akut	akut
Pilzbitter			akut		akut	akut	akut		akut	akut	akut		akut	akut	akut
Pilzpflaster															
Pulver	Rohstoff	Rohstoff	Rohstoff	Rohstoff	Rohstoff	Rohstoff	Rohstoff	Rohstoff	Rohstoff	Rohstoff	Rohstoff	Rohstoff	Rohstoff	Rohstoff	Rohstoff
Räuchern															
Rotwein-Auszug			akut		akut	akut	akut		akut	akut	akut		akut	akut	akut
Salbe	Rohstoff	Rohstoff	Rohstoff	Rohstoff	Rohstoff	Rohstoff	Rohstoff	Rohstoff	Rohstoff	Rohstoff	Rohstoff	Rohstoff	Rohstoff	Rohstoff	Rohstoff
Schnupfpulver													experimentell		
Sitzbad															
Spagyrische Essenz	akut	akut	akut	akut	akut	akut	akut	akut	akut	akut	akut	akut	akut	akut	akut
Süßes mit Pilzen															
Tee	prophylaktisch und akut	prophylaktisch und akut	prophylaktisch und akut	prophylaktisch und akut	prophylaktisch und akut	prophylaktisch und akut	prophylaktisch und akut	prophylaktisch und akut	prophylaktisch und akut	prophylaktisch und akut	prophylaktisch und akut	prophylaktisch und akut	prophylaktisch und akut	prophylaktisch und akut	prophylaktisch und akut
Tempeh mit Pilzen	prophylaktisch	prophylaktisch		prophylaktisch				prophylaktisch	prophylaktisch	prophylaktisch		prophylaktisch			
Weißwein-Auszug			akut		akut	akut	akut		akut	akut	akut		akut	akut	akut
Wickel	akut	akut	akut	akut	akut	akut	akut	akut	akut	akut	akut	akut	akut	akut	akut
Zahnfleischpflege							prophylaktisch und akut								
Zäpfchen															

Legende: prophylaktisch · akut · prophylaktisch und akut · ohne Empfehlung · experimentell · Rohstoff

ANWENDUNG

AUGE 1

Anwendung	Auge allgemein	Bindehautentzündung	Glaukom *	Katarakt	Makuladegeneration	Nachtblindheit *	Sehkraft	Trockene Augen
Abkochung oder Absud	Rohstoff	Rohstoff	Rohstoff	Rohstoff	Rohstoff	Rohstoff	Rohstoff	Rohstoff
Alkohol-Tinktur	ohne Empfehlung	ohne Empfehlung	ohne Empfehlung	ohne Empfehlung	ohne Empfehlung	ohne Empfehlung	ohne Empfehlung	ohne Empfehlung
Armbad	ohne Empfehlung	ohne Empfehlung	ohne Empfehlung	ohne Empfehlung	ohne Empfehlung	ohne Empfehlung	ohne Empfehlung	ohne Empfehlung
Auflage	prophylaktisch und akut	prophylaktisch und akut	prophylaktisch und akut	prophylaktisch und akut	prophylaktisch und akut	prophylaktisch und akut	prophylaktisch und akut	prophylaktisch und akut
Bachblütenmethode	ohne Empfehlung	ohne Empfehlung	ohne Empfehlung	ohne Empfehlung	ohne Empfehlung	ohne Empfehlung	ohne Empfehlung	ohne Empfehlung
Badezusatz	ohne Empfehlung	ohne Empfehlung	ohne Empfehlung	ohne Empfehlung	ohne Empfehlung	ohne Empfehlung	ohne Empfehlung	ohne Empfehlung
Blutung stillen	ohne Empfehlung	ohne Empfehlung	ohne Empfehlung	ohne Empfehlung	ohne Empfehlung	ohne Empfehlung	ohne Empfehlung	ohne Empfehlung
Creme	ohne Empfehlung	ohne Empfehlung	ohne Empfehlung	ohne Empfehlung	ohne Empfehlung	ohne Empfehlung	ohne Empfehlung	ohne Empfehlung
Dekokt	Rohstoff	Rohstoff	Rohstoff	Rohstoff	Rohstoff	Rohstoff	Rohstoff	Rohstoff
Dualauszug	ohne Empfehlung	ohne Empfehlung	ohne Empfehlung	ohne Empfehlung	ohne Empfehlung	ohne Empfehlung	ohne Empfehlung	ohne Empfehlung
Eiswürfel	Rohstoff	Rohstoff	Rohstoff	Rohstoff	Rohstoff	Rohstoff	Rohstoff	Rohstoff
Essig-Auszug	ohne Empfehlung	ohne Empfehlung	ohne Empfehlung	ohne Empfehlung	ohne Empfehlung	ohne Empfehlung	ohne Empfehlung	ohne Empfehlung
Extrakt	ohne Empfehlung	ohne Empfehlung	ohne Empfehlung	ohne Empfehlung	ohne Empfehlung	ohne Empfehlung	ohne Empfehlung	ohne Empfehlung
Fermentation	prophylaktisch	prophylaktisch	prophylaktisch	prophylaktisch	prophylaktisch	prophylaktisch	prophylaktisch	prophylaktisch
Fußbad	ohne Empfehlung	ohne Empfehlung	ohne Empfehlung	ohne Empfehlung	ohne Empfehlung	ohne Empfehlung	ohne Empfehlung	ohne Empfehlung
Glycerin-Auszug	ohne Empfehlung	ohne Empfehlung	ohne Empfehlung	ohne Empfehlung	ohne Empfehlung	ohne Empfehlung	ohne Empfehlung	ohne Empfehlung
Homöopathische Dilution	ohne Empfehlung	ohne Empfehlung	ohne Empfehlung	ohne Empfehlung	ohne Empfehlung	ohne Empfehlung	ohne Empfehlung	ohne Empfehlung
Homöopathische Globuli	ohne Empfehlung	ohne Empfehlung	ohne Empfehlung	ohne Empfehlung	ohne Empfehlung	ohne Empfehlung	ohne Empfehlung	ohne Empfehlung
Homöopathie spagyrisch	ohne Empfehlung	ohne Empfehlung	ohne Empfehlung	ohne Empfehlung	ohne Empfehlung	ohne Empfehlung	ohne Empfehlung	ohne Empfehlung
Honig-Ferment	ohne Empfehlung	ohne Empfehlung	ohne Empfehlung	ohne Empfehlung	ohne Empfehlung	ohne Empfehlung	ohne Empfehlung	ohne Empfehlung
Hydrolat	ohne Empfehlung	ohne Empfehlung	ohne Empfehlung	ohne Empfehlung	ohne Empfehlung	ohne Empfehlung	ohne Empfehlung	ohne Empfehlung
Kapseln	ohne Empfehlung	ohne Empfehlung	ohne Empfehlung	ohne Empfehlung	ohne Empfehlung	ohne Empfehlung	ohne Empfehlung	ohne Empfehlung
Koji	prophylaktisch	prophylaktisch	prophylaktisch	prophylaktisch	prophylaktisch	prophylaktisch	prophylaktisch	prophylaktisch
Kombucha	prophylaktisch	prophylaktisch	prophylaktisch	prophylaktisch	prophylaktisch	prophylaktisch	prophylaktisch	prophylaktisch

prophylaktisch · akut · prophylaktisch und akut · ohne Empfehlung · experimentell · Rohstoff

* Aus unseren Recherchen zum nächsten Projekt (Hausapotheke mit Speisepilzen) wissen wir, dass der **Champignon** (*Agaricus bisporus*) nach Studienlage bei Glaukom hilft und der **Pfifferling** bzw. das **Eierschwammerl** (*Cantharellus cibarius*) traditionell bei Nachtblindheit eingesetzt wurde und wird.

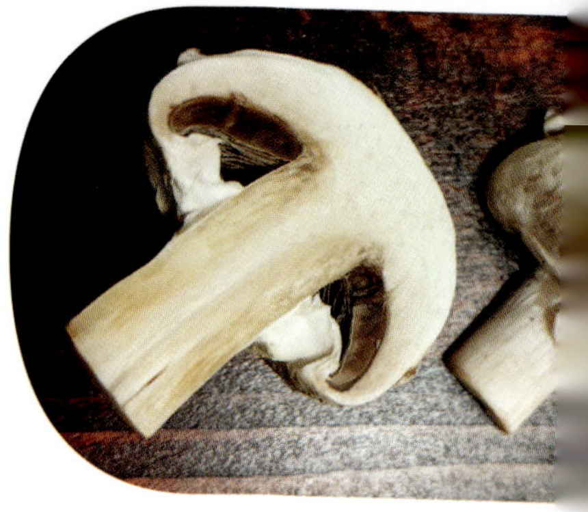

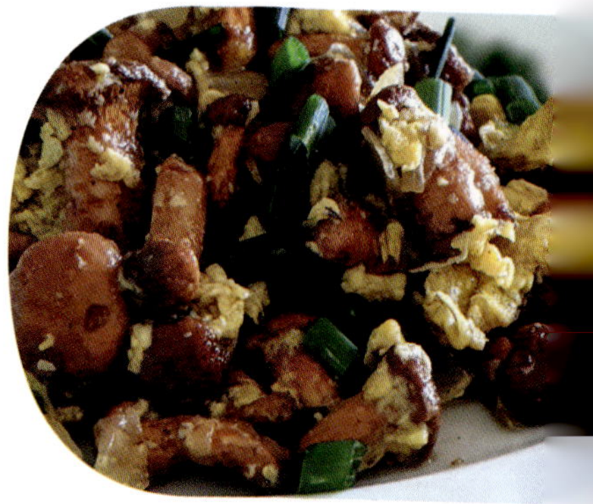

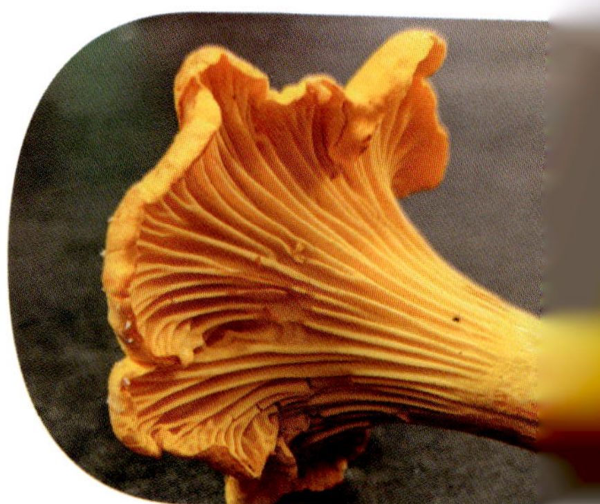

ANWENDUNG

AUGE 2

	Auge allgemein	Bindehautentzündung	Glaukom (*)	Katarakt	Makuladegeneration	Nachtblindheit (*)	Sehkraft	Trockene Augen
Kompresse	○	○	○	○	○	○	○	○
Licht-Therapie	○	○	○	○	○	○	○	○
Likör	○	○	○	○	○	○	○	○
Massageöl	○	○	○	○	○	○	○	○
Mundwasser	○	○	○	○	○	○	○	○
Öl-Auszug	Rohstoff	Rohstoff	Rohstoff	Rohstoff	Rohstoff	Rohstoff	Rohstoff	Rohstoff
Ölziehen	○	○	○	○	○	○	○	○
Oxymel	○	○	○	○	○	○	○	○
Pilzbitter	○	○	○	○	○	○	○	○
Pilzpflaster	○	○	○	○	○	○	○	○
Pulver	○	○	○	○	○	○	○	○
Räuchern	○	○	○	○	○	○	○	○
Rotwein-Auszug	○	○	○	○	○	○	○	○
Salbe	○	○	○	○	○	○	○	○
Schnupfpulver	○	○	○	○	○	○	○	○
Sitzbad	○	○	○	○	○	○	○	○
Spagyrische Essenz	○	○	○	○	○	○	○	○
Süßes mit Pilzen	○	○	○	○	○	○	○	○
Tee	prophylaktisch	prophylaktisch	prophylaktisch	prophylaktisch	prophylaktisch	prophylaktisch	prophylaktisch	prophylaktisch
Tempeh mit Pilzen	prophylaktisch	prophylaktisch	prophylaktisch	prophylaktisch	prophylaktisch	prophylaktisch	prophylaktisch	prophylaktisch
Weißwein-Auszug	○	○	○	○	○	○	○	○
Wickel	○	○	○	○	○	○	○	○
Zahnfleischpflege	○	○	○	○	○	○	○	○
Zäpfchen	○	○	○	○	○	○	○	○

● prophylaktisch
● akut
● prophylaktisch und akut
○ ohne Empfehlung
● experimentell
● Rohstoff

ANWENDUNG

BEWEGUNGS-APPARAT 1

ANWENDUNG	Arthritis	Arthrose	Bursitis	Gelenkentzündungen	Gelenkschmerz	Gicht	Knochenbruch	Muskelkater	Muskelschwund	Osteoporose	Prellung, Verstauchung	Rheuma
Abkochung oder Absud	Rohstoff	Rohstoff	Rohstoff	Rohstoff	Rohstoff	Rohstoff	Rohstoff	Rohstoff	Rohstoff	Rohstoff	Rohstoff	Rohstoff
Alkohol-Tinktur	Rohstoff	Rohstoff	Rohstoff	Rohstoff	Rohstoff	Rohstoff	Rohstoff	Rohstoff	Rohstoff	Rohstoff	Rohstoff	Rohstoff
Armbad	ohne Empfehlung	ohne Empfehlung	ohne Empfehlung	ohne Empfehlung	ohne Empfehlung	ohne Empfehlung	ohne Empfehlung	ohne Empfehlung	ohne Empfehlung	ohne Empfehlung	ohne Empfehlung	ohne Empfehlung
Auflage	prophylaktisch und akut	prophylaktisch und akut	akut	prophylaktisch und akut	akut	prophylaktisch und akut	akut	akut	prophylaktisch und akut	prophylaktisch und akut	akut	prophylaktisch und akut
Bachblütenmethode	ohne Empfehlung	ohne Empfehlung	ohne Empfehlung	ohne Empfehlung	ohne Empfehlung	ohne Empfehlung	ohne Empfehlung	ohne Empfehlung	ohne Empfehlung	ohne Empfehlung	ohne Empfehlung	ohne Empfehlung
Badezusatz	prophylaktisch und akut	prophylaktisch und akut	akut	prophylaktisch und akut	akut	prophylaktisch und akut	akut	akut	prophylaktisch und akut	prophylaktisch und akut	akut	prophylaktisch und akut
Blutung stillen	ohne Empfehlung	ohne Empfehlung	ohne Empfehlung	ohne Empfehlung	ohne Empfehlung	ohne Empfehlung	ohne Empfehlung	ohne Empfehlung	ohne Empfehlung	ohne Empfehlung	ohne Empfehlung	ohne Empfehlung
Creme	akut	akut	akut	akut	akut	akut	akut	akut	akut	akut	akut	akut
Dekokt	Rohstoff	Rohstoff	Rohstoff	Rohstoff	Rohstoff	Rohstoff	Rohstoff	Rohstoff	Rohstoff	Rohstoff	Rohstoff	Rohstoff
Dualauszug	Rohstoff	Rohstoff	Rohstoff	Rohstoff	Rohstoff	Rohstoff	Rohstoff	Rohstoff	Rohstoff	Rohstoff	Rohstoff	Rohstoff
Eiswürfel	Rohstoff	Rohstoff	Rohstoff	Rohstoff	Rohstoff	Rohstoff	Rohstoff	Rohstoff	Rohstoff	Rohstoff	Rohstoff	Rohstoff
Essig-Auszug	Rohstoff	Rohstoff	Rohstoff	Rohstoff	Rohstoff	Rohstoff	Rohstoff	Rohstoff	Rohstoff	Rohstoff	Rohstoff	Rohstoff
Extrakt	Rohstoff	Rohstoff	Rohstoff	Rohstoff	Rohstoff	Rohstoff	Rohstoff	Rohstoff	Rohstoff	Rohstoff	Rohstoff	Rohstoff
Fermentation	prophylaktisch	prophylaktisch	prophylaktisch	prophylaktisch	ohne Empfehlung	prophylaktisch	ohne Empfehlung	ohne Empfehlung	prophylaktisch	prophylaktisch	ohne Empfehlung	prophylaktisch
Fußbad	ohne Empfehlung	ohne Empfehlung	ohne Empfehlung	ohne Empfehlung	ohne Empfehlung	ohne Empfehlung	ohne Empfehlung	ohne Empfehlung	ohne Empfehlung	ohne Empfehlung	ohne Empfehlung	ohne Empfehlung
Glycerin-Auszug	Rohstoff	Rohstoff	Rohstoff	Rohstoff	Rohstoff	Rohstoff	Rohstoff	Rohstoff	Rohstoff	Rohstoff	Rohstoff	Rohstoff
Homöopathische Dilution	akut	akut	akut	akut	akut	akut	akut	akut	akut	akut	akut	akut
Homöopathische Globuli	akut	akut	akut	akut	akut	akut	akut	akut	akut	akut	akut	akut
Homöopathie spagyrisch	akut	akut	akut	akut	akut	akut	akut	akut	akut	akut	akut	akut
Honig-Ferment	Rohstoff	Rohstoff	Rohstoff	Rohstoff	Rohstoff	Rohstoff	Rohstoff	Rohstoff	Rohstoff	Rohstoff	Rohstoff	Rohstoff
Hydrolat	ohne Empfehlung	ohne Empfehlung	ohne Empfehlung	ohne Empfehlung	ohne Empfehlung	ohne Empfehlung	ohne Empfehlung	ohne Empfehlung	ohne Empfehlung	ohne Empfehlung	ohne Empfehlung	ohne Empfehlung
Kapseln	akut	akut	akut	akut	akut	akut	akut	akut	akut	akut	akut	akut
Koji	prophylaktisch	prophylaktisch	prophylaktisch	prophylaktisch	ohne Empfehlung	prophylaktisch	ohne Empfehlung	ohne Empfehlung	prophylaktisch	prophylaktisch	ohne Empfehlung	prophylaktisch
Kombucha	prophylaktisch	prophylaktisch	prophylaktisch	prophylaktisch	ohne Empfehlung	prophylaktisch	ohne Empfehlung	ohne Empfehlung	prophylaktisch	prophylaktisch	ohne Empfehlung	prophylaktisch

prophylaktisch · akut · prophylaktisch und akut · ohne Empfehlung · experimentell · Rohstoff

ANWENDUNG

BEWEGUNGS-APPARAT 2

	Arthritis	Arthrose	Bursitis	Gelenkentzündungen	Gelenkschmerz	Gicht	Knochenbruch	Muskelkater	Muskelschwund	Osteoporose	Prellung, Verstauchung	Rheuma
Kompresse	akut	akut	akut	akut	akut	akut	akut	akut	ohne Empfehlung	ohne Empfehlung	ohne Empfehlung	akut
Licht-Therapie	akut	akut	akut	akut	akut	akut	akut	akut	akut	akut	akut	akut
Likör	prophylaktisch	prophylaktisch	prophylaktisch	prophylaktisch	ohne Empfehlung	prophylaktisch	ohne Empfehlung	ohne Empfehlung	prophylaktisch	prophylaktisch	ohne Empfehlung	prophylaktisch
Massageöl	prophylaktisch und akut	prophylaktisch und akut	akut	prophylaktisch und akut	akut	prophylaktisch und akut	ohne Empfehlung	akut	prophylaktisch und akut	prophylaktisch und akut	akut	prophylaktisch und akut
Mundwasser	ohne Empfehlung	ohne Empfehlung	ohne Empfehlung	ohne Empfehlung	ohne Empfehlung	ohne Empfehlung	ohne Empfehlung	ohne Empfehlung	ohne Empfehlung	ohne Empfehlung	ohne Empfehlung	ohne Empfehlung
Öl-Auszug	Rohstoff	Rohstoff	Rohstoff	Rohstoff	Rohstoff	Rohstoff	Rohstoff	Rohstoff	Rohstoff	Rohstoff	Rohstoff	Rohstoff
Ölziehen	ohne Empfehlung	ohne Empfehlung	ohne Empfehlung	ohne Empfehlung	ohne Empfehlung	ohne Empfehlung	ohne Empfehlung	ohne Empfehlung	ohne Empfehlung	ohne Empfehlung	ohne Empfehlung	ohne Empfehlung
Oxymel	prophylaktisch	prophylaktisch	prophylaktisch	prophylaktisch	ohne Empfehlung	prophylaktisch	ohne Empfehlung	ohne Empfehlung	prophylaktisch	prophylaktisch	ohne Empfehlung	prophylaktisch
Pilzbitter	prophylaktisch	prophylaktisch	prophylaktisch	prophylaktisch	ohne Empfehlung	prophylaktisch	ohne Empfehlung	ohne Empfehlung	prophylaktisch	prophylaktisch	ohne Empfehlung	prophylaktisch
Pilzpflaster	ohne Empfehlung	ohne Empfehlung	ohne Empfehlung	ohne Empfehlung	ohne Empfehlung	ohne Empfehlung	ohne Empfehlung	ohne Empfehlung	ohne Empfehlung	ohne Empfehlung	ohne Empfehlung	ohne Empfehlung
Pulver	Rohstoff	Rohstoff	Rohstoff	Rohstoff	Rohstoff	Rohstoff	Rohstoff	Rohstoff	Rohstoff	Rohstoff	Rohstoff	Rohstoff
Räuchern	ohne Empfehlung	ohne Empfehlung	ohne Empfehlung	ohne Empfehlung	ohne Empfehlung	ohne Empfehlung	ohne Empfehlung	ohne Empfehlung	ohne Empfehlung	ohne Empfehlung	ohne Empfehlung	ohne Empfehlung
Rotwein-Auszug	Rohstoff	Rohstoff	Rohstoff	Rohstoff	Rohstoff	Rohstoff	Rohstoff	Rohstoff	Rohstoff	Rohstoff	Rohstoff	Rohstoff
Salbe	akut	akut	akut	akut	akut	akut	akut	akut	akut	akut	akut	akut
Schnupfpulver	ohne Empfehlung	ohne Empfehlung	ohne Empfehlung	ohne Empfehlung	ohne Empfehlung	ohne Empfehlung	ohne Empfehlung	ohne Empfehlung	ohne Empfehlung	ohne Empfehlung	ohne Empfehlung	ohne Empfehlung
Sitzbad	ohne Empfehlung	ohne Empfehlung	ohne Empfehlung	ohne Empfehlung	ohne Empfehlung	ohne Empfehlung	ohne Empfehlung	ohne Empfehlung	ohne Empfehlung	ohne Empfehlung	ohne Empfehlung	ohne Empfehlung
Spagyrische Essenz	akut	akut	akut	akut	akut	akut	akut	akut	akut	akut	akut	akut
Süßes mit Pilzen	prophylaktisch	prophylaktisch	prophylaktisch	prophylaktisch	ohne Empfehlung	prophylaktisch	ohne Empfehlung	ohne Empfehlung	prophylaktisch	prophylaktisch	ohne Empfehlung	prophylaktisch
Tee	prophylaktisch	prophylaktisch	prophylaktisch	prophylaktisch	ohne Empfehlung	prophylaktisch	ohne Empfehlung	ohne Empfehlung	prophylaktisch	prophylaktisch	ohne Empfehlung	prophylaktisch
Tempeh mit Pilzen	prophylaktisch	prophylaktisch	prophylaktisch	prophylaktisch	ohne Empfehlung	prophylaktisch	ohne Empfehlung	ohne Empfehlung	prophylaktisch	prophylaktisch	ohne Empfehlung	prophylaktisch
Weißwein-Auszug	Rohstoff	Rohstoff	Rohstoff	Rohstoff	Rohstoff	Rohstoff	Rohstoff	Rohstoff	Rohstoff	Rohstoff	Rohstoff	Rohstoff
Wickel	prophylaktisch und akut	prophylaktisch und akut	akut	prophylaktisch und akut	akut	prophylaktisch und akut	akut	akut	prophylaktisch und akut	prophylaktisch und akut	akut	prophylaktisch und akut
Zahnfleischpflege	ohne Empfehlung	ohne Empfehlung	ohne Empfehlung	ohne Empfehlung	ohne Empfehlung	ohne Empfehlung	ohne Empfehlung	ohne Empfehlung	ohne Empfehlung	ohne Empfehlung	ohne Empfehlung	ohne Empfehlung
Zäpfchen	ohne Empfehlung	ohne Empfehlung	ohne Empfehlung	akut	akut	ohne Empfehlung	ohne Empfehlung	ohne Empfehlung	ohne Empfehlung	ohne Empfehlung	ohne Empfehlung	ohne Empfehlung

prophylaktisch · akut · prophylaktisch und akut · ohne Empfehlung · experimentell · Rohstoff

ANWENDUNG

HAUT 1

HAUT 1	Abszesse	Akne	Abschürfungen	Furunkel	Genitalbereich	Hautgesundheit	Nagelpilz	Neurodermitis	Psoriasis	Sonnenbrand	Verbrennungen	Warzen
Abkochung oder Absud	Rohstoff	Rohstoff	Rohstoff	Rohstoff	Rohstoff	Rohstoff	Rohstoff	Rohstoff	Rohstoff	Rohstoff	Rohstoff	Rohstoff
Alkohol-Tinktur	Rohstoff	Rohstoff	Rohstoff	Rohstoff	Rohstoff	Rohstoff	Rohstoff	Rohstoff	Rohstoff	Rohstoff	Rohstoff	Rohstoff
Armbad	ohne Empfehlung	ohne Empfehlung	ohne Empfehlung	ohne Empfehlung	ohne Empfehlung	ohne Empfehlung	ohne Empfehlung	ohne Empfehlung	ohne Empfehlung	ohne Empfehlung	ohne Empfehlung	ohne Empfehlung
Auflage	akut	akut	akut	akut	akut	akut	akut	akut	akut	akut	akut	akut
Bachblütenmethode	ohne Empfehlung	ohne Empfehlung	ohne Empfehlung	ohne Empfehlung	ohne Empfehlung	ohne Empfehlung	ohne Empfehlung	ohne Empfehlung	ohne Empfehlung	ohne Empfehlung	ohne Empfehlung	ohne Empfehlung
Badezusatz	akut	akut	akut	akut	akut	prophylaktisch und akut	akut	akut	akut	akut	akut	akut
Blutung stillen	ohne Empfehlung	ohne Empfehlung	ohne Empfehlung	ohne Empfehlung	ohne Empfehlung	ohne Empfehlung	ohne Empfehlung	ohne Empfehlung	ohne Empfehlung	ohne Empfehlung	ohne Empfehlung	ohne Empfehlung
Creme	akut	akut	akut	akut	akut	prophylaktisch und akut	ohne Empfehlung	prophylaktisch und akut	prophylaktisch und akut	akut	akut	akut
Dekokt	Rohstoff	Rohstoff	Rohstoff	Rohstoff	Rohstoff	Rohstoff	Rohstoff	Rohstoff	Rohstoff	Rohstoff	Rohstoff	Rohstoff
Dualauszug	Rohstoff	Rohstoff	Rohstoff	Rohstoff	Rohstoff	Rohstoff	Rohstoff	Rohstoff	Rohstoff	Rohstoff	Rohstoff	Rohstoff
Eiswürfel	Rohstoff	Rohstoff	Rohstoff	Rohstoff	Rohstoff	Rohstoff	Rohstoff	Rohstoff	Rohstoff	Rohstoff	Rohstoff	Rohstoff
Essig-Auszug	Rohstoff	Rohstoff	Rohstoff	Rohstoff	Rohstoff	Rohstoff	Rohstoff	Rohstoff	Rohstoff	Rohstoff	Rohstoff	Rohstoff
Extrakt	Rohstoff	Rohstoff	Rohstoff	Rohstoff	Rohstoff	Rohstoff	Rohstoff	Rohstoff	Rohstoff	Rohstoff	Rohstoff	Rohstoff
Fermentation	prophylaktisch	prophylaktisch	ohne Empfehlung	ohne Empfehlung	ohne Empfehlung	prophylaktisch	ohne Empfehlung	prophylaktisch	prophylaktisch	ohne Empfehlung	ohne Empfehlung	ohne Empfehlung
Fußbad	ohne Empfehlung	ohne Empfehlung	ohne Empfehlung	ohne Empfehlung	ohne Empfehlung	ohne Empfehlung	prophylaktisch und akut	ohne Empfehlung	ohne Empfehlung	ohne Empfehlung	ohne Empfehlung	ohne Empfehlung
Glycerin-Auszug	Rohstoff	Rohstoff	Rohstoff	Rohstoff	Rohstoff	Rohstoff	Rohstoff	Rohstoff	Rohstoff	Rohstoff	Rohstoff	Rohstoff
Homöopathische Dilution	ohne Empfehlung	ohne Empfehlung	ohne Empfehlung	ohne Empfehlung	ohne Empfehlung	akut	ohne Empfehlung	akut	akut	ohne Empfehlung	ohne Empfehlung	ohne Empfehlung
Homöopathische Globuli	ohne Empfehlung	ohne Empfehlung	ohne Empfehlung	ohne Empfehlung	ohne Empfehlung	akut	ohne Empfehlung	akut	akut	ohne Empfehlung	ohne Empfehlung	ohne Empfehlung
Homöopathie spagyrisch	ohne Empfehlung	ohne Empfehlung	ohne Empfehlung	ohne Empfehlung	ohne Empfehlung	akut	ohne Empfehlung	akut	akut	ohne Empfehlung	ohne Empfehlung	ohne Empfehlung
Honig-Ferment	Rohstoff	Rohstoff	Rohstoff	Rohstoff	ohne Empfehlung	Rohstoff	ohne Empfehlung	ohne Empfehlung	ohne Empfehlung	Rohstoff	Rohstoff	ohne Empfehlung
Hydrolat	ohne Empfehlung	ohne Empfehlung	ohne Empfehlung	ohne Empfehlung	ohne Empfehlung	ohne Empfehlung	ohne Empfehlung	ohne Empfehlung	ohne Empfehlung	ohne Empfehlung	ohne Empfehlung	ohne Empfehlung
Kapseln	akut	akut	akut	akut	akut	akut	ohne Empfehlung	akut	akut	ohne Empfehlung	ohne Empfehlung	ohne Empfehlung
Koji	prophylaktisch	prophylaktisch	ohne Empfehlung	ohne Empfehlung	ohne Empfehlung	prophylaktisch	ohne Empfehlung	prophylaktisch	prophylaktisch	ohne Empfehlung	ohne Empfehlung	ohne Empfehlung
Kombucha	prophylaktisch	prophylaktisch	ohne Empfehlung	ohne Empfehlung	ohne Empfehlung	prophylaktisch	ohne Empfehlung	prophylaktisch	prophylaktisch	ohne Empfehlung	ohne Empfehlung	ohne Empfehlung

prophylaktisch · akut · prophylaktisch und akut · ohne Empfehlung · experimentell · Rohstoff

ANWENDUNG

HAUT 2

	Abszesse	Akne	Abschürfungen	Furunkel	Genitalbereich	Hautgesundheit	Nagelpilz	Neurodermitis	Psoriasis	Sonnenbrand	Verbrennungen	Warzen
Kompresse	akut	akut	akut	akut	akut	akut	akut	akut	akut	akut	akut	akut
Licht-Therapie	akut	akut	akut	akut	akut	akut	ohne Empfehlung	akut	akut	ohne Empfehlung	ohne Empfehlung	ohne Empfehlung
Likör	ohne Empfehlung	ohne Empfehlung	ohne Empfehlung	ohne Empfehlung	ohne Empfehlung	ohne Empfehlung	ohne Empfehlung	ohne Empfehlung	ohne Empfehlung	ohne Empfehlung	ohne Empfehlung	ohne Empfehlung
Massageöl	akut	akut	ohne Empfehlung	ohne Empfehlung	ohne Empfehlung	akut	ohne Empfehlung	akut	akut	ohne Empfehlung	ohne Empfehlung	ohne Empfehlung
Mundwasser	ohne Empfehlung	ohne Empfehlung	ohne Empfehlung	ohne Empfehlung	ohne Empfehlung	ohne Empfehlung	ohne Empfehlung	ohne Empfehlung	ohne Empfehlung	ohne Empfehlung	ohne Empfehlung	ohne Empfehlung
Öl-Auszug	Rohstoff	ohne Empfehlung	Rohstoff	Rohstoff	Rohstoff	Rohstoff	ohne Empfehlung	Rohstoff	Rohstoff	Rohstoff	Rohstoff	ohne Empfehlung
Ölziehen	ohne Empfehlung	ohne Empfehlung	ohne Empfehlung	ohne Empfehlung	ohne Empfehlung	ohne Empfehlung	ohne Empfehlung	ohne Empfehlung	ohne Empfehlung	ohne Empfehlung	ohne Empfehlung	ohne Empfehlung
Oxymel	ohne Empfehlung	ohne Empfehlung	ohne Empfehlung	ohne Empfehlung	ohne Empfehlung	ohne Empfehlung	ohne Empfehlung	ohne Empfehlung	ohne Empfehlung	ohne Empfehlung	ohne Empfehlung	ohne Empfehlung
Pilzbitter	ohne Empfehlung	ohne Empfehlung	ohne Empfehlung	ohne Empfehlung	ohne Empfehlung	ohne Empfehlung	ohne Empfehlung	ohne Empfehlung	ohne Empfehlung	ohne Empfehlung	ohne Empfehlung	ohne Empfehlung
Pilzpflaster	ohne Empfehlung	ohne Empfehlung	ohne Empfehlung	ohne Empfehlung	ohne Empfehlung	ohne Empfehlung	ohne Empfehlung	ohne Empfehlung	ohne Empfehlung	ohne Empfehlung	ohne Empfehlung	ohne Empfehlung
Pulver	Rohstoff	Rohstoff	Rohstoff	Rohstoff	Rohstoff	Rohstoff	Rohstoff	Rohstoff	Rohstoff	Rohstoff	Rohstoff	Rohstoff
Räuchern	ohne Empfehlung	ohne Empfehlung	ohne Empfehlung	ohne Empfehlung	ohne Empfehlung	ohne Empfehlung	ohne Empfehlung	ohne Empfehlung	ohne Empfehlung	ohne Empfehlung	ohne Empfehlung	ohne Empfehlung
Rotwein-Auszug	Rohstoff	Rohstoff	Rohstoff	Rohstoff	Rohstoff	Rohstoff	Rohstoff	Rohstoff	Rohstoff	Rohstoff	Rohstoff	Rohstoff
Salbe	akut	akut	akut	akut	akut	akut	ohne Empfehlung	akut	akut	akut	akut	ohne Empfehlung
Schnupfpulver	ohne Empfehlung	ohne Empfehlung	ohne Empfehlung	ohne Empfehlung	ohne Empfehlung	ohne Empfehlung	ohne Empfehlung	ohne Empfehlung	ohne Empfehlung	ohne Empfehlung	ohne Empfehlung	ohne Empfehlung
Sitzbad	ohne Empfehlung	ohne Empfehlung	ohne Empfehlung	ohne Empfehlung	ohne Empfehlung	ohne Empfehlung	ohne Empfehlung	ohne Empfehlung	ohne Empfehlung	ohne Empfehlung	ohne Empfehlung	ohne Empfehlung
Spagyrische Essenz	Rohstoff	Rohstoff	Rohstoff	Rohstoff	Rohstoff	akut	ohne Empfehlung	akut	akut	Rohstoff	Rohstoff	Rohstoff
Süßes mit Pilzen	ohne Empfehlung	ohne Empfehlung	ohne Empfehlung	ohne Empfehlung	ohne Empfehlung	ohne Empfehlung	ohne Empfehlung	ohne Empfehlung	ohne Empfehlung	ohne Empfehlung	ohne Empfehlung	ohne Empfehlung
Tee	prophylaktisch und akut	prophylaktisch und akut	ohne Empfehlung	ohne Empfehlung	ohne Empfehlung	prophylaktisch und akut	ohne Empfehlung	prophylaktisch und akut	prophylaktisch und akut	ohne Empfehlung	ohne Empfehlung	ohne Empfehlung
Tempeh mit Pilzen	prophylaktisch	prophylaktisch	ohne Empfehlung	ohne Empfehlung	ohne Empfehlung	prophylaktisch	ohne Empfehlung	prophylaktisch	prophylaktisch	ohne Empfehlung	ohne Empfehlung	ohne Empfehlung
Weißwein-Auszug	Rohstoff	Rohstoff	Rohstoff	Rohstoff	Rohstoff	Rohstoff	Rohstoff	Rohstoff	Rohstoff	Rohstoff	Rohstoff	Rohstoff
Wickel	akut	akut	akut	akut	akut	akut	akut	akut	akut	akut	akut	akut
Zahnfleischpflege	ohne Empfehlung	ohne Empfehlung	ohne Empfehlung	ohne Empfehlung	ohne Empfehlung	ohne Empfehlung	ohne Empfehlung	ohne Empfehlung	ohne Empfehlung	ohne Empfehlung	ohne Empfehlung	ohne Empfehlung
Zäpfchen	ohne Empfehlung	ohne Empfehlung	ohne Empfehlung	ohne Empfehlung	ohne Empfehlung	ohne Empfehlung	ohne Empfehlung	ohne Empfehlung	ohne Empfehlung	ohne Empfehlung	ohne Empfehlung	ohne Empfehlung

- prophylaktisch
- akut
- prophylaktisch und akut
- ohne Empfehlung
- experimentell
- Rohstoff

ANWENDUNG

HERZ-KREISLAUF 1

ANWENDUNG	Angina Pectoris	Arteriosklerose	Bluthochdruck	Durchblutungsstörungen	Hemmung Blutgerinnung	Herzmuskelentzündung	Herzrhythmusstörung	Herzschwäche	Kardiovaskuläre Erkrankungen	Koronare Herzkrankheit	Thrombose	Vaskulitis	Venenerkrankungen
Abkochung oder Absud	Rohstoff	Rohstoff	Rohstoff	Rohstoff	Rohstoff	Rohstoff	Rohstoff	Rohstoff	Rohstoff	Rohstoff	Rohstoff	Rohstoff	Rohstoff
Alkohol-Tinktur	Rohstoff	Rohstoff	Rohstoff	Rohstoff	Rohstoff	Rohstoff	Rohstoff	Rohstoff	Rohstoff	Rohstoff	Rohstoff	Rohstoff	Rohstoff
Armbad	ohne Empfehlung	ohne Empfehlung	prophylaktisch	prophylaktisch	ohne Empfehlung	ohne Empfehlung	prophylaktisch	prophylaktisch	prophylaktisch	prophylaktisch	ohne Empfehlung	ohne Empfehlung	prophylaktisch
Auflage	akut	ohne Empfehlung	ohne Empfehlung	ohne Empfehlung	ohne Empfehlung	akut	akut	akut	ohne Empfehlung	ohne Empfehlung	ohne Empfehlung	akut	ohne Empfehlung
Bachblütenmethode	ohne Empfehlung	ohne Empfehlung	ohne Empfehlung	ohne Empfehlung	ohne Empfehlung	ohne Empfehlung	ohne Empfehlung	ohne Empfehlung	ohne Empfehlung	ohne Empfehlung	ohne Empfehlung	ohne Empfehlung	ohne Empfehlung
Badezusatz	prophylaktisch	prophylaktisch	prophylaktisch	prophylaktisch	prophylaktisch	prophylaktisch	prophylaktisch	prophylaktisch	prophylaktisch	prophylaktisch	prophylaktisch	ohne Empfehlung	prophylaktisch
Blutung stillen	ohne Empfehlung	ohne Empfehlung	ohne Empfehlung	ohne Empfehlung	ohne Empfehlung	ohne Empfehlung	ohne Empfehlung	ohne Empfehlung	ohne Empfehlung	ohne Empfehlung	ohne Empfehlung	ohne Empfehlung	ohne Empfehlung
Creme	ohne Empfehlung	ohne Empfehlung	ohne Empfehlung	ohne Empfehlung	ohne Empfehlung	ohne Empfehlung	ohne Empfehlung	ohne Empfehlung	ohne Empfehlung	ohne Empfehlung	ohne Empfehlung	ohne Empfehlung	ohne Empfehlung
Dekokt	Rohstoff	Rohstoff	Rohstoff	Rohstoff	Rohstoff	Rohstoff	Rohstoff	Rohstoff	Rohstoff	Rohstoff	Rohstoff	Rohstoff	Rohstoff
Dualauszug	Rohstoff	Rohstoff	Rohstoff	Rohstoff	Rohstoff	Rohstoff	Rohstoff	Rohstoff	Rohstoff	Rohstoff	Rohstoff	Rohstoff	Rohstoff
Eiswürfel	Rohstoff	Rohstoff	Rohstoff	Rohstoff	Rohstoff	Rohstoff	Rohstoff	Rohstoff	Rohstoff	Rohstoff	Rohstoff	Rohstoff	Rohstoff
Essig-Auszug	Rohstoff	Rohstoff	Rohstoff	Rohstoff	Rohstoff	Rohstoff	Rohstoff	Rohstoff	Rohstoff	Rohstoff	Rohstoff	Rohstoff	Rohstoff
Extrakt	Rohstoff	Rohstoff	Rohstoff	Rohstoff	Rohstoff	Rohstoff	Rohstoff	Rohstoff	Rohstoff	Rohstoff	Rohstoff	Rohstoff	Rohstoff
Fermentation	prophylaktisch	prophylaktisch	prophylaktisch	prophylaktisch	prophylaktisch	prophylaktisch	prophylaktisch	prophylaktisch	prophylaktisch	prophylaktisch	prophylaktisch	prophylaktisch	prophylaktisch
Fußbad	ohne Empfehlung	ohne Empfehlung	prophylaktisch	prophylaktisch	ohne Empfehlung	ohne Empfehlung	prophylaktisch	prophylaktisch	prophylaktisch	prophylaktisch	ohne Empfehlung	ohne Empfehlung	prophylaktisch
Glycerin-Auszug	Rohstoff	Rohstoff	Rohstoff	Rohstoff	Rohstoff	Rohstoff	Rohstoff	Rohstoff	Rohstoff	Rohstoff	Rohstoff	Rohstoff	Rohstoff
Homöopathische Dilution	akut	akut	akut	akut	akut	akut	akut	akut	akut	akut	akut	akut	akut
Homöopathische Globuli	akut	akut	akut	akut	akut	akut	akut	akut	akut	akut	akut	akut	akut
Homöopathie spagyrisch	akut	akut	akut	akut	akut	akut	akut	akut	akut	akut	akut	akut	akut
Honig-Ferment	Rohstoff	Rohstoff	Rohstoff	Rohstoff	Rohstoff	Rohstoff	Rohstoff	Rohstoff	Rohstoff	Rohstoff	Rohstoff	Rohstoff	Rohstoff
Hydrolat	ohne Empfehlung	ohne Empfehlung	ohne Empfehlung	ohne Empfehlung	ohne Empfehlung	ohne Empfehlung	ohne Empfehlung	ohne Empfehlung	ohne Empfehlung	ohne Empfehlung	ohne Empfehlung	ohne Empfehlung	ohne Empfehlung
Kapseln	akut	akut	akut	akut	akut	akut	akut	akut	akut	akut	akut	akut	akut
Koji	prophylaktisch	prophylaktisch	prophylaktisch	prophylaktisch	prophylaktisch	prophylaktisch	prophylaktisch	prophylaktisch	prophylaktisch	prophylaktisch	prophylaktisch	prophylaktisch	prophylaktisch
Kombucha	prophylaktisch	prophylaktisch	prophylaktisch	prophylaktisch	prophylaktisch	prophylaktisch	prophylaktisch	prophylaktisch	prophylaktisch	prophylaktisch	prophylaktisch	prophylaktisch	prophylaktisch

prophylaktisch · akut · prophylaktisch und akut · ohne Empfehlung · experimentell · Rohstoff

ANWENDUNG

HERZ-KREISLAUF 2

	Angina Pectoris	Arteriosklerose	Bluthochdruck	Durchblutungsstörungen	Hemmung Blutgerinnung	Herzmuskelentzündung	Herzrhythmusstörung	Herzschwäche	Kardiovaskuläre Erkrankungen	Koronare Herzkrankheit	Thrombose	Vaskulitis	Venenerkrankungen
Kompresse	ohne Empfehlung	ohne Empfehlung	ohne Empfehlung	ohne Empfehlung	ohne Empfehlung	ohne Empfehlung	ohne Empfehlung	ohne Empfehlung	ohne Empfehlung	ohne Empfehlung	ohne Empfehlung	akut	ohne Empfehlung
Licht-Therapie	akut	akut	akut	akut	akut	akut	akut	akut	akut	akut	akut	akut	akut
Likör	Rohstoff	prophylaktisch	prophylaktisch	prophylaktisch	prophylaktisch	Rohstoff	akut	prophylaktisch	prophylaktisch	prophylaktisch	prophylaktisch	Rohstoff	Rohstoff
Massageöl	ohne Empfehlung	ohne Empfehlung	ohne Empfehlung	ohne Empfehlung	ohne Empfehlung	ohne Empfehlung	ohne Empfehlung	ohne Empfehlung	ohne Empfehlung	ohne Empfehlung	prophylaktisch	ohne Empfehlung	prophylaktisch
Mundwasser	ohne Empfehlung	ohne Empfehlung	ohne Empfehlung	ohne Empfehlung	ohne Empfehlung	ohne Empfehlung	ohne Empfehlung	ohne Empfehlung	ohne Empfehlung	ohne Empfehlung	ohne Empfehlung	ohne Empfehlung	ohne Empfehlung
Öl-Auszug	Rohstoff	Rohstoff	Rohstoff	Rohstoff	Rohstoff	Rohstoff	Rohstoff	Rohstoff	Rohstoff	Rohstoff	Rohstoff	Rohstoff	Rohstoff
Ölziehen	ohne Empfehlung	ohne Empfehlung	ohne Empfehlung	ohne Empfehlung	ohne Empfehlung	ohne Empfehlung	ohne Empfehlung	ohne Empfehlung	ohne Empfehlung	ohne Empfehlung	ohne Empfehlung	ohne Empfehlung	ohne Empfehlung
Oxymel	ohne Empfehlung	ohne Empfehlung	ohne Empfehlung	ohne Empfehlung	ohne Empfehlung	ohne Empfehlung	ohne Empfehlung	ohne Empfehlung	ohne Empfehlung	ohne Empfehlung	ohne Empfehlung	ohne Empfehlung	ohne Empfehlung
Pilzbitter	Rohstoff	prophylaktisch	prophylaktisch	prophylaktisch	prophylaktisch	Rohstoff	prophylaktisch	prophylaktisch	prophylaktisch	prophylaktisch	prophylaktisch	Rohstoff	Rohstoff
Pilzpflaster	ohne Empfehlung	ohne Empfehlung	ohne Empfehlung	ohne Empfehlung	ohne Empfehlung	ohne Empfehlung	ohne Empfehlung	ohne Empfehlung	ohne Empfehlung	ohne Empfehlung	ohne Empfehlung	ohne Empfehlung	ohne Empfehlung
Pulver	Rohstoff	Rohstoff	Rohstoff	Rohstoff	Rohstoff	Rohstoff	Rohstoff	Rohstoff	Rohstoff	Rohstoff	Rohstoff	Rohstoff	Rohstoff
Räuchern	ohne Empfehlung	ohne Empfehlung	ohne Empfehlung	ohne Empfehlung	ohne Empfehlung	ohne Empfehlung	ohne Empfehlung	ohne Empfehlung	ohne Empfehlung	ohne Empfehlung	ohne Empfehlung	ohne Empfehlung	ohne Empfehlung
Rotwein-Auszug	Rohstoff	Rohstoff	Rohstoff	Rohstoff	Rohstoff	Rohstoff	Rohstoff	Rohstoff	Rohstoff	Rohstoff	Rohstoff	Rohstoff	Rohstoff
Salbe	akut	akut	akut	akut	akut	akut	akut	akut	akut	akut	akut	akut	akut
Schnupfpulver	ohne Empfehlung	ohne Empfehlung	ohne Empfehlung	ohne Empfehlung	ohne Empfehlung	ohne Empfehlung	ohne Empfehlung	ohne Empfehlung	ohne Empfehlung	ohne Empfehlung	ohne Empfehlung	ohne Empfehlung	ohne Empfehlung
Sitzbad	ohne Empfehlung	ohne Empfehlung	ohne Empfehlung	ohne Empfehlung	ohne Empfehlung	ohne Empfehlung	ohne Empfehlung	ohne Empfehlung	ohne Empfehlung	ohne Empfehlung	ohne Empfehlung	ohne Empfehlung	ohne Empfehlung
Spagyrische Essenz	akut	akut	akut	akut	akut	akut	akut	akut	akut	akut	akut	akut	akut
Süßes mit Pilzen	ohne Empfehlung	ohne Empfehlung	ohne Empfehlung	ohne Empfehlung	ohne Empfehlung	ohne Empfehlung	ohne Empfehlung	ohne Empfehlung	ohne Empfehlung	ohne Empfehlung	ohne Empfehlung	ohne Empfehlung	ohne Empfehlung
Tee	prophylaktisch und akut	prophylaktisch und akut	prophylaktisch und akut	prophylaktisch und akut	prophylaktisch und akut	prophylaktisch und akut	prophylaktisch und akut	prophylaktisch und akut	prophylaktisch und akut	prophylaktisch und akut	prophylaktisch und akut	prophylaktisch und akut	prophylaktisch und akut
Tempeh mit Pilzen	prophylaktisch	prophylaktisch	prophylaktisch	prophylaktisch	prophylaktisch	prophylaktisch	prophylaktisch	prophylaktisch	prophylaktisch	prophylaktisch	prophylaktisch	prophylaktisch	prophylaktisch
Weißwein-Auszug	Rohstoff	Rohstoff	Rohstoff	Rohstoff	Rohstoff	Rohstoff	Rohstoff	Rohstoff	Rohstoff	Rohstoff	Rohstoff	Rohstoff	Rohstoff
Wickel	akut	ohne Empfehlung	ohne Empfehlung	ohne Empfehlung	ohne Empfehlung	akut	akut	akut	ohne Empfehlung	ohne Empfehlung	ohne Empfehlung	akut	ohne Empfehlung
Zahnfleischpflege	ohne Empfehlung	ohne Empfehlung	ohne Empfehlung	ohne Empfehlung	ohne Empfehlung	ohne Empfehlung	ohne Empfehlung	ohne Empfehlung	ohne Empfehlung	ohne Empfehlung	ohne Empfehlung	ohne Empfehlung	ohne Empfehlung
Zäpfchen	ohne Empfehlung	ohne Empfehlung	ohne Empfehlung	ohne Empfehlung	ohne Empfehlung	ohne Empfehlung	ohne Empfehlung	ohne Empfehlung	ohne Empfehlung	ohne Empfehlung	ohne Empfehlung	ohne Empfehlung	ohne Empfehlung

prophylaktisch · akut · prophylaktisch und akut · ohne Empfehlung · experimentell · Rohstoff

ANWENDUNG

HORMONSYSTEM 1

	Endokrines System	Hashimoto	Hormonelle Störungen	Hyperthyreose	Hypophysenerkrankungen	Hypothyreose	Klimakterium-Beschwerden	Nebenniereninsuffizienz	Östrogen-Störungen	Prämenstruelles Syndrom	Schilddrüsen-Dysfunktion
Abkochung oder Absud	Rohstoff	Rohstoff	Rohstoff	Rohstoff	Rohstoff	Rohstoff	Rohstoff	Rohstoff	Rohstoff	Rohstoff	Rohstoff
Alkohol-Tinktur	Rohstoff	Rohstoff	Rohstoff	Rohstoff	Rohstoff	Rohstoff	Rohstoff	Rohstoff	Rohstoff	Rohstoff	Rohstoff
Armbad	ohne Empfehlung	ohne Empfehlung	ohne Empfehlung	ohne Empfehlung	ohne Empfehlung	ohne Empfehlung	ohne Empfehlung	ohne Empfehlung	ohne Empfehlung	ohne Empfehlung	ohne Empfehlung
Auflage	akut	akut	akut	akut	akut	akut	akut	akut	akut	akut	akut
Bachblütenmethode	akut	akut	akut	akut	akut	akut	akut	akut	akut	akut	akut
Badezusatz	prophylaktisch und akut	prophylaktisch und akut	prophylaktisch und akut	prophylaktisch und akut	prophylaktisch und akut	prophylaktisch und akut	prophylaktisch und akut	prophylaktisch und akut	prophylaktisch und akut	prophylaktisch und akut	prophylaktisch und akut
Blutung stillen	ohne Empfehlung	ohne Empfehlung	ohne Empfehlung	ohne Empfehlung	ohne Empfehlung	ohne Empfehlung	ohne Empfehlung	ohne Empfehlung	ohne Empfehlung	ohne Empfehlung	ohne Empfehlung
Creme	akut	akut	akut	akut	akut	akut	akut	akut	akut	akut	akut
Dekokt	Rohstoff	Rohstoff	Rohstoff	Rohstoff	Rohstoff	Rohstoff	Rohstoff	Rohstoff	Rohstoff	Rohstoff	Rohstoff
Dualauszug	Rohstoff	Rohstoff	Rohstoff	Rohstoff	Rohstoff	Rohstoff	Rohstoff	Rohstoff	Rohstoff	Rohstoff	Rohstoff
Eiswürfel	Rohstoff	Rohstoff	Rohstoff	Rohstoff	Rohstoff	Rohstoff	Rohstoff	Rohstoff	Rohstoff	Rohstoff	Rohstoff
Essig-Auszug	Rohstoff	Rohstoff	Rohstoff	Rohstoff	Rohstoff	Rohstoff	Rohstoff	Rohstoff	Rohstoff	Rohstoff	Rohstoff
Extrakt	Rohstoff	Rohstoff	Rohstoff	Rohstoff	Rohstoff	Rohstoff	Rohstoff	Rohstoff	Rohstoff	Rohstoff	Rohstoff
Fermentation	prophylaktisch und akut	prophylaktisch und akut	prophylaktisch und akut	prophylaktisch und akut	prophylaktisch und akut	prophylaktisch und akut	prophylaktisch und akut	prophylaktisch und akut	prophylaktisch und akut	prophylaktisch und akut	prophylaktisch und akut
Fußbad	ohne Empfehlung	ohne Empfehlung	ohne Empfehlung	ohne Empfehlung	ohne Empfehlung	ohne Empfehlung	ohne Empfehlung	ohne Empfehlung	ohne Empfehlung	ohne Empfehlung	ohne Empfehlung
Glycerin-Auszug	Rohstoff	Rohstoff	Rohstoff	Rohstoff	Rohstoff	Rohstoff	Rohstoff	Rohstoff	Rohstoff	Rohstoff	Rohstoff
Homöopathische Dilution	akut	akut	akut	akut	akut	akut	akut	akut	akut	akut	akut
Homöopathische Globuli	akut	akut	akut	akut	akut	akut	akut	akut	akut	akut	akut
Homöopathie spagyrisch	akut	akut	akut	akut	akut	akut	akut	akut	akut	akut	akut
Honig-Ferment	Rohstoff	Rohstoff	Rohstoff	Rohstoff	Rohstoff	Rohstoff	Rohstoff	Rohstoff	Rohstoff	Rohstoff	Rohstoff
Hydrolat	akut	akut	akut	akut	akut	akut	akut	akut	akut	akut	akut
Kapseln	akut	akut	akut	akut	akut	akut	akut	akut	akut	akut	akut
Koji	prophylaktisch und akut	prophylaktisch und akut	prophylaktisch und akut	prophylaktisch und akut	prophylaktisch und akut	prophylaktisch und akut	prophylaktisch und akut	prophylaktisch und akut	prophylaktisch und akut	prophylaktisch und akut	prophylaktisch und akut
Kombucha	prophylaktisch und akut	prophylaktisch und akut	prophylaktisch und akut	prophylaktisch und akut	prophylaktisch und akut	prophylaktisch und akut	prophylaktisch und akut	prophylaktisch und akut	prophylaktisch und akut	prophylaktisch und akut	prophylaktisch und akut

prophylaktisch · akut · prophylaktisch und akut · ohne Empfehlung · experimentell · Rohstoff

ANWENDUNG

HORMONSYSTEM 2

	Endokrines System	Hashimoto	Hormonelle Störungen	Hyperthyreose	Hypophysenerkrankungen	Hypothyreose	Klimakterium-Beschwerden	Nebenniereninsuffizienz	Östrogen-Störungen	Prämenstruelles Syndrom	Schilddrüsen-Dysfunktion
Kompresse	ohne Empfehlung	ohne Empfehlung	ohne Empfehlung	ohne Empfehlung	ohne Empfehlung	ohne Empfehlung	ohne Empfehlung	ohne Empfehlung	ohne Empfehlung	ohne Empfehlung	ohne Empfehlung
Licht-Therapie	akut	akut	akut	akut	akut	akut	akut	akut	akut	akut	akut
Likör	prophylaktisch	prophylaktisch	prophylaktisch	prophylaktisch	prophylaktisch	prophylaktisch	prophylaktisch	prophylaktisch	prophylaktisch	prophylaktisch	prophylaktisch
Massageöl	ohne Empfehlung	ohne Empfehlung	ohne Empfehlung	ohne Empfehlung	ohne Empfehlung	ohne Empfehlung	ohne Empfehlung	ohne Empfehlung	ohne Empfehlung	ohne Empfehlung	ohne Empfehlung
Mundwasser	ohne Empfehlung	ohne Empfehlung	ohne Empfehlung	ohne Empfehlung	ohne Empfehlung	ohne Empfehlung	ohne Empfehlung	ohne Empfehlung	ohne Empfehlung	ohne Empfehlung	ohne Empfehlung
Öl-Auszug	Rohstoff	Rohstoff	Rohstoff	Rohstoff	Rohstoff	Rohstoff	Rohstoff	Rohstoff	Rohstoff	Rohstoff	Rohstoff
Ölziehen	ohne Empfehlung	ohne Empfehlung	ohne Empfehlung	ohne Empfehlung	ohne Empfehlung	ohne Empfehlung	ohne Empfehlung	ohne Empfehlung	ohne Empfehlung	ohne Empfehlung	ohne Empfehlung
Oxymel	Rohstoff	Rohstoff	Rohstoff	Rohstoff	Rohstoff	Rohstoff	Rohstoff	Rohstoff	Rohstoff	Rohstoff	Rohstoff
Pilzbitter	prophylaktisch	prophylaktisch	prophylaktisch	prophylaktisch	prophylaktisch	prophylaktisch	prophylaktisch	prophylaktisch	prophylaktisch	prophylaktisch	prophylaktisch
Pilzpflaster	ohne Empfehlung	ohne Empfehlung	ohne Empfehlung	ohne Empfehlung	ohne Empfehlung	ohne Empfehlung	ohne Empfehlung	ohne Empfehlung	ohne Empfehlung	ohne Empfehlung	ohne Empfehlung
Pulver	Rohstoff	Rohstoff	Rohstoff	Rohstoff	Rohstoff	Rohstoff	Rohstoff	Rohstoff	Rohstoff	Rohstoff	Rohstoff
Räuchern	akut	akut	akut	akut	akut	akut	akut	akut	akut	akut	akut
Rotwein-Auszug	Rohstoff	Rohstoff	Rohstoff	Rohstoff	Rohstoff	Rohstoff	Rohstoff	Rohstoff	Rohstoff	Rohstoff	Rohstoff
Salbe	akut	akut	akut	akut	akut	akut	akut	akut	akut	akut	akut
Schnupfpulver	experimentell	experimentell	experimentell	experimentell	experimentell	experimentell	experimentell	experimentell	experimentell	experimentell	experimentell
Sitzbad	ohne Empfehlung	ohne Empfehlung	ohne Empfehlung	ohne Empfehlung	ohne Empfehlung	ohne Empfehlung	ohne Empfehlung	ohne Empfehlung	ohne Empfehlung	ohne Empfehlung	ohne Empfehlung
Spagyrische Essenz	akut	akut	akut	akut	akut	akut	akut	akut	akut	akut	akut
Süßes mit Pilzen	prophylaktisch	prophylaktisch	prophylaktisch	prophylaktisch	prophylaktisch	prophylaktisch	prophylaktisch	prophylaktisch	prophylaktisch	prophylaktisch	prophylaktisch
Tee	prophylaktisch und akut	prophylaktisch und akut	prophylaktisch und akut	prophylaktisch und akut	prophylaktisch und akut	prophylaktisch und akut	prophylaktisch und akut	prophylaktisch und akut	prophylaktisch und akut	prophylaktisch und akut	prophylaktisch und akut
Tempeh mit Pilzen	prophylaktisch und akut	prophylaktisch und akut	prophylaktisch und akut	prophylaktisch und akut	prophylaktisch und akut	prophylaktisch und akut	prophylaktisch und akut	prophylaktisch und akut	prophylaktisch und akut	prophylaktisch und akut	prophylaktisch und akut
Weißwein-Auszug	Rohstoff	Rohstoff	Rohstoff	Rohstoff	Rohstoff	Rohstoff	Rohstoff	Rohstoff	Rohstoff	Rohstoff	Rohstoff
Wickel	akut	akut	akut	akut	akut	akut	akut	akut	akut	akut	akut
Zahnfleischpflege	ohne Empfehlung	ohne Empfehlung	ohne Empfehlung	ohne Empfehlung	ohne Empfehlung	ohne Empfehlung	ohne Empfehlung	ohne Empfehlung	ohne Empfehlung	ohne Empfehlung	ohne Empfehlung
Zäpfchen	ohne Empfehlung	ohne Empfehlung	ohne Empfehlung	ohne Empfehlung	ohne Empfehlung	ohne Empfehlung	ohne Empfehlung	ohne Empfehlung	ohne Empfehlung	ohne Empfehlung	ohne Empfehlung

prophylaktisch · akut · prophylaktisch und akut · ohne Empfehlung · experimentell · Rohstoff

IMMUNSYSTEM ERKRANKUNGEN 1

ANWENDUNG	Antibiotisch	Antimykotisch	Antiviral	Chronisches Müdigkeitssyndrom	Erkältung	Fieber	Halsentzündung	Immunsystem stärkend	Infektionen	Influenza	Krankenhauskeim-Infektionen	Mandelentzündung	Parasitenbefall	Schnupfen	Vogelgrippe
Abkochung oder Absud	Rohstoff	Rohstoff	Rohstoff	Rohstoff	Rohstoff	Rohstoff	Rohstoff	Rohstoff	Rohstoff	Rohstoff	Rohstoff	Rohstoff	Rohstoff	Rohstoff	Rohstoff
Alkohol-Tinktur	Rohstoff	Rohstoff	Rohstoff	Rohstoff	Rohstoff	Rohstoff	Rohstoff	Rohstoff	Rohstoff	Rohstoff	Rohstoff	Rohstoff	Rohstoff	Rohstoff	Rohstoff
Armbad	ohne Empfehlung	ohne Empfehlung	ohne Empfehlung	prophylaktisch	prophylaktisch	ohne Empfehlung	ohne Empfehlung	prophylaktisch	prophylaktisch	prophylaktisch	ohne Empfehlung	ohne Empfehlung	ohne Empfehlung	prophylaktisch	ohne Empfehlung
Auflage	akut	akut	akut	akut	akut	akut	akut	akut	akut	akut	akut	akut	akut	akut	akut
Bachblütenmethode	ohne Empfehlung	ohne Empfehlung	ohne Empfehlung	ohne Empfehlung	ohne Empfehlung	ohne Empfehlung	ohne Empfehlung	ohne Empfehlung	ohne Empfehlung	ohne Empfehlung	ohne Empfehlung	ohne Empfehlung	ohne Empfehlung	ohne Empfehlung	ohne Empfehlung
Badezusatz	akut	akut	akut	prophylaktisch	prophylaktisch	ohne Empfehlung	akut	prophylaktisch	prophylaktisch	prophylaktisch	akut	akut	akut	prophylaktisch	ohne Empfehlung
Blutung stillen	ohne Empfehlung	ohne Empfehlung	ohne Empfehlung	ohne Empfehlung	ohne Empfehlung	ohne Empfehlung	ohne Empfehlung	ohne Empfehlung	ohne Empfehlung	ohne Empfehlung	ohne Empfehlung	ohne Empfehlung	ohne Empfehlung	ohne Empfehlung	ohne Empfehlung
Creme	akut	akut	akut	akut	akut	akut	akut	akut	akut	akut	akut	akut	akut	akut	akut
Dekokt	Rohstoff	Rohstoff	Rohstoff	Rohstoff	Rohstoff	Rohstoff	Rohstoff	Rohstoff	Rohstoff	Rohstoff	Rohstoff	Rohstoff	Rohstoff	Rohstoff	Rohstoff
Dualauszug	Rohstoff	Rohstoff	Rohstoff	Rohstoff	Rohstoff	Rohstoff	Rohstoff	Rohstoff	Rohstoff	Rohstoff	Rohstoff	Rohstoff	Rohstoff	Rohstoff	Rohstoff
Eiswürfel	Rohstoff	Rohstoff	Rohstoff	Rohstoff	Rohstoff	Rohstoff	Rohstoff	Rohstoff	Rohstoff	Rohstoff	Rohstoff	Rohstoff	Rohstoff	Rohstoff	Rohstoff
Essig-Auszug	Rohstoff	Rohstoff	Rohstoff	Rohstoff	Rohstoff	Rohstoff	Rohstoff	Rohstoff	Rohstoff	Rohstoff	Rohstoff	Rohstoff	Rohstoff	Rohstoff	Rohstoff
Extrakt	Rohstoff	Rohstoff	Rohstoff	Rohstoff	Rohstoff	Rohstoff	Rohstoff	Rohstoff	Rohstoff	Rohstoff	Rohstoff	Rohstoff	Rohstoff	Rohstoff	Rohstoff
Fermentation	prophylaktisch	prophylaktisch	prophylaktisch	prophylaktisch	prophylaktisch	prophylaktisch	prophylaktisch	prophylaktisch	prophylaktisch	prophylaktisch	prophylaktisch	prophylaktisch	prophylaktisch	prophylaktisch	prophylaktisch
Fußbad	ohne Empfehlung	ohne Empfehlung	ohne Empfehlung	prophylaktisch	prophylaktisch	ohne Empfehlung	ohne Empfehlung	prophylaktisch	prophylaktisch	prophylaktisch	ohne Empfehlung	ohne Empfehlung	ohne Empfehlung	prophylaktisch	ohne Empfehlung
Glycerin-Auszug	Rohstoff	Rohstoff	Rohstoff	Rohstoff	Rohstoff	Rohstoff	Rohstoff	Rohstoff	Rohstoff	Rohstoff	Rohstoff	Rohstoff	Rohstoff	Rohstoff	Rohstoff
Homöopathische Dilution	akut	akut	akut	akut	akut	akut	akut	akut	akut	akut	akut	akut	akut	akut	akut
Homöopathische Globuli	akut	akut	akut	akut	akut	akut	akut	akut	akut	akut	akut	akut	akut	akut	akut
Homöopathie spagyrisch	akut	akut	akut	akut	akut	akut	akut	akut	akut	akut	akut	akut	akut	akut	akut
Honig-Ferment	Rohstoff	Rohstoff	Rohstoff	Rohstoff	Rohstoff	Rohstoff	Rohstoff	Rohstoff	Rohstoff	Rohstoff	Rohstoff	Rohstoff	Rohstoff	Rohstoff	Rohstoff
Hydrolat	ohne Empfehlung	ohne Empfehlung	ohne Empfehlung	ohne Empfehlung	ohne Empfehlung	ohne Empfehlung	ohne Empfehlung	ohne Empfehlung	ohne Empfehlung	ohne Empfehlung	ohne Empfehlung	ohne Empfehlung	ohne Empfehlung	ohne Empfehlung	ohne Empfehlung
Kapseln	akut	akut	akut	akut	akut	akut	akut	akut	akut	akut	akut	akut	akut	akut	akut
Koji	prophylaktisch	prophylaktisch	prophylaktisch	prophylaktisch	prophylaktisch	prophylaktisch	prophylaktisch	prophylaktisch	prophylaktisch	prophylaktisch	prophylaktisch	prophylaktisch	prophylaktisch	prophylaktisch	prophylaktisch
Kombucha	prophylaktisch	prophylaktisch	prophylaktisch	prophylaktisch	prophylaktisch	prophylaktisch	prophylaktisch	prophylaktisch	prophylaktisch	prophylaktisch	prophylaktisch	prophylaktisch	prophylaktisch	prophylaktisch	prophylaktisch

prophylaktisch · akut · prophylaktisch und akut · ohne Empfehlung · experimentell · Rohstoff

ANWENDUNG

IMMUNSYSTEM ERKRANKUNGEN 2

	Antibiotisch	Antimykotisch	Antiviral	Chronisches Müdigkeitssyndrom	Erkältung	Fieber	Halsentzündung	Immunsystem stärkend	Infektionen	Influenza	Krankenhauskeim-Infektionen	Mandelentzündung	Parasitenbefall	Schnupfen	Vogelgrippe
Kompresse	ohne Empfehlung	ohne Empfehlung	ohne Empfehlung	ohne Empfehlung	ohne Empfehlung	ohne Empfehlung	ohne Empfehlung	ohne Empfehlung	ohne Empfehlung	ohne Empfehlung	ohne Empfehlung	ohne Empfehlung	ohne Empfehlung	ohne Empfehlung	ohne Empfehlung
Licht-Therapie	akut	akut	akut	akut	akut	akut	akut	akut	akut	akut	akut	akut	akut	akut	akut
Likör	prophylaktisch	prophylaktisch	prophylaktisch	prophylaktisch	prophylaktisch	prophylaktisch	prophylaktisch	prophylaktisch	prophylaktisch	prophylaktisch	prophylaktisch	prophylaktisch	prophylaktisch	prophylaktisch	prophylaktisch
Massageöl	ohne Empfehlung	ohne Empfehlung	ohne Empfehlung	ohne Empfehlung	ohne Empfehlung	ohne Empfehlung	ohne Empfehlung	ohne Empfehlung	ohne Empfehlung	ohne Empfehlung	ohne Empfehlung	ohne Empfehlung	ohne Empfehlung	ohne Empfehlung	ohne Empfehlung
Mundwasser	ohne Empfehlung	ohne Empfehlung	ohne Empfehlung	ohne Empfehlung	ohne Empfehlung	ohne Empfehlung	akut	ohne Empfehlung	ohne Empfehlung	ohne Empfehlung	ohne Empfehlung	ohne Empfehlung	ohne Empfehlung	ohne Empfehlung	ohne Empfehlung
Öl-Auszug	Rohstoff	Rohstoff	Rohstoff	Rohstoff	Rohstoff	Rohstoff	Rohstoff	Rohstoff	Rohstoff	Rohstoff	Rohstoff	Rohstoff	Rohstoff	Rohstoff	Rohstoff
Ölziehen	ohne Empfehlung	ohne Empfehlung	ohne Empfehlung	ohne Empfehlung	ohne Empfehlung	ohne Empfehlung	ohne Empfehlung	ohne Empfehlung	ohne Empfehlung	ohne Empfehlung	ohne Empfehlung	ohne Empfehlung	ohne Empfehlung	ohne Empfehlung	ohne Empfehlung
Oxymel	Rohstoff	Rohstoff	Rohstoff	Rohstoff	Rohstoff	Rohstoff	Rohstoff	Rohstoff	Rohstoff	Rohstoff	Rohstoff	Rohstoff	Rohstoff	Rohstoff	Rohstoff
Pilzbitter	prophylaktisch	prophylaktisch	prophylaktisch	prophylaktisch	prophylaktisch	prophylaktisch	prophylaktisch	prophylaktisch	prophylaktisch	prophylaktisch	prophylaktisch	prophylaktisch	prophylaktisch	prophylaktisch	prophylaktisch
Pilzpflaster	ohne Empfehlung	ohne Empfehlung	ohne Empfehlung	ohne Empfehlung	ohne Empfehlung	ohne Empfehlung	ohne Empfehlung	ohne Empfehlung	ohne Empfehlung	ohne Empfehlung	ohne Empfehlung	ohne Empfehlung	ohne Empfehlung	ohne Empfehlung	ohne Empfehlung
Pulver	Rohstoff	Rohstoff	Rohstoff	Rohstoff	Rohstoff	Rohstoff	Rohstoff	Rohstoff	Rohstoff	Rohstoff	Rohstoff	Rohstoff	Rohstoff	Rohstoff	Rohstoff
Räuchern	ohne Empfehlung	ohne Empfehlung	ohne Empfehlung	ohne Empfehlung	ohne Empfehlung	ohne Empfehlung	ohne Empfehlung	ohne Empfehlung	ohne Empfehlung	ohne Empfehlung	ohne Empfehlung	ohne Empfehlung	ohne Empfehlung	ohne Empfehlung	ohne Empfehlung
Rotwein-Auszug	Rohstoff	Rohstoff	Rohstoff	Rohstoff	Rohstoff	Rohstoff	Rohstoff	Rohstoff	Rohstoff	Rohstoff	Rohstoff	Rohstoff	Rohstoff	Rohstoff	Rohstoff
Salbe	akut	akut	akut	akut	akut	akut	akut	akut	akut	akut	akut	akut	akut	akut	akut
Schnupfpulver	ohne Empfehlung	ohne Empfehlung	ohne Empfehlung	ohne Empfehlung	ohne Empfehlung	ohne Empfehlung	ohne Empfehlung	ohne Empfehlung	ohne Empfehlung	ohne Empfehlung	ohne Empfehlung	ohne Empfehlung	ohne Empfehlung	ohne Empfehlung	ohne Empfehlung
Sitzbad	ohne Empfehlung	ohne Empfehlung	ohne Empfehlung	ohne Empfehlung	ohne Empfehlung	ohne Empfehlung	ohne Empfehlung	ohne Empfehlung	ohne Empfehlung	ohne Empfehlung	ohne Empfehlung	ohne Empfehlung	ohne Empfehlung	ohne Empfehlung	ohne Empfehlung
Spagyrische Essenz	akut	akut	akut	akut	akut	akut	akut	akut	akut	akut	akut	akut	akut	akut	akut
Süßes mit Pilzen	prophylaktisch	prophylaktisch	prophylaktisch	prophylaktisch	prophylaktisch	prophylaktisch	prophylaktisch	prophylaktisch	prophylaktisch	prophylaktisch	prophylaktisch	prophylaktisch	prophylaktisch	prophylaktisch	prophylaktisch
Tee	prophylaktisch und akut	prophylaktisch und akut	prophylaktisch und akut	prophylaktisch und akut	prophylaktisch und akut	prophylaktisch und akut	prophylaktisch und akut	prophylaktisch und akut	prophylaktisch und akut	prophylaktisch und akut	prophylaktisch und akut	prophylaktisch und akut	prophylaktisch und akut	prophylaktisch und akut	prophylaktisch und akut
Tempeh mit Pilzen	prophylaktisch	prophylaktisch	prophylaktisch	prophylaktisch	prophylaktisch	prophylaktisch	prophylaktisch	prophylaktisch	prophylaktisch	prophylaktisch	prophylaktisch	prophylaktisch	prophylaktisch	prophylaktisch	prophylaktisch
Weißwein-Auszug	Rohstoff	Rohstoff	Rohstoff	Rohstoff	Rohstoff	Rohstoff	Rohstoff	Rohstoff	Rohstoff	Rohstoff	Rohstoff	Rohstoff	Rohstoff	Rohstoff	Rohstoff
Wickel	akut	akut	akut	akut	akut	akut	akut	akut	akut	akut	akut	akut	akut	akut	akut
Zahnfleischpflege	ohne Empfehlung	ohne Empfehlung	ohne Empfehlung	ohne Empfehlung	ohne Empfehlung	ohne Empfehlung	ohne Empfehlung	ohne Empfehlung	ohne Empfehlung	ohne Empfehlung	ohne Empfehlung	ohne Empfehlung	ohne Empfehlung	ohne Empfehlung	ohne Empfehlung
Zäpfchen	akut	akut	akut	akut	akut	akut	akut	akut	akut	akut	akut	akut	akut	akut	akut

prophylaktisch · akut · prophylaktisch und akut · ohne Empfehlung · experimentell · Rohstoff

ANWENDUNG

IMMUNSYSTEM ERREGER 1_A

	Aspergillus	Candida albicans	Chikungunya-Virus	Chlamydien-Infektion	Clostridium difficile	Cytomegalievirus	Dengue-Virus	Enterococcus faecalis	Epstein-Barr-Virus (HHV-4)	Escherichia coli	Genitalherpes (HHV-2)	Helicobacter pylori	Hepatitis B	Hepatitis C	Herpes Zoster (HHV-3)	HHV-8
Abkochung oder Absud	Rohstoff	Rohstoff	Rohstoff	Rohstoff	Rohstoff	Rohstoff	Rohstoff	Rohstoff	Rohstoff	Rohstoff	Rohstoff	Rohstoff	Rohstoff	Rohstoff	Rohstoff	Rohstoff
Alkohol-Tinktur	Rohstoff	Rohstoff	Rohstoff	Rohstoff	Rohstoff	Rohstoff	Rohstoff	Rohstoff	Rohstoff	Rohstoff	Rohstoff	Rohstoff	Rohstoff	Rohstoff	Rohstoff	Rohstoff
Armbad	ohne Empfehlung	ohne Empfehlung	ohne Empfehlung	ohne Empfehlung	ohne Empfehlung	ohne Empfehlung	ohne Empfehlung	ohne Empfehlung	ohne Empfehlung	ohne Empfehlung	ohne Empfehlung	ohne Empfehlung	ohne Empfehlung	ohne Empfehlung	ohne Empfehlung	ohne Empfehlung
Auflage	akut	akut	akut	akut	akut	akut	akut	akut	akut	akut	akut	akut	akut	akut	akut	akut
Bachblütenmethode	ohne Empfehlung	ohne Empfehlung	ohne Empfehlung	ohne Empfehlung	ohne Empfehlung	ohne Empfehlung	ohne Empfehlung	ohne Empfehlung	ohne Empfehlung	ohne Empfehlung	ohne Empfehlung	ohne Empfehlung	ohne Empfehlung	ohne Empfehlung	ohne Empfehlung	ohne Empfehlung
Badezusatz	akut	akut	akut	akut	akut	akut	akut	akut	akut	akut	akut	akut	akut	akut	akut	akut
Blutung stillen	ohne Empfehlung	ohne Empfehlung	ohne Empfehlung	ohne Empfehlung	ohne Empfehlung	ohne Empfehlung	ohne Empfehlung	ohne Empfehlung	ohne Empfehlung	ohne Empfehlung	ohne Empfehlung	ohne Empfehlung	ohne Empfehlung	ohne Empfehlung	ohne Empfehlung	ohne Empfehlung
Creme	Rohstoff	Rohstoff	Rohstoff	Rohstoff	Rohstoff	Rohstoff	Rohstoff	Rohstoff	Rohstoff	Rohstoff	Rohstoff	Rohstoff	Rohstoff	Rohstoff	Rohstoff	Rohstoff
Dekokt	Rohstoff	Rohstoff	Rohstoff	Rohstoff	Rohstoff	Rohstoff	Rohstoff	Rohstoff	Rohstoff	Rohstoff	Rohstoff	Rohstoff	Rohstoff	Rohstoff	Rohstoff	Rohstoff
Dualauszug	Rohstoff	Rohstoff	Rohstoff	Rohstoff	Rohstoff	Rohstoff	Rohstoff	Rohstoff	Rohstoff	Rohstoff	Rohstoff	Rohstoff	Rohstoff	Rohstoff	Rohstoff	Rohstoff
Eiswürfel	Rohstoff	Rohstoff	Rohstoff	Rohstoff	Rohstoff	Rohstoff	Rohstoff	Rohstoff	Rohstoff	Rohstoff	Rohstoff	Rohstoff	Rohstoff	Rohstoff	Rohstoff	Rohstoff
Essig-Auszug	Rohstoff	Rohstoff	Rohstoff	Rohstoff	Rohstoff	Rohstoff	Rohstoff	Rohstoff	Rohstoff	Rohstoff	Rohstoff	Rohstoff	Rohstoff	Rohstoff	Rohstoff	Rohstoff
Extrakt	Rohstoff	Rohstoff	Rohstoff	Rohstoff	Rohstoff	Rohstoff	Rohstoff	Rohstoff	Rohstoff	Rohstoff	Rohstoff	Rohstoff	Rohstoff	Rohstoff	Rohstoff	Rohstoff
Fermentation	prophylaktisch	prophylaktisch	prophylaktisch	prophylaktisch	prophylaktisch	prophylaktisch	prophylaktisch	prophylaktisch	prophylaktisch	prophylaktisch	prophylaktisch	prophylaktisch	prophylaktisch	prophylaktisch	prophylaktisch	prophylaktisch
Fußbad	ohne Empfehlung	ohne Empfehlung	ohne Empfehlung	ohne Empfehlung	ohne Empfehlung	ohne Empfehlung	ohne Empfehlung	ohne Empfehlung	ohne Empfehlung	ohne Empfehlung	ohne Empfehlung	ohne Empfehlung	ohne Empfehlung	ohne Empfehlung	ohne Empfehlung	ohne Empfehlung
Glycerin-Auszug	Rohstoff	Rohstoff	Rohstoff	Rohstoff	Rohstoff	Rohstoff	Rohstoff	Rohstoff	Rohstoff	Rohstoff	Rohstoff	Rohstoff	Rohstoff	Rohstoff	Rohstoff	Rohstoff
Homöopathische Dilution	akut	akut	akut	akut	akut	akut	akut	akut	akut	akut	akut	akut	akut	akut	akut	akut
Homöopathische Globuli	akut	akut	akut	akut	akut	akut	akut	akut	akut	akut	akut	akut	akut	akut	akut	akut
Homöopathie spagyrisch	akut	akut	akut	akut	akut	akut	akut	akut	akut	akut	akut	akut	akut	akut	akut	akut
Honig-Ferment	Rohstoff	Rohstoff	Rohstoff	Rohstoff	Rohstoff	Rohstoff	Rohstoff	Rohstoff	Rohstoff	Rohstoff	Rohstoff	Rohstoff	Rohstoff	Rohstoff	Rohstoff	Rohstoff
Hydrolat	ohne Empfehlung	ohne Empfehlung	ohne Empfehlung	ohne Empfehlung	ohne Empfehlung	ohne Empfehlung	ohne Empfehlung	ohne Empfehlung	ohne Empfehlung	ohne Empfehlung	ohne Empfehlung	ohne Empfehlung	ohne Empfehlung	ohne Empfehlung	ohne Empfehlung	ohne Empfehlung
Kapseln	akut	akut	akut	akut	akut	akut	akut	akut	akut	akut	akut	akut	akut	akut	akut	akut
Koji	prophylaktisch	prophylaktisch	prophylaktisch	prophylaktisch	prophylaktisch	prophylaktisch	prophylaktisch	prophylaktisch	prophylaktisch	prophylaktisch	prophylaktisch	prophylaktisch	prophylaktisch	prophylaktisch	prophylaktisch	prophylaktisch
Kombucha	prophylaktisch	prophylaktisch	prophylaktisch	prophylaktisch	prophylaktisch	prophylaktisch	prophylaktisch	prophylaktisch	prophylaktisch	prophylaktisch	prophylaktisch	prophylaktisch	prophylaktisch	prophylaktisch	prophylaktisch	prophylaktisch

prophylaktisch · akut · prophylaktisch und akut · ohne Empfehlung · experimentell · Rohstoff

ANWENDUNG

IMMUNSYSTEM ERREGER 1_B

	Aspergillus	Candida albicans	Chikungunya-Virus	Chlamydien-Infektion	Clostridium difficile	Cytomegalievirus	Dengue-Virus	Enterococcus faecalis	Epstein-Barr-Virus (HHV-4)	Escherichia coli	Genitalherpes (HHV-2)	Helicobacter pylori	Hepatitis B	Hepatitis C	Herpes Zoster (HHV-3)	HHV-8
Kompresse	akut	akut	akut	akut	akut	akut	akut	akut	akut	akut	akut	akut	akut	akut	akut	akut
Licht-Therapie	akut	akut	akut	akut	akut	akut	akut	akut	akut	akut	akut	akut	akut	akut	akut	akut
Likör	prophylaktisch	prophylaktisch	prophylaktisch	prophylaktisch	prophylaktisch	prophylaktisch	prophylaktisch	prophylaktisch	prophylaktisch	prophylaktisch	prophylaktisch	prophylaktisch	prophylaktisch	prophylaktisch	prophylaktisch	prophylaktisch
Massageöl	ohne Empfehlung	ohne Empfehlung	ohne Empfehlung	ohne Empfehlung	ohne Empfehlung	ohne Empfehlung	ohne Empfehlung	ohne Empfehlung	ohne Empfehlung	ohne Empfehlung	ohne Empfehlung	ohne Empfehlung	ohne Empfehlung	ohne Empfehlung	ohne Empfehlung	ohne Empfehlung
Mundwasser	ohne Empfehlung	ohne Empfehlung	ohne Empfehlung	ohne Empfehlung	ohne Empfehlung	ohne Empfehlung	ohne Empfehlung	ohne Empfehlung	ohne Empfehlung	ohne Empfehlung	ohne Empfehlung	ohne Empfehlung	ohne Empfehlung	ohne Empfehlung	ohne Empfehlung	ohne Empfehlung
Öl-Auszug	Rohstoff	Rohstoff	Rohstoff	Rohstoff	Rohstoff	Rohstoff	Rohstoff	Rohstoff	Rohstoff	Rohstoff	Rohstoff	Rohstoff	Rohstoff	Rohstoff	Rohstoff	Rohstoff
Ölziehen	ohne Empfehlung	ohne Empfehlung	ohne Empfehlung	ohne Empfehlung	ohne Empfehlung	ohne Empfehlung	ohne Empfehlung	ohne Empfehlung	ohne Empfehlung	ohne Empfehlung	ohne Empfehlung	ohne Empfehlung	ohne Empfehlung	ohne Empfehlung	ohne Empfehlung	ohne Empfehlung
Oxymel	Rohstoff	Rohstoff	Rohstoff	Rohstoff	Rohstoff	Rohstoff	Rohstoff	Rohstoff	Rohstoff	Rohstoff	Rohstoff	Rohstoff	Rohstoff	Rohstoff	Rohstoff	Rohstoff
Pilzbitter	prophylaktisch	prophylaktisch	prophylaktisch	prophylaktisch	prophylaktisch	prophylaktisch	prophylaktisch	prophylaktisch	prophylaktisch	prophylaktisch	prophylaktisch	prophylaktisch	prophylaktisch	prophylaktisch	prophylaktisch	prophylaktisch
Pilzpflaster	ohne Empfehlung	ohne Empfehlung	ohne Empfehlung	ohne Empfehlung	ohne Empfehlung	ohne Empfehlung	ohne Empfehlung	ohne Empfehlung	ohne Empfehlung	ohne Empfehlung	ohne Empfehlung	ohne Empfehlung	ohne Empfehlung	ohne Empfehlung	ohne Empfehlung	ohne Empfehlung
Pulver	Rohstoff	Rohstoff	Rohstoff	Rohstoff	Rohstoff	Rohstoff	Rohstoff	Rohstoff	Rohstoff	Rohstoff	Rohstoff	Rohstoff	Rohstoff	Rohstoff	Rohstoff	Rohstoff
Räuchern	ohne Empfehlung	ohne Empfehlung	ohne Empfehlung	ohne Empfehlung	ohne Empfehlung	ohne Empfehlung	ohne Empfehlung	ohne Empfehlung	ohne Empfehlung	ohne Empfehlung	ohne Empfehlung	ohne Empfehlung	ohne Empfehlung	ohne Empfehlung	ohne Empfehlung	ohne Empfehlung
Rotwein-Auszug	Rohstoff	Rohstoff	Rohstoff	Rohstoff	Rohstoff	Rohstoff	Rohstoff	Rohstoff	Rohstoff	Rohstoff	Rohstoff	Rohstoff	Rohstoff	Rohstoff	Rohstoff	Rohstoff
Salbe	Rohstoff	Rohstoff	Rohstoff	Rohstoff	Rohstoff	Rohstoff	Rohstoff	Rohstoff	Rohstoff	Rohstoff	Rohstoff	Rohstoff	Rohstoff	Rohstoff	Rohstoff	Rohstoff
Schnupfpulver	ohne Empfehlung	ohne Empfehlung	ohne Empfehlung	ohne Empfehlung	ohne Empfehlung	ohne Empfehlung	ohne Empfehlung	ohne Empfehlung	ohne Empfehlung	ohne Empfehlung	ohne Empfehlung	ohne Empfehlung	ohne Empfehlung	ohne Empfehlung	ohne Empfehlung	ohne Empfehlung
Sitzbad	ohne Empfehlung	ohne Empfehlung	ohne Empfehlung	ohne Empfehlung	ohne Empfehlung	ohne Empfehlung	ohne Empfehlung	ohne Empfehlung	ohne Empfehlung	ohne Empfehlung	ohne Empfehlung	ohne Empfehlung	ohne Empfehlung	ohne Empfehlung	ohne Empfehlung	ohne Empfehlung
Spagyrische Essenz	akut	akut	akut	akut	akut	akut	akut	akut	akut	akut	akut	akut	akut	akut	akut	akut
Süßes mit Pilzen	ohne Empfehlung	ohne Empfehlung	ohne Empfehlung	ohne Empfehlung	ohne Empfehlung	ohne Empfehlung	ohne Empfehlung	ohne Empfehlung	ohne Empfehlung	ohne Empfehlung	ohne Empfehlung	ohne Empfehlung	ohne Empfehlung	ohne Empfehlung	ohne Empfehlung	ohne Empfehlung
Tee	prophylaktisch und akut	prophylaktisch und akut	prophylaktisch und akut	prophylaktisch und akut	prophylaktisch und akut	prophylaktisch und akut	prophylaktisch und akut	prophylaktisch und akut	prophylaktisch und akut	prophylaktisch und akut	prophylaktisch und akut	prophylaktisch und akut	prophylaktisch und akut	prophylaktisch und akut	prophylaktisch und akut	prophylaktisch und akut
Tempeh mit Pilzen	prophylaktisch	prophylaktisch	●	prophylaktisch	●	●	●	prophylaktisch	prophylaktisch	prophylaktisch	●	prophylaktisch	●	●	●	●
Weißwein-Auszug	Rohstoff	Rohstoff	Rohstoff	Rohstoff	Rohstoff	Rohstoff	Rohstoff	Rohstoff	Rohstoff	Rohstoff	Rohstoff	Rohstoff	Rohstoff	Rohstoff	Rohstoff	Rohstoff
Wickel	akut	akut	akut	akut	akut	akut	akut	akut	akut	akut	akut	akut	akut	akut	akut	akut
Zahnfleischpflege	ohne Empfehlung	ohne Empfehlung	ohne Empfehlung	ohne Empfehlung	ohne Empfehlung	ohne Empfehlung	ohne Empfehlung	ohne Empfehlung	ohne Empfehlung	ohne Empfehlung	ohne Empfehlung	ohne Empfehlung	ohne Empfehlung	ohne Empfehlung	ohne Empfehlung	ohne Empfehlung
Zäpfchen	akut	akut	akut	akut	akut	akut	akut	akut	akut	akut	akut	akut	akut	akut	akut	akut

prophylaktisch · akut · prophylaktisch und akut · ohne Empfehlung · experimentell · Rohstoff

ANWENDUNG

IMMUNSYSTEM ERREGER 2_A

	HIV/Aids	Klebsiella pneumoniae	Lippenherpes (HHV-1)	Malaria	Mycobacterium tuberculosis	Norovirus	Papilloma	Pneumocystis jirovecii	Pocken	Rotavirus	Salmonella	Staphylococcus aureus	Streptococcus mutans (Karies)	Streptococcus pyogenes	Toxoplasma gondii	West Nil Virus
Abkochung oder Absud	Rohstoff	Rohstoff	Rohstoff	Rohstoff	Rohstoff	Rohstoff	Rohstoff	Rohstoff	Rohstoff	Rohstoff	Rohstoff	Rohstoff	Rohstoff	Rohstoff	Rohstoff	Rohstoff
Alkohol-Tinktur	Rohstoff	Rohstoff	Rohstoff	Rohstoff	Rohstoff	Rohstoff	Rohstoff	Rohstoff	Rohstoff	Rohstoff	Rohstoff	Rohstoff	Rohstoff	Rohstoff	Rohstoff	Rohstoff
Armbad	ohne Empfehlung	ohne Empfehlung	ohne Empfehlung	ohne Empfehlung	ohne Empfehlung	ohne Empfehlung	ohne Empfehlung	ohne Empfehlung	ohne Empfehlung	ohne Empfehlung	ohne Empfehlung	ohne Empfehlung	ohne Empfehlung	ohne Empfehlung	ohne Empfehlung	ohne Empfehlung
Auflage	akut	akut	akut	akut	akut	akut	akut	akut	akut	akut	akut	akut	akut	akut	akut	akut
Bachblütenmethode	ohne Empfehlung	ohne Empfehlung	ohne Empfehlung	ohne Empfehlung	ohne Empfehlung	ohne Empfehlung	ohne Empfehlung	ohne Empfehlung	ohne Empfehlung	ohne Empfehlung	ohne Empfehlung	ohne Empfehlung	ohne Empfehlung	ohne Empfehlung	ohne Empfehlung	ohne Empfehlung
Badezusatz	akut	akut	akut	akut	akut	akut	akut	akut	akut	akut	akut	akut	akut	akut	akut	akut
Blutung stillen	ohne Empfehlung	ohne Empfehlung	ohne Empfehlung	ohne Empfehlung	ohne Empfehlung	ohne Empfehlung	ohne Empfehlung	ohne Empfehlung	ohne Empfehlung	ohne Empfehlung	ohne Empfehlung	ohne Empfehlung	ohne Empfehlung	ohne Empfehlung	ohne Empfehlung	ohne Empfehlung
Creme	Rohstoff	Rohstoff	Rohstoff	Rohstoff	Rohstoff	Rohstoff	Rohstoff	Rohstoff	Rohstoff	Rohstoff	Rohstoff	Rohstoff	Rohstoff	Rohstoff	Rohstoff	Rohstoff
Dekokt	Rohstoff	Rohstoff	Rohstoff	Rohstoff	Rohstoff	Rohstoff	Rohstoff	Rohstoff	Rohstoff	Rohstoff	Rohstoff	Rohstoff	Rohstoff	Rohstoff	Rohstoff	Rohstoff
Dualauszug	Rohstoff	Rohstoff	Rohstoff	Rohstoff	Rohstoff	Rohstoff	Rohstoff	Rohstoff	Rohstoff	Rohstoff	Rohstoff	Rohstoff	Rohstoff	Rohstoff	Rohstoff	Rohstoff
Eiswürfel	Rohstoff	Rohstoff	Rohstoff	Rohstoff	Rohstoff	Rohstoff	Rohstoff	Rohstoff	Rohstoff	Rohstoff	Rohstoff	Rohstoff	Rohstoff	Rohstoff	Rohstoff	Rohstoff
Essig-Auszug	Rohstoff	Rohstoff	Rohstoff	Rohstoff	Rohstoff	Rohstoff	Rohstoff	Rohstoff	Rohstoff	Rohstoff	Rohstoff	Rohstoff	Rohstoff	Rohstoff	Rohstoff	Rohstoff
Extrakt	Rohstoff	Rohstoff	Rohstoff	Rohstoff	Rohstoff	Rohstoff	Rohstoff	Rohstoff	Rohstoff	Rohstoff	Rohstoff	Rohstoff	Rohstoff	Rohstoff	Rohstoff	Rohstoff
Fermentation	prophylaktisch	prophylaktisch	prophylaktisch	prophylaktisch	prophylaktisch	prophylaktisch	prophylaktisch	prophylaktisch	prophylaktisch	prophylaktisch	prophylaktisch	prophylaktisch	prophylaktisch	prophylaktisch	prophylaktisch	prophylaktisch
Fußbad	ohne Empfehlung	ohne Empfehlung	ohne Empfehlung	ohne Empfehlung	ohne Empfehlung	ohne Empfehlung	ohne Empfehlung	ohne Empfehlung	ohne Empfehlung	ohne Empfehlung	ohne Empfehlung	ohne Empfehlung	ohne Empfehlung	ohne Empfehlung	ohne Empfehlung	ohne Empfehlung
Glycerin-Auszug	Rohstoff	Rohstoff	Rohstoff	Rohstoff	Rohstoff	Rohstoff	Rohstoff	Rohstoff	Rohstoff	Rohstoff	Rohstoff	Rohstoff	Rohstoff	Rohstoff	Rohstoff	Rohstoff
Homöopathische Dilution	akut	akut	akut	akut	akut	akut	akut	akut	akut	akut	akut	akut	akut	akut	akut	akut
Homöopathische Globuli	akut	akut	akut	akut	akut	akut	akut	akut	akut	akut	akut	akut	akut	akut	akut	akut
Homöopathie spagyrisch	akut	akut	akut	akut	akut	akut	akut	akut	akut	akut	akut	akut	akut	akut	akut	akut
Honig-Ferment	Rohstoff	Rohstoff	Rohstoff	Rohstoff	Rohstoff	Rohstoff	Rohstoff	Rohstoff	Rohstoff	Rohstoff	Rohstoff	Rohstoff	Rohstoff	Rohstoff	Rohstoff	Rohstoff
Hydrolat	ohne Empfehlung	ohne Empfehlung	ohne Empfehlung	ohne Empfehlung	ohne Empfehlung	ohne Empfehlung	ohne Empfehlung	ohne Empfehlung	ohne Empfehlung	ohne Empfehlung	ohne Empfehlung	ohne Empfehlung	ohne Empfehlung	ohne Empfehlung	ohne Empfehlung	ohne Empfehlung
Kapseln	akut	akut	akut	akut	akut	akut	akut	akut	akut	akut	akut	akut	akut	akut	akut	akut
Koji	prophylaktisch	prophylaktisch	prophylaktisch	prophylaktisch	prophylaktisch	prophylaktisch	prophylaktisch	prophylaktisch	prophylaktisch	prophylaktisch	prophylaktisch	prophylaktisch	prophylaktisch	prophylaktisch	prophylaktisch	prophylaktisch
Kombucha	prophylaktisch	prophylaktisch	prophylaktisch	prophylaktisch	prophylaktisch	prophylaktisch	prophylaktisch	prophylaktisch	prophylaktisch	prophylaktisch	prophylaktisch	prophylaktisch	prophylaktisch	prophylaktisch	prophylaktisch	prophylaktisch

Legende: prophylaktisch · akut · prophylaktisch und akut · ohne Empfehlung · experimentell · Rohstoff

ANWENDUNG

IMMUNSYSTEM ERREGER 2_B

	HIV/Aids	Klebsiella pneumoniae	Lippenherpes (HHV-1)	Malaria	Mycobacterium tuberculosis	Norovirus	Papilloma	Pneumocystis jirovecii	Pocken	Rotavirus	Salmonella	Staphylococcus aureus	Streptococcus mutans (Karies)	Streptococcus pyogenes	Toxoplasma gondii	West Nil Virus
Kompresse	akut	akut	akut	akut	akut	akut	akut	akut	akut	akut	akut	akut	akut	akut	akut	akut
Licht-Therapie	akut	akut	akut	akut	akut	akut	akut	akut	akut	akut	akut	akut	akut	akut	akut	akut
Likör	prophylaktisch	prophylaktisch	prophylaktisch	prophylaktisch	prophylaktisch	prophylaktisch	prophylaktisch	prophylaktisch	prophylaktisch	prophylaktisch	prophylaktisch	prophylaktisch	prophylaktisch	prophylaktisch	prophylaktisch	prophylaktisch
Massageöl	ohne Empfehlung	ohne Empfehlung	ohne Empfehlung	ohne Empfehlung	ohne Empfehlung	ohne Empfehlung	ohne Empfehlung	ohne Empfehlung	ohne Empfehlung	ohne Empfehlung	ohne Empfehlung	ohne Empfehlung	ohne Empfehlung	ohne Empfehlung	ohne Empfehlung	ohne Empfehlung
Mundwasser	ohne Empfehlung	ohne Empfehlung	ohne Empfehlung	ohne Empfehlung	ohne Empfehlung	ohne Empfehlung	ohne Empfehlung	ohne Empfehlung	ohne Empfehlung	ohne Empfehlung	ohne Empfehlung	ohne Empfehlung	ohne Empfehlung	ohne Empfehlung	ohne Empfehlung	ohne Empfehlung
Öl-Auszug	Rohstoff	Rohstoff	Rohstoff	Rohstoff	Rohstoff	Rohstoff	Rohstoff	Rohstoff	Rohstoff	Rohstoff	Rohstoff	Rohstoff	Rohstoff	Rohstoff	Rohstoff	Rohstoff
Ölziehen	ohne Empfehlung	ohne Empfehlung	ohne Empfehlung	ohne Empfehlung	ohne Empfehlung	ohne Empfehlung	ohne Empfehlung	ohne Empfehlung	ohne Empfehlung	ohne Empfehlung	ohne Empfehlung	ohne Empfehlung	ohne Empfehlung	ohne Empfehlung	ohne Empfehlung	ohne Empfehlung
Oxymel	Rohstoff	Rohstoff	Rohstoff	Rohstoff	Rohstoff	Rohstoff	Rohstoff	Rohstoff	Rohstoff	Rohstoff	Rohstoff	Rohstoff	Rohstoff	Rohstoff	Rohstoff	Rohstoff
Pilzbitter	prophylaktisch	prophylaktisch	prophylaktisch	prophylaktisch	prophylaktisch	prophylaktisch	prophylaktisch	prophylaktisch	prophylaktisch	prophylaktisch	prophylaktisch	prophylaktisch	prophylaktisch	prophylaktisch	prophylaktisch	prophylaktisch
Pilzpflaster	ohne Empfehlung	ohne Empfehlung	ohne Empfehlung	ohne Empfehlung	ohne Empfehlung	ohne Empfehlung	ohne Empfehlung	ohne Empfehlung	ohne Empfehlung	ohne Empfehlung	ohne Empfehlung	ohne Empfehlung	ohne Empfehlung	ohne Empfehlung	ohne Empfehlung	ohne Empfehlung
Pulver	Rohstoff	Rohstoff	Rohstoff	Rohstoff	Rohstoff	Rohstoff	Rohstoff	Rohstoff	Rohstoff	Rohstoff	Rohstoff	Rohstoff	Rohstoff	Rohstoff	Rohstoff	Rohstoff
Räuchern	ohne Empfehlung	ohne Empfehlung	ohne Empfehlung	ohne Empfehlung	ohne Empfehlung	ohne Empfehlung	ohne Empfehlung	ohne Empfehlung	ohne Empfehlung	ohne Empfehlung	ohne Empfehlung	ohne Empfehlung	ohne Empfehlung	ohne Empfehlung	ohne Empfehlung	ohne Empfehlung
Rotwein-Auszug	Rohstoff	Rohstoff	Rohstoff	Rohstoff	Rohstoff	Rohstoff	Rohstoff	Rohstoff	Rohstoff	Rohstoff	Rohstoff	Rohstoff	Rohstoff	Rohstoff	Rohstoff	Rohstoff
Salbe	Rohstoff	Rohstoff	Rohstoff	Rohstoff	Rohstoff	Rohstoff	Rohstoff	Rohstoff	Rohstoff	Rohstoff	Rohstoff	Rohstoff	Rohstoff	Rohstoff	Rohstoff	Rohstoff
Schnupfpulver	ohne Empfehlung	ohne Empfehlung	ohne Empfehlung	ohne Empfehlung	ohne Empfehlung	ohne Empfehlung	ohne Empfehlung	ohne Empfehlung	ohne Empfehlung	ohne Empfehlung	ohne Empfehlung	ohne Empfehlung	ohne Empfehlung	ohne Empfehlung	ohne Empfehlung	ohne Empfehlung
Sitzbad	ohne Empfehlung	ohne Empfehlung	ohne Empfehlung	ohne Empfehlung	ohne Empfehlung	ohne Empfehlung	ohne Empfehlung	ohne Empfehlung	ohne Empfehlung	ohne Empfehlung	ohne Empfehlung	ohne Empfehlung	ohne Empfehlung	ohne Empfehlung	ohne Empfehlung	ohne Empfehlung
Spagyrische Essenz	akut	akut	akut	akut	akut	akut	akut	akut	akut	akut	akut	akut	akut	akut	akut	akut
Süßes mit Pilzen	ohne Empfehlung	ohne Empfehlung	ohne Empfehlung	ohne Empfehlung	ohne Empfehlung	ohne Empfehlung	ohne Empfehlung	ohne Empfehlung	ohne Empfehlung	ohne Empfehlung	ohne Empfehlung	ohne Empfehlung	ohne Empfehlung	ohne Empfehlung	ohne Empfehlung	ohne Empfehlung
Tee	prophylaktisch und akut	prophylaktisch und akut	prophylaktisch und akut	prophylaktisch und akut	prophylaktisch und akut	prophylaktisch und akut	prophylaktisch und akut	prophylaktisch und akut	prophylaktisch und akut	prophylaktisch und akut	prophylaktisch und akut	prophylaktisch und akut	prophylaktisch und akut	prophylaktisch und akut	prophylaktisch und akut	prophylaktisch und akut
Tempeh mit Pilzen	prophylaktisch	prophylaktisch	prophylaktisch	prophylaktisch	prophylaktisch	prophylaktisch	prophylaktisch	prophylaktisch	prophylaktisch	prophylaktisch	prophylaktisch	prophylaktisch	prophylaktisch	prophylaktisch	prophylaktisch	prophylaktisch
Weißwein-Auszug	Rohstoff	Rohstoff	Rohstoff	Rohstoff	Rohstoff	Rohstoff	Rohstoff	Rohstoff	Rohstoff	Rohstoff	Rohstoff	Rohstoff	Rohstoff	Rohstoff	Rohstoff	Rohstoff
Wickel	akut	akut	akut	akut	akut	akut	akut	akut	akut	akut	akut	akut	akut	akut	akut	akut
Zahnfleischpflege	ohne Empfehlung	ohne Empfehlung	ohne Empfehlung	ohne Empfehlung	ohne Empfehlung	ohne Empfehlung	ohne Empfehlung	ohne Empfehlung	ohne Empfehlung	ohne Empfehlung	ohne Empfehlung	ohne Empfehlung	ohne Empfehlung	ohne Empfehlung	ohne Empfehlung	ohne Empfehlung
Zäpfchen	akut	akut	akut	akut	akut	akut	akut	akut	akut	akut	akut	akut	akut	akut	akut	akut

prophylaktisch
akut
prophylaktisch und akut
ohne Empfehlung
experimentell
Rohstoff

NERVEN 1

ANWENDUNG	Alzheimer	Angstzustände *	Antriebslosigkeit	Demenz	Depression	Epilepsie	Gedächtnis	Lernerfolg unterstützend	Multiple Sklerose	Nerven beruhigend	Nervenentzündung	Neurodegenerative Erkrank.	Parkinson	Schlaf fördernd	Stressbedingte Störungen	Tinnitus
Abkochung oder Absud	● rot	● rot	● rot	● rot	● rot	● rot	● rot	● rot	● rot	● rot	● rot	● rot	● rot	● rot	● rot	● rot
Alkohol-Tinktur	● hellblau	● hellblau	● hellblau	● hellblau	● hellblau	● hellblau	● hellblau	● hellblau	● hellblau	● hellblau	● hellblau	● hellblau	● hellblau	● hellblau	● hellblau	● hellblau
Armbad	○	○	○	○	○	○	○	○	○	○	○	○	○	○	○	○
Auflage	○	○	○	○	○	○	○	○	○	● rot	● rot	○	○	○	○	○
Bachblütenmethode	● rot	● rot	● rot	● rot	● rot	● rot	● rot	● rot	● rot	● rot	● rot	● rot	● rot	● rot	● rot	● rot
Badezusatz	● gelb	● gelb	● gelb	● gelb	● gelb	● gelb	● gelb	● gelb	● gelb	● gelb	● gelb	● gelb	● gelb	● gelb	● gelb	● gelb
Blutung stillen	○	○	○	○	○	○	○	○	○	○	○	○	○	○	○	○
Creme	○	○	○	○	○	○	○	○	○	● rot	● rot	○	○	○	○	○
Dekokt	● hellblau	● hellblau	● hellblau	● hellblau	● hellblau	● hellblau	● hellblau	● hellblau	● hellblau	● hellblau	● hellblau	● hellblau	● hellblau	● hellblau	● hellblau	● hellblau
Dualauszug	● hellblau	● hellblau	● hellblau	● hellblau	● hellblau	● hellblau	● hellblau	● hellblau	● hellblau	● hellblau	● hellblau	● hellblau	● hellblau	● hellblau	● hellblau	● hellblau
Eiswürfel	● hellblau	● hellblau	● hellblau	● hellblau	● hellblau	● hellblau	● hellblau	● hellblau	● hellblau	● hellblau	● hellblau	● hellblau	● hellblau	● hellblau	● hellblau	● hellblau
Essig-Auszug	● hellblau	● hellblau	● hellblau	● hellblau	● hellblau	● hellblau	● hellblau	● hellblau	● hellblau	● hellblau	● hellblau	● hellblau	● hellblau	● hellblau	● hellblau	● hellblau
Extrakt	● hellblau	● hellblau	● hellblau	● hellblau	● hellblau	● hellblau	● hellblau	● hellblau	● hellblau	● hellblau	● hellblau	● hellblau	● hellblau	● hellblau	● hellblau	● hellblau
Fermentation	● dunkelblau	● dunkelblau	● dunkelblau	● dunkelblau	● dunkelblau	● dunkelblau	● dunkelblau	● dunkelblau	● dunkelblau	● dunkelblau	● dunkelblau	● dunkelblau	● dunkelblau	● dunkelblau	● dunkelblau	● dunkelblau
Fußbad	○	○	○	○	○	○	○	○	○	○	○	○	○	○	○	○
Glycerin-Auszug	● hellblau	● hellblau	● hellblau	● hellblau	● hellblau	● hellblau	● hellblau	● hellblau	● hellblau	● hellblau	● hellblau	● hellblau	● hellblau	● hellblau	● hellblau	● hellblau
Homöopathische Dilution	● rot	● rot	● rot	● rot	● rot	● rot	● rot	● rot	● rot	● rot	● rot	● rot	● rot	● rot	● rot	● rot
Homöopathische Globuli	● rot	● rot	● rot	● rot	● rot	● rot	● rot	● rot	● rot	● rot	● rot	● rot	● rot	● rot	● rot	● rot
Homöopathie spagyrisch	● rot	● rot	● rot	● rot	● rot	● rot	● rot	● rot	● rot	● rot	● rot	● rot	● rot	● rot	● rot	● rot
Honig-Ferment	● hellblau	● hellblau	● hellblau	● hellblau	● hellblau	● hellblau	● hellblau	● hellblau	● hellblau	● hellblau	● hellblau	● hellblau	● hellblau	● hellblau	● hellblau	● hellblau
Hydrolat	● rot	● rot	● rot	● rot	● rot	● rot	● rot	● rot	● rot	● rot	● rot	● rot	● rot	● rot	● rot	● rot
Kapseln	● rot	● rot	● rot	● rot	● rot	● rot	● rot	● rot	● rot	● rot	● rot	● rot	● rot	● rot	● rot	● rot
Koji	● dunkelblau	● dunkelblau	● dunkelblau	● dunkelblau	● dunkelblau	● dunkelblau	● dunkelblau	● dunkelblau	● dunkelblau	● dunkelblau	● dunkelblau	● dunkelblau	● dunkelblau	● dunkelblau	● dunkelblau	● dunkelblau
Kombucha	● dunkelblau	● dunkelblau	● dunkelblau	● dunkelblau	● dunkelblau	● dunkelblau	● dunkelblau	● dunkelblau	● dunkelblau	● dunkelblau	● dunkelblau	● dunkelblau	● dunkelblau	● dunkelblau	● dunkelblau	● dunkelblau

* Aus unseren Recherchen zum nächsten Projekt (Hausapotheke mit Speisepilzen) wissen wir, dass der **Igelstachelbart** (*Hericium erinaceus*) nach Studienlage und auch in der Naturheilkunde und TCM bei Angst und Angstzuständen eingesetzt wurde und wird.

ANWENDUNG

NERVEN 2

	Alzheimer	Angstzustände ⊛	Antriebslosigkeit	Demenz	Depression	Epilepsie	Gedächtnis	Lernerfolg unterstützend	Multiple Sklerose	Nerven beruhigend	Nervenentzündung	Neurodegenerative Erkrank.	Parkinson	Schlaf fördernd	Stressbedingte Störungen	Tinnitus
Kompresse	ohne Empfehlung	ohne Empfehlung	ohne Empfehlung	ohne Empfehlung	ohne Empfehlung	ohne Empfehlung	ohne Empfehlung	ohne Empfehlung	ohne Empfehlung	ohne Empfehlung	ohne Empfehlung	ohne Empfehlung	ohne Empfehlung	ohne Empfehlung	ohne Empfehlung	ohne Empfehlung
Licht-Therapie	akut	akut	akut	akut	akut	akut	akut	akut	akut	akut	akut	akut	akut	akut	akut	akut
Likör	prophylaktisch	prophylaktisch	prophylaktisch	prophylaktisch	prophylaktisch	prophylaktisch	prophylaktisch	prophylaktisch	prophylaktisch	prophylaktisch	prophylaktisch	prophylaktisch	prophylaktisch	prophylaktisch	prophylaktisch	prophylaktisch
Massageöl	ohne Empfehlung	ohne Empfehlung	ohne Empfehlung	ohne Empfehlung	ohne Empfehlung	ohne Empfehlung	ohne Empfehlung	ohne Empfehlung	ohne Empfehlung	ohne Empfehlung	ohne Empfehlung	ohne Empfehlung	ohne Empfehlung	ohne Empfehlung	ohne Empfehlung	ohne Empfehlung
Mundwasser	ohne Empfehlung	ohne Empfehlung	ohne Empfehlung	ohne Empfehlung	ohne Empfehlung	ohne Empfehlung	ohne Empfehlung	ohne Empfehlung	ohne Empfehlung	ohne Empfehlung	ohne Empfehlung	ohne Empfehlung	ohne Empfehlung	ohne Empfehlung	ohne Empfehlung	ohne Empfehlung
Öl-Auszug	Rohstoff	Rohstoff	Rohstoff	Rohstoff	Rohstoff	Rohstoff	Rohstoff	Rohstoff	Rohstoff	Rohstoff	Rohstoff	Rohstoff	Rohstoff	Rohstoff	Rohstoff	Rohstoff
Ölziehen	ohne Empfehlung	ohne Empfehlung	ohne Empfehlung	ohne Empfehlung	ohne Empfehlung	ohne Empfehlung	ohne Empfehlung	ohne Empfehlung	ohne Empfehlung	ohne Empfehlung	ohne Empfehlung	ohne Empfehlung	ohne Empfehlung	ohne Empfehlung	ohne Empfehlung	ohne Empfehlung
Oxymel	Rohstoff	Rohstoff	Rohstoff	Rohstoff	Rohstoff	Rohstoff	Rohstoff	Rohstoff	Rohstoff	Rohstoff	Rohstoff	Rohstoff	Rohstoff	Rohstoff	Rohstoff	Rohstoff
Pilzbitter	prophylaktisch	prophylaktisch	prophylaktisch	prophylaktisch	prophylaktisch	prophylaktisch	prophylaktisch	prophylaktisch	prophylaktisch	prophylaktisch	prophylaktisch	prophylaktisch	prophylaktisch	prophylaktisch	prophylaktisch	prophylaktisch
Pilzpflaster	ohne Empfehlung	ohne Empfehlung	ohne Empfehlung	ohne Empfehlung	ohne Empfehlung	ohne Empfehlung	ohne Empfehlung	ohne Empfehlung	ohne Empfehlung	ohne Empfehlung	ohne Empfehlung	ohne Empfehlung	ohne Empfehlung	ohne Empfehlung	ohne Empfehlung	ohne Empfehlung
Pulver	Rohstoff	Rohstoff	Rohstoff	Rohstoff	Rohstoff	Rohstoff	Rohstoff	Rohstoff	Rohstoff	Rohstoff	Rohstoff	Rohstoff	Rohstoff	Rohstoff	Rohstoff	Rohstoff
Räuchern	experimentell	experimentell	experimentell	experimentell	experimentell	experimentell	experimentell	experimentell	experimentell	experimentell	experimentell	experimentell	experimentell	experimentell	experimentell	experimentell
Rotwein-Auszug	Rohstoff	Rohstoff	Rohstoff	Rohstoff	Rohstoff	Rohstoff	Rohstoff	Rohstoff	Rohstoff	Rohstoff	Rohstoff	Rohstoff	Rohstoff	Rohstoff	Rohstoff	Rohstoff
Salbe	ohne Empfehlung	ohne Empfehlung	ohne Empfehlung	ohne Empfehlung	ohne Empfehlung	ohne Empfehlung	ohne Empfehlung	ohne Empfehlung	ohne Empfehlung	akut	akut	ohne Empfehlung	ohne Empfehlung	ohne Empfehlung	ohne Empfehlung	ohne Empfehlung
Schnupfpulver	experimentell	experimentell	experimentell	experimentell	experimentell	experimentell	experimentell	experimentell	experimentell	experimentell	experimentell	experimentell	experimentell	experimentell	experimentell	experimentell
Sitzbad	ohne Empfehlung	ohne Empfehlung	ohne Empfehlung	ohne Empfehlung	ohne Empfehlung	ohne Empfehlung	ohne Empfehlung	ohne Empfehlung	ohne Empfehlung	ohne Empfehlung	ohne Empfehlung	ohne Empfehlung	ohne Empfehlung	ohne Empfehlung	ohne Empfehlung	ohne Empfehlung
Spagyrische Essenz	akut	akut	akut	akut	akut	akut	akut	akut	akut	akut	akut	akut	akut	akut	akut	akut
Süßes mit Pilzen	prophylaktisch	prophylaktisch	prophylaktisch	prophylaktisch	prophylaktisch	prophylaktisch	prophylaktisch	prophylaktisch	prophylaktisch	prophylaktisch	prophylaktisch	prophylaktisch	prophylaktisch	prophylaktisch	prophylaktisch	prophylaktisch
Tee	prophylaktisch und akut	prophylaktisch und akut	prophylaktisch und akut	prophylaktisch und akut	prophylaktisch und akut	prophylaktisch und akut	prophylaktisch und akut	prophylaktisch und akut	prophylaktisch und akut	prophylaktisch und akut	prophylaktisch und akut	prophylaktisch und akut	prophylaktisch und akut	prophylaktisch und akut	prophylaktisch und akut	prophylaktisch und akut
Tempeh mit Pilzen	prophylaktisch	prophylaktisch	● (dunkelblau)	prophylaktisch	● (dunkelblau)	● (dunkelblau)	● (dunkelblau)	prophylaktisch	prophylaktisch	prophylaktisch	● (dunkelblau)	prophylaktisch	● (dunkelblau)	● (dunkelblau)	● (dunkelblau)	● (dunkelblau)
Weißwein-Auszug	Rohstoff	Rohstoff	Rohstoff	Rohstoff	Rohstoff	Rohstoff	Rohstoff	Rohstoff	Rohstoff	Rohstoff	Rohstoff	Rohstoff	Rohstoff	Rohstoff	Rohstoff	Rohstoff
Wickel	ohne Empfehlung	ohne Empfehlung	ohne Empfehlung	ohne Empfehlung	ohne Empfehlung	ohne Empfehlung	ohne Empfehlung	ohne Empfehlung	ohne Empfehlung	ohne Empfehlung	ohne Empfehlung	ohne Empfehlung	ohne Empfehlung	ohne Empfehlung	ohne Empfehlung	ohne Empfehlung
Zahnfleischpflege	ohne Empfehlung	ohne Empfehlung	ohne Empfehlung	ohne Empfehlung	ohne Empfehlung	ohne Empfehlung	ohne Empfehlung	ohne Empfehlung	ohne Empfehlung	ohne Empfehlung	ohne Empfehlung	ohne Empfehlung	ohne Empfehlung	ohne Empfehlung	ohne Empfehlung	ohne Empfehlung
Zäpfchen	ohne Empfehlung	ohne Empfehlung	ohne Empfehlung	ohne Empfehlung	ohne Empfehlung	ohne Empfehlung	ohne Empfehlung	ohne Empfehlung	ohne Empfehlung	ohne Empfehlung	ohne Empfehlung	ohne Empfehlung	ohne Empfehlung	ohne Empfehlung	ohne Empfehlung	ohne Empfehlung

- prophylaktisch
- akut
- prophylaktisch und akut
- ohne Empfehlung
- experimentell
- Rohstoff

ANWENDUNG

SEXUALITÄT UND LIBIDO 1

	Erektile Dysfunktion	Libidostörung	Sexuelle Erschöpfung
Abkochung oder Absud	Rohstoff	Rohstoff	Rohstoff
Alkohol-Tinktur	Rohstoff	Rohstoff	Rohstoff
Armbad	ohne Empfehlung	ohne Empfehlung	ohne Empfehlung
Auflage	ohne Empfehlung	ohne Empfehlung	ohne Empfehlung
Bachblütenmethode	akut	akut	akut
Badezusatz	prophylaktisch und akut	prophylaktisch und akut	prophylaktisch und akut
Blutung stillen	ohne Empfehlung	ohne Empfehlung	ohne Empfehlung
Creme	prophylaktisch	prophylaktisch	prophylaktisch
Dekokt	Rohstoff	Rohstoff	Rohstoff
Dualauszug	Rohstoff	Rohstoff	Rohstoff
Eiswürfel	Rohstoff	Rohstoff	Rohstoff
Essig-Auszug	Rohstoff	Rohstoff	Rohstoff
Extrakt	Rohstoff	Rohstoff	Rohstoff
Fermentation	prophylaktisch	prophylaktisch	prophylaktisch
Fußbad	ohne Empfehlung	ohne Empfehlung	ohne Empfehlung
Glycerin-Auszug	Rohstoff	Rohstoff	Rohstoff
Homöopathische Dilution	akut	akut	akut
Homöopathische Globuli	akut	akut	akut
Homöopathie spagyrisch	akut	akut	akut
Honig-Ferment	Rohstoff	Rohstoff	Rohstoff
Hydrolat	prophylaktisch	prophylaktisch	prophylaktisch
Kapseln	akut	akut	akut
Koji	prophylaktisch	prophylaktisch	prophylaktisch
Kombucha	prophylaktisch	prophylaktisch	prophylaktisch

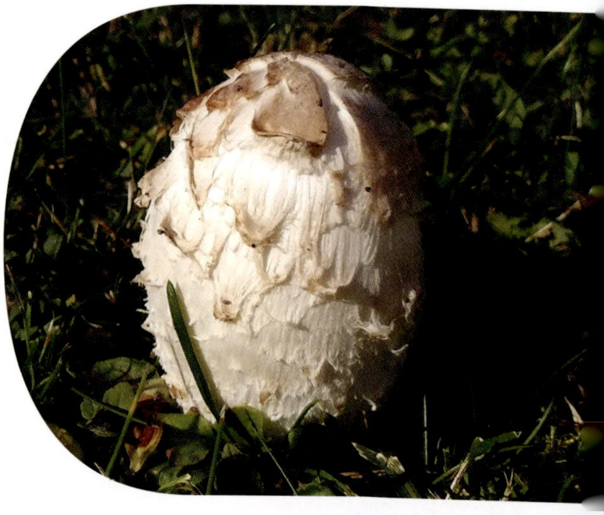

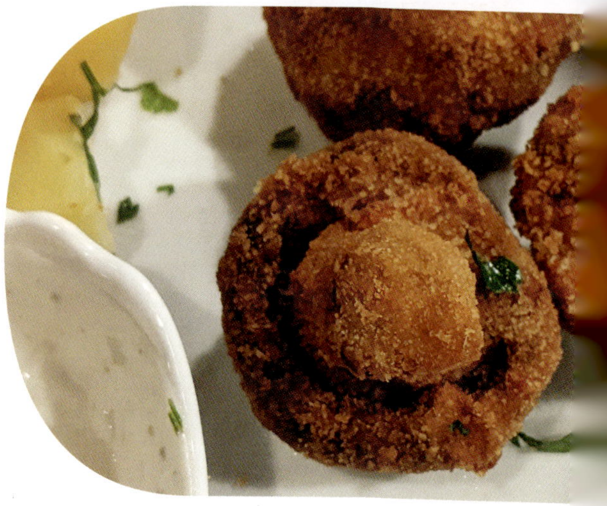

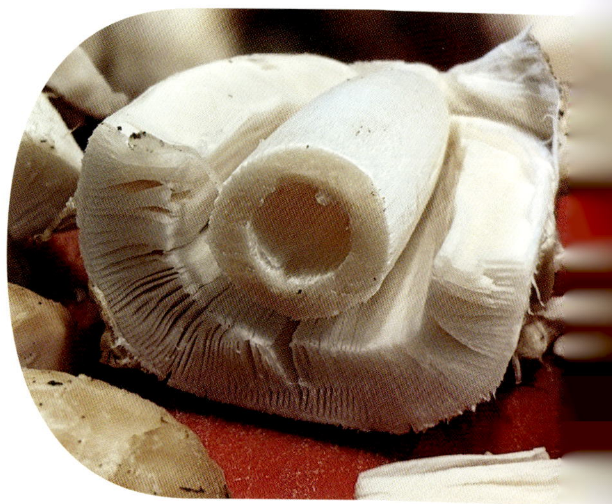

prophylaktisch · akut · prophylaktisch und akut · ohne Empfehlung · experimentell · Rohstoff

ANWENDUNG

SEXUALITÄT UND LIBIDO 2 *

	Erektile Dysfunktion	Libidostörung	Sexuelle Erschöpfung
Kompresse	○	○	○
Licht-Therapie	○	○	○
Likör	● (dunkelblau)	● (dunkelblau)	● (dunkelblau)
Massageöl	● (gelb)	● (gelb)	● (gelb)
Mundwasser	○	○	○
Öl-Auszug	● (hellblau)	● (hellblau)	● (hellblau)
Ölziehen	○	○	○
Oxymel	● (hellblau)	● (hellblau)	● (hellblau)
Pilzbitter	● (dunkelblau)	● (dunkelblau)	● (dunkelblau)
Pilzpflaster	○	○	○
Pulver	● (hellblau)	● (hellblau)	● (hellblau)
Räuchern	● (grau)	● (grau)	● (grau)
Rotwein-Auszug	● (hellblau)	● (hellblau)	● (hellblau)
Salbe	● (gelb)	● (gelb)	● (gelb)
Schnupfpulver	● (grau)	● (grau)	● (grau)
Sitzbad	○	○	○
Spagyrische Essenz	● (orange)	● (orange)	● (orange)
Süßes mit Pilzen	○	○	○
Tee	● (gelb)	● (gelb)	● (gelb)
Tempeh mit Pilzen	● (dunkelblau)	● (dunkelblau)	● (dunkelblau)
Weißwein-Auszug	● (hellblau)	● (hellblau)	● (hellblau)
Wickel	○	○	○
Zahnfleischpflege	○	○	○
Zäpfchen	○	○	○

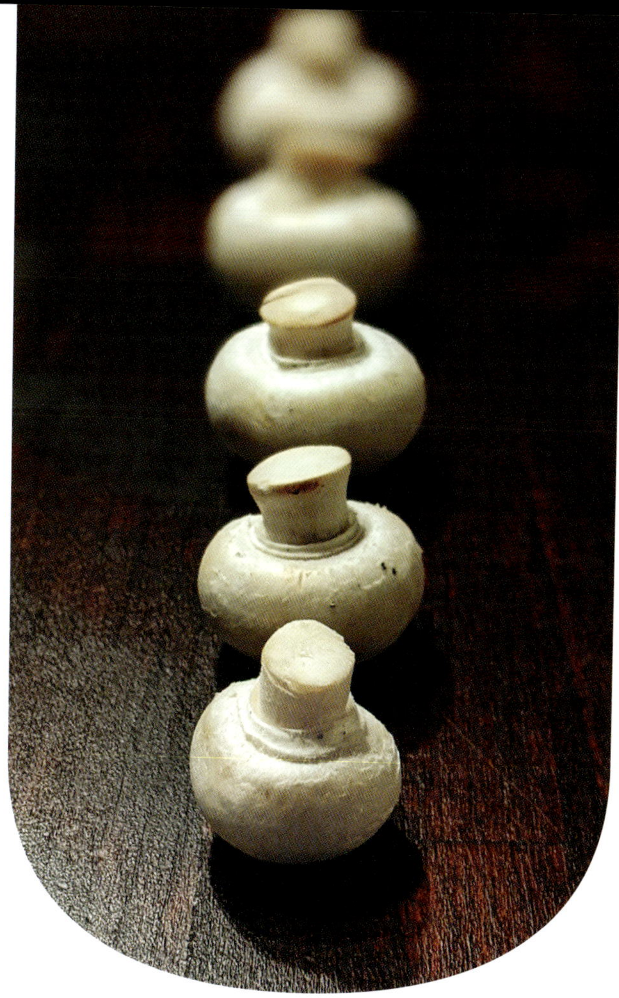

*

Hättest du vom **Champignon** (*Agaricus bisporus*) erwartet, dass er für Sexualität und Libido laut aktuellen Studien sehr hilfreich ist? Das Gleiche gilt für den **Schopftintling** (*Coprinus comatus*) und noch einige andere Speisepilze.

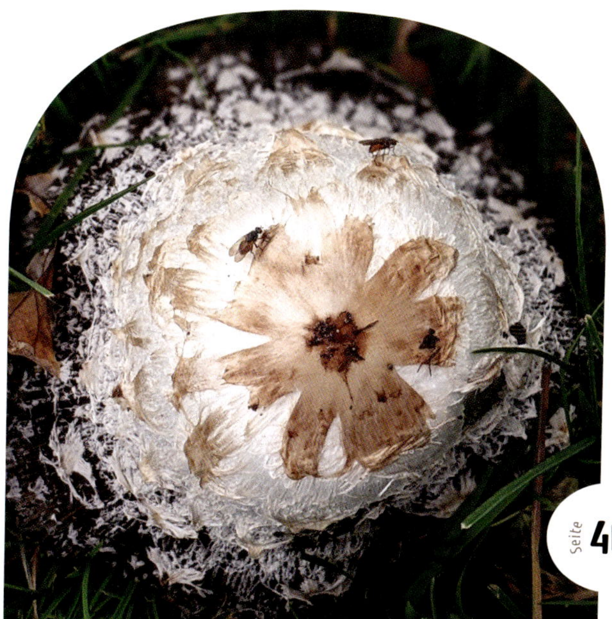

ANWENDUNG

STOFFWECHSEL 1

Anwendung	Adipositas	Cholesterin /Fettstoffwechsel	Fettleber (nicht-alkoholisch, NAFLD)	Gallensteine/Gallenblasenerkr.	Hyperurikämie	Insulinresistenz	Lebererkrankungen	Metabolisches Syndrom	Pankreatitis	Stoffwechselerkrankungen	Typ-2-Diabetes
Abkochung oder Absud	Rohstoff	Rohstoff	Rohstoff	Rohstoff	Rohstoff	Rohstoff	Rohstoff	Rohstoff	Rohstoff	Rohstoff	Rohstoff
Alkohol-Tinktur	Rohstoff	ohne Empfehlung	ohne Empfehlung	ohne Empfehlung	Rohstoff	ohne Empfehlung	ohne Empfehlung	Rohstoff	ohne Empfehlung	Rohstoff	ohne Empfehlung
Armbad	ohne Empfehlung	ohne Empfehlung	ohne Empfehlung	ohne Empfehlung	ohne Empfehlung	ohne Empfehlung	ohne Empfehlung	ohne Empfehlung	ohne Empfehlung	ohne Empfehlung	ohne Empfehlung
Auflage	ohne Empfehlung	akut	akut	akut	akut	akut	akut	akut	akut	akut	akut
Bachblütenmethode	ohne Empfehlung	ohne Empfehlung	ohne Empfehlung	ohne Empfehlung	ohne Empfehlung	ohne Empfehlung	ohne Empfehlung	ohne Empfehlung	ohne Empfehlung	ohne Empfehlung	ohne Empfehlung
Badezusatz	prophylaktisch und akut	prophylaktisch und akut	prophylaktisch und akut	prophylaktisch und akut	prophylaktisch und akut	prophylaktisch und akut	prophylaktisch und akut	prophylaktisch und akut	prophylaktisch und akut	prophylaktisch und akut	prophylaktisch und akut
Blutung stillen	ohne Empfehlung	ohne Empfehlung	ohne Empfehlung	ohne Empfehlung	ohne Empfehlung	ohne Empfehlung	ohne Empfehlung	ohne Empfehlung	ohne Empfehlung	ohne Empfehlung	ohne Empfehlung
Creme	ohne Empfehlung	ohne Empfehlung	ohne Empfehlung	ohne Empfehlung	ohne Empfehlung	ohne Empfehlung	ohne Empfehlung	ohne Empfehlung	ohne Empfehlung	ohne Empfehlung	ohne Empfehlung
Dekokt	Rohstoff	Rohstoff	Rohstoff	Rohstoff	Rohstoff	Rohstoff	Rohstoff	Rohstoff	Rohstoff	Rohstoff	Rohstoff
Dualauszug	Rohstoff	ohne Empfehlung	ohne Empfehlung	ohne Empfehlung	Rohstoff	ohne Empfehlung	ohne Empfehlung	Rohstoff	ohne Empfehlung	Rohstoff	ohne Empfehlung
Eiswürfel	Rohstoff	Rohstoff	Rohstoff	Rohstoff	Rohstoff	Rohstoff	Rohstoff	Rohstoff	Rohstoff	Rohstoff	Rohstoff
Essig-Auszug	Rohstoff	Rohstoff	Rohstoff	Rohstoff	Rohstoff	Rohstoff	Rohstoff	Rohstoff	Rohstoff	Rohstoff	Rohstoff
Extrakt	Rohstoff	Rohstoff	Rohstoff	Rohstoff	Rohstoff	Rohstoff	Rohstoff	Rohstoff	Rohstoff	Rohstoff	Rohstoff
Fermentation	prophylaktisch	prophylaktisch	prophylaktisch	prophylaktisch	prophylaktisch	prophylaktisch	prophylaktisch	prophylaktisch	prophylaktisch	prophylaktisch	prophylaktisch
Fußbad	ohne Empfehlung	ohne Empfehlung	ohne Empfehlung	ohne Empfehlung	ohne Empfehlung	ohne Empfehlung	ohne Empfehlung	ohne Empfehlung	ohne Empfehlung	ohne Empfehlung	ohne Empfehlung
Glycerin-Auszug	Rohstoff	Rohstoff	Rohstoff	Rohstoff	Rohstoff	Rohstoff	Rohstoff	Rohstoff	Rohstoff	Rohstoff	Rohstoff
Homöopathische Dilution	akut	akut	akut	akut	akut	akut	akut	akut	akut	akut	akut
Homöopathische Globuli	akut	akut	akut	akut	akut	akut	akut	akut	akut	akut	akut
Homöopathie spagyrisch	akut	akut	akut	akut	akut	akut	akut	akut	akut	akut	akut
Honig-Ferment	Rohstoff	Rohstoff	Rohstoff	Rohstoff	Rohstoff	Rohstoff	Rohstoff	Rohstoff	Rohstoff	Rohstoff	Rohstoff
Hydrolat	ohne Empfehlung	ohne Empfehlung	ohne Empfehlung	ohne Empfehlung	ohne Empfehlung	ohne Empfehlung	ohne Empfehlung	ohne Empfehlung	ohne Empfehlung	ohne Empfehlung	ohne Empfehlung
Kapseln	akut	akut	akut	akut	akut	akut	akut	akut	akut	akut	akut
Koji	prophylaktisch	prophylaktisch	prophylaktisch	prophylaktisch	prophylaktisch	prophylaktisch	prophylaktisch	prophylaktisch	prophylaktisch	prophylaktisch	prophylaktisch
Kombucha	prophylaktisch	prophylaktisch	prophylaktisch	prophylaktisch	prophylaktisch	prophylaktisch	prophylaktisch	prophylaktisch	prophylaktisch	prophylaktisch	prophylaktisch

prophylaktisch · akut · prophylaktisch und akut · ohne Empfehlung · experimentell · Rohstoff

ANWENDUNG

STOFFWECHSEL 2

	Adipositas	Cholesterin /Fettstoffwechsel	Fettleber (nicht-alkoholisch, NAFLD)	Gallensteine/Gallenblasenerkr.	Hyperurikämie	Insulinresistenz	Lebererkrankungen	Metabolisches Syndrom	Pankreatitis	Stoffwechselerkrankungen	Typ-2-Diabetes
Kompresse	ohne Empfehlung	ohne Empfehlung	ohne Empfehlung	ohne Empfehlung	ohne Empfehlung	ohne Empfehlung	ohne Empfehlung	ohne Empfehlung	ohne Empfehlung	ohne Empfehlung	ohne Empfehlung
Licht-Therapie	akut	akut	akut	akut	akut	akut	akut	akut	akut	akut	akut
Likör	Rohstoff	ohne Empfehlung	ohne Empfehlung	ohne Empfehlung	Rohstoff	ohne Empfehlung	ohne Empfehlung	Rohstoff	ohne Empfehlung	Rohstoff	ohne Empfehlung
Massageöl	ohne Empfehlung	ohne Empfehlung	ohne Empfehlung	ohne Empfehlung	ohne Empfehlung	ohne Empfehlung	ohne Empfehlung	ohne Empfehlung	ohne Empfehlung	ohne Empfehlung	ohne Empfehlung
Mundwasser	ohne Empfehlung	ohne Empfehlung	ohne Empfehlung	ohne Empfehlung	ohne Empfehlung	ohne Empfehlung	ohne Empfehlung	ohne Empfehlung	ohne Empfehlung	ohne Empfehlung	ohne Empfehlung
Öl-Auszug	Rohstoff	Rohstoff	Rohstoff	Rohstoff	Rohstoff	Rohstoff	Rohstoff	Rohstoff	Rohstoff	Rohstoff	Rohstoff
Ölziehen	ohne Empfehlung	ohne Empfehlung	ohne Empfehlung	ohne Empfehlung	ohne Empfehlung	ohne Empfehlung	ohne Empfehlung	ohne Empfehlung	ohne Empfehlung	ohne Empfehlung	ohne Empfehlung
Oxymel	Rohstoff	Rohstoff	Rohstoff	Rohstoff	Rohstoff	Rohstoff	Rohstoff	Rohstoff	Rohstoff	Rohstoff	Rohstoff
Pilzbitter	Rohstoff	ohne Empfehlung	ohne Empfehlung	ohne Empfehlung	Rohstoff	ohne Empfehlung	ohne Empfehlung	Rohstoff	ohne Empfehlung	Rohstoff	ohne Empfehlung
Pilzpflaster	ohne Empfehlung	ohne Empfehlung	ohne Empfehlung	ohne Empfehlung	ohne Empfehlung	ohne Empfehlung	ohne Empfehlung	ohne Empfehlung	ohne Empfehlung	ohne Empfehlung	ohne Empfehlung
Pulver	Rohstoff	Rohstoff	Rohstoff	Rohstoff	Rohstoff	Rohstoff	Rohstoff	Rohstoff	Rohstoff	Rohstoff	Rohstoff
Räuchern	ohne Empfehlung	ohne Empfehlung	ohne Empfehlung	ohne Empfehlung	ohne Empfehlung	ohne Empfehlung	ohne Empfehlung	ohne Empfehlung	ohne Empfehlung	ohne Empfehlung	ohne Empfehlung
Rotwein-Auszug	Rohstoff	ohne Empfehlung	ohne Empfehlung	ohne Empfehlung	Rohstoff	ohne Empfehlung	ohne Empfehlung	Rohstoff	ohne Empfehlung	Rohstoff	ohne Empfehlung
Salbe	ohne Empfehlung	akut	akut	akut	akut	ohne Empfehlung	akut	ohne Empfehlung	akut	ohne Empfehlung	akut
Schnupfpulver	ohne Empfehlung	ohne Empfehlung	ohne Empfehlung	ohne Empfehlung	ohne Empfehlung	ohne Empfehlung	ohne Empfehlung	ohne Empfehlung	ohne Empfehlung	ohne Empfehlung	ohne Empfehlung
Sitzbad	ohne Empfehlung	ohne Empfehlung	ohne Empfehlung	ohne Empfehlung	ohne Empfehlung	ohne Empfehlung	ohne Empfehlung	ohne Empfehlung	ohne Empfehlung	ohne Empfehlung	ohne Empfehlung
Spagyrische Essenz	akut	akut	akut	akut	akut	akut	akut	akut	akut	akut	akut
Süßes mit Pilzen	ohne Empfehlung	ohne Empfehlung	ohne Empfehlung	ohne Empfehlung	ohne Empfehlung	ohne Empfehlung	ohne Empfehlung	ohne Empfehlung	ohne Empfehlung	ohne Empfehlung	ohne Empfehlung
Tee	prophylaktisch und akut	prophylaktisch und akut	prophylaktisch und akut	prophylaktisch und akut	prophylaktisch und akut	prophylaktisch und akut	prophylaktisch und akut	prophylaktisch und akut	prophylaktisch und akut	prophylaktisch und akut	prophylaktisch und akut
Tempeh mit Pilzen	prophylaktisch	prophylaktisch	prophylaktisch	prophylaktisch	prophylaktisch	prophylaktisch	prophylaktisch	prophylaktisch	prophylaktisch	prophylaktisch	prophylaktisch
Weißwein-Auszug	Rohstoff	ohne Empfehlung	ohne Empfehlung	ohne Empfehlung	Rohstoff	ohne Empfehlung	ohne Empfehlung	Rohstoff	ohne Empfehlung	Rohstoff	ohne Empfehlung
Wickel	akut	akut	akut	akut	akut	akut	akut	akut	akut	akut	akut
Zahnfleischpflege	ohne Empfehlung	ohne Empfehlung	ohne Empfehlung	ohne Empfehlung	ohne Empfehlung	ohne Empfehlung	ohne Empfehlung	ohne Empfehlung	ohne Empfehlung	ohne Empfehlung	ohne Empfehlung
Zäpfchen	ohne Empfehlung	ohne Empfehlung	ohne Empfehlung	ohne Empfehlung	ohne Empfehlung	ohne Empfehlung	ohne Empfehlung	ohne Empfehlung	ohne Empfehlung	ohne Empfehlung	ohne Empfehlung

prophylaktisch · akut · prophylaktisch und akut · ohne Empfehlung · experimentell · Rohstoff

ANWENDUNG

UROGENITAL-SYSTEM 1

	Blasenentzündung	Chronische Niereninsuffizienz	Gebärmutterhals-Erkrankungen	Gynäkologische Probleme	Harninkontinenz	Harnwegsentzündung	Nierenerkrankungen	Nierenschwäche / diuretisch	Nierensteine	Prostatitis	Prostatavergrößerung	Uterusmyome	Vaginale Infektionen
Abkochung oder Absud	Rohstoff	Rohstoff	Rohstoff	Rohstoff	Rohstoff	Rohstoff	Rohstoff	Rohstoff	Rohstoff	Rohstoff	Rohstoff	Rohstoff	Rohstoff
Alkohol-Tinktur	Rohstoff	Rohstoff	Rohstoff	Rohstoff	Rohstoff	Rohstoff	Rohstoff	Rohstoff	Rohstoff	Rohstoff	Rohstoff	Rohstoff	Rohstoff
Armbad	ohne Empfehlung	ohne Empfehlung	ohne Empfehlung	ohne Empfehlung	ohne Empfehlung	ohne Empfehlung	ohne Empfehlung	ohne Empfehlung	ohne Empfehlung	ohne Empfehlung	ohne Empfehlung	ohne Empfehlung	ohne Empfehlung
Auflage	akut	akut	akut	akut	akut	akut	akut	akut	akut	akut	akut	akut	akut
Bachblütenmethode	ohne Empfehlung	ohne Empfehlung	ohne Empfehlung	ohne Empfehlung	ohne Empfehlung	ohne Empfehlung	ohne Empfehlung	ohne Empfehlung	ohne Empfehlung	ohne Empfehlung	ohne Empfehlung	ohne Empfehlung	ohne Empfehlung
Badezusatz	prophylaktisch und akut	prophylaktisch und akut	prophylaktisch und akut	prophylaktisch und akut	prophylaktisch und akut	prophylaktisch und akut	prophylaktisch und akut	prophylaktisch und akut	prophylaktisch und akut	prophylaktisch und akut	prophylaktisch und akut	prophylaktisch und akut	prophylaktisch und akut
Blutung stillen	ohne Empfehlung	ohne Empfehlung	ohne Empfehlung	ohne Empfehlung	ohne Empfehlung	ohne Empfehlung	ohne Empfehlung	ohne Empfehlung	ohne Empfehlung	ohne Empfehlung	ohne Empfehlung	ohne Empfehlung	ohne Empfehlung
Creme	ohne Empfehlung	ohne Empfehlung	ohne Empfehlung	ohne Empfehlung	ohne Empfehlung	ohne Empfehlung	ohne Empfehlung	ohne Empfehlung	ohne Empfehlung	ohne Empfehlung	ohne Empfehlung	ohne Empfehlung	ohne Empfehlung
Dekokt	Rohstoff	Rohstoff	Rohstoff	Rohstoff	Rohstoff	Rohstoff	Rohstoff	Rohstoff	Rohstoff	Rohstoff	Rohstoff	Rohstoff	Rohstoff
Dualauszug	Rohstoff	Rohstoff	Rohstoff	Rohstoff	Rohstoff	Rohstoff	Rohstoff	Rohstoff	Rohstoff	Rohstoff	Rohstoff	Rohstoff	Rohstoff
Eiswürfel	Rohstoff	Rohstoff	Rohstoff	Rohstoff	Rohstoff	Rohstoff	Rohstoff	Rohstoff	Rohstoff	Rohstoff	Rohstoff	Rohstoff	Rohstoff
Essig-Auszug	Rohstoff	Rohstoff	Rohstoff	Rohstoff	Rohstoff	Rohstoff	Rohstoff	Rohstoff	Rohstoff	Rohstoff	Rohstoff	Rohstoff	Rohstoff
Extrakt	Rohstoff	Rohstoff	Rohstoff	Rohstoff	Rohstoff	Rohstoff	Rohstoff	Rohstoff	Rohstoff	Rohstoff	Rohstoff	Rohstoff	Rohstoff
Fermentation	prophylaktisch und akut	prophylaktisch und akut	prophylaktisch und akut	prophylaktisch und akut	prophylaktisch und akut	prophylaktisch und akut	prophylaktisch und akut	prophylaktisch und akut	prophylaktisch und akut	prophylaktisch und akut	prophylaktisch und akut	prophylaktisch und akut	prophylaktisch und akut
Fußbad	ohne Empfehlung	ohne Empfehlung	ohne Empfehlung	ohne Empfehlung	ohne Empfehlung	ohne Empfehlung	ohne Empfehlung	ohne Empfehlung	ohne Empfehlung	ohne Empfehlung	ohne Empfehlung	ohne Empfehlung	ohne Empfehlung
Glycerin-Auszug	Rohstoff	Rohstoff	Rohstoff	Rohstoff	Rohstoff	Rohstoff	Rohstoff	Rohstoff	Rohstoff	Rohstoff	Rohstoff	Rohstoff	Rohstoff
Homöopathische Dilution	akut	akut	akut	akut	akut	akut	akut	akut	akut	akut	akut	akut	akut
Homöopathische Globuli	akut	akut	akut	akut	akut	akut	akut	akut	akut	akut	akut	akut	akut
Homöopathie spagyrisch	akut	akut	akut	akut	akut	akut	akut	akut	akut	akut	akut	akut	akut
Honig-Ferment	Rohstoff	Rohstoff	Rohstoff	Rohstoff	Rohstoff	Rohstoff	Rohstoff	Rohstoff	Rohstoff	Rohstoff	Rohstoff	Rohstoff	Rohstoff
Hydrolat	ohne Empfehlung	ohne Empfehlung	ohne Empfehlung	ohne Empfehlung	ohne Empfehlung	ohne Empfehlung	ohne Empfehlung	ohne Empfehlung	ohne Empfehlung	ohne Empfehlung	ohne Empfehlung	ohne Empfehlung	ohne Empfehlung
Kapseln	akut	akut	akut	akut	akut	akut	akut	akut	akut	akut	akut	akut	akut
Koji	prophylaktisch und akut	prophylaktisch und akut	prophylaktisch und akut	prophylaktisch und akut	prophylaktisch und akut	prophylaktisch und akut	prophylaktisch und akut	prophylaktisch und akut	prophylaktisch und akut	prophylaktisch und akut	prophylaktisch und akut	prophylaktisch und akut	prophylaktisch und akut
Kombucha	prophylaktisch und akut	prophylaktisch und akut	prophylaktisch und akut	prophylaktisch und akut	prophylaktisch und akut	prophylaktisch und akut	prophylaktisch und akut	prophylaktisch und akut	prophylaktisch und akut	prophylaktisch und akut	prophylaktisch und akut	prophylaktisch und akut	prophylaktisch und akut

- prophylaktisch
- akut
- prophylaktisch und akut
- ohne Empfehlung
- experimentell
- Rohstoff

UROGENITAL-SYSTEM 2

ANWENDUNG	Blasenentzündung	Chronische Niereninsuffizienz	Gebärmutterhals-Erkrankungen	Gynäkologische Probleme	Harninkontinenz	Harnwegsentzündung	Nierenerkrankungen	Nierenschwäche / diuretisch	Nierensteine	Prostatitis	Prostatavergrößerung	Uterusmyome	Vaginale Infektionen
Kompresse	ohne Empfehlung	ohne Empfehlung	ohne Empfehlung	ohne Empfehlung	ohne Empfehlung	ohne Empfehlung	ohne Empfehlung	ohne Empfehlung	ohne Empfehlung	ohne Empfehlung	ohne Empfehlung	ohne Empfehlung	ohne Empfehlung
Licht-Therapie	akut	akut	akut	akut	akut	akut	akut	akut	akut	akut	akut	akut	akut
Likör	ohne Empfehlung	ohne Empfehlung	ohne Empfehlung	ohne Empfehlung	ohne Empfehlung	ohne Empfehlung	ohne Empfehlung	ohne Empfehlung	ohne Empfehlung	ohne Empfehlung	ohne Empfehlung	ohne Empfehlung	ohne Empfehlung
Massageöl	ohne Empfehlung	ohne Empfehlung	ohne Empfehlung	ohne Empfehlung	ohne Empfehlung	ohne Empfehlung	ohne Empfehlung	ohne Empfehlung	ohne Empfehlung	ohne Empfehlung	ohne Empfehlung	ohne Empfehlung	ohne Empfehlung
Mundwasser	ohne Empfehlung	ohne Empfehlung	ohne Empfehlung	ohne Empfehlung	ohne Empfehlung	ohne Empfehlung	ohne Empfehlung	ohne Empfehlung	ohne Empfehlung	ohne Empfehlung	ohne Empfehlung	ohne Empfehlung	ohne Empfehlung
Öl-Auszug	Rohstoff	Rohstoff	Rohstoff	Rohstoff	Rohstoff	Rohstoff	Rohstoff	Rohstoff	Rohstoff	Rohstoff	Rohstoff	Rohstoff	Rohstoff
Ölziehen	ohne Empfehlung	ohne Empfehlung	ohne Empfehlung	ohne Empfehlung	ohne Empfehlung	ohne Empfehlung	ohne Empfehlung	ohne Empfehlung	ohne Empfehlung	ohne Empfehlung	ohne Empfehlung	ohne Empfehlung	ohne Empfehlung
Oxymel	Rohstoff	Rohstoff	Rohstoff	Rohstoff	Rohstoff	Rohstoff	Rohstoff	Rohstoff	Rohstoff	Rohstoff	Rohstoff	Rohstoff	Rohstoff
Pilzbitter	prophylaktisch	prophylaktisch	prophylaktisch	prophylaktisch	prophylaktisch	prophylaktisch	prophylaktisch	prophylaktisch	prophylaktisch	prophylaktisch	prophylaktisch	prophylaktisch	prophylaktisch
Pilzpflaster	ohne Empfehlung	ohne Empfehlung	ohne Empfehlung	ohne Empfehlung	ohne Empfehlung	ohne Empfehlung	ohne Empfehlung	ohne Empfehlung	ohne Empfehlung	ohne Empfehlung	ohne Empfehlung	ohne Empfehlung	ohne Empfehlung
Pulver	Rohstoff	Rohstoff	Rohstoff	Rohstoff	Rohstoff	Rohstoff	Rohstoff	Rohstoff	Rohstoff	Rohstoff	Rohstoff	Rohstoff	Rohstoff
Räuchern	ohne Empfehlung	ohne Empfehlung	ohne Empfehlung	ohne Empfehlung	ohne Empfehlung	ohne Empfehlung	ohne Empfehlung	ohne Empfehlung	ohne Empfehlung	ohne Empfehlung	ohne Empfehlung	ohne Empfehlung	ohne Empfehlung
Rotwein-Auszug	Rohstoff	Rohstoff	Rohstoff	Rohstoff	Rohstoff	Rohstoff	Rohstoff	Rohstoff	Rohstoff	Rohstoff	Rohstoff	Rohstoff	Rohstoff
Salbe	ohne Empfehlung	ohne Empfehlung	ohne Empfehlung	ohne Empfehlung	ohne Empfehlung	ohne Empfehlung	ohne Empfehlung	ohne Empfehlung	ohne Empfehlung	akut	akut	ohne Empfehlung	akut
Schnupfpulver	ohne Empfehlung	ohne Empfehlung	ohne Empfehlung	ohne Empfehlung	ohne Empfehlung	ohne Empfehlung	ohne Empfehlung	ohne Empfehlung	ohne Empfehlung	ohne Empfehlung	ohne Empfehlung	ohne Empfehlung	ohne Empfehlung
Sitzbad	akut	akut	akut	akut	akut	akut	akut	akut	akut	akut	akut	akut	akut
Spagyrische Essenz	akut	akut	akut	akut	akut	akut	akut	akut	akut	akut	akut	akut	akut
Süßes mit Pilzen	ohne Empfehlung	ohne Empfehlung	ohne Empfehlung	ohne Empfehlung	ohne Empfehlung	ohne Empfehlung	ohne Empfehlung	ohne Empfehlung	ohne Empfehlung	ohne Empfehlung	ohne Empfehlung	ohne Empfehlung	ohne Empfehlung
Tee	prophylaktisch und akut	prophylaktisch und akut	prophylaktisch und akut	prophylaktisch und akut	prophylaktisch und akut	prophylaktisch und akut	prophylaktisch und akut	prophylaktisch und akut	prophylaktisch und akut	prophylaktisch und akut	prophylaktisch und akut	prophylaktisch und akut	prophylaktisch und akut
Tempeh mit Pilzen	prophylaktisch und akut	prophylaktisch und akut	prophylaktisch und akut	prophylaktisch und akut	prophylaktisch und akut	prophylaktisch und akut	prophylaktisch und akut	prophylaktisch und akut	prophylaktisch und akut	prophylaktisch und akut	prophylaktisch und akut	prophylaktisch und akut	prophylaktisch und akut
Weißwein-Auszug	Rohstoff	Rohstoff	Rohstoff	Rohstoff	Rohstoff	Rohstoff	Rohstoff	Rohstoff	Rohstoff	Rohstoff	Rohstoff	Rohstoff	Rohstoff
Wickel	akut	akut	akut	akut	ohne Empfehlung	ohne Empfehlung	akut	akut	akut	ohne Empfehlung	ohne Empfehlung	ohne Empfehlung	ohne Empfehlung
Zahnfleischpflege	ohne Empfehlung	ohne Empfehlung	ohne Empfehlung	ohne Empfehlung	ohne Empfehlung	ohne Empfehlung	ohne Empfehlung	ohne Empfehlung	ohne Empfehlung	ohne Empfehlung	ohne Empfehlung	ohne Empfehlung	ohne Empfehlung
Zäpfchen	akut	ohne Empfehlung	akut	akut	ohne Empfehlung	akut	ohne Empfehlung	ohne Empfehlung	ohne Empfehlung	akut	akut	akut	akut

Legende: prophylaktisch · akut · prophylaktisch und akut · ohne Empfehlung · experimentell · Rohstoff

ANWENDUNG

VERDAUUNGS-SYSTEM 1

Anwendung	Colitis ulcerosa	Darmentzündung	Darmflora	Darmpolypen	Divertikulitis	Durchfall	Gastritis	Hämorrhoiden	Leaky-Gut-Syndrom	Magen-Darm-Erkrankungen	Magengeschwür	Morbus Crohn	Präbiotika-Mangel	Refluxkrankheit	Verstopfung
Abkochung oder Absud	akut	akut	akut	akut	akut	akut	akut	akut	akut	akut	akut	akut	akut	akut	akut
Alkohol-Tinktur	ohne Empfehlung	ohne Empfehlung	ohne Empfehlung	ohne Empfehlung	ohne Empfehlung	ohne Empfehlung	ohne Empfehlung	ohne Empfehlung	ohne Empfehlung	ohne Empfehlung	ohne Empfehlung	ohne Empfehlung	ohne Empfehlung	ohne Empfehlung	ohne Empfehlung
Armbad	ohne Empfehlung	ohne Empfehlung	ohne Empfehlung	ohne Empfehlung	ohne Empfehlung	ohne Empfehlung	ohne Empfehlung	ohne Empfehlung	ohne Empfehlung	ohne Empfehlung	ohne Empfehlung	ohne Empfehlung	ohne Empfehlung	ohne Empfehlung	ohne Empfehlung
Auflage	akut	akut	akut	akut	akut	akut	akut	akut	akut	akut	akut	akut	akut	akut	akut
Bachblütenmethode	ohne Empfehlung	ohne Empfehlung	ohne Empfehlung	ohne Empfehlung	ohne Empfehlung	ohne Empfehlung	ohne Empfehlung	ohne Empfehlung	ohne Empfehlung	ohne Empfehlung	ohne Empfehlung	ohne Empfehlung	ohne Empfehlung	ohne Empfehlung	ohne Empfehlung
Badezusatz	prophylaktisch und akut	prophylaktisch und akut	prophylaktisch und akut	prophylaktisch und akut	prophylaktisch und akut	prophylaktisch und akut	prophylaktisch und akut	prophylaktisch und akut	prophylaktisch und akut	prophylaktisch und akut	prophylaktisch und akut	prophylaktisch und akut	prophylaktisch und akut	prophylaktisch und akut	prophylaktisch und akut
Blutung stillen	ohne Empfehlung	ohne Empfehlung	ohne Empfehlung	ohne Empfehlung	ohne Empfehlung	ohne Empfehlung	ohne Empfehlung	ohne Empfehlung	ohne Empfehlung	ohne Empfehlung	ohne Empfehlung	ohne Empfehlung	ohne Empfehlung	ohne Empfehlung	ohne Empfehlung
Creme	ohne Empfehlung	ohne Empfehlung	ohne Empfehlung	ohne Empfehlung	ohne Empfehlung	ohne Empfehlung	ohne Empfehlung	ohne Empfehlung	ohne Empfehlung	ohne Empfehlung	ohne Empfehlung	ohne Empfehlung	ohne Empfehlung	ohne Empfehlung	ohne Empfehlung
Dekokt	akut	akut	akut	akut	akut	akut	akut	akut	akut	akut	akut	akut	akut	akut	akut
Dualauszug	ohne Empfehlung	ohne Empfehlung	ohne Empfehlung	ohne Empfehlung	ohne Empfehlung	ohne Empfehlung	ohne Empfehlung	ohne Empfehlung	ohne Empfehlung	ohne Empfehlung	ohne Empfehlung	ohne Empfehlung	ohne Empfehlung	ohne Empfehlung	ohne Empfehlung
Eiswürfel	Rohstoff	Rohstoff	Rohstoff	Rohstoff	Rohstoff	Rohstoff	Rohstoff	Rohstoff	Rohstoff	Rohstoff	Rohstoff	Rohstoff	Rohstoff	Rohstoff	Rohstoff
Essig-Auszug	Rohstoff	Rohstoff	Rohstoff	Rohstoff	Rohstoff	Rohstoff	Rohstoff	Rohstoff	Rohstoff	Rohstoff	Rohstoff	Rohstoff	Rohstoff	Rohstoff	Rohstoff
Extrakt	Rohstoff	Rohstoff	Rohstoff	Rohstoff	Rohstoff	Rohstoff	Rohstoff	Rohstoff	Rohstoff	Rohstoff	Rohstoff	Rohstoff	Rohstoff	Rohstoff	Rohstoff
Fermentation	prophylaktisch und akut	prophylaktisch und akut	prophylaktisch und akut	prophylaktisch und akut	prophylaktisch und akut	prophylaktisch und akut	prophylaktisch und akut	prophylaktisch und akut	prophylaktisch und akut	prophylaktisch und akut	prophylaktisch und akut	prophylaktisch und akut	prophylaktisch und akut	prophylaktisch und akut	prophylaktisch und akut
Fußbad	ohne Empfehlung	ohne Empfehlung	ohne Empfehlung	ohne Empfehlung	ohne Empfehlung	ohne Empfehlung	ohne Empfehlung	ohne Empfehlung	ohne Empfehlung	ohne Empfehlung	ohne Empfehlung	ohne Empfehlung	ohne Empfehlung	ohne Empfehlung	ohne Empfehlung
Glycerin-Auszug	Rohstoff	Rohstoff	Rohstoff	Rohstoff	Rohstoff	Rohstoff	Rohstoff	Rohstoff	Rohstoff	Rohstoff	Rohstoff	Rohstoff	Rohstoff	Rohstoff	Rohstoff
Homöopathische Dilution	akut	akut	akut	akut	akut	akut	akut	akut	akut	akut	akut	akut	akut	akut	akut
Homöopathische Globuli	akut	akut	akut	akut	akut	akut	akut	akut	akut	akut	akut	akut	akut	akut	akut
Homöopathie spagyrisch	akut	akut	akut	akut	akut	akut	akut	akut	akut	akut	akut	akut	akut	akut	akut
Honig-Ferment	akut	akut	akut	akut	akut	akut	akut	akut	akut	akut	akut	akut	akut	akut	akut
Hydrolat	ohne Empfehlung	ohne Empfehlung	ohne Empfehlung	ohne Empfehlung	ohne Empfehlung	ohne Empfehlung	ohne Empfehlung	ohne Empfehlung	ohne Empfehlung	ohne Empfehlung	ohne Empfehlung	ohne Empfehlung	ohne Empfehlung	ohne Empfehlung	ohne Empfehlung
Kapseln	akut	akut	akut	akut	akut	akut	akut	akut	akut	akut	akut	akut	akut	akut	akut
Koji	prophylaktisch und akut	prophylaktisch und akut	prophylaktisch und akut	prophylaktisch und akut	prophylaktisch und akut	prophylaktisch und akut	prophylaktisch und akut	prophylaktisch und akut	prophylaktisch und akut	prophylaktisch und akut	prophylaktisch und akut	prophylaktisch und akut	prophylaktisch und akut	prophylaktisch und akut	prophylaktisch und akut
Kombucha	prophylaktisch und akut	prophylaktisch und akut	prophylaktisch und akut	prophylaktisch und akut	prophylaktisch und akut	prophylaktisch und akut	prophylaktisch und akut	prophylaktisch und akut	prophylaktisch und akut	prophylaktisch und akut	prophylaktisch und akut	prophylaktisch und akut	prophylaktisch und akut	prophylaktisch und akut	prophylaktisch und akut

- prophylaktisch
- akut
- prophylaktisch und akut
- ohne Empfehlung
- experimentell
- Rohstoff

ANWENDUNG

VERDAUUNGSSYSTEM 2

ANWENDUNG	Colitis ulcerosa	Darmentzündung	Darmflora	Darmpolypen	Divertikulitis	Durchfall	Gastritis	Hämorrhoiden	Leaky-Gut-Syndrom	Magen-Darm-Erkrankungen	Magengeschwür	Morbus Crohn	Präbiotika-Mangel	Refluxkrankheit	Verstopfung
Kompresse	ohne Empfehlung	ohne Empfehlung	ohne Empfehlung	ohne Empfehlung	ohne Empfehlung	ohne Empfehlung	ohne Empfehlung	ohne Empfehlung	ohne Empfehlung	ohne Empfehlung	ohne Empfehlung	ohne Empfehlung	ohne Empfehlung	ohne Empfehlung	ohne Empfehlung
Licht-Therapie	akut	akut	akut	akut	akut	akut	akut	akut	akut	akut	akut	akut	akut	akut	akut
Likör	ohne Empfehlung	ohne Empfehlung	ohne Empfehlung	ohne Empfehlung	ohne Empfehlung	ohne Empfehlung	ohne Empfehlung	ohne Empfehlung	ohne Empfehlung	ohne Empfehlung	ohne Empfehlung	ohne Empfehlung	ohne Empfehlung	ohne Empfehlung	ohne Empfehlung
Massageöl	prophylaktisch und akut	prophylaktisch und akut	prophylaktisch und akut	prophylaktisch und akut	prophylaktisch und akut	prophylaktisch und akut	prophylaktisch und akut	prophylaktisch und akut	prophylaktisch und akut	prophylaktisch und akut	prophylaktisch und akut	prophylaktisch und akut	prophylaktisch und akut	prophylaktisch und akut	prophylaktisch und akut
Mundwasser	ohne Empfehlung	ohne Empfehlung	ohne Empfehlung	ohne Empfehlung	ohne Empfehlung	ohne Empfehlung	ohne Empfehlung	ohne Empfehlung	ohne Empfehlung	ohne Empfehlung	ohne Empfehlung	ohne Empfehlung	ohne Empfehlung	ohne Empfehlung	ohne Empfehlung
Öl-Auszug	Rohstoff	Rohstoff	Rohstoff	Rohstoff	Rohstoff	Rohstoff	Rohstoff	Rohstoff	Rohstoff	Rohstoff	Rohstoff	Rohstoff	Rohstoff	Rohstoff	Rohstoff
Ölziehen	ohne Empfehlung	ohne Empfehlung	ohne Empfehlung	ohne Empfehlung	ohne Empfehlung	ohne Empfehlung	ohne Empfehlung	ohne Empfehlung	ohne Empfehlung	ohne Empfehlung	ohne Empfehlung	ohne Empfehlung	ohne Empfehlung	ohne Empfehlung	ohne Empfehlung
Oxymel	akut	akut	akut	akut	akut	akut	akut	akut	akut	akut	akut	akut	akut	akut	akut
Pilzbitter	ohne Empfehlung	ohne Empfehlung	ohne Empfehlung	ohne Empfehlung	ohne Empfehlung	ohne Empfehlung	ohne Empfehlung	ohne Empfehlung	ohne Empfehlung	ohne Empfehlung	ohne Empfehlung	ohne Empfehlung	ohne Empfehlung	ohne Empfehlung	ohne Empfehlung
Pilzpflaster	ohne Empfehlung	ohne Empfehlung	ohne Empfehlung	ohne Empfehlung	ohne Empfehlung	ohne Empfehlung	ohne Empfehlung	ohne Empfehlung	ohne Empfehlung	ohne Empfehlung	ohne Empfehlung	ohne Empfehlung	ohne Empfehlung	ohne Empfehlung	ohne Empfehlung
Pulver	Rohstoff	Rohstoff	Rohstoff	Rohstoff	Rohstoff	Rohstoff	Rohstoff	Rohstoff	Rohstoff	Rohstoff	Rohstoff	Rohstoff	Rohstoff	Rohstoff	Rohstoff
Räuchern	ohne Empfehlung	ohne Empfehlung	ohne Empfehlung	ohne Empfehlung	ohne Empfehlung	experimentell	ohne Empfehlung	ohne Empfehlung	ohne Empfehlung	ohne Empfehlung	ohne Empfehlung	ohne Empfehlung	ohne Empfehlung	ohne Empfehlung	experimentell
Rotwein-Auszug	ohne Empfehlung	ohne Empfehlung	ohne Empfehlung	ohne Empfehlung	ohne Empfehlung	ohne Empfehlung	ohne Empfehlung	ohne Empfehlung	ohne Empfehlung	ohne Empfehlung	ohne Empfehlung	ohne Empfehlung	ohne Empfehlung	ohne Empfehlung	ohne Empfehlung
Salbe	akut	akut	akut	akut	akut	akut	akut	akut	akut	akut	akut	akut	akut	akut	akut
Schnupfpulver	ohne Empfehlung	ohne Empfehlung	ohne Empfehlung	ohne Empfehlung	ohne Empfehlung	ohne Empfehlung	ohne Empfehlung	ohne Empfehlung	ohne Empfehlung	ohne Empfehlung	ohne Empfehlung	ohne Empfehlung	ohne Empfehlung	ohne Empfehlung	ohne Empfehlung
Sitzbad	ohne Empfehlung	ohne Empfehlung	ohne Empfehlung	ohne Empfehlung	ohne Empfehlung	ohne Empfehlung	ohne Empfehlung	akut	ohne Empfehlung	ohne Empfehlung	ohne Empfehlung	ohne Empfehlung	ohne Empfehlung	ohne Empfehlung	ohne Empfehlung
Spagyrische Essenz	akut	akut	akut	akut	akut	akut	akut	akut	akut	akut	akut	akut	akut	akut	akut
Süßes mit Pilzen	ohne Empfehlung	ohne Empfehlung	ohne Empfehlung	ohne Empfehlung	ohne Empfehlung	ohne Empfehlung	ohne Empfehlung	ohne Empfehlung	ohne Empfehlung	ohne Empfehlung	ohne Empfehlung	ohne Empfehlung	ohne Empfehlung	ohne Empfehlung	ohne Empfehlung
Tee	prophylaktisch und akut	prophylaktisch und akut	prophylaktisch und akut	prophylaktisch und akut	prophylaktisch und akut	prophylaktisch und akut	prophylaktisch und akut	prophylaktisch und akut	prophylaktisch und akut	prophylaktisch und akut	prophylaktisch und akut	prophylaktisch und akut	prophylaktisch und akut	prophylaktisch und akut	prophylaktisch und akut
Tempeh mit Pilzen	prophylaktisch und akut	prophylaktisch und akut	prophylaktisch und akut	prophylaktisch und akut	prophylaktisch und akut	prophylaktisch und akut	prophylaktisch und akut	prophylaktisch und akut	prophylaktisch und akut	prophylaktisch und akut	prophylaktisch und akut	prophylaktisch und akut	prophylaktisch und akut	prophylaktisch und akut	prophylaktisch und akut
Weißwein-Auszug	ohne Empfehlung	ohne Empfehlung	ohne Empfehlung	ohne Empfehlung	ohne Empfehlung	ohne Empfehlung	ohne Empfehlung	ohne Empfehlung	ohne Empfehlung	ohne Empfehlung	ohne Empfehlung	ohne Empfehlung	ohne Empfehlung	ohne Empfehlung	ohne Empfehlung
Wickel	akut	akut	akut	akut	akut	akut	akut	akut	akut	akut	akut	akut	akut	akut	akut
Zahnfleischpflege	ohne Empfehlung	ohne Empfehlung	ohne Empfehlung	ohne Empfehlung	ohne Empfehlung	ohne Empfehlung	ohne Empfehlung	ohne Empfehlung	ohne Empfehlung	ohne Empfehlung	ohne Empfehlung	ohne Empfehlung	ohne Empfehlung	ohne Empfehlung	ohne Empfehlung
Zäpfchen	akut	akut	akut	akut	akut	ohne Empfehlung	ohne Empfehlung	akut	akut	ohne Empfehlung	ohne Empfehlung	akut	akut	ohne Empfehlung	akut

Legende: prophylaktisch · akut · prophylaktisch und akut · ohne Empfehlung · experimentell · Rohstoff

ANWENDUNG

ZUSATZTABELLE 1_A KREBSVORSORGE

	Blasenkrebs	Brustkrebs	Dickdarmkrebs	Eierstockkrebs	Gebärmutterhalskrebs	Gliom	Hautkrebs	Hirnkrebs	Karposi Sarkom	Kehlkopfkrebs	Leberkrebs	Leukämie
Abkochung oder Absud	Rohstoff	Rohstoff	Rohstoff	Rohstoff	Rohstoff	Rohstoff	Rohstoff	Rohstoff	Rohstoff	Rohstoff	Rohstoff	Rohstoff
Alkohol-Tinktur	Rohstoff	Rohstoff	Rohstoff	Rohstoff	Rohstoff	Rohstoff	Rohstoff	Rohstoff	Rohstoff	Rohstoff	Rohstoff	Rohstoff
Armbad	ohne Empfehlung	ohne Empfehlung	ohne Empfehlung	ohne Empfehlung	ohne Empfehlung	ohne Empfehlung	ohne Empfehlung	ohne Empfehlung	ohne Empfehlung	ohne Empfehlung	ohne Empfehlung	ohne Empfehlung
Auflage	ohne Empfehlung	ohne Empfehlung	ohne Empfehlung	ohne Empfehlung	ohne Empfehlung	ohne Empfehlung	ohne Empfehlung	ohne Empfehlung	ohne Empfehlung	ohne Empfehlung	ohne Empfehlung	ohne Empfehlung
Bachblütenmethode	ohne Empfehlung	ohne Empfehlung	ohne Empfehlung	ohne Empfehlung	ohne Empfehlung	ohne Empfehlung	ohne Empfehlung	ohne Empfehlung	ohne Empfehlung	ohne Empfehlung	ohne Empfehlung	ohne Empfehlung
Badezusatz	prophylaktisch	prophylaktisch	prophylaktisch	prophylaktisch	prophylaktisch	prophylaktisch	prophylaktisch	prophylaktisch	prophylaktisch	prophylaktisch	prophylaktisch	prophylaktisch
Blutung stillen	ohne Empfehlung	ohne Empfehlung	ohne Empfehlung	ohne Empfehlung	ohne Empfehlung	ohne Empfehlung	ohne Empfehlung	ohne Empfehlung	ohne Empfehlung	ohne Empfehlung	ohne Empfehlung	ohne Empfehlung
Creme	ohne Empfehlung	ohne Empfehlung	ohne Empfehlung	ohne Empfehlung	ohne Empfehlung	ohne Empfehlung	ohne Empfehlung	ohne Empfehlung	ohne Empfehlung	ohne Empfehlung	ohne Empfehlung	ohne Empfehlung
Dekokt	Rohstoff	Rohstoff	Rohstoff	Rohstoff	Rohstoff	Rohstoff	Rohstoff	Rohstoff	Rohstoff	Rohstoff	Rohstoff	Rohstoff
Dualauszug	Rohstoff	Rohstoff	Rohstoff	Rohstoff	Rohstoff	Rohstoff	Rohstoff	Rohstoff	Rohstoff	Rohstoff	Rohstoff	Rohstoff
Eiswürfel	ohne Empfehlung	ohne Empfehlung	ohne Empfehlung	ohne Empfehlung	ohne Empfehlung	ohne Empfehlung	ohne Empfehlung	ohne Empfehlung	ohne Empfehlung	ohne Empfehlung	ohne Empfehlung	ohne Empfehlung
Essig-Auszug	Rohstoff	Rohstoff	Rohstoff	Rohstoff	Rohstoff	Rohstoff	Rohstoff	Rohstoff	Rohstoff	Rohstoff	Rohstoff	Rohstoff
Extrakt	Rohstoff	Rohstoff	Rohstoff	Rohstoff	Rohstoff	Rohstoff	Rohstoff	Rohstoff	Rohstoff	Rohstoff	Rohstoff	Rohstoff
Fermentation	prophylaktisch	prophylaktisch	prophylaktisch	prophylaktisch	prophylaktisch	prophylaktisch	prophylaktisch	prophylaktisch	prophylaktisch	prophylaktisch	prophylaktisch	prophylaktisch
Fußbad	ohne Empfehlung	ohne Empfehlung	ohne Empfehlung	ohne Empfehlung	ohne Empfehlung	ohne Empfehlung	ohne Empfehlung	ohne Empfehlung	ohne Empfehlung	ohne Empfehlung	ohne Empfehlung	ohne Empfehlung
Glycerin-Auszug	Rohstoff	Rohstoff	Rohstoff	Rohstoff	Rohstoff	Rohstoff	Rohstoff	Rohstoff	Rohstoff	Rohstoff	Rohstoff	Rohstoff
Homöopathische Dilution	ohne Empfehlung	ohne Empfehlung	ohne Empfehlung	ohne Empfehlung	ohne Empfehlung	ohne Empfehlung	ohne Empfehlung	ohne Empfehlung	ohne Empfehlung	ohne Empfehlung	ohne Empfehlung	ohne Empfehlung
Homöopathische Globuli	ohne Empfehlung	ohne Empfehlung	ohne Empfehlung	ohne Empfehlung	ohne Empfehlung	ohne Empfehlung	ohne Empfehlung	ohne Empfehlung	ohne Empfehlung	ohne Empfehlung	ohne Empfehlung	ohne Empfehlung
Homöopathie spagyrisch	ohne Empfehlung	ohne Empfehlung	ohne Empfehlung	ohne Empfehlung	ohne Empfehlung	ohne Empfehlung	ohne Empfehlung	ohne Empfehlung	ohne Empfehlung	ohne Empfehlung	ohne Empfehlung	ohne Empfehlung
Honig-Ferment	Rohstoff	Rohstoff	Rohstoff	Rohstoff	Rohstoff	Rohstoff	Rohstoff	Rohstoff	Rohstoff	Rohstoff	Rohstoff	Rohstoff
Hydrolat	Rohstoff	Rohstoff	Rohstoff	Rohstoff	Rohstoff	Rohstoff	Rohstoff	Rohstoff	Rohstoff	Rohstoff	Rohstoff	Rohstoff
Kapseln	Rohstoff	Rohstoff	Rohstoff	Rohstoff	Rohstoff	Rohstoff	Rohstoff	Rohstoff	Rohstoff	Rohstoff	Rohstoff	Rohstoff
Koji	prophylaktisch	prophylaktisch	prophylaktisch	prophylaktisch	prophylaktisch	prophylaktisch	prophylaktisch	prophylaktisch	prophylaktisch	prophylaktisch	prophylaktisch	prophylaktisch
Kombucha	prophylaktisch	prophylaktisch	prophylaktisch	prophylaktisch	prophylaktisch	prophylaktisch	prophylaktisch	prophylaktisch	prophylaktisch	prophylaktisch	prophylaktisch	prophylaktisch

prophylaktisch · akut · prophylaktisch und akut · ohne Empfehlung · experimentell · Rohstoff

ANWENDUNG

ZUSATZTABELLE 1_B KREBSVORSORGE

	Blasenkrebs	Brustkrebs	Dickdarmkrebs	Eierstockkrebs	Gebärmutterhalskrebs	Gliom	Hautkrebs	Hirnkrebs	Karposi Sarkom	Kehlkopfkrebs	Leberkrebs	Leukämie
Kompresse	ohne Empfehlung	ohne Empfehlung	ohne Empfehlung	ohne Empfehlung	ohne Empfehlung	ohne Empfehlung	ohne Empfehlung	ohne Empfehlung	ohne Empfehlung	ohne Empfehlung	ohne Empfehlung	ohne Empfehlung
Licht-Therapie	ohne Empfehlung	ohne Empfehlung	ohne Empfehlung	ohne Empfehlung	ohne Empfehlung	ohne Empfehlung	ohne Empfehlung	ohne Empfehlung	ohne Empfehlung	ohne Empfehlung	ohne Empfehlung	ohne Empfehlung
Likör	prophylaktisch	prophylaktisch	prophylaktisch	prophylaktisch	prophylaktisch	prophylaktisch	prophylaktisch	prophylaktisch	prophylaktisch	prophylaktisch	prophylaktisch	prophylaktisch
Massageöl	prophylaktisch	prophylaktisch	prophylaktisch	prophylaktisch	prophylaktisch	prophylaktisch	prophylaktisch	prophylaktisch	prophylaktisch	prophylaktisch	prophylaktisch	prophylaktisch
Mundwasser	ohne Empfehlung	ohne Empfehlung	ohne Empfehlung	ohne Empfehlung	ohne Empfehlung	ohne Empfehlung	ohne Empfehlung	ohne Empfehlung	ohne Empfehlung	ohne Empfehlung	ohne Empfehlung	ohne Empfehlung
Öl-Auszug	Rohstoff	Rohstoff	Rohstoff	Rohstoff	Rohstoff	Rohstoff	Rohstoff	Rohstoff	Rohstoff	Rohstoff	Rohstoff	Rohstoff
Ölziehen	ohne Empfehlung	ohne Empfehlung	ohne Empfehlung	ohne Empfehlung	ohne Empfehlung	ohne Empfehlung	ohne Empfehlung	ohne Empfehlung	ohne Empfehlung	ohne Empfehlung	ohne Empfehlung	ohne Empfehlung
Oxymel	Rohstoff	Rohstoff	Rohstoff	Rohstoff	Rohstoff	Rohstoff	Rohstoff	Rohstoff	Rohstoff	Rohstoff	Rohstoff	Rohstoff
Pilzbitter	prophylaktisch	prophylaktisch	prophylaktisch	prophylaktisch	prophylaktisch	prophylaktisch	prophylaktisch	prophylaktisch	prophylaktisch	prophylaktisch	prophylaktisch	prophylaktisch
Pilzpflaster	ohne Empfehlung	ohne Empfehlung	ohne Empfehlung	ohne Empfehlung	ohne Empfehlung	ohne Empfehlung	ohne Empfehlung	ohne Empfehlung	ohne Empfehlung	ohne Empfehlung	ohne Empfehlung	ohne Empfehlung
Pulver	Rohstoff	Rohstoff	Rohstoff	Rohstoff	Rohstoff	Rohstoff	Rohstoff	Rohstoff	Rohstoff	Rohstoff	Rohstoff	Rohstoff
Räuchern	prophylaktisch	prophylaktisch	prophylaktisch	prophylaktisch	prophylaktisch	prophylaktisch	prophylaktisch	prophylaktisch	prophylaktisch	prophylaktisch	prophylaktisch	prophylaktisch
Rotwein-Auszug	Rohstoff	Rohstoff	Rohstoff	Rohstoff	Rohstoff	Rohstoff	Rohstoff	Rohstoff	Rohstoff	Rohstoff	Rohstoff	Rohstoff
Salbe	ohne Empfehlung	ohne Empfehlung	ohne Empfehlung	ohne Empfehlung	ohne Empfehlung	ohne Empfehlung	ohne Empfehlung	ohne Empfehlung	ohne Empfehlung	ohne Empfehlung	ohne Empfehlung	ohne Empfehlung
Schnupfpulver	ohne Empfehlung	ohne Empfehlung	ohne Empfehlung	ohne Empfehlung	ohne Empfehlung	ohne Empfehlung	ohne Empfehlung	ohne Empfehlung	ohne Empfehlung	ohne Empfehlung	ohne Empfehlung	ohne Empfehlung
Sitzbad	ohne Empfehlung	ohne Empfehlung	ohne Empfehlung	ohne Empfehlung	ohne Empfehlung	ohne Empfehlung	ohne Empfehlung	ohne Empfehlung	ohne Empfehlung	ohne Empfehlung	ohne Empfehlung	ohne Empfehlung
Spagyrische Essenz	ohne Empfehlung	ohne Empfehlung	ohne Empfehlung	ohne Empfehlung	ohne Empfehlung	ohne Empfehlung	ohne Empfehlung	ohne Empfehlung	ohne Empfehlung	ohne Empfehlung	ohne Empfehlung	ohne Empfehlung
Süßes mit Pilzen	prophylaktisch	prophylaktisch	prophylaktisch	prophylaktisch	prophylaktisch	prophylaktisch	prophylaktisch	prophylaktisch	prophylaktisch	prophylaktisch	prophylaktisch	prophylaktisch
Tee	prophylaktisch	prophylaktisch	prophylaktisch	prophylaktisch	prophylaktisch	prophylaktisch	prophylaktisch	prophylaktisch	prophylaktisch	prophylaktisch	prophylaktisch	prophylaktisch
Tempeh mit Pilzen	prophylaktisch	prophylaktisch	prophylaktisch	prophylaktisch	prophylaktisch	prophylaktisch	prophylaktisch	prophylaktisch	prophylaktisch	prophylaktisch	prophylaktisch	prophylaktisch
Weißwein-Auszug	Rohstoff	Rohstoff	Rohstoff	Rohstoff	Rohstoff	Rohstoff	Rohstoff	Rohstoff	Rohstoff	Rohstoff	Rohstoff	Rohstoff
Wickel	ohne Empfehlung	ohne Empfehlung	ohne Empfehlung	ohne Empfehlung	ohne Empfehlung	ohne Empfehlung	ohne Empfehlung	ohne Empfehlung	ohne Empfehlung	ohne Empfehlung	ohne Empfehlung	ohne Empfehlung
Zahnfleischpflege	ohne Empfehlung	ohne Empfehlung	ohne Empfehlung	ohne Empfehlung	ohne Empfehlung	ohne Empfehlung	ohne Empfehlung	ohne Empfehlung	ohne Empfehlung	ohne Empfehlung	ohne Empfehlung	ohne Empfehlung
Zäpfchen	ohne Empfehlung	ohne Empfehlung	ohne Empfehlung	ohne Empfehlung	ohne Empfehlung	ohne Empfehlung	ohne Empfehlung	ohne Empfehlung	ohne Empfehlung	ohne Empfehlung	ohne Empfehlung	ohne Empfehlung

prophylaktisch · akut · prophylaktisch und akut · ohne Empfehlung · experimentell · Rohstoff

ANWENDUNG

ZUSATZTABELLE 2_A KREBSVORSORGE

ANWENDUNG	Lungenkrebs	Lymphom	Magenkrebs	Melanom	Multiples Myelom	Mundkrebs	Neurogliozytom	Nierenkrebs	Osteosarkom	Prostatakrebs	Sarkom	Speiseröhrenkrebs
Abkochung oder Absud	Rohstoff	Rohstoff	Rohstoff	Rohstoff	Rohstoff	Rohstoff	Rohstoff	Rohstoff	Rohstoff	Rohstoff	Rohstoff	Rohstoff
Alkohol-Tinktur	Rohstoff	Rohstoff	Rohstoff	Rohstoff	Rohstoff	Rohstoff	Rohstoff	Rohstoff	Rohstoff	Rohstoff	Rohstoff	Rohstoff
Armbad	ohne Empfehlung	ohne Empfehlung	ohne Empfehlung	ohne Empfehlung	ohne Empfehlung	ohne Empfehlung	ohne Empfehlung	ohne Empfehlung	ohne Empfehlung	ohne Empfehlung	ohne Empfehlung	ohne Empfehlung
Auflage	ohne Empfehlung	ohne Empfehlung	ohne Empfehlung	ohne Empfehlung	ohne Empfehlung	ohne Empfehlung	ohne Empfehlung	ohne Empfehlung	ohne Empfehlung	ohne Empfehlung	ohne Empfehlung	ohne Empfehlung
Bachblütenmethode	ohne Empfehlung	ohne Empfehlung	ohne Empfehlung	ohne Empfehlung	ohne Empfehlung	ohne Empfehlung	ohne Empfehlung	ohne Empfehlung	ohne Empfehlung	ohne Empfehlung	ohne Empfehlung	ohne Empfehlung
Badezusatz	prophylaktisch	prophylaktisch	prophylaktisch	prophylaktisch	prophylaktisch	prophylaktisch	prophylaktisch	prophylaktisch	prophylaktisch	prophylaktisch	prophylaktisch	prophylaktisch
Blutung stillen	ohne Empfehlung	ohne Empfehlung	ohne Empfehlung	ohne Empfehlung	ohne Empfehlung	ohne Empfehlung	ohne Empfehlung	ohne Empfehlung	ohne Empfehlung	ohne Empfehlung	ohne Empfehlung	ohne Empfehlung
Creme	ohne Empfehlung	ohne Empfehlung	ohne Empfehlung	ohne Empfehlung	ohne Empfehlung	ohne Empfehlung	ohne Empfehlung	ohne Empfehlung	ohne Empfehlung	ohne Empfehlung	ohne Empfehlung	ohne Empfehlung
Dekokt	Rohstoff	Rohstoff	Rohstoff	Rohstoff	Rohstoff	Rohstoff	Rohstoff	Rohstoff	Rohstoff	Rohstoff	Rohstoff	Rohstoff
Dualauszug	Rohstoff	Rohstoff	Rohstoff	Rohstoff	Rohstoff	Rohstoff	Rohstoff	Rohstoff	Rohstoff	Rohstoff	Rohstoff	Rohstoff
Eiswürfel	ohne Empfehlung	ohne Empfehlung	ohne Empfehlung	ohne Empfehlung	ohne Empfehlung	ohne Empfehlung	ohne Empfehlung	ohne Empfehlung	ohne Empfehlung	ohne Empfehlung	ohne Empfehlung	ohne Empfehlung
Essig-Auszug	Rohstoff	Rohstoff	Rohstoff	Rohstoff	Rohstoff	Rohstoff	Rohstoff	Rohstoff	Rohstoff	Rohstoff	Rohstoff	Rohstoff
Extrakt	Rohstoff	Rohstoff	Rohstoff	Rohstoff	Rohstoff	Rohstoff	Rohstoff	Rohstoff	Rohstoff	Rohstoff	Rohstoff	Rohstoff
Fermentation	prophylaktisch	prophylaktisch	prophylaktisch	prophylaktisch	prophylaktisch	prophylaktisch	prophylaktisch	prophylaktisch	prophylaktisch	prophylaktisch	prophylaktisch	prophylaktisch
Fußbad	ohne Empfehlung	ohne Empfehlung	ohne Empfehlung	ohne Empfehlung	ohne Empfehlung	ohne Empfehlung	ohne Empfehlung	ohne Empfehlung	ohne Empfehlung	ohne Empfehlung	ohne Empfehlung	ohne Empfehlung
Glycerin-Auszug	Rohstoff	Rohstoff	Rohstoff	Rohstoff	Rohstoff	Rohstoff	Rohstoff	Rohstoff	Rohstoff	Rohstoff	Rohstoff	Rohstoff
Homöopathische Dilution	ohne Empfehlung	ohne Empfehlung	ohne Empfehlung	ohne Empfehlung	ohne Empfehlung	ohne Empfehlung	ohne Empfehlung	ohne Empfehlung	ohne Empfehlung	ohne Empfehlung	ohne Empfehlung	ohne Empfehlung
Homöopathische Globuli	ohne Empfehlung	ohne Empfehlung	ohne Empfehlung	ohne Empfehlung	ohne Empfehlung	ohne Empfehlung	ohne Empfehlung	ohne Empfehlung	ohne Empfehlung	ohne Empfehlung	ohne Empfehlung	ohne Empfehlung
Homöopathie spagyrisch	ohne Empfehlung	ohne Empfehlung	ohne Empfehlung	ohne Empfehlung	ohne Empfehlung	ohne Empfehlung	ohne Empfehlung	ohne Empfehlung	ohne Empfehlung	ohne Empfehlung	ohne Empfehlung	ohne Empfehlung
Honig-Ferment	Rohstoff	Rohstoff	Rohstoff	Rohstoff	Rohstoff	Rohstoff	Rohstoff	Rohstoff	Rohstoff	Rohstoff	Rohstoff	Rohstoff
Hydrolat	Rohstoff	Rohstoff	Rohstoff	Rohstoff	Rohstoff	Rohstoff	Rohstoff	Rohstoff	Rohstoff	Rohstoff	Rohstoff	Rohstoff
Kapseln	Rohstoff	Rohstoff	Rohstoff	Rohstoff	Rohstoff	Rohstoff	Rohstoff	Rohstoff	Rohstoff	Rohstoff	Rohstoff	Rohstoff
Koji	prophylaktisch	prophylaktisch	prophylaktisch	prophylaktisch	prophylaktisch	prophylaktisch	prophylaktisch	prophylaktisch	prophylaktisch	prophylaktisch	prophylaktisch	prophylaktisch
Kombucha	prophylaktisch	prophylaktisch	prophylaktisch	prophylaktisch	prophylaktisch	prophylaktisch	prophylaktisch	prophylaktisch	prophylaktisch	prophylaktisch	prophylaktisch	prophylaktisch

● prophylaktisch · ● akut · ● prophylaktisch und akut · ○ ohne Empfehlung · ● experimentell · ● Rohstoff

ANWENDUNG

ZUSATZTABELLE 2_B KREBSVORSORGE

Anwendung	Lungenkrebs	Lymphom	Magenkrebs	Melanom	Multiples Myelom	Mundkrebs	Neurogliozytom	Nierenkrebs	Osteosarkom	Prostatakrebs	Sarkom	Speiseröhrenkrebs
Kompresse	ohne Empfehlung	ohne Empfehlung	ohne Empfehlung	ohne Empfehlung	ohne Empfehlung	ohne Empfehlung	ohne Empfehlung	ohne Empfehlung	ohne Empfehlung	ohne Empfehlung	ohne Empfehlung	ohne Empfehlung
Licht-Therapie	ohne Empfehlung	ohne Empfehlung	ohne Empfehlung	ohne Empfehlung	ohne Empfehlung	ohne Empfehlung	ohne Empfehlung	ohne Empfehlung	ohne Empfehlung	ohne Empfehlung	ohne Empfehlung	ohne Empfehlung
Likör	prophylaktisch	prophylaktisch	prophylaktisch	prophylaktisch	prophylaktisch	prophylaktisch	prophylaktisch	prophylaktisch	prophylaktisch	prophylaktisch	prophylaktisch	prophylaktisch
Massageöl	prophylaktisch	prophylaktisch	prophylaktisch	prophylaktisch	prophylaktisch	prophylaktisch	prophylaktisch	prophylaktisch	prophylaktisch	prophylaktisch	prophylaktisch	prophylaktisch
Mundwasser	ohne Empfehlung	ohne Empfehlung	ohne Empfehlung	ohne Empfehlung	ohne Empfehlung	ohne Empfehlung	ohne Empfehlung	ohne Empfehlung	ohne Empfehlung	ohne Empfehlung	ohne Empfehlung	ohne Empfehlung
Öl-Auszug	Rohstoff	Rohstoff	Rohstoff	Rohstoff	Rohstoff	Rohstoff	Rohstoff	Rohstoff	Rohstoff	Rohstoff	Rohstoff	Rohstoff
Ölziehen	ohne Empfehlung	ohne Empfehlung	ohne Empfehlung	ohne Empfehlung	ohne Empfehlung	ohne Empfehlung	ohne Empfehlung	ohne Empfehlung	ohne Empfehlung	ohne Empfehlung	ohne Empfehlung	ohne Empfehlung
Oxymel	Rohstoff	Rohstoff	Rohstoff	Rohstoff	Rohstoff	Rohstoff	Rohstoff	Rohstoff	Rohstoff	Rohstoff	Rohstoff	Rohstoff
Pilzbitter	prophylaktisch	prophylaktisch	prophylaktisch	prophylaktisch	prophylaktisch	prophylaktisch	prophylaktisch	prophylaktisch	prophylaktisch	prophylaktisch	prophylaktisch	prophylaktisch
Pilzpflaster	ohne Empfehlung	ohne Empfehlung	ohne Empfehlung	ohne Empfehlung	ohne Empfehlung	ohne Empfehlung	ohne Empfehlung	ohne Empfehlung	ohne Empfehlung	ohne Empfehlung	ohne Empfehlung	ohne Empfehlung
Pulver	Rohstoff	Rohstoff	Rohstoff	Rohstoff	Rohstoff	Rohstoff	Rohstoff	Rohstoff	Rohstoff	Rohstoff	Rohstoff	Rohstoff
Räuchern	prophylaktisch	prophylaktisch	prophylaktisch	prophylaktisch	prophylaktisch	prophylaktisch	prophylaktisch	prophylaktisch	prophylaktisch	prophylaktisch	prophylaktisch	prophylaktisch
Rotwein-Auszug	Rohstoff	Rohstoff	Rohstoff	Rohstoff	Rohstoff	Rohstoff	Rohstoff	Rohstoff	Rohstoff	Rohstoff	Rohstoff	Rohstoff
Salbe	ohne Empfehlung	ohne Empfehlung	ohne Empfehlung	ohne Empfehlung	ohne Empfehlung	ohne Empfehlung	ohne Empfehlung	ohne Empfehlung	ohne Empfehlung	ohne Empfehlung	ohne Empfehlung	ohne Empfehlung
Schnupfpulver	ohne Empfehlung	ohne Empfehlung	ohne Empfehlung	ohne Empfehlung	ohne Empfehlung	ohne Empfehlung	ohne Empfehlung	ohne Empfehlung	ohne Empfehlung	ohne Empfehlung	ohne Empfehlung	ohne Empfehlung
Sitzbad	ohne Empfehlung	ohne Empfehlung	ohne Empfehlung	ohne Empfehlung	ohne Empfehlung	ohne Empfehlung	ohne Empfehlung	ohne Empfehlung	ohne Empfehlung	ohne Empfehlung	ohne Empfehlung	ohne Empfehlung
Spagyrische Essenz	ohne Empfehlung	ohne Empfehlung	ohne Empfehlung	ohne Empfehlung	ohne Empfehlung	ohne Empfehlung	ohne Empfehlung	ohne Empfehlung	ohne Empfehlung	ohne Empfehlung	ohne Empfehlung	ohne Empfehlung
Süßes mit Pilzen	prophylaktisch	prophylaktisch	prophylaktisch	prophylaktisch	prophylaktisch	prophylaktisch	prophylaktisch	prophylaktisch	prophylaktisch	prophylaktisch	prophylaktisch	prophylaktisch
Tee	prophylaktisch	prophylaktisch	prophylaktisch	prophylaktisch	prophylaktisch	prophylaktisch	prophylaktisch	prophylaktisch	prophylaktisch	prophylaktisch	prophylaktisch	prophylaktisch
Tempeh mit Pilzen	prophylaktisch	prophylaktisch	prophylaktisch	prophylaktisch	prophylaktisch	prophylaktisch	prophylaktisch	prophylaktisch	prophylaktisch	prophylaktisch	prophylaktisch	prophylaktisch
Weißwein-Auszug	Rohstoff	Rohstoff	Rohstoff	Rohstoff	Rohstoff	Rohstoff	Rohstoff	Rohstoff	Rohstoff	Rohstoff	Rohstoff	Rohstoff
Wickel	ohne Empfehlung	ohne Empfehlung	ohne Empfehlung	ohne Empfehlung	ohne Empfehlung	ohne Empfehlung	ohne Empfehlung	ohne Empfehlung	ohne Empfehlung	ohne Empfehlung	ohne Empfehlung	ohne Empfehlung
Zahnfleischpflege	ohne Empfehlung	ohne Empfehlung	ohne Empfehlung	ohne Empfehlung	ohne Empfehlung	ohne Empfehlung	ohne Empfehlung	ohne Empfehlung	ohne Empfehlung	ohne Empfehlung	ohne Empfehlung	ohne Empfehlung
Zäpfchen	ohne Empfehlung	ohne Empfehlung	ohne Empfehlung	ohne Empfehlung	ohne Empfehlung	ohne Empfehlung	ohne Empfehlung	ohne Empfehlung	ohne Empfehlung	ohne Empfehlung	ohne Empfehlung	ohne Empfehlung

prophylaktisch · akut · prophylaktisch und akut · ohne Empfehlung · experimentell · Rohstoff

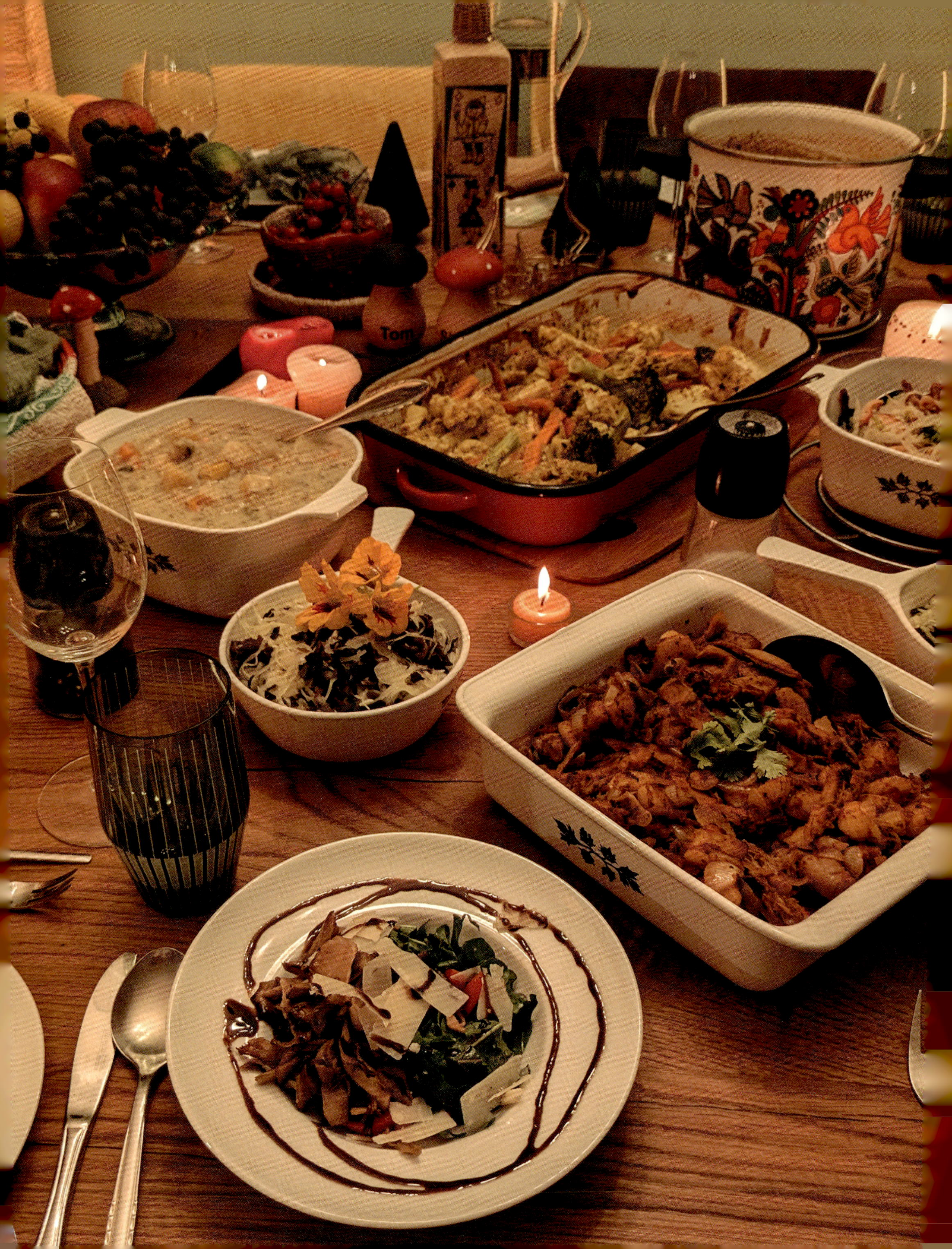
Tom

BAUMPILZE – EIN GENUSS

REZEPTVERZEICHNIS

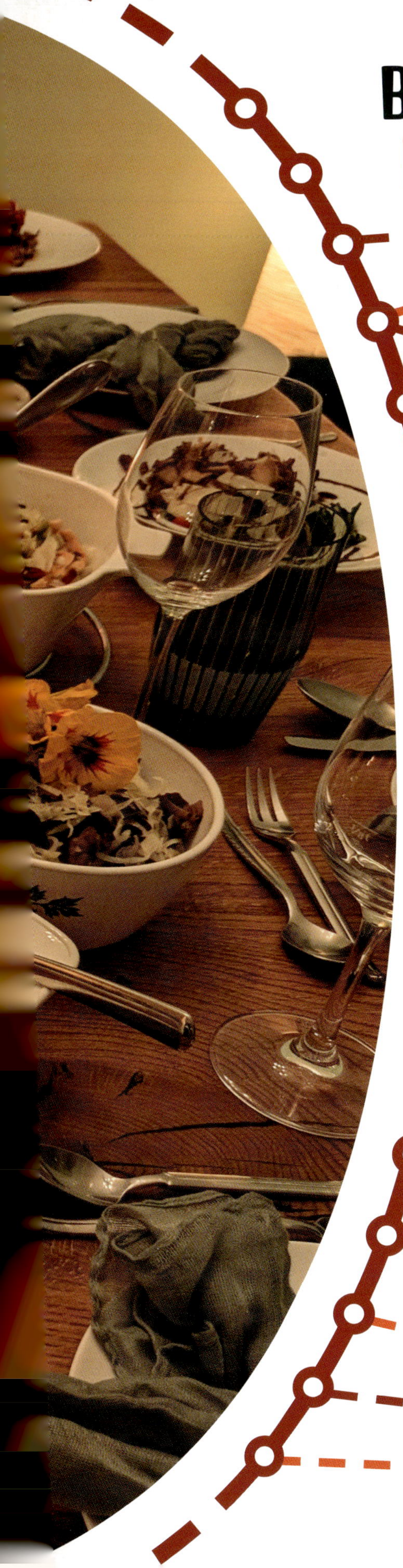

NAHRUNG IST GENUSSVOLLE VORSORGE

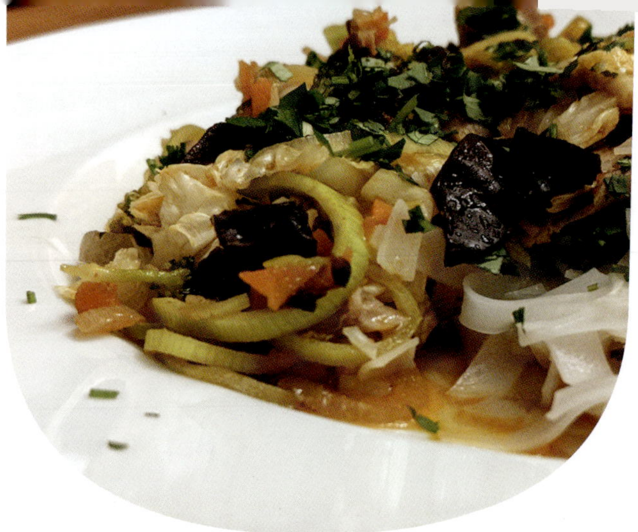

In der modernen westlichen Welt wird Ernährung oft auf Kalorienzählen und Superfoods reduziert, die echte oder vermutete Mangelerscheinungen ausgleichen sollen. Gleichzeitig werden die Weisheiten alter Heilkundiger heute nach wie vor gern zitiert. Viele kennen das Zitat von Sebastian Kneipp: „Der Weg zu deiner Gesundheit führt durch die Küche und nicht durch die Apotheke." Doch wird diese Sicht heute noch so gelebt, wie sie von Kneipp und anderen Heilkundigen gemeint war?

Charismatische Persönlichkeiten wie Hippokrates, Hildegard von Bingen und Paracelsus sowie viele andere Heilkundige weltweit sahen und sehen Nahrung nicht nur als Sättigung, sondern als kraftvolle Medizin.

Ihr Ansatz war stets ganzheitlich: Essen sollte heilen, ausbalancieren und vor allem genussvoll sein. Es ging um eine Lebensweise, die Krankheiten vorbeugt und das Wohlbefinden steigert. Mängel wurden durch Wiederherstellung und Harmonisierung des inneren Gleichgewichts ausgeglichen.

HIPPOKRATES: DER VATER DER EUROPÄISCHEN MEDIZIN

Schon Hippokrates (ca. 460–370 v. Chr.) betrachtete Ernährung als zentrale Säule der Gesundheit – nicht nur als Nährstoffzufuhr, sondern als präventive und therapeutische Maßnahme. Er legte die Grundlage der Humoraltheorie, wonach Krankheiten durch Ungleichgewichte der vier Körpersäfte (Blut, Schleim, gelbe Galle, schwarze Galle) entstehen.

Ernährung diente der Wiederherstellung dieser Balance und sollte individuell an Jahreszeit, Klima, Alter und Lebensweise angepasst sein. Sein oft zitiertes Motto „Lass deine Speise deine Arznei sein und deine Arznei deine Speise" fasst dies zusammen: Ernährung ist die erste Verteidigungslinie gegen Krankheit.

HILDEGARD VON BINGEN: GANZHEITLICHE BALANCE

Hildegard von Bingen (1098–1179) sah Ernährung als zentralen Bestandteil der Gesundheit und des spirituellen Gleichgewichts.

Auch ihre Sichtweise war ganzheitlich: Nahrung ist Medizin, die den Körper ausbalanciert, Krankheiten vorbeugt und den Geist stärkt. Essen sollte genussvoll sein und die göttliche Schöpfung widerspiegeln, in der der Mensch als Mikrokosmos zu sehen ist.

Ihre Philosophie, paraphrasiert nach Hippokrates, betont Prävention durch natürliche, saisonale Kost, die Freude bereitet und den „viriditas" (grünende Lebenskraft) nährt. Hildegard betonte, dass Essen Freude bereiten muss, um wirksam zu sein.

PARACELSUS: ALCHEMISTISCHER ANSATZ

Paracelsus (1493–1541) revolutionierte das Verständnis von Ernährung als alchemistischen Prozess. Er sah den Körper als inneres Laboratorium mit einem unsichtbaren „Alchemisten" (oder auch „Vulcanus"), der Nahrung zerlegt, das Nützliche behält und das Schädliche ausscheidet.

Ernährung war für ihn präventive Medizin, basierend auf Maßhalten, individueller Konstitution und der Balance der tria prima" (Schwefel, Quecksilber, Salz im philosophischen Sinn). Sie unterstützt den „Archeus" – den inneren Heiler – und muss genussvoll sein.

Sein Diktum „Alle Dinge sind Gift, allein die Dosis macht, dass ein Ding kein Gift sei" gilt auch für Nahrung. Paracelsus sah den Menschen als Mikrokosmos, in dem Verdauung eine Form der „Verwesung" ist – ein notwendiger Zerfall für neues Leben.

ASIATISCHE TRADITIONEN: HARMONIE UND ENERGIE

In asiatischen Kulturen, besonders der Traditionellen Chinesischen Medizin (TCM), ist Nahrung ebenfalls die Medizin, die das Qi (Lebensenergie) nährt und Yin-Yang ausgleicht. Seit über 2000 Jahren klassifiziert die TCM Lebensmittel nach Temperatur (kühl, warm) und Geschmack (süß, bitter, scharf), um Ungleichgewichte zu beheben. Essen sollte harmonisch, saisonal und genussvoll sein, um Krankheiten zu verhindern.

Im Ayurveda gilt Ähnliches: Nahrung heilt durch sechs Geschmacksrichtungen und stärkt die Doshas.

Kampo, die japanische Variante, klassifiziert nach Yin-Yang und den Fünf Elementen (Holz, Feuer, Erde, Metall, Wasser), um Balance zu schaffen. Ernährung ist ein harmonischer Akt, der Qi nährt – genussvoll und saisonal, um den Körper im Fluss zu halten. Auch diese Ansätze betonen, dass Medizin in der täglichen Mahlzeit steckt, nicht in Pillen.

VON „NAHRUNG IST MEDIZIN" ZUR ERNÄHRUNG

Der Wandel von „Nahrung ist Medizin" zu einer funktionalen, kalorienzentrierten Ernährung wurde durch mehrere Faktoren geprägt. Der wissenschaftliche Reduktionismus betont einzelne Nährstoffe, wodurch die ganzheitliche Sicht verdrängt wurde.

Industrialisierung und Globalisierung entkoppelten die Ernährung von regionaler und saisonaler Verfügbarkeit. Gleichzeitig kamen immer mehr verarbeitete Lebensmittel in den Handel. Parallel dazu wurde das traditionelle Wissen von Heilmethoden, wie die Verwendung von Heilpilzen und Heilkräutern, als unwissenschaftlich dargestellt und dadurch verdrängt.

TRADITIONELLES WISSEN HEUTE

Sich an die alte ganzheitliche Philosophie zu erinnern, hilft, die Schätze der Pilze kreativ in den Alltag und in unsere Nahrung zu integrieren. Es geht nicht darum, dauerhaft Kapseln oder Tinkturen zusätzlich zur Nahrung zu sich zu nehmen, es sei denn, man ist krank oder macht dies im Rahmen einer Kur.

Die alte Weisheit, dass Nahrung unsere beste Medizin ist, findet sich in allen Kulturen weltweit. Sie kann uns zu einer neuen – alten – Herangehensweise einladen: Ernährung als genussvolle Vorsorge zu sehen. Statt isolierter Wirkstoffe zählt die Synergie. Pilze wie Chaga als Essig-Auszug für Salate, Lärchenschwamm mariniert für Dips, Judasohr als Honig-Ferment für Tee oder Reishi in Oxymel als Bestandteil der Soße, geröstetes Fenchelporling-Pulver würzt Pasta. Solche Integrationen machen Vorsorge zu einem Festmahl, fördern Wohlbefinden und verbinden Genuss mit Gesundheit.

In unserer hektischen Zeit erinnert uns diese Sicht, dass Essen mehr ist als Kalorien: Es ist Verbindung zur Natur, Balance und Freude. Indem wir Pilze und andere Naturschätze in die Küche holen, wenden wir Traditionen von Hippokrates, Paracelsus, Hildegard von Bingen und Kneipp an.

LASS UNS ESSEN, UM ZU LEBEN – GENUSSVOLL UND BEWUSST.

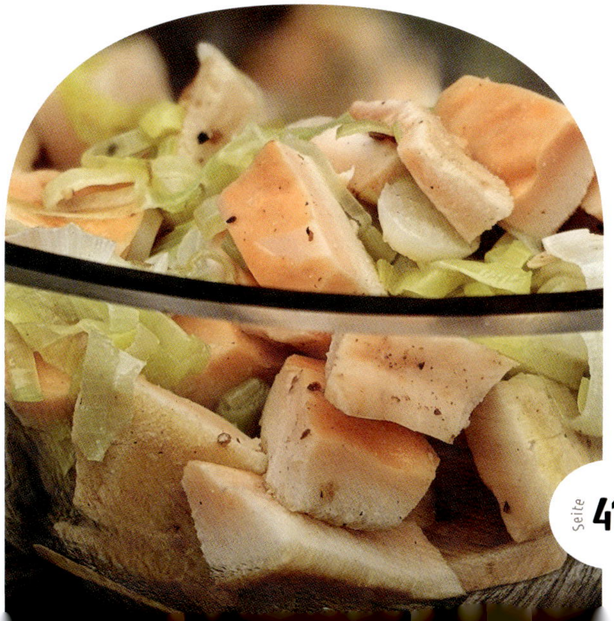

BAUMPILZE KANN MAN ESSEN

Die meisten Baumpilze in diesem Buch zählen nicht zu den Speisepilzen. Von unseren 22 Heilpilzen gelten Austernseitling, junger Birkenporling, Eichhase, Judasohr, Klapperschwamm und Schwefelporling als essbar. Alle anderen im Buch genannten Pilze sind hingegen als ungenießbar eingestuft.

Die Beschreibung „ungenießbar" umfasst zunächst einmal nur den Speisewert vom Pilz. Es bedeutet, dass der Pilz nicht giftig, aber nicht zum Verzehr geeignet ist. Nicht geeignet ist der Pilz, weil er unangenehm schmeckt oder Verdauungsbeschwerden verursacht, zu hart oder zu zäh ist. Eine dieser Eigenschaften reicht und er befindet sich in der Kategorie der ungenießbaren Pilze.

WARUM DER REISHI EIN UNGENIESSBARER HEILPILZ IST

Der Reishi gilt beispielsweise als ungenießbar, weil er viel zu hart ist, um zerkaut zu werden, und bitter schmeckt. Reishi ist aber davon unabhängig als Nahrungsergänzungsmittel zugelassen, der Pilz hat sogar eine Zulassung als Lebensmittel (nach Novel Foods Verordnung (EU) 2015/2283), aber nur der unbehandelte Fruchtkörper, auch als Pulver oder als wässriges Extrakt-Pulver. In dieser Darreichungsform darf Reishi in der EU als normale Lebensmittelzutat verwendet werden.

Praktisch wird Reishi jedoch selten als „Speise" konsumiert, sondern als Nahrungsergänzungsmittel, als Tee oder als Lebensmittelzutat. Das alles gilt aber nur unter einer ganz wichtigen Prämisse: wenn man den Pilz in Verkehr bringt und ihn zum Verkauf anbietet.

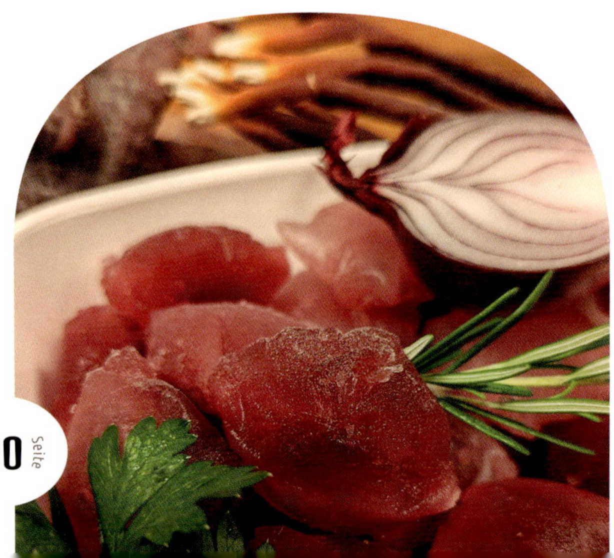

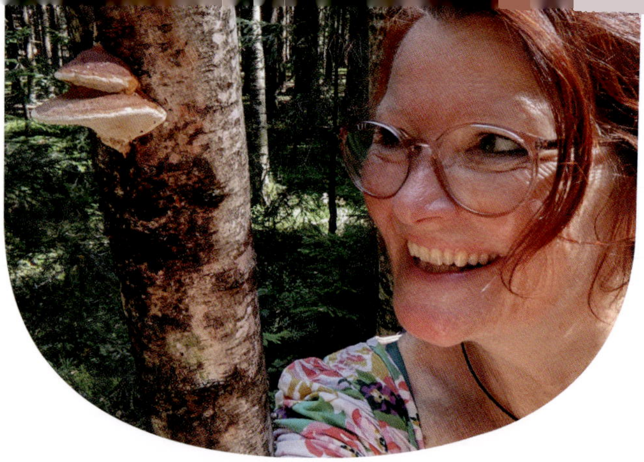

Wenn also ein Pilz als ungenießbar bezeichnet wird, dann ist das nur im klassischen Sinn im Vergleich zu Steinpilz, Champignon oder Kräuterseitling gemeint. Ungenießbare Pilze können daher auch gleichzeitig hervorragende Heilpilze sein. Und sie können sogar Zubereitungen haben, die sie zu kulinarischen Leckerbissen machen.

EXPERIMENTE IN DER KÜCHE

Wir haben in den letzten Jahren viel recherchiert, experimentiert und ausprobiert. Mittlerweile hat sich eine Fülle an eigenen Rezepten von Speisepilzen und den ebenso köstlichen ungenießbaren Pilzen angesammelt, sodass wir gern einen Teil davon zum Ausprobieren auf den folgenden Seiten für dich zur Verfügung stellen. Von jedem Pilz des Buches ein Rezept.

AUSTERNSEITLING IST SEHR VIELSEITIG

Mit dem Austernseitling zu kochen, fällt leicht, er ist ein hervorragender Speisepilz, hat sehr gute Nährwerte und kann von asiatisch über europäisch und afrikanisch auch experimentell gekocht werden. Wir haben uns für eines unserer Lieblingsgerichte entschieden – ein indisches Tikki Masala.

DER BIRKENPORLING MUSS GANZ JUNG SEIN

Beim Birkenporling war unsere Herausforderung, rechtzeitig loszuziehen, um ganz junge Exemplare ernten zu können, die dann auch gleich frisch verarbeitet werden müssen. Das Rezept orientiert sich an experimentellen Ideen aus der britischen Küche, die wir nach unseren Vorstellungen abgerundet haben. Das Rezept ist so gut, dass wir den Birkenporling züchten werden, um immer ausreichend Birkenporling-Babys zu haben.

CHAGA MAL GANZ ANDERS

Vom Chaga gibt es schon sehr viele Rezeptideen im Internet, die meisten, die wir gefunden haben, drehen sich um Kaffee und Liköre oder Tinkturen als Schnaps. Wir empfehlen dringend, unseren Chaga-Schoko-Custard zu probieren. Der nächste Sommer kommt bestimmt.

FERMENTIERTE LIMONADE

Die Idee zur frischen Limonade mit der Abkochung vom Dunklen Lackporling kam erst, nachdem wir versucht haben, den Pilz zu kauen. Nach einiger Zeit gab es überraschende Noten, die uns zur Fermentation inspirierten. Leicht prickelnd auf Eis ist er am besten.

Die klassische traditionelle Nutzung des Eichenfeuerschwamms als Zutat zu Rotwein in der Reifephase, um das Holzfass-Aroma zu erzeugen, war uns zu profan. Wir haben uns für einen cremigen Smoothie entschieden.

EICHHASE ALS FRUCHTKÖRPER

Sobald du dich bis zum Eichhase Rezept gekocht hast, achte unbedingt darauf, dass du bei Bestellungen im Internet für getrocknete Exemplare nicht das Sklerotium versehentlich erwischst, das ist nämlich viel häufiger erhältlich als der Fruchtkörper. Beim Eichhasen unbedingt die getrockneten Fruchtkörper verwenden, die lassen sich gut einweichen.

PULVER JA, ABER IN GASTRO-QUALITÄT

Falls du überlegst, mit dem Pulver von Pilzen zu kochen, musst du unbedingt wissen, dass die meisten, wenn nicht alle Pulver, sehr fein vermahlen sind. Dieser Mahlvorgang heißt „Shellbroken-Verfahren", es wird angewendet, um Wirkstoffe auch in rohem Zustand des Pilzes verfügbarer zu machen.

Das hört sich erst einmal super an, allerdings ist es für die Verwendung als kulinarische Zutat ein k.o.-Kriterium. Das Shellbroken-Verfahren hat die Nebenwirkung, dass die Aromen zerstört werden und vom eigentlichen Geschmack des Pilzes nicht viel übrig bleibt. Ausnahmen sind selten und betreffen die Pilzpulver, die für die Gastronomie entwickelt wurden, bei diesen Pilzpulvern handelt es sich nicht um extrem fein vermahlene Pilze. Derartige Pulver sind aber nur für Speisepilze erhältlich.

BAUMPILZE LASSEN SICH AUCH ZÜCHTEN

Natürlich kannst du auch auf Pilze zurückgreifen, die als Zuchtpilz angeboten werden. Für Baumpilze brauchst du meistens Möglichkeiten, im Freien eine kleine Zucht aufzubauen, einige lassen sich aber auch ganz leicht in der Küche ziehen. Der Austernseitling ist da beispielsweise sehr genügsam. Wir empfehlen, sich dann die Arbeit zu sparen und gleich auf angebotene Fertigkulturen zurückzugreifen. Wenn du experimentierfreudig bist, dann geht aber noch viel mehr. Für fast alle Pilze gibt es mittlerweile Zuchtanleitungen im Internet. Diese sind oft so detailliert, dass es leicht möglich ist, sie nachzustellen. Darüber hinaus sind in den im Anhang genannten Wissenschaftsdatenbanken reichlich Anleitungen zu finden, auch für die Exoten.

EXPERIMENTELLES KOCHEN

Die Rezepte der Baumpilze auf den folgenden Seiten sind teilweise experimentell, aber mehrfach von uns erprobt. Die von uns ausgewählten Zubereitungsmethoden versuchen das Besondere beim jeweiligen Baumpilz hervorzuheben. Der Gemeine Feuerschwamm wird hier als Asche verwendet, so wie er auch in Iqmik traditionell verwendet wird. Nur diesmal nicht, um die Wirkung des Nikotins im Tabak durch die pH-Wert-Erhöhung zu verstärken. Wir verwenden Grüntee, damit funktioniert das auch.

Viel Spaß beim experimentellen Kochen mit Baumpilzen, den 22 Stars aus unserem Buch.

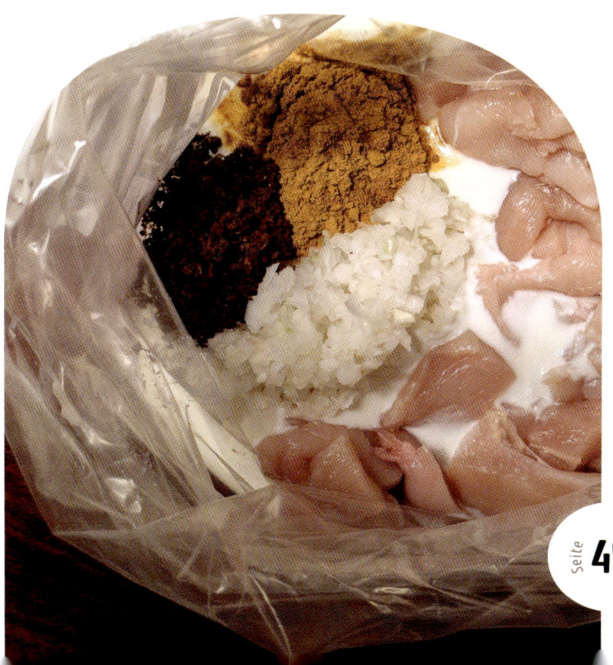

AUSTERNSEITLING
TIKKA MASALA

Zutaten für 4 Portionen

- » 8 Austernseitlinge
- » 2 EL Pflanzenöl
- » 1 große Zwiebel, fein gewürfelt
- » 5 Knoblauchzehen, geschält, gehackt oder zerdrückt
- » 1 EL frischer Ingwer, fein gerieben
- » 400 g Kichererbsen, fertig eingeweicht, abgetropft und abgespült
- » 1 EL Tomatenmark
- » 250 ml Tomatenpassata
- » 150 ml Kokosmilch
- » 150 ml Gemüsebrühe
- » 400 g frischer junger Spinat, grob gehackt
- » 1 bis 2 EL Butter
- » 1 Spritzer Zitronensaft

Zutaten für die Gewürzmischung

- » 2 TL Garam Masala
- » 1 TL Kurkuma
- » 1½ TL gemahlener Kreuzkümmel
- » 1 TL gemahlener Koriander
- » ½ TL gemahlener Kardamom
- » 1½ TL Chili (Menge nach persönlichem Geschmack)
- » 1 TL Meersalz

Zubereitung

1. Die Huthaut der gereinigten Pilze mit der Gabel der Länge nach einritzen.
2. Die Zwiebel im Öl 5 Minuten andünsten, Gewürzmischung gut untermengen, 1–2 Minuten weiterköcheln.
3. Knoblauch und Ingwer hinzugeben und kurz mitdünsten.
4. Pilze zugeben, für ca. 3 Minuten köcheln, dabei rühren.
5. Kichererbsen, Tomatenpassata, das Tomatenmark, die Kokosmilch und die Brühe hinzugeben und unterrühren.
6. Aufkochen, dann die Hitze reduzieren und etwa 40 Minuten ohne Deckel köcheln.
7. Spinat und Butter zugeben und umrühren. Das Curry 5 Minuten ruhen lassen.
8. Dazu passen Reis und geröstetes Brot.

BIRKENPORLING
ÖTZIS TRAUM

Zutaten für 2 Portionen

- » 300–400 g frische, sehr junge Birkenporlinge
- » 2 EL Butter oder Öl zum Braten
- » Salz und Pfeffer nach Geschmack

Zutaten für die Marinade

- » 2 EL Sojasauce
- » 3 Knoblauchzehen, gehackt
- » 1 TL Ingwer, gehackt
- » 2 EL Honig (oder Honig-Auszug)
- » 1 EL Apfelessig (oder Essig-Auszug)
- » 2 Zwiebeln, gehackt
- » 1 EL Majoran, gerebelt

Zubereitung

1. Gereinigte Pilze in dünne Scheiben schneiden.
2. Die Marinade aus den Zutaten ansetzen.
3. Die Scheiben mindestens 2 Stunden (besser über Nacht) in der Marinade ziehen lassen.
4. Die Pilzscheiben im Fett für 5–10 Minuten knusprig und goldbraun anschmoren.
5. Mit Salz und Pfeffer abschmecken.

Als Hauptgericht heiß servieren. Dazu passt Reis oder Reisnudeln und als Gemüse roter Mangold oder geschmorter Hokkaidokürbis.

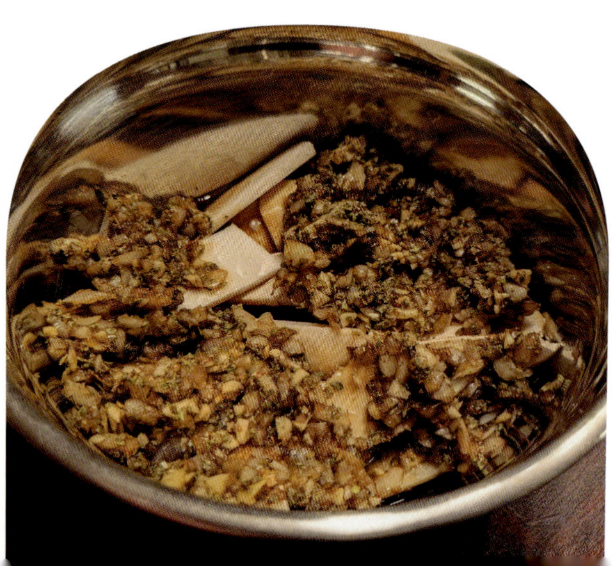

CHAGA
SCHOKO-CUSTARD

Zutaten für 4 Portionen

- » 2 EL Chaga-Pulver
- » 2 EL ungesüßtes Kakaopulver
- » 2 EL Maisstärke (Reismehl oder Puddingpulver)
- » 2 Eier
- » 2 Eigelb (zusätzlich)
- » 500 ml Milch (pflanzlich oder tierisch)
- » 4 EL Chaga-Honig-Auszug
- » 1 Prise Zimt
- » 1 Prise Vanille

Zubereitung

1. In einer Schüssel Chaga-Pulver, Kakaopulver und Maisstärke vermischen. Etwas Milch (ca. 100 ml) einrühren, bis eine glatte Paste entsteht.
2. Die restliche Milch in einem Topf erhitzen, bis sie dampft (nicht kochen). Die Paste einrühren und unter ständigem Rühren 5 Minuten köcheln lassen, bis sie eindickt.
3. In einer separaten Schüssel Eier, Eigelb und Chaga-Honig-Auszug verquirlen und der eingedickten Milch beimengen.
4. Weiterrühren und 3–5 Minuten köcheln, bis die Masse cremig wird (nicht kochen, sonst gerinnt sie).
5. Vanille und Zimt einrühren. In Schälchen füllen, abkühlen lassen und für 2 Stunden kühlen, bis die Masse fester wird.

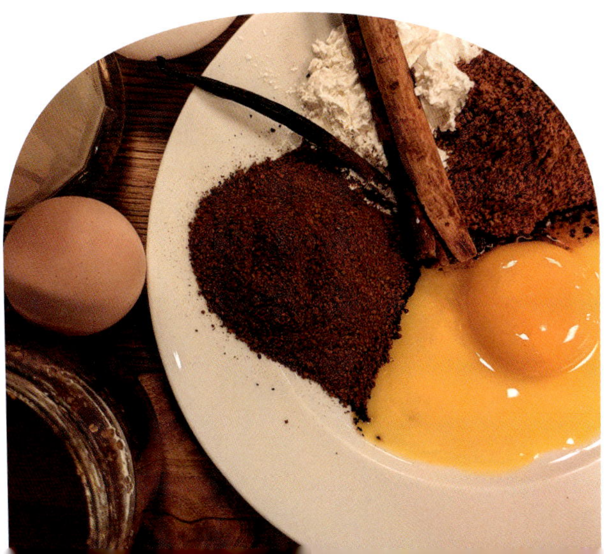

DUNKLER LACKPORLING
GANODERMA-LIMONADE

Zutaten für 4 Portionen

- » 20 g Pilzpulver (oder kleine Stücke)
- » Saft von 4–5 Zitronen
- » 100 g Zucker oder Honig
- » 800 ml Wasser
- » 5 Minzblätter
- » ½ TL Ingwer, gehackt

Zubereitung

1. Den Pilz in einem Topf mit 500 ml Wasser 30 Minuten köcheln lassen. Abkühlen und abseihen.
2. Den Extrakt mit allen Zutaten und dem restlichen Wasser in ein Glasgefäß geben. Umrühren und den Zucker dabei vollständig auflösen.
3. Das Gefäß locker abdecken (z. B. mit einem Tuch) und bei Raumtemperatur (20–25 °C) 3–5 Tage ruhen lassen. Täglich umrühren und probieren: Es sollte leicht säuerlich werden.
4. Kalt stellen und pur oder mit Eis trinken.

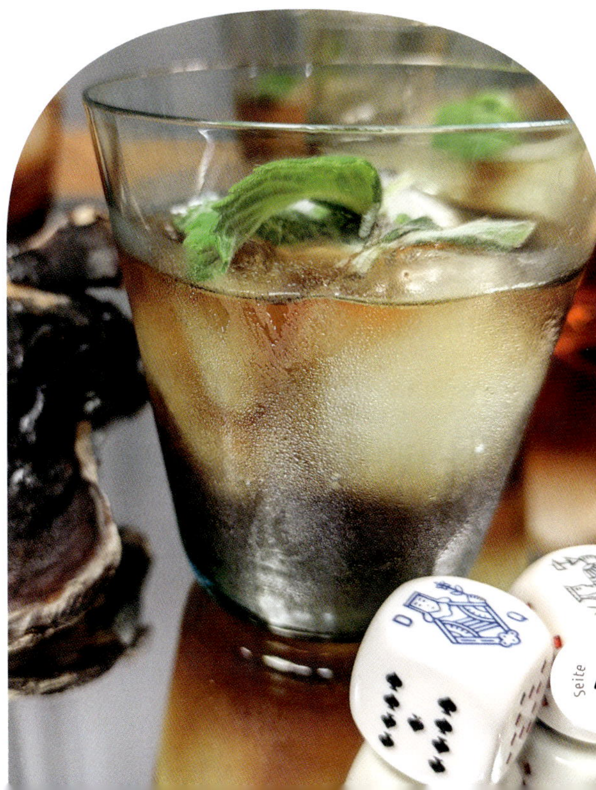

EICHENFEUERSCHWAMM
BANANEN-SMOOTHIE

Zutaten für 2 Portionen

- 1 TL Eichenfeuerschwamm-Pulver (für eine milde Note – 2 TL für intensiveren Geschmack)
- 2 Bananen
- 200 ml Mandelmilch (oder eine andere pflanzliche oder tierische Milch)
- 1 Handvoll frische Beeren
- Saft einer Orange

Zubereitung

1. Das Pulver in 50 ml warme Mandelmilch einrühren und 20 Minuten ziehen lassen.
2. Alle Zutaten in einen Standmixer geben und 1–2 Minuten mixen, bis der Smoothie cremig ist.
3. In Gläser gießen, optional mit Eiswürfeln kühlen und sofort servieren.

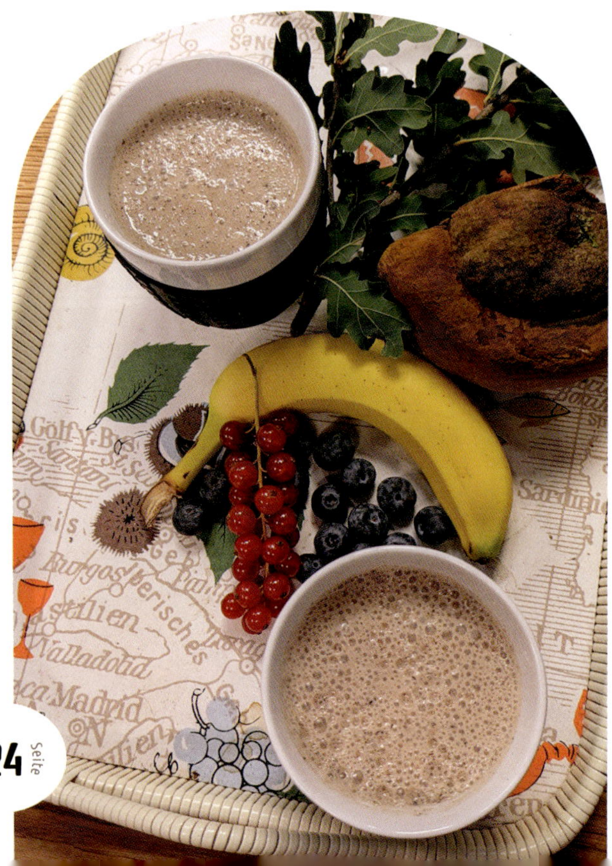

EICHHASE
RUCOLA-HASENSALAT

Zutaten für 4 Portionen

- 400 g frischer Eichhase (oder 40 g getrocknet, eingeweicht)
- 500 g Rucola
- 200 g Kirschtomaten
- 100 g Parmesan
- Salz, Pfeffer, Olivenöl, Balsamico-Reduktion

Zubereitung

1. Den Eichhasen in Scheiben schneiden.
2. Die Kirschtomaten vierteln.
3. Rucola und Tomaten mit Öl, Salz und Pfeffer mischen und in die Mitte eines Tellers geben.
4. Die Scheiben mit etwas Olivenöl in einer Pfanne ca. 3 Minuten pro Seite rösten.
5. Zum Schluss mit Salz und Pfeffer würzen.
6. Die gerösteten Pilzscheiben um den Salat herum anrichten.
7. Mit Balsamico-Reduktion beträufeln.
8. Parmesan darüber hobeln und sofort servieren.

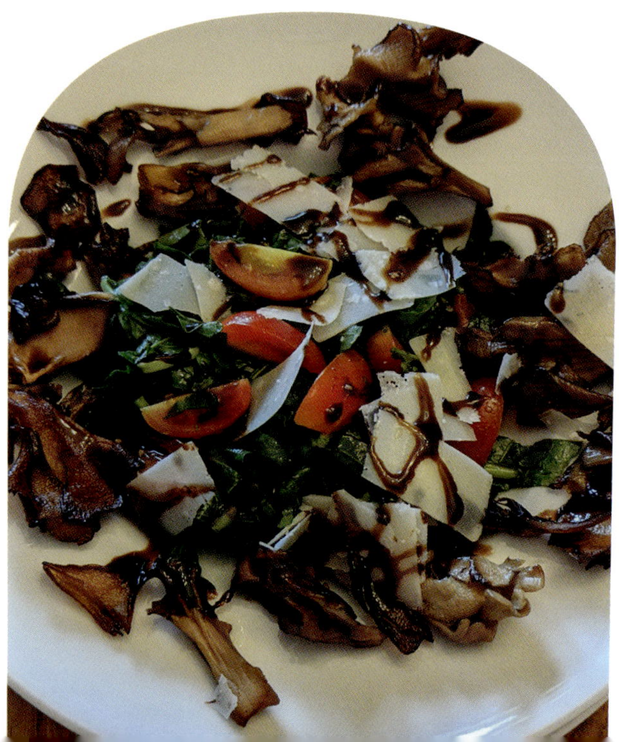

FENCHELPORLING
HÜHNERBRUST-AUFLAUF

Zutaten für 2 Portionen

- 400 g gemischtes, gewürfeltes Gemüse (z. B. Karotten, Zucchini, Blumenkohl, Brokkoli)
- 200 g Hühnerfilet, in mundgerechte Streifen geschnitten
- Salz und Pfeffer nach Geschmack
- Öl zum Anbraten
- optional: frischer Koriander zum Garnieren

Zutaten für die Marinade

- 2 TL Fenchelporling-Pulver (geröstet; siehe unter Zubereitung)
- 200 ml Buttermilch
- 2 Zwiebeln und 3 Knoblauchzehen (fein gehackt)
- 1 EL mildes Currypulver

Zubereitung

1. Das Fenchelporling-Pulver in einer trockenen Pfanne bei mittlerer Hitze 3–5 Minuten rösten, bis der fenchelartige Duft intensiv wird. Dabei ständig rühren, es darf nicht verbrennen. Dann abkühlen lassen.
2. Die Zutaten der Marinade in einen Gefrierbeutel geben und gut durchmischen (kneten).
3. Das geschnittene Hähnchenfilet in den Beutel zur Marinade geben und gut vermengen. Mindestens 2 Stunden marinieren, besser über Nacht.
4. Das Öl und das Gemüse in eine Auflaufform geben, das marinierte Hähnchenfilet zusammen mit der Marinade hinzufügen und alles gut vermengen.
5. Nach Geschmack salzen und pfeffern.
6. Den Auflauf im auf 175 °C vorgeheizten Backrohr 45 Minuten backen.
7. Heiß mit Reis oder Brot servieren, optional mit Koriander bestreuen.

FLACHER LACKPORLING
WEISSKOHL-EINTOPF

Zutaten für 4 Portionen

- 20 g getrockneter *Ganoderma applanatum* (in Scheiben oder als Pulver)
- 200 g Zwiebeln (fein gehackt)
- 500 g Weißkohl (gehobelt)
- 500 g Kartoffeln (gewürfelt)
- 2 Karotten (geraspelt)
- 1 bis 2 TL Salz
- Knoblauchzehe (gehackt)
- Lorbeerblatt
- Pfeffer nach Geschmack

Zubereitung

1. Den Pilz in 200 ml Wasser mindestens 2 Stunden, idealerweise über Nacht, einweichen. Bei Pilzpulver das Pulver in einen Kaffeefilter oder Teebeutel füllen und verschließen.
2. Die Kartoffeln weich kochen.
3. Zwiebeln, Weißkohl, Karotten, Kartoffeln und Gewürze in einen Topf geben. Den Pilz mit dem Einweichwasser dazugeben und unterrühren (bei Pulver im Beutel darauf achten, dass der Beutel nicht zerreißt).
4. Alles zum Kochen bringen und ca. 1 bis 2 Stunden köcheln lassen, nach Vorliebe für die jeweilige Konsistenz des Kohls.

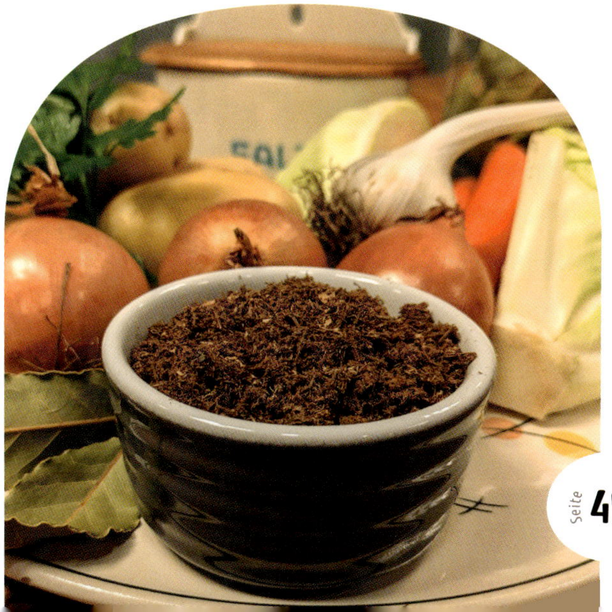

GEMEINER FEUERSCHWAMM
ALKALISCHER DRINK

Zutaten für 2 Portionen

- » ¼ TL Asche vom Gemeinen Feuerschwamm (aus ca. 5–10 g getrocknetem Pilz hergestellt)
- » 100 ml naturtrüber Apfelsaft
- » 100 ml fertig zubereiteter Grüntee
- » 200 ml Sprudelwasser
- » Saft einer Limette

Zubereitung

1. Den getrockneten Pilz in einem Metallbehälter bei offener Flamme verbrennen. Ist er gut getrocknet, verglüht er leicht, wenn er angezündet wird.
2. Die Asche durch ein feines Sieb sieben und in den Apfelsaft rühren, bis sie sich vollständig aufgelöst hat. Anschließend den Grüntee beimengen.
3. Den Limettensaft hinzufügen und fünf Minuten ziehen lassen, um den pH-Wert zu erhöhen.
4. Eiswürfel in gekühlte Cocktailgläser (aus dem Gefrierfach) geben. Den Mix über die Eiswürfel in die Gläser gießen, mit Sprudelwasser auffüllen und vorsichtig umrühren.

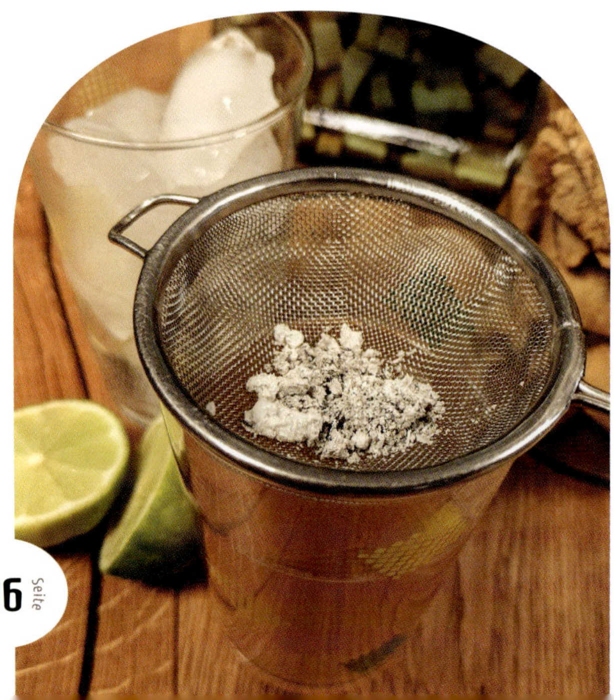

HARZIGER LACKPORLING
MARINIERTE EIER

Zutaten für 3–6 Portionen

- » 20 g getrockneter *Ganoderma resinaceum* (Pulver)
- » 6 Eier (hart gekocht)
- » 50 ml Sojasauce
- » 50 ml Essig-Auszug vom Pilz (oder Apfelessig)
- » 300 ml Wasser
- » 1 TL Honig

Zubereitung

1. Den Pilz in 300 ml Wasser 30 Minuten köcheln lassen. Abseihen, den Honig unterrühren und abkühlen lassen.
2. Die Infusion mit Sojasauce und Essig verrühren.
3. Die hart gekochten Eier pellen und in die Marinade legen, so dass sie bedeckt sind. Im Kühlschrank über Nacht oder länger marinieren lassen.
4. Die Eier vierteln und pur oder mit Salat servieren.

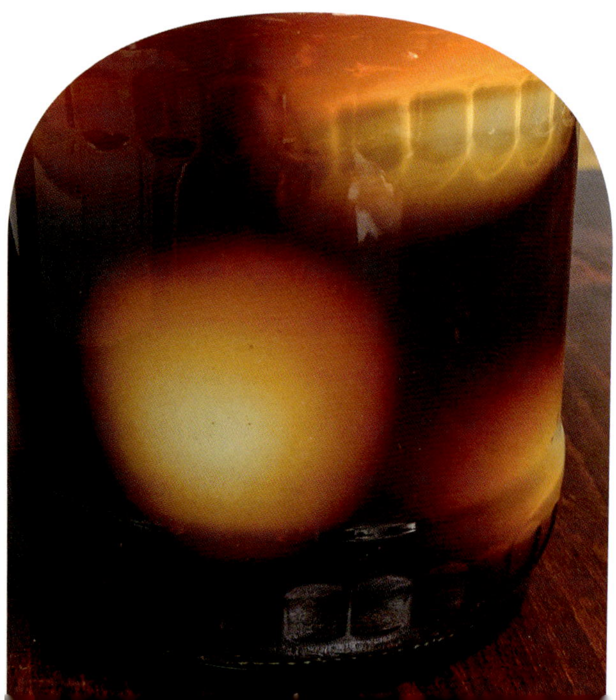

JUDASOHR
DESSERT MIT BIRNEN

Zutaten für 4–6 Portionen

- » 20 g getrocknete Judasohren (eingeweicht und in feine Streifen geschnitten)
- » 2 Birnen (gewürfelt)
- » 30 g Honig (als Judasohr-Auszug oder normaler Honig)
- » 300 ml Wasser
- » Saft einer Zitrone (für Säure)
- » getrocknete Goji-Beeren
- » 300 g Joghurt oder Quark, alternativ Vanilleeis
- » optional: frische Beeren

Zubereitung

1. In einem Topf Wasser mit Honig zum Kochen bringen. Die Birnenwürfel und Pilzstreifen hinzufügen, 10 Minuten köcheln lassen, bis die Birnen weich sind.
2. Den Zitronensaft sowie die Goji-Beeren einrühren. Weitere 5 Minuten köcheln, bis die Früchte zu einem Kompott zerfallen.
3. Abkühlen lassen und über Joghurt, Quark oder Vanilleeis geben und als kaltes Dessert servieren.
4. Nach Belieben mit frischen Beeren garnieren.

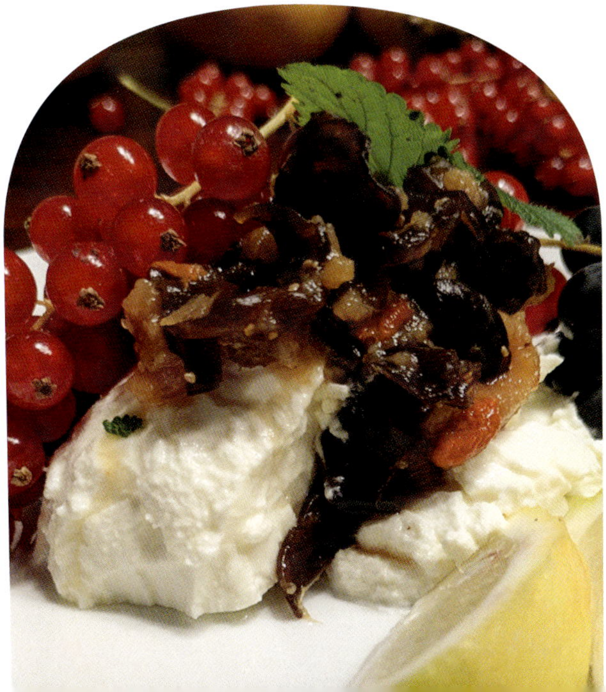

KLAPPERSCHWAMM
KNUSPERMÜSLI

Zutaten für 10–12 Portionen

- » 200 g Haferflocken
- » 150 g gemischte gehackte Nüsse
- » 50 g grobes Maitake-Pulver
- » 25 g brauner Zucker (für leichte Karamellisierung).
- » 2 EL Honig
- » 60 ml Pflanzenöl
- » optional: 50 g Rosinen

Zubereitung

1. Den Ofen auf 150 °C Ober-/Unterhitze vorheizen.
2. In einer großen Schüssel Haferflocken, Nüsse und das grobe Maitake-Pulver verrühren.
3. Braunen Zucker, Honig und Öl einrühren, bis alles gleichmäßig benetzt ist.
4. Die Mischung auf einem mit Backpapier belegten Blech verteilen (ca. 1 cm dick).
5. 25–30 Minuten backen, alle 10 Minuten umrühren, bis es goldbraun und duftend ist.
6. Das Blech auf einem Gitter abkühlen lassen. Das sorgt für extra Knusprigkeit.
7. Optional die Rosinen einrühren und in einem luftdichten Glas aufbewahren.

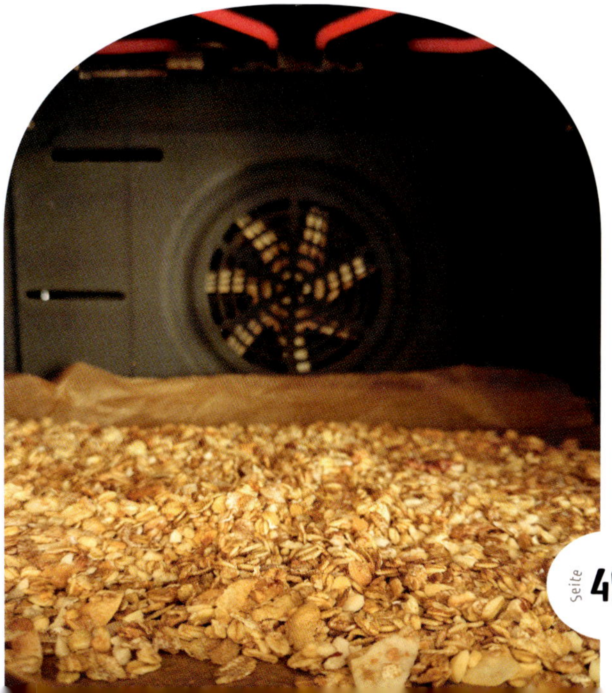

KUPFERROTER LACKPORLING
KRÄFTIGE WÜRZSAUCE

Zutaten für 250 ml fertige Sauce

» 20 g Pilzpulver
» 200 g Peperoni oder Paprika
» 4 Knoblauchzehen (gehackt)
» 2 Zwiebeln (in halben Ringen)
» 1 EL Salz
» 1,5 Liter Wasser
» 2 Lorbeerblätter
» 2 Wacholderbeeren

Zubereitung

1. Das Wasser in einen Topf geben und das Pilzpulver ins Wasser einrühren. Mindestens 2 Stunden ziehen lassen (besser über Nacht).
2. Das geputzte Gemüse zusammen mit den Gewürzen in den Topf geben und vermengen.
3. Den Topf erhitzen und die Mischung 6 Stunden köcheln lassen. Anschließend die Flüssigkeit abseihen und durch ein Tuch filtern.
4. Die Feststoffe entsorgen, die Flüssigkeit zurück in den Topf geben und bei schwacher Hitze langsam eindicken und reduzieren.
5. Zwischendurch abschmecken und den Kochvorgang beenden, sobald die gewünschte Konsistenz erreicht ist.

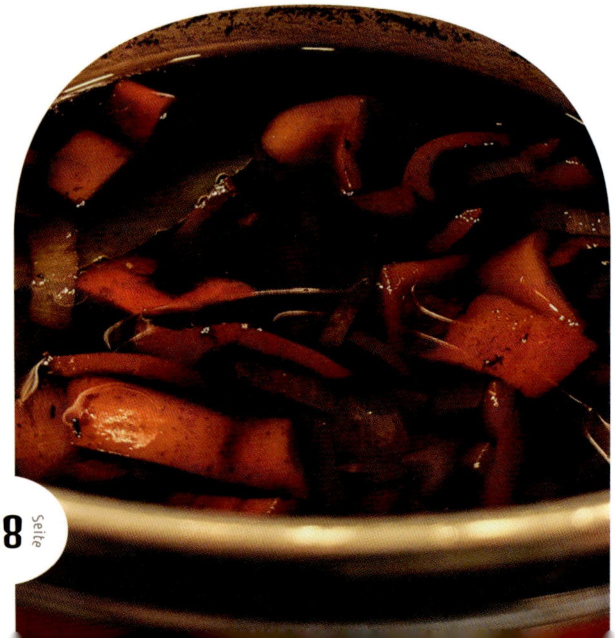

LÄRCHENSCHWAMM
AGARIKON-BITTER

Zutaten für 4 Portionen

» 2 TL Lärchenschwamm-Pulver
» 200 ml Tonic-Water
» Saft einer Grapefruit (bevorzugt eine rote Grapefruit, die gleichzeitig ein Augenschmaus ist)
» 200 ml Artemisia-Tee
» optional: kandierter Ingwer

Zubereitung

1. Das Pulver in den Grapefruitsaft einrühren und den Artemisia-Tee hinzufügen.
2. Die Mischung 30 Minuten ziehen lassen.
3. Den Mix abseihen und mit Tonic Water auffüllen.
4. In Gläser mit Eis gießen.
5. Kandierter Ingwer passt hervorragend als Beilage.

Zubereitung kandierten Ingwers

Ingwer würfeln und über Nacht in Zucker einlegen, abseihen und vor dem Servieren abermals in Zucker wenden.

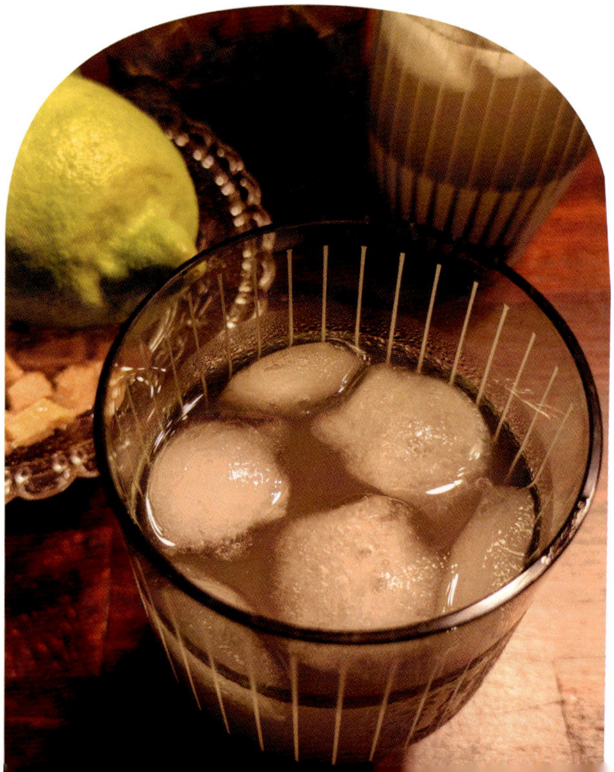

REISHI

VARIABLE WEINSAUCE

Zutaten für 300 ml fertige Sauce

- 30 g getrocknete Reishi-Pilze (*Ganoderma lucidum*), in Stücke geschnitten oder als grobes Pulver
- 0,7 l Wein (Rotwein oder Weißwein)

Zubereitung

1. Wein in einen Topf geben, den Reishi hinzufügen und umrühren. Mindestens 2 Stunden einweichen lassen, besser über Nacht.
2. Die Mischung 2 Stunden leicht köcheln lassen. Immer wieder umrühren.
3. Dann abseihen und durch ein Tuch gießen.
4. Die Flüssigkeit zurück in den Topf geben und bei mittlerer Hitze ohne Deckel einkochen, bis sie auf etwa die Hälfte reduziert ist.
5. Die Sauce weiterverarbeiten oder einfrieren, am besten in Eiswürfel, um sie leicht portionieren zu können. Im Kühlschrank ist die Flüssigkeit bis zu 2 Wochen haltbar.

Verwendungstipps

Die Sauce ist als Basis für deftige Gerichte, aber auch für Desserts geeignet.

Als Rotwein-Auszug bringt sie zum Beispiel in Kombination mit gemischten Pilzen das kulinarische Extra, gerade wenn sie mit Sauerrahm oder Sahne abgebunden wird.

Aber auch als Grundlage für Rotkohl oder als würzige Basissauce für Wildgerichte gibt sie neue kulinarische Impulse.

Für Desserts kann sie mit Kirschsaft oder rotem Traubensaft zusammen mit Schokolade abgerundet werden, zum Beispiel über Eis oder frische Honigmelone.

Der Weißwein-Auszug eignet sich in ähnlicher Weise, wird aber bevorzugt für Fischgerichte oder helles Fleisch verwendet.

ROTRANDIGER BAUMSCHWAMM

HEISSE SCHOKOLADE

Zutaten für 10–12 Portionen

- 200 g Kakaopulver (ungesüßt)
- 30 g pulverisierter Rotrandiger Baumschwamm
- 20 g gemahlener Zimt
- 15 g Pulver der Ulmenrinde
- 15 g Pulver der Eibischwurzel

Zubereitung

1. Alle Zutaten in einem luftdichten Glas mischen und an einem kühlen, dunklen und trockenen Ort lagern.
2. Für eine Portion: Einen gehäuften Esslöffel der Mischung in 240–300 ml Milch deiner Wahl (z. B. Mandelmilch oder Kuhmilch) geben.
3. Auf niedriger Hitze etwa 30 Minuten köcheln lassen, um die Wirkstoffe zu extrahieren.
4. Anschließend durch ein feines Sieb abseihen und nach Geschmack mit Honig oder Zucker süßen.

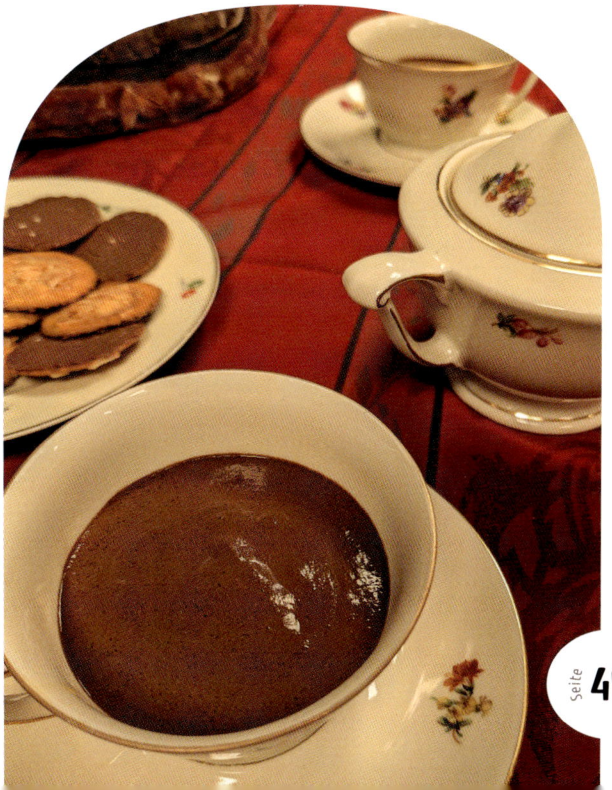

SCHMETTERLINGSTRAMETE
SÜSSES ELIXIER

Zutaten für 2 Portionen

- 50 g Pilzpulver
- 400 ml pflanzliches Glyzerin
- Wasser (nach Bedarf zum Verdünnen)
- Saft von 2 Zitronen

Zubereitung

1. Einen Glyzerin-Auszug nach Rezept herstellen, idealerweise unter Verwendung von Ultraschall.
2. Nach der Mazerationszeit den Auszug abseihen und in eine Flasche füllen.
3. Pro Portion 30–50 ml Glyzerin-Auszug mit Zitronensaft mischen.
4. Mit Sprudelwasser auf ca. 200 ml auffüllen für ein kalorienarmes süßes Elixier.

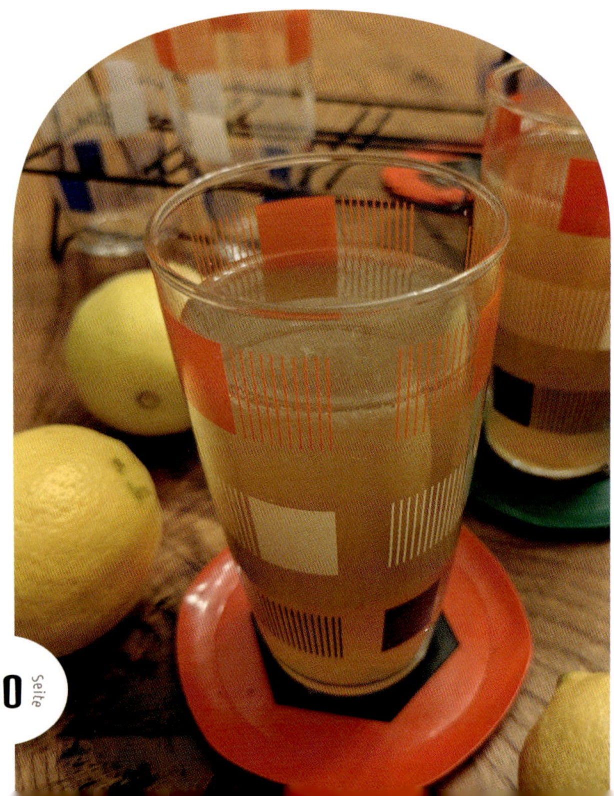

SCHWEFELPORLING
WALDHUHN GHANAISCH

Zutaten für 4–6 Portionen

- 800 g Schwefelporling, vorgekocht und in Streifen geschnitten
- 2 Zwiebeln, fein gehackt
- 4 Knoblauchzehen, gehackt
- 1 Stück Ingwer (ca. 5 cm), gerieben
- 2–3 Tomaten, gehackt (oder 400 g Dosentomaten)
- 75 g Erdnussbutter oder frisch gemahlene Erdnüsse
- Wasser
- 2 Süßkartoffeln, geschält und gewürfelt
- 1 TL Tomatenmark
- 1 TL Paprikapulver
- ½ TL Cayennepfeffer oder frische Chilischoten
- Salz und Pfeffer nach Geschmack
- 2 EL Öl
- frische Kräuter zum Garnieren

Zubereitung

1. Eine Zwiebel, Knoblauchzehen, Ingwer und Tomatenmark mit etwas Wasser pürieren, bis eine glatte Paste entsteht. Beiseitestellen.
2. In einem großen Topf das Öl erhitzen. Den Schwefelporling mit Salz und Pfeffer würzen und von allen Seiten anbraten. Herausnehmen.
3. In demselben Topf die restlichen Zwiebeln mit den gehackten Tomaten 4–5 Minuten dünsten, bis alles weich ist. Die pürierte Paste einrühren und 2–3 Minuten köcheln lassen.
4. Die Erdnussbutter in etwas warmem Wasser glatt rühren und in den Topf geben. Paprikapulver und Cayennepfeffer hinzufügen.
5. Die gewürfelten Süßkartoffeln in den Topf geben und mit etwas Wasser aufkochen lassen, dann bei niedriger Hitze zugedeckt 20 Minuten köcheln. Gelegentlich umrühren und bei Bedarf mehr Flüssigkeit hinzutun.
6. Den Schwefelporling beifügen und weitere 10 Minuten köcheln.
7. Mit Gewürzen abschmecken und mit Kräutern garnieren. Heiß servieren, am besten zu Fufu (traditionell) oder zu Reis.

STRIEGELIGE TRAMETE
DEFTIGER GEMÜSETOPF

Zutaten für 4 Portionen

- 30 g Pilzpulver oder grobe Stücke
- 1 Liter Wasser
- 2 EL Mehl
- 2 EL Butter
- 300 g Wurzelgemüse (z. B. Karotten, Pastinaken, Sellerie – in Würfeln geschnitten)
- 300 g Kartoffeln, geschält und gewürfelt
- 1 Zwiebel (fein gehackt)
- Salz, Pfeffer, Majoran und Thymian nach Geschmack

Zubereitung

1. Eine Abkochung aus dem Pilz mit 1 Liter Wasser herstellen.
2. Die Zwiebel und das Wurzelgemüse waschen und schneiden.
3. In einem Topf die Butter erhitzen und mit dem Mehl und der Abkochung zu einer Mehlschwitze verarbeiten.
4. In einer Pfanne die Zwiebel 2–3 Minuten mit etwas Öl oder Butter andünsten. Dann zur fertigen Mehlschwitze geben.
5. Wurzelgemüse hinzufügen, mit Salz, Pfeffer und Kräutern würzen. 20–25 Minuten köcheln lassen, bis das Gemüse weich ist.
6. Heiß servieren, mit geröstetem Brot als optionale Beilage.

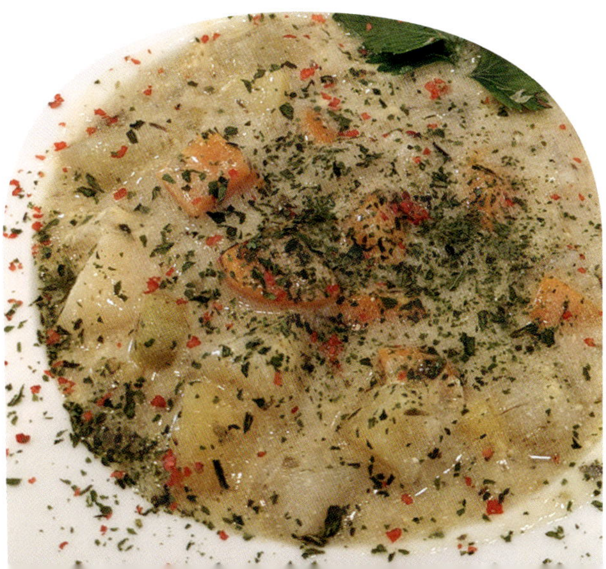

WULSTIGER LACKPORLING
OXYMEL-SPRITZER

Zutaten für 2 Portionen

- 100 ml Oxymel mit Wulstigem Lackporling
- 200 ml Sprudelwasser
- Eiswürfel nach Bedarf
- Saft einer Limette
- 100 ml Apfelsaft
- optional: frische Zitronenmelisse oder Minzblätter

Zubereitung

1. Das Oxymel, den Limettensaft und den Apfelsaft in einen Shaker mit Eis geben.
2. Etwa 10 Sekunden kräftig shaken, um die Aromen zu verbinden. Alternativ können die Zutaten in einer Rührschüssel mit einem Handmixer vermengt werden.
3. Die Mischung in Gläser mit Eis füllen, mit Sprudelwasser auffüllen und umrühren.
4. Mit frischen Kräutern garnieren und servieren.

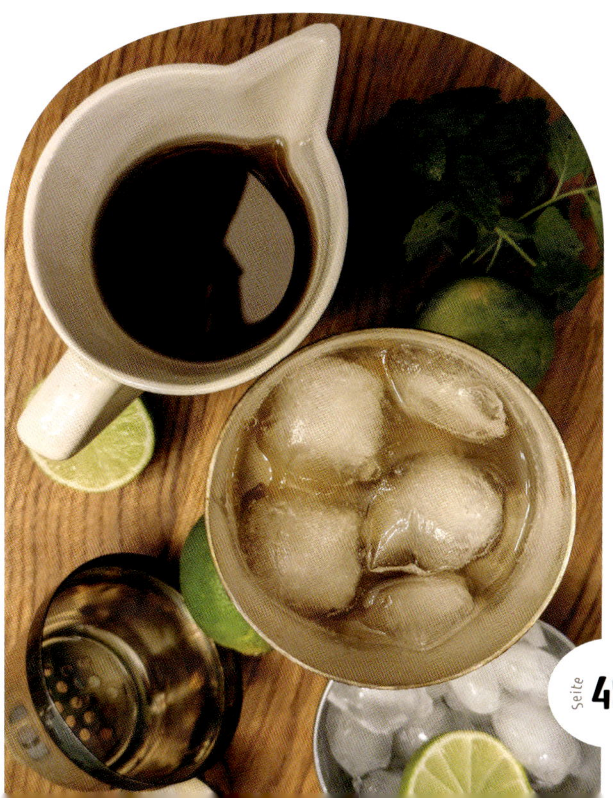

ZOTTIGER SCHILLERPORLING
BURNING INONOTUS

Zutaten für die Alkohol-Tinktur (ca. 500 ml – für den Zuckerhut)

- 50 g getrockneter Zottiger Schillerporling (Pulver)
- 500 ml hochwertiger Alkohol (mindestens 60 bis 80 Vol.-%) Tinktur nach Rezept auf Seite 241 vorbereiten.

Zutaten für die Feuerzangenbowle

- 750 ml Rotwein
- 1 Feinkristallzucker-Zuckerhut
- 500 ml Zottige Schillerporling-Tinktur (für den Zuckerhut)
- Gewürze: 2 Zimtstangen, 5 Nelken, Schale einer Orange, 1 Sternanis
- optional: Saft einer Orange

Zubereitung

1. Den Rotwein in einen feuerfesten Topf gießen, Gewürze und optional Orangensaft hinzufügen. Auf niedriger Flamme erhitzen (nicht kochen).
2. Den Feinkristallzucker-Zuckerhut auf eine Feuerzange legen und über dem Topf positionieren.
3. Den Zuckerhut mit der Tinktur tränken und anzünden – der karamellisierter Zucker tropft in den Wein.
4. Weiter Tinktur nachgießen, bis der Zuckerhut vollständig geschmolzen ist. Rühren und heiß servieren.

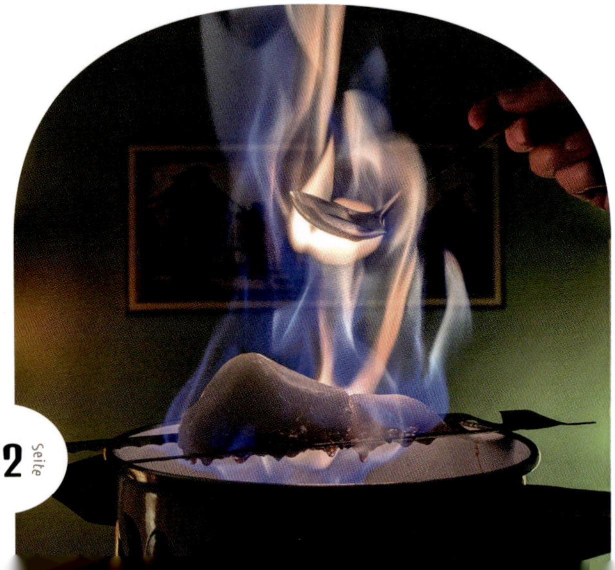

ZUNDERSCHWAMM
ZUNDER-GLÜHWEIN

Zutaten für 6–10 Portionen

- 30 g getrocknetes Pilzpulver
- 700 ml Rotwein
- 200 ml Orangensaft
- 50 g Honig
- 2 Zimtstangen
- 5 Nelken
- Schale einer Bio-Orange
- 1 Sternanis
- optional: 100 ml Rum, Orangenscheiben

Zubereitung

1. Das Pilzpulver in 300 ml Rotwein geben und 1–2 Stunden bei niedriger Hitze köcheln lassen. Anschließend abseihen und das ausgekochte Zunderschwamm-Pulver entsorgen.
2. Den restlichen Rotwein sowie die Abkochung zusammen mit allen anderen Zutaten in einen Topf geben.
3. Nun erhitzen, ohne dass die Mischung kocht.
4. Bei Bedarf den optionalen Rum einrühren.
5. Heiß in hitzebeständige Tassen gießen
6. Optional mit Orangenscheiben garnieren.

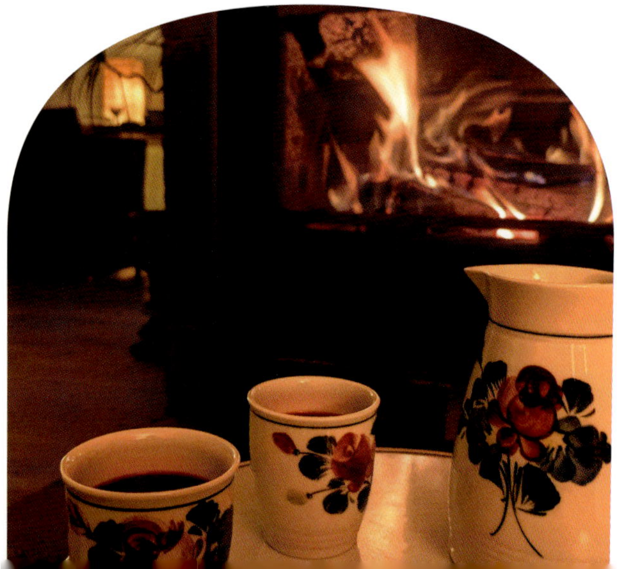

MIKRONÄHRSTOFFE IN DEN BAUMPILZEN

Pilze an sich und insbesondere auch unsere Baumpilze bieten eine vielfältige Palette an Nährstoffen, die sie zu einem wertvollen Baustein in der Ernährung machen. Die Tabellen auf den folgenden Seiten listen Vitamine und Ergosterol sowie Mengenelemente und Spurenelemente auf. Im Vergleich zu empfohlenen Tagesmengen können sie Defizite ausgleichen, insbesondere bei vegetarischer Ernährung.

TOP BEI VITAMIN B & C

Bei den Vitaminen zeigen viele Pilze hohe Gehalte an B-Vitaminen, die für Energie, Stoffwechsel und Nervenfunktion essenziell sind. Reishi sticht mit 3,49 mg Vitamin B1, 17,10 mg B2 und 61,90 mg B3 hervor – das deckt bei 100 g Frischgewicht weit über den Tagesbedarf (B1: 1–1,2 mg, B2: 1,2–1,4 mg, B3: 13–16 mg). Austernseitling liefert 0,33 mg B1 und 5,87 mg B2, was ca. 25–30 % des Bedarfs abdeckt. Vitamin C ist in Rotrandigem Baumschwamm (241 mg) und Zunderschwamm (134 mg) vorhanden, beide können damit zum täglichen Bedarf sehr gut beitragen (95–110 mg).

ERGOSTEROL, DIE VORSTUFE DES VITAMIN D

Bemerkenswert ist Ergosterol, ein Vorläufer von Vitamin D. Die höchste Konzentration wurde für den Austernseitling (als Zuchtpilz) mit 292 mg ermittelt, wobei alle Pilze mit guten bis sehr guten Ergosterolgehalten auffallen. Ergosterol wird bei UV-Exposition in Vitamin D umgewandelt. Wie man mit einem kleinen Vitamin-D-Trick den Vitamin-D-Gehalt in Pilzen erhöhen kann, haben wir ab Seite 235 beschrieben. Insgesamt tragen Baumpilze sehr gut zur Vitaminversorgung bei und unterstützen damit den ganzen Organismus.

VITAMIN-D-VERSORGUNG IM WINTER

Vitamin D in der Nahrung kommt vor allem in fettreichen Meeresfischen, in Eigelb, Leber und Milchfetten vor. Pilze können auch ihren Teil über das Ergosterol liefern. Die Hauptquelle für uns Menschen ist aber die Sonne.
In nördlichen Regionen, wo Vitamin-D-Mangel durch lange Winter ein Risiko darstellt, dienten Wildpilze wahrscheinlich schon immer als natürliche Ergänzung. Wir konnten hierzu leider keine historischen Belege finden, aber es ist naheliegend, dass die wild gesammelten Pilze als wichtiger Teil der traditionellen Ernährung eine Rolle bei der Vitamin-D-Versorgung spielten. Um die Pilze für den Winter haltbar zu machen, mussten sie getrocknet werden, idealerweise in der Sonne. So wurde durch Zufall oder als Teil der Natur, die als Gesamtsystem ein fein aufeinander abgestimmter eigener Kosmos ist, durch zwingende Ernährungsgewohnheiten eine gesunde Versorgung gesichert.

REICHLICH SPURENELEMENTE

Die Spurenelemente ergänzen die hervorragende Bilanz der Pilze für die Ernährung: Die Striegelige Tramete hat mit 80,46 mg Eisen (Bedarf: 10–15 mg) einen ungewöhnlich hohen Eisengehalt, aber auch der Schwefelporling (27,21 mg) und das Judasohr (20,0 mg) stechen hervor. Zink ist in Birkenporling (26,3 mg, Bedarf: 7–10 mg) und Lärchenschwamm (9,62 mg) reichlich vorhanden. Zum täglichen Bedarf an Kupfer (Bedarf: 1–1,5 mg) können alle Pilze etwas beitragen, wobei der Flache Lackporling mit seinen 4,0 mg einen auffallend hohen Gehalt hat.
Zusammenfassend sind Baumpilze nährstoffreich und ernährungsphysiologisch wertvoll, nicht nur für Vegetarier. Pilze ergänzen die Ernährung sehr nachhaltig mit vielen Vitaminen, Mineralien und Metallen.

VON KALIUM BIS SCHWEFEL

Mengenelemente sind in Pilzen teilweise hoch konzentriert. Chaga führt mit 5.100 mg Kalium (Bedarf: 4.000 mg), Judasohr mit 1.600 mg Kalzium (1.000 mg) und Austernseitling mit 180 mg Magnesium (300–350 mg). Natrium ist in allen Pilzen niedrig. Alle Pilze bieten sich daher für eine natriumarme Ernährung an.

OFFENE FRAGE

Die Umwandlung von Ergosterol in Vitamin D ist ja in erster Linie ein Vorgang, der uns Menschen nutzt. Was aber noch nicht die Frage beantwortet, warum Pilze überhaupt Ergosterol enthalten. Wenn alle Pilze – und danach sieht es ja aus – Ergosterol enthalten, muss der Pilz als Lebewesen über alle Arten hinweg einen Vorteil von dieser chemischen Verbindung haben. Diesem Thema widmen wir uns nach den Tabellen der nächsten drei Seiten.

VITAMINE UND ERGOSTEROL

IN MG PRO 100 G FRISCHGEWICHT BAUMPILZ

	Vitamin A (aus β-Carotin)	Vitamin B1 (Thiamin)	Vitamin B2 (Riboflavin)	Vitamin B3 (Niacin)	Vitamin B5 (Pantothensäure)	Vitamin B6 (Pyridoxin)	Vitamin B9 (Folat)	Vitamin C (Ascorbinsäure)	Vitamin D	Vitamin E (Tocopherol)	Ergosterol
Austernseitling	○	0,17	0,33	5,87	1,30	0,10	0,01	16,46	0,10	0,09	292,00
Birkenporling	○	○	○	○	○	○	○	8,75	0,66	0,06	10,00
Chaga / Schiefer Schillerporling	○	○	○	○	○	○	○	○	○	○	24,00
Dunkler Lackporling	○	○	○	○	○	○	○	○	○	○	3,00
Eichenfeuerschwamm	○	○	○	○	○	○	○	○	○	○	26,50
Eichhase	○	○	○	2,29	○	○	○	○	0,48	○	60,00
Fenchelporling	○	○	○	○	○	○	○	○	○	○	22,00
Flacher Lackporling	○	○	○	○	○	○	○	○	○	○	5,00
Gemeiner Feuerschwamm	○	○	○	○	○	○	○	○	○	○	2,60
Harziger Lackporling	○	○	○	○	○	○	○	○	○	○	12,00
Judasohr	○	0,08	0,21	○	2,00	0,10	0,02	○	○	○	20,00
Klapperschwamm	○	○	○	○	○	○	○	○	○	○	79,00
Kupferroter Lackporling	○	○	○	○	○	○	○	○	○	○	15,00
Lärchenschwamm	○	○	○	○	○	○	○	○	○	○	3,00
Reishi / Glänzender Lackporling	○	3,49	17,10	61,90	○	0,71	○	32,20	○	○	25,00
Rotrandiger Baumschwamm	○	○	○	○	○	○	○	241,00	○	○	9,20
Schmetterlingstramete	○	○	○	4,95	○	○	○	○	○	○	12,00
Schwefelporling	○	0,35	4,80	○	○	○	○	0,60	○	0,02	13,69
Striegelige Tramete	○	○	○	○	○	○	○	○	○	○	15,00
Wulstiger Lackporling	○	○	○	○	○	○	○	○	○	○	18,70
Zottiger Schillerporling	○	○	0,10	○	○	0,51	○	○	0,30	0,20	4,00
Zunderschwamm	0,15	○	○	○	○	○	○	134,00	○	○	67,00

○ Es liegen keine Erkenntnisse vor

MENGENELEMENTE

IN MG PRO 100 G TROCKENGEWICHT BAUMPILZ

Baumpilz	Kalium (K)	Kalzium (Ca)	Magnesium (Mg)	Natrium (Na)	Phosphor (P)	Schwefel (S)
Austernseitling	○	30,00	180,00	180,00	1.200,00	○
Birkenporling	1.370,00	2,61	157,00	4,42	387,00	○
Chaga / Schiefer Schillerporling	5.100,00	110,00	100,00	5,00	15,00	19,00
Dunkler Lackporling	458,54	306,40	52,50	8,50	404,50	○
Eichenfeuerschwamm	1.210,00	15,50	66,10	9,00	550,00	○
Eichhase	333,93	78,13	79,48	9,83	638,23	○
Fenchelporling	○	○	○	○	○	○
Flacher Lackporling	226,00	89,00	78,00	920,00	141,00	○
Gemeiner Feuerschwamm	1.490,00	31,80	38,70	8,52	529,00	○
Harziger Lackporling	355,00	74,20	38,40	26,70	305,10	○
Judasohr	1.200,00	1.600,00	200,00	800,00	○	○
Klapperschwamm	2.118,00	10,00	104,00	10,00	768,00	○
Kupferroter Lackporling	○	455,00	133,00	○	○	○
Lärchenschwamm	○	○	189,50	○	○	○
Reishi / Glänzender Lackporling	432,00	1,88	7,95	2,82	225,00	129,00
Rotrandiger Baumschwamm	852,00	○	74,00	14,10	168,00	○
Schmetterlingstramete	○	○	○	○	○	○
Schwefelporling	1.216,56	584,63	137,32	30,82	447,21	○
Striegelige Tramete	○	270,00	9,30	2,00	○	○
Wulstiger Lackporling	○	29,63	96,63	23,94	○	○
Zottiger Schillerporling	3.070,00	14,00	60,00	11,10	715,00	○
Zunderschwamm	183,10	440,80	56,23	1,94	86,10	38,33

○ Es liegen keine Erkenntnisse vor

SPURENELEMENTE

IN MG PRO 100 G TROCKENGEWICHT BAUMPILZ

	Chrom (Cr)	Eisen (Fe)	Germanium (Ge)	Kobalt	Kupfer (Cu)	Lithium (Li)	Mangan (Mn)	Molybdän (Mo)	Selen (Se)	Zink (Zn)
Austernseitling	○	13,300	○	○	2,400	○	1,100	○	0,003	7,600
Birkenporling	○	5,150	1,320	○	0,311	○	0,885	○	○	26,300
Chaga / Schiefer Schillerporling	○	0,890	○	○	0,280	○	32,000	0,008	0,001	6,900
Dunkler Lackporling	○	7,300	0,026	○	0,600	○	0,900	○	○	4,500
Eichenfeuerschwamm	○	0,620	0,001	○	○	0,001	0,384	○	0,100	0,737
Eichhase	○	9,340	○	○	0,820	○	○	○	○	3,070
Fenchelporling	○	○	○	○	○	○	○	○	○	6,110
Flacher Lackporling	0,030	0,700	○	○	4,000	○	15,000	○	○	4,000
Gemeiner Feuerschwamm	8,450	5,550	0,301	○	3,910	○	5,910	○	○	1,430
Harziger Lackporling	○	7,000	0,087	○	1,100	○	0,900	○	○	5,200
Judasohr	○	20,000	○	○	○	○	○	○	○	6,000
Klapperschwamm	○	3,100	○	○	2,600	○	0,600	○	0,002	7,800
Kupferroter Lackporling	2,150	○	○	○	○	○	2,150	○	○	4,170
Lärchenschwamm	○	4,150	○	○	3,220	○	○	○	○	9,620
Reishi / Glänzender Lackporling	○	2,220	○	○	1,200	0,200	1,100	○	0,940	0,700
Rotrandiger Baumschwamm	0,002	10,000	3,400	○	0,496	○	0,891	○	○	7,000
Schmetterlingstramete	0,042	0,536	○	0,008	0,188	○	0,298	○	○	0,376
Schwefelporling	5,830	27,210	0,010	0,120	0,720	○	0,710	0,050	○	2,480
Striegelige Tramete	○	80,460	○	○	0,382	○	13,504	○	○	1,713
Wulstiger Lackporling	0,020	2,290	0,144	0,032	0,846	○	0,575	○	0,006	4,960
Zottiger Schillerporling	○	11,400	○	○	1,000	○	5,000	○	0,008	4,370
Zunderschwamm	0,047	2,740	○	○	0,476	○	0,419	○	0,133	2,410

○ Es liegen keine Erkenntnisse vor

DIE ROLLE VON ERGOSTEROL

Ergosterol ist ein Sterol, das in allen Pilzen vorkommt. Es wird von Pilzen selbst synthetisiert und ist essenziell für ihre Zellstruktur und Funktion. Ergosterol ist spezifisch für Pilze und einige Protozoen. Es macht typischerweise 80–90 % der Sterole in pilzlichen Membranen aus und ist in allen pilzlichen Lebensstadien vorhanden.

ZELLSTABILITÄT

Ergosterol ist für Pilze das, was Cholesterin für unsere Zellen ist. Ohne diesen Stoff wäre die Membran entweder zu steif oder zu weich. Ergosterol sorgt dafür, dass die Hülle stabil bleibt, sich aber trotzdem bewegt und Stoffe durchlässt – eine wichtige Voraussetzung, damit Nährstoffe, Ionen und Signale in die Zelle hinein- und wieder herausgelangen können.

STRESSRESISTENZ

Dieses Sterol kann aber noch viel mehr. Es schützt die Zellen der Pilze vor mechanischem Druck, Sauerstoffradikalen und Veränderungen im Salz- oder Wasserhaushalt – also vor Stress durch Trockenheit, Temperaturschwankungen oder chemische Einflüsse. Wenn Pilze weniger Ergosterol besitzen, werden sie deutlich empfindlicher gegenüber ihrer Umwelt und wachsen schlechter.

STOFFWECHSEL

Doch Ergosterol ist nicht nur ein Schutzfaktor, sondern auch ein zentraler Bestandteil vieler Zellprozesse. Es spielt eine Rolle bei der Aufnahme von Stoffen, bei der Weiterleitung von Signalen und bei der Bildung der Zellwand. Selbst in den Mitochondrien findet sich Ergosterol, wo es die Energieproduktion unterstützt.

ÜBERLEBENSWICHTIG

Auch aus evolutionärer Sicht verschafft Ergosterol den Pilzen Vorteile. Einige Arten können dank der besonderen chemischen Eigenschaften sogar ohne Sauerstoff wachsen. Gleichzeitig macht es Pilze angreifbar für Antimykotika, die Pilzzellen abtöten, während tierische Zellen unbeschadet bleiben.

CHOLESTERIN UND ERGOSTEROL

Das in Pilzen enthaltene Ergosterol ist nicht nur strukturell dem Cholesterin ähnlich. Es wird ebenfalls endogen synthetisiert. Ohne Cholesterin könnten Tiere und Menschen nicht überleben.

ZELLSTABILITÄT

Cholesterin ist für tierische Zellen das, was Ergosterol für Pilze ist: Es hält die Zellmembran im Gleichgewicht. Ohne diesen Stoff wäre die Membran entweder zu starr oder zu flüssig. Cholesterin sorgt dafür, dass die Membran stabil bleibt, aber dennoch flexibel genug ist, um Stoffe durchzulassen – eine essenzielle Voraussetzung, damit Nährstoffe, Ionen und Signalmoleküle in die Zelle gelangen und wieder herausfließen können.

STRESSRESISTENZ

Dieses Sterol leistet jedoch weit mehr. Es schützt die Zellen von Tieren und Menschen vor mechanischen Belastungen, oxidativem Stress durch freie Radikale und Schwankungen im Wasser- oder Elektrolythaushalt – also vor Stress durch Umweltfaktoren wie Temperaturveränderungen oder chemische Einflüsse. Zellen mit zu wenig Cholesterin sind anfälliger für Schäden und zeigen Funktionsstörungen.

STOFFWECHSEL

Cholesterin ist nicht nur ein Schutzfaktor, sondern auch ein zentraler Bestandteil vieler Zellprozesse. Es spielt eine Rolle bei der Aufnahme von Stoffen (Endozytose), der Signalweiterleitung innerhalb der Zelle und der Bildung von Zellstrukturen. In den Mitochondrien unterstützt Cholesterin die Membranintegrität, was die Energieproduktion fördert. Darüber hinaus dient es als Vorläufer für Steroidhormone, Gallensäuren und Vitamin D.

ÜBERLEBENSWICHTIG

Aus evolutionärer Sicht verschafft Cholesterin Tieren und Menschen entscheidende Vorteile. Es ermöglicht die Anpassung an unterschiedliche Umweltbedingungen und unterstützt komplexe physiologische Funktionen wie

Fortpflanzung und Immunantwort. Gleichzeitig macht die Abhängigkeit von Cholesterin tierische Zellen von Pilzen unterscheidbar: Medikamente wie Antimykotika, die gezielt Ergosterol angreifen, lassen tierische Zellen unversehrt, da sie auf Cholesterin angewiesen sind.

CHOLESTERIN – LEBENSWICHTIGER ALLESKÖNNER

Cholesterin hat einen schlechten Ruf, ist aber für Tiere und Menschen unverzichtbar. Es dient als Baustein für Steroidhormone, die in Nebennieren, Eierstöcken, Hoden und der Plazenta gebildet werden. Dazu gehören Stresshormone wie Cortisol, das den Körper auf Belastungen vorbereitet, Aldosteron zur Regelung des Wasser- und Salzhaushalts sowie Sexualhormone wie Östrogen, Progesteron und Testosteron. Diese steuern Fortpflanzung, Wachstum, Stoffwechsel und Immunreaktionen.

BILDUNG VON VITAMIN D

Auch bei der Bildung von Vitamin D spielt Cholesterin eine Schlüsselrolle: In der Haut wird daraus durch UV-B-Strahlung Vitamin D3 gebildet, das in Leber und Niere aktiviert wird.

GALLENSÄUREN, IMMUNSYSTEM UND NERVENFUNKTION

Ein weiterer wichtiger Prozess ist die Herstellung von Gallensäuren in der Leber. Darüber hinaus beeinflusst Cholesterin das Immunsystem, wirkt teils entzündungshemmend und ist im Gehirn entscheidend für Nervenfunktion und Synapsenbildung.

Cholesterin ist also kein Schädling, sondern ein lebenswichtiger Bestandteil des Stoffwechsels – entscheidend ist die richtige Balance.

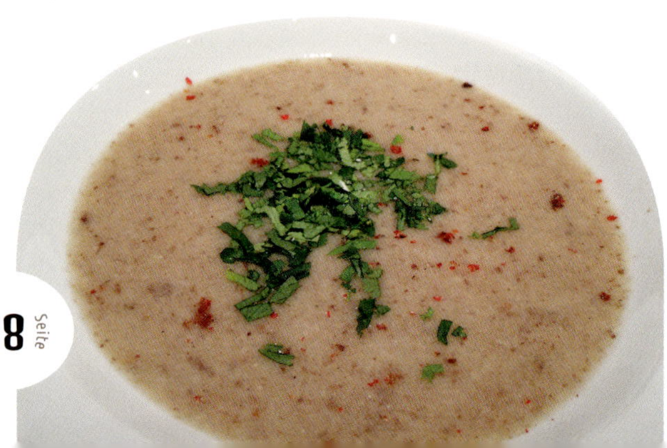

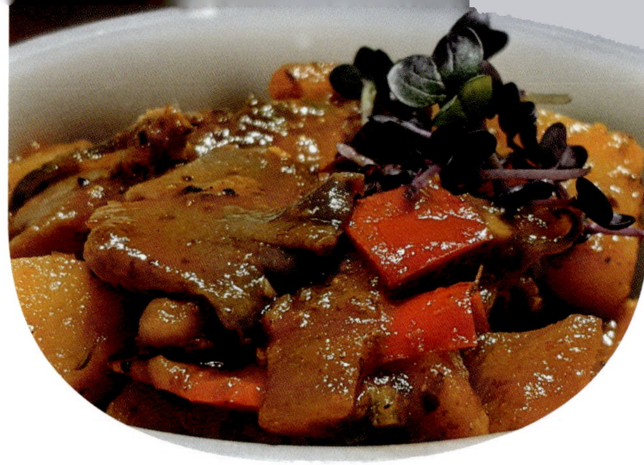

PILZE REGULIEREN DEN CHOLESTERINSPIEGEL

Für alle, die sich mit unangenehmen Cholesterinwerten herumschlagen, vorab gleich eine gute Nachricht: Der Verzehr von Pilzen kann deinen Cholesterinspiegel beeinflussen!

MEHR ERGOSTEROL FÜHRT ZU WENIGER CHOLESTERIN

Ergosterol kann im Darm dafür sorgen, dass weniger Cholesterin aus der Nahrung ins Blut gelangt. Es „konkurriert" mit Cholesterin um den Platz im Verdauungssystem. Zum Beispiel haben Extrakte aus Champignon gezeigt, dass sie den Cholesterinspiegel im Blut senken können.

WENIGER CHOLESTERIN AUS DER NAHRUNG

Ergosterol kann im Darm dafür sorgen, dass weniger Cholesterin aus der Nahrung ins Blut gelangt. Es „konkurriert" mit Cholesterin um den Platz im Verdauungssystem. Zum Beispiel haben Extrakte aus Champignon gezeigt, dass sie den Cholesterinspiegel im Blut senken können.

MEHR CHOLESTERIN WIRD AUSGESCHIEDEN

Ergosterol kann dem Körper helfen, überschüssiges Cholesterin über die Galle und den Stuhl loszuwerden. Das wurde bei ergosterolreichen Pilzen wie bspw. Maitake beobachtet.

DIE STUDIENLAGE ZUM EINFLUSS VON ERGOSTEROL

Die Wirkung von Ergosterol wurde in vitro, in vivo und in einigen klinischen Studien mit Menschen untersucht. Hier ein paar Beispiele:

- » Langfristiges Essen von Pilzen mit Ergosterol kann die Cholesterinproduktion im Körper verringern und gleichzeitig den Vitamin-D-Spiegel erhöhen.
- » Ergosterol aus Champignons kann Substanzen im Darm binden, die Cholesterin transportieren, und so die Cholesterinwerte senken.
- » Pilzextrakte mit Ergosterol haben gezeigt, dass sie die Aufnahme und Produktion von Cholesterin reduzieren können.

In sporadisch konsumierten Mengen ist die Wirkung der Cholesterinreduktion eher schwach. Die Wirkung hängt davon ab, wie viele Pilze du isst, welche Sorten und wie deine Ernährung insgesamt aussieht. Je mehr Pilze, desto besser.

Den Tabellen in diesem Buch kannst du sehr genau entnehmen, welche Pilze für die Regulierung des Cholesterinwertes in Frage kommen.

DIE SYMBOLIK VON CHOLESTERIN

In der ganzheitlichen Naturheilkunde haben Stoffe wie Botenstoffe oder Cholesterin neben der körperlichen Funktion auch eine symbolische Bedeutung. Auf Seite 209 ff haben wir einen kleine Überblick zur Signaturenlehre gegeben, die natürlich auch für das Cholesterin angewendet werden kann.
In der ganzheitlichen Naturheilkunde gilt der Körper als Spiegel der Seele – und Cholesterin könnte ein Hinweis auf innere Disharmonien sein. Hier liegt der Fokus auf „könnte", es gibt auch viele andere Faktoren, die den Wert beeinflussen können.

DIE LEBER: ZENTRUM VON WILLENSKRAFT UND EMOTIONEN

Die Leber hat eine sehr zentrale Rolle, wenn es um Cholesterin geht – hier entsteht der Großteil davon. In der Naturheilkunde steht die Leber auch für unsere Lebensenergie, in der TCM symbolisiert sie den „freien Fluss von Qi". Die Leber steht für Vitalität und das Unterbewusste. Emotionen wie Wut, Frustration oder ein unterdrückter Wille („ich tue, was ich will") hängen damit zusammen. Wenn Stress die Leber „blockiert", stagniert die Lebensenergie – das kann aus naturheilkundlicher Sicht zu hohen Cholesterinwerten und Gallenstörungen führen.

GALLE UND BAUCHSPEICHELDRÜSE: EMOTIONEN DER WÜNSCHE UND FREUDE

Die Galle, produziert in der Leber, steht symbolisch für ein eher kindliches „ich will" – pure, impulsive Wünsche. In einer ganzheitlichen Betrachtung werden Gallenstörungen mit Groll, Bitterkeit oder unterdrückter Aggression in Verbindung gebracht. Wenn Emotionen „bitter" werden, nimmt das Einfluss auf die Galle, sie „läuft über", wie der Volksmund sagt. Cholesterin als Vorläufer für Gallensäuren hilft hier, „bittere" Gefühle zu verarbeiten – hohe Werte könnte auch als Versuch interpretiert werden, eine innere Stabilität zu schaffen.
Die Bauchspeicheldrüse symbolisiert die „Süße des Lebens" – uneingeschränkte Freude und Genuss des Lebens. Störungen (wie bspw. bei Diabetes) deuten aus Sicht der Signaturen auf eine Einschränkung der Lebensfreude hin. Beide Organe hängen mit der Leber zusammen, ein Ungleichgewicht könnte emotionale „Süße" blockieren und Cholesterinwerte steigern.

SYMBOL FÜR STABILITÄT UND INNERE RESSOURCEN

Cholesterin schützt Zellmembranen – es sorgt für Stabilität, bleibt aber flexibel. In ganzheitlicher Sicht steht es für „innere Ressourcen" für die Anforderungen des täglichen Lebens. Es hilft, Energie zu managen und Stress abzuwehren. Hohe Werte könnten eine dauerhafte innere Disharmonie mit Bezug zur eigenen inneren Stabilität und Flexibilität aufzeigen. Äußerlich alles okay, innerlich köchelt es immer wieder.
Hohes Cholesterin ist vielleicht ein innerer Ruf nach Balance, nach weniger Stress, nach mehr Gelassenheit. Vielleicht lohnt es sich, auch unter diesem Aspekt einen Blick auf den erhöhten Cholesterinwert zu legen. Sollte etwas davon im Bereich des Möglichen sein, gibt es auch dafür hilfreiche Hinweise in den Tabellen.
Pilze sind einfach wunderbar.

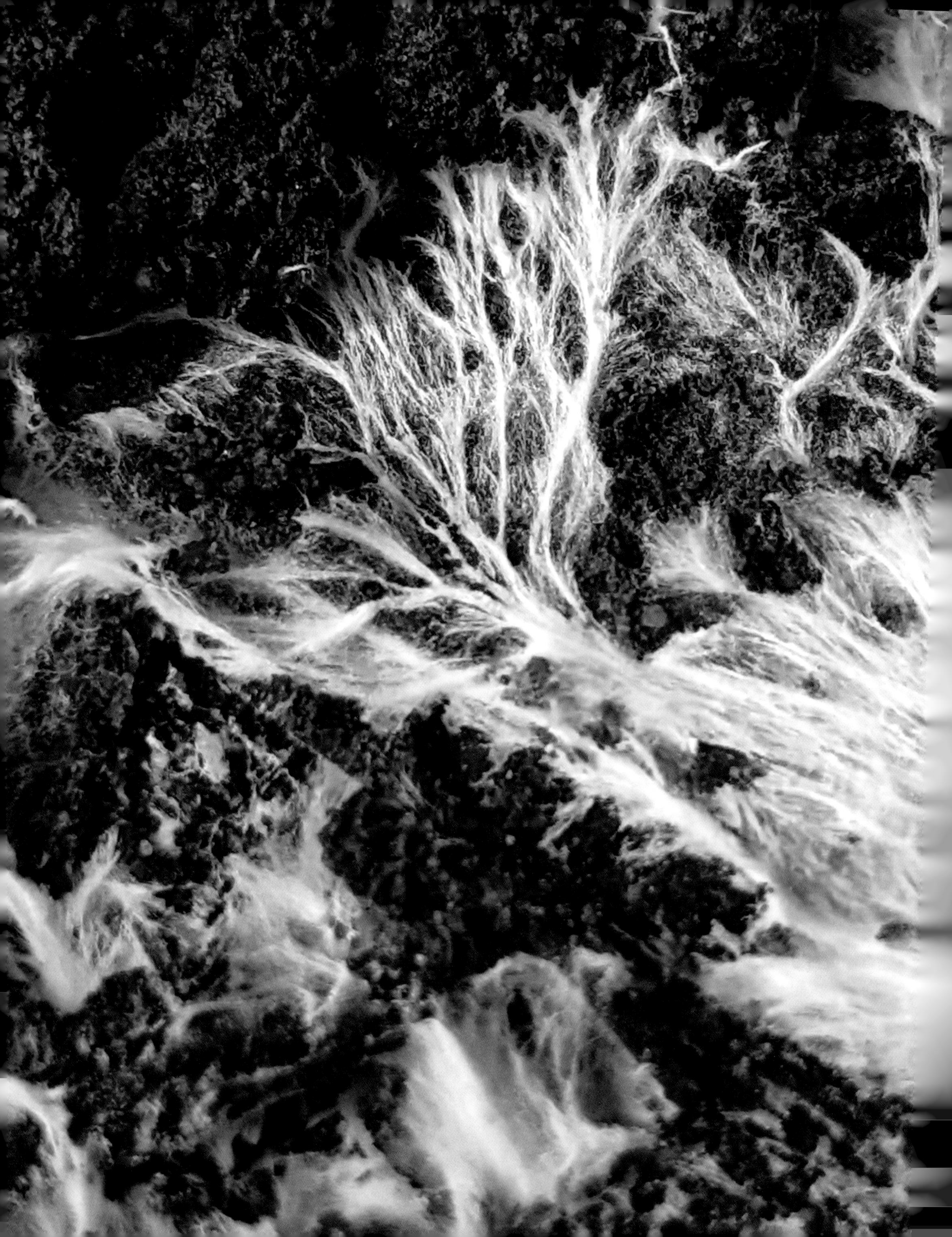

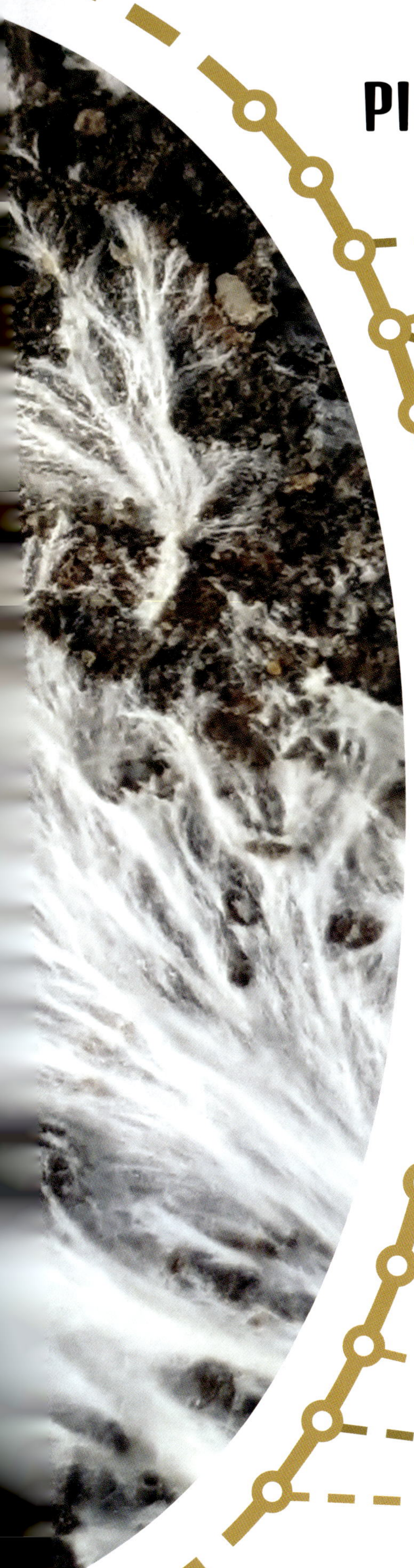

PILZE ERZEUGEN VERBINDUNGEN

ANHANG VERZEICHNISSE ...

PILZE ERZEUGEN VERBINDUNGEN

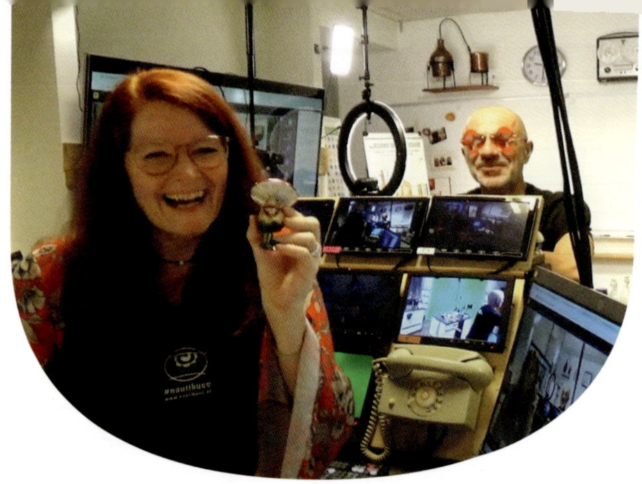

Im Januar 2025 hatten wir unsere Jubiläumsveranstaltung, wir haben die für uns selbst fast unglaubliche 2.000ste Veranstaltung abgehalten. Was bietet sich da mehr an, als den Fliegenpilz, das Symbol für Glück, Wohlstand und positive Omen in einem eigenen Workshop zum Jubiläum auszuwählen? Viele waren live dabei, es war ein toller Workshop mit Vertrauten, langjährigen Weggefährten und Bekannten, aber auch mit vielen neuen Menschen, von denen uns einige seitdem die Treue halten.

Netzwerk durch Pilze

Seit wir im März 2020 von Präsenzveranstaltungen auf Online umstellen mussten, hat sich natürlich auch unser Wirkungskreis räumlich erweitert. Waren wir bis dahin mehr in Österreich und Süddeutschland präsent, dehnte sich unsere aktive Reichweite auf den gesamten deutschsprachigen Raum und Südtirol, bis zu den mehrsprachigen Grenzgebieten (Dänemark, Niederlande etc.) aus.

In den vielen Jahren entwickelte sich ein Netzwerk aus lieb gewonnenen Menschen, aber auch sehr angenehmen geschäftlichen Beziehungen, mit denen uns zu Anfang hauptsächlich eines verbunden hat: die Pilze. Heute ist es mit vielen Menschen weit mehr. Auch wenn die teilweise sehr großen Entfernungen nicht immer zu Besuchen führen, bleiben uns viele liebenswerte Kontakte.

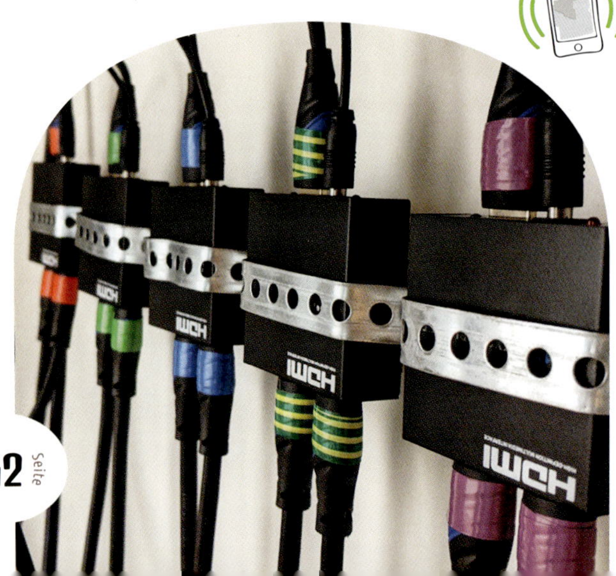

Neugierde bis Weiterbildung

Wir hatten viele Laien in unseren Veranstaltungen, die einfach nur neugierig waren und die mehr über die Heilkraft der Pilze wissen wollten. Als wir vor mehr als zehn Jahren den ersten Lehrgang über Baumpilze veranstalteten, war das noch absolutes Neuland. Auch die Studienlage war teilweise noch sehr dürftig.
Wir haben Kräuterpädagoginnen und Kräuterpädagogen in unseren Veranstaltungen, auch ärztliches Fachpersonal, das sich weiterbilden wollte, Praktizierende der Naturheilkunde, der Energetik – im Prinzip Menschen, die in vielen Fachrichtungen therapeutisch arbeiten.

Pilze erweitern berufliche Perspektiven

Einmal war auch ein Hersteller von Bio-Essig bei uns. Versehentlich, denn ein anderer Kurs im Bildungshaus war überbucht und er wollte seinen Tag nun sinnvoll verbringen. Als wir die Eisdestillation vorstellten und praktisch durchführten, brach er in Jubel aus. Denn er hat ganz nebenbei erfahren, wie er die Säure seines Essigs kostengünstig anheben kann. Das war unser einziger persönlicher Kontakt zueinander, wir wissen nur, dass er auch heute noch guten Essig produziert.

Andere Begegnungen haben sich sogar zu neuen Perspektiven mit Pilzen oder Pilzprodukten entwickelt. Zwei davon möchten wir exemplarisch vorstellen, weil wir mit ihnen auch zukünftig intensiver zusammenarbeiten werden.

Wenn alles so läuft, wie derzeit vorgesehen, werden aus diesem erweiterten Netzwerk neue Projekte entstehen, in denen Pilze für die Menschen Nutzen bringen.

DR. MED. CHRISTIAN NEUBURGER DIE NATUR KANN ES

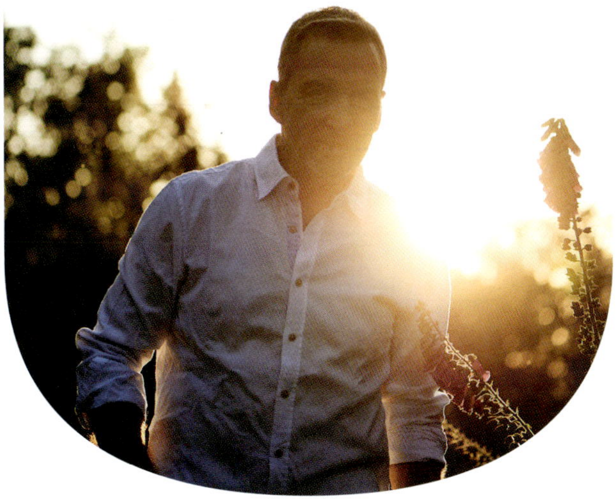

Wenn wir über Pilze sprechen, sprechen wir immer auch über das, was uns verbindet. Das Myzel, unsichtbar und doch allgegenwärtig, durchzieht den Boden, verbindet Bäume und Pflanzen, gleicht Unterschiede aus, entgiftet, gleitet durch scheinbare Trennungen hindurch und macht daraus ein Ganzes. Für mich als Arzt, der seit Jahrzehnten mit Naturheilkunde ganzheitlich arbeitet, ist dieses Bild des Myzels nicht nur ein faszinierendes Naturphänomen, sondern auch eine Metapher für das, was Heilung in der Tiefe bedeutet: Verbinden, Vernetzen, Integrieren. Ich möchte aus meiner Perspektive schildern, warum Pilze – und alles, was mit ihnen zusammenhängt – eine so wertvolle Grundlage für die Medizin der Gegenwart und der Zukunft sind. Und warum dieses Werk für mich nicht nur ein weiteres Pilzbuch ist, sondern auch ein Medium sein kann – zwischen Forschenden, Praktikern, Patientinnen und Patienten, zwischen Menschen, die spüren, dass Gesundheit mehr ist als das Fehlen von Krankheit.

PILZE – DIE GROSSEN VERNETZER

Das Myzel, das unsichtbare Wurzelgeflecht der Pilze, ist eines der größten Organismen unserer Erde. Manche Myzelien erstrecken sich über mehrere Quadratkilometer. Sie leben im Untergrund, ohne dass wir sie sehen – und doch sind sie da, verbindend, austauschend, ausgleichend. So wie das Myzel Pflanzen mit Nährstoffen versorgt, Informationen weitergibt und ganze Wälder in ein Miteinander verwandelt, so spüre ich: Auch zwischen uns Menschen ist dieses „myzeliale Prinzip" wirksam. Wir können uns nur wirklich verbinden durch etwas, was in uns allen gleich ist, und das ist unsere Seele, die das Göttliche in jedem Menschen gleich repräsentiert. Nur von dort kann echte Heilung kommen.

WER ICH BIN

Ich bin Arzt mit einem klaren Bekenntnis zur Natur und zu energetischen Heilmethoden. Unter dem Motto „Die Natur kann es" arbeite ich seit vielen Jahren daran, Menschen den Zugang zu Heilmitteln aus Pflanzen, Pilzen und Mineralien zu ermöglichen. Dabei geht es mir nie um isolierte Einzelwirkstoffe, die aufdosiert sind und nur kurzfristige Effekte erreichen, sondern immer um die gesamte von der Natur vorgegebene Mischung in den Pflanzen und Pilzen. Nur das passt am besten zu unseren Organsystemen und heilt nachhaltig. Jedes aufdosierte Vitamin, synthetisch hergestellt, ist nicht Natur, sondern Schulmedizin, weil es in dieser Dosierung so in der Natur nicht vorkommt. In meiner täglichen Arbeit habe ich gelernt, dass die Natur ein unschätzbares Reservoir an Heilkräften bereithält. Dazu gehören neben den zahllosen Heilpflanzen auch die Pilze. Sie sind weder rein Pflanze noch rein Tier, sie bilden ein eigenes Reich und schenken bemerkenswerte Heilkräfte für die Organsysteme von Mensch und Tier.

WIE WIR UNS BEGEGNET SIND

Als ich von der Mycoverse Foundation hörte und die ersten Gespräche mit den Menschen führte, die an diesem Buch beteiligt sind, entstand eine angenehme Sympathie. Nicht nur, weil wir über Pilze sprachen, sondern weil wir auch in anderen Bereichen der natürlichen Heilkunde Übereinstimmungen fanden. Das, was uns verbindet, unsere gemeinsame Philosophie – unsere Berührungspunkte, lässt sich vielleicht in drei Worte fassen:
Ganzheit, Nahrung, Volksmedizin.

Ganzheit
Wir sehen nicht nur einzelne Wirkstoffe, sondern immer den Gesamtkomplex der Inhaltsstoffe in Heilpflanzen und Pilzen. In jedem Pilz und in jeder Heilpflanze steckt ein Wirkstoffcocktail, der in seiner Komplexität nicht reduzierbar ist, ohne seine Essenz zu verlieren. Wir müssen nicht gescheiter sein als die göttlich vorgegebene Komposition.

Nahrung

Pilze sind zugleich Delikatesse und Heilmittel. Sie zeigen, dass Essen Medizin sein darf – nicht in Form einer strengen Diät, sondern als Freude, Genuss und gleichzeitig Stärkung. Das ist die wahre Philosophie der Nahrung.

Volksmedizin

Es geht nicht darum, geheimes Wissen in elitären Kreisen zu bewahren, sondern darum, den Menschen den Zugang zu ermöglichen. Schulungen, Wissensweitergabe, praktische Anleitungen – all das gehört dazu. Je mehr Menschen lernen, wie sie die Kraft der Natur nutzen können, desto gesünder und freier werden sie in der Auswahl der Heilmethoden, mit denen sie behandelt werden wollen.

PILZE UND PFLANZEN – HEILKRAFT DER NATUR

In meiner Praxis arbeite ich täglich mit Heilpflanzen und Heilpilzen. Ich sehe, wie stark die Wirkung ist, wenn man sie nicht isoliert, sondern in ihrer Ganzheit anwendet – sei es als Tinktur, als Kapsel, in homöopathischer oder spagyrischer Form. Pilze und Pflanzen ergänzen einander in wunderbarer Weise. Sie sind die stillen Verbündeten der Menschen. Sie sind Nahrung, Schutz, Heilung – manchmal auch Herausforderung. Denn Naturmedizin bedeutet nicht nur, Symptome zu lindern, sondern auch, innere Prozesse anzustoßen.

Blick in die Zukunft

Die Begegnung mit Sissi Kaiser, Tom Beyer und Michael Naderhirn ist für mich eine Inspiration. Ich spüre, dass sich aus dieser Sympathie interessante Projekte entwickeln werden, die Menschen direkt zugutekommen.

MEINE EMPFEHLUNG

Dieses Buch ist mehr als eine Sammlung von Fakten über Pilze. Es ist selbst ein Stück Myzel – ein Knotenpunkt in einem wachsenden Netzwerk, das Menschen zusammenführt, inspiriert und stärkt. Als Arzt, der seit vielen Jahren mit der Natur arbeitet, empfehle ich dieses Werk wärmstens. Es vereint wissenschaftliches Wissen mit praktischer Erfahrung. Mögen viele Menschen durch dieses Buch den Weg zu den Pilzen finden – als Nahrung, als Medizin, als Quelle von Inspiration.

Dr. Christian Neuburger
Naturarzt – Die Natur kann es GmbH
https://dr-neuburger.at

DIE MYCOVERSE FOUNDATION

UND WAS WIR DAMIT ZU TUN HABEN

Die Mycoverse Foundation ist eine liechtensteinische Stiftung, die sich der Erforschung und Nutzung des Pilzreichs (Funga) zur Verwirklichung der Nachhaltigkeitsziele der Vereinten Nationen (SDGs) widmet.

Sie versteht sich als menschliches Myzelnetzwerk und kulturelle Informationsplattform. Ziel ist es, eine Brücke zwischen Forschung und Bildung über Pilze und der breiten Öffentlichkeit zu schlagen. Dabei macht sie die vielfältigen Einsatzmöglichkeiten verschiedener Pilzarten sichtbar – von physischer und psychischer Gesundheit über Nahrungsmittelproduktion, Bodensanierung und alternative Baustoffe bis hin zur Wiederherstellung von Ökosystemen. Die Stiftung sammelt, verwaltet und verbreitet spezialisiertes Wissen über Pilze, ihre vielfältigen Anwendungen und Wirkungen – sowohl für Laien als auch für Fachleute.

Ziel der Foundation ist es, mit disziplinen- und generationenübergreifender Forschung und Bildung den Schutz von Pilzarten zu fördern und deren Nutzen für Mensch, Tier, Pflanze und Umwelt nachhaltig zu maximieren. Über Bildung, Kommunikation und Forschung strebt sie ein tieferes Verständnis und einen bewussteren Umgang mit Pilzen an. Sie setzt auf innovative Entwicklungen, wie die Schaffung europäischer Produktionsstandards für Pilzprodukte, um Qualität und Nachhaltigkeit zu gewährleisten. Sie organisiert Veranstaltungen und Fundraising-Aktivitäten, um ihre Ziele zu finanzieren und umzusetzen.

Mehr Infos auf ***mycoverse-foundation.org***

SISSI & TOM IM WISSENSCHAFTLICHEN BEIRAT

Ein zentraler Pfeiler der Foundation ist der wissenschaftliche Beirat, der aus kompetenten Fachkräften verschiedener Disziplinen wie Medizin, Mikrobiologie, Mykologie, Landwirtschaft, Philosophie, Wissenstransfer und Design besteht. Zu den Mitgliedern gehören renommierte Persönlichkeiten wie Univ.-Prof. Dr. med. David Martin, Prof. Dr. Sci. Solomon P. Wasser, Prof. em. Dr. Heribert Insam und viele weitere, darunter Lehrende, Leute aus Wissenschaft und Profis mit Spezialwissen in Pilzökologie, Mykotherapie und nachhaltigen Praktiken. Der Beirat bietet wissenschaftliche Beratung und Expertise, um die Ziele der Foundation in medizinischen, ökologischen und technologischen Fortschritten voranzutreiben.

Im Sommer 2025 wurde der Beirat um weitere Spezialisten erweitert, darunter das Autorenteam dieses Buches, die sich besonders im Bereich „Education & Training" engagieren und den Einsatz von Pilzen im therapeutischen Kontext fördern. Diese Ergänzung stärkt die interdisziplinäre Arbeit und unterstreicht das Engagement für Wissensaustausch und praktische Umsetzung.

Insgesamt repräsentiert die Mycoverse Foundation einen ganzheitlichen Ansatz, der Pilze als Schlüssel zu nachhaltigen Lösungen positioniert. Durch Forschung, Bildung und Innovation trägt sie zur Bewältigung globaler Krisen bei und fördert ein bewusstes, respektvolles Verhältnis zur Pilzwelt.

WAS DU SCHON IMMER ÜBER UNS WISSEN WOLLTEST

... ABER BISHER NICHT ZU FRAGEN WAGTEST

Frei nach Woody Allen ;-)

Einer der ersten Sätze in diesem Buch lautet: „Vor vielen Jahren kannten wir Champignons aus der Dose und auf der Pizza." Zwischen den Dosen-Chamignons und der Gegenwart liegen einige Jahrzehnte, die sich mit insgesamt 4 Kindern und 2 Enkelkindern am allerbesten beschreiben lassen.

Mittlerweile sind auch die Pilze aus Dosen verbannt, wir schreiben lieber Bücher über sie (über Pilze, nicht die Dosen), geben Lehrgänge und Workshops zu Heilpilzen, halten ab Winter 2025/2026 regelmäßig Events zum „Kochen mit Pilzen" ab, testen uns durch alle Pilze als Tee hindurch und haben noch ein paar andere Projekte, über die wir erst berichten wollen, wenn sie umgesetzt sind. Es geht um Soßen und Pulver und auch ganz viel Technologie mit Pilzen. Was wir jetzt schon versprechen können, ist: Es wird köstlich!

ALTES WISSEN KÜSST MODERNE FORSCHUNG

Seit über 20 Jahren begeistern wir in mehr als 2.000 Veranstaltungen mit Wissensvermittlung zu den Themen Gesundheit und Medien. Seit über einem Jahrzehnt leiten wir das nautikuss Online Studio, einen Ort innovativer, praxisnaher Bildung und Begegnung im deutschsprachigen Raum – sowohl online als auch in Präsenz. Unter unserem Leitsatz „Altes Wissen küsst moderne Forschung" vereinen wir fundierte Heilpilz-Expertise.

Wir bringen Kompetenzen in Naturwissenschaften, Philosophie, Naturheilkunde und Medienarbeit ein. Mit über 15 Jahren Erfahrung in der Leitung nationaler und internationaler Forschungsprojekte sowie mehr als 20 Jahren autodidaktischer Erforschung heimischer Heilpilze schaffen wir eine Brücke zwischen Tradition und Wissenschaft. Ein Höhepunkt unserer Arbeit war 2014 die Präsentation unserer Forschung zu radiotrophen Pilzen auf der renommierten Ars Electronica in Linz.

Wir verbinden Naturheilkunde mit kreativer Medienarbeit und entwickeln innovative, praxisnahe Bildungsformate. Unsere Begeisterung für Heilpilze und die Wunder der Natur prägt unsere Arbeit. Mit fundierter Praxis in der Herstellung naturheilkundlicher Therapeutika, kreativer Experimentierfreude und neuen Rezepturen verknüpfen wir Tradition, Wissenschaft und Signaturenlehre. Unsere Fähigkeit, Menschen zu inspirieren und komplexe Zusammenhänge verständlich aufzubereiten, schafft Zugang zu tiefem Wissen. Unsere Filme und Publikationen entspringen unserer Leidenschaft für Visualisierung sowie unserer Erfahrung in Medienpädagogik und multimedialer Kunsttherapie, besonders in der Arbeit mit Menschen.

Durch Seminare, Publikationen und Filme fördern wir einen ganzheitlichen Ansatz für Gesundheit und Wohlbefinden. Unsere gemeinsame Mission lautet: die Selbstbestimmung der Menschen durch zugängliche, praxisnahe Bildung nachhaltig zu stärken. Wir bauen eine Brücke zwischen Tradition, Innovation und Moderne, wecken die Neugier auf die alten, traditionellen Verbundenheiten der Menschen mit den Wurzeln der Naturheilkunde und zeigen ihre Verbindungen zur modernen Forschung auf.

Als Fungitarier lieben wir Pilze kulinarisch und als „Apotheke der Natur". Dabei inspirieren wir auf sympathische Weise, Pilze als Begleiter im Alltag einzusetzen.

Was geplant ist, findest du auf ***www.nautikuss.at***

UNSER YOUTUBE-KANAL

Unsere Online-Veranstaltungen werden aufgezeichnet, damit Teilnehmer sie später nachsehen können. Alle Videos bleiben dauerhaft online. Workshops enthalten oft kurze, separat veröffentlichte Videohäppchen zu Pilzthemen. Über 150 Videos sind auf unserem YouTube-Kanal frei zugänglich ***https://www.youtube.com/@nautikuss***

VIDEOTHEK UND MEDIATHEK

In unserer Videothek und Mediathek kannst du Zugang zu Videos und Skripten vergangener Veranstaltungen kaufen. So kannst du die Videos jederzeit ansehen und erhältst das Originalskript dazu. Finde die Projekte auf ***https://www.nautikuss.at/publikationen/***

WEBSITE MIT INFOS ZU HEILPILZEN

Auf unserer Info-Website über heimische Heilpilze fördern wir einen autonomen Lebensstil durch die Nutzung vitaler Pilze aus unseren Wäldern. Wir verbinden traditionelles Naturheilkundewissen mit aktueller Forschung, um heimische Pilze als wertvolle Hausapotheke zu präsentieren, mit praktischen Anleitungen. Unsere Bereiche „Regional“ stellen einheimische Pilzarten vor, „Wissen“ bündelt Forschung und Erfahrungen, „Vitalität“ erklärt ihre Heilwirkung. Eine alphabetische Liste der Heilpilze und ein Spezial-Workshop sind in Vorbereitung.
Mehr Infos auf ***https://www.heimische-heilpilze.at***

WIR AUF SOCIAL MEDIA

Wenn du dich mit uns und anderen Fungitariern über Pilze austauschen möchtest, dann sind das die richtigen Orte:

Facebook Gruppe Heimische Heilpilze
https://www.facebook.com/groups/1422515852046943/
Instagram
https://www.instagram.com/nautikuss_workshops/
Telegram Heimische Heilpilze t.me/pilze_news
X (Twitter) Pilze News @Nautikuss

MYKOLOGISCHE GESELLSCHAFTEN

Die Mykologischen Gesellschaften in Deutschland, Österreich und der Schweiz vertreten und fördern die praktische und wissenschaftliche Pilzkunde sehr umfassend. Durch ihre Aktivitäten wie Vorträge, Exkursionen und den fachlichen Austausch in aktiven Foren tragen sie maßgeblich zur Vertiefung des Wissens über Pilze bei, einschließlich Themen wie Bestimmung, Taxonomie, Ökologie, Toxikologie und Pilzzucht.

Als zentraler Dreh- und Angelpunkt für alle Fragen rund um Pilze bieten sie wertvolle Unterstützung, etwa bei der Pilzbestimmung durch Pilzkenner, Anleitungen und Möglichkeiten zur Mikroskopie. Zudem ermöglichen sie den Zugang zu Publikationen und einer engagierten Community, die den Wissensaustausch zwischen Amateuren und Sachverständigen stärkt. Ohne diese Institutionen mit ihren vielen engagierten Menschen wären beispielsweise die mykologischen Datenbanken, die wir selbst gern verwenden und auf die wir hier auch im Buch verweisen, nicht möglich gewesen.

Deshalb sind wir sehr gerne Mitglieder in der Österreichischen Mykologischen Gesellschaft, um dieses Netzwerk zu unterstützen und zur Weiterentwicklung der Mykologie beizutragen.

Webadressen
D: Deutsche Gesellschaft für Mykologie, https://www.dgfm-ev.de
A: Österreichische Mykologische Gesellschaft, https://myk.univie.ac.at
CH: Verband Schweizerischer Vereine für Pilzkunde (VSVP), https://www.vsvp.com

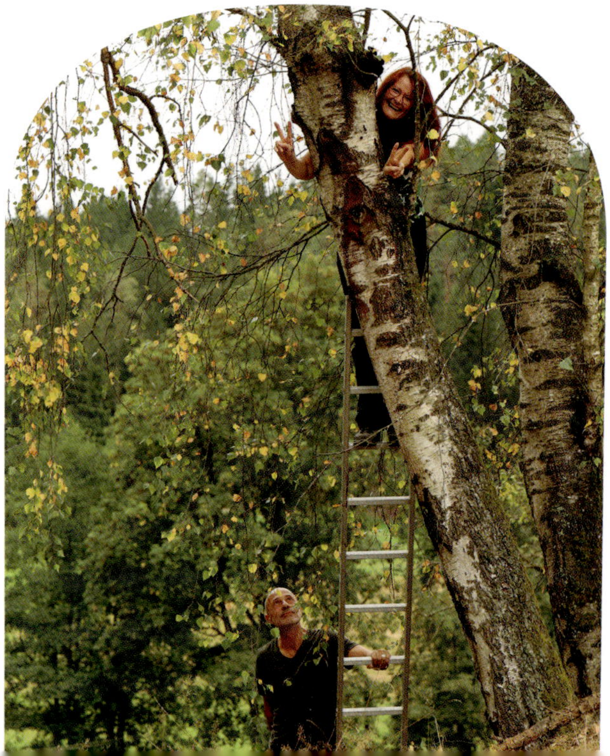

ANHANG

BAUMARTEN KARTEN ONLINE

D	https://www.bundeswaldinventur.de
A	https://bfw.ac.at/700/2092_1.html
CH	https://www.lfi.ch/de/karten

MYKOLOGISCHE DATENBANKEN

D	https://www.pilze-deutschland.de
A	https://pilzdaten-austria.eu
CH	https://www.wsl.ch/map_fungi

PILZBERATUNG

D	https://www.dgfm-ev.de/service/pilzsachverstaendige
A	https://www.pilzberater.at/informationen/oesterrpilz-berater-karte
CH	https://www.vapko.ch/de/eine-pilzkontrollstelle-finden

PILZBESTIMMUNG: HILFREICHE WEBSITES

https://www.123pilzsuche.de
http://www.3000pilze.de
http://www.3000pilze.de/pilzsuche

PILZBESTIMMUNG: PILZAPPS

Pilze 123

Apple: https://apps.apple.com/de/app/pilze-123/id1089994995
Google: https://play.google.com/store/apps/details?id=com.nastylion.pilz

Picture Mushroom

Apple: https://apps.apple.com/us/app/picture-mushroom-identifier/id1474578078
Google: https://play.google.com/store/apps/details?id=com.glority.picturemushroom&hl=en_US

SUCHMASCHINEN FÜR STUDIEN & WISSENSCHAFTLICHE ARBEITEN

arXiv	https://arxiv.org
BASE	https://base-search.net
CORE	https://core.ac.uk
DOAJ	https://doaj.org
Google Scholar	https://scholar.google.com
PubMed	https://pubmed.ncbi.nlm.nih.gov
RePEc	http://repec.org
ScienceOpen	https://www.scienceopen.com
Scopus	https://www.scopus.com
Semantic Scholar	https://www.semanticscholar.org
SSRN	https://www.ssrn.com
Web of Science	https://www.webofscience.com

BEZUGSQUELLEN UND KONTAKTADRESSEN

Manuelle Brotschneidemaschine

Ritterwerk https://www.ritterwerk.de
Graef https://www.graef.de/de

Manuka Honig

ÖsterreichSagrusan GmbH, https://sagrusan.com/de
Sonst: Stefan Jonas, https://309manukahonig.de

NETA – Nature Eco Therapy Austria

Naturtherapeutische Exkursionen rund um Wien
Matthias Kunz (Dr.med.univ.), Gründer, hello@ecotherapy.at

Mörser oder Reibschale und Spatel

Narayana Verlag, https://www.narayana-verlag.at

nautikuss Veranstaltungen mit Sissi und Tom

Online und in Präsenz, https://www.nautikuss.at

Tempeh und Koji

Heldenpilz, https://helden-pilz.de

Veranstaltungen in der Schweiz

anima naturalis, Stefanie Mattenberger
https://www.anima-naturalis.com

Vitalpilz-Produkte

Tyroler Glückspilze, https://gluckspilze.com

Vorträge und Naturpflanzenextrakte

Dr. Neuburger Produkte, https://dr-neuburger.at

HERSTELLER SPAGYRISCHER MITTEL

Bei vielen Unternehmen gibt es schon spagyrische Mittel aus Pilzen.

Aurora Pharma AG
https://www.aurorapharma.com

ERBENOBILI s.r.l.
https://www.erbenobili.com

HEIDAK AG
https://heidak.eu

HERBOPLANET SRL
https://herboplanet.it

ionis Spagyrik GmbH
https://spagyrik.at

Köhle TEM
Heilmittelwerke Traditionelle Europäische Medizin GmbH
https://koehle-tem.com

Pascoe Vital GmbH
https://www.pascoe.de

PEKANA Naturheilmittel GmbH
https://www.pekana.com

PHYLAK Sachsen GmbH
https://www.phylak.de

Spagyro Naturheilmittel e.K.
https://www.spagyro.de

Spagyros SA
https://www.spagyros.ch

EMPFEHLUNG

Traditionelle Abendländische Medizin, Signaturenlehre, Alchemie
https://www.natura-naturans.de

Frei zugängliche Artikel, Schriften und Bücher – auch zu Pilzthemen
https://www.zobodat.at/index.php

LITERATURTIPPS

Bernus, A. von (1996). Alchymie und Heilkunst. Hrsg. von I. Mäurer und M. Lazzeroni. Basel: Aurum.

Dämon, W. und Krisai-Greilhuber, I. (2016). Die Pilze Österreichs. Verzeichnis und Rote Liste. Wien: Österreichische Mykologische Gesellschaft.

Der Tintling. Zeitschrift für Pilzkunde. 1996–2025. Hg. und Verlag: Karin Montag

Eilmsteiner, S. (2017). Die heilende Kraft des Waldes: Von Blättern und Flechten bis zu Vitalpilzen. Wien: Kneipp Verlag.

Eilmsteiner, S. und Nussbaumer, E. (2021). Magisches Dufträuchern: 111 Wohlfühlaromen für das Stövchen aus Küche, Garten und Wald. Wien: Kneipp Verlag.

Guthmann, J. (2023). Heilende Pilze – Die wichtigsten Arten der Welt. Wiebelsheim: Quelle & Meyer.

Hofrichter, R. (2018). Das geheimnisvolle Leben der Pilze: Die faszinierenden Wunder einer verborgenen Welt. München: Penguin Verlag.

Junius, M.M. (2008). Pflanzenalchemie. Ein praktisches Handbuch. Aarau: AT Verlag.

Khammas, A.A.W. (2007). Buch der Synergie. Verfügbar unter: https://www.buch-der-synergie.de/ [Zugriff am: 19.10.2025].

Lüder, R. (2007). Grundkurs Pilzbestimmung: Eine Praxisanleitung für Anfänger und Fortgeschrittene. Wiebelsheim: Quelle & Meyer.

Madejsky, M. und Rippe, O. (2018). Traditionelle Heilpflanzenkunde und Phytotherapie: Kräuterwissen im Geist des Paracelsus. Naturphilosophie. Pflanzenporträts. Therapeutische Anwendungen. Aarau: AT Verlag.

Rippe, O. u.a. (2001). Paracelsusmedizin: Altes Wissen in der Heilkunde von heute. Philosophie, Astrologie, Alchimie, Therapiekonzepte. Aarau: AT Verlag.

Schiff, M. (1997). Das Gedächtnis des Wassers: Homöopathie und ein spektakulärer Fall von Wissenschaftszensur. Frankfurt am Main: Zweitausendeins.

Sheldrake, M. (2020). Verwobenes Leben: Wie Pilze unsere Welt formen und unsere Zukunft beeinflussen. Berlin: Ullstein.

Stamets, P. (2005). Mycelium Running. How Mushrooms Can Help Save the World. Berkeley: Ten Speed Press.

Uhlemayr, U. (2004). Wickel & Co. – Bärenstarke Hausmittel für Kinder: Sanft und natürlich heilen – die besten Hausmittel für Kinder. Postbauer-Heng: Michaela Verlag.

Zütphen, C. van (2024). Die Sprache der Kräuter und Pilze: Heilkraft, Symbolik, Zauber. Freya Verlag.

TEASER: WISSENSCHAFTLICHES QUELLENVERZEICHNIS

Um dieses Buch überhaupt schreiben zu können, haben wir sehr viele Studien gesucht, gefunden und gelesen. In 10 Jahren Recherche sind es mehr wissenschaftliche Arbeiten und Studien geworden, als es vermutlich üblich ist für ein Buch wie dieses.

Allein für den Austernseitling und seine naturheilkundlich bekannten Verwendungen sowie die wissenschaftlichen Studien zu den Wirkungen dieses Baumpilzes haben wir in Summe über 180 Quellen benötigt.

Das Buch hat aber noch 21 weitere Pilze, und daraus ergibt sich nur für den ersten Tabellenteil eine Anzahl von mehr als 2.500 Quellen. Hinzu kommen noch die Quellenangaben für die Pilz-Porträts, den Haupttext und die weiteren Kapitel.

Natürlich ist es uns wichtig, jede dieser Quellen zugänglich zu machen, gleichzeitig wollen wir aber nicht das Buch verunstalten, indem Textstellen mit Quellennachweisen versehen werden. Nicht selten haben wir ja für eine wichtige Angabe nicht nur eine Quelle, sondern mehrere wichtige, auf die wir verweisen wollen.

Und das sähe dann so aus, am Beispiel einer Textpassage aus dem Buch:
Was dort in den erstaunlichen Suchergebnissen nicht steht: Der wahre „Schuldige" für angebliche Verluste ist die Auslaugung [12, 776, 1012, 1423]: Vitamin C diffundiert als wasserlösliche Substanz ins Koch- oder Garwasser [37, 122, 798, 1299, 2471]. Untersuchungen an Gemüse [228, 239] wie Brokkoli [334, 339, 399] oder Karotten [432, 448, 491] bestätigen, dass Kochen in viel Wasser zu Verlusten von bis zu 100 % im Gemüse führt [623, 669, 673, 677], weil das Vitamin C in das Kochwasser übergeht [1002, 1125]. Das Vitamin C ist dann nicht mehr im Gemüse, sondern im Wasser. Es ist auch nicht mehr in der Zitrone, sondern im Tee.

So ein Buch wollen wir niemandem zumuten, uns auch nicht. Wir haben keine Doktorarbeit geschrieben, sondern ein Lese- und Anleitungsbuch mit viel Hintergrundwissen. Und deshalb versuchen wir einen Kompromiss und stellen die Quellen nach Kapiteln zusammen, ohne im Text Markierungen vorzunehmen.

Dann haben wir noch den Zusatznutzen, dass das Buch interaktiv ist. Wir haben daher die Quellenangaben in ein PDF zum Download „ausgelagert". Das hat viele Vorteile, denn in dem Dokument haben wir den aktiven Internetlink zur Studie bzw. zur Quelle angegeben. Ein Klick, keine Recherche nach der Studie notwendig. Wir finden das viel angenehmer und nützlicher als eine abgedruckte Quellenangabe im Format „Harvard, deutsch".

Das Dokument befindet sich auf dieser Webseite:
https://www.heimische-heilpilze.at/buch-heimische-heilpilze/download

Wenn du das Foto unten mit der Freya App scannst, kommst du direkt zum Download des Dokuments.

Wir bemühen uns darum, dass die Links funktionieren und alle Quellen nachvollziebar bleiben. Sollte etwas nicht mehr aktuell sein, ersuchen wir um eine Nachricht dazu an ***mail@sissikaiser.com***.

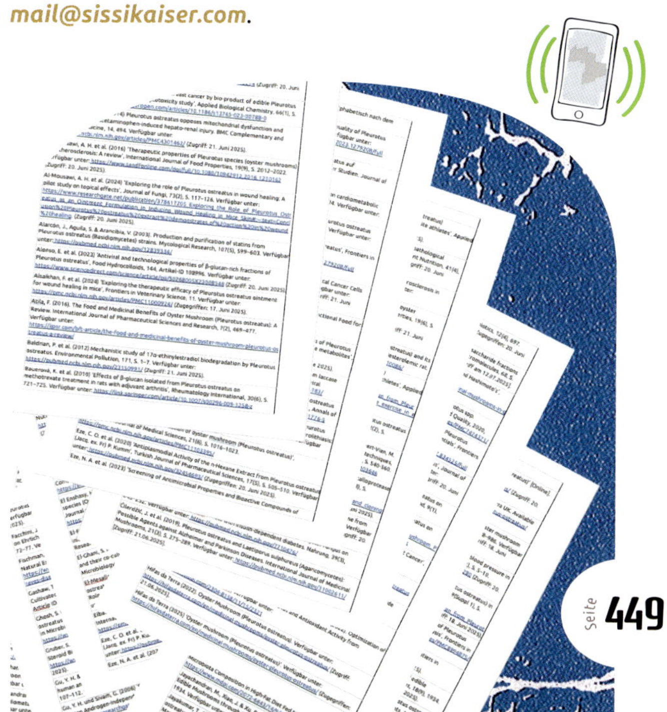

BILDNACHWEISE

Hermann Fleischanderl: Titelseite rechts, S. 40, 44, 80, 118, 200, 378, 379, 462 oben
Monika & Hermann Fleischanderl: S. 310 oben, 310 unten, 312
Birgit Görnet: S. 450
Maria Heine-Klug: Vor- und Nachsatz-Papier, S. 12, 14, 34, 57, 59 oben, 59 unten, 208, 210, 224, 292, 293, 446
Philipp Horak: S. 443
Axel Kuhlmann: S. 194 (Quelle: https://www.publicdomainpictures.net/de/view-image.php?image=25175&picture=islandflechte, letzte Abfrage am 5.9.2025)
Matthias Kunz: S. 130, 204, 207, 377, 381
Henk Monster CC BY 3.0: S. 96 (Quelle: https://commons.wikimedia.org/wiki/File:9_growing_stadia_in_67_days_of_Ganoderma_resinaceum_%28GB%3D_Lacquered_Bracket_,_D%3D_Harzige_Lackporling,_F%3D_Ganoderme_r%C3%A9sineux,_NL%3D_Harslakzwam%29,_brown_spores_and_causes_white_rot_-_panoramio.jpg, letzte Abfrage am 5.9.2025)
Mycoverse Foundation: S. 72, 73, 74, 75, 76, 77
Björn Sothmann CC BY-SA 4.0: S. 99 (Quelle: https://commons.wikimedia.org/wiki/Category:Ganoderma_resinaceum?uselang=de#/media/File:Gruga-0094.jpg, letzte Abfrage am 5.9.2025), S. 101 (Quelle: https://commons.wikimedia.org/wiki/Category:Ganoderma_resinaceum?uselang=de#/media/File:Gruga-0086.jpg, letzte Abfrage am 5.9.2025)
Tyroler Glückspilze & Mark Stüttler: S. 108, 109, 110, 112

Alle anderen: **Sissi Kaiser & Tom Beyer**

Alle Fotobeschreibungen auf **https://www.heimische-heilpilze.at/buch-heimische-heilpilze/download**

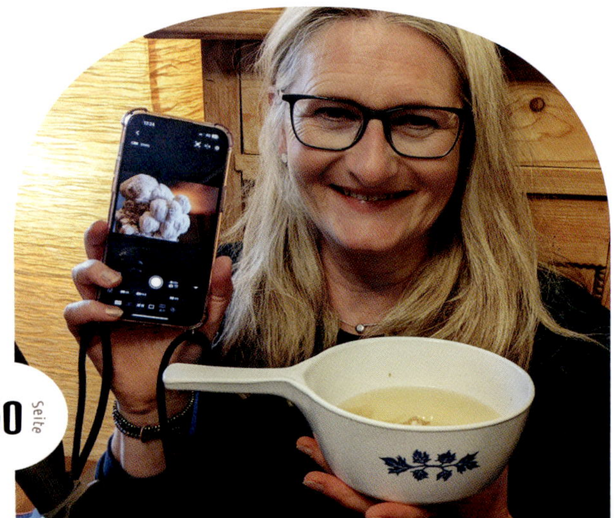

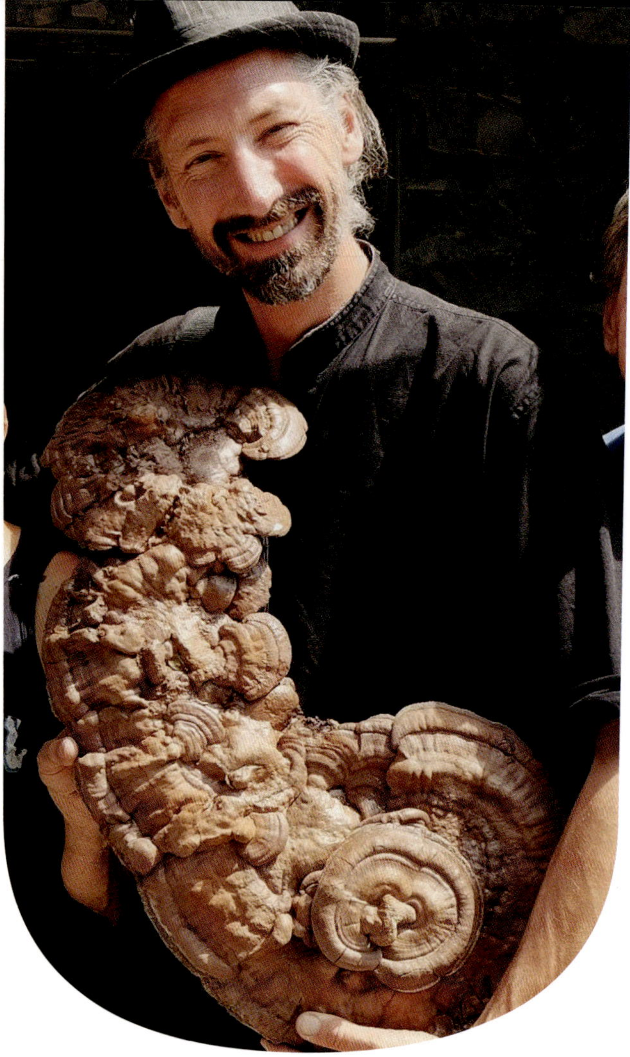

VORBEMERKUNG UND EXKURS ZUM INDEX

Auf den folgenden Seiten findest du den Index zum Buch. Beim Erstellen dieses umfangreichen Registers stellten wir uns die Frage, seit wann Bücher diese alphabetisch sortierte Suchhilfe bieten.

Das früheste bekannte gedruckte Buch mit einem thematischen Schlagwortregister ist die Schweizer Ausgabe des *Mammotrectus super Bibliam* von Giovanni Marchesini, gedruckt von Helias Helye de Laufen in Beromünster, Schweiz, am 10. November 1470. Das Werk ist eine etymologische und didaktische Analyse der Bibel, gedacht als Referenzbuch für Prediger. Am Ende des Buches findet sich ein thematischer Index, der Schlüsselbegriffe alphabetisch oder thematisch auflistet und mit Buchstaben-Markierungen – statt Seitenzahlen – im Text verknüpft.

Eine vollständige Alphabetisierung – nicht nur nach dem ersten Buchstaben – etablierte sich erst ab 1782, mit Profis wie Samuel Ayscough als erstem „Index-Macher".

INDEX

A

B

C

D

E

INDEX

F

G

H

I

J

K

INDEX

N

O

P

Q

R

S

T

U

V

W

X

Y

Z

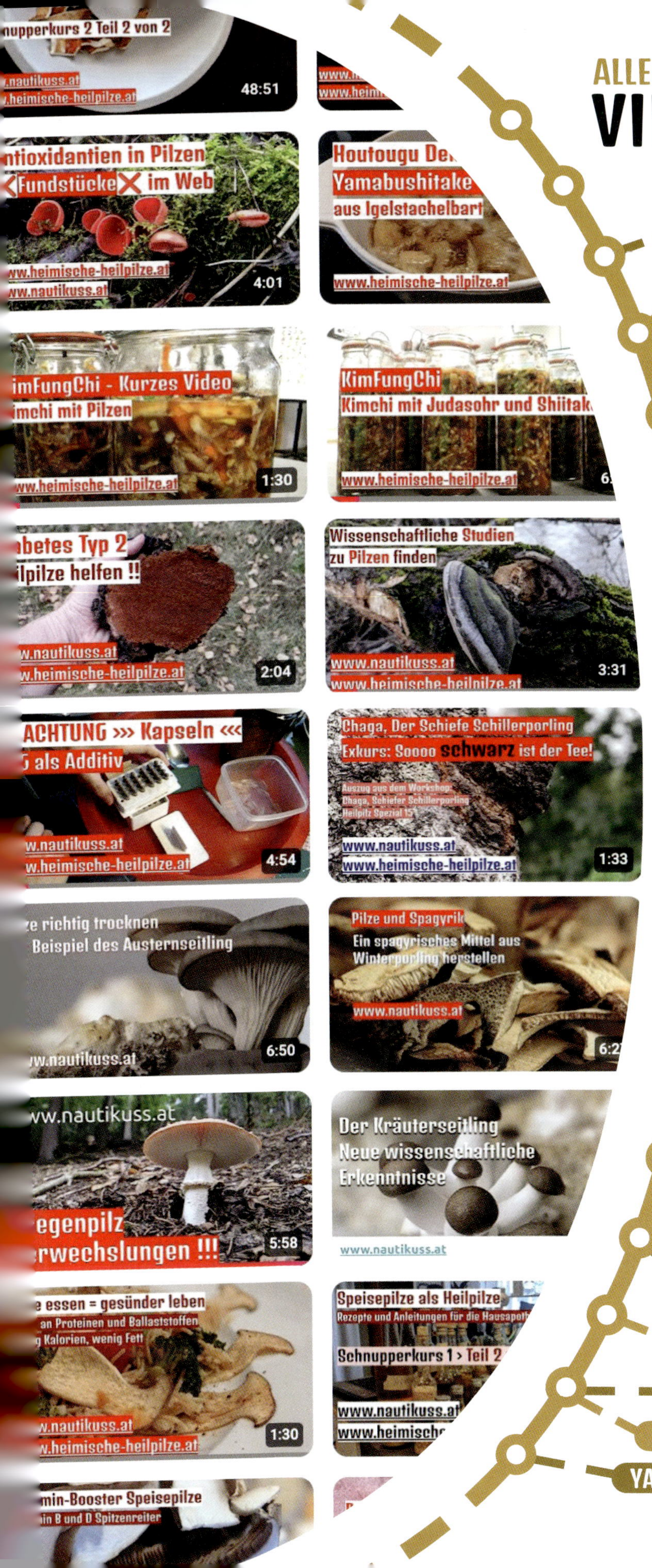

ALLE VIDEOS IN DER ÜBERSICHT

VIDEOVERZEICHNIS

DANKE

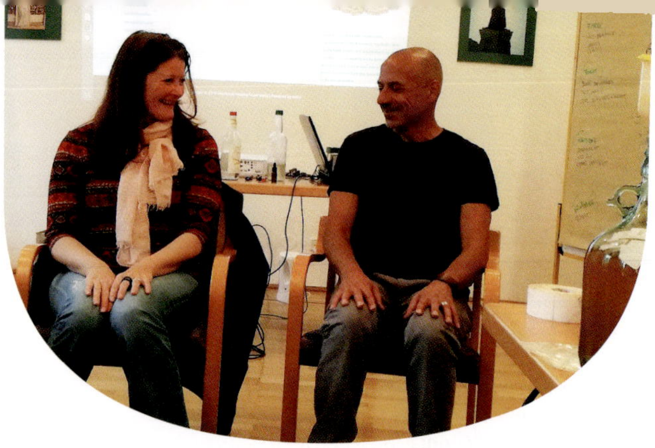

Wenn wir an unser Netzwerk denken, das Wohlwollen, das uns begleitet hat, haben wir das Bild des gigantischen Hallimasch-Myzeliums in Oregon, USA im Kopf.
Es war und ist Zuspruch für Körper, Geist und Seele.

Wir sind unbeschreiblich dankbar für die Begegnungen, die wir in den mittlerweile weit über 2.000 Veranstaltungen erleben durften, den wundervollen Austausch mit lieben Leuten aus den Lehrgängen und Workshops, aber auch aus unserem geschäftlichen und privaten Umfeld. Detektivisches miteinander entlarven, probieren, Anregungen und Tipps bekommen. Motivierendes und Anspornendes aus den gemeinsamen Social-Media-Gruppen, per Mail oder persönlich. Menschen, die immer wieder ganz herzlich zur Stelle waren, wie Patensohn Felix Schenk, der es möglich machte, dass Sissi auf ihrem Laptop von jedem Punkt der Erde am Layout für das Buch arbeiten konnte, Ina Baumgartner für die Indesign-Rufbereitschaft, Nina Reiter von der Firma DigiCut – unsere Gute Fee in Sachen Werbung und Probedruck, Knopfmacherin Sabine Krump-Hehenberger mit dekorativen Stoffen aus ihrem Zwirnknopfmuseum für unsere Fotoshootings oder Nachbarin Johanna Weinmayr, die uns mit Köstlichkeiten nicht nur zur Buch-Mach-Zeit verwöhnt – um nur ein paar zu nennen. Das Buch konnte entstehen, weil uns viele Menschen Raum gegeben haben: Willi Seufer-Wasserthal, Leiter des Bildungszentrums Maximilianhaus, der vor langer Zeit schon an uns und unsere Pilz-Lehrgänge geglaubt hat – stellvertretend für die vielen anderen Einrichtungen und gute Plätze, an denen wir arbeiten durften und dürfen.

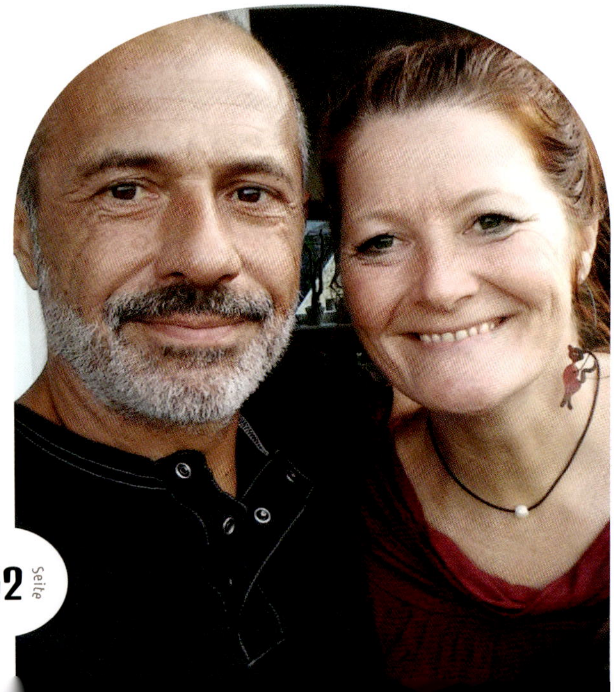

Wir bekamen wertvolle Anregungen von Menschen mit sensationellen Adleraugen, die die vielen Seiten vorab begutachtet haben: Alexandra Beyer (ja, sie ist mit Tom verwandt :-)), Biobäuerin und Journalistin Judith Moser-Hofstadler, unsere „Allround-Fungimusen, die Fleischanderls": Hermann (auch für Fotospenden) und Monika mit ihrer „Morgenlektüre", unsere Lektorin Dorothea Forster und Regina Raml-Moldovan vom Freya Verlag für die „Video-Ver-Appung" sowie last but not least Elisabeth und Stefan Humer, die nicht nur ihren Scharfblick auf unser Manuskript geworfen, sondern auch viele Schritt-für-Schritt-Anleitungen dem Härtetest unterzogen haben. Danke auch an Michael Naderhirn für die gemeinsamen fungitastischen Erlebnisse: Wenn Alchemie, Spagyrik, Naturheilkunde und Holistik auf kreative Mechatronik treffen, entstehen daraus neue Ideen und Möglichkeiten, die bisher noch nicht gedacht wurden.

Wir sagen Danke für die super Geschäftsbeziehungen zu den Tyroler Glückspilzen, für unseren Austausch und die jahrelange Unterstützung für Material zum Experimentieren und Auffetten unserer Mitmachboxen, an Siegrid Hirsch und Wolfgang Ruzicka vom Freya Verlag für den kreativen Entstehungsprozess und dafür, dass ihr uns größtmöglich freie Hand bei der Gestaltung gelassen habt sowie für das viele Gute links und rechts der Buchproduktion.

So schön, dass wir beim Fotomaterial Unterstützung bekommen haben durch Maria Heine-Klug, Direktorin der VS und MS Grünbach und Obfrau der Mühl4tler Fotofreunde, die manchmal quasi auf die Minute herbeieilte, um Zeitzeugen von uns und unseren Funden zu erstellen. Matthias Kunz, unser Mann vor Ort, wenns um gute Pilz-Porträts geht, die er auf einer seiner naturtherapeutischen Exkursionen rund um Wien erhascht.

Wir widmen dieses Buch unseren Kindern, Schwiegersöhnen und Enkelkindern – einfach so, weil wir sie lieben: bis zum Mond und zurück, bis zur Venus und zurück ... mit allen Zellen und bis in unsere feinsten Hyphenspitzchen.

Fungikon ['fʊŋgiːˌkoːn], das; das erste Lexikon von Fungitariern für Fungitarier und die, die es noch werden wollen.

Funginaut ['fʊŋginaʊ̯t], der; ***Funginautin*** ['fʊŋginaʊ̯tɪn], die; ein Mensch, der furchtlos in pilzliche Welten eintaucht und mit Leidenschaft die Geheimnisse der Fungi erforscht. Der Funginaut/Die Funginautin navigiert durch das Fungiversum, um neue Arten, Rezepte und pilzige Weisheiten nicht nur für Fungitarier zu entdecken.

Funginavi [ˌfʊŋgi'naːvi], das; die Kunst und Fähigkeit, sich im weiten Fungiversum sicher zu orientieren und die Schätze der pilzlichen Welt zu finden. Funginavi beschreibt die intuitive und wissende Navigation durch die Vielfalt der Pilze, sei es beim Entdecken neuer Arten, beim Erkunden mykologischer Zusammenhänge oder beim Auffinden fungitarischer Weisheiten. Ein Funginavi-Meister versteht es, die Verbindungen zwischen Pilzen, Natur und Kultur zu erkennen.

Fungipathie [ˌfʊŋgi'paːtiː], die; eine tiefe, gefühlvolle Verbundenheit und Wertschätzung für Pilze sowie für Menschen, die sich der Welt der Mykologie widmen. Fungipathie beschreibt die Fähigkeit, die ökologische, kulturelle und emotionale Bedeutung von Pilzen zu erkennen und mit Begeisterung für deren Schutz, Erforschung und Integration in den Alltag einzutreten. Ein Fungipath ist jemand, der mit Herz und Hut die Pilzkultur lebt und teilt. Mit Fungipathie betrachten wir Fungitarier als Seelenverwandte.

Fungiperium [ˌfʊŋgipe'riːʊm], das; das umfassende Reich der Pilze und all derer, die sie lieben, das die Vielfalt, Kultur und Wissenschaft der Fungitarier vereint. Ein Leitfaden für alle, die das Wesen der Pilze erkunden und ein Teil dieses wunderbaren Universums werden wollen.

Fungiphobie [ˌfʊŋgifo'biː], die; eine unbegründete oder übertriebene Angst vor Pilzen, pilzartigen Strukturen oder der fungitarischen Lebensweise. Fungiphobie kann sich in Abneigung gegen den Geschmack, Geruch oder die Vorstellung von Pilzen äußern, aber auch in einer Scheu vor der kulturellen Annäherung an das Fungiversum. Für Fungitarier ist Fungiphobie oft ein Hindernis auf dem Weg zur Akzeptanz der pilzbasierten Lebensweise. Das Fungikon empfiehlt, sie durch Wissen, kulinarische Experimente und den Besuch eines Fungiposiums zu überwinden.

Fungiposium [ˌfʊŋgipo'ziːʊm], das; ein inspirierendes Treffen von Fungitariern, bei dem Ideen, Rezepte und Visionen für eine pilzbegeisterte Lebensweise ausgetauscht werden. Das Fungiposium verbindet Tradition, Wissenschaft, Kulinarik und Gemeinschaft für alle, die die Welt der Pilze entdecken wollen.

Fungisenz ['fʊŋgizɛnts], die; die Essenz aus Pilzen, die das Wesen und die besonderen Eigenschaften des Pilzes in eine Essenz extrahiert. Die Basis der Essenz sind Alkohol, Wasser, Öl, Essig, Glycerin und viele weitere flüssige Lösungsmittel.

Fungisfaction [ˌfʊŋgisfak'tsi̯oːn], die; das Gefühl tiefster Zufriedenheit und Freude, das Fungitarier empfinden, wenn sie die Vielfalt und Magie der Pilzwelt erleben. Von der Entdeckung neuer Pilzarten in der Natur bis zum Genuss fungitarischer Köstlichkeiten wie Pilzgerichten oder Tees – Fungisfaction bildet das emotionale Herzstück der fungitarischen Lebensweise. ***fungisund*** ['fʊŋgiːˌzʊnt],Adj.; Pilze fördern die Gesundheit und unterstützen die Heilung bei Krankheiten. Sie tragen wesentlich dazu bei, das Wohlbefinden zu stärken und gesund zu bleiben.

Fungitarier [ˌfʊŋgiː'taːriːɐ], der; ***Fungitarierin*** [ˌfʊŋgiː'tariːərɪn] die; ein Mensch, der Pilze liebt, sie regelmäßig konsumiert und als zentralen Bestandteil einer gesunden Ernährung betrachtet. Viele Fungitarier nehmen täglich Pilze zu sich, sei es als Aufstrich, Beilage, Hauptspeise, Schokolade oder Tee. Erfahrene Fungitarier stellen oft eigene Präparate, sogenannte Fungizeutika, aus Pilzen her.

fungitarisch [ˌfʊŋgita'ʁɪʃ], Adj.; beschreibt die Lebensweise oder Einstellung von Fungitariern, die eine besondere Wertschätzung für Pilze, ihre Kultur, Ökologie und kulinarische Verwendung zeigen. Fungitarisch zu sein bedeutet, das Fungiversum bewusst zu erleben und aktiv zu fördern.

fungitastisch [ˌfʊŋgiː'tastɪʃ], Adj.; beschreibt etwas, das außergewöhnlich begeisternd, faszinierend oder typisch für die Welt der Fungitarier ist. Ein fungitastisches Erlebnis inspiriert und verbindet alle, die die Magie der Pilze und ihrer Kultur feiern und genießen.

Fungiversum [ˌfʊŋgi'vɛʁzʊm], das; das umfassende Reich der Pilze, das neben Tieren und Pflanzen das dritte große Königreich der Lebewesen bildet. Es umfasst Myzel, Fruchtkörper und ökologische Wunder, die Fungitarier und Naturbegeisterte gleichermaßen in ihren Bann ziehen.

Fungizeutikum, Fungizeutika ['fʊŋgiːˌtsɔɪ̯tiːˌkʊm], das; ['fʊŋgiːˌtsɔɪ̯tiːˌkaː], die; ein naturheilkundliches oder medizinisches Präparat, das aus Pilzen hergestellt und für gesundheitliche Zwecke verwendet wird.

Fungizid [fʊŋgi'tsiːt], das; eine Substanz zur Bekämpfung pathogener Pilze. Natürliche Fungizide aus Pilzen enthalten bioaktive Verbindungen, die das Wachstum unerwünschter Pilze wie Grauschimmel hemmen, indem sie deren Zellwände angreifen oder Enzyme blockieren.

Fungizyme ['fʊŋgiːˌtsyːmə], die; Enzyme, die von Pilzen produziert werden und organische Materialien wie Lignin in Bäumen zersetzen, um Nährstoffe aufzunehmen. Fungizyme haben besondere Eigenschaften: Das Enzym PsiM spielt in Psilocybe-Pilzen eine Schlüsselrolle bei der Biosynthese von Psilocybin. Seitlinge der Gattung Pleurotus enthalten Peptide, die wie natürliche ACE-Hemmer wirken und den Blutdruck senken können, da sie ein blutdrucksteigerndes Enzym des menschlichen Körpers hemmen.

freya BUCHTIPPS AUS DER REIHE «FREYA MAGNA»

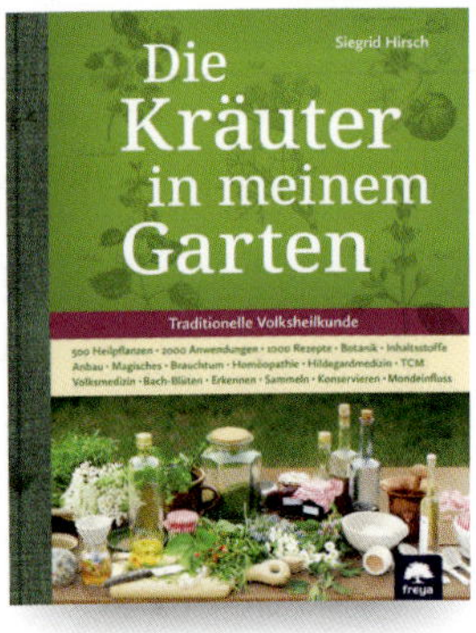

Siegrid Hirsch

Die Kräuter in meinem Garten

500 Heilpflanzen, 2000 Anwendungen, 1000 Rezepte, Botanik, Anbau, Magisches, Homöopathie, Hildegardmedizin, TCM, Volksheilkunde

Ein ausführliches Werk, das moderne wissenschaftliche Erkenntnisse mit traditionellen Überlieferungen und ganzheitlichen Energieformen aufs Beste verbindet. In einem umfassenden Pflanzenlexikon werden über 500 wirksame Heilpflanzen unserer Heimat von Alant und Alpenveilchen bis Zwergholunder und Zwiebel beschrieben.

Übersichtlich alle Informationen mit über 700 Farbfotos, Anbauanleitungen, Blüte- und Sammelzeit, Trocknung, Anwendung als Heilmittel, Rezepte mit Zubereitung für Tees, Tinkturen, Weine, Liköre, Schnäpse, Essig, Säfte, Salben und Bäder. Zugeordnete Edelsteinenergien, TCM, Kräutermagie, Planetenzuordnung, Homöopathie, Bach-Blüten, Schüßler Salze, und viele Tabellen zur Mittelfindung, Symptome-Verzeichnis, Kräuter gärten, Sachregister. Das große Kräuterhausbuch für den ständigen Gebrauch in Garten und Küche.

ISBN 978-3-902134-79-0
20 x 26 cm, 800 Seiten

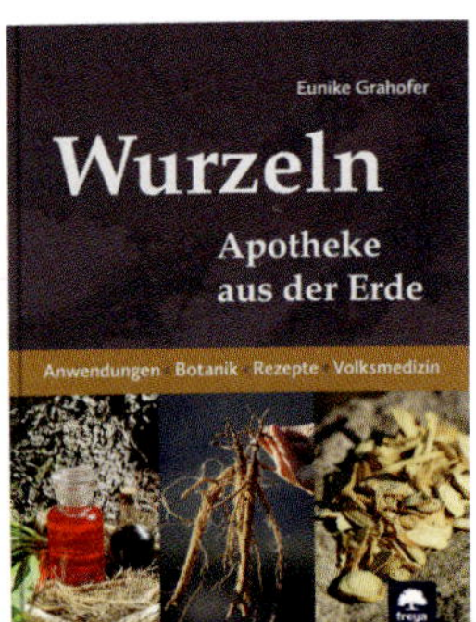

Eunike Grahofer

Wurzeln – Apotheke aus der Erde

Anwendungen • Botanik • Rezepte • Volksmedizin

Das Hausbuch der Heilwurzeln – erstes umfassendes Standardwerk

Sorgfältig recherchiert und hochwertig gestaltet ist es ein Muss für jede Kräuter- und Naturheilkundebibliothek. Es bietet fundiertes Wissen über alle heilkundlich verwendeten Wurzeln – von A bis Z – und richtet sich sowohl an Laien mit Interesse an Hausmitteln als auch an erfahrene Kräuterkundige.

Das Werk überzeugt durch seine klare Struktur, praxisorientierte Inhalte und liebevolle Gestaltung – ideal für naturheilkundlich Interessierte, Selbstversorger, Gärtnerinnen, Wildkräuterfans und alle, die sich für überliefertes Pflanzenwissen begeistern. Ein einzigartiger Mix aus Nachschlagewerk, Praxisratgeber und liebevoll illustriertem Kräuterbuch – ideal auch als Geschenk.

DAS BUCH APPT! Mit vielen Videos.
Alle Informationen unter: FREYA-BÜCHER-APP

ISBN 978-3-99025-530-8
20 x 26 cm, 400 Seiten

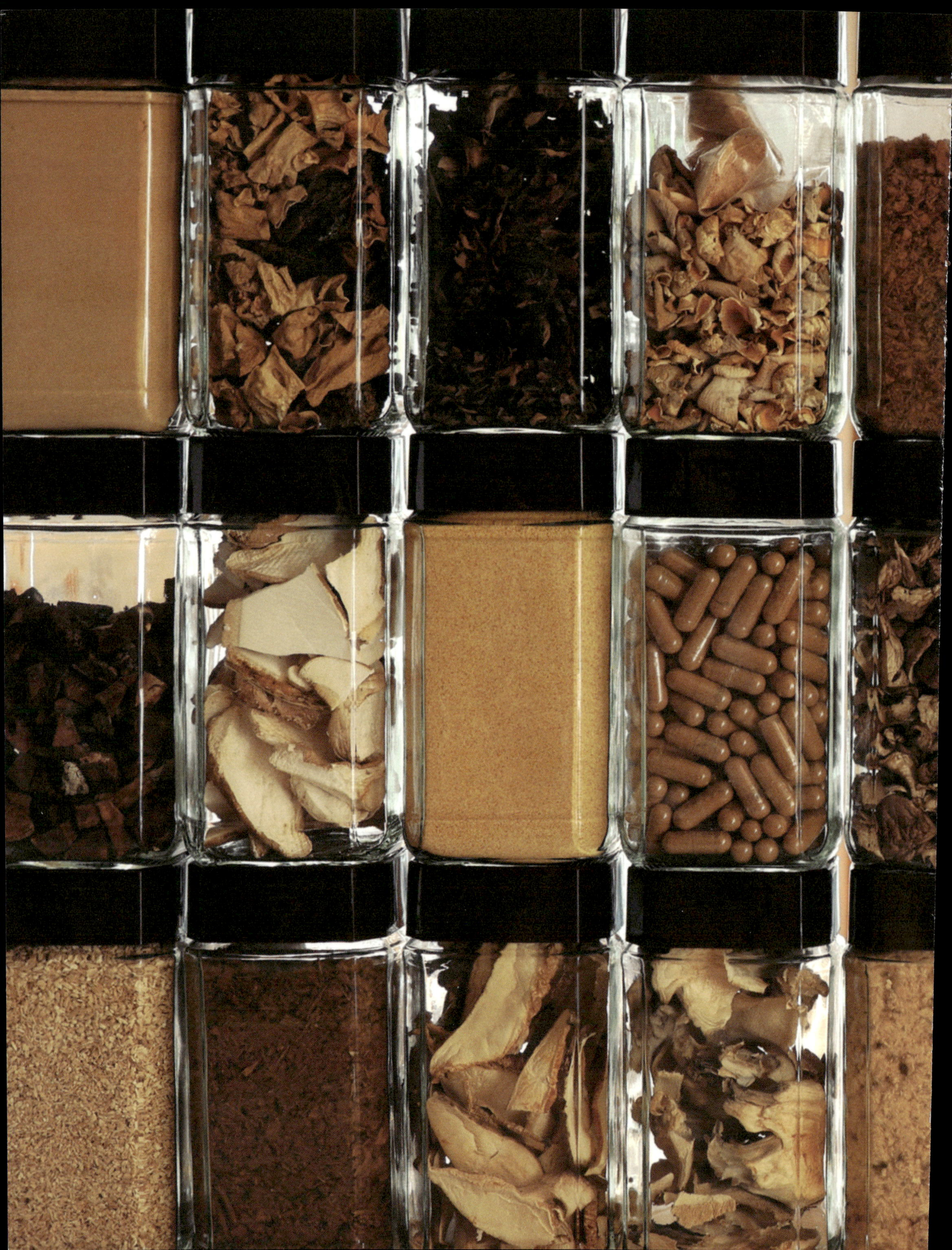